# 温病方证与杂病辨治

（增订本）

张文选　编著

阐发温病的方证理论
推广辨方证论治体系
开掘温病方治疗杂病
弘扬先师的用方经验

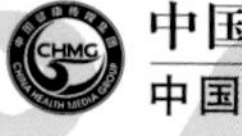

中国健康传媒集团
中国医药科技出版社

**图书在版编目（CIP）数据**

温病方证与杂病辨治/张文选编著．—增订本．—北京：中国医药科技出版社，2017.1

ISBN 978－7－5067－8838－0

Ⅰ.①温…　Ⅱ.①张…　Ⅲ.①温病－验方 ②辨证论治　Ⅳ.①R289.5 ②R241

中国版本图书馆 CIP 数据核字（2016）第 267712 号

**美术编辑**　陈君杞

**版式设计**　麦和文化

出版　**中国健康传媒集团** | 中国医药科技出版社

地址　北京市海淀区文慧园北路甲 22 号

邮编　100082

电话　发行：010－62227427　邮购：010－62236938

网址　www.cmstp.com

规格　710×1000mm $^{1}/_{16}$

印张　39 $^{1}/_{2}$

字数　531 千字

版次　2017 年 1 月第 1 版

印次　2024 年 2 月第 6 次印刷

印刷　三河市万龙印装有限公司

经销　全国各地新华书店

书号　ISBN 978－7－5067－8838－0

**定价　98.00 元**



获取新书信息、投稿、为图书纠错，请扫码联系我们。

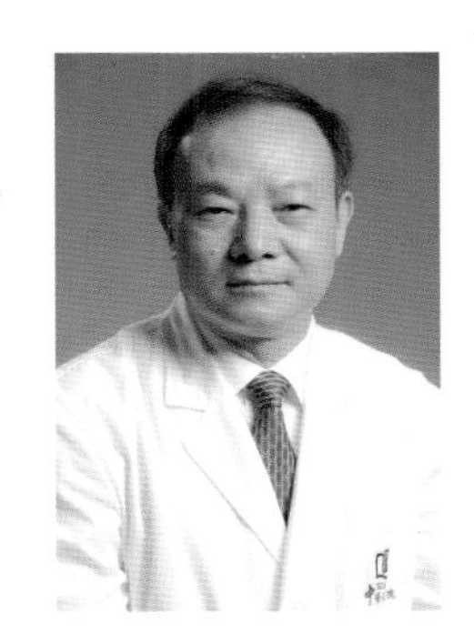

# 作者简介

张文选博士，1976 年毕业于陕西中医学院中医系，1980 年考取同校国医大师张学文教授的硕士研究生，1983 年获硕士学位后留校任教。1985 年考取南京中医药大学首届温病学博士研究生，师从孟澍江教授，1987 年获博士学位。1988 年入北京中医药大学任教，之后晋升为教授、主任医师，在此期间，曾跟随刘渡舟教授与赵绍琴教授学医。2007 年 9 月入香港浸会大学中医药学院任教，2014 年 1 月受聘于澳门科技大学中医药学院，任教授。

近年来重点从事两方面研究：一是仲景经方方证与温病方证的研究，提出“辨方证论治体系”之辨证学方法，主张建立温病的方证体系，倡导用温病方论治杂病。在发表“论温病学理法辨治杂病”“辨方证论治体系初探”“再论温病方治疗杂病——兼论温病方证与辨温病方证的临床意义”等论文后，出版《温病方证与杂病辨治》专著一部。二是叶天士用经方的研究，从仲景经方——叶桂变通运用——吴瑭《温病条辨》方证三者的关系入手，对叶桂运用 108 首《伤寒杂病论》经方的医案进行了系统地整理与总结，对叶氏变通应用每一经方的基本思路与手法做了提炼与归纳，出版《叶天士用经方》专著一部。继后，重新修订《温病方证与杂病辨治》，出版其增订本一部。

# 写在篇首（增订本）

有位学者问我，“伤寒衿百病”，温病是否也可以衿百病？这个问题吴瑭已有回答，《温病条辨·凡例》载：“学者诚能合二书而细心体察，自无难识之证，虽不及内伤，而万病诊法，实不出此一纵一横之外。”（“二书”指《伤寒论》与《温病条辨》）

《温病方证与杂病辨治》的主题之一，就是研究温病方在各科杂病中的应用，以实现吴瑭“万病诊法”实不出《伤寒论》与《温病条辨》的愿望。

为了打破温病方只能治温病的狭隘认识，更好地运用温病方论治杂病，必须开拓思路，寻求可以通往这一广阔天地的新途径，《温病方证与杂病辨治》深入地探索了这条途径，这就是温病的“方证”与辨方证论治的方法。借助温病的方证体系，我们就可以“方证对应”，顺畅的将温病方拓展用于各科杂病。本书研究了100首温病方的方证与辨方证问题，这也是此书的第二个主题。

将温病方也能“方证对应”的运用于临床，我的老师刘渡舟先生、赵绍琴先生、孟澍江先生、王正宇先生，以及名医江尔逊先生等前辈已经积累了丰富的经验，他们精通《伤寒论》经方运用而又善用温病方。本书总结并展示了前辈们辨方证而用温病方的思路、手法与经验，这是其主题之三。

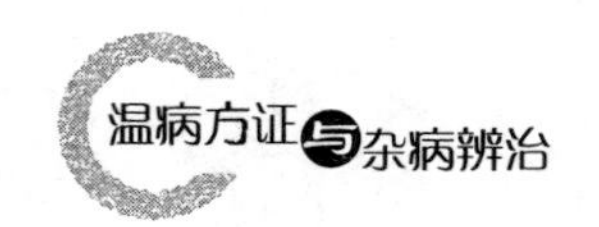


《温病方证与杂病辨治》于2007年8月出版，当年我应聘去了香港浸会大学中医药学院。这所大学严格以英、美大学的模式管理教学，强调“学术自由”。大学从不规定各课程的教科书，更没有什么“统编”教材，而是由任课老师自由选择教科书或自编讲义。我所主讲的温病学课程就选用了《温病方证与杂病辨治》作为教科书，以此为基础，制作了详细的PPT作为讲义，主讲温病的原条文、原方证。历时7年，连续给七届学生讲授此书。到澳门科技大学中医药学院任教后，我仍然采用香港浸会大学所用的讲义讲授温病学，给二届学生讲授过这本书。近10年来，我结合温病学原著，读自己的书，讲自己的书，有了一些新的感悟；在香港期间，我坚持出门诊，坚持用温病方与经方治疗各科杂病，也有了一些新的体验。这些教与学的心得和临证体验构成了修订《温病方证与杂病辨治》增订本的素材。现将有关体会与修订思路简介如下。

## （一）关于《温病条辨》的几点认识

### 1.《温病条辨》方证体系再建了辨治学的规范

自张仲景《伤寒论》问世以来，在中国医学史上，只有吴瑭采用了和仲景完全相同的写作体例，亦一条一辨，一方一证，“方证对应”的论述了温病的辨治。如他在《温病条辨·凡例》指出：“是书仿仲景《伤寒论》作法，文尚简要，便于记诵。”

为什么要仿照《伤寒论》的这种写法，吴瑭进而指出：“大匠诲人，必以规矩，学者亦必以规矩。是书有鉴于唐宋以来，人自为规，而不合乎大中至正之规，以至后学宗张者非刘，宗朱者非李，未识医道之全体，故远追《玉函经》，补前人之未备，尤必详立规矩，使学者有阶可升，至神明变化出乎规矩之外，而仍不离乎规矩之中，所谓从心所欲不逾矩。”可见，吴瑭认为只有《伤寒论》建立了中医的“规矩”，因此他“远追《玉函经》”而作《温病条辨》，补仲景之未备，为温病学临床“详立规矩”，创建了规范。

吴瑭所说的“规矩”是什么？就是一条一辨、一方一证、方证对应的“方证体系”，就是辨方证论治的方法。规矩，也可谓之规范。

由于“方证”是一种固定的关联，“方”，针对特异的“证”；“证”，有

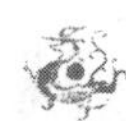

特指的“方”。抓方证则可以以不变而应万变之疾病。“干呕、吐涎沫，头痛者，吴茱萸汤主之。”如头痛与干呕、吐涎沫并见或成正相关者，不论什么病，就用吴茱萸汤。这就是一种规范，是一种标准。医者掌握了这种规范，临证就可以见是证，用是方，无是证，则不用是方，就有了规矩与规范。

吴瑭领悟到了《伤寒论》方证体系可作为规矩的这一特点，从建立温病辨治规矩的高度着眼，历时十余年乃作成《温病条辨》，从而创建了温病的方证体系。如“下焦温病，热深厥甚，脉细促，心中憺憺大动，甚则心中痛者，三甲复脉汤主之。”（下焦篇第14条）“热深厥甚，脉细促，心中憺憺大动，甚则心中痛者”，是三甲复脉汤的特异性证，这种“心中痛”不能用瓜蒌薤白白酒汤类方而只能用三甲复脉汤。再如“黄疸脉沉，中痞恶心，便结溺赤，病属三焦里证，杏仁石膏汤主之。”（中焦篇第72条）“黄疸脉沉，中痞恶心，便结溺赤”，是杏仁石膏汤的对应证，这种黄疸只能用杏仁石膏汤。这就是“规矩”。

必须注意的是，吴瑭在这里点出了辨方证的两个层次：第一个层次，根据方证体系所建立的规范辨方证而用经方或温病方的原方。即所谓“尤必详立规矩，使学者有阶可升”。第二个层次，在方证规矩中变化用方，所谓“至神明变化出乎规矩之外，而仍不离乎规矩之中，所谓从心所欲不逾矩。”也就是说，首先建立规矩，但“规矩”不是死的，规矩之中既可以“成方”，也可以“成圆”，可以无限的变化。方证中的方可以据方证的变化而加减变化，可以据方证的合并出现而合法合方，甚至可以“从心所欲”，神出鬼没而变化之，但却“不逾矩”。这是辨方证用方的最高境界，是“心中有剑，手中无剑”最高层次。《温病条辨》的多数方证正是吴瑭总结叶桂神通变化经方的手法而制定的。

例如，仲景用小青龙汤治伤寒表不解，心下有水气，干呕，发热而咳，吴瑭“拿来”小青龙汤，转治秋感寒湿，喘咳稀痰，胸满，舌苔白滑，恶水不欲饮，腹中微胀者（下焦篇第47条）。这是拓展应用经方之法。仲景用调胃承气汤治疗阳明病，腹实，心烦或谵语，发热者。吴瑭于《温病条辨》中焦篇第17条，取仲景调胃承气汤法合入麻杏甘石汤法，变化出宣白承气汤方证；合入时方导赤散法，化裁出导赤承气汤方证；合入增液汤，变化出增液承气汤方证。这是合方化裁运用经方之法。仲景栀子豉汤以栀子苦寒，豆豉辛温两药配伍，叶桂悟出此组合为“轻苦微辛”之法，“微苦以清降，微辛以宣通”，一升一降，可开宣上焦痹郁。吴瑭取其法，据叶氏经验，变化出了桑杏汤、翘荷汤、三香汤、上焦宣痹汤、杏仁石膏汤等方证。仲景麻黄附子细辛汤以附子温补少阴真阳，以麻黄宣发陷入少阴之寒邪，治“少阴病，始得之，反发热脉沉者”。叶桂、吴瑭遵之，用鳖甲、生地代替附子，用青蒿代替麻黄，变化出了下焦青蒿鳖甲汤方证，治“夜热早凉，热退无汗，热自阴来者”。凡此种种，均以仲景为规矩，而“神明变化”，似出规矩之外，却未逾越规矩。

关于这一点，名医江尔逊先生有深刻的体会，他曾指出：《伤寒论》的方证，“既示人以规矩，又诲人以巧”，余宗仲景之规矩以成临证之方圆，知常达变，弥觉路宽。如重用人参治疗便血危证（宗仲景思路：四逆汤加人参治利止亡血），用桂枝茯苓丸合五苓散治小腹敦满（谨守病机，权变方药：本属大黄甘遂汤证而虑其体弱，故守“水与血并结在血室”之机改用此方），用十枣汤治疗正虚邪盛之顽固性水肿（扩大经方运用范围），用麦门冬汤之变方豁痰丸治肺痿之痰热壅肺伤津危证（重视时方之源于仲景而见卓效者），用当归芍药散合补中益气汤治妊娠急性阑尾炎（冶经方与时方于一炉）等，往往变化因心，不拘常格，神明于规矩之外，而究不离乎规矩之中。（江长康，江文瑜．经方大师传教录·伤寒临床家江尔逊「杏林六十年」．北京：中国中医药出版社，2010：18～26.）所谓“往往变化因心，不拘常格，神明于规矩之外，而究不离乎规矩之中”，实引自《温病条辨》朱彬序。这就说明，江氏对吴瑭的“规矩方圆”之论具有深刻的感悟。

可以说，吴瑭是继仲景之后，唯一一位再建“方证体系”的人，实可谓仲景之功臣。正因为如此，征保在《温病条辨·序》中指出：“友人吴子鞠通……近师承于叶氏，而远追踪乎仲景……数百年后，当必有深识其用心者夫！然后知此编之羽翼长沙，而为长沙之功臣。”

程门雪先生在《未刻本叶天士医案》校读记中说：“余决从天士入手，以几仲师之室。”这句话寓意深刻。为什么欲入仲景之室，要从天士入手？程门雪先生对《伤寒论》与《金匮要略》有深入的研究。他曾为上海中医专门学校讲授《金匮要略》，其讲义《金匮篇解》经何时希整理，于1986年由人民卫生出版社出版；在《伤寒论》研究方面，除有批注手稿数种外，还出版了《伤寒论歌诀》。一个对《伤寒杂病论》有如此深入研究的学者，为什么不直接从仲景之学入手，以进仲景之室，而要从叶桂入手呢？这可能是因为，叶

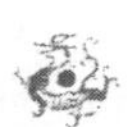

桂是变通运用经方的神手，叶氏的手法对于理解经方运用有重要的启示。而吴瑭《温病条辨》总结了叶氏变化经方的经验，将之整理为一方一证，“方证对应”的方证体系，为欲从叶桂入手而进入仲景之门的学者们开辟了一条捷径。

**2. 吴瑭发掘“方中之法”理论为变用经方开辟新思路**

叶桂之所以能够灵活的变化应用经方，主要是因为他对每一经方的结构进行了深入的研究，从中提炼出方中所寓的法，如炙甘草汤，含辛温通心阳（桂、姜、酒）、甘温补心气（参、草、枣）、甘寒滋心阴（地、冬、麻）、甘咸补心血（胶）四组药四法。其中生地量独重至一斤，再配麦冬、麻仁各半升，阿胶二两，故甘寒、咸寒两法占主导地位。叶氏抓住这一特点，根据温病热邪深入下焦，损伤真阴的病机脉证，去辛温（桂、姜、酒）、甘温（参、枣）两法，以甘寒、甘咸二法为基础，再取黄连阿胶汤用白芍之意，加入白芍，将原方四法变为二法，组成“甘寒复咸寒”法，从而制订出加减复脉汤，以之治疗温病真阴大伤证与虚劳、肝风等杂病真阴虚损证。进而再加牡蛎、鳖甲、龟甲等咸味药，变化出“滋阴和阳息风法”，以之治疗肝风、中风，并由此提出中风非外风之论，创建了“阳化内风”的新说。吴瑭遵从叶氏的用法，在《温病条辨》制定出了加减复脉汤、一甲复脉汤、二甲复脉汤、三甲复脉汤、大定风珠、小定风珠、救逆汤等方证。

吴瑭对叶桂挖掘方中之法而变化应用经方的思路感悟颇深，他在《温病条辨·凡例》中指出：“古人有方即有法，故取携自如，无投不利。后世之失，一失于测证无方，识证不真，再失于有方无法。”因此，凡《温病条辨》的方证，“于各方条下，必注明系用《内经》何法，俾学者知先识证，而后有治病之法。”（《温病条辨·凡例》）

吴瑭的好友朱彬在《温病条辨》序中指出：“余来京师，获交吴子鞠通，见其治疾，一以仲景为依归，而变化因心，不拘常格，往往神明于法之外，而究不离乎法之中，非有得于仲景之深者不能。”（《温病条辨》朱彬序）

可见，研究方中之法而变化应用经方的方法是《温病条辨》的一大特点。关于这一问题，我曾在《叶天士用经方·写在篇首》中作了详细的论述，可以互参。

经方研究常依同类方分类，如柯琴、徐大椿等人研究《伤寒论》方证的方法是按照同类方分类的，如桂枝汤类方为一类，麻黄汤类方为一类等。胡希恕先生《经方传真》遵从之，把《伤寒论》《金匮要略》方合编而分为27类。温病方与经方不同，它不是以某一个方为基础（如桂枝汤），发展为一个方群（如桂枝加桂汤、桂枝加附子汤等）的，因此，它难以用研究《伤寒论》方证的方法去以方类证。那么，如何对温病方进行以方类证？我通过认真的探索，发现了吴瑭总结叶桂经验，研究温病方中之法的思路，遂在《温病方证与杂病辨治》中先以法类方，再以方类证，不仅创立了温病方证分类的新方法，而且阐发了叶桂、吴瑭据方中之法变化用方的理论。

最近有位学者在谈到他读《温病方证与杂病辨治》的感想时说：这本书的特点之一是按法分门别类。其对这种分类方法颇为赞同。可见，还是有学者认同拙作中的这一思路。拙作先分三篇，再于每篇中按法分类，然后于各法中分列各个方证。之所以这样做，正是为了阐扬叶桂、吴瑭据方中之法而变化应用经方的手法。

**3. 系统总结叶桂变通应用经方的手法**

在撰写《叶天士用经方》时，我曾以“吴瑭对叶氏变通某经方的继承与发展”为题，对《温病条辨》的经方变通方进行了介绍。初稿完成后，统计“附录2”方剂索引时发现，吴瑭在《温病条辨》中根据叶桂变通应用经方的医案整理制订的温病方多达114首。另有8首方剂（栀子豉汤、栀子豉加甘草汤、栀子豉加姜汁汤、清燥汤、增液承气汤、冬地三黄汤、半苓汤、椒桂汤）因《叶天士用经方》中没有介绍，故未列入索引，加起来应该是122首。与《温病条辨》载方208首相比，是122∶208，约占58.7%。

在《温病条辨》中，吴瑭还有未参照叶氏而自己直接变通经方的方证，如调胃承气汤、牛黄承气汤、宣白承气汤、导赤承气汤、护胃承气汤、瓜蒂散（实为加减瓜蒂散）、桂枝柴胡各半汤加吴萸楝子茴香木香汤、橘半桂苓枳姜汤等，计8首，合采辑叶案者（122首），共为130首，占书中总方（208首）之62.5%。

《温病条辨》另有不作变通而直接引用经方的方证，如大承气汤、小承气汤、调胃承气汤、抵挡汤、一物瓜蒂汤、猪肤汤、甘草汤、桔梗汤等，尚未具体统计。

以上数字提示：《温病条辨》有58.7%的方剂来源于叶桂变通运用经方

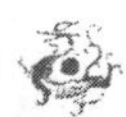

的经验。由此说明，吴瑭第一次比较全面地总结了叶桂应用经方的经验，第一次将叶氏变通应用经方的医案整理成一条一辨、一方一证、方与证对应的方证。通过《温病条辨》，我们则可比较容易的学习叶桂变通应用经方的经验122法，则可通过“辨方证”的方法运用这122首叶氏经方变通方。如果说叶桂是仲景之功臣，那么，吴瑭不仅是叶桂之功臣，“亦仲景之功臣也”（《温病条辨》朱彬序）。可以说，整理叶桂变通应用经方的经验，使后学通过《温病条辨》也“以几仲师之室”，则是吴瑭对中医学的重要贡献。

总之，《温病条辨》以叶桂用经方的经验为基础而根柢于《伤寒论》，它不仅是一部温病学专著，而且是一部经方变通应用的专著。可以设想，如果没有《温病条辨》，我们就不知道麦门冬汤可以变化出沙参麦冬汤与益胃汤，就不知道炙甘草汤可以变化出加减复脉汤、三甲复脉汤、大定风珠。从这一点来看，学习《温病条辨》方对于仲景经方的应用研究具有至关重要的意义。

陆士谔《医学指南》说：“还有的人以吴鞠通的‘跳出伤寒圈子’来相难。”陆氏反驳曰：“跳出伤寒圈子，必吴鞠通可说此话，吾侪不能说此话，士谔实不敢说此话。缘伤寒的圈子，必跳进了才能跳出。鞠通说得跳出的话，必已跳进无疑”；“士谔方力求跳进之不暇，自然更提不到跳出”。[郭华．从《医学南针》看陆士谔治《伤寒论》方法．北京中医药大学学报，2005，28（3）：24.] 陆氏之论入木三分，对于正确理解吴瑭与《温病条辨》颇有启示。

**4. 创寒湿论而建立寒湿方证**

吴瑭《温病条辨》的重要贡献之一就是创立了寒湿的概念。吴氏在上焦篇将湿温、寒湿并列而论，在中焦篇、下焦篇则把寒湿独立为专篇，且先论寒湿，次论湿温。充分体现了他对寒湿的重视程度。但是，长期以来，温病学界却只重视湿温而很少研究寒湿，甚至认为寒湿不属于温病，将其弃置于温病之外，从而导致温病学中颇具临床价值的寒湿理论长期无人问津而未能得以发扬。然而，从临床实际来看，寒湿与湿温一样常见，而且更加复杂难治。如《温病条辨》中焦篇寒湿第43条指出：“湿之入中焦，有寒湿，有热湿，有自表传来，有水谷内蕴，有内外相合。其中伤也，有伤脾阳，有伤脾阴，有伤胃阳，有伤胃阴，有两伤脾胃，伤脾胃之阳者十常八九，伤脾胃之

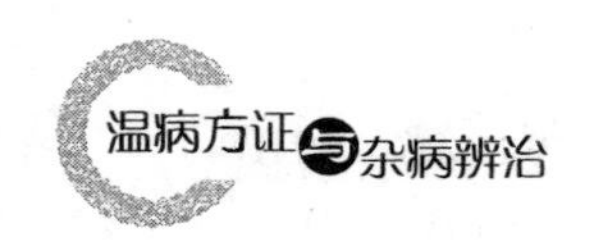


阴者十居一二。彼此混淆，治不中窾，遗患无穷，临证细推，不可泛论。”吴瑭在此条的自注中强调：“此统言中焦湿证之总纲也”。并说：“寒湿者，湿与寒水之气相搏也，盖湿水同类，其在天之阳时为雨露，阴时为霜雪，在江河为水，在土中为湿，体本一源，易于相合，最损人之阳气。”从而明确了寒湿的概念，这就是：寒湿是湿与寒水之气相合而形成的一种特殊的病邪。这种病邪的致病特点是最容易损伤人体之阳。寒湿是指感受寒湿病邪，表现为寒湿内留，阳气受损为特征的一类疾病。

关于寒湿的临床表现与病证：吴瑭在《温病条辨》下焦篇寒湿第 42 条自注中指出：“盖土为杂气，寄旺四时，藏垢纳污，无所不受，其间错综变化，不可枚举。其在上焦也，如伤寒；其在下焦也，如内伤；其在中焦也，或如外感，或如内伤。至人之受病也，亦有外感，亦有内伤，使学者心摇目眩，无从捉摸。其变证也，则有湿痹、水气、咳嗽、痰饮、黄汗、黄疸、肿胀、疟疾、痢疾、淋证、带证、便血、疝气、痔疮、痈脓等证，较之风火燥寒四门之中，倍而又倍，苟非条分缕析，体贴入微，未有不张冠李戴者。”可见，寒湿之证相当复杂而广泛。

在明确了寒湿的有关理论之后，吴瑭条分缕析地论述了寒湿的方证与辨治，如上焦篇之桂枝姜附汤，中焦篇之苓姜术桂汤、椒附白通汤，下焦篇之术附姜苓汤、鹿附汤等，均是治疗寒湿的经世名方。

不少学者说，岭南之地多湿热。此说人云亦云，流传甚广。其实，我在香港的临床中发现，广州、深圳、香港、澳门一带，寒湿远远多于湿热。寒湿之中，寒湿伤阳者更为多见，如皮肤病湿疹、皮炎，杂病腹泻，风湿性疾病关节肌肉疼痛，妇人病带下、月经不调、不孕等，属寒湿伤阳者居多，用寒凉清利药必重，用辛热温燥药多效。与北京相比，用附子、干姜、草果、苍术的机会要多得多。

《伤寒论》与《金匮要略》论治寒邪或寒邪伤阳的理法颇为详尽，而论述寒湿或寒湿伤阳的理法甚少。吴瑭发明寒湿之论，弥补了仲景之不足。由于寒邪与湿邪具为阴邪，两阴相合，对人体之阳危害更大，也更易损伤阳气。从这个意义来看，吴瑭《温病条辨》所制订的论治寒湿伤阳的方证临床意义重大。《温病方证与杂病辨治》将寒湿方证独立为一篇，比较详细地论述了论治寒湿的法与方，于增订本又补充部分方证，旨在阐发叶桂、吴瑭等人的寒湿理论与常用的寒湿方证，以期裨益临床，提高寒湿的临床疗效。

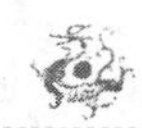


**5. 创论寒湿疫而补温疫学之缺**

吴瑭在京行医期间，曾经历几次温疫大流行，如《温病条辨·自序》云："癸丑岁，都下温役大行，诸友强起瑭治之，大抵已成坏病，幸存活数十人，其死于世俗之手者，不可胜数。"道光元年（辛巳年，公元1821年），京师又一次发生温疫大流行，感染者多吐利腹痛而死。对于这种温疫，用前人寒凉治疫方或用《温病条辨》既定的治温方均不能取效，吴瑭经认真仔细的研究，发现这种温疫既非温热疫，也非湿热疫，而是感受凉燥寒湿所为，是寒湿疫。据此，他特制霹雳散，苦热芳香、扶阳逐秽以治之，结果大获奇效。为了把这一经验告诉世人，他在已经完成的《温病条辨·上焦篇》"补秋燥胜气论"之后，载入霹雳散，在"方论"中论述了寒湿疫的概念与特点，如他说："虽疠气之至，多见火证；而燥金寒湿之疫，亦复时有。"吴氏进而提出："盖风火暑三者为阳邪，与秽浊异气相参，则为温疠；湿燥寒三者为阴邪，与秽浊异气相参，则为寒疠。"由此提出了寒湿疫的概念，并与暑热、火热之疫作出了鉴别。关于寒湿疫的主证，吴瑭总结为："现在见证，多有肢麻转筋，手足厥逆，吐泻腹痛，胁肋疼痛，甚至反恶热而大渴思凉者。"关于寒湿疫的病机：吴瑭指出："《经》谓雾伤于上，湿伤于下。此证乃燥金寒湿之气，直犯筋经，由大络、别络，内伤三阴脏真，所以转筋，入腹即死也。"关于寒湿疫的主方，吴瑭特制霹雳散，以此主治寒湿疫，如其云："立方会萃温三阴经刚燥苦热之品，急温脏真，保住阳气。又重用芳香，急驱秽浊。一面由脏真而别络大络，外出筋经经络以达皮毛；一面由脏络腑络以通六腑，外达九窍。俾秽浊阴邪，一齐立解。大抵皆扶阳抑阴，所谓离照当空，群阴退避也。"

关于吴瑭论寒湿疫的意义：在温疫学派中，人们熟知的有明代吴有性的《温疫论》，其以达原饮、三消饮为主方治疫。继后，清代杨璿著《伤寒瘟疫条辨》，以升降散为主，制清热解毒15方治疫；余霖著《疫诊一得》，创订清瘟败毒饮，以之为主方，论治温疫50余证。而以上三家所治之疫均属热疫，所制治疫主方，均以寒凉清解药为主。唯独吴瑭所论之疫为寒湿疫，所订治疫主方霹雳散以纯辛热温燥药为主组方。从温疫学说发展的历史来看，吴瑭寒湿疫之论，实可谓创新了温疫学说，填补了温疫学说的空白，具有重要的学术价值与临床意义。为了阐扬吴瑭的寒湿疫理论，我在《温病方证与杂病辨治》增订本中增补了霹雳散方证，虽然缺少自己用此方的经验，但作简单介绍，希望引起学术界的重视。

## （二）关于“法证”与“辨法证”

本书部分方，我在论述方证及其方的特征性证的基础上，进而阐发了“方中所寓法的对应证”。这就涉及到“辨法证”的临床思路。关于这一问题，此作扼要说明如下。

在《叶天士用经方·写在篇首》中，我曾提出了“法证”与“辨法证”的概念。遵守“方证对应”原则辨方证用经方是经方运用的第一个层次，如“心中烦，不得卧”为黄连阿胶汤证，但见此证，就可以用此方的原方（黄连4两、黄芩2两、芍药2两、阿胶3两、鸡子黄2枚）。但是，要想随证变化，则要深入到第二层次，这就是“辨法证”的层次。仍以黄连阿胶汤为例，此方芩、连苦寒降泻为一组，谓苦寒泻火法；阿胶、白芍甘咸寒滋补阴血为一组，谓咸寒滋阴法。两法均有明确的对应证。同样是“心中烦，不得卧”，如舌红赤，心烦无奈，口苦者，则苦寒法对应的火热证偏胜，芩、连量自然可以加大，也可随证加入栀子。反而，如舌红少苔，或红赤如朱，或红赤如杨梅（刘渡舟先生经验），脉细数者，则咸寒法对应的阴液亏损证偏重，阿胶、白芍量可以加重，也可以据证加入麦冬、生地、玄参等甘咸寒药。明白了此方是苦寒合咸寒法，进而，就可以拓展用于更多的杂病，如皮肤病，皮损干燥、脱屑、龟裂表现为阴血亏耗的芍药、阿胶证（咸寒法证），同时并见心烦、失眠、口苦、皮损红痒等心血火热、热毒证（苦寒法证）者，即可移用黄连阿胶汤论治。本书“黄连阿胶汤”一章详细介绍了先师刘渡舟教授用此方治疗口干麻木、腰腿寒冷、尿血、崩漏、月经淋漓、更年期综合征等病症的验案，均是辨法证而拓展应用此方的典型案例。

中医所谓的“法”主要有两种含义：第一，与现行辨证论治的概念相关，即由“辨”而得出“证”，据证立“法”，据法处方，如肝阴不足、肝阳上亢证，立法为“滋阴平肝潜阳”。第二，与方证的概念相关，指方中所寓之法，如乌梅丸，叶氏称为“酸苦复辛甘法”：乌梅之酸；连、柏之苦；附、姜、椒、辛、桂之辛；参、归之甘四法配合，故曰“酸苦辛甘法”。明确了方中所含“法”的结构，就能够变化应用成方，如叶桂将乌梅丸中酸、苦、甘三法

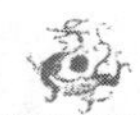

组合，用乌梅之酸，与黄连之苦，冬、地、胶之甘相配伍，构成了“酸甘化阴、酸苦泄热法”，制定出了连梅汤。另如半夏泻心汤，是夏、姜之辛，芩、连之苦，参、草、枣之甘三法配伍，故称之为“苦辛开泄复甘温法”，据其结构，叶氏常去参草枣之甘温，纯用苦辛配伍，组成“苦辛开泄法”，变通出半夏泻心汤去参姜草枣加枳实杏仁方，以治疗湿热痞。深入研究方中所含之“法”，临证用方就可以既基于古方成方，有古方、成方的基础，又不固守成方，而能根据方中所含的“法”，变化而应用之。

第一种概念的“法”的应用无规矩可循，可以据“证”立“法”，据“法”自己拟定处方。第二种概念的“法”的应用要求严格，必须熟谙古方成方，深刻理解成方的结构及其所含的“法”，并要善于在原方的基础上，守其“法”而变其方。在这一方面，叶桂为我们树立了典范，他熟知古方，而不墨守成规，善于根据古方所寓之法变化古方，自出新“方”。吴瑭《温病条辨》系统阐发了方中所寓法的理论，对于指导临床变通运用经方和温病方具有重要的意义。

本书对于银翘散、防风通圣散、冬地三黄汤、黄连阿胶汤、连梅汤、东垣清暑益气汤等一部分方，就其组成机构以及所寓之法进行了深入的分析，对方中所寓法的对应证进行了总结，从而在“辨方证用方”的层面上，将辨证的思路进深到“辨法证”的层次。这也是本书的一大亮点。

## （三）本次修订的内容

《温病方证与杂病辨治》出版以后，受到了广大读者的厚爱，不少读者通过书信或邮件交流了他们运用书中所载方治疗杂病的感想与体会，有更多的学者通过网络、微信发表了对拙作的赞誉与好评。目前，无论书店或网购均已买不到此书的正版。网上所售者，有两个不同的盗版版本。为适应读者的需要，我决定对此书作修订并再版发行。本次修订的主要内容有以下 7 个方面。

**第一，修改错误：**第 1 版尚有不少文字、标点，甚至内容错误，如达原饮组成中缺黄芩、将《未刻本叶天士医案》误为《未刻本叶桂医案》等，这次修订已逐一改正。

**第二，补缺漏：**第 1 版个别地方尚有缺漏，如中篇第四章，半夏泻心汤

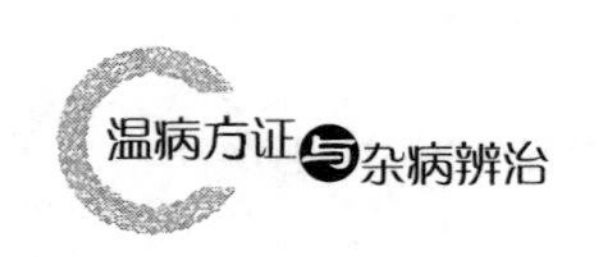


去人参干姜大枣甘草加枳实生姜方方证之类方中，遗漏了《温病条辨》中焦篇第49条半苓汤方证。本次修订作了补充。

**第三，增补部分名医用温病方论治杂病的经验：**在近几年的研究中发现，一些著名中医临床家用温病方治疗杂病已有极其丰富的经验。如经方临床家江尔逊用《温病条辨》二金汤治疗慢性肝炎、胆石症，用香附旋覆花汤治疗悬饮、寒热如疟；名医姚梅龄先生用上焦宣痹汤治疗慢性肥厚性咽炎等，均匠心独具，能开发人之心思。这次修订已一一补入。

**第四，增补部分温病方证：**第1版《温病方证与杂病辨治》在中篇第九章，仅仅介绍了《温病条辨》中焦篇第68条加减木防己汤、第65条中焦宣痹汤两个方证，而没有介绍第67条同类方杏仁薏苡汤方证。近来发现，名医朱进忠先生用杏仁薏苡汤治疗运动神经元疾病颇有心得，而这类病又十分难治，因此，在这次修订中新增了杏仁薏苡汤方证以及朱氏运用此方的经验。

**第五，增补典型医案：**近年来，在整理刘渡舟老师的医案时发现，刘老有用薛雪加减三甲散治疗肝硬化的经验。另外，我自己用温病方治疗杂病也积累了一些新的体验，如用羚角钩藤汤治愈剧烈性头痛一例。这次修订，补入了这些典型的医案。

**第六，增补寒湿方证：**近年来在临床上感悟到，《温病条辨》论治寒湿的方证在临床上意义重大，寒湿类病证特别是寒湿伤阳的病证普遍存在，因此，在这次修订中，于下篇补写了桂枝姜附汤、术附姜苓汤等2个方证，旨在充实内伤寒湿病的辨治方法。

**第七，增补下篇第五章：**在反复阅读《温病条辨》中我深深感悟到：此书上焦篇《补秋燥胜气论》的理论及其方证十分重要，临床实用性颇高，为了向读者介绍这类方证的应用思路，发扬吴瑭论治寒湿疫的理法方证，这次修订，在下篇寒湿方证中增补一章，补入了桂枝柴胡各半汤加吴萸楝子茴香木香汤方证、霹雳散方证、椒桂汤方证、大黄附子汤方证等4个方证。

**第八，加强了方证对应的研究：**本次修订，对于每一首温病方的“方证对应”问题进行了更加深入的研究。在认真探明方的结构特点的基础上，对于证，从“制方人原治证”“方中所寓法的对应证”“方证的特征性证”等方面做了深入的探讨，特别是，对先师或先辈们辨识某方证的心得进行了总结，如刘渡舟老师辨识黄连阿胶汤证、赵绍琴老师辨识升降散证、江尔逊先生辨

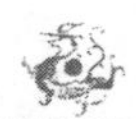

识香附旋覆花汤证等。其中关于“方中所寓法的对应证”的研究，是本次修订所提出的首创性内容，值得重视。

在第1版，本书曾精选《温病条辨》方69首，其他温病学家方24首，共93首，即对93个方证进行了研究。本次修订新增了《温病条辨》方17首，共成100首。对100首方仍以法分类，共分为32类，比第1版之31类增加了1类。

总之，通过这次修订，旨在更正错误，补充新的体会，使之更为完善。

名医江尔逊先生非常重视将经方“方证对应”之法“引申”运用于时方。他曾指出：“留心研究仲景在《伤寒杂病论》自序中所坦露的学术思想和治学方法，不难看出他在创立方证对应时是从两个方面同时工作的：一是在‘博采众方’的基础上进行反复的临床验证与筛选；二是在仔细观察病情和药后反应的基础上，客观、准确地记录了经方的典型的适应证。……倘若我们踏着仲师的足迹，而在‘博采时方’的基础上进行反复的临床验证与筛选，同时客观、准确地记录经筛选后的高效时方的典型的适应证，就能将方证对应逐渐引申到时方的广阔领域。”江先生是将“方证对应”“引申”到时方的积极实践者。例如，他发现《温病条辨》香附旋覆花汤是十枣汤的变化方，遂将其作为治疗悬饮（相似于渗出性胸膜炎、胸腔积液）轻症的主方之一，在临床上反复应用，反复实践，观察其药后的效应与特征性适应证，最终发现其规律：香附旋覆花汤证的胁痛，既不是胀痛，也不是刺痛、隐痛，而是“牵掣作痛”“且移动体位则疼痛加重”。从而在吴瑭原方证的基础上确定了香附旋覆花汤的适应证。[江长康，江文瑜．经方大师传教录·伤寒临床家江尔逊「杏林六十年」．北京：中国中医药出版社，2010：197.]

和江尔逊先生一样，我在《温病方证与杂病辨治》所做的努力，正是希望在常见温病方原始方证的基础上，根据刘渡舟、赵绍琴等先师的经验，找出其“方证对应”的规律，如赵绍琴老师用升降散治疗火郁证，他通过临床反复验证，将其方所对应的特征性证指定为“舌红起刺，心烦、心中愦愦然”，但见此证，即用此方；如刘渡舟老师用甘露消毒丹治疗湿热咳喘，他通过反复的临床观察，找到了甘露消毒丹合麻杏薏甘汤治咳喘的规律，将其适应证归纳为：“咳、喘，舌红、苔黄厚黏腻，胸脘痞闷”，临证但见此证，辄用此方。在这一方面，本书如能给大家提供一点点思路或者微微的启示，我的心灵将会得到极大的安慰。

在此，对于各位热心的读者，特别是为本书的修改提出意见与建议的同道们，以及对本书第1版、增订本的出版付出辛勤劳动的编辑们致以真诚的谢意。

张文选

2016年6月于澳门科技大学

# 写在篇首（第1版）

随着免疫学的深入发展，对人类生命危害最大的传染病已经得到了有效的控制，现今临床上类似于明清时代的温病也越来越少见，因此，温病学的“市场”发生了重大的变化。

随着人们生活水平的提高，生活方式、生活环境的变化，当前临床上，内生火热、内生湿热、内生寒湿病证日益增多。

内生火热、湿热、寒湿病与外感温病有基本相同的病机，用温病方治疗这类病证能够取得理想的疗效。

为了探讨如何适应温病临床的重要变化，我曾经在北京中医药大学学报发表《论温病学学科的性质和发展方向》《论温病学理法辨治杂病》（1996 年第 5 期、1997 年第 6 期），提出了温病学必须面对现实，调整方向，注重温病方治疗内生火热、湿热、寒湿等杂病的研究问题。

约 10 年以后，我对中医临床有了新的感悟，这就是：《伤寒论》《金匮要略》《温病条辨》等经典是中医的核心；其核心中的核心是这些经典中蕴涵的方证理论与辨方证论治的方法；忽视温病方证理论与辨方证体系的研究是导致温病方治疗杂病进程缓慢的根本原因；60 年中医高校教学的重大失误是迷信现行“辨证论治”是“中医特色”之论，没有重视《伤寒论》《金匮要略》《温病条辨》中的方证理论与辨方证论治体系的教学研究。有感于此，我在北京中医药大学学报 2004 年第 2 期、第 6 期分别发表了《辨方证论治体系初探》《再论温病方治疗杂病 ——兼论温病方证与辨温病方证论治体系》，提出了温病方证与辨方证论治体系的概念、方法及其在治疗杂病中的应用以及“现行辨证论治”方法的局限性等问题。

此后，我开始总结我的老师们的有关经验，增加自己的临床时间，实践辨方证论治的方法，观察用温病方治疗杂病的疗效；并将辨方证的方法与温病方治疗杂病的体会讲授给学生，得到了多数学生的支持与鼓励。在此基础上，我开始撰写《温病方证与杂病辨治》。

本书旨在阐发温病的方证理论，阐扬辨方证论治的方法，旨在推进温病方治疗杂病的研究。

为了使读者能够抓住本书的要点，把握全书的基本思路，现对本书中涉及的有关问题作一总体的说明。

## （一）关于温病的方证

张仲景《伤寒论》创立了经方的方证理论，柯琴发现《伤寒论》中“仲景有桂枝证、柴胡证等辞”，由此悟出方证是《伤寒论》的核心，乃宗此义，以方证名篇，而以论次第之，著《伤寒论注》，阐发了《伤寒论》六经中的方证理论。徐大椿经三十年探求，悟出《伤寒论》“非仲景以经立方之书，乃救误之书”“是不类经而类方”，认为“方之治病有定，而病之变迁无定，知其一定之治，随其病之千变万化而应用不爽”。遂打破六经框架，突出方证，将《伤寒论》方总分为 12 类，“每类先定主方，即以同类诸方附焉”。进而，将“其方之精思妙用，又复一一注明，条分而缕析之，随以论中用此方之症，列于方后，而更发明其所以然之故”（《伤寒类方・序》），著《伤寒类方》，专论仲景方证。陈念祖认为掌握《伤寒论》的方证是学习应用经方乃至中医临床的入手功夫：“大抵入手功夫，即以伊圣之方为据……论中桂枝证、麻黄证、柴胡证、承气证等，以方明证，明明提出大眼目，读者弗悟矣”（《长沙方歌括・小引》）。为了使学医者能尽快掌握经方方证，他苦心撰著《长沙方

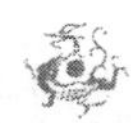

歌括》与《伤寒真方歌括》，用歌括形式深入浅出地总结了仲景的方证。

吴瑭感叹温病学尚没有像《伤寒论》那样的方证对应、一条一辨的医书，因此，他痛下决心，“仿仲景《伤寒论》作法”，采集《临证指南医案》的处方脉证，结合个人心得，著《温病条辨》，制定温病辨治238法，208方，从而创立了温病的方证理论。吴氏明确指出，此书“虽为温病而设，实可羽翼伤寒”。(《温病条辨·凡例》)

《温病条辨》方与《伤寒论》方密切相关，其取之于仲景经方的思路有五个方面：一是直接移用经方，如白虎汤、白虎加人参汤、栀子豉汤。二是化裁经方，如从附子粳米汤化裁出加减附子粳米汤，从苓桂术甘汤化裁出苓姜术桂汤。三是变制经方，如从炙甘草汤变制出加减复脉汤、三甲复脉汤，从麦门冬汤变制出沙参麦冬汤、益胃汤，从乌梅丸变制出连梅汤、椒梅汤。四是改制经方：如从麻黄附子细辛汤改制出下焦青蒿鳖甲汤，从小柴胡汤改制出中焦青蒿鳖甲汤。五是仿制经方，如从麻黄汤仿制出银翘散，从桂枝汤仿制出桑菊饮。《温病条辨》的方证是在《伤寒论》经方方证的基础上发展起来的，与经方方证同属于一个支脉，可谓一脉相承。

在充分吸取《伤寒论》经方方证理论精华的基础上，吴瑭总结了明清时代新制定的温病方证，如三仁汤方证、黄芩滑石汤方证、草果知母汤方证等，从而建立了《温病条辨》的方证体系，创新了仲景的方证内容，发展了经方的方证理论。

除叶桂、吴瑭之外，温病学尚有温疫学派学说、伏气温病学派学说、通俗伤寒学派学说等，他们在各自的临床实践中总结了另一部分疗效卓著的温病方，为温病方证理论谱写了新的一页。这些方证与《温病条辨》的方证共同构成了温病的方证体系。

叶桂遵《黄帝内经》之意，发明了以方中主药的性味归纳治法，阐发方剂结构与方义的理论，如所谓辛凉轻剂、甘寒益胃、苦辛开泄、酸苦泄热等。吴瑭继承叶学，认为：“古人有方即有法，故取携自如，无投不利，后世之失，一失于测证无方，识证不真，再失于有方无法。”(《温病条辨·凡例》)根据这一认识，《温病条辨》不仅仿《伤寒论》体例，条分缕析地阐发了温病的方与证，而且阐明了各方所寓的法，如银翘散为辛凉法、清营汤为咸寒苦甘法等，从而把方与证、方与法与证的对应相关性及其内在联系作了深刻的阐发，为温病的方证赋予了新的内容。

总之，温病的方证体系是指温病方与证相关的理论体系。该体系是在《伤寒论》方证的基础上建立起来的，与仲景经方方证理论一脉相承而又独树一帜。

仅研究《伤寒论》经方方证则不能明其发展之流，只研究温病方证则不能知其基础之源。建立温病的方证体系，从流溯源地研究温病方证以及与之相关的经方方证，是本书的宗旨之一。

## （二）关于辨温病方证论治体系

六经、卫气营血、三焦辨证是一种基本的辨证方法，它只能确定疾病大体的浅深层次、病机阶段或脏腑部位；方证是疾病在各经各阶段的最具体的病变形式，基于方证理论的辨方证论治方法是一种高层次的终端性的辨证方法，它能够使辨证的思维深入到方证与药证的层次。例如，通过卫气营血与三焦辨证，确定出某患者病变在中焦，在胃，在气分，是仍然无法指导施治用方的，只有进一步辨识方证，才能确定患者的临床表现是白虎汤证，还是增液承气汤证，或者是甘露消毒丹证，才能具体的遣方用药。再如，某患者有明显的发热、恶风，用常规辨证确定其为上焦、卫分证，仍然是粗浅的，仍不能指导用方，只有进一步地辨析其是银翘散证，还是桑菊饮证，是桑杏汤证，还是三仁汤证等，甚至要具体分析有没有银花证、薄荷证、白蔻证、石膏证、栀子证等药证，才能具体地处方用药。因此，辨方证是任何一种辨证方法也难以替代的特殊的辨证方法，是实施温病辨证的最具体的起决定性作用的方法。

辨方证论治强调以经典原著的原始方证为依据。要求医者必须熟谙《伤寒论》《金匮要略》《温病条辨》等经典的原文，掌握其中方与证相关的规律、方证效应的规律以及辨识方证的思路。例如五苓散证，《伤寒论》第71条、73条、74条、156条、386条不仅论述了五苓散的适应证，阐明了此方证与茯苓甘草汤证、泻心汤证、理中丸证的鉴别，而且阐发了五苓散方证的效应“多饮暖水，汗出愈”，即强调五苓散是汗剂，其效应是“汗出愈”。医者只有真正掌握了仲景原著五苓散方证理论，才能在临床上准确地应用此方。

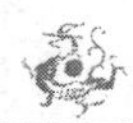

辨证论治则不同，它不一定强调熟读《伤寒论》原文，不一定要求按照《伤寒论》方证使用五苓散。同样是用五苓散，前者着眼于“小便不利、口渴、烦、脉浮”等五苓散证，既可将之用于水肿，更可以将之用于腹泻、呕吐、眩晕、心下痞、郁证、霍乱、癫眩等病症，而且，在方证效应方面，着眼于“汗出愈”；后者则将之作为利水剂，主要用于水肿，多从辨水肿的水湿内停证为着眼点使用该方。再如，三甲复脉汤证，《温病条辨·下焦篇》第14条论其证为：“脉细促，心中憺憺大动，甚则心中痛者。”吴瑭强调说：“甚则痛者，‘阴维为病主心痛’，此证热久伤阴，八脉隶于肝肾，肝肾虚而累及阴维故心痛……故以镇肾气补任脉通阴维之龟板止心痛，合入肝搜邪之二甲，相济成功也。”《温病条辨·解产难》并用其治疗妇人产后郁冒、痉、大便难、心虚、虚热等。如遵循辨方证的原则用方，就可从血肉有情之品通补奇经的理论出发，用三甲复脉汤治疗心动悸、真心痛，以及妇人产后诸病；如果按照辨证论治的方法使用三甲复脉汤，就只能用其治疗肝肾阴虚动风证。因此，辨方证论治有深厚的理论为依托，有前人已经建立的规范可遵循，它充分吸取了古人的经验，是借助前人的经验而用方治病；辨证论治则是根据中药学、方剂学的一般理论用方治病。两种体系辨证用方的思路截然不同，其起点与要求有高低之别，成功与获效的概率更有大小之异。

辨证论治方法着重强调的是“证”。何为“证”？现行《中医基础理论》的概念为：“证，是机体在疾病发展过程的某一阶段的病理概括。”关于辨证，通行的认识是：“所谓辨证，就是将四诊所收集的资料、症状和体征，通过分析、综合，辨清疾病的原因、性质、部位，以及邪正的关系，概括、判断为某种性质的证。”可见，“证”不是症状和体征本身，而是由“辨”得到的抽象的概念，是医生主观思维活动的结果，因此，证的可靠性则完全是由医生的辨证水平所决定的。正因为如此，对同一个患者如果同时由两个医生进行辨证时，所得出的“证”的结论往往不同，甚至会截然相反。这就说明，“证”不是客观的，“证”不一定能够反映疾病的本质。

辨方证论治体系着重强调的是“方证”。方证的“证”是指方的适应证。著名伤寒学家刘渡舟教授在“方证相对论”一文中指出：“方与证，乃是《伤寒论》的核心。”证，“简而言之，凡人之疾病，反映体之内外上下，以及各种痛痒，各种异常现象，一些蛛丝马迹，都可以称之为证，证，就是

‘证明’，客观存在，而领事物之先”。(《刘渡舟医学全集》)“干呕吐涎沫头痛”，是吴茱萸汤证，“黄疸脉沉，中痞恶心，便结溺赤”，是杏仁石膏汤证。方证的“证”字所包含的本质性含义就是疾病的症状与体征。由于症状与体征是疾病最客观最直接的表现形式，因此，“方证”能够反映疾病的本质。此以桂枝汤证为例试作说明，《伤寒论》桂枝汤证为：“汗自出，啬啬恶寒，淅淅恶风，翕翕发热，鼻鸣干呕”等，如桂枝汤证兼见“项背强几几”者，就变成了桂枝加葛根汤证，桂枝加葛根汤于桂枝汤加葛根四两，性味辛凉之葛根占据了主导地位，该方的性质也随之发生了根本性的变化；如桂枝汤证出现“腹满时痛者”，就变成了桂枝加芍药汤证，桂枝加芍药汤将桂枝汤中芍药量由三两增加为六两，芍药的量变使桂枝汤的作用发生了质变，芍药配甘草酸甘缓急止痛变成了主要作用，而桂枝只起温通经络的辅助作用；如桂枝汤证见汗出“遂漏不止，其人恶风，小便难，四肢微急”者，就成了桂枝加附子汤证，桂枝加附子汤于桂枝汤中加炮附子一枚，其方则由调和营卫的解表剂一变而成为温经补阳、固表止汗的附子剂。可见，症状变化，甚至一“症”之变，疾病的本质就可能发生变化；与症相应，一药之变，桂枝汤的作用也随之而发生了本质性的变化。这就说明，能够反映疾病本质的是一个个具体的症状与体征，是“方证”而不是“证”。“项背强几几”“腹满时痛”“汗出遂漏不止，恶风”等方证是无论哪个医生也能诊察得到的临床事实，因此，辨方证能够抓住疾病的本质，能够具体地揭示病机的细微变化，能够避免医者的主观臆测，减少主观失误，提高临床辨证的客观性与准确性。虽然辨方证也存在医生的主观判断，但是，医者可以把桂枝加葛根汤证、桂枝加芍药汤证、桂枝加附子汤证等既有方证设为对照证，比较对照而辨之。与不设参比对照的辨证论治方法相比，其科学性与可靠性要高得多。

辨方证贵在“识机”。刘渡舟先生在阐明“方证”的概念后进而指出：“证之微妙之处，则在于‘机’。何谓机，事物初露苗头的先兆，也叫机先。《辨奸论》则叫‘见微知著’。”(《刘渡舟医学全集》)，可见，辨方证贵在抓疾病本质初露端倪的细微症状以辨识“机先”，可以“但见一症便是，不必悉具”的确定方证的诊断。非主诉的不起眼的个别症状往往是疾病本质的反应，是“机先”外露的“马脚”，是“方证”的“微妙之处”，辨方证的更高一级要求在于见微知著，在于借助古人已有方证的“镜子”，透过细小的特征性表

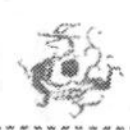

现抓住疾病的本质。例如，剧烈的偏头痛，只要见有恶心欲吐者，就可辨为吴茱萸汤证，就可以用吴茱萸汤治疗，无须辨头痛的经络部位，不必辨头痛的寒热虚实，用之辄效。再如，难治的咳喘，只要见有舌红苔厚腻一症，就可辨为甘露消毒丹证，就可以用甘露消毒丹治疗，不必考虑是温病还是杂病。因此，辨方证能够根据主诉主症以外的特殊“症”来抓方证，能够抓住疾病的特殊矛盾而重点出击，专方专治；能够根据个别、微妙的“症”预知“机先”，测识“病机”的隐匿之处而施以出奇制胜的治疗。

辨方证的方是前人久经使用而历验不爽的效方，法度严谨，疗效可以重复；辨证论治的方是医者自己组方，没有严格的要求，比较松散，加减变化随意，疗效难以重复。

经方临床家胡希恕先生在《经方传真》中提出：《伤寒论》有桂枝证、柴胡证，是以方名证的范例；“辨方证是六经、八纲辨证的继续”“是辨证的尖端”。刘渡舟先生提出：“《伤寒论》既有辨证论治的学问，也有辨证知机的奥妙。两个层次，则有高下之分，精粗之别。”（《刘渡舟医学全集》）所谓“辨证知机”，就是辨方证的方法。

总之，辨温病方证论治体系是指以温病方证理论为基础的辨证方法，该方法强调从患者错综复杂的临床症状中，见微知著地抓住与某一方证特征性表现相一致的关键脉症以确定方证的诊断，并据方证而用方。辨温病的方证与《伤寒论》辨经方方证的方法完全相同，是一种高层次的特殊的辨治方法。

## （三）关于温病方治疗杂病

叶桂是经方的实践家，《温病条辨》方源于叶氏经验而根基于《伤寒论》，与伤寒方具有相同的属性，具有“经典方”的特征。《伤寒论》经方能够治疗杂病，《温病条辨》方也必然能够治疗杂病。

前人论伤寒方治杂病，以及广泛运用伤寒方的实践已经为我们树立了榜样，用温病方治疗杂病的关键在于打破温病方只能治疗温病这一习惯性思维，只要突破了这一惯性思维的束缚，就能进入“同方异治”的广阔的领域。

温病方之所以能够治疗杂病，是因为温病方是以方证的形式存在的。虽然时代不同，疾病有变异、绝灭、新生等变化，但是，疾病最基本的病理反

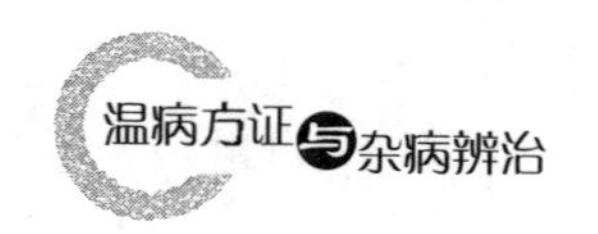


应如发热、口渴、汗出、头痛、舌苔厚腻等症状是不变的，因此，方证的存在不随疾病种类或时间空间的变化而变化，仲景时代有白虎汤证，吴瑭时代有白虎汤证，今天或将来的临床上仍然会有白虎汤证。同理，伤寒病过程会出现白虎汤证，温病过程会出现白虎汤证，杂病中也会出现白虎汤证。再如，翘荷汤证，《温病条辨·上焦篇》秋燥第57条载："燥气化火，清窍不利，翘荷汤主之。"吴瑭自注云："清窍不利，如耳鸣目赤，龈胀咽痛之类。"掌握了这一方证，临床上根本用不着考虑是否是秋燥，只要见到郁火上升的翘荷汤证，如咽痛、龈肿、目赤、耳鸣等，即可用之。辨方证论治的特点是无须考虑疾病种类与时间空间而据方证用方，这是温病方能够用于治疗杂病的基础之一。

温病方能够治疗杂病的另一基础是由外感病与杂病的复杂关系决定的。临床事实表明，外感病与杂病很难截然分开，一是外感病可以转变为杂病；二是杂病过程可以复感外邪；三是不少杂病早期多以外感病的形式出现；四是部分疾病究竟是外感病还是杂病的确难于断然区分。注重临床的张仲景没回避这一临床事实，除《金匮要略》部分论杂病外，在专论伤寒病的《伤寒论》部分也阐发了杂病的论治。陈亦人《伤寒论求是》认为太阴病从"腹满而吐，食不下，自利益甚，时腹自痛"及"自利不渴"等证来看，就是杂病。吴瑭深刻认识到外感温病与杂病的复杂关系，在《温病条辨·凡例》中指出："是书原为温病而设，如疟、痢、疸、痹，多因暑温、湿温而成，不得不附见数条，以粗立规模。"在下焦篇湿温第62条减味乌梅丸后自注说："本论原为温暑而设，附录数条于湿温门中者，以见疟痢之原起于暑湿，俾学者识得源头，使杂症有所统属，粗具规模而已。"基于这种认识，他在《温病条辨》上、中、下焦篇中均论述了疟、痢、疸、痹、疝等杂病的方证。另外，《温病条辨》深入细致地阐述了寒湿的证治，所述寒湿方证多数是外感与杂病兼感之证。吴氏在《温病条辨·下焦篇》寒湿第42条自注中强调：寒湿、湿温，"其间错综变化，不可枚举。其在上焦也，如伤寒；其在下焦也，如内伤；其在中焦也，或如外感，或如内伤。至人之受病也，亦有外感，亦有内伤，使学者心摇目眩，无从捉摸。其变证也……倍而又倍。"吴氏精辟地阐发了外感温病与杂病的内在联系，制定了一系列既能治温病又能治杂病的方剂。因此，温病方本来就既能治外感病，又能治杂病，具有双向性作用。现今临床常见

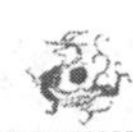

疾病更加复杂，许多疾病如免疫性疾病就难以截然分清楚是外感病还是杂病，温病方在这类疾病的治疗中具有特殊的意义。

温病方能够治疗杂病的再一基础是现今临床上出现了越来越多的内生火热病、内生湿热病、内生寒湿病。内生火热、湿热、寒湿病邪郁伏于体内，可以外发于卫表，蕴郁于气分，可以深入营分，郁结血分，可以损津伤阴，耗气伤阳，可以影响三焦脏腑气血阴阳的变化，具有与外感温病类同或相同的病机，辨治这类疾病最直接的方法就是用温病的理法，卫气营血理论、三焦理论，特别是温病的方证理论能够很好地揭示这类疾病的病机，温病方是治疗这类疾病的有效方剂。

温病方治疗杂病的研究具有重要的意义：其一，可以开拓杂病临床辨治的思路。杂病用杂病方人人皆知，杂病用温病方却知者较少，倡导温病方治疗杂病的研究，能够拓展内、外、妇、儿等学科临床用方的思路。例如，《温病条辨》清宫汤，主治“神昏谵语”，此方以其清心凉营开窍的作用，可以治疗癫痫、精神分裂症、强迫症、抑郁症等精神性疾病，从而为内科学辨治这类疾病开拓了新的思路。其二，有利于将温病的研究引向深入。目前临床上已经难以见到仲景时代、明清时代出现的典型的温病，因此，如果墨守温病方治疗温病的研究，温病学将会逐渐萎缩甚至被淘汰。若转换研究方向，注重温病方治疗杂病的研究，不仅具有广阔的前景，而且可为中医的现代研究提供新的思路。例如，《温病条辨》安宫牛黄丸的开发研究，不仅研制出了新的制剂清开灵，而且，以之治疗中风的临床研究取得了突出的成就，也获得了可观的经济效益与社会效益。

## （四）关于师承与治学

经验丰富、疗效显著的大师级的中医多是熟练掌握方证理论与辨方证方法的临床家，换句话说，擅长于运用经方、温病方的名医在临床中多善用辨方证的方法，如刘渡舟先生善用苓桂术甘汤治疗各种杂病，他根据仲景所论述的脉证，将苓桂术甘汤的证概括为：水舌：舌胖大、质淡嫩、苔水滑欲滴；水脉：沉弦或沉紧；水色：面黧黑或见水斑；水气上冲症：心悸或动悸、胸满、眩晕等。临床上不论什么病，只要见到这些特征性表现，就径投苓桂术

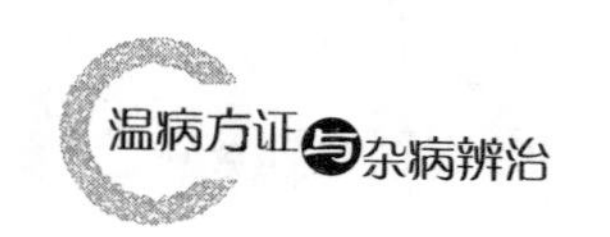


甘汤，每可取捷效。赵绍琴先生对升降散有深刻的研究，以之治疗火郁证。他把升降散的证概括为：舌红起刺，脉弦滑细数，心烦急躁，自觉心中愦愦然，莫名所苦等。临床上只要见有升降散证，不论是什么疑难杂病，就率先投以升降散，亦可每起沉疴。分析他们的临床思路，可以看出其最基本的方法有三步：首先，把某一有效方的适应证特别是特征性表现把握清楚，如苓桂术甘汤的舌胖大、质淡嫩、苔水滑欲滴等；升降散之心烦急躁、舌红起刺等；其次，把某方与其适应证紧密连接在一起形成一个个独立的“方证”，如苓桂术甘汤证、升降散证；其三，临床上不管是什么病，不管患者的表现多么错综复杂，只要能发现某一方证的特征性表现，就紧紧抓住这一特征性表现，确定为某“方证”，径投该方予以治疗。这一临床思路就是本书所谓的“辨方证论治”的方法。因此，要想掌握辨方证的方法，仅仅限于熟记《伤寒论》《温病条辨》是远远不够的，还必须拜师临证，学习名师自己总结的辨识方证的心法。

我学医以来最有幸的是遇到了四位既善用经方又精通温病方的德高望重的名师：一位是陕西中医学院教授王正宇先生，我在读大学的时候，有幸拜其为师学习中医，王正宇先生有大学文科的基础，有广博的文史哲学知识，严谨的思维逻辑，很高的研究素养。他从事中医教学与研究具有独特的风格，其中对我影响最大的是他对方剂的理解，他创造性地应用划分方剂内部结构的方法解释方理，这种方法对我研究方与证的对应关系有重要的启示。临床上，先生擅长用仲景经方与叶氏方，处方严谨，疗效显著。我先后随诊5年，打下了研究方证、应用成方治疗现代病的基础。先生虽然对叶桂、吴瑭的方证手法有深入的研究，但由于他的老师多数是伤寒经方家，受其影响，临证多凭借老师的经验用经方者多而用温病方者少，因此，他指导我先读《温热论》与《温病条辨》，后读《伤寒论》，以期弥补北方医生不熟悉温病方应用之不足。

王正宇先生的体会是正确的，在北方很难找到对叶桂、吴瑭温病方有深入研究且具有应用经验的名师，因此，当全国第一届温病学博士生招生的机会来到之后，我下决心报考南京中医药大学孟澍江教授的博士，有幸成为他的第一届博士生，随先生学习中医3年。孟老师对叶桂的手法与吴瑭《温病条辨》有深入的研究，临床善用叶氏方或吴瑭方治疗疑难杂病，并擅长据证

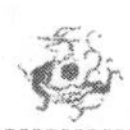

取古方数法合而为方。处方有叶派风格，轻灵而严谨。先生曾对我说，他当年跟师学习时，若逢老师外出，家里就由他代替其师接诊，当遇到疑难病难以应对时，就翻《温病条辨》与赵海仙《寿石轩医案》，足见他在温病方临床应用上所下的功夫。受其影响，我对温病方的临床应用研究有了浓厚的兴趣，也从此奠定了临床用温病方治疗杂病的较为扎实的功底。

取得博士学位后我被分配到北京中医药大学温病教研室任教，名医赵绍琴先生作为终身教授在温病教研室执教。赵绍琴先生的曾祖父、祖父和父亲均在清太医院供职为御医。其父文魁公曾任清末太医院院吏，御赐头品顶戴花翎。受其父影响，赵老临床治病有突出的特点：一是有御医风范，处方药味少，分量轻，善以轻灵纤巧取胜；二是善于用家传师授的古方变通法为方治病；三是擅长用温病法治疗大病难症。其处方轻描淡写，却能有传神的疗效。我曾经利用在同一教研室的便利机会跟随赵老临床学医，感悟到了赵老变通古方为新法的临床思路，由此打下了变化古方、温病方治疗杂病的基础。

此后，北京中医药大学教授、著名伤寒学家刘渡舟老师答应我的请求，接受我和我的夫人王建红医师跟随他临床抄方学医。刘渡舟先生是名副其实的经方临床家，临证用方有经方派的特点与风范，不仅善用经方原方，而且运用温病方也达到了炉火纯青的地步。先生的用方风格与疗效使我对中医临床有了一次大彻大悟，这次感悟也使我的中医临床水平跃上了一个新的层次。从此以后，我一边跟刘老上临床，一边重读《伤寒论》《金匮要略》《温病条辨》以及刘老的著作，并且追寻与刘渡舟先生学术交往较多的北京中医药大学教授、著名伤寒学家胡希恕先生与陈慎吾先生生前的著作、讲稿、录音，进行反复学习研究。也正是在这个时候，我才真正找到了撰写此书的灵感。

在我着手撰写本书的时候，四位老师已先后谢世，出于对老师的尊敬与感激之情，我称他们为“先师”，在书中每方的“用治杂病举例与体会”中，我首先对他们应用温病方治疗杂病的经验以及相关的理论进行了研究、整理、总结、介绍，希望他们的珍贵经验能够通过此书而发扬光大。

## （五）关于本书的宗旨

第一，阐发温病的方证理论：由于吴瑭过分强调温病的三焦理论，追求

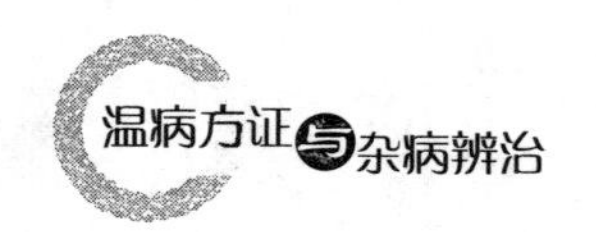


与《伤寒论》六经的“一纵一横”之妙，因此，《温病条辨》以三焦为提纲，分辨9种温病，又遵叶氏之说，于三焦中兼辨卫气营血，从而没有把自己创立的具有重要价值的方证理论放在突出的位置。后世遵其说，也只强调《温病条辨》的三焦理论体系，没有发掘其中堪与《伤寒论》经方方证相媲美的温病方证理论体系。其实，《温病条辨》的核心理论并不是人们所说的三焦学说，而是其中的方证体系。该书得以传世的基础是银翘散、三仁汤等有效方，以及方与证相关的方证理论。废除“三焦”，《温病条辨》犹存，废除208方证则《温病条辨》不复存在。

基于对《温病条辨》方证理论的深刻认识，我在本书中精选《温病条辨》所载方69首，参照柯琴、徐大椿阐发《伤寒论》方证的方法，以方类证，阐发《温病条辨》的方证体系。所不同的是，柯琴、徐大椿是以主方方证为提纲分类，如桂枝汤证为一类，柴胡汤证为一类，而我则以叶氏发明的温病治法为思路分类，如辛凉疏透法为一类，代表方证有银翘散证、桑菊饮证，甘寒滋阴生津法为一类，代表方证有沙参麦冬汤证、益胃汤证，以法类方，以方类证，共分为31类。

温病学发展到明清时代，名医辈出，非仅吴瑭一人，所制定的有效方剂及其方证，也非仅限于《温病条辨》，因此，本书以吴瑭方为基础，采集吴有性《温疫论》达原饮，俞根初《通俗伤寒论》蒿芩清胆汤、羚角钩藤汤，以及薛雪、雷少逸、何廉臣等医家的名方，计24首，与《温病条辨》方共成93首。分属于31类中，初步构建了温病的方证体系。

第二，阐扬温病辨方证论治方法：辨方证论治方法与辨卫气营血三焦方法不同，其以方证理论为基础，因此，本书对于每一首温病方均深入细致地阐发了方的特点及其证的特点。对于方证，除阐述其原治证外，另从方的组成结构、方的临床应用等方面探讨了方证的特征性表现，勾画出了辨方证的要点。

为了示范辨方证论治方法的科学性与可靠性，每一温病方临床应用的医案均采用辨方证论治的方法，据方证而用方，个别医案还附加了“方证解释”，以说明辨方证论治的思路。

第三，开掘温病方治疗杂病：在阐发温病方证理论与辨方证论治体系的基础上，重点论述了温病方在杂病治疗中的应用问题，全书不谈温病方治疗

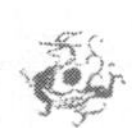

温病，专论温病方治疗杂病，是一部论温病方治疗杂病的专著。

目前临床常见的内科杂病如系统性红斑狼疮、干燥综合征、结节性红斑等免疫性疾病，高血压、慢性肾炎、慢性肝炎等难治性疾病在病变过程多有内生火热，或内生湿热，或内生寒湿的病机，用温病方治疗这些杂病具有很好的疗效。本书“用治杂病举例与体会”部分，重点阐发了93首温病方在杂病中应用的理论与方法。对于每一方，首先介绍了我的先师应用其治疗杂病的经验，其次，介绍了我自己用其治疗杂病的体会。旨在抛砖引玉，开掘温病方的治疗范围，为现代杂病的辨治开拓新的思路。

第四，阐扬先师用温病方治疗杂病的经验：中医的临床名家按其用方特点主要可分为两种派别：一派是对经方、温病方方证理论有精深的研究，临床上擅长应用经方、温病方等古方的原方治病，临证不随意自拟处方，也不随意加减，是在古方原方的基础上根据方证、药证变通化裁处方，处方法度严密，学生可以临摹。另一派是不用古方成方，善于根据其老师的经验或者自己摸索出来的经验方临证用方，或者据证临时拟方，他们持古方不能治疗今病之说，提倡自立新方治病。在现今临床上，第一派别的名医越来越少见，而我尤其推崇这一类型的名师。本书中重点介绍了我的老师孟澍江先生、刘渡舟先生、赵绍琴先生、王正宇先生用温病方治疗杂病的经验，他们均属于第一派名师。这一派名师，还可以具体分为两派：一派是严格遵守古方的原方临证处方，以刘渡舟先生最具代表性，如他用荆防败毒散治疗肾病，必用其原方加味；另一派是按照原方结构所含的法，取方中最核心的药，守其法而变其方，作为临证的处方，以赵绍琴先生最具代表性，如他用荆防败毒散治疗肾病，仅取荆芥、防风、独活，以生地榆、赤芍代替川芎，酌加一二味为方。孟澍江先生、王正宇先生则两派手法兼而用之。他们用方有异曲同工之妙。本书中所介绍的四位名师的经验，或是我根据跟师临床学习的实际记录整理而成，或是引用已经发表的但又是我在跟诊时见证过的经验。这些经验十分珍贵，我毫无保留地写出来，以期使他们用温病方的心法跃然纸上，得以阐扬，也希望广大读者能够通过本书间接地学到四位名师的珍贵经验。

## （六）致谢

先师刘渡舟、赵绍琴、孟澍江、王正宇先生金针度人，教给了我临床认证用方的方法和智慧，撰写此书的灵感来源于他们，如果本书能够对读者有所启示，也应归功于他们。

陕西中医学院教授张学文老师、李明廉老师、郭鹏云老师对我的治学给予了极大的支持与鼓励；我的夫人王建红医师跟随刘渡舟先生临床的时间比我长，本书的部分素材与医案由她提供，对于本书的撰写，她提出了不少可资借鉴的建议，给予了全力的支持；付帮泽同学作为第一位读者，对书稿提出了有益的修改意见，在此，一并致以深深的谢意。

张文选

2007 年 5 月于北京中医药大学

2016 年 6 月修改

# 几点说明

一、本书《温病条辨》原文，以问心堂本为蓝本（人民卫生出版社1963年出版）；《临证指南医案》原文，以徐大椿评点，清代道光甲辰（1844年）经钮堂刻本为蓝本（上海人民出版社1959年出版）。所引《通俗伤寒论》原文，均出自于连建伟订校《三订通俗伤寒论》（中医古籍出版社2002年出版）；何廉臣《重订广温热论》原文，均出自人民卫生出版社1960年出版本。

二、犀角属于禁药，本书中凡是含有犀角的古方，现今均用水牛角代替。凡是犀角地黄汤均改称为“清热地黄汤”。凡是方剂名含有犀角的“犀”字者，均改为“西”，如犀地清络饮，改称为“西地清络饮”；神犀丹，改称为“神西丹”等。

三、本书介绍的刘渡舟、赵绍琴、孟澍江、王正宇先生的医案，凡已发表者，均注明了医案的出处；凡是注明“作者新撰某某医案”者，均是笔者根据跟师学习的记录新整理的医案。

四、书中所有医案后的“方证解释”，不是原医案作者的按语，而是笔者对此案辨证用方、用药思路的解释。

五、部分方证中的“有关问题的讨论”，是笔者就某一方证所涉及的理论问题提出的个人看法，其中的不少问题属于温病学的重大理论问题，如温胆

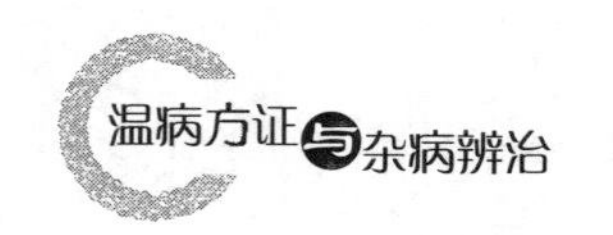


汤“走泄”湿热问题、内生火湿损伤元气问题等，均逐一阐发了自己的见解，其中的一些认识是本书首次提出的，也是深刻的。

六、寒湿是温病的重要组成部分，寒湿病在临床上颇为多见。本书将寒湿从湿温中分出，作为独立的一篇，重点介绍了寒湿类温病的治法与代表方证，以期对临床寒湿病的治疗提供思路。

七、本书运用“以法类方，以方类证”的方法对温病方进行了分类：介绍温热类温病17法，代表方证55首；湿热类温病10法，代表方证27首；寒湿类温病5法，代表方证18首。共32法，100方。之所以不遵循柯琴、徐大椿以主方方证为纲分类的原因有两点：其一，温病方结构的严密性不如《伤寒论》方，变化比较灵活，部分方剂难以归到某一个主方之内；其二，叶桂、吴瑭用温病方中主药的性味阐发方中蕴涵的“法”的方法，在揭示方的特点与指导方的临床应用方面具有鲜明的特点与科学性，《温病条辨》绝大多数方后均注明了“方”所代表的“法”，如三香汤为“微苦微辛微寒兼芳香法”、连梅汤为“酸甘化阴酸苦泄热法”等，这一发明的意义在于：启示人们不固守古方，并如何变通应用古方。温病方均有古方的基础，多从古方变通而来，如叶桂把栀子豉汤所寓之法称“轻苦微辛法”，由此变通出了翘荷汤、桑杏汤、三香汤等方。掌握《伤寒论》经方可以守原方而治今病，掌握温病方则能够在经方、古方的根基上变通应用以治疗今病。为了阐扬温病方与法与证内在相关的理论，本书采用这一方法对温病方进行分类。

八、对每一方“方证特点”的解释，本书不采用传统解说方剂的方法，而是用“方剂结构分析法”阐发方的内部结构与证的特征，旨在揭明某方中所含子方及其子方的证，某一组药及其药组的证，某一药及其药证的特点，方与证对应、药组与药组证对应、药与药证对应地阐述了方的特点以及证的特点。

九、每方的“方证理论源流”部分，凡是吴瑭《温病条辨》的方证，均一一找到了叶桂的原始医案，阐明了叶案方证与吴瑭所拟方证的关系，如叶案方是其变通应用仲景经方者，则追溯仲景原文，进而论述了叶案方与仲景方的变化关系，旨在从吴瑭——叶桂——张仲景三个层面认识某一方证的特点，以期探明温病方的“源”与仲景方经清代医家变化发展的“流”。

# 目录

## 上篇　温热类温病方证

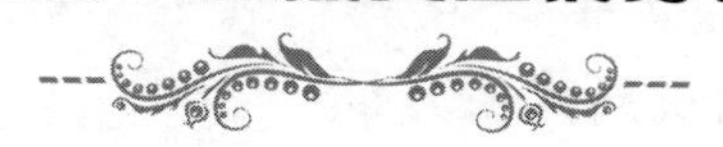

## 中篇　湿热类温病方证

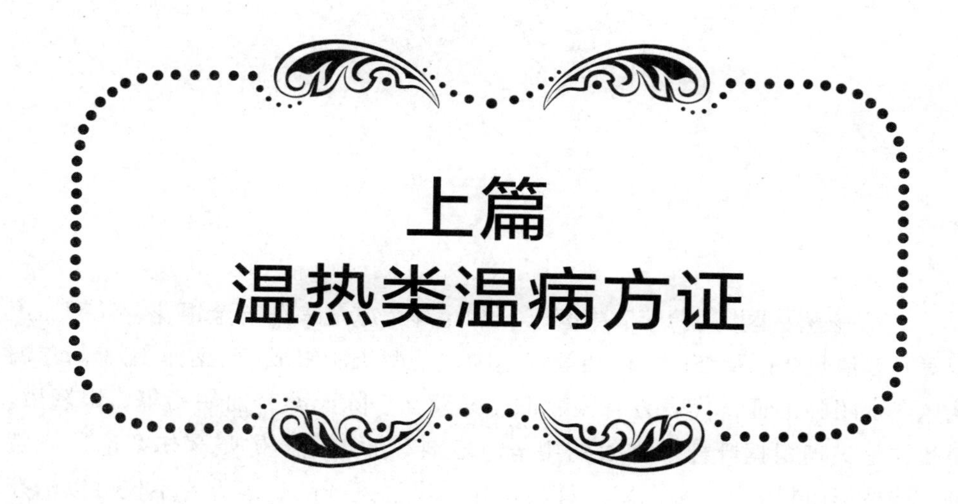

# 上篇
# 温热类温病方证

# 第一章
# 辛凉疏透法及其代表方证

辛凉疏透法是指用薄荷、牛蒡子、桑叶等辛凉疏表药与金银花、连翘、芦根等甘寒清热药以及杏仁、桔梗等宣达肺气药配伍所组成的治法，用于治疗温病风热郁闭肺卫证，代表方有银翘散、桑菊饮、陈氏桑杏前胡汤等。银翘散、桑菊饮是吴瑭根据叶桂“在表初用辛凉轻剂”的理论，仿照《伤寒论》麻黄汤、桂枝汤而制定的。麻黄汤、桂枝汤作为辛温发汗的代表方，不仅可以治疗伤寒太阳表证，而且能够治疗疼痛、咳喘、汗出异常等杂病。与此同理，银翘散、桑菊饮作为辛凉疏透剂，不仅能够治疗温病风热郁表证，而且能够治疗咽喉肿痛、咳嗽、过敏性鼻炎、花粉症等杂病。银翘散、桑菊饮法与麻黄汤、桂枝汤法不仅在外感热病解表法应用中形成了犄角之势，而且在杂病疏透法的临床应用中也有异曲同工之妙。

## 银翘散方证

**银翘散**　出自《温病条辨·上焦篇》风温第4条，组成为：连翘一两，金银花一两，苦桔梗六钱，薄荷六钱，竹叶四钱，生甘草五钱，芥穗四钱，淡豆豉五钱，牛蒡子六钱。上杵为散，每服六钱，鲜苇根汤煎，香气大出，即取服，勿过煎。肺药取轻清，过煎则味厚而入中焦矣。病重者，约二时一服，日三服，夜一服；轻者三时一服，日二服，夜一服；病不解者，作再服。加减法：胸膈闷者，加藿香三钱、郁金三钱，护膻中；渴甚者，加天花粉；项肿咽痛者，加马勃、玄参；衄者，去芥穗、淡豆豉，加白茅根三钱、侧柏炭三钱、栀子炭三钱；咳者，加杏仁利肺气；二、三日病犹在肺，热渐入里，加细生地、麦冬保

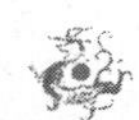

津液；再不解，或小便短者，加知母、黄芩、栀子之苦寒，与麦、地之甘寒，合化阴气，而治热淫所胜。吴瑭称此方为“辛凉平剂”。其原条文谓：“太阴风温、温热、温疫、冬温，初起恶风寒者，桂枝汤主之；但热不恶寒而渴者，辛凉平剂银翘散主之。温毒、暑温、湿温、温疟，不在此例”。本条应与上焦篇第3条互参，方能理解银翘散的证。上焦篇第3条谓：“太阴之为病，脉不缓不紧而动数，或两寸独大，尺肤热，头痛，微恶风寒，身热自汗，口渴，或不渴，而咳，午后热甚者，名曰温病。”另外，银翘散方证还见于上焦篇第5条：“太阴温病，恶风寒，服桂枝汤已，恶寒解，余病不解者，银翘散主之；余证悉减者，减其制。”

## （一）方证理论源流

从吴瑭关于银翘散的“方论”来看，银翘散方证的来源与以下四种学说有关。

其一，“宗喻嘉言芳香逐秽之说”：喻昌曾提出疫邪侵犯人体的三焦病机论，认为从鼻从口所入之邪，必先注中焦，以次分布上下。并且提出了分三焦芳香逐秽解毒的治法，认为邪既入，急以逐秽为第一要义，上焦如雾，升而逐之，兼以解毒；中焦如沤，疏而逐之，兼以解毒；下焦如渎，决而逐之，兼以解毒。吴瑭从喻氏“上焦如雾，升而逐之，兼以解毒”的理论悟出了银翘散的组方原则。

其二，遵从《黄帝内经》的治则：吴瑭说“本方谨遵《内经》‘风淫于内，治以辛凉，佐以苦甘；热淫于内，治以咸寒，佐以甘苦’之训”。《黄帝内经》的这段话，对吴瑭拟定“辛凉平剂银翘散”给予了一定的影响。

其三，仿东垣清心凉膈散法：吴瑭在银翘散方论中指出：“用东垣清心凉膈散，辛凉苦甘。病初起，且去入里之黄芩，勿犯中焦；加银花辛凉，芥穗芳香，散热解毒；牛蒡子辛平润肺，解热散结，除风利咽；皆手太阴药也。”清心凉膈散由黄芩、连翘、甘草、栀子、薄荷、桔梗、竹叶组成。因风温初起病位在上焦肺卫，用药宜轻，故去性味苦寒的黄芩、栀子，加金银花、芥穗、豆豉、牛蒡子、芦根，轻清疏散风热，从而组成了银翘散。

其四，参考了叶桂治疗风温初犯上焦肺卫的论说：吴瑭方论说：“此方之妙，预护其虚，纯然清肃上焦，不犯中下，无开门揖盗之弊，有轻以去实之能，用之得法，自然奏效，此叶氏立法，所以迥出诸家也。”凡《温病条辨》指明

“此叶氏之法”的条文，必然是参考叶氏的相关医案而拟定的。但本方究竟是根据叶氏的哪则医案整理而成，我们尚未找到完全对应的叶案。不过，叶桂在《幼科要略》风温篇指出“风温者，春月受风，其气已温。《经》谓春气病在头，治在上焦，肺位最高，邪必先伤，此手太阴气分先病”；又说“此证初因发热咳嗽，首用辛凉，清肃上焦，如薄荷、连翘、牛蒡、象贝、桑叶、沙参、栀皮、蒌皮、花粉”。另外，在风温备用方中列有清心凉膈散、葱豉汤等方（《临证指南医案·幼科要略》）。叶氏在《幼科要略》中关于风温的论述以及用药手法，对吴瑭拟定银翘散方证有一定的影响。在《临证指南医案》风温门第一案，叶氏有：“寸口脉大”“辛凉清上”等语，也为吴瑭制定上焦篇第3、4条银翘散方证提供了依据。叶案如下。

“僧，五二，近日风温上受，寸口脉独大，肺受热灼，声出不扬。先与辛凉清上，当薄味调养旬日。牛蒡子、薄荷、象贝母、杏仁、冬桑叶、大沙参、南花粉、黑山栀皮。”（《临证指南医案·风温》）

## （二）方证特点及其在杂病中应用的机制

银翘散由六组药组成：一为荆芥穗、淡豆豉之辛温与薄荷、牛蒡子之辛凉配合，疏透风热，解卫表之郁；二为桔梗、牛蒡子宣达肺气；三为桔梗、生甘草合牛蒡子、薄荷开结利咽；四为金银花、连翘甘寒清热解毒；五为芦根甘寒清热，生津护阴；六为竹叶甘淡寒，清热利尿，导热下行。

与六组药对应，本方寓有疏透（疏散透邪）、宣肺、利咽、清解（清热解毒）、生津、导热六大功效。临床应用时，如风热郁闭卫表较重，无汗或少汗者，增荆、豉、薄之量以加强疏透之力；如肺气失宣，咳嗽为主者，于桔、蒡组加杏仁宣达肺气，或再加浙贝母开结清化痰热；如风热郁阻咽喉，咽喉肿痛为重者，在甘、桔、蒡、薄利咽组加玄参，或再加射干、蝉蜕、僵蚕等开结利咽；如热毒深重，发热，或有红肿热痛等热毒见证者，加大清热解毒组银、翘之量，或再加栀子、黄芩等以清热泻火解毒；如小便短赤，热移小肠者，增竹叶量，或加栀子、麦冬甘苦合化阴气以泻火腑之热；如口干、唇干、鼻干、舌干等津伤明显者，加芦根量，或再加玄参、麦冬等甘寒以生津液；如波及营血，发疹发斑者，加生地黄、牡丹皮、赤芍、大青叶、玄参等，清营凉血。

本方配伍有两个要点：其一，在辛凉甘寒之中配伍了两味辛温药：一味是辛温质润、善疏散风毒的荆芥穗。该药既入气分，又走血分，是宣透血分风毒

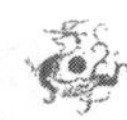

的关键药。另一味是辛苦微温的淡豆豉。该药因加工方法不同而性味有异：清豆豉，用桑叶、青蒿等同制，药性偏于寒凉；淡豆豉，用麻黄、紫苏等同制，药性偏于辛温。在江南地区使用的淡豆豉多是用麻黄、苏叶等作为辅料加工而成，目的在于代替麻黄透散解表。吴瑭在《温病条辨·上焦篇》第16条“银翘散去豆豉加细生地丹皮大青叶倍玄参方”后自注说：“去豆豉，畏其温也。”可见，他在银翘散中用的淡豆豉是辛苦偏温的。我在临床上体会到，用银翘散取效的关键即在于这两味辛温药的运用，忽视这两味药，是造成用银翘散而不能取效的重要原因。另外，叶桂在《温热论》中指出：“在表初用辛凉轻剂，挟风则加入薄荷、牛蒡之属……或透风于热外”。可见，银翘散中的薄荷、牛蒡子是叶氏所谓“透风于热外”的代表药。这两味药与辛温发散的荆芥穗、豆豉配合，其疏风透邪的作用会大大增强。四味风药与方中的金银花、连翘，或再加栀子配合，可以发越气分郁火，治疗咽喉肿痛、牙痛龈肿、目赤涩痒、头痛、心烦、急躁等气分火郁证；与生地黄、玄参、赤芍、牡丹皮等药或者犀角地黄汤（今名清热地黄汤）配合，可以透发血分郁火，治疗鼻衄、变态反应性疾病早期发斑发疹、皮肤病发疹、疖肿疮疡等血分火郁证。以善用风药而著称的赵绍琴先生在《温病纵横》中注解《温热论》第2条时就强调：“至于透风于热外，应广义理解，不能只理解为夹风邪就疏风。临床上出现因火郁而见的红肿热痛等症，如目赤且肿为风火内热之证；牙痛红肿为风火牙痛……这些证候都可以加风药，主要的意思是用风药帮助解火郁，即所谓‘火郁发之’。因此，叶氏的‘透风于热外’不是单纯指风热在表，是广指温热火郁均可加入风药而言。”赵老所讲的火郁证不仅见于温病，而且更多见于杂病。这是银翘散可广泛应用于杂病的机制之一。

其二，本方在辛凉疏透宣散的同时，配用了有利尿导热作用的竹叶。我在临床中体会到，在疏解透汗剂中少佐利尿之品，如竹叶、通草等，是治疗邪郁太阴肺卫表证的要诀。同理，在论治伤寒太阳表证时，发汗与利尿同样是治疗太阳病的两大法门。对此，陈念祖在《伤寒医诀串解·太阳篇》以“何谓发汗、利水为治太阳两大门”为问，作了详细的论述。他认为：“邪伤太阳，病在寒水之经。驱其水气以外出，则为汗；逐其水气以下出，后为黄涎蓄水，前为小便长”。另外《伤寒论》第8条桂枝去桂加茯苓白术汤，治“服桂枝汤，或下之，仍头项强痛，翕翕发热，无汗，心下满微痛，小便不利者。”仲景在方后用法中强调：“小便利则愈。”本条论治的是水气不行，表气不利的特殊的表证，是通过利小便以求汗出表解的范例。陈念祖在分析此方解表的机制时指出：

“此时须知利水法中，大有旋转之妙用，而发汗亦在其中，以桂枝去桂加茯苓白术者，助脾之转输，令小便一利，而诸病豁然矣。”刘渡舟先生在《伤寒论诠解》中介绍：陈慎吾先生曾治一发低热患者，而有翕翕发热，小便不利等证。陈辨为蓄水之发热，用本方仅2剂，便热退病愈。除此，《伤寒论》第71条载：“……脉浮，小便不利，微热消渴者，五苓散主之。”仲景于五苓散方后注强调：“多饮暖水，汗出愈。”从而与桂枝去桂加茯苓白术汤“小便利则愈”作比较，从另一个角度阐明了在表气与水气均郁而不通的情况下，通过“汗出”以求“小便利”的机制。在这里，仲景从“小便利则愈”与“汗出愈”两方面效应阐发了太阳表证表气与水气两郁的实质以及治疗的要点。温病银翘散证虽然是风热邪袭手太阴所致，但卫表之气闭郁却与太阳表郁有共同的机制，因此，在辛凉解表中注重用荆芥等药的发散作用，以及竹叶等药的利小便作用是活用银翘散的窍门。

在本方加减法中，有两个手法必须重视：一是加玄参。玄参苦甘咸寒，具有凉血、解毒、散结、滋阴等作用。该药与疏风药相配，可治疗营分热毒郁结引起的发疹、瘙痒等；与清热解毒药配合能治疗血热发斑、疖肿等。二是加栀子。栀子苦寒，既可泻火除烦，又可凉血解毒，还可清热利湿，该药与淡豆豉相配，即栀子豉汤，可以疏解郁热，是叶桂轻苦微辛疏散上焦郁热最常用的手法。

银翘散的证：吴瑭原治证：风温，脉不缓不紧而动数，或两寸独大，尺肤热，头痛，微恶风寒，身热自汗，口渴，或不渴，而咳，午后热甚。

方中所寓法的对应证：从方的结构分析，本方寓六法，其证主要有六个方面：一是荆芥、淡豆豉、薄荷疏散风热法对应的风热卫表郁闭证，如发热恶风、少汗、风疹等；二是牛蒡子、桔梗宣利肺气法对应的肺气失宣证，如咳嗽；三是桔梗、甘草、薄荷、牛蒡子利咽散结法对应的风热郁结咽喉证，如咽痛、咽痒；四是金银花、连翘清解法对应的热毒证，如发热，咽喉、扁桃体红肿热痛、疔疖疮疡等；五是竹叶清气热法对应的气分热下移小肠热证，如小便黄赤；六是芦根清气生津法对应的气热津伤证，如舌干、口干等。

方证的特征性证：发热恶风，咽喉痛，舌边尖红，苔薄白或薄黄，脉浮数者。

我的硕士生指导老师国医大师张学文教授对辨识银翘散证有独特的体会，他提出要注意辨识口气、鼻气、小便，以与风寒表证做出鉴别，如自觉口气热、鼻气热，小便微热者，则为风热外感银翘散证。北京中医药大学温病教研室前

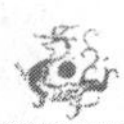

主任孔光一教授擅长诊察咽喉体征以辨识寒热，如咽后壁红赤，扁桃体肿大甚至化脓者，则非风寒而为风热银翘散证。

杂病风热蕴郁，内伏不解，或内生热毒夹风，壅郁于上焦所导致的咳嗽，咽喉肿痛，目赤肿痛，鼻塞不通、流涕喷嚏，耳痛流脓等病证；以及热毒夹风郁于皮肤，波及营分所致的发疹、发斑、发痘等病证，可用本方化裁治疗。

## （三）用治杂病举例与体会

我在临床上，常根据银翘散六个药组所对应的适应证之偏轻偏重，灵活化裁，治疗风热郁伏气分所引起的诸多杂病，如咳嗽、咽痛、疔疮肿毒等。或者用本方酌加生地黄、牡丹皮、赤芍、玄参、水牛角、生地榆、紫草、茜草等凉血解毒药，组成清营凉血解毒，疏透血分热毒外出之法，治疗既有银翘散证，又有清营汤证的病证，如系统性红斑狼疮、斯蒂尔病、结节性红斑、皮肌炎等变态反应性疾病，肾炎、尿毒症等泌尿系统疾病所出现的风热郁伏血分证。另外，也常用银翘散加凉血解毒药治疗痤疮、荨麻疹、过敏性皮炎等皮肤病。此介绍治验四则如下。

失声：杜某某，女，37 岁。2005 年 3 月 8 日初诊。患者无感冒症状，因烦劳过甚，自觉全身燥热，继后出现声音嘶哑，伴有咽喉灼热疼痛，干燥不适。口唇干裂起皮，小便黄，大便正常。舌红赤，苔薄黄，脉细滑略数。辨为银翘散证，处方：荆芥 6g，薄荷 10g，牛蒡子 10g，桔梗 10g，生甘草 6g，连翘 15g，竹叶 10g，芦根 20g，僵蚕 10g，玄参 15g，生栀子 10g，淡豆豉 10g。3 剂。此方服 1 剂咽痛、声音嘶哑减轻，3 剂愈。

咽痛：白某，男，16 岁。学生。2005 年 9 月 24 日初诊。患慢性咽炎，咽喉疼痛，最近加重，伴有声音嘶哑。脉浮滑数，舌正红，舌尖略赤，苔薄白。从脉舌辨为银翘散证，处方：荆芥穗 8g，牛蒡子 10g，淡豆豉 10g，薄荷 10g，桔梗 10g，生甘草 6g，金银花 10g，连翘 15g，芦根 20g，玄参 10g，射干 10g，浙贝母 10g。3 剂。2005 年 9 月 27 日复诊：咽痛、声嘶愈。脉弦略数，舌边尖红赤，苔薄白。上方加赤芍 10g。5 剂，以巩固疗效。

过敏性鼻炎：张某某，女，14 岁。2005 年 4 月 5 日初诊。患者自从北京诸花开放、杨絮飞扬以来，出现鼻痒鼻塞，流涕喷嚏，鼻内干痛，晚上睡觉需张口呼吸，伴有口干，唇燥等。舌尖红赤，苔黄白相兼而薄，脉浮滑而数。辨为银翘散证，处方：荆芥穗 6g，薄荷 10g，牛蒡子 10g，金银花 10g，连翘 15g，芦根 15g，竹叶 10g，蝉蜕 10g，生石膏 15g，辛夷 6g，白芷 6g，苍耳子 6g。6 剂。服药后鼻窍通畅而愈。

花粉症：日本患者横田某某，男，28 岁。职员。2001 年春天因杉树花粉过敏患花粉症。鼻痒、鼻塞、打喷嚏、流鼻涕，双目红赤，目痒，流泪，咽喉干痒。舌偏红，苔薄黄，脉浮数寸盛。辨为银翘散证，处方：荆芥穗 5g，薄荷 5g，牛蒡子 5g，金银花 5g，连翘 6g，竹叶 3g，芦根 6g，菊花 5g，谷精草 5g，生地黄 6g，牡丹皮 6g，赤芍 6g，辛夷 3g。服用 7 剂，诸过敏症状减轻。患者遂自行与药局联系，取药服用一个月，花粉症未再出现。

期刊报道用银翘散治疗杂病的医案有偏头痛、耳聋、紫斑、泌尿系感染、病毒性心肌炎、子宫内膜炎、婴幼儿湿疹、风疹、急性荨麻疹、药物性皮炎等。

## （四）有关问题的讨论

**1. 关于“玄参银翘散”** 吴瑭《温病条辨 · 上焦篇》第 4 条所载银翘散方中无玄参，方后加减法有“项肿咽痛者，加马勃、玄参”，这说明银翘散中没有玄参。但是，在《温病条辨 · 上焦篇》第 38、40 条，却有“银翘散去牛蒡子元参加杏仁滑石方”与“银翘散去牛蒡子元参芥穗加杏仁石膏黄芩方”两个去玄参的方剂。这又说明银翘散方中有玄参。《温病条辨 · 上焦篇》第 16 条，更有“银翘散去豆豉加细生地丹皮大青叶倍玄参方”。由于吴瑭对于银翘散中使用玄参的问题，含糊不清，自相矛盾，不仅给后世的研究造成了混乱，引发了所谓银翘散中有无玄参的长期争议，而且遭到了学术界的严厉批评和非议。

从《温病条辨》的相关条文来看，吴氏在用银翘散时，有两个惯用的手法：一个是没有玄参的银翘散；另一个则是加了玄参的“玄参银翘散”。他在提到去玄参或倍玄参时，实际上指的是后一个“玄参银翘散”。遗憾的是他没有把这一问题交代清楚。基于这种认识，我主张把银翘散分成两方，一方就是通常所说的银翘散，不含玄参；另一方可称之为“玄参银翘散”，含有玄参。

玄参苦、咸，寒，滋阴凉血、泻火解毒、又善散结，在银翘散中加玄参，不仅无滋腻碍邪之弊，而且使该方增添了凉血生津散结的重要功效。我在临床上体会到，凡是风热郁结肺卫，见咽喉红肿疼痛，或者银翘散证兼见斑疹等营热证时，用玄参银翘散有更好的疗效。因此，强调“玄参银翘散”为一个独立的方剂，不仅有利于在临床上更好地使用银翘散及其加减方，而且也有助于理解吴瑭的本意。

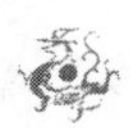

**2. 关于银翘散加麻黄法与银翘麻黄汤**　俞根初《通俗伤寒论》载“春温伤寒（一名客寒包火，俗称冷温）”，详尽地阐述了膜原温邪，因春寒触动而发，以及温邪伏于少阴，新感春寒引发等里热外寒证的辨治。何廉臣在勘校俞氏“春温伤寒”时精辟地论述了自己论治此证的经验，如他说：“春温兼寒，往往新感多，伏气少。每由春令天气过暖，吸收温邪，先伏于肺，猝感暴寒而发。初起时头痛，身热，微恶寒而无汗者，仿张子培法，银翘散略加麻黄，辛凉开肺以泄卫。卫泄表解，则肺热外溃。”（《通俗伤寒论·春温伤寒》）

另外，何廉臣在勘校《通俗伤寒论》“夹痰伤寒”时指出：“伤寒为外感六气之通称。凡夹痰证，必先分辨六淫以施治。如冒风邪而生痰，痰因肺津郁结而化，仍当从肺管咳出。肺位最高，风为阳邪，当用辛凉轻剂，吴氏桑菊饮加减；重则张氏银翘麻黄汤（银花一钱，连翘钱半，带节麻黄三分，苏薄荷六分，炒牛蒡一钱，广橘红八分，苦桔梗六分，生甘草五分）。”（《通俗伤寒论·夹痰伤寒》）

何廉臣对于温病中出现的外寒内热证，独辟蹊径地提出用银翘散（或桑菊饮）加麻黄的治疗思路，该法从表面上看起来似乎有点不伦不类，但临床事实证明，这种把伤寒麻黄剂与温病银翘、桑菊剂嫁接起来的方剂具有非凡的疗效。而且，以“寒包火”为特征的外感病比纯粹的以风热郁表为特征的外感病要多之又多，这是当前临床的客观事实。因此，何廉臣的银翘散加麻黄法或桑菊饮加麻黄法是值得认真探讨的温病治法。

# 桑菊饮方证

**桑菊饮**　出自《温病条辨·上焦篇》风温第6条，组成为：杏仁二钱，连翘一钱五分，薄荷八分，桑叶二钱五分，菊花一钱，苦桔梗二钱，甘草八分，苇根二钱。水二杯，煮取一杯，日二服。二、三日不解，气粗似喘，燥在气分者，加石膏、知母；舌绛暮热，甚燥，邪入营分，加玄参二钱、犀角（今用水牛角代替）一钱；在血分者，去薄荷、苇根，加麦冬、细生地、玉竹、牡丹皮各二钱；肺热甚加黄芩；渴者加天花粉。吴瑭称此方为“辛凉轻剂”。其原条文谓：“太阴风温，但咳，身不甚热，微渴者，辛凉轻剂桑菊饮主之。”桑菊饮方证还见于上焦篇秋燥第55条：“感燥而咳者，桑菊饮主之。”

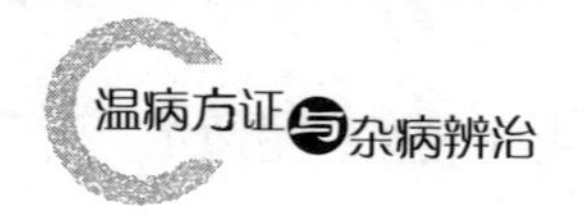


## （一）方证理论源流

桑菊饮是吴瑭根据叶桂治疗风温上受的有关医案而拟定的。叶案如下。

某，十二，风温上受，咳嗽，失音，咽痛。杏仁、薄荷、连翘、桔梗、生甘草、射干。(《临证指南医案·咳嗽》)

项，二一，风温，脉虚，嗽。桑叶、薄荷、杏仁、象贝、大沙参、连翘。(《临证指南医案·咳嗽》)

某，十岁，头胀咳嗽，此风温上侵所致。连翘一钱半、薄荷七分、杏仁一钱半、桔梗一钱、生甘草三分、象贝一钱。(《临证指南医案·咳嗽》)

秦，六三，体质血虚，风温上受，滋清不应，气分燥也，议清其上。石膏、生甘草、薄荷、桑叶、杏仁、连翘。(《临证指南医案·风温》)

以上四案均由“风温上受”所致，前三案均有“咳嗽”，最基本的处方用药是：杏仁、薄荷、连翘、桔梗（或桑叶）四味。叶氏处方多用六味药，同类病证的同类处方有四味药是通用的基本用药，另外二味药则属于据证加味。以上四案也符合这一规律，“某，十二”案有“失音，咽痛”，故加射干，生甘草(合桔梗为甘桔汤)。“项，二一”案“脉虚，嗽”，故加沙参、象贝；此案有咳嗽而无咽痛，故不用桔梗，用桑叶。“某，十岁”案除咳嗽外，还应该有咽喉不利，故用象贝、生甘草、桔梗。“秦，六三”案必有咳嗽，不仅肺卫郁闭，而且已入气分，“气分燥”，热已伤津，故加石膏、生甘草，合杏仁、薄荷，为变通麻杏石甘汤法，以清气分肺经燥热。

以上叶案所用的四味基本用药与桑菊饮的核心药相同；以上四案均有咳嗽，桑菊饮证的主证也是咳嗽。上“秦，六三”案有“气分燥也”一句，处方中有石膏一药，根据此案用药，吴瑭制定了桑菊饮方后的第一个加减法：“二、三日不解，气粗似喘，燥在气分者，加石膏、知母。”

综上，可以认为：吴瑭的桑菊饮方证是根据叶氏医案整理而成的。

## （二）方证特点及其在杂病中应用的机制

桑菊饮方由五组药组成：用薄荷、桑叶、菊花辛凉疏透风热；杏仁宣肺止咳；桔梗、甘草开结利咽；连翘甘寒清热解毒；芦根顾护津液。全方以轻清开宣肺气为特点。

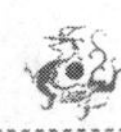

关于本方用桑叶、菊花，吴瑭有独到的见解，他认为桑叶既可“走肺络而宣肺气”，又“善平肝风”，能清肝以防木火刑金；菊花“芳香味甘，能补金水二脏”，菊花辛甘苦微寒，归肝、肺经，其辛寒能疏散风热，甘苦微寒能清肝制木。因此，桑叶、菊花并用，具有清肝以防肝胆郁火犯肺的重要作用，这正是桑菊饮组方特点之所在。

桑菊饮的证：吴瑭原治证：咳嗽，身不甚热，微渴；或感燥而咳者。

方中所寓法的对应证：从方的结构分析，本方寓六法，其证主要有六个方面：一是薄荷、桑叶疏散风热法对应的风热郁表证，如发热、恶风；二是杏仁宣肺法对应的肺气不宣证，如咳嗽；三是桔梗、甘草散结法对应的咽喉痹结证，如咽痛、咽喉不利；四是连翘清热解毒法对应的热毒证，如发热、舌边尖红、咽喉红肿；五是芦根清气热法对应的气分热、津伤证，如舌干、口干、小便短少；六是桑叶、菊花对应的肝经风热或肝胆郁火证，如头痛、目赤、鼻干等。临证可根据六组证的轻重缓急，调整方的结构，或据证加减处方。

方证的特征性证：咳嗽，脉浮数，舌边尖红，苔薄白者。很轻的银翘散证而以咳嗽为主者，即为桑菊饮证。

杂病风热郁伏上焦所致的咳嗽、咽痛，或肝火上郁所致的目赤痒痛、头痛等证，可用本方治疗。

## （三）用治杂病举例与体会

我在临床上常用桑菊饮治疗杂病，主要用于以下两个方面。

第一，抓住桑叶、菊花善于清肝的特点，用桑菊饮加减治疗风热内郁，夹肝火犯肺所致的咳嗽。这种咳嗽多为阵发性，胸胁疼痛显著，或咳嗽时胸胁牵痛；咳嗽多伴有咽喉不利，咽痒，或咽痒则咳；舌边尖红，苔薄白或微黄，脉浮数或弦数等。治疗以桑菊饮重用桑叶、菊花，或者再加入郁金、枳壳、旋覆花等清肝宣郁疏木。此介绍治验一则如下：赵某某，女，32岁。2005年9月17日初诊。咳嗽月余，无恶风、发热等感冒病史。咳嗽如顿咳状，痰少而黏，咽喉干痒疼痛，遇大声说话、吸入汽车尾气、甚至噪音刺激则咽喉发痒，咽痒则咳，胸部、两胁遇咳嗽震动则疼痛难忍，咳时须用两手按住胸胁，以减轻震动，深吸气两胁也痛。舌红尖赤，苔薄黄，脉弦滑略数，辨为桑菊饮证，处方：桑叶10g，菊花10g，杏仁12g，薄荷10g，桔梗10g，连翘10g，芦根15g，浙贝母10g，旋覆花10g，郁金10g，枳壳10g，瓜蒌皮10g。5剂。咳嗽胁痛痊愈。旋

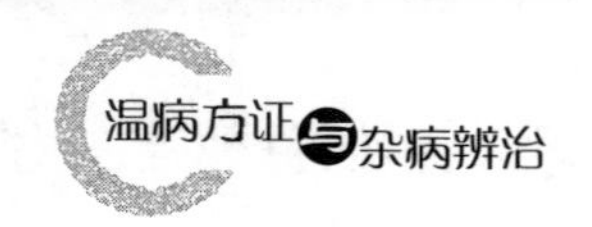


覆花咸降而散，善于治疗胸胁之结滞，仲景旋覆花汤、吴瑭香附旋覆花汤均主用此药治疗胸胁痛。本案处方合入旋覆花、郁金，其意也在于此。另外，本方杏仁、瓜蒌皮、郁金、桔梗、枳壳配伍，是叶氏开上焦肺痹，治疗咳嗽胸痛脘闷的手法，因此，以这一组药与桑菊饮配合，能够治疗咳嗽而胸胁痛显著者。

如风热夹肝火咳嗽而木火内盛，口苦、胁痛明显者，取小柴胡汤意，于桑菊饮中加柴胡、黄芩；如咳嗽时恶心欲吐者，再加半夏、生姜，有良好的疗效。此介绍治验一则如下：王某，女，25岁。2005年9月20日初诊。患者8月初去韩国旅游，旅途疲劳，加之食辛辣食物过多，遂发为咳嗽，月余不愈。诊时患者咳嗽频作，难以平静让诊其脉，咳则恶心欲吐，咽喉疼痛，咽痒甚，伴有口苦，胸胁疼痛不舒等。舌红赤，苔黄略厚，脉弦细滑数。辨为桑菊饮与小柴胡汤并见证，处方：桑叶10g，菊花10g，杏仁12g，前胡10g，桔梗10g，连翘15g，芦根20g，薄荷10g，柴胡20g，黄芩12g，清半夏8g，生姜3g。4剂。1剂见效，4剂咳止。

陈念祖善用小柴胡汤治疗咳嗽，他在《医学实在易·咳嗽续论》中指出："余临证以来，每见咳嗽而百药不效者，迸去杂书之条绪纷繁，而览出一条生路，止于《伤寒论》得之治法。《伤寒论》云：'上焦得通，津液得下，胃气因和'三句，是金针之度……一切痰火、哮喘、咳嗽、瘰疬等症，皆缘火势熏蒸日久，顽痰交结经隧，所以火不内息，则津液不能下灌灵根，而菁华尽化为败浊耳……《伤寒论》小柴胡汤谓：'咳者，去人参、生姜，加干姜、五味子。'此为伤寒言，而不尽为伤寒言也。余取'上焦得通'三句，借治劳伤咳嗽，往往获效"。我遵照陈念祖的经验，凡是肺中寒痰痹郁，咳嗽痰白，兼见木火内郁，口苦、胁痛者，用小柴胡汤去人参、生姜、大枣，加干姜、五味子治疗。凡是肺中风热郁伏，咳嗽咽痛喉痒、舌赤苔黄，兼见木火内郁，口苦、胁痛者，则用小柴胡汤去人参（阴伤者沙参易人参）、大枣、生姜（咳而呕者，仍用生姜）、炙甘草，合桑菊饮为方治疗，每能收到理想的疗效。我也常用桑杏汤合小柴胡汤治疗燥热郁肺夹肝火所致的咳嗽，如后述桑杏汤方证"用治杂病举例与体会"中介绍的厚某某案2005年1月22日方，即是一例。

第二，仿吴瑭方后加减法，用桑菊饮加石膏、栀子、牡丹皮、生地黄、白芍等治疗肝经气火上郁证。栀子配薄荷是叶桂变通栀子豉汤的重要手法；用薄荷代麻黄，并与石膏相配伍是叶氏变通麻杏石甘汤的心法之一；牡丹皮、生地黄、玄参、白芍凉血滋阴散结，配薄荷、桑叶可透散血分郁火。因此，该方可以广泛用于五志过极，郁火内生所致的头目眩晕、头痛、目赤、心烦、急躁、失眠、口舌生疮等病证。例如，曾治疗李某某，男，31岁。因工作繁忙，情志不畅而发为肝经气火上郁证。表现为头目眩晕，头胀痛，心烦急躁。诊时见两目红赤，鼻部火疖红肿高突，咽喉干痒，咽痒则咳嗽，口渴，小便黄，大便正常。舌红赤，苔薄黄，脉弦数。从咽痒咳嗽等辨为加味桑菊饮证，处方：桑叶10g，菊花10g，薄荷10g，连翘15g，杏仁10g，桔梗10g，生栀子10g，生石膏30g，牡丹皮10g，生地黄15g，白芍10g。5剂，诸证痊愈。

期刊报道用桑菊饮加减治疗杂病的医案有喉源性咳嗽、咳血、病毒性心肌炎、过敏性紫癜、头痛、习惯性便秘；小儿急性肾炎、小儿鼻衄、小儿目眨；结膜炎、单纯疱疹性角膜炎、中耳炎、鼻炎；颜面湿疹、顽固性带状疱疹等。

## （四）有关问题的讨论

**1. 论风温早期不宜过用寒凉**　现今临床上有一种时弊，不少医生一见发热就滥投寒凉清热解毒药。这是导致很多外感病迁延难愈的重要原因。章楠在注释叶桂《温热论》第2条时指出："始初用辛，不宜太凉，恐遏其邪，反从内走也"。金寿山先生认为："对温病初起的表证多用'辛平表散'，葱豉汤是其主方；刘河间、叶天士等，都赏用此方，认为是'辛凉解表之方'。其实，葱白辛温，但辛而带润，温而不燥，豆豉为黑豆蒸罨曝晒而成，苦寒的性味经过蒸晒已转微温，应为微辛微温之剂，正合'辛平表散'之用。"（《金寿山医论选集》）金寿山先生是一位精于伤寒学与温病学的临床大家，他的经验是十分珍贵的。他在医论中还介绍了上海已故名医夏应堂先生应用银翘散、桑菊饮的经验："当温病在卫、气分时，桑叶常用，而菊花必须夹有肝阳才用；连翘常用，而银花则以清热解毒为主，大多用于热象显著兼有喉痛赤肿等证，否则尚嫌太凉。诚属很宝贵经验之一。"（《金寿山医论选集》）对于温病早期用金银花都如此谨慎，何况其他苦寒之药。

名医蒲辅周先生在论述吴瑭银翘散、桑菊饮两方加减法后指出："余在临床上亦按此法加减，惟初起加入葱白，透邪外出，见效更捷。"并强调说：风温"病在上焦，属于手太阴，法以辛凉解表，宜银翘散、桑菊饮二方出入化裁为主。兼有微寒者，略佐葱白、苏叶……初起总以达邪外出为要，且勿过早使用寒凉，冰伏其邪，而不得外越而内陷，延长病程，甚则恶化。"（《蒲辅周医疗经验》）由于银翘散中已有淡豆豉，因此，加入葱白，就等于合入了葱豉汤；桑菊饮则需要合入葱豉汤全方。蒲老用桑菊饮合葱豉汤治疗风温的医案很精彩，颇值得一读，此介绍二则如下。

韩某某，男，74岁，1960年3月28日初诊。昨晚发热，体温38.5℃，微咳，咽红，今晨体温37.9℃，小便黄。脉浮数，舌赤无苔。属风热感冒，治宜辛凉。处方：桑叶二钱，菊花二钱，牛蒡子二钱，连翘二钱，桔梗一钱，芦根五钱，僵蚕二钱，竹叶二钱，生甘草一钱，香豆豉三钱，薄荷（后下）八分，葱白（后下）三寸。水煎2次，共取200ml，分早晚2次温服，连服2剂。3月30日复诊：服药后热退，体温36.4℃，咳嗽减轻，但痰黏滞不利。舌正无苔，脉缓和。感冒基本已愈，治以调和肺胃，兼化痰湿。处方：瓜蒌壳二钱，橘红二钱，川贝母一钱半，前胡一钱半，云茯苓三钱，天冬三钱，竹茹二钱，枇杷叶三钱，芦根四钱。水煎2次，共取160ml，兑蜂蜜一两，分早晚2次温服，连服2剂。（《蒲辅周医疗经验》）

蒙某某，女，8个月，1961年4月10日会诊。腺病毒肺炎，高烧七天，现体温39.8℃，咳喘，周身发有皮疹，惊惕，口腔溃烂，唇干裂，腹微胀满，大便稀，日行五次。脉浮数有力，舌红少津，无苔。属风热闭肺，治宜宣肺祛风，辛凉透表法。处方：桑叶一钱，菊花二钱，杏仁一钱，薄荷（后下）七分，桔梗七分，芦根三钱，甘草八分，连翘一钱，僵蚕一钱半，蝉蜕（全）七个，葛根一钱，黄芩七分，葱白（后下）二寸。一剂二煎，共取120ml，分多次温服。4月11日复诊：中西医结合治疗，热势稍减，体温39℃，昨夜有抽搐预兆，已用镇静剂。脉同前，舌红，苔微黄少津。面红，腹微满，四肢不凉。原方去葛根，加淡豆豉三钱，再服1剂，煎服法同前。4月12日三诊：身热已退，咳嗽痰减，皮疹渐退，思睡，不爱睁眼，大便稀好转，次数亦减少，腹已不胀满。脉浮数，舌红，苔薄白，舌唇仍溃烂。原方去葱豉，加炙枇杷叶一钱、前胡七分，煎服法同前，连服2剂而渐愈。（《蒲辅周医疗经验》）

以上二案蒲老均用了葱白、淡豆豉，目的在于辛散达邪，疏通卫表之郁。我在临床上体会到，银翘散中的荆芥穗、淡豆豉不能轻易地去掉，若去掉则不成银翘散之法。用桑菊饮，如为了疏宣透表，宜合入葱豉汤；咳嗽较突出者，则加入苏叶，或者苏叶、苏梗、苏子并用，疗效更好。

**2. 关于桑菊饮加麻黄法** 外感病早期外寒里热证尤为常见，俞根初《通俗伤寒论》“风温伤寒（一名风温兼寒，俗称寒包火）”认为：其证有冷风引发伏温与新感风寒搏束内热两种，后者初起头痛怕风，恶寒无汗，继则身热咳嗽，烦渴自汗，咽痛喉肿，舌苔白燥边红，甚则白燥起刺，或由白转黄等。治疗先用新加三拗汤，减轻麻黄，重加牛蒡子，微散风寒以解表；继用连翘栀豉汤，

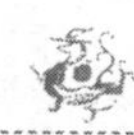

加嫩桑芽、鲜竹叶，轻泄温邪以清里。（《通俗伤寒论·风温伤寒》）何廉臣在勘校俞氏此文时指出："伏温自内发，风寒从外搏，而为内热外寒之证者，余治甚多，重则麻杏石甘汤，加连翘、牛蒡子、桑叶、牡丹皮；轻则桑菊饮加麻黄。惟麻黄用量极轻，约二分至三分为止，但取其轻扬之性，疏肺透表，效如桴鼓。"（《通俗伤寒论·风温伤寒》）

另外，《通俗伤寒论》"冬温伤寒（一名寒包火，俗称冷温）"论述了冬温外寒里热证的辨治。何廉臣对此勘云："前哲皆谓冬月多正伤寒证。以余历验，亦不尽然。最多冬温兼寒，即客寒包火。首先犯肺之证，轻则桑菊饮（霜桑叶、苇茎各二钱，滁菊花、光杏仁、青连翘各钱半，苏薄荷、桔梗、生甘草各八分），加麻黄（蜜炙，三分至七分）、瓜蒌皮（二钱至三钱）。或桑杏清肺汤加鲜葱白、淡香豉。"（《通俗伤寒论·冬温伤寒》）

何廉臣桑菊饮加麻黄法具有重要的临床意义，值得深入探讨。

### （五）桑菊饮类方

**新加桑菊饮**　出自何廉臣《重订广温热论·验方》，组成用法为：冬桑叶二钱，滁菊花一钱，青连翘钱半，薄荷八分，光杏仁二钱，苦桔梗一钱，生甘草八分，钩藤钱半，天竺黄钱半，鲜石菖蒲叶一钱，竹沥五匙同冲，先用活水芦根五钱，嫩桑枝一尺，煎汤代水。主治小儿风温致痉的轻证。（《重订广温热论·论小儿温热》）

## 陈氏桑杏前胡汤方证

**陈氏桑杏前胡汤**　出自陈平伯《外感温病篇》第2条，组成为：薄荷10g，前胡10g，杏仁10g，桔梗10g，桑叶10g，川贝10g。陈氏未定方名，今据组方特点，拟定方名、剂量如上。其原条文谓："风温证，身热畏风，头痛，咳嗽，口渴，脉浮数，舌苔白者，邪在表也，当用薄荷、前胡、杏仁、桔梗、桑叶、川贝之属，凉解表邪。"

### （一）方证理论源流

《外感温病篇》相传为清代医家陈平伯（祖恭）所著。王士雄将其收入

《温热经纬》，吴金寿《温热赘言》也曾有收载。全文虽仅十二条，但专论风温，颇切合临床实用。陈氏《外感温病篇》的学术贡献主要有三点。

其一，创立风温以肺胃为病变重心的理论：陈氏认为，风热之邪，必先伤卫气，而卫与肺胃息息相关："在人身之中，肺主卫，又胃为卫之本，是以风温外薄，肺胃内应，风温内袭，肺胃受病。"又说："风温为燥热之邪，燥令从金化，燥热归阳明，故肺胃为温邪必犯之地。"从而提出了风温的病变重心在肺胃的理论。

其二，提出风温初起的必见症非"恶风"而是"热渴、咳嗽"："其温邪之内外有异形，而肺胃之专司无二致，故恶风为或有之证，而热渴咳嗽为必有之证也。"

其三，制定论治风温的十一个方证：全书根据风温的病机变化，据证立法，随法遣药，法法切中肯綮，共十一法。十一法反映了陈氏风温组方用药的经验与心法，有很高的临床价值。

今将《外感温病篇》第2条治方取名桑杏前胡汤，以期在临床上推广应用。

### （二）方证特点及其在杂病中应用的机制

陈氏桑杏前胡汤以薄荷、桑叶辛凉轻清疏散风热；杏仁宣肺止咳达邪；前胡、桔梗宣降肺气，杨素园云："前胡、桔梗一升一降，以利肺气，诚善。"川贝母清热化痰止咳。全方疏解风热、宣降肺气、化痰止咳，是一首以宣肺止咳为主要功效的辛凉疏宣方。

陈氏桑杏前胡汤的证：陈氏原治证：身热畏风，头痛咳嗽，口渴，脉浮数，舌苔白。

方中所寓法的对应证：从方的结构分析，本方寓三法，其证主要有三个方面：一是薄荷、桑叶疏散风热法对应的风热郁闭卫表证，如发热恶风；二是杏仁宣肺法对应的肺气不宣证，如咳嗽；三是前胡、桔梗、川贝母清热化痰开结法对应的痰热阻滞咽喉证，如呛咳、咽喉不利、咯黄痰等。

方证的特征性证：咳嗽，痰黄，咽喉不利，舌边尖红，苔薄白者。

杂病咳嗽见有此方证者，可用本方治疗。

### （三）用治杂病举例与体会

赵绍琴先生治疗风热咳嗽有一经验方，组成为：桑叶10g，薄荷1g（后

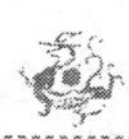

下），前胡6g，杏仁10g，芦根、白茅根各30g，浙贝母10g，或加黄芩10g。风热初起，似有恶寒者，加淡豆豉10g，炒山栀10g，苦桔梗10g，宣郁透热。风热较重，咽红肿痛，脉滑数有力者，加生石膏15g，瓜蒌30g，大青叶20g，连翘10g，辛凉清解。风热化火，咳嗽痰稠黏者，加知母6g，桑白皮10g，黛蛤散10g（包煎）。干咳痰中带血，或大便干结者，加沙参10g，麦冬10g，或再加生地黄10g。病初未予疏解，过用寒凉，形成凉遏，表现为咳嗽不愈者，药用苏叶6g，前胡6g，杏仁10g，栀子6g，枇杷叶10g，浙贝母6g。（《赵绍琴内科学》《赵绍琴临证400法》）

赵老此方与陈氏桑杏前胡汤立意相同。我在临床上常遵循赵老的经验治疗咳嗽，用之得当，可获立竿见影之效。此介绍治验一则如下。

周某，女，70岁。2005年9月10日初诊。咳嗽半年，痰少而黏，咽痒，咽痒则咳，素有过敏性鼻炎，鼻塞，流清涕。曾请多位中医诊治，所用处方均以重剂清肺为主，药如鱼腥草、生石膏、桑白皮、金银花、连翘、川贝母等，咳嗽、鼻塞等症如故。舌红略干，苔白，脉浮滑略数。从过用寒凉，风邪伏肺考虑，用陈氏桑杏前胡汤法，参考赵老经验方化裁，处方：苏叶、苏子各10g，前胡10g，杏仁10g，浙贝母10g，枇杷叶10g，芦根15g，陈皮6g，辛夷6g。3剂。咳嗽止，过敏性鼻炎也告痊愈。

## （四）有关问题的讨论

**关于治咳不宜过用寒凉问题**　目前临床医生治疗咳嗽多喜用寒凉清肺之法，因过用寒凉之误，使不少患者陷入久咳不愈的困境。叶桂《临证指南医案·幼科要略·秋燥》载：“若暴凉外束，身热咳嗽，只宜葱豉汤，或苏梗、前胡、杏仁、枳、桔之属，仅一二剂亦可。”叶氏虽然讲的是秋深暴凉外束所致的咳嗽，但是，他所拟定的治疗咳嗽的用药手法，对于寒凉冰伏、肺郁不宣所致的咳嗽也颇为适用。我在临床上治疗这类咳嗽时，多根据叶氏之法，用陈氏桑杏前胡汤化裁，或合葱豉汤，或合“苏梗、前胡、杏仁、枳、桔之属”，每能取效。也常遵上述赵绍琴先生治疗凉遏咳嗽的用药经验，或遵赵老变通应用杏苏散的经验，主用苏叶、苏梗、杏仁、前胡、芦根之属，轻清疏宣透达，能够获得良好的疗效。此特别提出，以期引起学术界的重视。

# 第二章
# 辛温疏透法及其代表方证

辛温疏透法是指以荆芥、防风、羌活、独活、苏叶等辛温疏风透邪药为主组方，具有辛散疏风、透邪败毒作用的一种治法，用于治疗风邪所引起的风毒证，代表方有人参败毒散、荆防败毒散。风毒证不仅可见于外感时疫热病，也可见于内伤杂病。杂病过程出现的风毒郁伏证用败毒散法具有良好的疗效。现行温病学尚未重视“辛温疏透法”的临床意义，各版温病学教材也很少介绍此法以及败毒散的应用。本章将其作为一种独立的治法，特别提出，重点介绍。辛温疏透药苏叶合杏仁、前胡等则有疏风透邪，宣肺止咳的作用，能够治疗风邪或凉燥郁肺所致的咳嗽，代表方如杏苏散。

## 人参败毒散与荆防败毒散方证

**人参败毒散** 出自《太平惠民和剂局方·治伤寒》，组成为：柴胡、甘草、桔梗、人参、川芎、茯苓、枳壳、前胡、羌活、独活。上十味，各三十两，为粗末，每服二钱，水一盏，入生姜、薄荷各少许，同煎七分，去滓，不拘时候，寒多则热服，热多则温服。其原文谓：“治伤寒时气，头痛项强，壮热恶寒，身体烦疼，及寒壅咳嗽，鼻塞声重，风痰头痛，呕哕寒热，并皆治之。”

明·汪机《外科理例》（撰于1531年）载有荆防败毒散，即人参败毒散加荆芥、防风。治疮疡时毒，肿痛发热，左手脉浮数等。

明·张时彻《摄生众妙方》（刊于1550年）亦载有**荆防败毒散**，即人参败毒散去人参，加荆芥、防风。治疗疮肿初起，红肿疼痛，恶寒发热，无汗不渴等证。

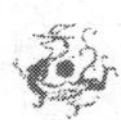

后世所用的荆防败毒散多遵《摄生众妙方》而不用人参。

## （一）方证理论源流

人参败毒散一名败毒散，又见于宋·朱肱《类证活人书·卷十七》，治伤风、瘟疫、风湿，头目昏眩，四肢痛，憎寒壮热，项强，目睛疼，寻常风眩、拘蜷、风痰，皆服，神效。败毒散：羌活（洗去土）、独活（去芦）、前胡（去芦）、柴胡（去苗）、川芎、枳壳（麸炒，去瓤）、白茯苓（去皮）、桔梗（去芦头）、人参各一两，甘草半两，炙。上件捣罗为末，每服三钱，入生姜二片，水一盏，煎七分，或沸汤点亦可。老人、小儿亦宜，日三二服，以知为度。瘴烟之地，或瘟疫时行，或人多风痰，或处卑湿脚弱，此药不可缺也。后世所谓的"活人败毒散"即指此方。

败毒散还见于宋·钱乙《小儿药证直诀·诸方》，治伤风、瘟疫、风湿，头目昏暗，四肢作痛，憎寒壮热，项强睛疼，或恶寒咳嗽，鼻塞声重。败毒散：柴胡（洗，去芦）、前胡、川芎、枳壳、羌活、独活、茯苓、桔梗（炒）、人参各一两，甘草半两。上为末，每服二钱，入生姜、薄荷煎。

根据《中医大辞典》记载，《太平惠民和剂局方》初刊于1087年以后；1107年前后陈师文等重新修订。《类证活人书》刊于1108年。而《小儿药证直诀》成书于1119年。（《中医大辞典》）由此可见，人参败毒散出处以《太平惠民和剂局方》为最早。

喻昌推此方为治疫第一方，《医门法律》所载的活人败毒散，其组成、用量同《活人》败毒散，喻氏认为："人感三气而病，病而死，其气互传，乃至十百千万，传为疫矣。倘病者日服此药二三剂，所受疫邪，不复留于胸中，讵不快哉！方中所用皆辛平，更以人参大力者，负荷其正，驱逐其邪，所以活人百千万亿。"并说："昌鄙见三气门中，推此方为第一，以其功之著也。"（《医门法律·三气门方》）

另外，喻昌还将此方作为"逆流挽舟"法用于治疗痢疾。如他在痢疾门指出："昌所为逆挽之法，推重此方，盖借人参之大力，而后能逆挽之耳。"他发现将活人败毒散用于治疗夏秋疫疠方，诸方书莫不收用之。而用治下痢，则未见有人涉及，甚至"遍查方书，从无有一用表法者"。因此，推举该方治疗外邪里陷所致的痢疾，旨在使陷里之邪，还从表出。（《医门法律·痢疾门》）

余霖对于熊恁昭《热疫志验》治疫首用败毒散去其爪牙，继用桔梗汤同为舟楫之剂的方法十分推崇。王士雄《温热经纬·方论》第108方败毒散方后载："余师愚曰：此足三阳药也。羌活入太阳而理游风；独活入太阴而理伏邪，兼能除痛；柴胡散热升清，协川芎和血平肝，以治头痛目昏；前胡、枳壳降气行痰，协桔梗、茯苓以泄肺热而除湿消肿；甘草和里；更以薄荷为君，取其清凉，气味皆薄，疏导经络，表散，能除高巅邪热，方名败毒，良有以也。疫证初起，服此先去其爪牙，使邪不盘踞经络，有斑即透，较升、葛、荆、防，发表多多矣。"由此可见，余霖虽然自制清瘟败毒饮一方治疫，但却极力推举败毒散为去其疫邪爪牙的第一方。王士雄认为这是喻昌"论疫，推服此方为第一，极言其功效之神，后人从而和之"的结果。

余霖所推荐的败毒散由羌活、独活、柴胡、前胡、川芎、枳壳、桔梗、茯苓、甘草、薄荷组成。王士雄认为此方系《活人》败毒散去人参、生姜，加薄荷而成。王氏对用败毒散治疫有公正而切合实际的评论，他说："考《活人书》治伤寒瘟疫，风湿风眩，拘蜷风痰，头痛目眩，四肢痛，憎寒壮热，项强睛疼，则所治者，原是风寒湿瘴杂感之伤寒瘟疫，并非兼治暑燥之病者。余氏因熊氏先翦爪牙之说，遂谓温热之疫，初起亦当先服此方。虽每服二钱，尚是小剂，但必夹风寒湿之表邪者，始为合拍，否则热得风而愈炽，能无亢逆之忧乎。"（《温热经纬·方论》）

吴瑭《温病条辨·中焦篇》湿温第88条亦仿喻昌的经验，以活人败毒散治疗表证正盛的痢疾，其原条文谓："暑湿风寒杂感，寒热迭作，表证正盛，里证复急，腹不和而滞下者，活人败毒散主之。"

综上所述，人参败毒散方及其加减方曾被历代医家作为治疗伤寒瘟疫病的重要方剂而广为应用，因此我们也将之作为温病方进行介绍。

## （二）方证特点及其在杂病中应用的机制

人参败毒散以羌活、独活疏风胜湿，升散一身内外所伏郁之风邪，并兼以除湿。柴胡苦辛微寒，既和解少阳，助羌、独祛邪疏散，又能理气疏肝解郁，调畅气机。薄荷辛凉，合羌、独、柴可以疏散风邪，助柴胡可以疏解肝郁。川芎辛温，行血活血、祛风止痛，助羌、独则祛风，合柴胡可解血郁。枳壳苦辛微寒，破气消积，化痰除痞；桔梗苦辛平，开宣肺气，祛痰排脓；前胡苦辛微寒，降气祛痰、宣散风热，这三味药有升有降，化痰开痞而畅达气机。茯苓健脾渗湿，人参、甘草补气扶正；生姜辛温，发汗解表、和胃止呕。方中羌活、

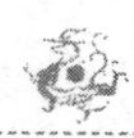

独活、生姜、柴胡、薄荷配合，有较强的疏风散表郁、开发腠理的作用；羌活、独活、茯苓配合，能祛湿利浊；桔梗、前胡善于开肺化痰；柴胡、薄荷、川芎、枳壳配合，既有四逆散意，可以疏肝理气解郁，又有越鞠丸意，可发越气郁、湿郁、痰郁、血郁、热郁等诸郁；茯苓、人参、甘草三药，有四君子汤意，能够健脾益气。全方除解表作用外，具有疏风透邪，发越气、血、湿、痰诸郁，调和肝脾，以及通过风药达到疏畅气血、排散体内诸毒等重要作用，故可以广泛地应用于风夹湿、痰、瘀、热之毒郁伏体内而导致的诸多杂病。

方剂学多将败毒散作为扶正解表剂，认为其功效在于发汗解表，散风祛湿，主要用于虚人感受风寒湿邪的感冒。从方剂的药物组成以方测证地解释方的功效主治，往往难以揭示方的深层含义与特殊功效，而从临床应用，特别是一方多用的实践经验来理解方的功效，则更容易把握方的本质。

关于败毒散的应用，《医宗金鉴》载："时毒，谓受四时不正之气，或肿两腮两颐，或咽喉肿痛，以本方减人参，加牛蒡、连翘治之。时疹，谓初病即有之疹；血风，谓遍身瘙痒之疹，俱以本方减人参，加荆芥、防风治之，名荆防败毒散。表热无汗，噤口痢疾，以本方加仓米治之，名仓廪散。温病、热病热甚，俱加黄连、黄芩。胃实便硬，俱加芒硝、大黄。"（《医宗金鉴·伤寒心法要诀》）汪昂《医方集解》载："本方除人参，名败毒散，治同（人参败毒散）。有风热，加荆芥、防风，名荆防败毒散，亦治肠风下血清鲜。本方去人参，加连翘、银花，名连翘败毒散，治疮毒。除人参，加黄芩，名败毒加黄芩汤，治温病不恶风寒而渴。除人参，加大黄、芒硝，名硝黄败毒散，消热毒壅积。败毒散合消风散，名消风败毒散，治风毒瘾疹，及风水、皮水在表，宜从汗解者。本方加陈仓米，名仓廪散，治噤口痢。"（《医方集解·发表之剂》）

可见，本方可以治疗时毒、时疹、血风、噤口痢、肠风下血清鲜、疮毒、热毒壅积、风毒瘾疹、风水、皮水等病证。如此广泛的治疗作用，无论如何也是难以用辛温扶正解表的功效解释清楚。从临床实际考察，本方的功效是疏风、胜湿、理气、和血、散郁、败毒，并以疏风为主要功效。

吴瑭从治痢着眼，在《温病条辨·中焦篇》第88条对该方作了如下解释："此证乃内伤水谷之酿湿，外受时令之风湿，中气本自不足之人，又气为湿伤，内外俱急，立方之法，以人参为君，坐镇中州，为督战之帅；以二活、二胡合川芎从半表半里之际，领邪出外，喻氏所谓逆流挽舟者此也；以枳壳宣中焦之气，茯苓渗中焦之湿，以桔梗开肺与大肠之痹，甘草和合诸药，乃陷者举之之法，不治痢而治致痢之源，痢之初起，憎寒壮热者，非此不可也"。这种解释颇有新意，为临床应用该方治疗风湿诸毒内陷或下陷所致的病证提供了理论依据。

败毒散的证：前人原治证：伤寒时气，头痛项强，壮热恶寒，身体烦疼，寒壅咳嗽，鼻塞声重，风痰头痛，呕哕寒热。小儿伤风、瘟疫、风湿，头目昏暗，四肢作痛，憎寒壮热，项强睛疼，或恶寒咳嗽，鼻塞声重。疮疡时毒，肿痛发热。时毒、时疹、血风、噤口痢、肠风下血、疮毒、热毒壅积、风毒瘾疹、风水、皮水等。

方中所寓法的对应证：从方的结构分析，本方寓五法，其证主要有五个方面：一是荆芥、防风、羌活、独活、薄荷疏散风毒法对应的风毒证，如恶风、皮肤痒、鼻塞、目痒流泪等；二是茯苓合羌、独、荆、防祛风胜湿利浊法对应的湿毒证，如水肿、尿浊、白带、阴痒、下利、睾丸潮湿等；三是川芎合羌、独、荆、防活血疏风法对应的血分瘀毒证，如皮肤红疹、疖肿、疮疡、下利脓血等；四是柴胡合薄荷、枳壳、桔梗、川芎疏肝理气散郁法对应的气机郁滞证，如胸胁闷胀、四肢沉重、烦闷不适等；五是前胡、桔梗、枳壳理气化痰法对应的痰郁证，如咳嗽、咯痰、眩晕等。

方证的特征性证：恶风，肢体沉重，肿胀，皮肤痒，孔窍发痒或分泌物增多，小便淋浊，苔薄白腻。

杂病风毒夹湿内郁，见风痒，皮肤发疹，疖肿，下利，水肿，溺血，尿浊等，或风毒夹湿、夹痰、夹瘀、夹气郁内伏而见有此方证者，可用本方化裁治疗。

## （三）用治杂病举例与体会

先师刘渡舟先生常以人参败毒散、荆防败毒散为基础，加凉血、解毒药，治疗风湿热毒引起的疑难杂病。此介绍刘老用此方的经验如下：

第一，用治慢性肾炎、尿毒症：刘老用荆防败毒散加味，拟定一方，名**荆防肾炎汤**，治疗慢性肾炎、尿毒症等肾病。其方由荆芥、防风、柴胡、前胡、羌活、独活、枳壳、桔梗、川芎、茯苓、半枝莲、白花蛇舌草、生地榆、炒槐花、赤芍组成。(《刘渡舟临证验案精选》）瘀热甚者，加茜草。刘老对荆防肾炎汤作了这样的解说："巧妙地使用对药：荆芥、防风发表达邪，有逆流挽舟之用；柴胡、前胡疏里透毒，以宣展气机为功；羌活、独活出入表里；枳壳、桔梗升降上下；半枝莲、白花蛇舌草清利湿热毒邪；生地榆、炒槐花清热凉血止血；更用川芎、赤芍、茜草、茯苓等药入血逐瘀，以祛血中之湿毒。本方执一

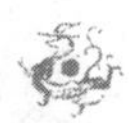

通百，照顾全面，共奏疏利三焦，通达表里，升降上下，溃邪解毒之功。临床用于慢性肾炎属湿热毒邪壅滞者，屡奏效验”。(《刘渡舟医学全集》) 他曾形象地对我讲，“此方能给肾松绑”。可谓寓意深刻：慢性肾炎、尿毒症患者，小便不利，尿毒蓄积，毒邪难以排出，肾之郁结难以松动。用败毒散轻清疏散，使肺气宣达，三焦气机通畅，则周身气血得以疏通，蓄积之毒得以溃解，肾之郁结从而松动。现介绍刘老验案一则如下。

王某某，女，68 岁。1994 年 12 月 3 日初诊。患慢性肾炎两年，常因感冒，劳累而发浮肿，腰痛反复发作，多方治疗，迁延不愈。近半月来浮肿加剧，以下肢为甚，小便不利，腰部酸冷，纳呆，腹胀，时有咽痒，咳嗽。视其面色晦暗不泽，舌质红，苔厚腻，切其脉滑略弦。尿检：蛋白（+++），红细胞 20 个，白细胞少许。血检：BUN 9.2mmol/L，Scr 178μmol/L，胆固醇 7.8mmol/L，Hb 80g/L。辨为湿热之毒壅滞三焦。经曰：“少阳属肾，故将两脏”，三焦为病可累及肺、肾。治以通利三焦湿热毒邪，处方：荆芥 6g，防风 6g，柴胡 10g，前胡 10g，羌活 4g，独活 4g，枳壳 10g，桔梗 10g，半枝莲 10g，白花蛇舌草 15g，生地榆 15g，炒槐花 12g，川芎 6g，赤芍 10g，茯苓 30g。服 14 剂，浮肿明显消退，小便量增多，尿检：蛋白（+），红细胞少许。药已中鹄，继以上方出入，大约又服 30 余剂，浮肿尽退，二便正常。尿检：蛋白（±），血检：BUN 4.9mmol/L，Scr 85μmol/L，胆固醇 4.2 mmol/L，Hb 110g/L，舌淡红，苔薄微腻，脉濡软无力，此大邪已退、正气不复之象。改用参苓白术散 14 剂善后，诸证皆愈。随访半年，未曾复发。(《刘渡舟医学全集》)

我在跟随刘老临床期间，见其用荆防肾炎汤加味治疗慢性肾炎、尿毒症的病例不胜枚举。如曾遇见一位石姓患者，50 多岁，为某公司总裁。始患痛风，继后出现左肾萎缩，肾功能不全。血尿素氮、肌酐居高不下。浮肿，小便不利，尿浊气味腥臭，眼圈山根发黑，疲惫不堪。该患者因服药明显见效而十分信服刘老，每周来诊一次，风雨无阻，每日服 1 剂药，雷打不散。刘老也守用荆防肾炎汤一方加减。疲劳甚时，加红人参，即用人参败毒散法；小便不利、尿浊明显时，合当归贝母苦参丸；热毒甚，加草河车、紫花地丁；血热络瘀重，加茜草，或再加紫草；大便干，加大黄等。坚持治疗半年余，患者各项化验指标趋于正常，体力恢复，能照常上班工作。此后患者为巩固疗效仍然每周一次来诊，每日 1 剂中药。刘老也仍守荆防肾炎汤加减，不更法易方。(作者新撰刘渡舟医案)

第二，用治过敏性紫癜：陈某某，男，31 岁。1999 年 6 月 10 日初诊。患者为刘老的亲戚，曾患痛风，经刘老治愈。3 天前突然出现过敏性紫癜。诊见全身皮肤红斑密布，下肢尤甚。小便化验有蛋白与红细胞。舌红，苔厚腻、黄白相兼，脉弦略数。刘老从风湿热毒郁阻血分络脉考虑，辨为荆防败毒散证，处方：荆芥6g，防风6g，柴胡10g，前胡10g，羌活4g，独活4g，枳壳10g，桔梗10g，川芎6g，茯苓30g，地丁10g，半枝莲10g，草河车15g，生地榆15g，槐花12g，茜草10g，赤芍10g，牡丹皮10g，玄参10g，水牛角20g，芦根30g，白茅根30g。7 剂。服药后皮肤紫癜全消，尿检：蛋白转阴，红细胞少许。继用上方化裁 14 剂告愈。(作者新撰刘渡舟医案)

第三，用治风疹：罗某，女，30 岁。律师。1999 年 6 月 3 日初诊。素为过敏性体质，常因花粉、紫外线等过敏而发为风疹。昨天再次过敏，过敏源不详。皮肤泛发红疹，耳周、胸背、四肢皮疹密布，高出皮肤表面，痒甚。脘腹胀满不适，二便正常。舌赤，苔黄厚腻。从风湿热郁结三焦，波及血分考虑，辨为荆防败毒散合平胃散证，处方：荆芥6g，防风6g，柴胡10g，前胡10g，羌活4g，独活4g，枳壳10g，桔梗10g，川芎6g，茯苓30g，苍术10g，陈皮10g，厚朴10g，生地榆15g，紫草10g，茜草10g，赤芍10g，牡丹皮10g。7 剂。1999 年 6 月 17 日复诊：全身皮疹消退，腹已不胀；适逢月经来临，既往有痛经，但本次未痛。舌红，苔黄薄。素有乳腺增生、卵巢囊肿，易怒，心烦，改用小柴胡汤合越鞠丸化裁善后。(作者新撰刘渡舟医案)

第四，用治湿疹：王某某，女，40 岁。1997 年 6 月 11 日初诊。上肢泛发湿疹，奇痒，苔白略腻，舌红，脉弦数。从湿毒壅盛，血分郁热考虑，辨为荆防败毒散证，处方：荆芥8g，防风8g，前胡10g，柴胡10g，茯苓15g，枳壳10g，桔梗10g，羌活6g，独活6g，赤芍10g，苦参10g，连翘10g，金银花10g，白鲜皮30g，赤小豆20g，当归12g，川芎10g，生姜2g。7 剂。服药后痒减轻，湿疹皮损开始收敛。继续用该方或合黄连解毒汤，或合犀角地黄汤（今名清热地黄汤），或合四物汤等化裁出入，治疗月余而愈。(作者新撰刘渡舟医案)

第五，用治荨麻疹：于某某，男，35 岁。1999 年 6 月 2 日初诊。急性荨麻疹，皮疹如云片，泛发全身，痒甚，大便不畅。脉浮数，舌红，苔薄白。用荆防败毒散加味，处方：荆芥6g，防风6g，前胡10g，柴胡10g，羌活4g，独活4g，枳壳10g，桔梗10g，茯苓15g，川芎10g，生姜1g，薄荷2g，当归15g，何首乌12g，白蒺藜10g，茜草10g，牡丹皮10g，地丁10g，半枝莲20g，蒲公英10g，炙甘草6g。7 剂。药未服完而愈。(作者新撰刘渡舟医案)

方证解释：上述第一案为刘老已经发表的医案；第二至五案是我跟随刘老

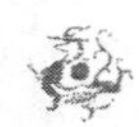

门诊时亲身经历的病案。所列五案均用荆防败毒散加味：第一案用的是荆防肾炎汤，其方义刘老已有解释。第二案为过敏性紫癜，症见全身皮肤红斑密布，尿检有蛋白与红细胞。血分热毒深重，故用荆防败毒散合入犀角地黄汤（今名清热地黄汤）法，加生地榆、槐花、茜草、玄参凉血化斑；另加地丁、半枝莲、草河车清热解毒。第三案为风疹，症见皮肤泛发红疹，痒甚，舌赤；兼见脘腹胀满，苔黄厚腻。热从营分络中外发则为疹，湿壅脾胃则脘腹胀满，故用荆防败毒散加生地榆、紫草、茜草、赤芍、牡丹皮凉营透疹；合平胃散燥湿除满。第四案为湿疹，皮损泛发于上肢，奇痒，舌红，苔白略腻，湿毒壅盛，故用荆防败毒散加苦参、连翘、金银花、白鲜皮清解湿毒；合入赤小豆当归散加赤芍活血祛瘀。第五案为急性荨麻疹，皮疹如云片，泛发全身而痒。因脉浮数，故遵败毒散原方加用生姜、薄荷透表；合入《医宗金鉴》当归饮子和血疏风；另加茜草、牡丹皮、地丁、半枝莲、蒲公英等凉血解毒。

刘老还用荆防败毒散治疗视网膜病变等眼科疾病，以及小儿大动脉炎等病证，均收到较好的疗效。

先师赵绍琴先生以善用风药而著称，他尤其擅长用荆防败毒散加减治疗各种大病难证。此介绍赵老用此方治疗泌尿系统感染、慢性肾炎、肾病综合征、尿毒症等病的经验如下。

第一，用治泌尿系统感染：吕某，女，28 岁，1989 年 9 月 5 日初诊。主诉：3 日前因服冷饮之后，自觉恶寒发热，排尿不适，尿频，尿急，继而发冷寒战恶风，尿道灼热刺痛，去医院就诊。查体温 39.6℃，WBC $23\times10^9$/L；尿检：白细胞 30 ~ 50 个/高倍视野，红细胞 10 ~ 20 个/高倍视野，脓球少量，诊断为急性泌尿系统感染。用抗生素与解热止痛药后，大汗出，热退，寒战止，从第 2 天开始又复作，特来求赵老医治。刻下：发热恶风，尿频，尿急，尿道灼热刺痛，排尿不尽，小腹拘急，腰部发凉且痛，舌质红，苔薄白，脉滑细且数，体温 38.6℃，尿检查：白细胞满视野，红细胞 20 ~ 30 个/高倍视野，脓细胞大量。证属湿热蕴郁，下注膀胱。治拟清热化湿、凉血通淋，用荆防败毒散加减。处方：荆芥 6g，防风 6g，前胡 6g，独活 6g，生地榆 10g，滑石 10g，瞿麦 10g，木通 2g，炒山栀 6g，炒槐花 10g，大腹皮 10g，焦三仙各 10g，茅、芦根各 20g。7 剂。二诊（1989 年 9 月 12 日）：服药 3 剂发热见轻。又服 4 剂，热退，尿路刺激症消失。大便偏干，小便色赤，体温正常，尿常规检查：白细胞 3 ~ 5 个/高倍视野，红细胞 0 ~ 2 个/高倍视野。湿邪渐化，余热未愈，仍以前法进退。处方：荆芥炭 10g，防风 6g，白芷 6g，独活 6g，生地榆 10g，炒槐花

10g，茅、芦根各10g，桑枝10g，柴胡6g，黄芩6g，焦三仙各10g，小蓟10g。服上方14剂，尿检正常，无其他不适。(《赵绍琴临床经验辑要》)

第二，用治慢性肾炎：邢某，女，38岁，1993年6月7日初诊。主诉：腰痛半年有余。经某医院尿常规多次检查，尿蛋白阳性持续不降，确诊为慢性肾小球肾炎。西医建议激素治疗，患者畏惧而未用。后就诊于某中医，令服六味地黄丸3个月，尿蛋白增加为（++），腰痛加剧。现夜寐梦多，腰痛不能自支，一身疲乏，舌红，苔白而润，诊脉濡滑且数。湿邪阻滞，热郁于内。先用清化湿热，兼以和络方法。处方：荆芥6g，防风9g，白芷6g，独活6g，生地榆10g，炒槐花10g，丹参10g，茜草10g，茅、芦根各10g，丝瓜络10g，桑枝10g。7剂。二诊：药后腰痛减轻，精神好转，气力有增。尿常规化验：蛋白（+），白细胞1~2个/高倍视野，舌红，苔白，脉濡滑，仍用前法进退。处方：荆芥6g，防风6g，白芷6g，独活6g，生地榆10g，炒槐花10g，丹参10g，茜草10g，茅、芦根各10g，焦三仙各10g，丝瓜络10g，桑枝10g，水红花子10g。7剂。三诊：腰痛续减，精力日增，每日步行2~3小时，不觉疲劳。饮食增加，是为佳象，然则仍需慎食为要，不可恣意进食。继用前法。处方：荆芥6g，防风6g，苏叶10g（后下），白芷6g，生地榆10g，赤芍10g，丹参10g，茜草10g，焦三仙各10g，茅、芦根各10g，水红花子10g。7剂。四诊：近因饮食不慎，食牛肉一块，致病情加重，腰痛复作，夜寐不安，尿蛋白（++），颗粒管型0~2。舌红，苔白根厚，脉象滑数。再以疏调三焦方法。处方：荆芥6g，防风6g，苏叶10g，独活10g，生地榆10g，炒槐花10g，丹参10g，茜草10g，焦三仙各10g，水红花子10g，大腹皮10g，槟榔10g，大黄1g。7剂。五诊：药后大便畅行，舌苔渐化，脉象濡软，腰痛渐减，夜寐得安，尿常规化验：蛋白（+），颗粒管型消失。病有向愈之望，然饮食寒暖，诸宜小心。处方：荆芥6g，防风6g，白芷6g，独活6g，生地榆10g，炒槐花10g，茅、芦根各10g，焦三仙各10g，水红花子10g，大腹皮10g，大黄1g。7剂。上方续服两周后，尿蛋白转阴，腰痛消失。后以上方为基础加减治疗半年，尿蛋白保持阴性，腰痛未作，精力日增，未再反复。(《赵绍琴临床经验辑要》)

第三，用治肾病综合征：张某，男，22岁，学生，1989年3月初诊。主诉：1988年秋季参加军训后出现浮肿，经多次检查确诊为肾病综合征。尿蛋白（++++）。住某医院治疗，先用激素冲击疗法未见效果，反见严重的激素副作用症状。后加用环磷酰胺等免疫抑制剂也无效。患者的父母都是医务工作者，深知肾病综合征大量尿蛋白流失的严重危害，同时，也深知丢蛋白补蛋白是肾

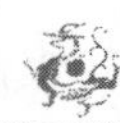

病综合征的调养法宝。因此，他们为其子精心安排了高蛋白饮食谱，每天的饮食中鱼、虾、肉、蛋、奶不断，平均每2~3天就要进食一只鸡以补充营养，并强制其卧床休息，不得下床活动。他们为儿子做了他们认为应该做的一切。如此治疗一年有余，患者的病情更加严重，尿蛋白（++++），24小时尿蛋白定量高达20多克，同时，其浮肿加剧，面色惨白，体力衰弱，以至不能下床行走。百般无奈之中，于1989年春请赵师会诊。视其舌红苔腻垢厚，切其脉濡滑数，按之有力，证属湿热蕴郁，热入血分，络脉瘀阻，因其食补太过，致使三焦不畅，气血壅滞。其诸般虚弱之症，非真虚也，乃“大实若羸”之象也。治当凉血化瘀、清化湿热、疏调三焦方法。遂令其停止进食一切蛋白食物，每天的主食也减量至150g。并要求患者进行户外活动，每天散步1~2小时，逐渐增加到3~4小时，当患者和父母明确表示能够做到时，赵师始为疏方。处方：荆芥6g，防风6g，白芷6g，独活6g，生地榆10g，炒槐花10g，丹参10g，茜草10g，焦三仙10g，水红花子10g，大腹皮10g，槟榔10g，大黄2g。水煎服，每日1剂。2周后，尿蛋白开始下降，浮肿也开始渐渐消退。继之以上方随证加减治疗3个月，在患者的密切配合下，其尿蛋白完全转阴，浮肿全消，体力也大大增加，继续巩固治疗半年，停药观察。至今未复发。（《赵绍琴临床经验辑要》）

第四，用治尿毒症（关格）：董某，男，47岁，于1993年3月15日初诊。患慢性肾炎已9年，自1990年开始肾功能不全，于1991年12月8日开始血液透析，每周三次至今。专程自老家来京求赵老医治。现浮肿、腰痛、尿少、心烦、恶心、呕吐时作，大便干结，舌红，苔黄厚腻，脉弦滑且数，尿素氮（透前）55mg/dl，肌酐（透前）5.5mg/dl，尿蛋白（++），血红蛋白5g/dl，血压180/120mmHg。证属湿热蕴郁，深入血分，络脉瘀阻。治以清化湿热，凉血化瘀。处方：荆芥6g，防风6g，白芷6g，独活6g，丹参6g，茜草10g，生地榆10g，炒槐花10g，大腹皮10g，槟榔10g，半夏10g，黄连2g，灶心土30g，大黄3g。服药4周，肿势减轻，呕吐未作，精神较佳，二便正常，查尿素氮36.4mg/dl，肌酐3.5mg/dl，血红蛋白6.5g/dl，尿蛋白（++），仍用前法，再以上方去半夏、黄连、灶心土，改透析每周2次。又服药4周，病情稳定，查尿素氮27.1mg/dl，肌酐3.69mg/dl，尿蛋白（+），血红蛋白8.2g/dl，继服前方，改透析每周1次。于1993年9月12日，服中药治疗已近半年，查尿素氮16mg/dl，肌酐1.6mg/dl，血红蛋白9.8g/dl，透析已近2年，开始停止透析。在停透析1月时，因感冒而发生喘促不能平卧，全身浮肿，先治其标邪，改用宣肺利湿平喘方法。方用：荆芥6g，防风6g，白芷6g，独活6g，葶苈子10g，桑白皮10g，地骨皮10g，大腹皮10g，槟榔10g，冬瓜皮30g，茯苓皮30g，焦三仙各10g，水红花子10g。服药7剂，肿消喘平，查尿素氮19.3mg/dl，肌酐2.1mg/dl，血红蛋白10g/dl，尿蛋白（±），大便略干，舌红，苔白，脉濡细，以上方加黄芪60g，大黄4g，又服2周。至11月28日停透析已2月余，病情稳定，未复发，查尿素氮18mg/dl，肌酐2mg/dl，血红蛋白9.6g/dl，尿蛋白（±），B超双肾大小形态结构正常，无其他不适，尿毒症恢复期，用凉血化瘀、益气养阴法，处方：荆芥6g，防风6g，丹参6g，茜草10g，生地榆10g，凤尾草10g，鬼箭羽10g，黄芪80g，沙参10g，麦冬10g，大黄6g，焦三仙各10g，水红花子10g。服药7剂，感觉很好，又以此方带药30剂，回老家休养，以后每月来京复查带药一次，一直未复发。（《赵绍琴临证验案精选》）

陈某，女，49岁，1992年7月9日初诊。主诉：自述患慢性肾小球肾炎10余年，时轻时重。近2年发现肾功能不全，肌酐、尿素氮日渐增高。近半月来皮肤瘙痒严重，夜不能寐。伴有精神不振，嗜睡，一身疲乏，双下肢无力尤甚，心烦急躁，大便干结，小便短少，恶心欲吐。舌红，苔黄垢厚，诊脉弦滑且数，按之有力。化验血：肌酐660μmol/L，尿素氮28.7mmol/L。西医建议透析，患者畏惧，遂来就诊。证属湿热蕴郁成毒，深入血分，将成关格之证，急以凉血化瘀解毒之法治之。处方：荆芥炭10g，防风6g，白芷6g，生地榆10g，炒槐花10g，丹参10g，茜草10g，焦三仙各10g，地肤子10g，白鲜皮10g，草河车10g，大黄3g。7剂。二诊：药后大便通而未畅，皮肤瘙痒减轻，已能入眠，仍感梦多。舌红，苔黄根厚，脉仍弦滑数。继用前法进退。处方：荆芥炭10g，防风6g，白芷6g，独活6g，生地榆10g，炒槐花10g，丹参10g，茜草10g，赤芍10g，茅、芦根各10g，地肤子10g，白鲜皮10g，草河车10g，大黄5g。7剂。三诊：药后大便畅行，每日2~3次，腹部舒适，精神转佳，嗜睡消失，皮肤瘙痒显著减轻。舌红，苔黄厚，脉仍弦滑，热郁虽减未清，仍用清化方法。饮食寒暖，诸宜小心，每日散步，不可懈怠。处方：荆芥炭10g，防风6g，白芷6g，独活6g，生地榆10g，炒槐花10g，丹参10g，茜草10g，茅、芦根各10g，地肤子10g，白鲜皮10g，草河车10g，大黄5g。7剂。四诊：皮肤瘙痒已愈，二便通畅，纳食有增，每日散步2~3小时而不觉疲劳。近日查血：肌酐降至361μmol/L，尿素氮降为13.3mmol/L，舌红，苔白，脉仍弦滑，按之略数，三焦虽畅，郁热未得全清，仍用凉血化瘀方法。处方：荆芥6g，防风6g，白芷6g，独活6g，生地榆10g，炒槐花10g，丹参10g，茜草10g，茅、芦根各10g，

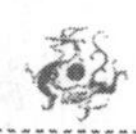

焦三仙各10g，水红花子10g，大腹皮10g，槟榔10g，大黄5g。7剂。后以此方加减治疗半年，血肌酐降为264μmol/L，尿素氮降为11mmol/L，临床症状基本消失，已能恢复半日工作。（《赵绍琴临床经验辑要》）

第五，用治慢性肾功能不全、双肾萎缩：褚某，男，35岁，科研人员，1992年4月15日初诊。主诉：1982年患急性肾炎，未得根治，尿蛋白经常为（++~+++），因其未至影响工作，故未重视治疗。1992年初查血：肌酐273μmol/L，尿素氮8.4mmol/L，B超检查，显示双肾弥漫性病变，双肾萎缩，右肾缩小更甚，其左肾为9.2cm×4.1cm×3.7cm，右肾为7.7cm×3.8cm×4.1cm，遂确诊为慢性肾炎，继发慢性肾功能不全，氮质血症。初诊：尿蛋白为（+++），腰痛、乏力、恶心、纳呆、下肢浮肿，舌红，苔白且腻根厚，脉象濡滑数，按之有力，综合脉、舌、色、证，辨为热入血分，络脉瘀阻，湿郁不化。先用凉血化瘀、疏风化湿法。并嘱其严格控制饮食，坚持进行走路锻炼，每日不少于3小时。处方：荆芥6g，防风6g，白芷6g，独活6g，苏叶10g（后下），半夏10g，陈皮10g，生地榆10g，赤芍10g，丹参10g，茜草10g，焦三仙各10g，水红花子10g，茅、芦根各10g。7剂。二诊：患者服上方1周后，湿郁已开，呕恶已除，精神转佳。但尿蛋白未减，余症仍在，仍以前法进退。处方：荆芥6g，防风6g，小蓟10g，大腹皮10g，槟榔10g，生地榆10g，赤芍10g，丹参10g，茜草10g，焦三仙各10g，水红花子10g，茅、芦根各10g。7剂。三诊：又服2周，自觉诸症皆减，身感有力，尿蛋白已降为（++），尿素氮降至正常范围4.9mmol/L，血肌酐降至202μmol/L，患者喜出望外，信心倍增。（《赵绍琴临床经验辑要》）

第六，用治肾盂积水：孙某，女，12岁，1991年9月10日初诊。主诉：自幼遗尿，迄今未愈。每夜必于睡眠中遗尿1~2次，全不自觉。近作B超提示：双侧肾盂轻度积水。大便干结，小便不畅。舌红，苔黄且腻，脉象弦滑且数。湿热蕴郁下焦，先用清化湿热方法。处方：荆芥6g，防风6g，白芷6g，独活6g，生地榆10g，炒槐花10g，丹参10g，茜草10g，大黄2g，蝉蜕6g，雷丸6g，滑石10g。7剂。二诊：药后大便畅行，小溲色黄不畅，入夜仍遗尿1次。舌红，苔黄，脉象滑数。此肺气不宣，三焦不利。必开通肺气，以利三焦。处方：苏叶10g（后下），杏仁10g（后下），枇杷叶10g，前胡6g，荆芥6g，防风6g，白芷6g，独活6g，大黄2g，使君子10g，雷丸6g。7剂。三诊：小溲较前畅利，夜间遗尿减轻。大便偏干，舌红，苔黄，脉仍滑数。仍用宣肺化湿方法。处方：荆芥6g，防风6g，苏叶10g（后下），白芷6g，杏仁10g（后下），前胡

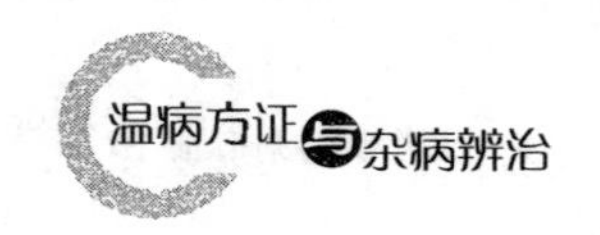


6g，焦三仙各10g，水红花子10g，使君子10g，雷丸6g，茅、芦根各10g，大黄3g。7剂。四诊：夜间遗尿显著减轻，已能于睡中自醒上厕所小便，一周来仅遗尿1次。夜梦已减，时觉心烦，舌红，苔黄，脉象弦滑，仍用前法进退。处方：蝉蜕6g，僵蚕10g，片姜黄6g，大黄1g，苏叶、苏子各10g，前胡6g，浙贝母10g，使君子10g，雷丸6g，川楝子10g。7剂。五诊：上药续服1周，夜间未再发生遗尿，白天小溲畅通，大便如常，食眠均佳。经肾脏B超复查，报告：双侧肾盂未发现积水。病已向愈，遂停药观察，并嘱其少食肥甘，以防复发。(《赵绍琴临床经验辑要》)

第七，用治运动性蛋白尿（尿浊）：臧某某，女，25岁。初诊：近3个月来，经常发现小便混浊，排尿时并无异常感觉。经尿常规化验，蛋白（++++）。后多次验尿，发现晨尿蛋白阴性，日间常为强阳性。经某医院检查，怀疑为运动性蛋白尿，嘱其卧床休息，避免体力活动。行之月余，愈感疲乏无力，验尿蛋白仍为（++++）。诊脉濡滑且数，舌红，苔黄且腻，夜寐梦多。热在血分，先用清化方法。并嘱其每日运动锻炼，散步为主，不可依赖卧床。处方：荆芥6g，防风6g，白芷6g，独活6g，生地榆10g，炒槐花10g，丹参10g，茜草10g，茅、芦根各10g，大黄1g。7剂。二诊：药后验尿蛋白已减为（++），夜寐转安，精神体力明显好转，每日遵医嘱早晚各散步1~2小时，散步后自觉身体舒适，信心因之大增。脉象仍属弦滑，舌红，苔腻，湿热蕴郁，仍用清化方法。处方：荆芥6g，防风6g，白芷6g，独活6g，生地榆10g，赤芍10g，丹参10g，茜草10g，茅、芦根各10g，大黄1g，焦三仙各10g。7剂。三诊：昨日尿常规检验：蛋白（+），白细胞0~2个/高倍视野。每日早晚坚持散步2小时，自觉体力增加。脉仍弦滑，舌红，苔白，继用前法进退。处方：荆芥6g，防风6g，苏叶6g，独活6g，生地榆10g，炒槐花10g，丹参10g，赤芍10g，茅、芦根各10g，焦三仙各10g，水红花子10g，大黄1g。7剂。四诊：药后尿蛋白转阴。活动后也未出现阳性。脉象濡滑，舌红，苔薄，仍用前法加减。饮食禁忌与运动锻炼仍须坚持，不可半途而废。处方：荆芥6g，防风6g，苏叶10g，白芷6g，生地榆10g，炒槐花10g，丹参10g，茜草10g，赤芍10g，茅、芦根各10g，大黄1g，焦三仙各10g，水红花子10g。7剂。后以上方加减治疗三个月，尿蛋白始终保持阴性。遂停药观察，未见复发。(《赵绍琴临证验案精选》)

方证解释：上列第一案方有荆芥、防风、独活、白芷等疏风药，赵老点明是“用荆防败毒散加减”，据此分析可知，后几案处方也由荆防败毒散加减，因组方用药的思路相同。赵老临证多不固守原方，而善于根据某方所寓之法，

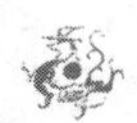

守法组方遣药，加减荆防败毒散方即是一例。取方中荆芥、防风、独活，或加白芷，或加苏叶祛风胜湿，疏利三焦。去原方川芎之辛温，改用生地榆、炒槐花、赤芍、丹参、茜草等凉血散血，或加丝瓜络、桑枝宣通络脉。疏风胜湿药与凉血散血通络药配伍，寓有透散风湿热毒从血分络脉外达而出的作用。以此为基本方，如见尿频，尿急，尿道灼热刺痛，排尿不尽，小腹拘急等症者，加滑石、瞿麦、木通、炒山栀、小蓟等清利湿热。如见蛋白尿、浮肿、尿毒症关格等三焦郁阻证者，加三仙、水红花子、大腹皮、槟榔、大黄等疏通三焦，通腑泻浊。从而形成了独具一格的变通荆防败毒散方。

我在临床上遵照先师刘渡舟、赵绍琴先生的经验，用败毒散治疗慢性肾炎、尿毒症等肾病，治验医案很多，此不重复介绍。另外体验到，本方有疏通气机的特殊功效，可以治疗气机郁滞不通所致的诸多的疑难怪病，此介绍治验一则如下。

王某某，男，60岁。2006年6月3日初诊。患者阴囊出黏汗，潮湿，阴茎阴囊冰冷，一年余。阳痿，无性功能4年。下肢冷，沉重无力，腿软，左腿时痛。口中有异味，胃脘胀满、时痛，大便偏溏。每晚睡觉时须用手捂住阴茎阴囊方能减轻其冰冷。曾四处找中医诊治，均从温补肾阳论治，无一有效。脉沉细缓，偶结代，舌边尖红，苔黄白相兼偏腻。从脉舌辨为风、湿、热郁阻气机的荆防败毒散证，用此方加减。处方：荆芥5g，防风5g，羌活5g，独活5g，柴胡15g，前胡6g，枳壳6g，桔梗6g，川芎6g，茯苓10g，炙甘草5g，苍术10g，生石膏30g，知母10g，红人参1g，生白芍6g。3剂。2006年6月6日二诊：此方服1剂，阴茎凉大减，阴囊潮湿发黏出汗明显减轻，下肢不再发凉。更有意思的是，以前从不吃早餐，食之则胃胀，服此药3剂后清晨饥饿明显，开始吃早餐，食后也不胃胀。舌胖大，边尖偏红，苔黄白相兼略腻。脉无结代，右弦细，左浮滑。上方红人参用2g，加厚朴15g，7剂。2006年6月13日三诊：阴囊潮湿出汗、阴冷诸症愈，阴茎能够勃起，性生活一次，已成功。唯胃微痛，脘腹微胀，舌正红，苔白，脉弦细，改用半夏泻心汤法治疗。

除此，我常用败毒散治疗过敏性疾病或皮肤病，此介绍治验二则如下。

玫瑰糠疹：耿某，女，27岁。2005年5月10日初诊。患者从4月26日开始皮肤出红色斑疹，经北京某大医院皮肤科诊断为玫瑰糠疹，用药效果不明显，患者去该医院复诊，医生又怀疑不是玫瑰糠疹，认为是过敏，给抗过敏药，因服药后继续出皮疹，患者自行到另一医院化验检查，诊断为玫瑰糠疹。患者半信半疑，转请中医诊治。诊时见皮疹高出皮肤表面，密集成片，右上肢内侧与

右侧胸腹部皮肤被皮疹全部覆盖，颈、背部皮疹更甚。皮疹色红，瘙痒。大便正常，月经量少。舌正红，苔黄白相间，脉略浮而细。此风毒郁伏营血，外发肌肤，为荆防败毒散证与犀角地黄汤（今名清热地黄汤）证，处方：荆芥6g，防风6g，羌活6g，独活6g，柴胡6g，前胡6g，枳壳6g，桔梗6g，川芎10g，茯苓10g，炙甘草6g，水牛角20g（先煎），玄参10g，赤芍15g，牡丹皮15g，生地榆10g，连翘15g，生大黄8g。3剂。2005年5月15日复诊：服1剂，红色皮疹开始消退，服3剂后，皮损开始收敛掉皮，变成了褐色色素沉着。适逢月经，量少色正。右脉沉细，左脉略大而滑，舌偏红，苔白。上方生大黄改用1g，加桃仁10g，3剂。皮疹完全消退而愈。

湿疹：丛某某，男，25岁。职工。双臂内侧湿疹，腕关节上部为重，两侧对称性发作，皮损渗出较多，痒甚。患者在医疗部门工作，曾请多名中医诊治，屡用中药而无效。2004年3月26日抱着试试看的心理就诊。诊知疲劳或精神紧张则湿疹加重，心烦，大便稀溏而黏滞不爽，日二三次，小便黄，食纳尚可，但不能食油腻肉类食物，食之则湿疹、便溏加重。舌偏红，苔白腻，脉沉弦缓。辨为荆防败毒散证。处方：荆芥5g，防风5g，羌活4g，独活4g，前胡10g，柴胡10g，枳壳10g，桔梗10g，茯苓12g，川芎6g，茜草10g，生地榆15g，赤芍10g，白鲜皮10g，水红花子6g，生大黄2g，炙甘草6g。5剂。服上药，不仅湿疹全部消失，痒止而愈，而且大便不再溏稀，能够进食肉类食物。（此为王建红治验案）

综上所述，人参败毒散、荆防败毒散具有散风胜湿败毒、疏通三焦气机、通畅内外表里气血的特殊功效，可广泛用于风、湿、热、毒郁阻三焦，气血津液不得畅行所致的多种疑难病证。先师刘渡舟、赵绍琴先生应用本方治疗杂病的经验，特别是用其治疗慢性肾炎或变态反应性疾病的经验刷新了人们对本方的传统认识，为临床运用本方开拓了新的思路。

## 杏苏散方证

**杏苏散**　出自吴瑭《温病条辨·上焦篇》秋燥“补秋燥胜气论”第2条，组成为：苏叶、半夏、茯苓、前胡、苦桔梗、枳壳、甘草、生姜、大枣（去核）、橘皮、杏仁。无汗，脉弦甚或紧，加羌活，微透汗；汗后咳不止，去苏叶、羌活，加苏梗；兼泄泻腹满者，加苍术、厚朴；头痛兼眉棱骨痛者，加白

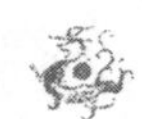

芷；热甚加黄芩，泄泻腹满者不用。吴瑭称此方为“苦温甘辛法”，其原条文谓：“燥伤本脏，头微痛，恶寒，咳嗽稀痰，鼻塞，嗌塞，脉弦，无汗，杏苏散主之。”

## （一）方证理论源流

吴瑭根据喻昌、叶桂等人论治温燥的经验，在《温病条辨》详细论述了秋燥（温燥）的方证。如吴瑭所云：“近代以来，惟喻氏始补燥气论，其方用甘润微寒；叶氏亦有燥气化火之论，其方用辛凉甘润；乃《素问》所谓燥化于天，热反胜之，治以辛凉，佐以苦甘法也。瑭袭前人之旧，故但叙燥证复气如前。”吴氏撰成温燥的证治之后，又根据《黄帝内经》燥气之论，采集沈目南先生《医征》温热病论秋燥篇，“特补燥证胜气治法”，阐发了凉燥的证治，拟定了杏苏散方证，以之治疗凉燥伤肺证。

吴瑭在杏苏散方证自注中指出：“再杏苏散乃时人统治四时伤风咳嗽通用之方。”在桑菊饮方论中，吴氏也曾指出：“今世佥用杏苏散通治四时咳嗽，不知杏苏散辛温，只宜风寒，不宜风温。”在杏苏散方论中，吴氏关于加减法用白芷问题，做了这样的说明：“以白芷易原方之白术者，白术中焦脾药也，白芷肺胃本经之药也，且能温肌肉而达皮毛。”由此可见，杏苏散并非吴瑭本人制定，而是前人之方，是当时的医生们（时人）“统治四时伤风咳嗽通用之方”。其原方有待考证。

《医宗金鉴·痘疹心法要诀·喘》载一杏苏饮，组成为：苏叶、枳壳（麸炒）、桔梗、葛根、前胡、陈皮、甘草（生）、半夏（姜炒）、杏仁（炒，去皮、尖）、茯苓。引用生姜，水煎服。主治：“痘初发热，以至既出之后，或喷嚏频频，或鼻流清水，此风寒客肺而喘也，杏苏饮主之。”从杏苏散与杏苏饮的组成来看，前者是后者去葛根，加大枣而成。《医宗金鉴》成书早于《温病条辨》，其杏苏散是否由杏苏饮加减而来，尚待进一步研究。

另外，有人认为杏苏散由仲景半夏厚朴汤变化而来，对此，我们将在本章之四“有关问题的讨论”中论述，此从略。

## （二）方证特点及其在杂病中应用的机制

杏苏散以苏叶、杏仁宣透凉燥之郁，桔梗、枳壳宣畅气机，前胡下气助肺肃降，半夏、橘皮、茯苓、甘草为二陈汤化痰除湿，生姜、大枣调和诸药。本方的特点是用杏、苏辛润开宣肺气，合枳、桔调畅气机，合前胡降气下痰。全方善于疏调肺气，治疗肺郁不宣的咳嗽。

吴瑭认为："按杏苏散，减小青龙一等。"又说："若伤燥凉之咳，治以苦温，佐以甘辛，正为合拍。若受重寒夹饮之咳，则有青龙；若伤春风，与燥已化火无痰之证，则仍从桑菊饮、桑杏汤例。"这就说明杏苏散辛温之性不及小青龙汤，又非桑菊饮、桑杏汤一类之辛凉方，是一首界于小青龙汤与桑菊饮之间的辛温而柔和的治咳方。

杏苏散的证：吴瑭原治证：凉燥，头微痛，恶寒，咳嗽稀痰，鼻塞，嗌塞，脉弦，无汗。

方证的特征性证：流清涕较多，咳嗽，舌淡红，苔薄白或薄白而腻。

我在临床上体验到，杏苏散证的特征性表现主要有三个方面：一是风寒兼湿，舌苔以白腻为特点；二是咳嗽多兼咽喉不利；三是呛咳，咳嗽部位较浅，咽痒或咽喉刺激则咳。

杂病内伤咳嗽见本方证，或外感风邪，过用寒凉，风邪郁伏，发为久咳者，可用本方治疗。

### （三）用治杂病举例与体会

先师赵绍琴先生善用变通杏苏散法治疗风邪伏肺，肺胃郁热之咳嗽，其基本方用：苏叶6g，苏子10g，杏仁10g，前胡6g，紫菀6g，陈皮10g，芦根10～30g。痰热内郁甚者，加浙贝母10g；痰黏稠难出者，加黛蛤散10g（包煎）；兼积滞者，加炒莱菔子10g，焦麦芽10g，或焦三仙各10g；小便黄者，加白茅根10～30g，与芦根并用。

赵老用此方治疗咳嗽颇为传神，此介绍其治验一则如下：来某某，男，51岁。患者为某集团公司总裁，曾因感冒发热被诊断为"支气管感染"，在某医科大学附属医院住院治疗，痊愈出院。但出院后仍然咳嗽，持续3月不愈。适逢来北京，经人介绍，请赵老诊治。诊时咳嗽不断，有少量痰，咽喉不利，别无不适，饮食二便正常。舌淡红，边尖偏红，苔白薄腻。诊断为风邪伏肺，内有郁热，兼湿之证，用加减杏苏散法，处方：苏叶、苏子各10g，杏仁10g，前胡6g，陈皮10g，芦根30g，枇杷叶10g。3剂。此方服1剂咳嗽顿时减轻，3剂咳嗽止。患者感慨万分，不能理解如此轻剂，为何能治愈自己持续数月的咳嗽。

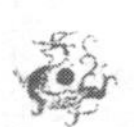

（作者新撰赵绍琴医案）

赵绍琴先生的学生杨连柱医生曾介绍赵老为其岳母治疗肺炎发热一案，颇能开发人之心思，此介绍如下：刘某，女，78 岁，1985 年 11 月 15 日初诊。患者高热 40 余天。自 10 月初因感冒发热，咳嗽，有黄色黏痰，胸痛，校医室诊断为“老年性肺炎”，经用青霉素、链霉素、红霉素以及中药等治疗月余，咳嗽减轻，痰亦减少，但仍持续高热不退，腋下体温：上午 37.5～38℃，下午至晚上 39～40.5℃，近几天来并出现心烦急躁，时有谵语，转诊于赵老。现症：身热夜甚，心烦不寐，时有谵语，神志时清时寐，口干渴而不欲饮，小便短赤，大便数日未行，舌红绛少苔，脉沉滑细数。听诊：两肺底部大量湿性啰音，体温 39.5℃。辨证：热邪蕴郁，壅塞肺金。治则养阴清热，宣郁肃降。药用苏叶、苏子各 6g，前胡 6g，杏仁 10g，沙参 10g，枇杷叶 10g，黛蛤粉 10g（包煎），炒莱菔子 10g，焦麦芽 10g，茅、芦根各 10g。二诊：10 月 18 日，服上药 3 剂，发热见轻，神清，夜寐转安，但见咳嗽痰多，舌红绛，苔薄，脉滑数，小便黄，大便排出几枚如干球状，体温 37.1℃。仍余热未尽，前法进退。药用炒山栀 6g，淡豆豉 10g，前胡 6g，杏仁 10g，枇杷叶 10g，沙参 10g，麦冬 10g，远志肉 10g，浙贝母 10g，茅、芦根各 10g，焦三仙各 10g。服上方 3 剂，热退身凉，咳嗽痰止，夜寐较安，二便正常，又服 4 剂而愈。（《赵绍琴临证验案精选》）

方证解释：本案也用加减杏苏散法，但内热郁闭颇甚，故在苏叶、苏子、前胡、杏仁、芦根、白茅根等原法之中，加枇杷叶宣降肺气，黛蛤粉清热化痰，沙参滋阴生津，炒莱菔子、焦麦芽消食导滞。如此严重病证，竟然用此等轻药治愈，的确有不可思议之感。

遵照赵老师的经验，我在临床上常用杏苏散加减治疗寒凉遏伏，郁热内生的咳嗽，此介绍治验二例如下。

李某某，女，22 岁。2006 年 8 月 26 日初诊。患者 3 个月前曾发热，某西医院据化验诊断为上呼吸道病毒感染，用清开灵口服液，并用大剂清热解毒类中药汤剂，发热渐退而咳嗽增重，持续 3 月不愈。诊时仍有轻微鼻塞，咳嗽连续不断，有少量黏痰而不易咳出，大便三日未解，口干，脉滑略数，舌黯红，苔白薄。辨为加减杏苏散证，处方：苏叶、苏梗、苏子各 10g，杏仁 10g，前胡 10g，芦根 30g，浙贝母 10g，紫菀 15g，炒莱菔子 10g。3 剂。2006 年 8 月 29 日二诊：咳嗽止，大便通畅，仅觉咽喉不利，舌正红，苔白薄略腻，脉沉滑。上方加陈皮 6g，3 剂善后。

王某某，男，15岁。2005年11月11日初诊。自述2个月前患感冒，发热，咳嗽，经西医院用抗生素治疗，体温正常，但咳嗽持续月余不愈，曾请中医诊治，用清肺止咳方多剂，咳嗽始终未能缓解。诊时见咳嗽连声不断，自述咽痒则咳，痰少难以咳出，胸部微痛，舌尖边略红，苔白薄略腻，脉略浮略数。辨为加减杏苏散证，处方：苏叶、苏梗、苏子各6g，杏仁10g，前胡6g，浙贝母6g，枇杷叶10g，芦根20g，橘皮6g。3剂。1剂见效，3剂咳止。二诊加焦三仙各3g，2剂以善后。

我也常用杏苏散治疗小儿伤风感冒后咳嗽、流清涕久久不愈者，多可获神效，如下案。

我家亲戚的小女儿郭某某，女，11个月。2012年12月18日初诊。曾于一周前感冒，现不发热，微咳嗽，但流清浊鼻涕甚多而不断，无精神，不想动，纳食减少，口气重浊，有积食史。曾服麻黄汤加焦三仙、枳壳、陈皮效果不明显。舌略红，苔白，根部白腻，脉浮，指纹浮滞。根据流清浊鼻涕甚多而咳嗽，辨为杏苏散证，处方：杏仁3g，紫苏叶4g，陈皮3g，法半夏3g，茯苓5g，桔梗3g，枳壳3g，生姜3g，大枣3g，苍术1g，生栀子2g，焦三仙各3g，熟大黄1g。2剂。此方服1剂，流清浊鼻涕顿减，咳嗽止。2剂服完而愈。

此方与半夏厚朴汤均是治疗咳嗽的神方，二者有异曲同功之妙。我在临床上对于表现为杏苏散证的咳嗽，而症见舌苔白腻，为湿偏重者，则于杏苏散中加入厚朴，即合入半夏厚朴汤，发现有更为快捷的疗效。以此法所治咳嗽患者，可谓不胜枚举。

## （四）有关问题的讨论

**1. 关于赵绍琴先生的用方手法** 赵绍琴先生临证用方多不固守成方，而是对某一成方进行深入研究后，根据该方所寓之法，变化其方而用之，即守法而不守方。

先生尤其重视“法”的应用，其在《赵绍琴临证400法》自序中对这一问题有过阐述。受赵老的影响，我对中医的“法”作过较长时间的思考。近年来在临床上悟出了其中的一些道理，对此，我在增订本《写在篇首》之（二）中已有介绍。简单而言，中医所谓的“法”主要有两种含义：第一，与现行辨证论治的概念相关，即由“辨”而得出“证”，据证立“法”，据法处方，如肝阴不足、肝阳上亢证，立法为“滋阴平肝潜阳”。第二，与方证的概念相关，指

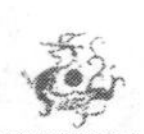

方中所寓之法，如乌梅丸，其中寓酸（梅、醋）、苦（连、柏）、辛（附、姜、椒、辛、桂）、甘（参、归）4法，叶氏称为“酸苦复辛甘法”；另如半夏泻心汤，其中含苦寒（芩、连）、辛温（姜、夏）、甘温（参、草、枣）3法，可称之为“苦辛开泄复甘温法”。深入研究方中所含之“法”，临证用方就可以既基于古方成方，有古方、成方的基础，又不固守成方，而能根据方中所含的“法”的对应证之孰多孰少，变化而应用之。

赵绍琴先生所说的“法”，所谓“余于临床亦不喜套用前人成方，而以自出机杼者居多”（《赵绍琴临证400法》自序），正是指第二个“法”的概念，其临证时心中有古方之成法，而又能简化或变化而应用之。如本章所介绍的其对荆防败毒散、杏苏散的变通应用，其他章节介绍的其对防风通圣散、升降散的变通应用等，均有成方的根基，又善于变化而用之。

**2．杏苏散与半夏厚朴汤**　半夏厚朴汤出自《金匮要略·妇人杂病脉证并治》第5条：“妇人咽中如有炙脔，半夏厚朴汤主之。”组成为：半夏一升、厚朴三两、茯苓四两、生姜五两、干苏叶二两。上五味，以水七升，煮取四升，分温四服，日三夜一服。此方治疗喉源性咳嗽、咽喉刺激性咳嗽有神效。我在跟随北京中医药大学教授王永炎院士出诊时，见王老师用半夏厚朴汤原方加生诃子8g，治疗一位30多岁女性咳嗽患者，仅1剂，咳嗽顿止。此患者咳嗽连连不断，时阵发性剧烈咳嗽。其后王老师告诉我，用此方要掌握两个要点：一是咳嗽特点为呛咳；二是其证兼湿而舌苔白腻。我如法用于临床，屡用屡验。后读刘完素《宣明论方》，见卷二载有诃子汤，组成为：诃子四个，半炮、半生，桔梗一两，半炙、半生，甘草二寸，半炙、半生。治“失音，不能言语者。”由此悟出，王永炎老师用半夏厚朴汤加诃子的手法实际上就是半夏厚朴汤与诃子汤的合法。另外，胡希恕先生认为半夏厚朴汤是由小半夏加茯苓汤更加厚朴、苏叶而成，将之作为论治痰饮气结所致咳嗽的首选方，也每用每验。（详见《中医临床家胡希恕》《经方传真》）

然而，杏苏散中含有紫苏叶、半夏、茯苓、生姜，并主治咳嗽。因此，我们认为，杏苏散是从半夏厚朴汤加减变化而成。杏苏散之所以治疗咳嗽有效，正是因为其中含有半夏厚朴汤。

## （五）杏苏散类方

**杏苏饮**　《医宗金鉴·幼科杂病心法要诀·伤风》载另一杏苏饮，组成为：杏仁（炒，去皮、尖）、紫苏、前胡、桔梗、枳壳（麸炒）、桑皮（炒）、黄芩、甘草（生）、麦冬（去心）、浙贝母（去心）、橘红。引用生姜，水煎服。主治：伤风者，风邪伤卫也。卫主皮毛，内合于肺，故令身体发热憎寒，头疼有汗，嚏涕鼻塞声重，不时咳嗽也。脉浮缓，宜杏苏饮解散外邪，继用金沸草散开通气逆，则愈。

本杏苏饮与杏苏散比较，无半夏、茯苓、大枣，而有桑皮、黄芩、麦冬、浙贝，可外散风邪，内清肺热，长于治疗风邪外束未解，肺内郁热已生，外风内热而肺失宣降的咳嗽。

# 第三章
# 轻苦微辛法及其代表方证

轻苦微辛法是叶桂根据栀子豉汤的作用提出来的温病治法。叶氏《临证指南医案》认为栀子豉汤系“苦辛轻剂”，具有“微苦以清降、微辛以宣通”“微苦微辛之属能开上痹”的重要功效。他以栀子豉汤为基本方，独出心裁地变通出了一系列加减栀子豉汤法。吴瑭《温病条辨》根据叶氏变通应用栀子豉汤的医案整理出了桑杏汤、三香汤、翘荷汤、连翘赤豆饮、杏仁石膏汤等方。不仅如此，叶氏还认为栀子豉汤具有“解其陈腐郁热”“宣其陈腐郁结”的特殊作用，将之广泛地用于治疗杂病。现行温病学并没有认识到栀子豉汤法在当前温病与杂病临床上的重要意义，将之简单地归属于清法，使这一特殊的温病治法未能得到发扬光大。此将这一类方剂的所代表的治法命名为“轻苦微辛法”，从清法中独立出来作专门介绍。这一类方证可称为栀子豉汤类方证。

## 栀子豉汤方证

**栀子豉汤**　出自《伤寒论》第76条，组成为：栀子十四个（擘），香豉四合（绵裹）。此方加甘草二两（炙），名栀子甘草豉汤，加生姜五两，名栀子生姜豉汤。其原条文谓：“发汗后，水药不得入口，为逆，若更发汗，必吐下不止。发汗吐下后，虚烦不得眠，若剧者，必反复颠倒，心中懊憹，栀子豉汤主之；若少气者，栀子甘草豉汤主之；若呕者，栀子生姜豉汤主之”。

《温病条辨》采集仲景栀子豉汤，治疗温病上焦气分膈热证，主要原文有2条：上焦篇风温温热第13条：“太阴温病，得之二、三日，舌微黄，寸脉盛，心烦懊憹，起卧不安，欲呕不得呕，无中焦证者，栀子豉汤主之。”中焦篇风温温热第 18 条："下后虚烦不眠，心中懊侬，甚至反复颠倒，栀子豉汤主之；若少气者，加甘草；若呕者，加姜汁。"

## （一）方证理论源流

栀子豉汤方证在《伤寒论》除第 76 条外，还见于以下几条：第 77 条："发汗，若下之，而烦热胸中窒者，栀子豉汤主之。"第 78 条："伤寒五六日，大下之后，身热不去，心中结痛者，未欲解也，栀子豉汤主之。"第 221 条："阳明病，脉浮而紧，咽燥，口苦，腹满而喘，发热汗出，不恶寒，反恶热，身重。若发汗则躁，心愦愦，反谵语。若加温针，必怵惕，烦躁不得眠。若下之，则胃中空虚，客气动膈，心中懊侬，舌上胎者，栀子豉汤主之。"第 228 条："阳明病，下之，其外有热，手足温，不结胸，心中懊侬，饥不能食，但头汗出者，栀子豉汤主之。"第 375 条："下利后，更烦，按之心下濡者，为虚烦也，宜栀子豉汤。"

仲景以栀子豉汤为基础，制定的栀子豉汤类方有以下几方。

**栀子厚朴汤**：栀子十四个（擘），厚朴四两（炙，去皮），枳实四枚（水浸，炙令黄）。原文见《伤寒论》第 79 条："伤寒下后，心烦腹满，卧起不安者，栀子厚朴汤主之。"

**栀子干姜汤**：栀子十四个（擘），干姜二两。原文见《伤寒论》第 80 条："伤寒，医以丸药大下之，身热不去，微烦者，栀子干姜汤主之。"

**枳实栀子豉汤**：枳实三枚（炙），栀子十四个（擘），香豉一升（绵裹）。若有宿食者，内大黄如博棋子五六枚。原文见《伤寒论》第 393 条："大病差后，劳复者，枳实栀子豉汤主之。"

**栀子大黄汤**：栀子十四枚，大黄一两，枳实五枚，豆豉一升。原文见《金匮要略·黄疸病脉证并治》第 15 条："酒黄疸，心中懊侬或热痛，栀子大黄汤主之。"

**栀子柏皮汤**：栀子十五枚（擘），甘草一两（炙），黄柏二两。原文见《伤寒论》第 261 条："伤寒，身黄，发热者，栀子柏皮汤主之。"

叶桂从"微苦以清降，微辛以宣通"立论，阐发栀子豉汤的方义，将之作为轻苦微辛法的代表方治疗温病气分证。吴瑭《温病条辨》不仅用栀子豉汤治疗太阴温病上焦膈热证与阳明温病半在阳明半在胸膈证，而且根据叶氏变通应用栀子豉汤的经验，拟定出了桑杏汤、翘荷汤、三香汤、杏仁石膏汤、连翘赤

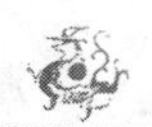

豆饮等方证。

薛雪《湿热病篇》第31条用栀子豉汤加枳壳、桔梗，作为涌泄之法，治疗湿热浊邪蒙闭上焦证。其原文谓："湿热证，初起壮热口渴，脘闷懊侬，眼欲闭，时谵语，浊邪蒙闭上焦，宜涌泄，用枳壳、桔梗、淡豆豉、生山栀，无汗者加葛根。"

俞根初、何廉臣等温病学家也曾制定了一系列栀子豉汤加减方，用以治疗伏气温热病。

## （二）方证特点及其在杂病中应用的机制

栀子豉汤仅栀子与豆豉两味药。关于栀子，《神农本草经》谓：味苦，寒，无毒。治五脏邪气，胃中热气。关于豆豉，张仲景时代入药用豆豉的性味无从考证。《名医别录》载：豆豉苦寒，主伤寒头痛，寒热，瘴气恶毒，烦躁满闷，虚劳喘吸。《本草从新》谓：豆豉"苦泄肺，寒胜热，发汗解肌，调中下气，治伤寒寒热头痛，烦躁满闷，懊侬不眠，发斑呕逆"。这些资料说明，豆豉性味苦寒，能够清热。栀子与豆豉两药配伍，以其苦寒之性，中能泻胃中郁火，治疗胃脘嘈杂，或疼痛不舒；上能泻心火，治疗烦躁，不得眠；外能宣散肌表郁热，治疗身热。

叶桂、吴瑭时代所用豆豉多是用麻黄、苏叶作为辅料加工而成，辛苦微温，具有透散疏表的作用。苦辛微温的豆豉与性味苦寒的栀子配伍，具有苦辛宣散上焦郁热，或者苦辛宣泄陈腐郁热的特殊作用。从而构成了叶氏变通应用栀子豉汤的药理学基础。

栀子豉汤的证：仲景原治证："虚烦不得眠，若剧者，必反复颠倒，心中懊侬"；或"烦热胸中窒者"；或"身热不去，心中结痛者"；或"心中懊侬，饥不能食，但头汗出者"等。吴瑭补充了"舌微黄、寸脉盛"两证。

栀子豉汤证兼少气，为栀子甘草豉汤证；兼呕吐则为栀子生姜豉汤证。栀子厚朴汤证以"心烦腹满，卧起不安"为特征。栀子干姜汤证以身热不去，微烦，或兼见便溏为特点。栀子豉汤证兼心下痞满者，为枳实栀子豉汤证；若更兼宿食，大便不通者，为枳实栀子豉加大黄汤证。若心中懊侬或热痛，腹胀满，大便不通，或有黄疸者，为栀子大黄汤证。若身黄，发热，心烦者，为栀子柏皮汤证。

方中所寓法的对应证：本方所寓法为"轻苦微辛"法，即栀子微苦，豆豉微辛，微苦以清降，微辛以升宣，一升一降，善“开上痹”，能治疗气火痹郁上焦所致的心胸映背痛，胸痹胸闷，气阻咽喉，痰多咳逆，肿胀喘满等；或上焦痹郁而中下焦气机不通所致的胃痛，胃脘堵塞，食入不安，不饥能食，以及肠痹，大便不通，腹痛呕吐等病症。

方证的特征性证：心烦、心中懊侬，胃脘嘈杂不适，舌红，苔薄黄。

杂病火郁见栀子豉汤证者，可用本方化裁治疗。

## （三）用治杂病举例与体会

先师刘渡舟先生曾用栀子厚朴汤治疗烦满、神经官能症，此介绍其治验二则如下。

曹某某，女，72岁。1995年10月26日初诊。心烦懊侬持续2年，近有逐渐加重之势。西医诊断为神经官能症，给服镇静安神药，未见好转，转请中医治疗。刻下心烦苦不堪言。家人体恤其情谨慎扶侍，亦不能称其心，反遭斥呵。烦躁不宁，焦虑不安，烦急时欲用棍棒捶击胸腹方略觉舒畅。脐部筑动上冲于心，筑则心烦愈重。并有脘腹胀满如物阻塞之感，伴失眠，惊惕不安，呕恶纳呆；大便不调，溺黄。舌尖红，苔腻，脉弦滑。辨证：火郁胸膈，下迫胃肠。立法：宣郁清热，下气除满。处方：栀子14g，枳实10g，厚朴15g。7剂药后，心烦减半，心胸霍然畅通，性情渐趋平稳安静，夜能寐，食渐增，获此殊效，病家称奇，又自进7剂。复诊时仍有睡眠多梦，口舌干燥，口苦太息，小便黄赤等热未全解之证。转方用柴芩温胆汤合栀子厚朴汤，清化痰热。治疗月余而病除。（《刘渡舟临证验案精选》）

单某某，女，29岁。1994年1月10日初诊。素来性急善怒，稍不遂心，则抑郁满怀。产后坐月期间，因琐事与家人生气，遂感心胸满闷，腹部胀满，以手按其腹部，咕咕作响，得矢气后则稍舒。病延三月，胸腹满闷不除，近日更增心烦不宁，睡眠欠佳，嗳气频作，不欲饮食。曾服中药二十余剂不效。视其舌红，苔白腻，脉来稍沉。此气郁化火，扰于胸膈，迫及脘腹所致。治宜清热除烦，宽中除满。方用栀子厚朴汤：栀子12g，枳实12g，厚朴16g。服5剂胸腹满闷大减，自诉以手按腹，已无“咕咕”作响之声。心情转佳，嗳气消失。又称大便偏干，乃于上方加水红花子10g，大黄1g。又服3剂，胸腹宽，烦满除，胃开能纳，睡眠安然。又予丹栀逍遥散两剂，调理而愈。（《刘渡舟临证验案精选》）

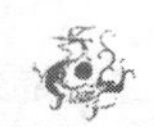

名医朱进忠用栀子豉汤治一长期低热案，此介绍如下。

耿某某，女，成人。8个多月来，低热乏力。某院除查其有结核菌素试验阳性外，余无任何阳性发现。先予抗痨药治疗三个多月无效，继又以中药养阴清热治疗两个多月仍不见好转。询之：发热甚于午后，至夜反减，每次发热之前先感心胸烦热，继而全身发热无力，热甚之时体温可达38.6℃，上午与夜间一般最高不超过37.3℃，而且精神较好，脉弦而滑。思之：阴虚之热虽午后较甚，而前半夜应更甚，而此证反前半夜发热减轻。又思：午后日晡乃脾湿所主之时，脉又见弦滑而非细数，则非阴虚而乃心胸湿热郁滞也。治宜栀子豉汤解郁热。处方：栀子10g，豆豉10g。药进6剂，发热尽解，愈。[朱进忠．中医临证经验与方法．北京：人民卫生出版社，2003：610]

我在临床上常用栀子豉汤加减方治疗郁火内炽，或郁火犯胃为基本病机的疑难杂病，此介绍有关体会如下。

第一，用栀子厚朴汤加味治疗“考试前综合征”：我曾用栀子厚朴汤加味治疗高中学生高考前紧张综合征数例，发现有理想的疗效。如曾治牛某，女，18岁，学生，1997年6月20日初诊。患者面临高考，学习特别紧张，学习压力持续日久，遂出现恶心，胃胀，腹痛，无食欲，烦躁，睡眠不实，大便不干，但难以便出等，且有逐渐加重之势，甚至一遇到物理、化学等书中较难的习题，就条件反射性的恶心、腹痛。其母陪伴在侧，心急如焚，找我索方治疗。从烦躁、恶心、腹痛、大便难等症看，既有栀子豉汤证，又有栀子厚朴汤与四逆散证，遂用三方合法，处一方：栀子10g，淡豆豉12g，厚朴10g，枳实10g，柴胡10g，白芍10g，炙甘草10g。3剂。服后各种症状均大为减轻。遂嘱每周服上方3剂，并注意调节情绪，劳逸结合。其后得知，该学生诸症得到有效控制，精神状态比较稳定，顺利通过高考，以理想的成绩考入某重点大学。时隔一年后，我的一位熟人的孩子也面临高考，出现了牛某患者类似的症状，其母亲问我中医有没有调治的药方，我抱着观察疗效的心理，照抄牛某案原方给之，据述服药后也收到了满意的疗效。

第二，用栀子干姜汤加味治疗郁火胃痛：本法治疗郁火胃痛或食道胃脘灼热症有良好疗效，此介绍治验一则如下：孙某某，男，35岁。职员。1999年1月6日初诊。患者因工作压力过大，每日处于紧张状态，逐渐出现阵发性胃痛，胃痛发作时胃脘剧烈作痛，恶心。平素无食欲，时呃逆，胸部沉闷不适，心烦难耐，大便次数多，质软但不溏。脉弦滑略数，舌质红，苔少。此属郁火犯胃，胃气不降，脾阳不升的栀子干姜汤证。用苦泻郁火，辛通脾阳法，以栀子干姜汤加味，处方：生栀子10g，干姜8g，枳实10g，白芍12g，川楝子10g。6剂。1999年1月13日复诊：服上方胃痛消失，食欲增进，大便正常，烦躁除。唯胸部不舒犹存，时有刺痛感。舌嫩红，苔薄白，脉弦细。从火郁肝气不舒，血脉瘀滞考虑，用血府逐瘀汤合栀子豉汤原方，5剂而愈。

第三，用枳实栀子豉加大黄汤或栀子大黄汤治疗郁火烦躁腹满便秘证：我们常用此法治疗郁火内结所致的烦躁便秘腹胀证，此介绍治验二则如下。

王某某，女，55岁，职工。2003年8月1日初诊。患者口苦，胸闷，心烦，背部烘热，不能平躺，饮食不下，脘痞满，呃逆，腹胀如鼓，若能矢气则胀可缓解，但自觉气在腹中转动而难以排出，大便干如羊屎，3～4天一次，小腹下坠，小便灼热，量少色黄。形体消瘦，两目有神，语音有力。舌红，苔薄白，脉沉实有力。辨为气郁化火，火郁胃肠，胃腑壅滞不通的枳实栀子豉汤与栀子大黄汤证，处方：枳实14g，厚朴10g，生大黄4g，焦栀子10g，淡豆豉10g，柴胡12g。3剂。2003年8月4日二诊：服上方1剂，口苦，心烦，胃胀减轻，腹中有气转动，不时有气排出，腹部感到很舒服。服2剂，解大便1次，便后胃腹胀满顿消，胃口大开，甚至半夜也会因饥饿而醒，想加食饼干等物，小便灼热减，全身关节、肌肉异常轻松。3剂后，大便通，排气畅。唯感胸闷，胁下不适，口渴喜饮，出汗。舌红，苔薄黄微腻，脉弦。郁火已下，胃肠壅滞已通，改用小柴胡汤合越鞠丸善后，处方：柴胡12g，黄芩10g，半夏10g，党参6g，生姜10g，大枣3枚，栀子10g，川芎10g，苍术6g，神曲10g，香附10g，槟榔10g。3剂而愈。（此为王建红治验案）

刘某某，女，46岁，职工。2001年6月12日初诊。患者终日心烦急躁，不能自控，总想和丈夫吵架，或者想跑到空旷无人的地方大喊大叫大哭。胸中憋闷，胃中满，腹胀，无食欲，不知饥饿，也不欲进食，大便干燥，数日未解，口渴欲饮。舌红绛，苔薄黄，脉滑数，体瘦。此属典型的枳实栀子豉加大黄汤或栀子大黄汤证，处方：栀子10g，豆豉10g，枳实14g，生大黄6g。2剂。当晚服药，次晨服完1剂，至中午解下干结大便许多，腹胀顿时减轻。午休后感到胃腹空空，胃口大开，竟一次吃两包方便面和许多红烧肉。据述一个多月以来，因无食欲，从来没有这样吃过饭菜，也从未像今天这样感到饭菜的香味。继续服完第2剂药，烦躁、胸憋闷、胃满、腹胀诸症全消而愈。（此为王建红治验案）

福建名医俞长荣先生在《伤寒论汇要分析》中，介绍用栀子生姜汤治疗胃痛烦呕案一则：赤锡乡郑某，胃脘疼痛，医治之，痛不减，反增大便秘结，胸

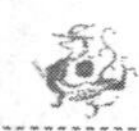

中满闷不舒，懊侬欲呕，辗转难卧，食少神疲，历七八日。适我下乡防疫初返，过其门，遂邀诊视。按其脉沉弦而滑，验其舌黄腻而浊，检其方多桂附、香砂之属。此本系宿食为患，初只需消导之品，或可获愈，今迁延多日，酿成“夹食致虚”，补之固不可，下之亦不宜。乃针对“心中懊侬”“欲呕”二证，投以栀子生姜豉汤：栀子三钱，生姜三钱，香豉五钱，分温作二服，若一服吐，便止后服，再议。病家问价值，我说：一角左右足矣。病家云：前方每剂均一元以上，尚未奏效，今用一角之药，何足为力！请先生增药。我笑答云：姑试试，或有效，若无效再议未迟。病家半信半疑而去。服后，并无呕吐，且觉胸舒痛减，遂尽剂。翌日，病家来谢，称服药尽剂后，诸证均瘥，昨夜安然入睡，今晨大便已下，并能进食少许。(《伤寒论汇要分析》)

## （四）有关问题的讨论

**1. 关于栀子豉汤的证**　从以上列举的治验案来看，栀子豉汤类方所主之证除了“心神烦躁”外，更为重要的证是阳明胃或大肠失调的表现，如胃脘胀满，胃痛，恶心，无食欲，腹胀满，大便秘结，或大便溏等。这就说明栀子豉汤类方不仅能够治疗心主神志之心烦，而且能够治疗胃或大肠郁火积聚，通降失常的病证。李心机先生认为：《伤寒论》原文第 76 条栀子豉汤证中的“虚烦”和“心中懊侬”并不是人们通常所谓的心主神志意义上的心烦。虚烦乃胃中空虚饥饿之状，搅扰纠结、恶心欲吐之感；懊侬乃虚烦之甚，系胃脘灼热嘈杂，欲吐不吐之感。此处之“心”是指“胃”而言，“心中”指胃或胃脘。李氏进一步认为：由于胃脘搅扰纠结不适，故卧不安寐，患者精神疲惫，语言声低气馁无力，此谓之“少气”。“少气”既不是短气，也不是气息微弱，而是气不足于言，语无后音，底气不足。加甘草，其意不在补气，而在和胃缓中。本证始终有恶心、呕吐倾向，若呕不能自制时，则加生姜以和胃止呕。若心中嘈杂灼热至甚，可伴有胸中窒塞不畅或心下结塞而痛，或腹满，这些症状也都是胃脘嘈杂灼热的不同程度的表述。(《〈伤寒论〉疑难解读》) 这一观点扭转了人们对“虚烦”“心中懊侬”的传统认识，为用栀子豉汤治疗胃病奠定了理论基础。我在临床上体会到，栀子豉汤是治疗郁火聚于胃腑，胃脘痞满疼痛的重要方剂。若胃痛嘈杂，并见便溏，属于胃有郁火而脾阳不足者，栀子干姜汤有很好的疗效，该方寓有栀子豉汤与理中汤两方之意，可以调治胃热脾寒，寒热错杂之证；若胃脘嘈杂不适，并见腹满或大便秘结不通，属于郁火犯胃，肠腑结滞者，枳实栀子豉汤、栀子大黄汤、栀子厚朴汤有卓效，这三方含有栀子豉汤与小承气汤两法之意。其中栀子厚朴汤善于降泄胃与大肠无形之郁火，可以治疗郁火腹满；枳实栀子豉加大黄汤、栀子大黄汤能通泻胃与大肠有形之结滞，可以治疗郁火便秘之证。

**2. 栀子豉汤所寓的法** 叶桂认为，栀子豉汤中豆豉辛温（发酵豆豉的辅料中含有麻黄），栀子苦寒，两药配伍，微辛、微苦，为“轻苦微辛”法。微辛以升宣，微苦以清降，一升一降，善开上焦痹郁，如叶氏说：“微苦微辛之属能开上痹”。进而认为，“轻苦微辛”，可“解其陈腐郁热”（《临证指南医案·痞》宋案）、可“宣其陈腐郁结”（《临证指南医案·肿胀》朱案）。以此论为依据，在栀子豉汤中加杏仁、瓜蒌皮、郁金、橘皮等药，广泛用于治疗外感热病风温、秋燥、暑湿、湿温邪郁上焦卫气分证，以及内伤杂病火、气、湿、痰痹郁所致的胸脘痹塞、胀闷、食入不安、痰多咳逆、食下欲噎、劳倦嗔怒、身热、呕吐不饥、心胸映背痛、气阻咽喉、吐涎沫、咳嗽、咳血、吐血、肠痹、便秘、淋浊、木乘土脘痞纳谷哽噎、胃脘痛、肿胀喘满、二便不通、不饥能食、不寐、腹痛呕吐、湿热黄疸等病证。吴瑭总结叶氏此法，在《温病条辨》制订出桑杏汤、上焦宣痹汤、翘荷汤、三香汤、杏仁石膏汤、连翘赤豆饮等方，使其散在的医案变成了具体的方证，从而发挥发展了叶氏的“轻苦微辛法”理论。关于这一治法理论的详细内容，我在《叶天士用经方·栀子豉汤》“讨论与小结”中做了详细的论述，可以互参。

## （五）栀子豉汤类方

**1. 连翘栀子豉汤** 出自俞根初《通俗伤寒论·六经方药·清凉剂》，组成为：青连翘二钱，淡香豉三钱（炒香），生枳壳八分，苦桔梗八分，焦山栀三钱，辛夷净仁三分，拌捣广郁金三钱，广橘络一钱，白蔻末四分（分作二次冲）。俞氏将此方作为“清宣心包气机法”的代表方，用于治疗湿热郁闭心包络证。何秀山对此方给予了很高的评价，他说：“若一切感证，汗吐下后，轻则虚烦不眠，重即心中懊憹，反复颠倒，心窝苦闷，或心下结痛，卧起不安，舌上苔滑者，皆心包气郁之见证。故以清芳轻宣心包气分主药之连翘，及善清虚烦之山栀、豆豉为君。臣以夷仁拌捣郁金，专开心包气郁。佐以轻剂枳、桔，宣畅心包气闷，以达归于肺。使以橘络疏包络之气，蔻末开心包之郁。此为清宣包络，疏畅气机之良方。”

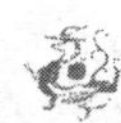

**2. 栀豉芩葛汤** 出自何廉臣《重订广温热论·验方》，组成为：焦山栀三钱，淡香豉三钱，生葛根钱半，片芩一钱，小川连三分，粉丹皮一钱，苦桔梗一钱，生甘草五分。用于治疗伏气温病风温风热初起证。

**3. 加味枳实栀豉合小陷胸汤** 出自何廉臣《重订广温热论·验方》，组成为：小枳实钱半，焦山栀三钱，淡豆豉三钱，连翘三钱，栝蒌仁五钱，姜半夏二钱，小川连八分，条芩二钱，西茵陈二钱，姜水炒木通一钱，先用活水芦根二两，灯心一钱，煎汤代水。作为“苦辛分消法”，用于治疗伏气温病邪结于里而夹痰证。(《重订广温热论·验方妙用·和解法》)

**4. 叶氏新加栀豉汤** 出自何廉臣《重订广温热论·验方》，组成为：光杏仁十粒，生薏苡仁三钱，飞滑石钱半，白通草一钱，浙苓皮三钱，淡香豉钱半，焦栀皮一钱，枇杷叶三钱。该方是根据《临证指南医案·肿胀》朱案整理而得。作为轻清化气法，用以治疗气分湿热证。(《重订广温热论·验方妙用·清凉法》)

# 翘荷汤方证

**翘荷汤** 出自《温病条辨·上焦篇》秋燥第57条，组成为：薄荷一钱五分，连翘一钱五分，生甘草一钱，黑栀皮一钱五分，桔梗二钱，绿豆皮二钱。水二杯，煮取一杯，顿服之。日服二剂，甚者日三剂。加减法：耳鸣者，加羚羊角、苦丁茶；目赤者，加鲜菊叶、苦丁茶、夏枯草；咽痛者，加牛蒡子、黄芩。吴瑭称此方为“辛凉法”。其原条文谓：“燥气化火，清窍不利者，翘荷汤主之。”吴氏自注云：“清窍不利，如耳鸣目赤，龈胀咽痛之类。”

## （一）方证理论源流

翘荷汤方证是吴瑭根据《临证指南医案》燥门某案整理而得，叶案如下。

某，燥火上郁，龈肿咽痛。当辛凉清上。薄荷梗、连翘壳、生甘草、黑栀皮、桔梗、绿豆皮。(《临证指南医案·燥》)

本案言简意赅：“燥火”，为病因；“上郁”，言病机，关键是一个“郁”字；“龈肿咽痛”是证。方用栀子豉汤去辛温之豆豉，改用性味辛凉的薄荷梗，以宣散燥火之郁；另加甘草、桔梗利咽；连翘壳、绿豆皮清泄上焦燥热。

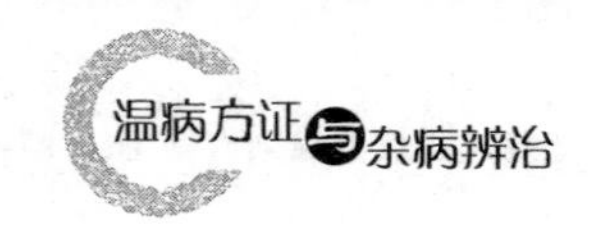


吴瑭采集此案，拟定出翘荷汤方证。

何廉臣《重订广温热论》根据叶氏《临证指南医案》燥门某案制定出加味栀豉汤：焦山栀三钱，淡香豉三钱，生甘草六分，桔梗一钱，生枳壳一钱，苏薄荷一把，枇杷叶三钱，葱白两枚。（《重订广温热论·验方》）此方系叶案处方去连翘、绿豆皮，加生枳壳、枇杷叶、淡香豉、葱白而成。作为辛凉轻剂之一，用于伏气温病风温郁表之证。此方加强了辛透伏热，宣展上焦气机的作用，与翘荷汤同出于叶氏的一则医案而又赋予了新的功效。

何氏《重订广温热论》还载有**加味翘荷汤**，组成为：青连翘钱半，苏薄荷钱半，炒牛蒡子钱半，桔梗钱半，焦栀子钱半，绿豆皮二钱，生甘草六分，蝉衣十只，苇茎一钱，老紫草钱半。（《重订广温热论·验方》）作为辛凉开达，透营泄卫剂，用于伏邪从营分而发，欲转气而解之证。若伏气温病初起，伏邪挟秽者，加味翘荷汤磨冲太乙紫金丹透营辟秽。（《重订广温热论·验方妙用·清凉法》）这是何廉臣对翘荷汤临床应用的重要发展，用翘荷汤原方辛凉轻苦透泄伏热，加牛蒡子、蝉衣以增强辛凉透邪作用，兼以利咽；加苇茎清热生津；加紫草清营凉血。从而使该方具有了凉营透热转气的作用。何氏体会到，伏温“一起舌绛咽干，甚有脉伏肢冷之假象，亦不外此二方加减。”（指加味翘荷汤与清芳透邪汤）我在临床上体会到，用何氏加味翘荷汤治疗具有类似于伏气温病病机变化的杂病，如咽喉肿痛，皮肤发斑、发疹等病证，有良好的疗效。

## （二）方证特点及其在杂病中应用的机制

翘荷汤用栀子皮不用栀子，取其轻清之性；薄荷用梗不用叶，防其过散伤津。两药配合为变通栀子豉汤法，可轻清宣散上焦燥热郁火。生甘草、桔梗为甘桔汤清利咽喉。绿豆皮甘寒质轻，解热毒，散目翳，合连翘壳轻清以泄燥火。全方以轻见长，且不用过辛、过寒与滋润药，是一首治疗燥热怫郁上焦头面孔窍的重要方剂。由于目前临床上已经很少用栀子皮、绿豆皮，因此，这两味药可以用栀子、绿豆代替。

关于本方证的病机，叶案原为“燥火上郁”，吴瑭改作“燥气化火”。“燥火”一词范围较广，既可指外感燥气化火，也可指内伤燥火；“燥气”则范围较窄，纯粹指外邪温燥。因此，探讨翘荷汤方证时，应该结合叶氏原医案进行研究。

翘荷汤的证：吴瑭原治证：清窍不利，耳鸣目赤，龈胀咽痛。另外，从叶氏“燥火上郁”，以及药用栀子配薄荷分析，本方证还应包括心烦、心中懊憹等

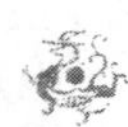

栀子豉汤证。

方证的特征性证：心烦，耳鸣、目赤、龈胀、咽痛等头面孔窍燥热者。

由于内伤郁火也可以化燥伤津，怫郁上焦而表现为翘荷汤证，因此，本方可以用于治疗杂病郁火怫郁于头面的多种病证。

## （三）用治杂病举例与体会

名医江尔逊先生常用翘荷汤灵活加减，治疗五官“清窍”诸疾，如目赤、耳鸣、鼻渊等，屡用屡验。如陈某，女，53岁。反复目赤痒痛二年余，每于感受风热疠气而作。刻诊诉病症复发20余天，迭经抗菌消炎及外用药治疗无效。症见白睛及两眦血丝满布，睑胞微肿，痒痛羞明，伴口苦，牙龈渗血，大便干燥，舌苔薄黄，脉弦数。方用翘荷汤加川芎、当归、羌活、龙胆草、酒大黄、菊花、刺蒺藜等，3剂诸症痊愈，随访半年未再复发。[江长康，江文瑜．经方大师传教录——伤寒临床家江尔逊“杏林六十年”．北京：中国中医药出版社，2010：167]

我在临床上常用翘荷汤治疗燥火上郁所致的耳鸣，目赤，龈肿，咽痛，鼻塞、喷嚏、流涕，头痛等病证，最基本的加减手法为：咽喉不痛者，减桔梗、甘草；耳鸣者，加夏枯草、蝉蜕、僵蚕等；目干、目赤、目痒者，加菊花、密蒙花、蝉蜕、荆芥等；咽痛者，加僵蚕、蝉蜕、藏青果、玄参、射干等；过敏性鼻炎鼻塞流涕者，加谷精草、青葙子、密蒙花、辛夷、木贼等；头痛者，加蔓荆子、白蒺藜等；牙龈肿痛，或口唇起疱疹者，加升麻、生石膏，或大黄等。所加药物也遵循轻清疏散，“火郁发之”的原则，但求轻，不求重。此介绍治验五则如下。

李某某，男，46岁，职员。2005年3月8日初诊。因工作压力过重，心情急躁，进而郁火上逆，口唇出现疱疹，牙龈肿胀，自觉鼻息之气火热，口气浊热，心烦急躁。脉弦数，舌红尖赤，苔薄黄。辨为翘荷汤证，处方：薄荷6g，连翘15g，生栀子10g，绿豆15g，蝉蜕6g，升麻6g，大黄3g。3剂告愈。

刘某，男，22岁，学生。2005年4月2日初诊。咽喉疼痛2个月，服中西药无效。咽喉干燥、疼痛，时有堵塞感，口唇红赤。脉弦滑而数，舌红赤，苔薄黄。自述咽痛与学习紧张有关，特别是晚上熬夜后，次日咽痛必然加重。辨为翘荷汤证，处方：连翘15g，薄荷10g，桔梗10g，生甘草6g，生栀子10g，玄参10g，射干10g，藏青果8g，赤芍10g，荆芥6g。6剂。2005年4月9日二

诊：咽痛愈。唯觉胸痛不舒，舌红，苔黄白相兼，脉弦滑略数。改用叶氏辛润通络法，处方：旋覆花10g，丹参10g，桃仁10g，全瓜蒌10g，柏子仁10g，薤白10g，青皮6g。3剂，胸痛痊愈。

田某某，男，22岁，学生。2005年4月5日初诊。自觉上火，心烦急躁，鼻孔周围红赤疼痛，口干渴，动则汗出，大便干，2~3日一行。舌红赤，苔黄，脉浮大弦数。心烦、鼻根赤痛为翘荷汤证；口渴、动则汗出为白虎汤证；大便干为栀子大黄汤证。处方：连翘15g，薄荷10g，生栀子10g，生石膏30g，知母10g，炙甘草6g，枳实10g，酒大黄10g。2剂。服1剂，软便2次，心烦顿失。服2剂，诸症痊愈。

李某，女，42岁。2005年1月29日初诊。鼻腔干疼，耳鸣，咽喉疼痛、干燥，胸部憋气，大便2~3日一行，不燥，心烦。脉弦略数，右脉偏大，舌红边尖赤，苔薄黄，中心偏腻。辨为翘荷汤证，处方：薄荷10g，连翘15g，桔梗10g，生甘草6g，生栀子10g，牛蒡子15g，玄参10g，夏枯草15g，蝉蜕10g，僵蚕10g。6剂。诸症痊愈。

张某某，男，35岁，司机。2005年3月22日初诊。眼睛干涩月余，口中干涩发麻，时口渴，小便短涩不利。舌偏红，苔薄黄，脉弦滑略数。眼睛干涩为翘荷汤证，口不仁、口渴为白虎汤证，小便短涩为郁火津伤、气不化液所致。处方：薄荷10g，连翘15g，生栀子10g，绿豆10g，生甘草6g，菊花10g，桑叶10g，生石膏30g，知母10g，麦冬20g。6剂。诸症痊愈。

综上所述，翘荷汤以轻清宣泄上焦郁火为特点，是治疗郁火上怫，头面孔窍火热证的专方。

## 桑杏汤方证

**桑杏汤**　出自《温病条辨·上焦篇》秋燥第54条，组成为：桑叶一钱，杏仁一钱半，沙参二钱，象贝一钱，香豉一钱，栀皮一钱，梨皮一钱。水二杯，煮取一杯，顿服之，重者再作服。吴瑭称此方为“辛凉法”。其原条文谓：“秋感燥气，右脉数大，伤手太阴气分者，桑杏汤主之。”

### （一）方证理论源流

桑杏汤方证是吴瑭根据叶桂《临证指南医案》燥门某案整理而成，叶案

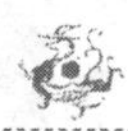

如下。

某，脉右数大，议清气分中燥热。桑叶、杏仁、大沙参、象贝母、香豉、黑栀皮。(《临证指南医案·燥》)

本案处方由栀子豉汤加味而成，从所加桑叶、杏仁、沙参、象贝母四药分析，其症除“脉右数大”外，当有肺燥咳嗽、发热等症。

吴瑭根据此案，在叶氏处方中加入梨皮，制定出桑杏汤方证。

## （二）方证特点及其在杂病中应用的机制

桑杏汤以栀子豉汤宣泄上焦郁热；桑叶助豆豉疏透燥气；杏仁、贝母宣肺化痰；沙参、梨皮滋肺生津润燥，共奏清宣肺燥，润肺止咳之效。方中黑栀皮可以用栀子代替。

桑杏汤的证：吴瑭原治证：秋感燥气，右脉数大，咳嗽。

方中所寓法的对应证：从方的结构分析，本方寓三法，其证主要有三个方面：一是栀子、豆豉轻苦微辛法所对应的栀子豉汤证，如心烦急躁，或胃中嘈杂不舒等；二是桑、杏、贝、沙清宣润燥法所主的肺燥失宣证，如咳嗽、少痰、咽干等；三是沙参、梨皮甘寒滋阴法对应的燥伤津液证，如口舌干燥，鼻咽燥热，舌红苔薄而干等。

方证的特征性证：咳嗽，舌红少苔，心烦急躁。

本方可用于杂病内伤燥热在肺，或郁火灼膈犯肺所致的心烦，干咳等证。

## （三）用治杂病举例与体会

我在临床上常用桑杏汤治疗内伤咳嗽，具体用法有两个方面。

第一，治疗火郁咳嗽。凡咳嗽见栀子豉汤证，表现为胸脘嘈杂不舒，或心烦急躁，咳嗽少痰，舌边尖红赤者，即用桑杏汤加减。此介绍治验一则如下。

张某某，女，51岁，2005年1月5日初诊。患者咳嗽半年余，服治咳中西药甚多而无一有效。咳嗽夜甚，咽喉痒，咽痒则咳，自觉从咽喉至胸部至胃脘灼热不舒，痰少黄黏，脉弦细数，舌红赤，苔黄白相兼。我接诊后，试用桑菊饮、清燥救肺汤、甘露消毒丹合麻杏石甘汤，也不见效。四诊时，患者丈夫代述，妻子由于家事烦恼，寝食不安，时常哭泣，由此咳嗽加重。此话使我恍然大悟，其咳属于郁火咳嗽。仔细询问，患者的确伴有烦躁不安，咽喉、胸、脘灼热，胃中嘈杂不舒等典型的栀子豉汤证，脉弦细数也为郁火之脉。遂从郁火犯肺入手，改用桑杏汤法，处方：桑叶6g，杏仁10g，沙参10g，浙贝母10g，淡豆豉15g，生栀子10g，前胡10g，黛蛤散20g（包煎），柴胡18g，黄芩10g。仅3剂，咳嗽告愈。

第二，治疗内生燥热所致的肺燥咳嗽。此介绍治验二则如下。

厚某某，女，13岁。2005年9月10日初诊。患者不曾感冒，但咳嗽，咳白黏痰，口唇干裂。舌淡红、略胖，苔白，脉滑。根据最近用射干麻黄汤治疗咳嗽屡试屡效的经验，用射干麻黄汤原方加生石膏30g。3剂。2005年9月17日二诊：服药无效，仍然咳嗽，唇干红起皮。舌红赤，苔白薄略干，脉浮滑。患者以前曾让我诊治过两次咳嗽，每次都是1剂效，3剂愈。因本次效果不明显，其母亲就找出前两次处方，拿来让我参考。第一次是2004年12月11日诊治：患咳嗽一周，无感冒史，咽喉痒，汗较多，大便偏干，舌红尖赤，苔腻，脉浮滑。用甘露消毒丹原方合麻杏石甘汤，3剂，咳嗽痊愈。第二次是2005年1月22日诊治：二周前因感冒引起咳嗽，经治疗感冒愈，但咳嗽不止，不恶风，咽喉痛，口唇干，舌红赤，苔白，脉沉细滑略弦。用桑菊饮合小柴胡汤化裁，3剂。咳嗽痊愈。分析四次诊治情况：第一次2004年12月11日，是大雪后、冬至前，北京连续下雪，为冬令多湿之时，患者病湿咳，湿与内热相合，发为湿热咳嗽，故用甘露消毒丹合麻杏石甘汤法奏显效。第二次2005年1月22日，是大寒后、立春前，时令多风，患者病风热咳嗽，故用桑菊饮合小柴胡汤法显捷效。2005年8月天气炎热，南方洪水、台风不断发生，人们多贪享空调冷气，咳嗽患者多属寒湿，或者寒湿蕴热，故前一阶段用射干麻黄汤、射干麻黄汤加石膏法有显效。本次2005年9月10日，是白露之后，北京气候由热转燥，多日无雨，显露出秋燥当令的特点，其病应属燥咳，故用射干麻黄汤加石膏法无效。分析至此，我断然改用桑杏汤加减，处方：桑叶10g，杏仁12g，前胡10g，芦根30g，浙贝母10g，生栀子10g，淡豆豉10g，沙参12g，蝉蜕10g。5剂。电话随访，1剂咳嗽减轻，3剂愈。本案使我深刻地认识到二十四节气与疾病的密切关系以及辨时令用方的重要性。

齐某某，女，40岁。咳嗽月余，曾请几位中医治疗，其中一方服后腹泻。诊时干咳无痰，咽痒，从咽喉至胸燥热不适，剧烈咳嗽则出汗，甚或有胸内脏器往上提拉蹦出感，心烦急躁，脉弦细滑数，舌尖红，苔白薄而干。从舌脉辨为桑杏汤证，处方：桑叶10g，杏仁12g，北沙参10g，生栀子10g，浙贝母10g，淡豆豉10g，前胡10g，芦根30g，黛蛤散10g（包煎），连翘15g。4剂。

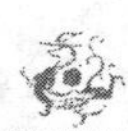

咳嗽痊愈。

## 三香汤方证

**三香汤**　出自《温病条辨·中焦篇》湿温第55条，组成为：瓜蒌皮三钱，桔梗三钱，黑山栀二钱，枳壳二钱，郁金二钱，香豉二钱，降香末三钱。水五杯，煮取二杯，分二次温服。吴瑭称此方为“微苦微辛微寒兼芳香法”。其原条文谓：“湿热受自口鼻，由募原直走中道，不饥不食，机窍不灵，三香汤主之。”

### （一）方证理论源流

三香汤方证是吴瑭根据叶桂《临证指南医案·湿》李案整理而成，叶案如下。

李，三二，时令湿热之气，触自口鼻，由募原以走中道，遂致清肃不行，不饥不食。但温乃化热之渐，致机窍不为灵动，与形质滞浊有别，此清热开郁，必佐芳香以逐秽为法。瓜蒌皮、桔梗、黑山栀、香豉、枳壳、郁金、降香末。(《临证指南医案·湿》)

本案主证仅“不饥不食”，从“致机窍不为灵动，与形质滞浊有别”，以及“清热开郁，必佐芳香以逐秽为法”分析，患者当有湿热秽浊之气蒙扰心神的表现，如神识昏蒙、呆滞等，但不是有形热痰湿浊内闭心窍，故不必用牛黄丸之类清心化痰开窍，而要用轻清开郁，佐芳香以逐秽利窍法宣通透邪。处方用栀子豉汤清宣郁热；瓜蒌皮、桔梗、枳壳开畅上、中焦痹郁；郁金、降香芳香逐秽利窍。本方是叶氏轻清开宣肺与膻中之郁的代表性手法。

吴瑭采集此案，拟定出三香汤方证。

### （二）方证特点及其在杂病中应用的机制

三香汤方中栀子与豆豉相配，为栀子豉汤，善宣透郁热，是叶氏用以轻清宣泄上焦气分郁热的重要手法；瓜蒌皮、桔梗、枳壳开达上焦肺气，兼畅中焦气机；郁金配降香，能行气散郁而化浊开窍，是叶氏作为芳香轻剂透络宣窍的常用之法。全方轻清宣泄郁热，兼以芳香化湿逐秽。吴瑭方论云：“此证由上焦而来，其机尚浅，故用蒌皮、桔梗、枳壳微苦微辛开上，山栀轻浮微苦清热，香豉、郁金、降香化中焦之秽浊而开郁。”

三香汤的证：吴瑭原治证：湿热受自口鼻，不饥不食，机窍不灵。

叶氏原医案证：根据叶氏变通应用栀子豉汤以及以瓜蒌皮、杏仁、山栀、香豉、郁金、降香等为基础方的医案分析，本方的证除了“不饥不食”外，还有胸闷不爽，脘痞，胃中嘈杂不舒，肠痹，以及郁热湿浊内熏膻中所致的神识如迷等。

方证的特征性证：不饥不食，胸满，心烦闷、或神迷，胃脘嘈杂不舒，苔腻。

根据叶氏变通应用栀子豉汤法的经验，三香汤用于杂病主要治疗两方面病证：一是郁火夹湿浊郁结中上焦所致的烦躁、胸痛胁胀、脘痞、不饥不食等；二是郁热湿浊郁结心胸脑窍所致的机窍不灵，如神识呆滞、神志异常等。

### （三）用治杂病举例与体会

叶氏每用栀子豉汤加杏仁、瓜蒌皮、郁金、枇杷叶等药，组成“轻苦微辛”之法，治疗气郁生热，火热怫郁上焦，肺气郁痹，上焦不行，致下脘不通的胸闷不爽、胃脘痞满、食下欲噎、呕吐不饥、肠痹、淋浊、心胸映背痛、咳嗽、咳血、吐血等病证。我在临床上遵叶氏之法，用三香汤治疗情志原因引起的心中烦乱，胸部胃脘痞闷不舒、呕吐、哕逆等病证，此介绍治验二则如下。

王某某，女，28岁。2005年5月20日初诊。患者因与丈夫吵架生气，情志不畅，遂焦躁不安，胸闷不舒，咽喉、食道如有物堵塞，胃脘痞胀，无食欲，也不知饥饿，恶心欲吐。诊脉弦滑略数，舌红，黄白相间而腻。辨为三香汤证，处方：生山栀10g，淡豆豉10g，枳壳10g，桔梗10g，瓜蒌皮10g，郁金10g，降香3g，清半夏10g，生姜6g。6剂。2005年5月27日复诊：服药后诸症明显减轻。继续用上方加厚朴10g，苏叶10g，茯苓15g。7剂。诸症告愈。

方证解释：叶桂治疗不饥不食，胸脘痞闷之法主要有二：一是用变通半夏泻心汤法，如吴瑭根据《临证指南医案·疟》杨案整理的治疗“不饥不食、不食不便”的加减人参泻心汤；二是变通栀子豉汤法，即三香汤。后者偏于治疗无形郁火与湿浊郁结，痹郁中上焦所致的胃肠失调证。本案不饥不食即属于三香汤证，故以此法化裁治疗。

谭某某，男，34岁，经理。2005年9月20日初诊：患者因工作繁忙紧张，加之平时喜欢吃火锅、喝啤酒，最近自觉上火，咽喉疼痛，堵塞不利，鼻干热燥，胸闷脘痞，频繁打嗝。脉细弦略数，舌胖有齿痕、舌质偏红，苔黄略腻。此郁火兼内湿郁结于上焦，为三香汤证，处方：生山栀10g，淡豆豉10g，桔梗10g，枳壳10g，瓜蒌皮10g，郁金10g，降香5g，枇杷叶10g，陈皮15g。6剂。诸症告愈。

期刊报道用三香汤加减治疗杂病的医案有冠心病心绞痛、精神分裂症、郁证、胃与十二指肠溃疡等。

## （四）有关问题的讨论

**1. 关于“机窍不灵”的含义**　对于三香汤证“机窍不灵”的解释，学术界主要有三种不同的看法：其一，认为“机”指关节；“窍”指孔窍。“机窍不灵”是指“肢体关节和九窍觉得不灵活”。其二，认为“机窍不灵”是对“不饥不食”证机制的概括，即脾胃纳谷运化机能被湿邪阻滞而不灵活。其三，认为“机窍不灵”是指“头目口鼻诸窍不聪、不清爽、不灵活”。

以上三种认识均脱离了叶案原意，可谓无稽之谈。从叶案“时令湿热之气，触自口鼻，由募原以走中道，遂致清肃不行，不饥不食。温乃化热之渐，致机窍不为灵动，与形质滞浊有别，此清热开郁，必佐芳香以逐秽为法”全句来看，湿热致“清肃不行”，故“不饥不食”；温渐化热，湿热从中焦弥散上焦，心胸膻中被蒙致机窍不为灵动，症当见烦躁、神识如迷等。“清热开郁”，用栀子豉汤加枳、桔、蒌皮；“必佐芳香以逐秽”开窍，用“郁金、降香末”。在这里，叶氏只论病机，简略了对“烦躁、神识如迷”的描述。叶氏凡是遇到心包膻中被湿热浊邪郁闭者，必加郁金、降香、石菖蒲，芳香透络开窍，这是叶氏的惯用手法，该手法在叶案中处处可见。此仅介绍同类医案一则如下：“方，风温上受，心营肺卫皆热，气不宣降则痞胀，热熏膻中则神迷。此上焦客邪，想有酒肉内因之湿，互相挟持，七八日未能清爽，以栀豉汤主之。山栀、豆豉、杏仁、郁金、蒌皮、鲜菖蒲。”（《种福堂公选医案》）本案反映了叶氏记述医案的另一种风格，既论病机，又述病证：“气不宣降则痞胀，热熏膻中则神迷。”“痞胀”是“不饥不食”的同类表现，“神迷”则是“温乃化热之渐”，热熏膻中，“机窍不为灵动”的具体症状。方用栀子豉汤加杏仁、瓜蒌清热宣郁，加郁金、鲜菖蒲芳香开透膻中。此案与三香汤方证大同小异，两案互参，则可知叶氏所谓

“机窍不为灵动”的真正的含义是指温渐化热，湿热熏蒸膻中，心包被蒙，神志受到影响的病机。其表现则是“神迷”。

**2. 三香汤究竟用于治疗什么病证**　由于叶案三香汤证仅仅只有“不饥不食”一症，因此，人们较难深刻理解三香汤的临床应用范围。为了阐明这一问题，此列举与三香汤方证相类似的叶案，总结其运用此法的经验如下。

（1）用于肺气不得舒转周行而致的脘痞不饥：某，风温从上而入，风属阳，温化热，上焦近肺，肺气不得舒转，周行气阻，致身痛、脘痞、不饥。宜微苦以清降，微辛以宣通。医谓六经，辄投羌、防，泄阳气，劫胃汁，温邪忌汗，何遽忘之？杏仁、香豉、郁金、山栀、瓜蒌皮、蜜炒橘红。（《临证指南医案·风温》）

张，脉涩，脘痞不饥。口干有痰，当清理上焦。枇杷叶、杏仁、山栀、香豆豉、郁金、瓜蒌皮，加姜汁炒竹茹。（《临证指南医案·痞》）

方证解释：某案风温郁肺，肺气不得舒转，导致周身气机不行而身痛；中焦气机不畅而脘痞、不饥。方用栀、豉宣泄风热；杏、蒌、郁、橘宣展气机以化浊湿，所谓“微苦以清降，微辛以宣通”。不专治脘痞不饥，却能使气机展化而令脘痞不饥得治。此方可称为“**叶氏栀子豉加杏蒌郁橘汤**”，以期在临床上推广应用。

张案脉涩，脘痞不饥，兼见口干有痰，不仅火郁胃气不得通降，而且上焦肺气也痹郁不伸。方用栀子豉汤加杏、蒌、郁、杷法轻清宣展肺气，另加姜竹茹清热化痰，以求上焦气机旋转而中气通降，脘痞不饥得除。此方可称为“**叶氏栀子豉加杏蒌郁杷汤**”，以期在临床上推广应用。

（2）用于上焦不行，则下脘不通的胸闷不爽、脘痞、脘腹隐痛：宋，前议辛润下气以治肺痹，谓上焦不行，则下脘不通，古称痞闷都属气分之郁也。两番大便，胸次稍舒，而未为全爽，此岂有形之滞，乃气郁必热，陈腐黏凝胶聚，故脘腹热气下注，隐然微痛。法当用仲景栀子豉汤，解其陈腐郁热，暮卧另进白金丸一钱。盖热必生痰，气阻痰滞。一汤一丸，以有形无形之各异也。黑山栀、香豉、郁金、杏仁、桃仁、瓜蒌皮、降香，另付白金丸五钱。（《临证指南医案·痞》）

方证解释：本案与前三香汤李三二案仅杏仁、桃仁与桔梗、枳壳之别。其症见下脘不通而痞闷；胸次稍舒，而未为全爽；脘腹热气下注，隐然微痛。方用栀、豉宣泄郁热；杏、蒌、郁、降香宣展气机以化湿消痞；用桃仁配瓜蒌皮、降香、郁金辛润通络以止胸痛。此方有栀子豉汤合叶氏变通旋覆花汤意。

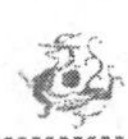

（3）用于肝气犯胃所致的心胸映背痛、气阻咽喉、呼吸有音、吐涎沫：叶，四三，郁怒致病，心胸映背痛甚，至气阻咽喉，呼吸有音，吐涎沫，又不热渴，由肝病蔓延，所伤非一经矣。先理上焦，与苦辛轻剂。鲜枇杷叶、香豉、苦杏仁、郁金、瓜蒌皮、黑山栀。（《种福堂公选医案》）

方证解释：心胸映背痛甚，有似胸痹，但兼见气阻咽喉，呼吸有音，吐涎沫等，则上焦痹郁，气不宣通显然，故用栀子豉加杏、蒌、郁、杷法，苦辛轻清，宣展上焦郁闭。

（4）用于肠痹：张，食进脘中难下，大便气塞不爽，肠中收痛，此为肠痹。大杏仁、枇杷叶、川郁金、土瓜蒌皮、山栀、豆豉。（《临证指南医案·肠痹》）

方证解释：肠痹症见“食进脘中难下，大便气塞不爽，肠中收痛”。病在中下，而病机系上焦肺气痹郁不通。故用栀子豉汤加杏、蒌、郁、杷法，轻苦微辛以宣展肺气。

（5）用于中见呕吐不饥，上见不寐：曹，四五，劳倦嗔怒，呕吐身热，得汗热解而气急，不寐，不饥，仍是气分未清，先以上焦主治，以肺主一身之气化也。杏仁、郁金、山栀、豆豉、橘红、瓜蒌皮。（《临证指南医案·呕吐》）

方证解释：本案中见呕吐、不饥；上见不寐。兼有外感身热、气急。方用栀豉汤加杏、蒌、郁、橘法宣透邪热，宣降肺胃；郁金芳香利窍可治不寐。

分析以上医案不难看出，叶氏三香汤法的基本组方是，用栀子豉汤宣泄郁热，加杏、蒌、郁、杷，或杏、蒌、郁、橘，或杏、蒌、郁、降，宣展肺气、肃降肺胃。主治病证为：热邪、湿热、郁火痹郁上焦，肺气不得旋转所致的脘痞、不饥，胸闷、胸痛，肠痹便秘等症，或者湿热郁闭中焦，弥漫上焦，熏蒸膻中所致的中见呕吐脘痞不饥，上见不寐、神迷之证。

# 第四章
# 辛温寒凉表里双解法及其代表方证

在温病学中，以陆懋修、恽树珏、章巨膺、祝味菊等为代表的医家强烈抨击叶桂、吴瑭的四时温病学说，主张用《伤寒论》六经理法辨治温病。对于温病初起证，他们坚决反对用叶氏的辛凉轻清疏透法，极力推崇刘完素的防风通圣散、双解散等“相和通解表里”之方，认为麻黄配石膏辛温辛寒并举是“辛凉解表”治疗温病表热证的重要手法；发汗非麻黄解表不可，麻黄辛温，用石膏可以调和其温性，推举麻杏石甘汤之类以治温病表热证。这一学派所推崇的“辛温寒凉表里双解法”为温病的治疗提供了新的思路，具有重要的学术价值。其代表方防风通圣散、双解散、三黄石膏汤用于温病表郁证具有银翘散、桑菊饮等辛凉疏透方难以替代的疗效，用其治疗杂病火热怫郁证更有理想的疗效。

## 防风通圣散方证

**防风通圣散** 出自刘完素《黄帝素问宣明论方·卷三·风门》，组成为：防风、川芎、当归、白芍、大黄、薄荷叶、麻黄、连翘、芒硝各半两，石膏、黄芩、桔梗各一两，滑石三两，甘草二两，荆芥、白术、山栀各一分。为末，每服二钱，水一大盏，生姜三片，煎至六分，温服。涎嗽，加半夏半两，姜制。

刘完素在《黄帝素问宣明论方·风门》诸风总论中指出：“言风者，即风热病也。风气壅滞，筋脉拘倦，肢体焦痿，头目昏眩，腰脊强痛，耳鸣鼻塞，口苦舌干，咽嗌不利，胸膈痞闷，咳呕喘满，涕唾稠黏，肠胃燥热结便，溺淋闭。或夜卧寝汗，咬牙睡语，筋惕惊悸。或肠胃怫郁结，水液不能浸润于周身，而但为小便多出者。或湿热内郁，而时有汗泄者。或因亡津液而成燥，淋闭者。

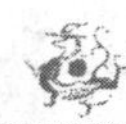

或因肠胃燥郁，水液不能宣行于外，反以停湿而泄。或燥湿往来，而时结时泄者。或表之阳和正气与邪热相合，并入于里，阳极似阴而战，烦渴者。或虚气久不已者。合则病作，离则病已。或风热走注，疼痛麻痹者。或肾水真阴衰虚，心火邪热暴甚而僵仆。或卒中，久不语。或一切暴瘖而不语，语不出声。或暗风痫者。或洗头风。或破伤，或中风，诸潮搐，并小儿诸疳积热。或惊风积热。伤寒、疫疠而能辨者。或热甚怫结，而反出不快者；或痘黑陷将死。或大人、小儿风热疮疥，及久不愈者。或头生屑，偏身黑黧，紫白斑驳，或而面鼻生紫赤，风刺瘾疹，俗呼为肺风者。或成疠风，世传为大风疾者。或肠风痔漏。并解酒过热毒，兼解利诸邪所伤，及调理伤寒未发汗，头项身体疼痛者，并两感诸证。兼治产后血液损虚，以致阴气衰残，阳气郁甚，为诸热证，腹满涩痛，烦渴喘闷，谵妄惊狂。或热极生风，而热燥郁，舌强口噤，筋惕肉瞤，一切风热燥证，郁而恶物不下，腹满撮痛而昏者。兼消除大小疮及恶毒。兼治堕马打扑伤损疼痛。或因而热结，大小便涩滞不通，或腰腹急痛，腹满喘闷者。”在这篇“总论”中，刘氏首先明确了“言风者，即风热病也”的概念；详细论述了常见风热病的种类与表现，以及治风热方的应用范围等。并且推举防风通圣散为治疗诸风热病之首方。

刘完素的另一首辛凉剂代表方名**双解散**，载于《黄帝素问宣明论方·卷六·伤寒门》。刘完素原书云：“益元散（滑石六两、甘草一两）七两、防风通圣散七两，右二药一处相合，名为双解散，各七两，搅匀，每服三钱，水一盏半，入葱白五寸、盐豉五十粒、生姜三片，煎至一盏，温服。治风寒暑湿，饥饱劳役，内外诸邪所伤，无问自汗、汗后、杂病，但觉不快，便可通解得愈。小儿生疮疹，使利不快，亦能气通宣而愈。”

在《伤寒直格·卷下·泛论》汗后也载有双解散：“普解风寒暑湿，饥饱劳役，忧愁思虑，恚怒悲恐，四时中外诸邪所伤，亿觉身热头疼，拘倦强痛，无问自汗无汗，憎寒发热，渴与不渴，有甚伤寒疫疠，汗病两感，风气杂病，一切旧病发作，三日里外，并宜服之。设若感之势甚，本难解者，常服，三两日间，亦无不可，并无所损……下后未愈，或下证未全，或大汗前后逆气，或汗后余热未解，或遗热劳复，或感他人病气，汗毒传染，或中瘴气、马气、羊气，一切秽毒，并漆毒、食毒、酒毒，一切药毒，及坠堕打扑伤损疼痛，或久新风眩头疼，中风偏枯，破伤风，洗头风，风痫病，或妇人产后诸疾，小儿惊风积热，疮疡疹痘诸证，无问日数，但服之。周身中外气血宣通，病皆除愈。防风、川芎、当归、芍药、薄荷叶、大黄、麻黄、连翘、芒硝各半两，石膏、桔梗各一两，滑石十五两，白术、山栀子、荆芥穗、甘草各四两，黄芩一分。上为粗末，每服五钱、六钱，水一大盏半，入葱白五寸、豉五十粒、生姜三片，煎至一盏，滤汁，去滓，温服，无时，日三四服。以效为度。常服三钱，水一中盏，煎六分，绞汁，温服，不拘时，兼夜四服。设愈后，更宜常服，使病不再作，新病不生，并无过竞。无问岁数，乃平人常服之仙药也。”

## （一）方证理论源流

刘完素在《黄帝内经》病机十九条的启示下，对六气病机加以发挥，精辟地论述了风、湿、燥、寒与火热的关系，提出了著名的“六气皆能化火”之说。另外，根据《黄帝内经》“今夫热病者，皆伤寒之类也”的认识，提出“伤寒即是热病”之说。基于“火热”理论的阐明，刘氏认为，对于外感热病的表证，不得用麻黄汤、桂枝汤辛温发汗解表。外感热病初起，多是怫热郁结，惟用辛凉、甘寒解表，才是正治之法，从而提出了“辛凉解表”的理论。并自制防风通圣散、双解散作为辛凉解表的代表方，治疗外感热病之表证。如他说：“余自制双解、通圣辛凉之剂，不遵仲景法桂枝、麻黄发表之药，非余自衒，理在其中矣。故此一时彼一时，奈五运六气有所更，世态居民有所变，天以常火，人以常动，动则属阳，静则属阴，内外皆扰，故不可峻用辛温大热之剂。”(《素问病机气宜保命集·伤寒论第六》)

自刘完素提出辛凉解表法并制定防风通圣散、双解散之后，其对温病学的发展起到了承前启后、继往开来的重要作用，奠定了后世以寒凉清热为中心治疗温热病的基础，从而有了“伤寒宗仲景，热病主河间”之说。如叶桂在《幼科要略》中指出：“后贤刘完素创议，迥出诸家，谓温热时邪，当分三焦，投药以苦辛寒为主；若拘六经分证，仍是伤寒治法，致误多矣。”(《温热经纬·三时伏气外感篇》)

杨璿《伤寒温疫条辨》采集刘氏双解散，以僵蚕、蝉蜕代替麻黄，以黄连、姜黄代替川芎、白术，制定出增损双解散，作为温病主方之一，用以治疗瘟疫。并专治温毒流注，无所不至，上干则头痛目眩耳聋，下流则腰痛足肿，注于皮肤则斑疹疮疡，壅于肠胃则毒利脓血，伤于阳明则腮脸肿痛，结于太阴则腹满呕吐，结于少阴则喉痹咽痛，结于厥阴则舌卷囊缩。认为“此方解散阴阳内外之毒，无所不至矣”。

何廉臣《重订广温热论》将防风通圣散、双解散作为伏气温病的重要治

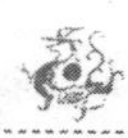

方，给予了很高的评价。如他在温热验方防风通圣散后按语说：此方发表攻里，清上导下，气血兼顾，面面周到。善治四时春温夏热，秋燥冬寒，凡邪在三阳，表里不解者，以两许为剂，加鲜葱白两茎，淡豆豉三钱，煎服之，候汗下兼行，表里即解。

## （二）方证特点及其在杂病中应用的机制

防风通圣散用防风、荆芥、麻黄、薄荷疏风解表，使风邪从汗而解；大黄、芒硝泻热通便，配伍山栀、滑石泻火利尿，使里热从二便而解；桔梗、石膏、黄芩、连翘清解肺胃气分之热；当归、白芍、川芎和血祛风；白术健脾燥湿；甘草和中缓急。全方不但解表通里、疏风清热，而且汗不伤表，下不伤里，具有疏风解表、泻热通便等重要功效。

本方虽有麻黄、防风、荆芥辛温发汗药，但辛温药与石膏、黄芩、山栀、连翘甘寒苦寒药配伍，不仅没有辛温发汗之弊，而且会产生辛凉解热、发散郁火的作用，故可以治疗杂病郁火心烦、口渴、失眠等证；另外，麻黄、防风、荆芥、薄荷辛味发表药，与大黄、芒硝配伍，硝、黄泻下作用减弱，而且产生了通行表里、通彻上下的新功效，可以治疗郁火便秘、口舌生疮等证；与滑石、甘草配伍，疏表利尿，疏通膀胱，能够治疗郁火小便不利、淋涩疼痛等证；防风、荆芥、麻黄、薄荷与当归、白芍、川芎配伍，具有养血和血，透散血分热毒外出的功效，这是该方能够治疗疮疡疥癣的机制所在。汪昂《医方集解》总结该方的特点为："上下分消，表里交治，而能散泻之中，犹寓温养之意，所以汗不伤表，下不伤里也。"

正是由于该方的特殊功效，吴谦等人在编著《医宗金鉴·伤寒心法要诀》时，为弥补伤寒诸法之未备，专列《伤寒附法》一章，其中将河间双解散、防风通圣散两方列为诸法之首。并强调说："双解散即防风通圣散、六一散二方合剂也……今人不知其妙，以河间过用寒凉，仲景伤寒初无下法，弃而不用，深可惜也。不知其法神捷，莫不应手取效。"另对防风通圣散注说："此方治一切风火之邪，郁于三焦表里经络，气血不得宣通。初感发热头痛，肤疹传经，斑黄抽搐，烦渴不眠，便秘尿涩，皆可服之，功效甚奇，用之自知其妙也。"

防风通圣散的证：河间原治证：从刘完素所论的"风热病"来看，治疗范围十分广泛。汪昂《医方集解》概括为：一切风寒暑湿，饥饱劳役，内外诸邪所伤，气血怫郁，表里三焦俱实，憎寒壮热，头目昏晕，目赤睛痛，耳鸣鼻塞，口苦舌干，咽喉不利，唾涕稠黏，咳嗽上气，大便秘结，小便赤涩，疮疡肿毒，折跌损伤，瘀血便血，肠风痔漏，手足瘛疭，惊狂谵妄，丹斑隐疹。

方中所寓法的对应证：从方的结构分析，本方荆、防、薄、麻发越透散，这四味药与泻火通腑之膏、芩、栀、翘、硝、黄；养血活血之归、芎、芍；去湿利尿之术、滑、草相合，可形成发散郁火，松动六腑郁结，活血透发血分热毒的特殊功效，能够治疗风、火、湿、食之毒郁结所致的水肿，小便不利，大便不通，斑疹不能透发，五官诸窍不利等病证。

方证的特征性证：心烦急躁，便秘尿阻，口舌生疮，皮肤斑疹。

杂病临床上常见的急、慢性肾炎，尿毒症，肝炎，变态反应性疾病，内分泌性疾病，五官科疾病，以及中医所谓的火郁病多见有防风通圣散证，可用本方治疗。

## （三）用治杂病举例与体会

先师刘渡舟先生善用防风通圣散治疗各科杂病，此介绍其有关经验如下。

第一，用治眼科疾病：我在跟随先生门诊时见其常用防风通圣散加减治疗眼科疾病。如治疗王某某，女，55岁。1998年3月11日初诊。患虹膜睫状体炎，自觉眼球疼痛，畏光，流泪，疼痛时扩展至眼眶周围、前额部，视力轻度减退。口苦，耳鸣，自汗，两胁胀闷不舒，大便秘结，皮肤痒，舌黯红，苔薄白，脉细弦。用洗刀散（见防风通圣散类方第四）原方加柴胡10g，黄芩10g，菊花10g，牡丹皮10g，龙胆草6g，玄参12g，清茶8g，白芷3g等，即合入小柴胡汤、川芎茶调散法，治疗月余而愈。(作者新撰刘渡舟医案)

高某某，男，18岁。1997年5月14日初诊。患急性结膜炎，目赤，疼痛，流泪，多眵，羞明等。舌红，苔薄黄，脉弦数。用菊花通圣散原方，加黄连5g，黄柏10g，枳壳10g，赤芍10g。7剂而愈。(作者新撰刘渡舟医案)

第二，用治鼻炎：刘某某，女，11岁。1999年4月29日初诊。患鼻窦炎，鼻塞，不用滴鼻药则鼻堵不通，夜间或阴天加重，嗅觉失灵，痰多不易咯出。舌红，舌尖赤，苔白，脉细略数。用防风通圣散加减：防风6g，荆芥穗6g，麻黄2g，大黄1.5g，栀子6g，白芍8g，当归10g，连翘10g，炙甘草3g，桔梗6g，川芎6g，生石膏10g，薄荷8g，黄芩3g，白术3g，白芷4g，黄连8g，苍耳子10g，辛夷花10g。服药7剂，鼻塞明显好转，继续用上方合苍耳子散化裁调治而愈。(作者新撰刘渡舟医案)

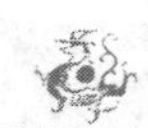

先师赵绍琴先生用防风通圣散加减治疗疑难杂证独具心得，此介绍赵老有关经验如下。

第一，用治急性肾小球肾炎：姚某，男，10岁，1989年2月10日初诊。患儿自1月初因感冒、发热，去某医院就诊，经查面目浮肿，咽红，两扁桃体肿大，体温38.5℃，白细胞计数$13\times10^9$/L，尿蛋白（+），尿潜血（+），尿白细胞3~5个/高倍视野、尿红细胞1~2个/高倍视野，以急性肾小球肾炎收入住院治疗一月余，效果不明显，体温仍持续在37~38.5℃，尿蛋白升至（+++），浮肿不退，建议用激素治疗，患者家属要求出院求赵老医治。刻诊：面目浮肿，发热微恶风寒，咽红且痛，咳嗽痰黄，不欲饮食，小便黄赤，大便偏干。舌红，苔黄厚腻，脉沉弦且数。白细胞$11.5\times10^9$/L，尿蛋白（+++），尿潜血（++），尿红细胞4~6个/高倍视野。证属湿热内蕴、风邪外袭。拟先以疏风解表、宣肺止咳、清化湿热之法。方以防风通圣散加减。处方：荆芥6g，防风6g，薄荷2g（后下），连翘10g，炒山栀6g，淡豆豉6g，桔梗10g，黄芩6g，前胡6g，大腹皮10g，茅、芦根各10g，焦三仙各10g。3剂，水煎服。嘱其饮食宜清淡，忌食肥甘海腥、辛辣刺激食物。二诊（2月12日）：服药后，热渐退，浮肿、咳嗽、咽痛均减轻，食欲好转，大便不爽，查体温37℃，白细胞$8\times10^9$/L，尿蛋白（+），仍以上方加浙贝母10g，滑石10g，生甘草10g，黄芩6g。6剂，水煎服。三诊（2月19日）：上方服完，热退，浮肿消，咳嗽平，咽痛除，大便畅，小便清，查体温36.5℃，尿蛋白阴性，舌红，苔薄黄，脉滑数。再以原方加减：荆芥6g，防风6g，当归10g，白术10g，桔梗10g，黄芩10g，大黄1g，生地榆10g，焦麦芽10g，连翘10g，炒山栀10g，茅、芦根各10g。用此方服药30余剂，以巩固疗效。随访半年，未再复发。

第二，用治病毒性心肌炎：刘某，女，12岁。1990年5月15日初诊。自今年2月初因患感冒，咽痛，咳嗽，发热38.5~39℃，经治疗后，高热已降，低热不退，两周后出现心悸、气短、易汗出。某医院心电图检查：心动过速，心律不齐，室性早搏，以“病毒性心肌炎”住院治疗两月余，疗效不显，转请赵老医治。刻诊：面色白，咳嗽有痰，胸闷心悸，心烦急躁，寐不安，纳差，小便黄赤，大便偏干，体温37.5℃，心率120次/分钟，舌质红，苔薄黄腻。证属痰热瘀阻、气机不畅、肺气不宣。治以宣气机、畅三焦、清热化痰之法。方以防风通圣散加减：荆芥6g，防风6g，麻黄2g，薄荷2g（后下），金银花10g，连翘10g，炒山栀6g，黄芩6g，桔梗10g，大黄1g，前胡6g，生石膏30g（先下），滑石10g，生甘草10g。7剂，水煎服。嘱其忌食辛辣、鱼腥海味，饮食宜清淡。二诊（5月22日）：服药3剂，症状减轻，7剂服完咳平痰止，大便通畅，心率100次/分钟，体温36.5℃，仍烦急眠差，再以上方去麻黄，加白芍10g，川芎10g，竹茹6g。7剂，水煎服。三诊（5月29日）：服上方后，精神转佳，寐安，心率80次/分钟，除偶有心悸外，余症皆去，又以此方加减服药30余剂，食欲较好，面色红润，二便正常，心电图检查：心电图大致正常，体重增加，病获痊愈。

第三，用治过敏性哮喘：毕某，女，22岁，学生。1988年6月9日初诊。自今年3月初留学于新加坡，学习近一月，自觉胸闷、喘促，以致不能坚持正常学习，后以“过敏性哮喘”住院治疗一月余，疗效不明显，后经一朋友介绍，求赵老师医治。刻诊：面浮色黯，胸膈满闷，咳喘急促，痰白黏稠不爽，中脘堵满，纳食不香，心烦寐差，月经三月未至。舌质黯红，苔黄腻，脉濡滑且数。证属痰湿素盛，郁久化热。先以化痰降逆，泻肺平喘。方以防风通圣散加减：荆芥6g，防风6g，麻黄2g，连翘10g，炒山栀6g，黄芩6g，桔梗10g，苏子10g，炒莱菔子10g，浙贝母10g，大黄1g。7剂，水煎服。二诊（6月16日）：药后症状减轻，大便通畅，精神好转，食欲稍增，月经未至，上方加旋覆花10g（包煎），当归10g，川芎10g。7剂，水煎服。三诊（6月23日）：服药5剂，月经至，经量中等，喘平，他症皆除，舌红，苔薄白，湿郁渐化，热郁渐除，上方去苏子、莱菔子，加白术10g，甘草10g。7剂，水煎服。药后面色转润，又以上方加减，服药20余剂，未见反复，改服防风通圣散水丸，每次6g，日服2次，以图缓功。服成药月余，未复发，于8月中旬，带防风通圣丸、加味保和丸各40袋，返校复读。后其母转告，哮喘未再发作，身体恢复如初，月经正常。

第四，用治汗出过多症：刘某，男，60岁，干部。1987年7月10日初诊。自汗出已两月余，曾经中西医专家诊治，服中药30余剂，随气温上升，汗出加重，后经别人介绍，转诊赵老。刻诊时见：大汗淋漓，动则汗出尤甚，毛巾不离手，身体壮实，面赤，心烦急躁，壮热口渴，大便干结，小便黄赤，舌红，苔黄厚燥老，脉沉滑且数。证属胃热久羁，热蒸外越。治以清泻里热，方用防风通圣散加减：荆芥6g，防风6g，薄荷2g（后下），连翘10g，川芎10g，当归10g，山栀6g，大黄2g，玄明粉3g（分冲），石膏30g（先下），黄芩6g，桔梗10g，滑石10g，甘草10g。3剂，水煎服。忌辛辣。二诊（7月15日）：服药1剂，大便泻下，色黑秽浊，量多奇臭。2剂之后汗出明显减少，3剂服完，汗出基本得以控制，他症亦随之减轻。继以上方去玄明粉改大黄为1g，加白术、芦

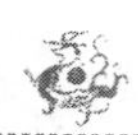

根各10g。又服3剂而愈。[以上4案出自：杨连柱等．赵绍琴临床应用防风通圣散经验举隅．中国中医药学报，2001，16（1）：49～51]

名医李可先生曾用防风通圣散治暴聋1例，颇能给人以启发。该案见于《李可老中医急危重症疑难病经验专辑》第274页（山西科学技术出版社，2004年第1版），此不重复介绍。

我在临床上常用防风通圣散加减治疗郁火与风毒、湿毒交结，发为湿疹、皮炎、痤疮、多发性疖肿等外科病证，以及郁火湿热风毒结滞，发为唇风、心烦、郁证、便秘、口苦、口臭、头皮出油发臭等病证。此介绍治验四则如下。

唇风：张某某，女，45岁。2005年3月10日初诊。患者因工作压力过大，持续紧张繁忙，郁火由生，加之最近多吃四川辛辣火锅，胃肠积热，遂出现口唇肿胀、红赤、疼痛，继之起泡、脱皮、干燥，难以进食。伴有口渴欲饮，饮不解渴，心烦急躁，易发脾气，时恶风。舌红赤，苔薄黄，脉弦数。辨为郁火生风，风火上壅之防风通圣散证。处方：防风6g，荆芥6g，炙麻黄6g，连翘12g，薄荷6g（后下），生石膏50g（先煎），知母10g，山栀子10g，黄芩10g，川芎6g，当归8g，白芍10g，生大黄10g，芒硝6g（分冲），桔梗6g，滑石15g，生甘草6g，生姜3g。服1剂，恶风口渴消失，口唇红肿、疼痛大减，3剂告愈。

风疹：孙某某，男，44岁。2004年12月25日初诊。患者4天前全身出现红色皮疹，手背与上、下肢前外侧丘疹密集，疹色红、周围水肿，部分皮疹融合成片。口唇肿胀、糜烂、流血。平时特别怕风，冬天睡觉时必须穿厚睡衣盖厚被子，裹得严严实实的，否则就感觉有风袭入肌肤，即便如此，睡衣不能包裹到的颈部总有冷风嗖嗖吹入的感觉。大便正常。脉右弦数，左沉，舌红，苔黄白相兼略腻。辨为防风通圣散与犀角地黄汤（今名清热地黄汤）证。处方：防风6g，荆芥6g，炙麻黄8g，连翘12g，生石膏30g，山栀子10g，黄芩10g，生大黄10g，川芎6g，当归8g，白芍10g，桔梗6g，苍术6g，滑石15g，水牛角30g（先煎），生地黄15g，赤芍10g，牡丹皮10g。6剂。2005年1月1日二诊：皮疹全部消失，口唇溃烂开始收敛，恶风减轻。服第1剂药后，大便变稀，腹泻2次，从第2剂药开始，虽仍用大黄10g，但大便自行正常。唇红赤干裂，易出血，下唇下部出红疙瘩。脉右浮大有力，左弦大，舌红，苔腻黄白相间。上方减水牛角、生地黄，苍术改用10g，继续服5剂而愈。

霰粒肿：刘某某，23岁。2005年3月4日初诊。患者经某西医院眼科确诊为两眼上眼睑霰粒肿，左侧为重。手术治疗多次，但每次术后不久又发，改用中药治疗。曾服清热解毒、活血化瘀、化痰散结等方治疗而无一方有效。诊时舌红，苔黄白相兼略腻，脉软无力。从肝经风热夹湿浊考虑，辨为《医宗金鉴·眼科心法要诀》洗刀散证；从眼科手术治疗，反复发作不愈，脉软无力考虑，辨为当归补血汤证，遂用洗刀散与当归补血汤合法为治。处方：防风6g，川芎6g，当归6g，白芍6g，酒大黄3g，薄荷6g，麻黄6g，连翘6g，生石膏15g，黄芩10g，桔梗10g，滑石30g，炙甘草6g，荆芥3g，白术6g，山栀10g，生姜3g，羌活3g，独活3g，细辛3g，白蒺藜3g，玄参3g，木贼3g，草决明3g，蝉蜕3g，蔓荆子3g，青葙子3g，生黄芪30g，红人参3g。7剂。2005年3月14日二诊：服药后左眼霰粒肿明显见消，右眼霰粒肿已经消退。继续用上方加红花10g，桃仁12g，连续服18剂，霰粒肿消失。半年后随访未见复发。

白睛黄浊：杨某，男，26岁。2006年6月27日初诊。患者因失眠来诊，每夜失眠，时彻夜不眠。诊时见后发际有毛囊炎样皮损，火疖红肿高突，咽喉痛，声音嘶哑。双目白睛发黄、黄浊不清，但不是黄疸，患者自述此症由来已久。口渴，有时头与肢体发木。舌红赤，苔黄，脉弦长数滑。抓发际疖疮一症，用防风通圣散法，处方：防风10g，荆芥10g，薄荷10g，连翘25g，桔梗10g，炙麻黄5g，生石膏40g（先煎），酒大黄8g，芒硝8g（分冲），滑石30g，炙甘草6g，当归10g，川芎10g，生白术10g，黄芩10g，生栀子12g，生姜3g，黄连8g，生白芍10g。4剂。2006年7月4日二诊：服药后失眠减轻，发际火疖全消，咽痛愈。患者又自行取药3剂，服后出现不可思议的疗效：白睛发黄一扫而清，从此白睛清白。遂用上方加阿胶12g，即合入黄连阿胶汤治疗失眠，7剂。失眠痊愈，后随访白睛如常，未再见黄浊。

迎风流泪：邹某某，女，56岁。2015年11月18日初诊。近一年来双目干涩不适，流泪不止，遇风流泪更甚，如同哭泣。曾在北京同仁医院、协和医院眼科诊治，以泪管不通行通泪管治疗。治疗后流泪稍微减轻，但不久又流泪如初。大便正常，口时苦，别无异常。脉右滑略大，左沉细滑，舌边尖红，苔薄白腻。抓迎风流泪一症，仿洗刀散法，用防风通圣散加味。处方：防风10g，荆芥穗10g，薄荷10g，连翘10g，桔梗10g，炙麻黄6g，生栀子10g，生石膏20g，滑石15g，熟大黄3g，当归15g，川芎10g，生白芍10g，苍术15g，黄芩10g，炙甘草10g，生姜10g，大枣12g，羌活10g，独活10g，白蒺藜10g，木贼10g。6剂。2015年11月25日二诊：服后显奇效，自述不仅流泪止，而且眼睛不再干涩，双目清亮了许多。晨起时口苦，大便正常。舌边尖红，苔白腻滑，脉右浮滑略大，左沉细滑。用洗刀散法，以上方加蝉蜕10g，细辛3g，蔓荆子

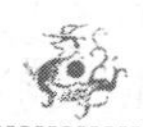

10g，青箱子10g，决明子10g，柴胡15g。7剂。电话随访流泪痊愈。

临床报道应用防风通圣散治疗杂病的验案很多，如艾滋病皮疹腹泻、狐惑病、血管性头痛、耳聋、银屑病、痤疮、荨麻疹、胎动不安、产后动风、急性盆腔炎、带下等。

## （四）有关问题的讨论

**1. 关于郁火生风的病机**　我在临床上发现：五志过极，饮食失节等原因导致郁火内生，发为心烦急躁，口渴欲饮，口舌生疮，口唇红肿疼痛、起泡、起皮，大便干燥，小便短赤等症时，患者多有恶风、怕冷或恶寒的感觉，而且郁火愈甚，恶风愈明显。凡遇到这一组特殊的证，用防风通圣散有立竿见影之效。为什么没有感冒而会恶风？恶风是风邪怫郁肌表的表现，但风邪从何而来？刘完素在论证“六气皆能化火”时，也阐述了火热为病，可以产生风、湿、燥、寒诸证的病机。他在论述风与火的关系时，一方面认为风能生火，另一方面则认为火热是生风的根本原因。如他说：“风本生于热，以热为本，以风为标；凡言风者，热也，热则风动。”（《素问玄机原病式·热类》）并认为风与火热之气，在病变中容易相兼为病，所谓“风火皆属阳，多为兼化。”（《素问玄机原病式·五运主病》）临床上，人们习惯于将火热所生之风，与热极动风，或火热引起中风证联系起来认识火与风的关系，这是无可非议的。但是，人们忽视了火热也能产生类似于外感风邪郁表的“风”，如郁火证的恶风、怕冷，内生火毒引起的皮肤疮疡疹癣症的风痒等。

从临床实际考察，内伤郁火尤可生风，郁火所生之风除了所谓“热极生风”、火中动风外，此风也可怫郁于皮肤，或者表现为恶风、怕冷，或者表现为皮肤风痒等。对于这种郁火所生之风证，就要用防风通圣散内清郁火，外散风热以治之。刘完素在《素问玄机原病式》六气为病热类专门论述了火热病出现“身热恶寒”“战栗”的病机，认为这是由于火热内盛，热在肌表，阳气怫郁的结果，治疗须用辛温药疏通肌表怫郁之阳气，同时用寒凉药清热泻火以治本。在这里，刘完素虽然只是从火热怫郁，阳气不伸的角度论述恶寒、寒战的病机，并没有把“火热”与“风”作直接联系，但是，从用疏风药与恶风证，即“方”与“证”两方面的联系来看，我认为郁火能够直接生风，郁火生风，风火相夹，怫郁肌腠，出现了恶风、怕风、皮肤瘙痒等风证。从这一理论阐发火郁恶风、瘙痒的病机，似乎更能切近临床。由于这种郁火风证在临床上普遍存在，因此，阐明火郁风证的机制，发扬刘完素用麻黄、荆芥、防风辛温发汗药与石膏、黄芩、栀子、大黄等寒凉药配伍发越郁火，治疗火郁恶风证的思路，具有重要的临床意义。

对于火郁生风，表现为周身恶风，或上、下肢，或腹部、背部等处恶风，状如冷风袭入，或冰冷者，除用刘完素的防风通圣散法外，也可用直泻郁火法治疗。如见口干，或渴，汗出，脉滑数等白虎汤、白虎加人参汤证者，可用白虎汤类方治疗；如见有舌赤苔黄，口苦、口臭，烦躁易怒，大便干燥等三黄泻心汤证者，可用三黄泻心汤类方治疗；如果火郁生风，胃脘、腹部恶风、发凉者，可用葛根芩连汤、黄连黄芩汤治疗。对于火郁生风而恶风怕冷，或上、下肢，背、腹部冰冷的辨治，多数医生没有经验，或无胆识，只知道用黄芪剂补气，或附子剂温阳，结果越治越重。对此，如能拨开云雾，辨识火郁，率用寒凉直泻郁火，多可取立竿见影之效。我用此法治疗火郁生风，恶风、肢体冰冷的医案可谓不胜枚举，如白虎汤与白虎加人参汤方证“用治杂病举例与体会”中介绍的“治疗唇风：王某，女，20 岁”案，泻心汤、大黄黄连泻心汤方证中介绍的“大腿发凉：韩某某，男，50 岁”案、“臀以下冰冷：董某某，男，65 岁”案，黄连黄芩汤方证中介绍的“胃痛腹泻：贾某某，男，25 岁”案等，足可证之。另外，本书黄连阿胶汤方证中介绍的先师刘渡舟先生治疗“腰腿寒冷：李某某，男，43 岁”案，也属火郁生风的典型医案，颇能给人以启发。

**2. 防风通圣散的辛凉解表与银翘散的辛凉疏表** 防风通圣散是刘完素根据“六气皆能化火”的病机理论，以及《黄帝内经》“风淫于内，治以辛凉”的治则而制定的。由于在刘氏之前，尚没有辛凉解表治疗外感热病表热证的经验，因此，他虽然反对滥用麻黄汤、桂枝汤治疗外感热病，但是又找不到可以借鉴的成功经验，因而，就用麻黄汤中的麻黄，配荆芥、防风等辛温药，与白虎汤主药石膏，承气汤主药大黄、芒硝，黄芩汤主药黄芩、芍药，栀子豉汤主药栀子等寒凉药合并在一起，杂交出了这首表面上看起来尚属杂乱的方剂。由于本方配伍辛温、寒凉杂用，仍然没有摆脱辛温，因此，当叶桂、吴瑭以薄荷、牛蒡子、金银花、连翘为主体的辛凉方问世之后，遵从叶、吴学说的医家认为刘氏之法尚未真正脱却伤寒，不属于真正的辛凉剂，在临床中便不再使用刘完素的辛凉之法。其实，这首杂交出来的辛凉方具有银翘散、桑菊饮辈无法比拟的卓越的疗效。因此，陆懋修、何廉臣等人虽然晚于叶氏，熟知叶氏的辛凉之法，但却不遵从叶氏辛凉轻剂学说，反而推崇刘完素辛凉解表之法。我认为，临床上既要重视吴瑭银翘散、桑菊饮所代表的辛凉法，也要重视刘完素防风通圣散、

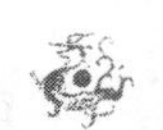

双解散所代表的辛凉法。虽然两法的制方思路完全不同，但各有特点，不可偏执一方。在目前人们风行应用银翘散、桑菊饮等方辛凉疏表的形势下，应更加重视防风通圣散、双解散的临床应用，更加重视辛温寒凉杂交而成的辛凉之法。

## （五）防风通圣散类方

**1. 黄连防风通圣散**　出自《医宗金鉴·杂病心法要诀》伤风门。由防风通圣散加黄连组成，主治鼻渊。其书中载："鼻渊，风热伤脑之病。初病则风邪盛，故用苍耳散，以散为主。久病则热郁深，故用防风通圣散加黄连，以清为主也。"

**2. 防风通圣散加蝎尾方**　出自《医宗金鉴·杂病心法要诀》破伤风门。由防风通圣散加蝎尾组成，主治破伤风。其书中载："破伤风火盛者，多阳明证，用防风通圣散加蝎尾治之。"

**3. 双解通圣散**　出自《医宗金鉴·外科心法要诀》唇风门。组成为：防风、荆芥、当归、白芍（酒炒）、连翘（去心）、白术（土炒）、川芎、薄荷、麻黄、栀子各五钱，黄芩、石膏（煅）、桔梗各一两，甘草（生）二两，滑石三两。共研细末，每用五钱，水一盅半，煎八分，澄渣，温服。主治唇风。其书中载：唇风"多生于下唇，由阳明胃经风火凝结而成。初起发痒，日久破裂流水，疼如火燎，又似无皮，如风盛则唇不时瞤动。俱内以双解通圣散服之，外以黄连膏抹之自愈。"

**4. 菊花通圣散、洗刀散**　出自《医宗金鉴·眼科心法要诀》。菊花通圣散由防风通圣散加羌活、菊花、细辛、蔓荆子各五分组成。治疗两睑黏睛之证，两睑内生疮，眵泪痒痛，胞睑黏合难开等，由于脾胃风湿热盛，合邪上攻所致者。(《医宗金鉴·眼科心法要诀·两睑黏睛歌》洗刀散由防风通圣散加羌活、独活、细辛、蒺藜、玄参、木贼、草决明、蝉蜕、蔓荆子、青葙子各一钱组成。治疗玉翳浮满之证，初起时，或疼痛，黑睛上翳如玉色，遮盖瞳仁，皆缘肝经热极，风热冲脑所致。宜用洗刀散，除风热而消翳膜也。(《医宗金鉴·眼科心法要诀·玉翳浮满歌》

综上所述，防风通圣散是刘完素治疗"火热"病的代表方之一，本方看似庞杂，但方义深刻，是治疗外感表里俱热或外寒内热，以及杂病郁火内盛，火郁生湿生风，火、湿、风互结不解，壅滞三焦的有效名方。

# 三黄石膏汤方证

**三黄石膏汤** 原名石膏汤，出自《深师方》，王焘在《外台秘要方》卷第一中收载《深师方》四首，石膏汤是其中之一。《外台秘要方》所载此方的组成用法为："石膏、黄连、黄柏、黄芩各二两，香豉一升，绵裹，栀子十枚，擘，麻黄三两，去节。上七味，切，以水一斗，煮取三升，分为三服，一日并服，出汗。初服一剂，小汗；其后更合一剂，分二日服。常令微汗出，拘挛烦愦即瘥。得数行利，心开令语，毒折也。忌猪肉、冷水。"治疗"伤寒病已八九日，三焦热，其脉滑数，昏愦，身体壮热，沉重拘挛。或时呼呻而已攻内，体犹沉重拘挛，由表未解，今直用解毒汤则挛急不瘥，直用汗药则毒因加剧，而方无表里疗者，意思以三黄汤以救其内，有所增加以解其外，是故名石膏汤方。"（《外台秘要方·深师方》）

## （一）方证理论源流

陶华《伤寒六书》将石膏汤更名为三黄石膏汤，其剂量与原石膏汤有所不同，三黄石膏汤用量为："石膏一两半，黄芩、黄连、黄柏各七钱，豉二合，麻黄五分，栀子三十个。右每服一两，水二盅，煎服。未中病再服。其效如神。"主治"有伤寒发热，脉大，如滑数，表里结实，阳盛怫郁，医者不达，已发其汗，病势不退，又复下之，大便遂频，小便不利，五心烦热，两目如火，鼻干面赤，舌燥齿黄，大渴，过经已成坏证。亦有错治诸温而成此证者。又八九日，已经汗下，脉洪数，身体壮热，拘急沉重，欲治其内，由表未解，欲发其表，则而里证又急，趑趄不能措手，待毙而已。殊不知热在三焦，闭涩经络，津液枯涸，营卫不通，遂成此证耳"；"伤寒已经汗、吐、下误治后，三焦生热，脉复洪数，谵语不休，昼夜喘息，鼻加衄血，病势不解，身目俱黄，狂叫欲走，三黄石膏汤主之。阳毒伤寒，皮肤斑烂，身如凝血，两目如火，十指皮俱脱，烦渴，躁急不宁，庸医不识，莫能措手，命在须臾，三黄石膏汤主之。"（《伤寒六书·伤寒琐言卷之一·诸方》）

在《伤寒六书·杀车槌法卷之三》中，陶氏对自己治疗伤寒有显著疗效的37方的用法，特别是煎服法等问题，撰"秘用三十七方就注三十七槌法"一

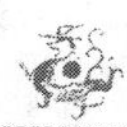

章，进行了专门论述。并嘱咐他的子孙，该卷内容是家族秘而不传的心法，如他所云："吾专伤寒，深明奥旨，脉正则道合，神机用药，则随手取应……今将秘验三十七方、就注三十七槌法、二十条煎法、二十条劫病并制解法，名杀车槌也。实为我肺腑不传之妙，我后子孙，一字不可轻露，莫与俗人言，莫使庸医见尔。宜谨慎珍藏，勿违我之至嘱也。"三黄石膏汤正是这三十七方之一方。卷之三所载本方药味、剂量与同卷之一所载方完全相同，但是，在方后增加特殊的煎服法："水二盅，姜三片，枣一枚，槌法。入细茶一撮，煎之热服。"（《伤寒六书·杀车槌法卷之三》）卷之三本方主治病证与卷之一所载基本相同。

后世《方剂学》介绍的陶氏《伤寒六书》三黄石膏汤，多数是卷之三所载的加入了生姜、大枣、细茶的方剂。

## （二）方证特点及其在杂病中应用的机制

三黄石膏汤以黄芩、黄连、黄柏、栀子、石膏苦寒甘寒清热泻火解毒；豆豉、麻黄辛温发散郁热。寒凉泻火与辛温发散两组药配伍，具有解表清里，发越郁火的重要作用。其中黄芩、黄连、黄柏、栀子为黄连解毒汤苦寒清泻三焦火毒；栀子、豆豉为栀子豉汤善于清宣郁热；石膏、麻黄配伍具有大青龙汤、麻杏石甘汤、越婢汤之意，尤能清宣肺胃郁火。该方配伍的奥妙在于麻黄、豆豉得三黄、栀、膏不再发汗而能发越火毒；三黄、栀、膏得麻、豉清泻里热之中寓有透散肌表郁热之效。《医宗金鉴·删补名医方论》对该方的配伍有精辟的论述，如其云："仲景于表里大热，立两解之法。如大青龙汤治表里大热，表实无汗，故发汗，汗出而两得解也；白虎汤治表里大热，因表有汗，不主麻、桂，因里未实，不主硝黄，惟以膏、知、甘草，外解阳明之肌热，内清阳明之腑热，表里清而两得解也。若夫表实无汗，热郁营卫，里未成实，热盛三焦，表里大热之证。若以大青龙汤两解之，则功不及于三焦。若以白虎汤两解之，则效不及于营卫。故陶华制此汤，以三黄泻三焦之火盛，佐栀子屈曲下行，使其在里诸热从下而出。以麻黄开营卫之热郁，佐豉、葱直走皮毛，使其在表之邪从外而散。石膏倍用重任之者，以石膏外合麻、豉，取法乎青龙，是知解诸表之热，不能外乎青龙也。内合三黄，取法乎白虎，是知解诸里之热，不能外乎白虎也。且麻、豉得石膏、三黄，大发表热，而不动里热；三黄得石膏、麻、豉，大清内热，而不碍外邪。是此方擅表里俱热之长，亦得仲景之心法者也。若表有微汗，麻黄减半，桂枝倍加，以防外疏；里有微溏，则减去石膏，倍加葛根，以避中虚也。”

可见，本方在外感热病主要用于“表实无汗，热郁营卫，里未成实，热盛三焦，表里大热之证”。由于本方具有发越三焦郁火的作用，因此能够治疗杂病内伤火热，三焦怫郁之证。

三黄石膏汤的证：前人原治证：《医宗金鉴·删补名医方论》总结说：“治伤寒阳证，表里大热而不得汗。或已经汗、下，过经不解，六脉洪数，面赤鼻干，舌燥大渴，烦躁不眠，谵语鼻衄，发黄，发疹，发斑。以上诸证，凡表实无汗，而未入里成实者，均宜主之。”

从方的组成分析，本方证主要有四个方面：一是栀子豉汤证，如心烦急躁，胃脘嘈杂等；二是黄连解毒汤证，如口舌生疮、心烦不寐、疖肿、疮疡、斑疹、出血等；三是石膏证，如汗出、口干等；四是豆豉、麻黄对应的表郁证，如恶寒发热、皮肤瘙痒等。

方中所寓法的对应证：本方麻黄、豆豉与芩、连、柏、栀、膏配伍善于发越疏透火毒，可以治疗火郁不得外出所致的咳喘、疮疡疖肿、肢体疼痛、水肿、小便不利等病证。本方加杏仁，寓有麻杏石甘汤、越婢汤法，可用治疗咳嗽、喘胀、浮肿等证；加大黄寓有三黄泻心汤法，可以治疗出血、便秘等火证。

方证的特征性证：心烦急躁，口干口苦，舌红苔黄。

杂病火郁见有此方证者，可用本方化裁治疗。

## （三）用治杂病举例与体会

我在临床上主要用本方治疗五志过极，饮食不节等原因所致的郁火证而无胃肠结实者。其表现有心中烦躁，失眠，口渴，口苦，头痛，皮肤疖肿，发疹，瘙痒，舌红赤，苔黄等。此介绍治验四则如下。

火郁证：黄某某，男，32岁，经理。2005年9月3日初诊。患者因工作在全国各地四处奔波，宴会应酬颇多，常发郁火证。最近去四川出差，多食辛辣厚味，饮酒，劳累，出现头胀，烦躁，口苦、口气燥热秽浊，自觉目如冒火，鼻子周围、下颌、面颊等处火疖红赤，后颈肩背强痛发紧，大便微溏不实。舌红赤，苔黄偏厚偏腻。曾自服牛黄解毒丸，大便更溏而火证不减。此属于典型的三焦火郁，太阳经络因郁火凝滞不通的三黄石膏汤证，处方：黄连6g，黄芩10g，黄柏10g，生栀子10g，淡豆豉10g，生石膏30g（先煎），生麻黄10g，葛根15g，羌活10g，炙甘草6g。5剂。仅服3剂而愈。本方加葛根比较关键，其

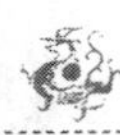

与芩、连、甘草配伍为葛根芩连汤，兼治火热下注的便溏；与麻黄、羌活合用有葛根汤与羌活胜湿汤意，兼治颈肩背强痛。配伍得法，故疗效显著。

疲倦嗜睡：马某某，男，27 岁。2005 年 9 月 17 日初诊。患者不明原因疲倦不堪，嗜睡，浑身肌肉酸痛，沉重，全身憋闷难受，心烦急躁，晨起口苦、口干，牙龈出血。曾请几位中医诊治，所用处方有归脾汤、补中益气汤、补肾方等，越治越重。诊脉滑大弦数有力，视舌边尖红赤，苔薄黄。从脉舌、身重等辨为郁火所致的三黄石膏汤证与“三阳合病”的白虎汤证，处方：黄芩 10g，黄连 6g，黄柏 10g，生栀子 10g，淡豆豉 10g，生石膏 30g，知母 12g，炙甘草 6g，生麻黄 10g。6 剂。此方服 1 剂，自觉周身霍然通畅，胀闷难受大减。服 6 剂，诸症痊愈。《伤寒论》第 219 条载：“三阳合病，腹满，身重，难以转侧，口不仁，面垢，谵语，遗尿。发汗则谵语；下之则额上汗出，手足逆冷；若自汗出者，白虎汤主之。”本案症见浑身肌肉酸痛、沉重，全身憋闷难受，口苦、口干等，有白虎汤三阳合病的特征，故合入了白虎汤法。方中生麻黄用至 10g，目的在于发越湿热，通阳气之郁。

火疖：许某某，男，24 岁。2005 年 9 月 6 日初诊。患者鼻翼两侧起火疖，小疖如小米粒大小、密集、色赤，口唇周围，下颌部也有红色小疖，疼痛灼热，数月不愈，大便偏干，小便黄赤，舌偏红，苔白，脉弦细而数。此由郁火所致，为三黄石膏汤证，处方：生栀子 10g，淡豆豉 10g，生石膏 30g（先煎），黄芩 10g，黄连 6g，酒大黄 8g，炙麻黄 8g，连翘 15g，皂角刺 6g，天花粉 10g，赤芍 10g。7 剂。诸症告愈。2005 年 11 月 8 日再次来诊，两个月未发病，最近鼻头、鼻翼旁长火疖，红赤如痤疮，口唇周围也发赤色小疖。脉沉细滑略数，大便干，舌红偏赤，苔薄白。继续用上方 6 剂而愈。

过敏性皮炎皮肤瘙痒：张某某，女，41 岁。2015 年 10 月 14 日初诊。素体皮肤易过敏发疹，今年因家里装修后入住新房子而皮肤过敏，全身起红色斑丘疹，瘙痒，以两手臂、胸部皮损为重。曾服抗过敏药无效。有 IgA 肾炎史，曾行肾上腺肿瘤手术。心烦急躁，口干，爱吃凉食，一阵阵出汗，汗出以面颊、颈部为主，有时怕风。体胖，颜面油多，大便黏。月经正常，血量较多。舌红赤，苔薄黄，脉沉弦滑略数。据脉、舌，心烦、多汗、恶风辨为三黄石膏汤证；皮肤发疹而痒为荆防败毒散证。用两法合方。处方：生栀子 10g，生石膏 40g，黄芩 10g，黄连 10g，黄柏 10g，酒大黄 5g，炙麻黄 8g，淡豆豉 10g，生姜 10g，大枣 12g，荆芥穗 10g，防风 10g，羌活 10g，独活 10g，柴胡 10g，前胡 10g，桔梗 10g，枳壳 10g，茯苓 10g，川芎 10g，薄荷 10g，炙甘草 6g，生地 15g，赤芍

15g，牡丹皮 15g。7 剂。2015 年 10 月 21 日二诊：服药后显特效，不仅全身皮疹消退，不再瘙痒，而且周身清爽，自觉肿胖之躯变得轻快，颜面油垢减少，心烦除。继续用上方加紫草 10g，7 剂，以巩固疗效。

方证解释：三黄石膏汤本无大黄，而本案症中有颜面油多一症，先师刘渡舟教授凡见头油多或面部出油多者，则辨为火证三黄泻心汤证，用三黄泻心汤治之，每多获良效。故据刘老经验，加入大黄，即合入了三黄泻心汤。用荆防败毒散合犀角地黄汤（今名清热地黄汤）治过敏性皮疹瘙痒也是刘老的经验，本案遵之加生地、赤芍、丹皮，即合入了刘老此法。

## （四）有关问题的讨论

**1. 关于三黄石膏汤治疗阳明中风证** 李克绍先生在《伤寒解惑论》中提出："《伤寒论》中的阳明中风，主以栀子豉汤，而温病学中三黄石膏汤所主治的症状，实际就是《伤寒论》中的阳明中风，疗效却远比栀子豉汤为好。"（《伤寒解惑论》）李克绍先生所说的阳明中风是指《伤寒论》第 221 条："阳明病，脉浮而紧，咽燥口苦，腹满而喘，发热汗出，不恶寒，反恶热，身重。若发汗则躁，心愦愦，反谵语。若加烧针，必怵惕烦躁，不得眠；若下之，则胃中空虚，客气动膈，心中懊憹，舌上胎者，栀子豉汤主之。"相关条文有第 222 条："若渴欲饮水，口干舌燥者，白虎加人参汤主之。"第 223 条："若脉浮发热，渴欲饮水，小便不利者，猪苓汤主之。"阳明中风的基本脉证是"脉浮而紧，咽燥口苦，腹满而喘，发热汗出，不恶寒，反恶热，身重"，因误下，若"胃中空虚，客气动膈，心中懊憹，舌上胎者"，为栀子豉汤证；"若渴欲饮水，口干舌燥者"，为白虎加人参汤证；"若脉浮发热，渴欲饮水，小便不利者"，为猪苓汤证。在李克绍先生的启示下，我用三黄石膏汤治疗杂病中出现的阳明中风证，兼见"渴欲饮水，口干舌燥者"，合入白虎加人参汤；兼见"脉浮发热，渴欲饮水，小便不利者"，合入猪苓汤；如三证并见者，则三方并用，有良好的疗效。

**2. 防风通圣散与三黄石膏汤治疗火郁证的区别** 防风通圣散与三黄石膏汤均能治疗三焦表里火郁之证，但防风通圣散中有大黄、芒硝，含通下作用，且疏表力量较强，偏于治疗火郁里实便秘者。三黄石膏汤中有连、柏、芩、栀、膏与麻黄、豆豉相配，清热力量较强，偏于治疗火郁三焦，里不实，无大便秘结，或者大便溏者。特别是一派郁火而见有葛根芩连汤证者，用三黄石膏汤或

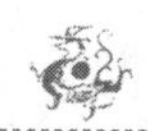

再合入葛根芩连汤有独特的疗效。

## （五）三黄石膏汤类方

三黄石膏汤经陶华《伤寒六书》推广发扬，后世十分推崇此方两解表里郁热的作用，发展出了不少加减三黄石膏汤，此介绍二方如下。

**1. 增损三黄石膏汤**　出自杨璿《伤寒瘟疫条辨·医方辨》，组成用法为：石膏八钱，白僵蚕（酒炒）三钱，蝉蜕十个，薄荷二钱，豆豉三钱，黄连、黄柏（盐水微炒）、黄芩、栀子、知母各二钱。水煎去渣，入米酒、蜜，冷服。腹胀疼或燥结加大黄。杨氏将之作为“温病主方”，主治“表里三焦大热，五心烦热，两目如火，鼻干面赤，舌黄唇焦，身如涂朱，燥渴引饮，神昏谵语”者。关于本方的方义，杨氏解释说：“寒能制热，故用白虎汤；苦能下热，故用解毒汤。佐以荷、豉、蚕、蝉之辛散升浮者，以温病热毒至深，表里俱实，扬之则越，降之则郁，郁则邪火犹存，兼之以发扬，则炎炎之势皆尽矣。此内外分消其势，犹兵之分击之也。热郁肌理，先见表证为尤宜。”（《伤寒瘟疫条辨·医方辨》）

**2. 加减三黄石膏汤**　何廉臣《重订广温热论》载有两首三黄石膏汤：一首由小川连一钱，青子芩二钱，生川柏一钱，知母钱半，生石膏三钱，生山栀一钱，玄参一钱，生甘草八分组成。何氏在按语中说：“此方从王氏类方准绳录出。”本方的特点是去掉了辛温之麻黄、豆豉，加知母、生甘草合石膏，为白虎汤法清泻阳明；加玄参凉血滋阴生津。用于治疗三焦阳明火热伤津，发为营热之证。另一首何氏说：“顾松园于秘要方去麻黄，加知母五钱、生甘草八分、苏薄荷钱半，名加减三黄石膏汤，专治热病壮热无汗，烦躁，鼻干面红，目赤唇焦，舌干齿燥，大渴引水，狂叫欲走等症，投之辄效。”（《重订广温热论·验方》）

综上所述，三黄石膏汤以麻黄、淡豆豉辛温发散与三黄、栀、膏苦甘寒泻火解毒配伍为特点，不仅治疗外感热病表里三焦俱热之证，而且对于杂病内伤郁火证，表现为三焦火热，皮肤经络肌肉火毒凝滞而无胃肠结实者有良好的疗效。

# 第五章
# 辛寒清气泄热法及其代表方证

辛寒清气泄热法是指以性味辛寒的石膏为主组方所形成的治法，白虎汤、白虎加人参汤为其代表方。《温病条辨》称这类方剂为“辛凉重剂”，可“达热出表”，是治疗热入气分，肺胃热炽伤津的主方。此类方不仅可以治疗温病气分证，而且可以广泛地用于治疗各科杂病的肺胃火热伤津证。这一类方证可称为白虎汤类方证。

## 白虎汤与白虎加人参汤方证

**白虎汤与白虎加人参汤**　出自《伤寒论》，白虎汤：知母六两，生石膏一斤（碎），甘草二两（炙），粳米六合。以上四味，以水一斗，煮米熟，汤成，去滓。温服一升，日三服。白虎加人参汤：白虎汤加人参三两。上五味，以水一斗，煮米熟，汤成，去滓。温服一升，日三服。

此两方虽然由仲景制定，但是，清代温病学家叶桂、薛雪、吴瑭、王士雄等人将其作为温病治方，广泛用于多种温病的气分证，并有许多新的发挥，如用白虎加苍术汤治疗湿热，用白虎加麦冬生地玄参方治疗阳明发斑等，不仅大大扩展了该方的使用范围，而且也独出心裁地制定出一系列疗效卓著的变通白虎汤方，使之成为了温病的主方。

### （一）方证理论源流

**1. 仲景关于白虎汤、白虎加人参汤的论述**　《伤寒论》关于白虎汤方证的

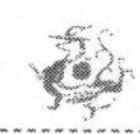

原文有3条。第176条："伤寒脉浮滑，此表有热，里有寒，白虎汤主之"。第219条："三阳合病，腹满身重，难以转侧，口不仁，面垢，谵语遗尿。发汗则谵语；下之则额上生汗，手足逆冷；若自汗出者，白虎汤主之"。第350条："伤寒脉滑而厥者，里有热，白虎汤主之。"

仲景关于白虎加人参汤的原文主要有6条。《伤寒论》第26条："服桂枝汤，大汗出后，大烦渴不解，脉洪大者，白虎加人参汤主之。"第168条："伤寒病，若吐若下后，七八日不解，热结在里，表里俱热，时时恶风，大渴，舌上干燥而烦，欲饮水数升者，白虎加人参汤主之。"第169条："伤寒无大热，口燥渴，心烦，背微恶寒者，白虎加人参汤主之"。第170条："伤寒脉浮，发热无汗，其表不解，不可与白虎汤。渴欲饮水，无表证者，白虎加人参汤主之。"第222条："若渴欲饮水，口干舌燥者，白虎加人参汤主之。"《金匮要略·痉湿暍病》第26条："太阳中热者，暍是也，汗出恶寒，身热而渴，白虎加人参汤主之。"

**2. 吴瑭《温病条辨》对白虎汤、白虎加人参汤的发挥**　吴瑭《温病条辨》对白虎汤、白虎加人参汤的应用有四点重要发挥。

其一，将其作为温病初起，邪在上焦手太阴肺的开首三法之一。也就是说，他把白虎汤列为辛凉重剂的代表方，与辛凉平剂银翘散、辛凉轻剂桑菊饮共同组成了治疗上焦太阴温病的辛凉三法。如上焦篇第7条："太阴温病，脉浮洪，舌黄，渴甚，大汗，面赤，恶热者，辛凉重剂白虎汤主之。"第8条："太阴温病，脉浮大而芤，汗大出，微喘，甚至鼻孔扇者，白虎加人参汤主之；脉若散大者，急用之，倍人参。"

其二，扩展了白虎汤的应用范围，不仅用其治疗阳明热证，更为重要的是将该方用于治疗太阴肺热证。如上焦篇第7、第8条所述证就是热邪壅肺，甚至肺之"化源欲绝"的表现。从而开辟了用白虎汤、白虎加人参汤治疗肺热（肺炎）的前锋。吴氏在上焦第8条自注中说："浮大而芤，几于散矣，阴虚而阳不固也。补阴药有鞭长莫及之虞，惟白虎退邪阳，人参固正阳，使阳能生阴，乃救化源欲绝之妙法也。汗涌，鼻扇，脉散，皆化源欲绝之征兆也"。

其三，将白虎汤、白虎加人参汤作为暑温主方，用于治疗暑温、伏暑肺胃热证。如上焦篇第22条："形似伤寒，但右脉洪大而数，左脉反小于右，口渴甚，面赤，汗大出者，名曰暑温，在手太阴，白虎汤主之；脉芤甚者，白虎加人参汤主之。"上焦篇第26条："手太阴暑温，或已经发汗，或未发汗，而汗不止，烦渴而喘，脉洪大有力者，白虎汤主之；脉洪大而芤者，白虎加人参汤主之，身重者，湿也，白虎加苍术汤主之；汗多脉散大，喘喝欲脱者，生脉散主之。”上焦篇第40条：“太阴伏暑，舌白口渴，有汗，或大汗不止者，银翘散去牛蒡子、玄参、芥穗，加杏仁、石膏、黄芩主之。脉洪大，渴甚汗多者，仍用白虎法；脉虚大而芤者，仍用人参白虎法”。

其四，提出白虎汤禁忌四则。如上焦篇第9条：“白虎本为达热出表，若其人脉浮弦而细者，不可与也；脉沉者，不可与也；不渴者，不可与也；汗不出者，不可与也；常须识此，勿令误也。”

## （二）方证特点及其在杂病中应用的机制

白虎汤方重用石膏，取其辛甘寒，以清气分肺胃之热；知母苦甘寒，一可助石膏清热，二可润燥养阴，二药配合，善于清热除烦。另用炙甘草、粳米益胃护津，安中养正，并可防石膏、知母寒凉伤胃。《医宗金鉴·删补名医方论》引柯琴云：“石膏辛寒，辛能解肌热，寒能胜胃火，寒性沉降，辛能走外，两擅内外之能，故以为君。知母苦润，苦以泻火，润以滋燥，故以为臣。用甘草、粳米调和于中宫，且能土中泻火，作甘稼穑，寒剂得之缓其寒，苦药得之平其苦，使沉降之性，皆得留连于味也，得二味为佐，庶大寒之品无伤损脾胃之虑也。”白虎加人参汤与白虎汤相比，多人参一味药，人参生津益气安中，仲景用人参主治渴欲饮水、心下痞、呕吐等，因此，该方的功效是清热除烦，生津止渴，消痞安胃。

白虎汤的证：仲景原治证：一为阳明热证，如烦热，自汗出，脉滑数；二为三阳合病，“腹满身重，难以转侧，口不仁，面垢，谵语遗尿”。

吴瑭发挥证：风温温热初起，“脉浮洪，舌黄，渴甚，大汗，面赤，恶热者”；或暑温“形似伤寒，但右脉洪大而数，左脉反小于右，口渴甚，面赤，汗大出者”，或“汗出不止，烦渴而喘，脉洪大有力者”；或伏暑“脉洪大，渴甚汗多者”。

白虎加人参汤的证：仲景原治证：白虎汤证兼见口燥，心烦，大烦渴不解，渴欲饮水，脉洪大，或背微恶寒者。

吴瑭发挥证：白虎汤证见“脉浮大而芤，汗大出，微喘，甚至鼻孔扇”或“脉虚大而芤”“脉洪大而芤”者。

方证的特征性证：白虎汤证：脉浮滑数，或洪大数，自汗出，心烦；或三阳合病证。白虎加人参汤证：白虎汤证见口渴，脉洪大而虚者。此方证的脉有

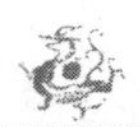

鲜明的特点，其脉大而滑利，但见此脉，结合自汗出、心烦，则可辨为白虎汤证；汗出多而背恶寒，或脉大而软者，则为白虎加人参汤证。

胡希恕先生认为，《伤寒论》白虎汤各条，无一有口渴，说明仲景治渴不用石膏。《神农本草经》谓石膏微寒，功能除热，而非止渴。据此强调，临证无需见口渴才用白虎汤，只要见到：阳明病，汗自出，脉滑数，口舌干燥者，即可辨为白虎汤证，即可用白虎汤。

关于白虎加人参汤证，胡老指出：《伤寒论》白虎加人参汤各条，无一不渴者，说明治渴不在石膏而在人参。人参为治津枯而渴的要药。临证但见白虎汤证而口渴明显者，即可辨为白虎加人参汤证。（《经方传真》）这是胡希恕先生总结的辨识此二方证的心法，具有重要的临床意义。

杂病内伤火热，导致肺胃内热伤津表现为白虎汤证，或白虎加人参汤证者，可用此两方治疗。

## （三）用治杂病举例与体会

刘渡舟先生常用白虎汤、白虎加人参汤治疗杂病。此介绍刘老医案一则如下：李某某，男，52岁。患糖尿病，口渴多饮，饮水后复渴，有饮水不能解渴之感。尿糖阳性，血糖超出正常范围。其人渴而能饮，但食物并不为多，大便亦不秘结。问其小便则黄赤而利，然同饮入之水量比则少。脉来软大，舌红无苔。辨证为肺胃热盛而气阴两伤之证。此病当属"上消"。治以清上、中之热而滋气阴之虚。处方：生石膏40g，知母10g，炙甘草6g，粳米一大撮，人参10g，天花粉10g。此方共服5剂，则口渴大减，体力与精神均有好转。化验血糖、尿糖减轻。转方用沙参12g，玉竹12g，麦冬30g，天花粉10g，太子参15g，甘草6g，知母6g。服10余剂，病情明显好转，后以丸药巩固疗效。（《刘渡舟医学全集》）

我在临床上体会到，白虎汤、白虎加人参汤可以广泛地用于治疗现今的疑难杂病，不论什么病，只要患者表现出口舌干燥，或唇燥干裂，或鼻内热燥，汗出，脉滑数等证者，就可断为白虎汤证；如果口舌干燥明显，口渴欲饮水，或兼有心下痞者，就是白虎加人参汤证，可率先用白虎汤或者白虎加人参汤治疗。如果兼见其他方证，就与其他方合而用之，如白虎汤合小柴胡汤，白虎汤合半夏泻心汤，白虎汤合三仁汤等，均有理想的疗效。现介绍主要体会如下：

第一，治疗唇风：唇风见白虎汤、白虎加人参汤证者较多。如下案。

王某，女，20岁，学生。2005年2月2日初诊。患者口唇肿胀、干裂、起皮、疼痛，鼻塞，口渴欲饮，饮不解渴，右侧面部起火疖，大便偏干，三四日一行，小便黄，身冷阵作，手足也冷，无汗，疲乏无力，纳差恶心。舌黯红，苔黄厚腻，脉沉滑。辨为防风通圣散证。3剂。2005年2月5日复诊：服药后，口唇发红减轻，但仍然干燥、起皮、裂口、灼热，口渴益甚，手足厥冷，疲乏无力，懒动。前方有生大黄8g，仍大便干燥，三四日未解，小便黄。舌红，苔薄白，脉沉伏弦细有力。根据口渴甚欲饮，饮不解渴，身冷，手足厥冷等，辨为白虎加人参汤证，处方：生石膏60g（先煎），知母15g，红人参9g，炙甘草6g，粳米30g。3剂。2005年2月7日三诊：服药后，口渴大减，口唇肿胀、干燥、起皮、裂口、出血随之减轻，大便已解，通畅不再干燥，手足恢复温暖，不再厥冷，且手心有汗，身冷消失，疲乏减轻，小便稍黄，舌鲜红，苔薄黄，脉右沉滑，左弦细滑。继续用二诊方加连翘10g。4剂，诸证告愈。

第二，合小柴胡汤或半夏泻心汤治疗郁火口腔溃疡或唇风：内生郁火，壅结脾胃，上发于口，既可引起唇风，发为口唇肿胀、起皮干裂、疼痛、溃烂、出血等，也可引起口腔溃疡，发为口舌疮疡溃烂、疼痛、反复发作等。我在临床上观察到，难治性的唇风、口腔溃疡多表现为白虎汤，或白虎加人参汤与小柴胡汤或半夏泻心汤并见之证。若此病有白虎汤、白虎加人参汤证，兼见心烦，口苦，胸胁胀满，头痛，大便不燥等小柴胡汤证者，用白虎、白虎加人参汤合小柴胡汤治疗；若此病有白虎汤、白虎加人参汤证，兼见脘痞，不欲饮食，腹鸣，大便溏等半夏泻心汤证者，用白虎、白虎加人参汤合半夏泻心汤治疗，有良好的疗效。现介绍治验二则如下：

王某某，女，27岁，职员。2004年10月12日初诊。近来因工作繁忙，压力颇大，加之情志不畅，出现口唇肿胀，干裂起皮、流血、疼痛，兼见头痛，心烦，失眠，口苦，口干渴等。脉弦滑而数，舌红尖赤，苔薄黄。辨为白虎汤合小柴胡汤证，处方：生石膏30g（先煎），知母10g，炙甘草3g，粳米20g，生晒参3g，柴胡24g，黄芩10g，半夏10g，生姜3g，薄荷10g。5剂，唇肿干裂诸症消失而愈。

张某，女，32岁，职员。2004年12月9日初诊。因家庭矛盾心情持续不好。半年来，心烦失眠，口腔溃疡反复发作，疼痛难以进食，口舌干燥，口渴，胃脘痞满，有堵塞感，大便溏，日2～3次。舌红，苔黄白相兼略腻，弦滑略数。辨为白虎汤合半夏泻心汤证，处方：生石膏45g（先煎），知母10g，炙甘草8g，粳米30g，生晒参3g，黄连8g，黄芩6g，半夏15g，干姜8g，茯苓20g，

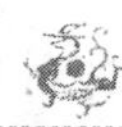

6剂。2004年12月16日二诊：口腔溃疡痊愈，大便成形，失眠减轻。上方加竹茹30g，枳实10g，陈皮10g，即合入温胆汤。7剂。失眠告愈。

第三，治疗自汗、多汗：临床上有不少医生只要一见到自汗、多汗，就认为是气虚或肾虚，重用玉屏风散或补肾方治疗。我在临床上观察到，自汗、多汗属于白虎汤、白虎加人参汤证者尤多，此介绍治验案四则如下。

王某某，男，80岁。2005年10月8日初诊。患者2005年7月曾患肺炎，8月曾作前列腺肥大手术，随后汗出不止，从胸部向上，颈部前后、头面部大汗如雨，胸脘以下不出汗，晚上睡觉时胸部出汗可以渗湿被子，汗出后怕冷，背部恶风。诊脉时见头额、颈项汗粒如豆，微烦，口渴，饮水多，口气浊臭喷人。右脉沉细滑略数，左脉浮大而滑，关部尤盛，舌绛，苔黄白相兼而厚腻。汗大出、口干渴是白虎加人参汤证，苔腻为苍术证，故用白虎加人参汤合白虎加苍术汤法，处方：生石膏50g（先煎），知母12g，炙甘草8g，粳米20g，红人参5g，苍术10g，草果3g。7剂。2005年10月15日二诊：服药后汗出明显减少，体力增加，二便正常，厚腻之苔退净，脉滑略数，舌红赤。上方去苍术、草果，加生地黄10g。7剂。汗出痊愈。后改用当归六黄汤善后。

蔡某，男，25岁。2005年10月1日初诊。患者体格壮实偏胖，多汗，头面、颈项部出汗尤甚，头发常因汗出而潮湿，汗出后背部发凉，口渴，面赤，腰痛。脉沉滑略数，舌胖，舌尖红赤，苔偏黄。从多汗、口渴、汗后背凉辨为白虎加人参汤证。处方：生石膏60g（先煎），知母12g，红人参5g，粳米20g，炙甘草8g。7剂。2005年10月11日二诊：服药后显奇效：汗出明显减少，腰痛止，以前阴茎软弱不能勃起，服此方后竟然性冲动增强，阴茎能正常勃起。脉沉细滑，舌胖红赤，苔偏厚。参照《金匮要略·血痹虚劳病脉证并治》桂枝加龙骨牡蛎汤法，上方加生龙骨30g（先煎），生牡蛎30g（先煎），7剂。汗出痊愈，阳具勃起正常。

谭某某，男，41岁，经理。2004年12月20日初诊。患者因呃逆来诊，情绪紧张则频繁呃逆。多汗，自述每吃一顿饭，就会全身出汗，如同从水中捞出来一样，头面出汗更甚。渴欲饮水，脉滑数有力而浮，舌红赤，苔黄白相兼。患者认为，在应酬场合，出汗比打嗝更难为情，希望先治疗多汗。自汗出、口渴属于典型的白虎加人参汤证，呃逆由“火逆上气”所致，系麦门冬汤证，用此两方加减，处方：生石膏45g（先煎），知母10g，炙甘草8g，粳米30g，生晒参5g，清半夏15g，麦冬30g，竹茹30g。7剂。2004年12月27日二诊：服药后汗出顿减，打嗝也随之减少，继续用上方7剂，多汗痊愈。改用半夏泻心

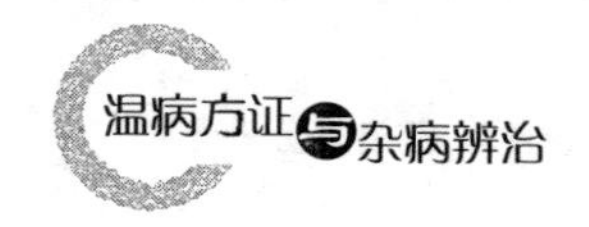



汤法继续调治呃逆。

崔某某，男，51岁。2005年2月1日初诊。患者原为山东某公司总经理，最近调来北京总公司工作，由于在总公司工作不顺心，觉得难以发挥自己的特长，因此心情不愉快，继而出现失眠，每晚1点左右会突然醒来，醒后浑身大汗，睡衣会全部湿透，甚至被子也是湿的，好像被架在火上烤一样的烦热，焦躁，则再也难以入睡。询问治疗过程，曾用过六味地黄汤、金匮肾气丸、桂枝汤、补中益气汤等方，其中一位医生的处方多达26味药，尽是填补脾肾之品，服后不但无效，反而汗出更多，烦躁更甚，并且醒后出现口渴。诊脉左沉滞细数，右滑数略大，舌红，苔中心部偏腻偏厚。烦躁大汗口渴为白虎加人参汤证；舌苔中心腻厚为白虎加苍术汤证；失眠为半夏秫米汤证。用此三法合而处方：生石膏45g（先煎），知母10g，红人参6g，炙甘草6g，粳米15g，苍术3g，清半夏15g，麦冬15g。4剂。2005年2月5日二诊：半夜醒后汗出大为减轻，能够再次入睡，烦躁、口渴、如同在火上烤等症状消失。诊脉仍浮大滑数，舌偏红，苔黄白相兼，中心厚腻。改用白虎加苍术汤法为主处方：生石膏45g（先煎），知母10g，苍术10g，红人参5g，清半夏10g，厚朴10g，粳米15g。5剂，诸症痊愈。

第四，治疗口不仁、口臭：《伤寒论》第219条三阳合病中有“口不仁”一症；第221条阳明中风中有“咽燥口苦”症。据此，我常用白虎汤、白虎加人参汤治疗口黏腻、口臭。此介绍治验二例如下。

李某某，男，28岁。2005年9月3日初诊。口臭半年，自觉口气重浊，口中黏腻，口干，晨起尤甚，汗多，时恶心。舌红偏赤，苔白滑略腻，脉左关滑，右沉弱。口干、多汗为白虎汤证；时恶心、苔白滑略腻为半夏泻心汤证。叶氏《临证指南医案》有用变通半夏泻心汤法治疗脾瘅口黏口甜的经验，故用此两方化裁，处方：生石膏40g（先煎），知母12g，生晒参3g，炙甘草6g，清半夏15g，干姜10g，黄芩10g，黄连6g，枳实10g，石菖蒲10g，生蒲黄10g。6剂。2005年9月10日二诊：口臭明显减轻，汗出减少，诊舌红不赤，苔变薄白而不腻，脉寸关仍大。继续守法用上方6剂。2005年9月24日三诊：口臭消失，患者自行停药一周。近日口中较黏，轻微口臭，口微渴，大便不成形。舌偏红，苔薄白黄，脉细弦滑。辨为白虎加人参汤与柴胡桂枝干姜汤证，处方：生石膏50g（先煎），知母12g，生晒参2g，炙甘草6g，柴胡20g，黄芩10g，清半夏15g，干姜10g，生牡蛎30g，天花粉10g，石菖蒲10g。6剂而愈。

王某某，男，31岁。2005年9月24日初诊。口中有异味，口气浊臭，口

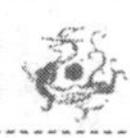

干，盗汗，下肢酸软，疲劳不堪。自述有精神强迫性倾向，心烦急躁。曾请某中医诊治，用补中益气汤、归脾汤、六味地黄丸等方，疲乏益甚。诊见舌红偏赤，苔黄白相间略腻，脉滑大有力。辨为白虎加人参汤、白虎加苍术汤、栀子豉汤并见证，处方：生石膏 50g（先煎），知母 12g，粳米 15g，红人参 3g，苍术 12g，生栀子 10g，淡豆豉 10g，佩兰 10g。7 剂。2005 年 10 月 1 日二诊：口臭明显减轻，疲乏、心烦也减，已不盗汗。继续用上方 7 剂，诸证痊愈。

第五，治疗尿频：我在用白虎汤、白虎加人参汤治疗多汗、口渴时，发现本方能够治疗多尿、尿频，具有缩尿的作用。《伤寒论》第 219 条：三阳合病，有“遗尿”一证，足证仲景用白虎汤治疗三阳合病诸症是有临床根据的。此介绍治验一则如下。

段某某，女，57 岁。2005 年 8 月 23 日初诊。患者经北京某医院确诊为“甲状腺功能亢进”。诊时见手抖，心烦，多汗，口渴，喝水颇多，饮不解渴，饥饿，食不解饿。小便频数，甚至小便后还未离厕就又想小便，小便不痛快，有尿不尽感。大便稀，一日 2～3 次。舌红，苔白水滑，脉弦大滑数略浮。辨为白虎加人参汤证与五苓散证，处方：生石膏 45g（先煎），知母 12g，炙甘草 8g，粳米 15g，红人参 3g，桂枝 10g，茯苓 30g，猪苓 12g，白术 15g，泽泻 30g。7 剂。2005 年 9 月 6 日二诊：服药后心烦、口渴、汗出量、饮水量、饭量均明显减少，大便好转，一日 2 次。最值得重视的是，小便通利，不再频数，尿量、次数均完全恢复正常。舌嫩红、少苔、略滑，脉滑大而数。用白虎加人参汤合葛根芩连汤法，处方：生石膏 45g（先煎），知母 12g，炙甘草 8g，粳米 15g，红人参 3g，葛根 20g，黄芩 10g，黄连 6g，生牡蛎 30g。7 剂。2005 年 9 月 17 日三诊：服上方大便恢复正常，诸症进一步好转，唯饭量仍然偏多，患者要回江西老家，希望带处方回家继续服药。为处两方：一为二诊方；一为三甲复脉汤。嘱每方 7 剂，交替服用以善后。

另外《伤寒论》第 219 条三阳合病中有“身重”一症，第 221 条阳明中风中也有“身重”。《温病条辨》白虎加苍术汤证以“身重”为辨证要点。据此，我在临床上常用白虎汤、白虎加人参汤、白虎加苍术汤治疗屡用补益方而无效的疲劳不堪、身体沉重证，治验例很多，如前述三黄石膏汤方证“用治杂病举例与体会”中介绍的马某某案。

许叔微根据仲景“三阳合病”用白虎汤、白虎加人参汤的理论，用此两方治疗杂病见“三阳合病”者，此介绍如下。

“有市人李九妻，患腹痛，身体重，不能转侧，小便遗失。或作中湿治。予曰：非是也，三阳合病证。仲景云：见阳明篇第十证。三阳合病，腹满身重难转侧，口不仁，面垢，谵语，遗尿。不可汗，汗则谵语，下则额上汗出，手足逆冷，乃三投白虎汤而愈。”（《伤寒九十论·证三十五》）

“城南妇人，腹满身重，遗尿，言语失常。他医曰：不可治也。肾绝矣。其家惊忧无措，密召予至，是医尚在座。乃诊之曰：何谓肾绝？医家曰：仲景谓溲便遗失，狂言，反目直视，此谓肾绝也。予曰：今脉浮大而长，此三阳合病也，胡为肾绝？仲景云：腹满身重，难于转侧，口不仁，谵语，遗尿。发汗则谵语，下之则额上生汗，手足厥冷，白虎证也。今病人谵语者，以不当汗而汗之，非狂言反目直视，须是肾绝脉，方可言此证。乃投以白虎加人参汤，数服而病悉除。”（《伤寒九十论·证六十一》）

## （四）有关问题的讨论

**1. 关于重用石膏的问题**　我用白虎汤的胆识是跟随刘渡舟先生上临床抄方以后锻炼出来的；重用石膏治疗杂病则是从胡希恕先生讲稿中受到的启发。胡老根据《神农本草经》谓石膏微寒的记载，主张白虎汤石膏的用量是45～100g，白虎加人参汤的石膏用量是60～100g。（《经方传真》）在胡老的启示下，我用石膏多在30g以上，如配入粳米、炙甘草等，并无碍胃之弊，可以安全使用。近代名医张锡纯善用石膏，《医学衷中参西录·药物》石膏解指出：“《神农本草经》谓其微寒，则性非大寒可知。且谓其宜于产乳，其性尤纯良可知。”认为“其寒凉之性远逊于黄连、龙胆草、知母、黄柏等药”。张氏对于世人不敢用白虎汤，畏惧石膏大寒的时弊深感遗憾，为了使后世明石膏之用，曾发出这样的感慨：“夫愚之被谤何足惜，独惜夫石膏之功用，原能举天下病热之人，尽登之清凉之域。而愚学浅才疏，独不能为石膏昭雪，俾石膏之功用大显于世。每一念及，谒胜扼腕。”（《医学衷中参西录·仙露汤》）其诚心可鉴。

**2. 关于白虎汤、白虎加人参汤证与“四大”说**　《伤寒论》原文白虎汤的证以阳明病，自汗出，脉滑数为特征。也可见“口不仁”，口不仁是指口舌干涩。后世将白虎汤证归纳为“四大”证，即大热、大渴、大汗、脉洪大，这是毫无根据的。从仲景原文看，白虎汤证各条并无口渴；关于汗，也仅有“自汗出”，并无“大汗”之说；关于脉，仅为“脉浮滑”或滑数，而不是“洪大”。因此，所谓“四大”证纯属随意演绎，不是《伤寒论》的原意。

白虎加人参汤的证主要有：“大汗出后，大烦渴不解，脉洪大”；“表里俱

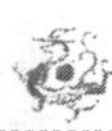

热，时时恶风，大渴，舌上干燥而烦，欲饮水数升”；“口燥渴，心烦，背微恶寒”；“渴欲饮水，口干舌燥”；暍病“汗出恶寒，身热而渴”等。从仲景原文来看，白虎加人参汤各条均有口渴，而白虎汤证无一有口渴，说明仲景用人参治渴，而不用石膏治疗口渴。

胡希恕先生曾强调指出：许多人把白虎加人参汤治渴的功效归于石膏，后世本草亦多谓石膏治渴，这种看法不是十分恰切的，不符合《伤寒论》的本意。试观白虎各条，无一渴证，而白虎加人参汤各条，无一不渴者，可见治渴不在石膏而在人参。人参补中益气，为治津枯而渴的要药。至于石膏，功在除热，口干舌燥即其应用的主要症状。(《经方传真》)

白虎汤、白虎加人参汤的应用发展到清代，有了较为重要的发挥。从《温病条辨》原文来看，吴瑭将白虎汤证发展为“脉浮洪，舌黄，渴甚，大汗，面赤恶热者”；“右脉洪大而数，左脉反小于右，口渴甚，面赤，汗大出者”；“汗出不止，烦渴而喘，脉洪大有力者”；“脉洪大，渴甚汗多者”等。关于白虎加人参汤的证，有了更为显著的发展，变成了“脉浮大而芤，汗大出，微喘，甚至鼻孔扇者”；“脉洪大而芤者”；“脉芤甚者”；“脉虚大而芤者”；甚至脉“散大者”等。从《温病条辨》不难看出，吴瑭所述的白虎汤证类似于仲景的白虎加人参汤证，有口渴甚，烦渴而喘，汗大出等。而用白虎加人参汤治疗肺之“化源欲绝”证，即口渴反而不明显，而以汗大出，微喘，甚至鼻孔扇，脉浮大而芤，或洪大而芤，或虚大而芤为特点。“化源欲绝”证进一步发展，就变成了“汗多脉散大，喘喝欲脱”的生脉散证。白虎加人参汤证是生脉散证的前期证。

吴瑭用白虎汤、白虎加人参汤治疗太阴风温肺热病与暑温伏暑病。这类病起病急，热势高，变化速，伤津快，因此，吴氏通过临床实践把白虎汤证扩展为口渴甚，汗大出，脉洪大，面赤恶热等；把白虎加人参汤证扩展为热甚津液大伤的“化源欲绝”证。这是吴氏对外感风温肺热病与暑温伏暑病治疗经验的总结，是吴氏对仲景白虎汤、白虎加人参汤证的发挥发展。

在此，我想说明的是，我们绝不能因为吴瑭把白虎汤用于治疗温病口渴甚，汗大出，脉洪大，面赤恶热等症，就要把白虎汤证从此而确定为“四大”证，认为只有在“四大”证出现时才能用白虎汤。这是不符合临床实际的。

## （五）白虎汤类方

**1. 白虎加桂枝汤**　出自《金匮要略·疟病》第4条，组成为：知母六两，炙甘草二两，生石膏一斤，粳米二合，桂枝去皮三两。上剉，每五钱，水一盏半，煎至八分，去滓。温服，汗出愈。其原文谓：“温疟者，其脉如平，身无寒但热，骨节疼烦，时呕，白虎加桂枝汤主之。”

叶桂对此方有两点重要发挥：

其一，精辟地阐发了白虎加桂枝汤的方义。他在《临证指南医案·疟》胡案自注中指出：“以石膏辛寒，清气分之伏热，佐入桂枝，辛甘温之轻扬，引导凉药以通营卫，兼知母专理阳明独胜之热，而手太阴肺，亦得秋金肃降之司，甘草、粳米和胃阴以生津，此一举兼备。”可见，他认为本方用桂枝的意义在于“引导凉药以通营卫”，凉药指石膏、知母，意思是桂枝轻扬，能够引导石膏、知母通营卫，达热外出，因而能够治疗内伏暑热，被深秋凉气外束，里热欲出，与卫营二气交行，邪与营卫二气遇触所引起的发热，骨节烦疼，微呕而渴；或者寒热，痞闷不饥，热蒸形消；或者瘅热头痛，背胀渴饮等证。叶氏原医案见《临证指南医案》疟门胡案，温热门丁案等。

其二，制定出桂枝白虎加半夏汤、桂枝白虎加麦冬汤、桂枝白虎加花粉汤、桂枝白虎加杏仁汤等变通白虎加桂枝汤，扩展了白虎加桂枝汤临床应用的思路。叶案如下。

丁，脉右数、左小弱，面明。夏秋伏暑，寒露后发，微寒多热，呕逆身痛。盖素有痰火，暑必夹湿。病自肺经而起，致气不宣化。不饥不食，溯溺短缩，乃热在气分。当与温疟同例，忌葛、柴足六经药。桂枝白虎汤加半夏。（《临证指南医案·疟》）

潮热烦渴，欲得冷饮。暑燥津液，故发疹唇疮，不足尽其邪。理进清气热，通营卫。桂枝白虎汤加麦冬。（《眉寿堂方案选存·暑》）

但热无寒，咳嗽渐呕，周身疼楚，此为温疟，伏邪日久，发由肺经，宗仲景桂枝白虎汤，二剂当已。桂枝白虎汤加麦冬。（《眉寿堂方案选存·疟疾》）

津伤复疟，寒热烦渴。桂枝白虎汤加花粉。（《眉寿堂方案选存·疟疾》）

某，四三，舌白，渴饮，咳嗽，寒从背起，此属肺疟。桂枝白虎汤加杏仁。（《临证指南医案·疟》）

吴瑭《温病条辨·上焦篇》温疟第50条转载了白虎加桂枝汤方证：“骨节疼烦，时呕，其脉如平，但热不寒，名曰温疟，白虎加桂枝汤主之。”并根据叶氏《临证指南医案·疟》胡案方论，进一步阐发了该方的方义，如其说：“治以白虎加桂枝汤者，以白虎保肺清金，峻泻阳明独胜之热，使不消烁肌肉；单以桂枝一味，领邪外出，作向导之官，得热因热用之妙。”

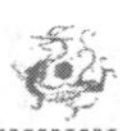

本方用白虎汤清热除烦，另加桂枝，一方面解肌通营卫以治“骨节疼烦”；一方面平冲以治“时呕”。其中石膏配桂枝寓意深刻，这一配伍亦见于木防己汤、竹皮大丸等方，既可治疗热饮喘满，也可治疗热痹关节肿胀疼痛（吴瑭加减木防己汤），还可治疗妇人乳中虚，烦乱呕逆（石膏除烦、桂枝平冲逆）。该配伍在本方则达热外出，除“但热不寒”，止“骨节疼烦”“时呕”等。

胡希恕先生曾用此方治疗吕某，女性，18岁，1965年6月17日初诊。一月来发热，自汗盗汗，恶心或呕吐，头晕头痛，两膝关节痛，口干思饮，苔白腻，舌红，脉弦滑数。证属表虚而里热，治以两解表里，予白虎加桂枝汤：生石膏60g，知母18g，炙甘草6g，生山药20g，桂枝10g。结果：上药服3剂热退，恶心呕吐止，自汗盗汗减，他医用补中益气治疗，又大汗不止，而静脉补液。又改用上方原方治疗则诸证渐愈。(《经方传真》)

刘渡舟先生治疗赵某某，女，50岁。月经周期紊乱，近半月来经量或多或少，近日又出现阵发性肢体颤抖，周身疼痛不适，伴见面色潮红，烘热汗出，失眠，口苦，渴喜凉饮。舌质红，苔薄黄，脉弦略数。西医诊断为“更年期综合征”。中医辨证属于阴分不足，内热蕴于阳明而外盛肌表，治疗用白虎加桂枝汤清热滋阴，解肌以和营卫。处方：生石膏30g，知母10g，桂枝10g，粳米10g，炙甘草10g，3剂。服药后显效，身已不抖不痛，夜寐转佳，但仍然喜凉饮，上方去桂枝，加生地黄、玄参、龙骨、牡蛎，再进6剂，诸症悉平。(《经方临证指南》)

**2. 白虎加苍术汤**　出自《类证活人书·卷十八》，组成为：知母六两、甘草（炙）二两、石膏一斤、苍术三两、粳米三两。上剉如麻豆大，每服五钱，水一盏半，煎至八九分，去滓。取六分清汁，温服。主治“湿温多汗”。

叶桂《临证指南医案》用此方再加滑石，即合入六一散，名苍术白虎加滑石汤，治疗中恶暑厥。叶氏原医案谓：“某，中恶暑厥，苍术白虎汤加滑石。”(《临证指南医案·暑》)

薛雪用白虎加苍术汤治疗湿热，其《湿热病篇》第37条载：“湿热证，壮热口渴，自汗身重，胸痞，脉洪大而长者，此太阴之湿与阳明之热相合，宜白虎加苍术汤。”

吴瑭《温病条辨·上焦篇》暑温第26条论述了白虎加苍术汤方证。其原文谓：“身重者，湿也，白虎加苍术汤主之。”自此以后，该方成为了温病学治疗暑湿、湿温的要方。

本方用白虎汤清肺胃里热，以苍术燥太阴之湿。其证以白虎汤证兼苍术证为特点。苍术证主要表现是舌苔厚腻，身重，脘痞等。

我在临床上常用白虎加苍术汤治疗杂病湿热证，并将此方拓展为白虎汤合平胃散法，简称“白平汤”，用以治疗白虎汤证与平胃散证并见之证。本法可以和《医宗金鉴·杂病心法要诀》清胃理脾汤媲美，清胃理脾汤由平胃散合三黄泻心汤组成，治疗伤食病证，如痞胀、哕呕、不食、吞酸、恶心、嗳气等；或者脾胃积热，大便黏臭，小便赤涩，饮食爱冷，口舌生疮，皆伤醇酒厚味，湿热为病之证。白平汤与清胃理脾汤均含有平胃散，均能治疗平胃散证，如舌苔厚腻，胃脘痞胀等。但白平汤证兼有白虎汤肺胃郁热证，如口干，口涩不仁，或口渴，汗出，心烦等；清胃理脾汤证兼有三黄泻心汤胃肠热结证，如大便黏臭，或大便秘结，小便赤涩，饮食喜冷，口舌生疮等。对于五志内郁，膏粱厚味引起的胃脾大肠湿热证用此两方有理想的疗效。

**3. 苍术白虎汤加草果方** 出自《温病条辨·中焦篇》第75条。由白虎汤加苍术、草果组成。吴瑭称此为“辛凉复苦温法”，其原条文谓：“疮家湿疟，忌用发散，苍术白虎汤加草果主之。”本方是吴瑭根据《临证指南医案·疟》张案整理而成，叶案如下。

张，疮家湿疟，忌用表散，苍术白虎汤加草果。(《临证指南医案·疟》)

吴瑭在自注中指出：“以白虎辛凉重剂，清阳明之热湿，由肺卫而出；加苍术、草果，温散脾中重滞之寒湿，亦由肺卫而出。阳明阳土，清以石膏、知母之辛凉；太阴阴土，温以苍术、草果之苦温；适合其脏腑之宜，矫其一偏之性而已。”本方主要用于白虎加苍术汤证而脾湿内盛，舌苔厚腻如积粉者。

**4. 白虎加生地黄汤** 出自何廉臣《重订广温热论》，组成为：生石膏四钱、白知母钱半、生甘草八分、粳米三钱、鲜生地一两、热童便一杯（冲）。用于妇人温热，热入血室，因邪热传营，逼血妄行，致经未当期而至，必有身热、烦躁、不卧等证。(《重订广温热证》)

白虎加生地黄汤法首见于叶桂《临证指南医案》，叶氏不仅有白虎加生地黄汤法，而且有白虎汤加生地麦冬法、白虎加生地麦冬白芍法等。见于《临证指南医案》温热门某案、痉厥门唐案、三消门计案、温热门叶案等。

白虎加生地黄汤法与白虎加苍术汤一治白虎汤证兼津伤血热者，一治白虎汤证兼湿郁太阴者，两方相互对峙，形成犄角之势，是后世对白虎汤的两项重要创新与发展。

**5. 白虎加生地白芍阿胶汤（白虎合复脉汤法）** 叶氏用白虎汤有合入复脉汤一法，用以治疗白虎汤证兼见加减复脉汤证者。如下案。

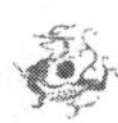

杨，二八，肝风厥阳，上冲眩晕，犯胃为消。石膏、知母、阿胶、细生地、生甘草、生白芍。(《临证指南医案·三消》)。

此法以白虎汤清泄气热，以加减复脉汤法滋阴息风，有与黄连阿胶汤相类似的功效。所不同的是，黄连阿胶汤有黄连黄芩证，白虎加生地白芍阿胶汤有石膏知母证；黄连阿胶汤以上泻心火，下滋肾阴为法，白虎加生地白芍阿胶汤以上清肺胃郁火，下滋肾阴为法。两方有异曲同工之妙。

**6. 白虎去甘草粳米加生地麦冬元参汤（加减玉女煎）**　吴瑭根据叶氏变通玉女煎的经验，采集《临证指南医案》温热门某案"气血两伤，与玉女煎"的手法，制定出《温病条辨·上焦篇》第10条"**玉女煎去牛膝熟地加细生地玄参方**"方证。该方即白虎合增液汤，由生石膏一两、知母四钱、玄参四钱、细生地六钱、麦冬六钱组成。吴氏称此方为"辛凉合甘寒法"，其原条文谓："太阴温病，气血两燔者，玉女煎去牛膝加玄参主之。"关于本方的特点，吴氏解释说："气血两燔，不可专治一边，故选用张景岳气血两治之玉女煎。去牛膝者，牛膝趋下，不合太阴证之用。改熟地为细生地者，亦取其轻而不重，凉而不温之义，且细生地能发血中之表也。加玄参者，取其壮水制火，预防咽痛失血等证也"。与此方相类似的方剂还有《温病条辨》化斑汤。

本方可用于治疗白虎汤证见有血热津伤的增液汤证者。

**7. 新加白虎汤**　出自俞根初《通俗伤寒论·六经方药》清凉剂，组成为：苏薄荷五分，拌研生石膏八钱，鲜荷叶一角，包陈仓米三钱，白知母四钱，益元散三钱，包煎，鲜竹叶三十片，嫩桑枝二尺，切寸。先用活水芦笋二两，灯芯五分，同石膏粉先煎代水。(《通俗伤寒论·六经方药·清凉剂》) 治疗伏暑伤寒传胃而暑重湿轻者，用此方加连翘、牛蒡子辛凉透发。(《通俗伤寒论·伏暑伤寒》) 或春温伤寒，热势犹盛，斑疹隐隐者，用此方更增炒牛蒡子、大青叶各三钱，速透其斑疹。(《通俗伤寒论·春温伤寒》) 何秀山对本方给予了很高的评价，他说："胃为十二经之海，邪热传入胃经，外而肌腠，内而肝胆，上则心肺，下则小肠膀胱，无不受其蒸灼，是以汗热烦渴，皮肤隐隐见疹，尿短赤热，甚则咳血昏狂，但尚未散漫之浮热，未曾结实。故以白虎汤法辛凉泄热，甘寒救液为君，外清肌腠，内清脏脏。臣以芦笋化燥金之气，透疹而外泄；益元通燥金之郁，利小便而下泄。佐以竹叶、桑枝，通气泄热。使以荷叶、陈米，清热和胃。妙在石膏配薄荷拌研，既有分解热郁之功，又无凉遏冰伏之弊，较长沙原方尤为灵活。此辛凉甘寒，清解表里三焦之良方。"(《通俗伤寒论·六经方药·清凉剂》)

本方是在白虎汤中加入了辛凉疏透的薄荷，通经络的桑枝，泄热邪的芦笋、竹叶，以及芳化清暑利湿的荷叶、益元散。长于治疗白虎汤证兼有暑湿者。

**8. 柴胡白虎汤** 出自俞根初《通俗伤寒论·六经方药》和解剂，组成为：川柴胡一钱、生石膏八钱（研）、天花粉三钱、生粳米三钱、青子芩钱半、知母四钱、生甘草八分、鲜荷叶一片。治疗伤寒兼疟中的暑湿疟。俞氏的经验是：暑疟，当先用蒿芩清胆汤清其暑；暑热化燥者，则用柴胡白虎汤清其燥。何秀山阐释方义说："柴胡达膜，黄芩清火，本为和解少阳之君药。而臣以白虎法者，以其少阳证少而轻，阳明证多而重也。佐以花粉，为救液而设。使以荷叶，为升清而用。合而为和解少阳阳明，寒轻热重，火来就燥之良方。"（《通俗伤寒论·六经方药·清凉剂·和解剂》）

本方是以天花粉易小柴胡汤中的人参、半夏、生姜、大枣，合白虎汤，加鲜荷叶而成，治疗少阳阳明并见之证。此方用于治疗高热有奇效，若长期发热如疟状，舌苔厚腻者，可仿吴有性达原饮法，加草果、厚朴、槟榔、苍术，也有良效。

**9. 白虎合黄连解毒汤** 出自《重订广温热论·验方》，组成为：生石膏八钱、白知母三钱、生甘草八分、粳米三钱、小川连一钱、青子芩二钱、生山栀三钱、川柏八分。治疗烦热错语不得眠者。（《重订广温热论·论温热本症疗法》）

本方在杂病中用于"火证"兼见白虎汤证者。治疗火证的主方是黄连解毒汤与三黄泻心汤，当此两个方证兼见心烦，口干渴，烦热，多汗者，则须合入白虎汤。

**10. 犀羚白虎汤与加味犀羚白虎汤（今名西羚白虎汤与加味西羚白虎汤）** 此两方出自《重订广温热论·验方》。犀羚白虎汤组成：生石膏六钱，白知母四钱，滁菊花三钱，钩藤钱半，生甘草六分，生粳米三钱（荷叶包煎），先用犀角（今用水牛角代替）一钱，羚角片钱半，煎汤代水。（《重订广温热论·验方》）治疗小儿温热，因燥火动风致痉，症见鼻窍无涕，目干无泪，面色苦憔，神昏痉厥等，用该方加瓜霜紫雪丹挽救之。（《重订广温热论·论小儿温热》）

加味犀羚白虎汤（今名加味西羚白虎汤）组成：白犀角（今用水牛角代替）一钱，羚角片钱半，生石膏八钱，知母四钱，生甘草八分，陈仓米三钱，荷叶包，白颈蚯蚓三支，陈金汁一两，甘罗根汁一瓢和匀同冲，上药先将犀、羚二味，用水四碗，煎成二碗，代水煎药。（《重订广温热论·验方》）治疗燥

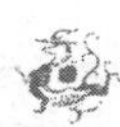

火之证，伏火内结，清透之而斑疹不显，反从下后而斑疹始透发者；或者透发不应者，用犀羚白虎汤加金汁、白颈蚯蚓、甘罗根汁等清火解毒。(《重订广温热论·燥火之症治》）何廉臣按云："此方凉血解毒，清热存津，不特透发斑疹，即火风发痉亦甚效。"

此两方给白虎汤增添了凉血息风的功能，用于白虎汤症见有营热动风证者。

**11. 加减白虎汤**　出自何廉臣《重订广温热论·验方》，组成为：生石膏八钱，白知母四钱，生甘草八分，鲜竹叶五十片，先用西瓜翠衣四两、鲜枇杷叶一两（去毛净剪去大筋），煎汤代水。(《重订广温热论》）治疗湿火之证，热重于湿，热汗时出，大渴引饮者，用此方清肺气，泄胃热。虚者，加西洋参。(《重订广温热论·湿火之症治》)

**12. 葱豉白虎汤**　载于《重订广温热论·验方》，组成为：鲜葱白三枚，淡香豉三钱、生石膏四钱、知母三钱、北细辛三分、生甘草五分、生粳米三钱(荷叶包)。用于伏温兼寒，发热重恶寒轻，烦躁、口臭证多，无汗恶寒证少等。(《重订广温热论·论温热兼症疗法·兼寒》)

本方是在白虎汤中加入了鲜葱白、淡香豉、细辛三味辛温药，治疗白虎汤证兼有表寒证者。

# 第六章
# 苦寒泻火解毒法及其代表方证

苦寒泻火解毒法是指用黄连、黄芩、大黄、栀子等苦寒药为主组方所形成的治法，具有清热泻火解毒的作用。代表方有泻心汤、大黄黄连泻心汤、黄连解毒汤、凉膈散、升降散、冬地三黄汤、黄连黄芩汤等。该法既可用于治疗温病热毒郁结气分或者血分的病证，也可用于治疗杂病中出现的火毒证。这一类方证可称为泻心汤类方证。

## 泻心汤、大黄黄连泻心汤、黄连解毒汤方证

**泻心汤**　出自《金匮要略·惊悸吐衄下血胸满瘀血病》第17条，组成为：大黄二两，黄连、黄芩各一两。上三味，以水三升，煮取一升，顿服之。其原条文谓："心气不足，吐血、衄血，泻心汤主之。"此方也称为三黄泻心汤。

**大黄黄连泻心汤**　出自《伤寒论》第154条，组成为：大黄二两，黄连一两。上两味，以麻沸汤渍之，须臾，绞去滓。分温再服。其原条文谓："心下痞，按之濡，其脉关上浮者，大黄黄连泻心汤主之。"

**黄连解毒汤**　出自《外台秘要方·论伤寒日数病源并方·崔氏方》，组成为：黄连三两，黄芩、黄柏各二两，栀子十四枚，擘。右四味，切，以水六升，煮取二升，分二服。忌猪肉、冷水。原文谓："前军督护刘车者，得时疾三日已汗解，因饮酒复剧，苦烦闷干呕，口燥呻吟，错语不得卧，余思作此黄连解毒汤方……余以疗凡大热盛，烦呕呻吟，错语不得眠，皆佳。传语诸人，用之亦效。此直解热毒，除酷热，不必饮酒剧者。此汤疗五日中神效。"

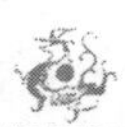

## （一）方证理论源流

刘渡舟先生考证认为：相传《汤液经》是殷商时代伊尹所著，三黄泻心汤出自《汤液经》。《史记》载西汉太仓公淳于意曾用此方治愈了“涌疝”之病，当时称此方为火济汤。张仲景《伤寒杂病论》将之取名为泻心汤，不仅用以治疗吐血、衄血，而且，别出心裁地去掉黄芩，变化出大黄黄连泻心汤，并改用麻沸汤渍泡，意在取两药苦寒之气，用以治疗火热痞，从而发展了三黄泻心汤的临床治疗。孙思邈《备急千金要方》记载有巴郡太守的三黄丸，将汤剂变为丸剂，用于治疗男子五劳七伤，消渴不生肌肉，妇人带下，手足寒热等证。这是三黄泻心汤临床应用的第三次变革。王怀隐等主编的《太平惠民和剂局方》进一步扩大了三黄丸的临床应用范围，治疗三焦积热之上焦有热，攻冲眼目赤肿，头项肿痛，口舌生疮；中焦有热，心膈烦躁，不美饮食；下焦有热，小便赤涩，大便秘结；五脏俱热，即生疮痍；及五般痔疾，粪门肿痛，或下鲜血，小儿积热等。从而发展了三黄丸三焦分证的治疗范围。(《刘渡舟医学全集》)

刘完素《黄帝素问宣明论方》载有大金花丸，由泻心汤加黄柏而成，用量用法为：黄连、黄柏、黄芩、大黄各半两，为末，滴水如小豆大，每服三十二丸，新汲水下。自利去大黄，加栀子。治中外诸热，寝汗咬牙，睡语惊悸，溺血淋秘，衄血，瘦弱头痛，并骨蒸肺痿喘嗽。去大黄，加栀子者，名曰栀子金花丸，又名既济解毒丸。(《黄帝素问宣明论方·热门》)

张璐《张氏医通·祖方》记载有三黄泻心汤及其类方近20首，其中大金花丸系黄连解毒汤加大黄而成，比刘完素《宣明论方》所载的大金花丸多栀子一味，主治“中满热极，淋秘尿血”。其中所谓的栀子金花汤与河间栀子金花丸组成相同，也同于黄连解毒汤，“治热毒内蕴”。

《医宗金鉴》也载有**栀子金花汤**，由黄连解毒汤加大黄而成，即泻心汤加黄柏、栀子，治疗“阳毒热极等证”“里实便硬当攻下者”。(《医宗金鉴·伤寒心法要诀·伤寒附法》) 此方比张璐栀子金花汤多大黄，实质上等于张璐的大金花丸。鉴于《张氏医通》所载的栀子金花汤与《医宗金鉴》所载的栀子金花汤同名而组成不同，为了避免混乱，我们将黄连解毒汤加大黄方称作《金鉴》栀子金花汤，或曰张璐大金花丸。又鉴于刘完素《黄帝素问宣明论方》大金花丸比张璐大金花丸少栀子，因此，我们将此丸称为河间大金花丸。

王士雄《温热经纬·方论》第九十四比较详细地记述了张璐所列举的三黄

泻心汤系列方，将之作为温病方进行了介绍。

杨璿《伤寒瘟疫条辨》用黄连解毒汤治疗瘟疫大热干呕，烦渴谵语，呻吟不眠者。并以黄连解毒汤或三黄泻心汤合升降散加减化裁，拟定出大、小复苏饮，大、小清凉饮，神解散，清化汤等治疗瘟疫的名方。

何廉臣《重订广温热论》载有三黄丸、三黄泻心汤，并以此两方加味，或与其他方合方而拟订出了一系列泻火解毒剂，如白虎合黄连解毒汤、黄连解毒合犀角地黄汤（今名黄连解毒合清热地黄汤）、拔萃犀角地黄汤（今名拔萃清热地黄汤）、犀角大青汤（今名西角大青汤）、十全苦寒救补汤、三黄枳术丸等。

余霖《疫疹一得》用黄连解毒汤合白虎汤、犀角地黄汤（今名清热地黄汤）制订出清瘟败毒饮，作为治疫主方，以一方加减，治疗疫疹五十余证。

## （二）方证特点及其在杂病中应用的机制

三黄泻心汤用大黄为君，苦寒泻火，《神农本草经》谓其“下瘀血，血闭寒热”；黄连、黄芩为臣，泻火解毒。三药配伍，重在泻火，因心主火，故名泻心汤。主治心气不定，吐血、衄血。用水煮，顿服。意在取其苦降厚沉之味，以清泻血分之热。

大黄黄连泻心汤用大黄、黄连各二两，《神农本草经》谓大黄“破癥瘕积聚，留饮宿食，荡涤肠胃，推陈致新，通利水谷，调中化食”；黄连泻心胃之火。二药合用，清热泻火，主治火热郁结所致的心下痞。用法以沸水渍泡，去滓分服。意在薄取其寒凉之气，以轻泻中焦无形郁热。

黄连解毒汤以黄连为君，清泻心经火毒，兼泻胃火；黄芩清泻肺经火热；黄柏清泻肾经下焦之火，栀子通泻三焦郁火。四味苦寒药相配伍，清热泻火、解毒燥湿作用大为增强，故可治疗非胃肠燥屎内结，而郁火内盛的错语等证。

《金鉴》栀子金花汤与张璐大金花丸由黄连解毒汤更加大黄组成，既能泻火解毒，又能通腑泻热，是“泻心汤四方”中泻火解毒力量最强的方剂，故能治疗张璐所说的“中满热极，淋秘尿血”证，或《医宗金鉴》所谓“阳毒热极”“里实便硬当攻下”之证。

以上“泻火解毒四方”就泻火作用而言，以《金鉴》栀子金花汤力量最强，可谓之泻火重剂；黄连解毒汤力量较轻，可谓之泻火轻剂；三黄泻心汤力量居其中，可谓之泻火中剂；大黄黄连泻心汤用泡服法，力量较缓，可谓之泻

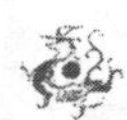

火缓剂。

泻心汤类方四首组成精良，性味单纯，单刀直入，力专效宏，是直折火热，清降火邪，治疗火证的最直接、最有效的方剂。

“泻火解毒四方”的证：前人原治证：吐血，衄血，心下痞，烦呕呻吟，错语，不得眠，二便不通之溺疝，中满热极，淋秘尿血，阳毒热极里实便硬，以及上、中、下三焦之火热证。

从临床实际考察，火证还可见心烦急躁，口苦口臭，疔疖疮疡，头痒，头皮出油，脱发，身痒体臭，口秽喷人，火郁阳痿，火郁早泄等。

方证的特征性证：舌红赤，苔黄，烦躁，口苦口臭，便秘尿赤。

由于现今人们工作紧张，竞争激烈，五志易化火；饮食结构转变为肉食为主，嗜酒者也愈益增多，容易导致胃肠积热。因此，临床上火证越来越多，“泻火解毒四方”可以广泛地用于各科杂病中出现的火证。

## （三）用治杂病举例与体会

先师刘渡舟先生对于泻心汤类方以及火热证有深入的研究，他曾撰《火证论》一文，专论火证的治疗。其临证泻火首推三黄泻心汤，对此方的应用积累了丰富的临床经验。我在跟随刘老上门诊时，亲眼见其以精炼的三黄泻心汤、黄连解毒汤治疗疑难重证，屡起沉疴。在跟随刘老学习以前，由于我对叶桂、吴瑭的临床手法比较熟悉，而叶、吴二氏临证用药以轻清为长，很少重用三黄解毒之品。受其影响，我在临床上几乎不单纯使用三黄泻心汤或黄连解毒汤。在跟刘老临床中，发现其不管什么病，只要认证为火热，就率先用三黄泻心汤、黄连解毒汤，泻火解毒以治之，方大开眼界，茅塞顿开，认识到了泻心汤、解毒汤的非凡疗效。其中有 3 个病例对我教育最深：一例是一位莱姆病（Lyme disease）患者，女性，40 多岁，北京某医院起初诊断为格林 - 巴利综合征（Guillain - Barre Snydrome，GBS），最后确诊为莱姆病（Lyme disease）。曾多次住院治疗。患者周身疼痛难以忍耐，肌肉极其无力，异常疲倦，患者自觉有痿痱之虑，精神已经倒溃。曾请几位名医治疗，所用处方多为补气、益肾、活血、通络方，丝毫无效。后来转请刘老诊治，刘老视舌、诊脉后，断然处以三黄泻心汤。此后，或以三黄泻心汤，或以黄连解毒汤，或以白虎汤化裁，始终不离泻火解毒，坚持治疗近一年，患者竟然痊愈，至今能照常上班。我细细琢磨患者的症状，虽然肌肉无力，疲惫异常，但舌赤苔腻，口臭，皮肤散发油脂秽臭，二便臭秽，因长期使用抗生素，体内菌种失调而致口腔溃疡、阴道霉菌感染，因多服温补，专食营养之品而内热丛生。虚弱之症是标，而火毒之症是本。刘老察微知著，独识火证，委泻心、解毒、白虎以重任，故能使如此大证重病全然治愈。另一例是一位中风患者，男性，60 多岁，中风恢复期，舌蹇言语不清，右侧肢体瘫痪不能动，周身疲乏无力，前医用补气活血药，效果不明显。刘老望舌诊脉后，处三黄泻心汤合黄连解毒汤为方，另外间服安宫牛黄丸。坚守泻火一法治疗半年多，患者语言清利，瘫痪肢体恢复正常功能而愈。刘老把这种类型的中风称为"火中"，并认为火能上冲高巅，旁走四肢；火能焦骨灼筋，伤阴耗液，煎血损络；火能生风；火能生湿；火能生痰等等。火是导致中风患者表现为种种复杂症状的主要原因。第三例是一位过敏性皮炎患者，面部红赤，肿胀，瘙痒，脱皮，曾用消风散、当归饮子等方，无丝毫疗效，转请刘老诊治，刘老诊脉视舌，断然处三黄泻心汤加味，结果 1 剂大便通畅，面肿、痒痛立消。以上病例使我深刻认识到泻心汤、黄连解毒汤剂的重要性。自此我开始转变观念，按照刘老的手法，单刀直入，使用泻心、黄连解毒剂治疗火证，有了不少新的体会。

为了使后学者能够和我一样感悟"泻心汤四方"的特殊作用以及刘渡舟先生论治火证的经验，此详细介绍刘老应用三黄泻心汤法的有关经验如下。

第一，用于治疗火热痞：王某某，女，42 岁。1994 年 3 月 28 日初诊。患者心下痞满，按之不痛，不欲饮食，小便短赤，大便偏干，心烦，口干，头晕耳鸣。西医诊为"植物神经功能紊乱"。其舌质红，苔白滑，脉来沉弦小数。此乃无形邪热痞于心下之证，治当泄热消痞，与大黄黄连泻心汤法：大黄 3g，黄连 10g，沸水浸泡片刻，去滓而饮。服 3 剂后，则心下痞满诸症爽然而愈。(《刘渡舟临证验案精选》)

第二，用于治疗狂躁证：黄某某，男，42 岁。因家庭夫妻不和睦，情志受挫，发生精神分裂症。数日来目不交睫，精神亢奋，躁动不安，胡言乱语，睁目握拳，作击人之状。口味秽臭，少腹硬满，大便 1 周未行。舌苔黄厚而干，脉来滑大有力。辨为火郁三焦，心胃积热之发狂，方用：大黄 8g，黄连 10g，黄芩 10g。连服 3 剂，虽有泻下，但躁狂亢奋之势仍不减轻。病重药轻，遂将原方大黄量增至 12g，泻下块状物与结屎甚多，随之神疲乏力，倒身便睡，醒后精神变静，与前判若两人，约 1 周恢复正常。(《刘渡舟临证验案精选》)

第三，用于治疗脱发：余某某，男，42 岁。患脂溢性脱发，每日晨起枕头旁落发成片，用梳子梳头时头发脱落更多，头顶部毛发稀疏见秃。头皮瘙痒难

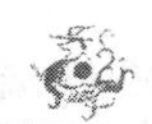

忍，以手指搔而嗅之，有一股难闻的臭味。舌质红绛，脉数。辨为心火上炎，血不荣发。处方：大黄6g，黄连6g，黄芩6g。3剂。服药后小便色黄如柏汁，大便泻利，热从二便而去，从此头皮痒止而发不再落。(《经方临证指南》)

第四，用于治疗鼻衄、齿衄：孙某某，男，62岁。经常性鼻衄，已6年未愈。近日鼻衄又发，出血量较多，伴心烦不眠，心下痞满，小便色黄，大便秘结，舌质发紫、舌尖红赤，脉弦数。此心胃火炽，上犯阳络而致衄。处方：大黄6g，黄连6g，黄芩6g。用滚开沸水将药浸渍，代茶饮服，1剂而愈。(《刘渡舟医学全集》)

刘某，女，30岁。齿衄半个多月，心烦，夜寐多噩梦，小便黄赤。舌质红，苔薄黄，脉滑。以泻心火为先。处方：大黄6g，黄连6g，黄芩6g。2剂。服药后小便黄色加深而味浓，随之衄血明显减少。此热从小便而去，改用清胃滋阴之法：生石膏15g，知母9g，竹叶10g，粳米10g，玄参12g，生地黄10g，龙骨10g，牡蛎10g，炙甘草6g。4剂后，诸症皆消。(《经方临证指南》)

第五，用于治疗牙痛：吕某某，男，54岁。与妻子争吵之后，火气上攻，牙痛腮肿，吟痛之声闻于房外。视其牙龈红肿，舌质红而苔黄，脉弦大有力。询知大便已2天未解。处方：大黄9g，黄连9g，黄芩9g。沸水泡服，1剂后大便日泻4次，牙痛立释。(《经方临证指南》)

第六，用于治疗眩晕：王某，男，41岁。患高血压病多年，久服复方降压片、降压灵等药，血压一直未能控制，近日因生气而血压上升至190/130mmHg。自述头目晕眩，如坐舟车，而且心烦急躁特甚，有时彻夜不眠，口渴欲凉饮，舌红，苔黄糙老，脉弦滑数而有力。病情加重后曾多方求治未效。索取前方观之，尽为平肝、息风、潜阳之剂。思之良久，断为阳亢火盛动风之证，乃处大黄黄连泻心汤：大黄9g，黄连9g，黄芩9g。水煎煮令服3剂。服后大便溏泻，但心烦减轻，且能入睡。继服2剂，诸证皆轻，血压降至150/110mmHg。[北京中医学院学报，1987，(3)：34]

第七，用于治疗中风火中：赵某，男，62岁。右半身偏废，不能活动，血压180/120mmHg。头目眩晕，心烦少寐，脉来洪大，舌黄而干，问其大便已五日未下。此证属于《黄帝内经》所谓“阳强不能密，阴气乃绝”之病机。舌红脉大为阳气盛，心烦少寐为阴气虚。阴虚则不能制阳，则使阳气上亢，故血压高而头目眩晕；阴虚则生内热，是以苔黄而大便秘结不通。阴虚阳盛，火灼血脉，血液不濡，焦骨伤筋，所以右半身不遂。此证形似中风，医多囿于旧说，或用祛风燥湿药，或用补阳还五汤等温药，不但无效，反助阳伤阴而使病情恶化。治当泻火清热，釜底抽薪，保存阴血，抑其阳亢之势。则火敛风息，血脉调和，阴平阳秘，其病立效。方用：《金鉴》栀子金花汤：黄连10g，黄芩10g，黄柏10g，栀子10g，大黄6g。此方服至第2剂，则大便畅通，心中清凉，入夜得寐，头晕大减，血压降至150/100mmHg，右半身出现似能活动之反映。转方减去大黄，改用黄连解毒汤加减出入，治约一月之久，右半身不遂已愈，血压正常眠食俱佳，从此病瘳。(《刘渡舟医学全集》)

姜某某，男，66岁。左身偏废，而手拘急难伸。血压200/120mmHg，头目眩晕，心烦不寐，性情急躁易怒，大便秘结，小便色黄。脉来滑数，舌体歪斜，舌质红绛少苔。余辨证属阳亢火动，火动伤阴，火热生风，旁走肢体，而有半身不遂。治当泻阳强之热，以达到凉血息风之目的。处方：大黄5g，黄连10g，黄芩10g。服药5剂，大便畅通，头目清，心中烦乱顿释，血压降至170/100mmHg。惟左手之挛急未愈。转方用：白芍40g，炙甘草15g，羚羊角粉1.8g(分冲)。服后左手挛急告愈。(《刘渡舟医学全书》)

高某某，男，59岁。1992年2月19日初诊。3个月前，因高血压中风，左半身不遂，左面颊麻木，肩臂不能上举，强举则疼痛难忍。头目眩晕，血压200/100mmHg，曾服牛黄降压丸、复方降压片等药物，血压旋降旋升。其人身热有汗，痰涎咳吐不尽，小便色黄不畅，大便正常。舌苔黄腻，脉来沉滑。根据上述脉证，辨为“火中”生痰，痰热阻滞经络，气血运行不利。方用：黄连6g，黄芩6g，茯苓30g，枳壳10g，半夏20g，风化硝10g，天竺黄15g，竹沥水5匙。服药5剂，泻出黯红色黏液颇多，顿觉周身轻爽，血压降至140/88mmHg，小便随之畅利。药已中病，原方加钩藤15g，羚羊角粉0.9g（分冲），生姜汁两匙。服20余剂，血压未再升高，左臂已能高举过头，咳吐痰涎之证蠲除。(《刘渡舟医学全集》)

第八，用于治疗痤疮：刘老用三黄泻心汤加栀子、连翘、枇杷叶、水牛角、玄参等，拟定一方曰承气解毒汤，治疗痤疮，用之颇效。此介绍我跟随刘老门诊时见到的实例一则如下：吴某某，女，31岁。面部泛发痤疮，色红赤，部分顶端有脓栓，微痒微痛。心烦，口苦，大便干结。舌红，苔黄，脉弦数。辨为心胃火盛，血分郁热证，用承气解毒汤加味。处方：大黄5g，黄芩10g，栀子10g，黄连10g，枇杷叶16g，连翘10g，紫花地丁10g，水牛角20g，玄参16g，赤芍10g。7剂。嘱忌食肉类高脂肪食品及辛辣食物。服药7剂，大便通畅，痤疮减少一半。如法继续服药14剂而愈。(作者新撰刘渡舟医案)

名医朱进忠先生用三黄泻心汤治过敏性紫斑，此介绍二案如下。

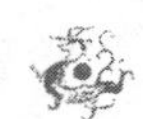

张某某，女，13岁。4个多月来，吐血衄血，尿血紫斑。医诊过敏性紫癜。先以西药治疗2个多月无效，继又配合中药凉血止血之剂亦不效。细审其证，全身紫斑，尤以下肢为甚，其斑在小腿片片相连，间有小的出血点，很少健康皮肤，鼻衄，牙衄，耳衄，尿血，便血，尿常规除大量红细胞外，并有尿蛋白（++），舌苔黄燥，舌红，脉滑数有力。综合脉证，诊为心胃实火，迫血妄行。治拟泻火解毒。处方：大黄6g，黄连10g，黄芩10g。服药4剂，出血停止，斑疹消退七八。当服至第8剂时，又发现少量鼻衄，加生地15g。服药8剂，诸症全消。为了巩固效果，又服土大黄叶、小蓟，适量，1个月，痊愈。

朱进忠自注云：……今证脉相参，实乃邪火有余，逼血妄行所致的吐衄、紫斑，故以泻心汤苦寒清泻，直折其热，使其火降血止。某医又云：余见其神疲气短，思其如此之虚，岂敢用大黄也？答曰：壮火食气，故令气短乏力，正如仲景《金匮要略》所说："心气不足，吐血，衄血，泻心汤主之。"［朱进忠．中医临证经验与方法．北京：人民卫生出版社，2003：334］

耿某某，男，6岁。衄血、便血、尿血、紫斑半年。医诊过敏性紫癜。先用西药治疗4个多月不效，继又配合中药清热凉血、凉血养阴治疗2个多月亦不效。细察其证，鼻衄齿衄，便血尿血，全身到处大片大片紫斑，血红蛋白5g/dl，面色青黄，舌苔黄燥，脉滑数有力。综合脉证，血红蛋白5g/dl当见脉虚大或沉细而今反见滑数有力者，实火也。热人血分者，舌当见舌质红绛少苔而今反见黄燥者，病在气分，心胃实火，迫血妄行也。治宜清心泻火。处方：黄连6g，黄芩6g，大黄4g。服药2剂，衄血、尿血、便血俱减。继服4剂，衄血、便血、尿血全止，精神、食欲大增，血红蛋白7g/dl。又服20剂，诸症全失，血红蛋白12g/dl。后果愈。

朱进忠自注说：……某医云：如此重症竟敢用黄连、黄芩、大黄，且又停用其他药物而取效，吾甚不解也？答曰：大黄、黄连、黄芩者，仲景之泻心汤也。其所用者，"心气不足，吐血，衄血"证也……？经过数十年的玩味，始知当心气不足而又心胃火旺者，但用微量之泻火药即可效如桴鼓也。今所治者，血红蛋白仅5g/dl可谓之虚，然又有心胃之火炽，故但予大黄、黄连、黄芩即可取效。至于为什么禁用其他任何药物，为排除各种干扰因素也。［朱进忠．中医临证经验与方法．北京：人民卫生出版社，2003：482］

我遵从刘渡舟先生的经验，临床上应用三黄泻心汤、黄连解毒汤、《金鉴》栀子金花汤治疗疑难怪病，治验医案颇多。此仅介绍三例如下。

大腿发凉：韩某某，男，50岁。2005年3月29日初诊。半年以来自觉两大腿前侧面发凉，往外冒凉气，并感到大腿有咕咚一声、咕咚一声的凉气冲动音。胃脘也觉冷风嗖嗖，冒凉气不断，睾丸发黏发湿。半年来四处寻找名医治疗，所用处方几乎全是黄芪剂、附子剂，但无一方有效。诊时见患者体格健壮，颜面红赤，额部冒汗，目赤、炯炯有神，大便干燥，口干。舌红赤，苔黄燥，脉沉弦滑大略数。据脉舌辨为火证，诸凉感均由火郁阳气不伸所致。用三黄泻心汤、白虎汤化裁，处方：黄连8g，黄芩10g，酒大黄5g，生栀子10g，生石膏50g（先煎），知母10g，炙甘草10g。7剂。2005年4月5日二诊：服药自觉上部火热之气顿消，脚已变暖，大腿已经不凉，腿部吹凉风、冒凉气感、咕咚声随之消失，睾丸潮湿明显减轻。唯小腿外侧仍微怕凉，面赤红，鼻子根部发红、蜕皮，头皮屑颇多、瘙痒，大便仍然偏干，两日一次。脉滑数，舌红赤，苔偏黄。仍用上法，处方：生大黄10g，黄芩10g，黄连6g，栀子10g，生石膏40g，知母10g，炙甘草6g。7剂。2005年4月12日三诊：服药第一天排出黑色稀便甚多，臭秽喷人，第二天大便转为正常，腿凉随之消失，睾丸潮湿痊愈。唯左侧胸部至胁下胀痛。脉弦滑略数，舌红赤，苔薄黄。改用大柴胡汤法，处方：柴胡24g，黄芩10g，白芍10g，枳实10g，生大黄10g，生姜6g，大枣7枚。7剂。胸胁痛等症痊愈。

臀以下冰冷：董某某，男，65岁。2006年3月7日初诊。患者自觉臀部、两髋冰冷往外冒凉气，从臀部向下延至大腿后侧也冰冷难忍，右腿为重。睾丸潮湿，阴茎睾丸发凉。四肢发胀，做较强运动则汗出，汗液冰冷，汗后全身发凉。曾多处求医诊治，观前医所用处方均为温阳祛寒、补气升阳方，其中一方附子用30g，黄芪用60g，但毫无效果。舌红赤，苔黄，脉滑大略数。患者自述多年前在黑龙江居住，一年冬天曾在野外雪地工作受寒，认为臀以下冰冷可能与此有关。根据病史脉舌，辨为大青龙汤证，处大青龙汤原方3剂，嘱患者服药后多饮热水并覆被发汗。2006年3月11日二诊：如法服药后，汗出，臀部下肢冰冷有所减轻，但效果不明显。脉仍滑大略数，舌仍红赤。细细询问，大便不干，但小便发黄，气味浊臭，眼睛干涩，口气秽浊。从火郁阳遏、火郁生寒考虑，改用三黄泻心汤法，处方：黄连8g，黄芩10g，酒大黄5g。3剂。2006年3月14日三诊：服药1剂，痛快地泻大便一次，排出臭秽大便颇多，臀、髋、大腿后部冰冷顿时变温，第二天大便正常，臀部向下温暖，四肢胀消。上方加生栀子10g，黄柏10g。6剂。臀以下冰冷告愈。

前列腺炎：董某某，男，32岁。2005年3月29日初诊。患者素有前列腺炎，最近因长时间开车疲劳后病情加重，自觉肛门与睾丸之间胀痛，大腿根部

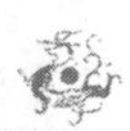

牵扯性疼痛，大便时尿道滴出白色液体，性功能减退，有时阴茎不能勃起，早泄，心烦急躁。脉弦滑略数，舌红赤而干，苔黄白相兼。从火证论治，用《金鉴》栀子金花汤合当归贝母苦参丸化裁，处方：黄连 8g，黄芩 10g，酒大黄 5g，黄柏 10g，栀子 10g，浙贝母 10g，苦参 10g，当归 10g。7 剂。2005 年 5 月 28 日二诊：因服药有效，患者遂自行取 14 剂，共服用 21 剂，肛门与睾丸间疼痛消失，大便时尿道不再滴白。诊脉弦长大滑，舌红，苔薄白。守法用上方合龙胆泻肝汤化裁，处方：黄连 8g，黄芩 10g，酒大黄 5g，黄柏 10g，栀子 10g，浙贝母 10g，苦参 10g，当归 10g，龙胆草 8g，柴胡 12g，生地黄 10g，通草 3g，车前子 10g，泽泻 10g，地龙 10g。7 剂。患者自觉此方服后周身爽快，遂自行取药服 30 剂，不仅前列腺炎得到控制，而且性功能也恢复正常，阳痿、早泄痊愈。

### （四）有关问题的讨论

**关于吴瑭温病忌用苦寒之说**　吴瑭《温病条辨·中焦篇》第 31 条自注提出："举世皆以苦能降火，寒能泄热，坦然用之而无疑，不知苦先入心，其化以燥，服之不应，愈化愈燥。宋人以目为火户，设立三黄汤，久服竟至于瞎，非化燥之明征乎？吾见温病而恣用苦寒，津液干涸不救者甚多，盖化气比本气更烈。"在这里，吴氏提出：黄连、黄芩等苦寒药易化燥伤阴，温病燥热阴伤，不得纯用苦寒。在《温病条辨·上焦篇》第 15 条，吴氏有清营汤去黄连之法："去黄连者，不欲其深入也。"认为上焦营热证用黄连有引邪深入之弊。这是强调温病早期不得用黄连苦寒药泻火，认为苦降有引邪深入的可能。可见，吴瑭在温病中用苦寒药是十分谨慎的，认为苦寒药既苦燥伤阴，又易引邪深入。吴瑭的这些认识与叶桂治疗温病主张轻灵轻清的学术观点一脉相承。在叶氏之前，虽然有刘完素、吴有性等人治疗温病的经验，但是，这些医家所建立的方法或者没有完全脱离伤寒学的束缚，或者过于苦重，并不适应四时温病临床辨治的需要。因此，他根据四时温病的临床特征拟定了辛凉轻剂、甘寒滋阴、清营透转等一系列行之有效的治疗方法。吴瑭继承叶学，也主张轻清治温，慎用苦泻。虽然《温病条辨》有黄芩黄连汤、冬地三黄汤等方，但均不是纯粹的苦寒之剂。吴氏强调的是，对于易于化燥伤阴的温病，或者温病阴伤生燥之证，或者四时温病的早期，应该慎用或忌用苦寒药。应该说，吴瑭的认识有合理的一面。但是，如果疾病的种类不同，其发病过程有典型的火热之证，如泻心汤证、黄连解毒汤证、栀子金花汤证等，就不能拘泥于吴瑭之说而不用苦寒之剂。

# 凉膈散方证

**凉膈散** 出自《太平惠民和剂局方·治积热》，由川大黄、朴硝、甘草各二十两，山栀子仁、薄荷叶、黄芩各十两，连翘二斤半组成。上粗末，每二钱，水一盏，入竹叶七片，蜜少许，煎至七分，去滓，食后温服。小儿可服半钱，更随岁数加减服之，得利下住服。治大人、小儿脏腑积热，烦躁多渴，面热头昏，唇焦咽燥，舌肿喉闭，目赤鼻衄，颔颊结硬，口舌生疮，痰实不利，涕唾稠黏，睡卧不宁，谵语狂妄，肠胃燥涩，便溺秘结，一切风壅，并宜服之。

## （一）方证理论源流

刘完素《黄帝素问宣明论方》载凉膈散，一名连翘饮子，治伤寒表不解，半入于里，下证未全；下后燥热怫结于内，烦心懊侬，不得眠，脏腑积热，烦渴头昏，唇焦咽燥，喉闭目赤，烦渴口舌生疮，咳唾稠黏，谵语狂妄，肠胃燥涩，便溺秘结，风热壅滞，疮癣发斑，惊风热极，黑陷将死。凉膈散方：连翘一两，山栀子半两，大黄半两，薄荷叶半两，黄芩半两，甘草一两半，朴硝一分。右为末，每服二钱，水一盏，蜜少许，去滓，温服。（《黄帝素问宣明论方·伤寒门》）

另外，刘完素《素问病机气宜保命集》载有桔梗散，由薄荷、黄芩、甘草、山栀各一钱，桔梗半两、连翘二钱组成。（《素问病机气宜保命集·解利伤寒论第十三》）即凉膈散去朴硝、大黄，加桔梗。后世称此方名刘氏桔梗汤，用于治疗风温暑风，热郁上焦之证。王士雄将刘氏桔梗汤称作清心凉膈散，载入《温热经纬·方论》中作了重点介绍。

俞根初《通俗伤寒论》用刘氏桔梗汤去黄芩，合葱豉汤，名葱豉桔梗汤，主治温病表郁证。何秀山对本方给予了很高的评价，他在按语中写道：“《肘后》葱豉汤，本为发汗之通剂，配合刘河间桔梗汤，君以荷、翘、桔、竹之辛凉，佐以栀、草之苦甘，合成轻扬轻散之良方。善治风温风热等初起证候，历验不爽。惟刘氏原方，尚有黄芩一味，而此不用者，畏其苦寒化燥，涸其汗源也。若风火证初起，亦可酌加。”（《通俗伤寒论·六经方药·发汗剂》）

余霖《疫疹一得》十分推崇刘氏桔梗汤，认为此方可退胸膈及六经之热，

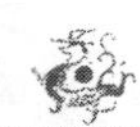

确系妙方；并倡导再加重用石膏，直入肺胃，先捣其窝巢之害，以之专治疫疹初起之证。

杨璿《伤寒温疫条辨》于凉膈散加酒炒白僵蚕三钱，全蝉衣十二只，广姜黄七分，小川连二钱，名**加味凉膈散**，作为“温病主方”广治温病。如其所说：“余治温病，用双解，凉膈愈者，不计其数。若病大头，瓜瓤等温，危在旦夕，数年来以二方救活者，屈指以算百余人，真神方也。”（《伤寒瘟疫条辨·医方辨》）

## （二）方证特点及其在杂病中应用的机制

凉膈散方重用连翘清热解毒兼以清心透邪，配黄芩、山栀苦寒泻上焦之火。妙在配辛凉之薄荷向上向外透散郁热；合调胃承气汤加大黄、芒硝、甘草荡涤胸膈郁热使之从大肠而下；用竹叶导热从小便而出。另外，配白蜜缓和硝、黄苦泻之性。其组方特点在于用翘、芩、栀清热泻火的同时，配薄荷透散，硝、黄、竹叶导下热邪。

《医宗金鉴·删补名医方论》集注汪昂曰：“此上中二焦泻实火药也。以连翘、黄芩、竹叶、薄荷散火于上，而以大黄、芒硝之猛烈，荡热于中，使上升下行，而膈自清矣。用甘草、生蜜者，病在膈，甘以缓之也。”汪昂的解释非常精辟，深刻地揭示了本方的特点。临床应用此方时，如无大便干结者，可去芒硝，但不可去大黄，因配用大黄的目的不在于攻逐大肠热结，而在于使中上焦郁热从肠腑下行而外出。

杨璿的加味凉膈散是在凉膈散中合入升降散并加黄连，因此，加味凉膈散清泻郁火的作用更强。

凉膈散的证：前人原治证：据《太平惠民和剂局方》记载有：大人、小儿脏腑积热，烦躁多渴，面热头昏，唇焦咽燥，舌肿喉闭，目赤鼻衄，颔颊结硬，口舌生疮，痰实不利，涕唾稠黏，睡卧不宁，谵语狂妄，肠胃燥涩，便溺秘结，一切风壅等。刘完素《黄帝素问宣明论方》伤寒门用治伤寒表不解，半入于里，下证未全；下后燥热怫结于内，烦心懊侬，不得眠，脏腑积热，烦渴头昏，唇焦咽燥，喉闭目赤，烦渴口舌生疮，咳唾稠黏，谵语狂妄，肠胃燥涩，便溺秘结，风热壅滞，疮癣发斑，惊风热极，黑陷将死等。

方证的特征性证：心烦如焚，唇焦咽燥，口舌生疮，便秘尿赤。

杂病火郁而见的凉膈散证者可用本方治疗。

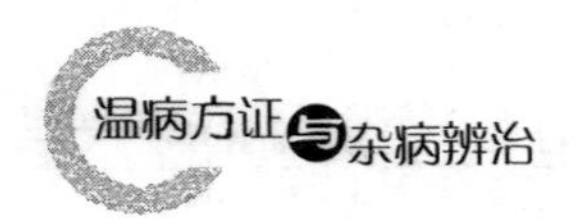


## （三）用治杂病举例与体会

我在临床上常用凉膈散治疗各种火郁证，如郁火郁结胸膈引起的心烦失眠；郁火犯肺所致的咳喘；火中半身不遂，言语障碍；火毒引起的各种皮肤病，外科痈疡疖肿等。此介绍验案二例如下。

中风：山本某某，男，59岁。经理。2001年12月20日在温泉度假时，晚上泡温泉两次，喝多量清酒，第二天清晨再次泡温泉时，突然中风，急送某医院，诊断为“脑梗死”，经住院治疗病情平稳，进入恢复期后出院。出院后右侧肢体运动障碍，走路不稳，语言障碍，吐字不清，头痛，血压偏高，大便偏干。因惦记公司工作，急于恢复后上班而心情烦躁，易怒。希望中药治疗。诊脉弦滑而数，舌红赤偏绛，苔黄。从血分心膈火热考虑，辨为凉膈散与犀角地黄汤（今名清热地黄汤）证，处方：生大黄3g，生山栀6g，黄芩6g，连翘6g，薄荷3g，竹叶3g，生地黄10g，赤芍6g，牡丹皮6g，丹参6g，钩藤6g。7剂。此方服一周，烦躁、头痛减轻，大便通畅，自觉很舒服。患者遂自己与药局药剂师联系，坚持服用此方3个月，肢体与言语障碍恢复而告愈。

痤疮：李某，女，20岁。2004年10月28日初诊。患者面部痤疮一年余，以面颊为主，右侧为重，皮损色红赤，面也红。大便干结如羊粪球，2～3日一次，小便黄，口渴欲饮，月经前痤疮加重，经血黯，痛经。舌红，苔黄白相兼略厚腻，脉弦滑。辨为凉膈散证，处方：生大黄10g，芒硝6g（分冲），黄芩10g，焦山栀10g，连翘15g，薄荷10g（后下），竹叶10g，炙甘草6g，枳实14g，厚朴14g。7剂。2004年11月5日二诊：上方服1剂，泻下大量积粪，色黑秽臭。服药期间大便通畅，每日1次，停药后又便秘。痤疮大部分消退，再未出现新生者。口干渴欲饮，月经将至，开始痛经。舌偏红，苔黄白相兼，根部腻，脉弦滑略数。上方减芒硝、枳实、厚朴，加炙枇杷叶16g，生地黄10g，赤芍10g，白芍10g，玄参30g，牡丹皮10g，桃仁10g，当归10g，苍术6g，生石膏40g（先煎）。7剂。服药后月经通畅，痛经消失，痤疮进一步消减。用二诊方减当归、白芍、生石膏，加皂角刺6g，继续治疗两周痤疮全部消退而愈。（此为王建红治验案）

刘完素对本方的应用比较特殊：加桔梗、荆芥穗治疗咽喉痛、涎嗽；加半夏、生姜治疗咳嗽而呕吐；加当归、芍药、生地黄治疗治疗衄血、呕血；加滑石、茯苓治疗淋证；加川芎、石膏、防风治疗风眩；加葛根、荆芥穗、赤芍、

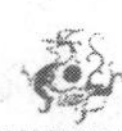

川芎、防风、桔梗治疗酒毒。(《黄帝素问宣明论方·伤寒门》)

《医宗金鉴》用凉膈散广泛地治疗各科疾病，如杂病用其治疗刘完素所谓的“七情过激，五志之火内发，则令人昏倒无知，筋骨不用”的类中风火中证；(《医宗金鉴·杂病心法要诀·类中风》)幼科用其治疗热极生风所致的急惊风，(《医宗金鉴·幼科心法要诀》)以及火邪刑金，肺热引起的“火喘”，如“火喘”由于胃热引起者，用凉膈散合白虎汤，名凉膈白虎汤，(《医宗金鉴·幼科心法要诀》)另外也用凉膈白虎汤治疗食热痰积，上冲作喘，属于火炎肺金之喘者；(《医宗金鉴·痘疹心法要诀》)外科用其治疗“面发毒”在面上颊车骨间，唇焦口渴，便燥者；(《医宗金鉴·外科心法要诀》眼科用芒硝、大黄、车前子、黑参、黄芩、知母、栀子、茺蔚子组方，也叫凉膈散，治疗睑硬睛疼，缘于膈中积热，肝经风毒，上冲于目者。(《医宗金鉴·眼科心法要诀》)

《医宗金鉴·删补名医方论》载：“古方用凉膈散居多，本方加菖蒲、远志，名转舌膏，治心经蕴热。加青黛、蓝根，名活命金丹，治肝经风热。”

临床报道用凉膈散治疗杂病的验案有三叉神经痛、脑鸣、重舌、口疮、慢性咽炎、慢性鼻窦炎、丹毒、脓疱疮、带状疱疹等。

## 升降散方证

**升降散** 原名赔赈散，出自陈良佐《二分析义》，制方人不详。杨璿将之更名为升降散，收载于《伤寒温疫条辨》。组成为：白僵蚕（酒炒）二钱，全蝉蜕（取土）一钱，广姜黄（去皮）三分，川大黄（生）四钱。称准，上为细末，合研匀。病轻者分四次服，每服一钱八分二厘五毫，用黄酒一盅，蜂蜜五钱，调匀冷服，中病即止。病重者，分三次服，每服重二钱四分三厘三毫，黄酒盅半，蜜七钱五分，调匀冷服。最重者，分二次服，每服三钱六分五厘，黄酒二盅，蜜一两，调匀冷服。胎产亦不忌。炼蜜丸，名太极丸，服法同前，轻重分服，用蜜、酒调匀送下。

杨璿将此方列为治疫15方之总方，主治温病，表里三焦大热，其证不可名状者。

### （一）方证理论源流

学术界普遍将升降散称为杨璿升降散，认为此方出自于杨璿之手。其实，该方并非杨氏首订，而是从陈良佐《二分析义》中辑录而来。《伤寒瘟疫条辨》升降散方下按云："是方不知始于何氏，《二分析义》改分量服法名赔赈散，用治温病，服者皆愈。又名太极丸，余更其名曰升降散。"可见，杨璿本人已经明确地指出此方来源于《二分析义》而非自己制定。吕心斋《温疫条辨摘要·补遗诸方》指出，《二分析义》中载有代天靖疫饮子三方，杨璿《伤寒瘟疫条辨》仅录第一方，命名为清化汤；有清心驱疫饮子三方，也录第一方，取名神解散。《松峰说疫》载：《二分析义》中有赔赈散一方，用治三十六般热疫。又有大、小复苏饮子，大、小清凉饮子，涤疫散，靖疫饮子，驱疫饮子等方，总以黄连为君。我曾在中国中医研究院图书馆查到《二分析义》的两个版本，一种名《赔赈散论说》，扉页作《二分析义》（山阴陈良佐愚山著，萧山金石文左鱼校，绍城张文星斋刻字店藏版）；一种名《集验神效方汇刻》，其中有《陈愚山先生二分析义论说》一集（陈良佐著，金石文校，同治七年戊辰荣寿堂梓）。金石文为《赔赈散论说》作序指出："山阴陈愚山先生订热疫证方药，甚平常而功效神速，因名赔赈散，又曰'二分析义'，以热疫多在春分之后，秋分之前也。"陈良佐于《二分析义》赔赈散方后自注云："以赔赈散命名者，窃谓岁饥有赈犹赈济之，不可无此药以赔之，故曰赔赈散，散者散也，望仁人君子量力施济散给于人，俾得寿世之意也。"该书中共载治疫方11首，杨璿《伤寒瘟疫条辨》辑录陈氏赔赈散易名为升降散，又将陈氏大清凉涤疫方加黄芩、栀子易名小清凉散；神效靖疫饮第一方加栀子易名清化汤；神效驱疫饮第一方易名神解散；大、小复苏饮仍用原方原名；芳香饮由神效靖疫饮第二方加减而成。另有神效靖疫饮第三方，神效驱疫饮第二、三方未曾选录。

杨璿将赔赈散更名为升降散的理由有二：一是取意于本方的功效，如他说："盖取僵蚕、蝉蜕，升阳中之清阳；姜黄、大黄，降阴中之浊阴，一升一降，内外通和，而杂气之流毒顿消矣"。二是仿照刘完素双解散"双解"之意，如其所云："余将此方传施亲友，贴示集市，全活甚众，可与完素双解散并驾齐驱耳。名曰升降，亦双解之别名也。"

### （二）方证特点及其在杂病中应用的机制

杨璿对本方分析云："是方以僵蚕为君，蝉蜕为臣，姜黄为佐，大黄为使，米酒为引，蜂蜜为导，六法俱备，而方乃成。窃尝考诸本草，而知僵蚕味辛苦气薄，喜燥恶湿，得天地清化之气，轻浮而升阳中之阳，能胜风除湿，清热解

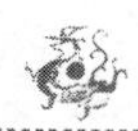

郁，散逆浊结滞之痰，辟一切怫郁之邪气。蝉蜕气寒无毒，味咸且甘，为清虚之品，能祛风而胜湿，涤热而解毒。姜黄气味辛苦，大寒无毒，祛邪伐恶，行气散郁，能入心脾二经建功辟疫。大黄味苦，大寒无毒，上下通行，盖亢甚之阳，非此莫抑，苦能泻火，苦能补虚，一举而两得之。米酒性大热，味辛苦而甘，上行头面，下达足膝，外周毛孔，内通脏腑经络，驱逐邪气，无处不到；且和血养气，伐邪辟恶。蜂蜜甘平无毒，其性大凉，清热润燥，而自散温毒也。全方僵蚕清化而升阳，蝉蜕清虚而散火，姜黄辟邪而靖疫，大黄定乱以致治，酒引之使上行，蜜润之使下导。补泻兼行，无偏胜之弊，寒热并用，得时中之宜。”

从杨璿所论可知，升降散用僵蚕、蝉蜕清轻升散以疏透郁热，用姜黄、大黄解毒泄火降浊。一升一降，可使热毒升散降泄而外出。本方服法比较特殊，根据病情轻重，酌加黄酒一盅至二盅，蜂蜜五钱至一两，调匀冷服，意在行药力而反佐姜黄、大黄苦寒之性。

从现代临床用药经验来看，姜黄辛苦温，破血行气，通经止痛，与苦寒清热、泻火解毒、活血祛瘀的大黄相配伍，可以泻火解毒，化瘀通络；僵蚕祛风散结、通络止痛，蝉蜕疏透风热、祛风止痉，此两药具有虫类入络，搜剔络中瘀滞的作用。全方共成泻火解毒，活血通络祛瘀，祛风搜邪之效，故可用于治疗杂病火热内炽，血脉瘀滞，络脉不通，风痰瘀血阻滞络脉的诸多病证。另外，蝉蜕、僵蚕寒凉气清，长于疏透郁热；姜黄作用类似郁金而“功力强于郁金”（《新修本草》），善于调畅气机，疏通气血之郁；大黄苦寒清热泻火，四药配伍，可以疏散通泄郁火，治疗内伤火郁之证。

本方的剂量值得重视：生大黄用量最重，用四钱；僵蚕次之，用二钱；蝉蜕再次之，用一钱；姜黄最少，仅仅用三分。由此看来，本方的核心是用大黄苦寒攻下邪火；臣以僵蚕、蝉蜕辛凉升散郁热；佐姜黄辛温疏通气血，并防大黄苦寒太过，凝滞气血之弊。这是本方在配伍上的奥妙之处。

升降散的证：杨璿原治证：温疫发热，烦躁，大便燥结等。

从临床实际考察，本方的证：在外感病，主要用于发热，烦躁，大便燥结等气分火热者。在杂病中主要用于两方面：一是火郁证，见心烦急躁，易怒，失眠，夜寐不安，口苦咽干，便干尿赤，舌红起刺，或舌赤，苔黄，脉弦数者。二是热瘀互结，经络不通证，见关节、肌肉疼痛，活动不利者。

方证的特征性证：心烦急躁，夜寐不安，心中愦愦然，舌红起刺。

先师赵绍琴教授将升降散作为“火郁发之”的代表方，但见火郁而心烦急躁，心中愦愦然，莫名所苦者，辄用此方。

杂病火郁三焦，或火、痰、瘀阻滞经脉见有升降散证者，可用本方治疗。

## （三）用治杂病举例与体会

先师赵绍琴先生对升降散有深入的研究与独特的见解，认为气、血、痰、饮、湿、食均可阻滞气机，使气血循环障碍，内郁不宣，发为火郁之证。遵《素问·六元正纪大论》“火郁发之”之意，推升降散为代表方，广治火郁证。现详细介绍赵老应用升降散的经验并总结其辨识方证的基本思路如下。

第一，用于治疗气滞火郁：孙某，男，47岁。1974年5月21日就诊。情志不遂，胁肋胀痛，胸闷不舒，阵阵憎寒，四肢逆冷，心烦梦多，大便干结，小便赤热，舌红口干，两脉沉弦略数，病已两月有余。证属木郁化火，治当调气机而开其郁，畅三焦以泄其火。处方：蝉蜕6g，僵蚕10g，柴胡6g，香附10g，姜黄6g，豆豉10g，山栀6g。2剂后诸证悉减，再2剂而愈。（《赵绍琴临床经验辑要》）

第二，用于治疗高血压：韩某，男，39岁。1992年8月14日初诊。主诉：患高血压病已半年，一直服用复方降压片、心痛定等，血压仍在180~195/100~130mmHg。症见头痛目眩，心烦急躁，失眠梦多，大便干结，舌红苔白，脉弦滑且数。证属肝经郁热，气机阻滞。治以清泻肝经郁热，调畅气机。处方：蝉衣、片姜黄、白芷、防风各6g，僵蚕、苦丁茶、晚蚕沙、炒槐花各10g，大黄2g。二诊（1992年8月21日）：服药7剂后，血压135/100mmHg，余症减轻，停用西药，原方加川楝子6g，服药7剂，血压正常。又以前方加减每周3剂，连服3周以巩固疗效。于1993年2月12日复诊，血压稳定在120/83mmHg，未再升高。（《赵绍琴临床经验辑要》）

第三，用于治疗冠心病：李某，男，56岁。1992年12月2日初诊。主诉：自1992年8月开始，胸前区憋闷疼痛经常发作，西医以其心电图改变诊断为“心肌梗死”。中药、西药从未中断，闻赵老之名，特来求治。现仍胸闷疼痛不舒，心悸气短，头晕体倦，心烦急躁，梦多失眠，面色无华，舌红少苔，脉濡缓。血压180/120mmHg。证属气机不畅，心血瘀阻。治宜疏调气机，活血通络方法。处方：藿香10g，佩兰10g，蝉衣6g，僵蚕10g，片姜黄6g，大黄1g，竹茹6g，炒枳壳6g，赤芍10g，丹参10g，川楝子6g。二诊（1992年12月9日）：服药7剂，胸闷渐舒，头晕见轻，余证好转，血压120/90mmHg。但见口干而

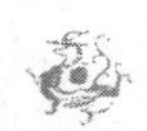

渴，心悸气短。改用益气养阴、活血通络方法。处方：蝉衣6g，僵蚕10g，片姜黄6g，沙参10g，麦冬10g，五味子10g，炙甘草10g，丹参10g，赤芍10g，杏仁10g，焦三仙各10g，香附10g。服药20余剂，精神转佳，心情舒畅，胸痛未作，血压稳定，心电图复查：心电图大致正常。又以此方加减服药月余，未再复发。(《赵绍琴临床经验辑要》)

第四，用于治疗癔病性失声：张某，女，38岁，农民。1988年11月28日初诊。患者于1个月之前，因与邻居发生口角，第2天清晨起床发现失声，急去医院检查，诊断为“癔病性失声”，经用西药、中药、针灸、诱导等方法治疗均无效。现病人心烦急躁，夜寐不安，纳食不佳，头目眩晕，胸胁胀痛，大便干结，舌红起刺，苔白且干，脉弦滑且数。证属肝经郁热，气机不畅。治以调畅气机，清泻肝经郁热之法。饮食宜清淡。处方：蝉衣6g，僵蚕10g，片姜黄6g，大黄1g，柴胡6g，黄芩6g，川楝子6g，苏叶、梗各6g，茅、芦根各10g，焦三仙各10g，水红花子10g，5剂，水煎服。二诊：据其爱人转述，患者因欲病速愈，第1天连服2剂，昨天大便泄泻5~6次，便物奇臭难闻，夜寐较安。第2天起床发出咳嗽声，并能说出话来，5剂服完，声音完全恢复正常，余症皆除。再以上方7剂，以固其效。(《赵绍琴临证验案精选》)

第五，用于治疗低血压眩晕：李某，男，36岁。1992年5月7日初诊。自述血压偏低已近2年，迭服补剂而愈重。现头目眩晕，神疲乏力，心烦急躁，夜寐梦多，心慌气短，饮食无味，大便偏干，舌红苔厚且干，脉沉细滑数，血压10/7kPa。证属湿热郁滞，气机不畅。治以芳香宣化，疏调气机。方药：蝉衣、片姜黄、川楝子各6g，僵蚕、藿香、佩兰、大腹皮、槟榔、焦三仙、水红花子各10g，大黄1g。嘱其停服一切营养补品，饮食清淡，每天散步2小时。服药7剂后，诸症减而大便偏稀，血压13/9kPa，原方加荆芥炭10g，防风6g，灶心土30g（先煎）。以此方加减服用20余剂后，精神爽，纳食香，血压维持在13~16/9~10kPa，而告病愈。(《赵绍琴临证验案精选》)

第六，用于治疗三叉神经痛：宁某某，女，42岁。初诊：患三叉神经痛有年，曾在神经科治疗。常服镇静剂，若停药则头痛即发。面色红赤，舌红唇紫，夜寐梦多，心烦急躁。病属木郁化火，肝热生风，络脉瘀滞之证。先当疏调气机，以解肝郁，用活血通络，以止其痛。处方：蝉衣6g，僵蚕10g，片姜黄6g，大黄1g，木瓜10g，钩藤10g，大腹皮10g，槟榔10g，珍珠母20g。7剂。二诊：药后痛势稍缓，脉象弦数，按之有力，舌红苔黄唇紫，舌背络脉粗大紫黑，必是血分瘀滞，拟用凉血化瘀通络方法。处方：柴胡6g，黄芩10g，川楝子10g，丹参10g，茜草10g，牛膝10g，川芎20g，钩藤10g（后下），生石决明20g，生牡蛎20g，珍珠母20g，蝉衣6g，僵蚕10g，片姜黄6g，大黄1g。7剂。三诊：痛势再减，可不服安眠药。夜晚睡眠显著改善，心情较前平静。诊脉弦数，舌红苔白，仍用前法加减。处方：蝉衣6g，僵蚕10g，片姜黄6g，大黄1g，柴胡6g，黄芩10g，川楝子10g，丹参10g，茜草10g，焦三仙各10g，水红花子10g，川芎20g。7剂。四诊：近因动怒，头痛又作，夜寐不安，噩梦纷纭。五志过极，皆为火热，木火上攻，其痛必作。脉象弦数有力，舌红尖刺苔黄根厚，再以清泄肝胆方法。柴胡6g，黄芩10g，川楝子10g，龙胆草3g，夏枯草10g，蝉衣6g，僵蚕10g，片姜黄6g，大黄2g，黄连2g，焦三仙各10g。7剂。上方服后，头痛即止。嘱其戒恼怒，忌辛辣，戒烟酒。保持心情舒畅，每日锻炼，以防复发。(《赵绍琴临证验案精选》)

第七，用于治疗酗酒后嗜睡：吕某，男，45岁。1992年7月13日初诊。自述春节期间酗酒后嗜睡，现每日昏昏欲睡，时有低热，反应迟钝，面色暗浊，大便不畅，舌红苔白而腻，脉濡数。证属湿阻热郁，气机不畅。治以芳香宣化，宣展气机。方药：蝉衣、片姜黄、炒山栀、前胡、苏叶各6g，僵蚕、淡豆豉、藿香、佩兰、大腹皮、槟榔各10g，大黄1g。服药7剂后，嗜睡减轻，发热未作，再以上方去藿香、前胡，加防风6g，白蔻仁4g。服药20余剂，嗜睡愈，精神爽，饮食二便如常。(《赵绍琴临证验案精选》)

第八，用于治疗阳痿：孙某，男，24岁。初诊：患者新婚3个月，婚后即患阳事不举，夫妻关系随之恶化。曾自购补肾壮阳丸药服之无效。两月来心情苦闷异常，每晚独自饮酒解愁，不能自拔。自述半年以来疲乏嗜睡，日渐严重，甚至工作中即可入睡。患者体形肥胖，面色潮红而光亮。诊脉濡软且滑，按之且数，沉取弦急。舌苔黄腻，根部垢厚。合参脉、舌、色、证，此属湿热壅盛，阻滞经络，当清化湿热，治在厥阴。处方：柴胡6g，苏、藿梗各10g，独活5g，草豆蔻5g，车前子10g，山栀6g，黄芩10g，龙胆草6g，醋大黄10g（后下）。2剂。二诊：药后大便畅行3次，心中烦热大减，阳痿已起，嗜睡减轻。诊脉弦滑，按之濡数，沉取弦急之象大减，苔垢已化，舌质仍较红。此湿热积滞渐化，三焦气机渐通。然湿热蕴郁日久，非1剂可愈之证，仍宜清化湿热、活血通络方，继清余邪。处方：柴胡6g、黄芩10g，泽兰叶10g，片姜黄6g，蝉衣6g，钩藤10g，川楝子10g，防风6g，杏仁10g，大黄粉2g，龙胆草4g（后二味研细末装胶囊吞服）。3剂。上方服后，患者前来告知，阳痿已完全治愈，其他症状也已消失，夫妻和好。遂嘱其停药，并嘱其禁糖，戒酒，忌食蒜、葱、韭、辣

椒等辛辣之物。并劝其每日运动锻炼，以为强身健体之计。（《赵绍琴临证验案精选》）

李某，男，42岁。1992年4月2日初诊。患前列腺炎已10余年，近半年来阳事不举，尿中白浊。现体质肥胖，大便不畅，心烦失眠，夜寐梦多，舌红苔白厚腻，脉弦滑数。证属湿热蕴郁，气机阻滞，升降失常。治以清化湿热，疏调气机，升清降浊。方药：蝉衣、片姜黄、柴胡、黄芩、川楝子、荆芥、防风各6g，僵蚕、大腹皮、槟榔各10g，大黄1g。嘱其忌烟酒辛辣肥甘厚腻，加强体育锻炼。服药7剂后，阳痿好转，仍心烦梦多。原方去荆芥，加钩藤、川萆薢各10g，枳壳、竹茹各6g。服药2周，阳事复常，余症皆除。（《赵绍琴临证验案精选》）

第九，用于治疗阳强：赵某，男，39岁。1992年1月9日初诊。患者于4个月前因前列腺炎服用阳起石、巴戟天、附子等补肾强阳方药后，致阳强不倒，已服中药近百剂均无效。现面红目赤，心烦急躁，整夜不能入眠，头晕乏力，会阴及睾丸作痛，大便干结，小便黄赤，舌红起刺，苔白且干，脉弦滑且数，皆为肝经郁热之象。治以清泻肝经郁热。方药：蝉衣、片姜黄、柴胡、黄芩、川楝子、炒山栀各6g，僵蚕、茅、芦根、青、陈皮、炒槐花各10g，龙胆草2g，大黄1g。服药3剂，阳强好转，能入睡，10剂后症状基本消失。（《赵绍琴临证验案精选》）

第十，用于治疗过敏性结肠炎：牛某，女，50岁。1992年6月26日初诊。主诉：每晨必泻之苦已有年余。曾用四神丸、参苓白术丸、黄连素等成药以及中药汤剂治疗均无效，专程来京求赵老医治。现每晨起泻泄必作，中脘堵闷，两胁胀痛，心烦急躁，夜寐梦多，苔白厚腻，脉弦滑且数。证属肝胆郁热，木郁克土。治宜疏调木土，以泻肝热。处方：蝉衣6g，僵蚕10g，姜黄6g，荆芥炭10g，防风6g，陈皮10g，白芍10g，灶心土30g（先煎），猪苓10g，冬瓜皮10g，焦三仙各10g，白蔻仁4g。7剂。二诊（1992年7月3日）：药后证减，中脘堵闷见舒，晨泻已止，大便成形，仍有夜寐梦多。苔白腻，脉弦滑。上方去冬瓜皮、焦三仙，加川楝子6g，7剂，以善其后。（《赵绍琴临床经验辑要》）

第十一，用于治疗肝硬化：卢某，男，46岁。1990年3月11日初诊。主诉：自20岁时患肝炎，经治疗后，一直尚好。两年前因贫血去某医院就诊，经检查发现肝脾肿大，中等硬度，结合超声波，同位素检查确诊为肝硬化。现面色㿠白，牙龈经常出血，全身乏力，头晕心烦，失眠梦多，脘腹胀满，肌肤甲错，时有低热，大便干结，小便黄赤，舌红苔腻且黄厚，脉沉弦细且滑数。证属湿热郁滞于肝胆。拟治先调气机，解郁结，升清降浊。处方：柴胡6g，黄芩6g，川楝子6g，杏仁10g，藿香10g，佩兰10g，蝉衣6g，僵蚕10g，片姜黄6g，大腹皮10g，大黄2g，焦三仙各10g。二诊（1990年3月21日）：服药10剂后，诸症见轻，二便正常，食欲渐增。仍以前法，佐以凉血化瘀。处方：柴胡10g，黄芩6g，赤芍10g，丹参10g，香附10g，郁金10g，茜草10g，杏仁10g，旋覆花10g（包煎），白头翁10g，焦三仙各10g，水红花子10g。三诊（1990年3月31日）：又服10剂，饮食二便正常，精神较佳，惟肝脾肿大未消，继以疏调气机，凉血化瘀，佐以软坚散结。处方：当归10g，赤芍10g，丹参10g，川芎10g，郁金10g，旋覆花10g（包煎），益母草10g，茜草10g，炙鳖甲20g，生牡蛎30g，大腹皮10g，槟榔10g，焦三仙各10g。服上方30剂后，以此方加减改制成丸药，又服药3个月，再去医院复查，生化指标均属正常范围，肝脾均有较大幅度回缩，质地变软，并可以做轻工作。(《赵绍琴临床经验辑要》)

第十二，用于治疗贫血：陈某，男，24岁。1991年4月3日初诊。主诉：自觉头晕乏力心慌，经检查：血红蛋白80g/L，红细胞$2.85\times10^{12}$/L，诊断为贫血待查。经治疗2月余，血红蛋白反下降至55.6g/L，怀疑为再障。经病友介绍，求赵老医治。诊见患者面色㿠白，头目眩晕。周身乏力，饮食不佳，心慌气短，动则汗出，心烦急躁，失眠梦多。舌红苔白腻，脉沉弦细数。血红蛋白60g/L，红细胞$3.0\times10^{12}$/L，血压80/60mmHg。证属肝胆郁热，气机阻滞。治宜宣郁清热，调畅气机。停服其他药物，饮食清淡，每天早晚慢步行走1~2小时。处方：蝉衣6g，僵蚕10g，片姜黄6g，大黄0.5g，川楝子6g，大腹皮10g，槟榔10g，竹茹6g，枳壳6g，半夏10g，焦三仙各10g，水红花子10g。7剂。二诊（1991年4月10日）：自觉症状减轻，精神较好，力增，血红蛋白已升到70g/L，仍梦多，仍以前法进退。处方：蝉衣6g，僵蚕10g，片姜黄6g，竹茹6g，枳壳6g，半夏10g，焦三仙各10g，水红花子10g。7剂。三诊（1991年4月17日）：血红蛋白升到80g/L，余症皆减。继用前方加减。处方：蝉衣6g，僵蚕10g，片姜黄6g，大黄0.5g，雷丸10g，使君子10g，竹茹6g，枳壳6g，生牡蛎10g。7剂。经上方加减继服4周后，5月15日再次检查：血红蛋白135g/L，红细胞$4.4\times10^{12}$/L，血小板$150\times10^{9}$/L，血压110/70mmHg。面色红润，饮食佳，余证皆除而告愈。(《赵绍琴临床经验辑要》)

第十三，用于治疗原发性血小板减少性紫癜：刘某，男，3岁，1993年3月15日初诊。主诉：患原发性血小板减少性紫癜，住某医院用激素治疗月余无效，求治于赵老。诊时，血小板数仅为$30\times10^{9}$/L，全身有散在性瘀斑，下肢较多，部分融合成片。鼻衄时作，夜寐不安，便干溲黄，形瘦舌红，苔黄且干，脉象弦数。诊为热入血分，肝失藏血。治以疏调气机，凉血化瘀之法，用升降散加味。处方：蝉蜕 3g，僵蚕 6g，片姜黄 3g，大黄 1g，白茅根 10g，小蓟 10g，生地榆 6g，炒槐花 6g，茜草 6g。水煎服，每日 1 剂。二诊（1993 年 3 月 22 日）：服上方 7 剂后，全身瘀斑颜色转淡，未再出现新的瘀斑，鼻衄未作，化验血小板已上升至 $90 \times 10^9/L$。继服原方 7 剂。三诊（1993 年 3 月 29 日）：服药 2 周，诸证续减，血小板上升至 $160 \times 10^9/L$。此后继用上方随证加减，如饮食积滞不消，加焦三仙、水红花子、大腹皮、槟榔；肝热夜寐不安，加柴胡、黄芩、川楝子之类。如此调治 3 个月，血小板维持在 $100 \times 10^9/L \sim 260 \times 10^9/L$，紫癜，鼻衄等症未再出现。（《赵绍琴临床经验辑要》）

第十四，用于治疗再生障碍性贫血：袁某，男，70 岁，1993 年 3 月 12 日初诊。主诉：患再障 3 年余，屡进温补，疗效欠佳。自述牙龈出血经常发生，近日加重，每日必作。面色萎黄，神疲乏力，心烦急躁，夜寐梦多。舌淡胖，苔腻垢厚，脉象弦滑细数。血红蛋白 50g/L，白细胞 $2.9 \times 10^9/L$，红细胞 $2.6 \times 10^{12}/L$，血小板 $60 \times 10^9/L$。脉证合参，辨为肝经郁热兼湿热中阻。治宜清泄肝胆，疏调三焦，方用升降散加味。处方：蝉衣、柴胡、片姜黄各 6g，大黄 1g，僵蚕、黄芩、川楝子、水红花子各 10g，焦三仙各 10g。二诊（1993 年 3 月 19 日）：服上方 7 剂后，牙龈出血显著减少，患者自觉体力增加，血常规化验，血红蛋白升至 90g/L，红白细胞及血小板数均有所提高。遂依上方加减治疗 2 月余，齿衄完全消失，血红蛋白稳定在 110g/L 左右，自觉症状大减，面色渐现红润，精神体力大增。（《赵绍琴临床经验辑要》）

第十五，用于治疗慢性粒细胞性白血病：患者，男，16 岁，1992 年 4 月 17 日初诊。主诉：患慢性粒细胞性白血病 3 年余，经化疗虽有好转，但经常反复。服中药补剂则增重。专程从外地来京求治于赵老。当时其周围血中幼稚细胞已有半年之久未曾消失，症见鼻衄齿衄，口苦咽干，心烦急躁，夜寐梦多，便干溲赤。舌红，苔黄根厚，脉象弦滑细数，按之有力。全是一派火热之象，遂立凉血解毒为法。处方：蝉衣 6g，青黛 6g（冲），片姜黄 6g，大黄 2g，生地榆 10g，赤芍 10g，丹参 10g，茜草 10g，小蓟 10g，半枝莲 10g，白花蛇舌草 10g。服上方 7 剂，衄血渐止。继服 7 剂，血中幼稚细胞显著减少，后依上法加减治疗半年，诸症消失，周围血幼稚细胞消失，病情稳定，未见反复，遂携方返里继续调治。1995 年 9 月其家人来京告知，3 年来坚持依法治疗，病情稳定，血常规检验各项正常，目前仍每周服药 2～3 剂，以资巩固疗效。（《赵绍琴临床经

验辑要》)

第十六，用于治疗失眠：佟某，男，46岁，1992年7月6日初诊。主诉：患失眠证20余年，每晚需服安眠药方能入睡。现面色发青，头晕目眩，心烦急躁，夜寐梦多，纳食不香，舌红苔白且干，脉弦滑且数。证属肝胆郁热，气机阻滞，热扰心神。治以泄肝热，调气机以求寐安。处方：蝉衣、片姜黄、柴胡、黄芩、川楝子、枳壳、竹茹各6g，僵蚕、焦三仙、水红花子各10g，大黄1g。服药3剂，失眠好转，服10剂后，不服安眠药亦能入睡。又以原方加减调治30余剂，睡眠基本正常。

徐某，女，42岁，1994年6月11日初诊。主诉：患者做财会工作20余年如一日，恪尽职守，颇得好评，近破格晋升中级职称。因领导委以重任，致有人不满，散布流言，心中因此郁闷，加之工作压力颇重，遂致夜不能寐，病已月余，以致不能坚持正常工作。形容憔悴，疲惫不堪，心烦急躁，时欲发怒，又时欲悲泣，大便干结，小溲色黄，舌红苔白浮黄，诊脉弦细滑数，重按有力。此肝胆郁火不得发越，内扰心神，魂魄俱不安宁。治宜疏调气机，宣泄木火之郁。用升降散加减。处方：蝉衣6g，僵蚕10g，片姜黄6g，大黄3g，柴胡6g，黄芩10g，川楝子10g，菖蒲10g，钩藤10g（后下）。7剂。二诊：药后大便畅行，心烦易怒俱减，夜晚已能安睡3~4小时。患者精神状态较前判若两人。舌红苔白，诊脉仍弦滑数，郁热尚未全清，继用升降散方法。处方：蝉衣6g，僵蚕10g，片姜黄6g，大黄3g，柴胡6g，黄芩10g，川楝子10g，炒枳壳6g，焦三仙各10g。7剂。三诊：患者心情显著好转，入夜已能安然入睡，食欲较前大增，面色已显润泽。意欲上班，恢复工作。(《赵绍琴临床经验辑要》)

第十七，用于治疗神经性耳聋：陈某，男，45岁。1992年11月29日初诊。主诉：自3个月前因情志变化突然耳聋，经多方医治不效，并有加重趋势，特请赵老诊治。现耳聋耳鸣，头目眩晕，心烦急躁，夜寐不安，大便偏干，舌红苔黄，脉弦滑且数，血压180/120mmHg。证属肝胆郁热上蒸，升降失常，治拟清泻肝胆郁热，疏调升降方法。处方：蝉衣6g，僵蚕10g，片姜黄6g，旋覆花10g（包），代赭石10g（先煎），珍珠母30g（先煎），生牡蛎30g（先煎），青、陈皮各10g，炒山栀6g，大黄1g，杏仁10g（后下）。二诊（1992年12月5日）：服药7剂，睡眠好转，头晕见轻，心烦急躁缓解，大便偏稀，血压降至130/90mmHg，仍耳聋。仍以前法进退。处方：柴胡6g，川楝子6g，蝉衣6g，僵蚕10g，片姜黄6g，晚蚕砂10g，旋覆花10g（包），代赭石10g（先煎），珍珠母30g（先煎），大黄0.5g，菖蒲10g，郁金10g。三诊（1992年12月12

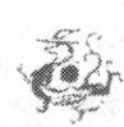

日)：服药7剂，耳聋见轻，大便正常，头晕心烦急躁消失，精神好转，舌红苔白，脉濡滑且数，改用填补下元方法。处方：生、熟地各10g，山萸肉10g，山药10g，郁金10g，菖蒲10g，珍珠母30g（先煎），丹参10g，川楝子6g，赤芍10g，焦三仙各10g，旋覆花10g（包煎），炒枳壳6g。四诊（1992年12月17日）：服上方7剂，耳聋大减，又服10余剂，听力恢复正常，耳鸣消失。(《赵绍琴临床经验辑要》)

第十八，用于治疗癫痫：高某，男，7岁。1988年11月1日初诊。主诉：两年前因脑震荡愈后遗癫痫证，每周发作2～3次，发作时两目上吊，口吐涎沫，四肢抽搐，有时发出尖叫声，即而昏迷不知人事，待3～5分钟后自醒，醒后如常人，经多方医治，疗效不明显。两年来一直靠服西药维持。诊见形体消瘦，面色发青，心烦急躁，夜寐不安，大便干结如球状，舌红苔黄且干，脉弦滑且数。证属肝经郁热，脉络受阻。治宜活血化瘀，清泻肝热方法。忌食肥甘厚腻，辛辣刺激性食物。处方：蝉衣6g，僵蚕10g，片姜黄6g，大黄2g，柴胡6g，川楝子6g，丹参10g，赤芍10g，焦三仙各10g，水红花子10g。7剂。二诊(1988年11月8日)：服药后未发作，大便日2次，较稀，余症减轻。仍服用苯妥英钠，舌红且干，脉滑数。方以升降散合温胆汤加减。处方：蝉衣6g，僵蚕10g，片姜黄6g，大黄1g，竹茹6g，炒枳壳6g，胆南星6g，钩藤6g，槟榔10g，焦三仙各10g。7剂。三诊（1988年11月15日）：服药期间仅小发作一次，夜寐尚安。仍以前法加减。处方：蝉衣6g，僵蚕10g，片姜黄6g，大黄2g，钩藤6g，使君子10g，焦麦芽10g。7剂。四诊（1988年11月22日)：病情稳定，西药已停，未发作，无其他不适。处方：青礞石10g，半夏10g，竹茹6g，钩藤10g，蝉衣6g，僵蚕10g，郁金10g，赤芍10g，槟榔10g，焦三仙各10g，大黄1g。每周3剂，连服1个月以巩固疗效。饮食当慎，防其复发。1989年4月24日追访，未再复发。(《赵绍琴临床经验辑要》)

第十九，用于治疗帕金森病：张某，女，49岁。1989年12月6日初诊。主诉：患者一身颤动已2年余，西医诊断为“帕金森病”，曾服用中、西药，疗效不显。初诊时，患者精神呆滞，少言音低，震颤以上肢以及头部尤甚，伴有心烦梦多，纳食不香，舌红苔白，脉濡滑且数。证属血虚肝热，络脉失和。治拟清泻肝热，养血和络。处方：蝉衣6g，僵蚕10g，片姜黄6g，柴胡6g，黄芩6g，川楝子6g，木瓜10g，钩藤10g，赤、白芍各10g，桑枝10g，丝瓜络10g。二诊（1989年12月20日)：服药14剂，颤动已减，余症见轻，舌红苔白，脉濡软，沉取细弦，用疏调气机，养血育阴方法。处方：蝉衣6g，僵蚕10g，片姜黄6g，钩藤10g，木瓜10g，延胡索6g，赤、白芍各10g，香附10g，川楝子10g，旱莲草10g，女贞子10g，阿胶珠10g。7剂。三诊（1989年12月27日）：服药7剂，精神好转，颤动已止，二便正常，用养血育阴，疏调木土方法。再服7剂，以巩固疗效。处方：柴胡6g，黄芩6g，川楝子6g，蝉衣6g，僵蚕10g，片姜黄6g，香附10g，木香6g，白芍10g，炙甘草10g，生牡蛎30g（先煎）。（《赵绍琴临床经验辑要》）

第二十，用于治疗小儿遗尿：阎某，男，11岁。1992年1月26日初诊。患儿自幼至今，每夜尿床1~2次，形体瘦弱，心烦急躁，夜寐梦多，时有梦语啮齿，乏力，食欲不振，精神不集中，经常腹痛，大便干结，小便黄，气味臭秽。舌红苔黄，脉弦数。辨证：肝胆郁热，阳明积滞。治法：清泻肝胆郁热，消导胃肠积滞。方药：蝉衣6g，片姜黄6g，白僵蚕10g，大黄2g，柴胡6g，黄芩6g，川楝子6g。7剂。二诊：服药大便泻泄4~5次，3剂后正常，遗尿未作，除心烦急躁外，余症皆减。脉弦滑，舌红。原方去柴胡、黄芩、川楝子，加焦三仙各10g，水红花子10g。7剂。三诊：近1周来仅尿床1次。舌红苔白，脉弦细。继用前法。药用：钩藤10g，蝉衣6g，僵蚕10g，枳壳6g，郁金10g，覆盆子10g。7剂。四诊：遗尿未作，饮食增，夜寐安，精神爽，二便正常。处方：黄连2g，蝉衣6g，僵蚕10g，覆盆子10g，钩藤4g，川楝子6g，生牡蛎20g。7剂。巩固疗效。（《赵绍琴临证验案精选》）

第二十一，用于治疗功能性子宫出血：王某，女，40岁。1985年7月5日初诊。主诉：月经紊乱已年余，周期在20~70天不等，经期延长，量时多时少。10天前月经来潮，势如泉涌，用止血药以及云南白药、人参归脾丸治疗无效。刻下：面色苍白，动则心慌气短，同时伴有心烦急躁，夜寐不安，口渴咽干，少腹作痛，下血不止有血块，舌红起刺，苔黄且干，脉弦滑细数，血红蛋白45g/L。证属素体阳盛，伏热于里，扰动血海，迫血妄行。治拟宣畅三焦气机，清泻血分郁热。处方：荆芥炭10g，小蓟10g，蝉衣6g，僵蚕10g，片姜黄6g，川楝子6g，炒槐花10g，苎麻根10g，茅、芦根各10g，大黄1g。7剂。二诊（1985年7月12日）：服药2剂，血量明显减少，4剂血止，改用养血育阴，活血凉血方法。处方：蝉衣6g，郁金10g，香附10g，丹参10g，旱莲草10g，赤芍10g，女贞子10g，炒枳壳6g，生地10g，僵蚕10g，焦三仙各10g，大黄1g。7剂。三诊（1985年7月19日）：服药2周，饮食二便正常，睡眠转佳，血红蛋白120g/L，月经适来，量色正常。又以前法进退，观察治疗2个月，追访半年，月经一直正常。（《赵绍琴临床经验辑要》）

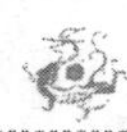

第二十二，用于治疗闭经：袁某，女，20岁。1993年4月5日初诊。主诉：11岁初潮，月经一直正常，自15岁开始月经延期，逐渐发展到1年2～3次。曾用人工周期疗法以及中药治疗，效果不佳。特转诊赵老，现症见面色黯浊，体质较胖，体倦乏力，精神抑郁，两胁胀痛，月经4个月未至，舌红且暗，脉沉涩。证属血分郁滞，气机不畅，冲任受阻。治拟调冲任，化湿滞，理气机，以行其经。处方：柴胡6g，川楝子9g，防风6g，蝉衣6g，片姜黄6g，赤芍10g，牛膝10g，香附10g，旋覆花10g（包煎），丝瓜络10g，大黄0.5g。二诊（1993年4月12日）：服药3剂，月经至，量多有血块，余症减轻，心情舒畅，又服4剂，月经止。更以养血为务，继续调治。处方：当归10g，赤芍10g，郁金10g，香附10g，丹参10g，旱莲草10g，女贞子10g，炒枳壳6g，茯苓10g，川芎10g，焦三仙各10g。第2个月35天月经来潮，3个月后月经逐渐正常，体胖亦减。（《赵绍琴临床经验辑要》）

第二十三，用于治疗更年期综合征：乔某，女，47岁。1986年6月10日初诊。主诉：动即汗出，头汗为甚，头发尽湿，伴有心烦易怒口干，神疲乏力，夜寐纷纭，形肥面红，舌红苔干，脉象濡滑且数。肝经郁热，上迫为汗。先议清泻肝胆方法。处方：柴胡6g，黄芩10g，川楝子10g，蝉衣6g，僵蚕10g，片姜黄6g，浮小麦30g，生牡蛎30g，7剂。二诊：汗出渐减，心烦已止，夜寐亦安，舌红苔白，脉仍稀数。继用前法进退。处方：柴胡6g，黄芩10g，川楝子10g，蝉衣6g，赤、白芍各10g，麦门冬15g，五味子6g，浮小麦30g，生牡蛎30g，7剂。三诊：头汗已止，食眠俱安，二便如常，惟感乏力，舌白苔润，脉象清软。仍用前法加减。处方：黄芪10g，麦门冬10g，五味子6g，浮小麦30g，生牡蛎30g，柴胡6g，黄芩6g，川楝子6g，茅、芦根各10g，蝉衣6g，7剂。药后诸症悉平。（《赵绍琴临床经验辑要》）

以上介绍了赵老用升降散加减治疗杂病23证25则医案。分析这些医案，总结赵老应用升降散的临床思路与手法如下。

升降散的证：关于火郁证的特点，据赵老所论为：心烦急躁，自觉心中愦愦然，烦杂无奈，莫名所苦，脉沉涩或沉弦而数，舌红起刺等。（《赵绍琴内科学·火郁证的治疗及体会》）

从上述医案分析可知：心烦急躁，夜寐不安，或夜寐梦多，或失眠，大便干结，或大便不畅，小便赤热，口渴咽干，或口苦咽干，或口苦口干，舌红起刺，或舌红赤，脉象弦数，或弦滑且数，或弦滑细数等为升降散的适应证。其心烦急躁，易怒，夜寐梦多，脉弦数或弦滑而数等证系肝经郁热不得宣泄的表

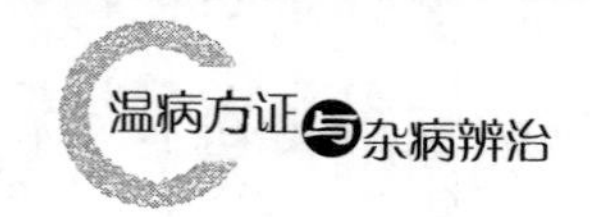


现；肝火上扰，心火炽盛，则心烦溲赤，舌红舌尖起刺；肝火犯胃，胃火伤津，则口干口渴，大便干结。肝经郁热，夹心火、胃火郁结是升降散证的关键性病机。用升降散的目的正是在于疏利气机，清泻肝经郁火以及心、胃郁火。

应用升降散的具体手法：赵老认为，升降散具有升清降浊，宣散郁结，疏调气机升降出入，荡涤胃肠积滞，宣郁清热等特殊功效。其中蝉衣轻清透散郁热；僵蚕轻浮升阳，清热解郁，化痰散结；姜黄行气散郁；大黄攻积导滞。总结上述案中的用药手法：如大便不干，则减少大黄用量，甚至不用大黄。如心急烦躁，夜寐不安明显，属肝经郁热为甚者，加柴胡、黄芩、川楝子清泻肝经郁热；也有用柴胡、川楝子，或者川楝子、枳壳以疏肝泻肝，或者再加苏梗以疏调气机者。舌红舌尖起刺，属心肝之火两盛者，取实则泻其子之意，加入黄连以泻心火。有火郁血瘀见症者，加赤芍、丹参，助姜黄散郁活血通络。咽干咽喉不利者，加茅、芦根，苏叶宣肺清热利咽。饮食积滞不消，或三焦气机不降者，加焦三仙、水红花子健脾和胃，疏调胃肠，消食导滞；或者加焦三仙、水红花子、大腹皮、槟榔，或者加大腹皮、槟榔、枳壳、焦三仙、水红花子消食导滞，疏利三焦，助脾胃升降。兼湿者，加藿香、佩兰芳香化湿。兼胆郁痰热失眠者，取温胆汤意，加半夏、枳壳、竹茹，清胆热而和胃安神。气机不调，或兼湿浊者，常加荆芥、防风。荆芥、防风等风药的运用有深刻的含意，一则除湿，所谓湿盛者，风药能胜湿；二则升阳，使清阳上升则脾能运转；三则疏肝，风药以辛为用，乃肝之所喜，所谓“肝欲散，急食辛以散之”。荆芥辛温芳香，醒脾开胃，胜湿化浊，并能疏肝郁，通阳和血。荆芥、防风可宣畅阳气而解肝郁。

见微知著地辨识升降散证：在上述病案中，多数案例的证候表现为气血阴阳大虚之象，前医也多从虚证考虑而用温补之法，如第 3 案冠心病见心悸气短，头晕体倦，面色无华，舌红少苔，脉濡缓；第 8 案性功能障碍见阳痿，疲乏嗜睡；第 12 案贫血见血细胞减少，头目眩晕，周身乏力，饮食不佳，心慌气短，动则汗出；第 14 案再生障碍性贫血见牙龈出血，面色萎黄，神疲乏力，舌淡胖；第 21 案功能性子宫出血见出血不止，面色苍白，动则心慌气短等。赵老却能独具慧眼，见微知著地辨识升降散证，率用升降散清泻郁火以治之。这不仅说明赵老能从错综复杂的表象中抓住疾病的本质，认识升降散证，而且给我们一个重要的启示，即不管是什么疾病，只要在发病过程出现了升降散证，就应该抓住该证，先用升降散清泻郁火，疏通肝郁而令气机升降，枢机运转，则一些重证大病就有可能出现向愈的转机。

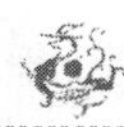

我根据赵老的经验，在临床常用升降散治疗各种杂病的火郁证，每能收到良好的疗效。此介绍治验二则如下。

张某，女，42岁。2005年1月4日初诊。患者失眠，情绪不稳定，多疑。因怀疑丈夫有外遇，而情绪失控，急躁易怒，烦不可耐，欲狂喊大哭，口苦，大便偏干。脉弦滑大数，舌红赤，苔薄黄。辨为升降散证与小柴胡汤证。处方：生大黄8g，姜黄10g，僵蚕10g，蝉蜕10g，柴胡15g，黄芩10g，清半夏12g，生姜6g，炙甘草6g。6剂。2005年1月11日二诊：服药1剂，泻稀便2次，心烦急躁，口苦，情绪不稳定诸症随之消失，睡眠改善，心情好转。从第2剂药开始，大便自行恢复为每日1次，略软。舌红，苔黄白相兼，脉弦滑略数。上方加生栀子10g。7剂。诸症告愈。

李某某，男，35岁。2005年9月13日初诊。素有早泄，有时阳痿不举，长期失眠，甚至彻夜不眠，疲惫不堪，心烦急躁，曾请多位中医治疗，均用补肾生精强阳法，越治越烦躁，早泄或阳痿毫无改观，小便臊臭，大便偏干，有时心悸。舌红赤，舌尖起刺，苔黄略腻，脉弦滑略数。从脉舌辨为升降散证，处方：生大黄8g，片姜黄10g，蝉蜕10g，僵蚕10g，红人参3g，蜂蜜3匙，黄酒150ml。7剂，水煎服。2005年9月20日二诊：服药1剂，泻稀便2次，当晚酣睡6个小时，第2天大便正常。心烦、心悸减轻，服药期间性生活一次，已经成功。上方生大黄增为10g，红参增为5g。继服7剂。性功能增强，早泄、阳痿痊愈。

期刊报道用升降散治疗杂病的医案有头痛、三叉神经痛、不寐、癫痫、心悸（频发房早）、梅核气、慢性咽炎、喉痹、小儿夜啼、系统性红斑狼疮、热毒发斑、皮肤瘙痒等。

## 冬地三黄汤方证

**冬地三黄汤**　出自《温病条辨·中焦篇》风温温热第29条，组成为：麦冬八钱、黄连一钱、苇根汁半酒杯（冲）、元参四钱、黄柏一钱、银花露半酒杯（冲）、细生地四钱、黄芩一钱、生甘草三钱。水八杯，煮取三杯，分三次服，以小便得利为度。吴瑭称此方为“甘苦合化阴气法”。其原条文谓：“阳明温病，无汗，实证未剧，不可下，小便不利者，甘苦合化，冬地三黄汤主之。”本方中的苇根汁可用芦根代替，银花露可用金银花代替。

## （一）方证理论源流

甘苦合化阴气法是吴瑭独创的温病治法。他在中焦篇第 29 条之后，进而阐明了温病小便不利的禁忌：“温病小便不利者，淡渗不可与也，忌五苓，八正辈”。（《温病条辨·中焦篇》第 30 条）认为热病有余于火，不足于水，惟以滋水泻火为急务，淡渗药动阳而燥津，故为禁忌。他强调，对于温病阴伤小便不利者，不仅不能用淡渗药，纯粹的苦寒泻火法也为禁例：“温病燥热，欲解燥者，先滋其干，不可纯用苦寒也，服之反燥甚”。（《温病条辨·中焦篇》第 31 条）并说：“举世皆以苦能降火，寒能泻热，坦然用之而无疑，不知苦先入心，其化以燥，服之不应，愈化愈燥……吾见温病而恣用苦寒，津液干涸不救者甚多，盖化气比本气更烈。”强调他所制定的“冬地三黄汤，甘寒十之八九，苦寒仅十之一二耳。”意在告诫人们，对于阴津损伤之火证，必须在重用甘寒滋阴生津的基础上再行苦寒泻火。

关于温病津伤小便不利的治法，吴瑭在《温病条辨》治温第一方银翘散加减法中就做了论述，其第 7 个加减法云：“再不解，或小便短者，加知母、黄芩、栀子之苦寒，与麦、地之甘寒，合化阴气，而治淫热所胜。”说明银翘散的或然症就有可能出现“小便短”，对此，须在银翘散中加知母、黄芩、栀子之苦寒，与麦冬、生地之甘寒，合化阴气而治之。

另外，《温病条辨·中焦篇》第 17 条导赤承气汤法，也寓有甘苦合化阴气之意。其原文为：“左尺牢坚，小便赤痛，时烦渴甚，导赤承气汤主之”。该方中生地与黄连、黄柏配伍，就是甘苦合化阴气之法。

除此，《温病条辨·下焦篇》第 35 条载：“病后肌肤枯燥，小便溺管痛，或微燥咳，或不思食，皆胃阴虚也，与益胃五汁辈。”说明临床上更有火热已去，但阴液亏损所致的“小便溺管痛”者，治疗无须泻火，宜纯用滋胃生津法。

叶桂有用甘寒生津法治疗小便尿管痛的论述，如下案。

“唐，未病，形容先瘦，既病，暮热早凉。犹然行动安舒，未必真正重病伤寒也。但八九日，病来小愈，骤食粉团腥面。当宗食谷发热，损谷则愈。仲景未尝立方。此腹痛洞泻，食滞阻其肠胃，大腑不司变化。究其病根，论幼科体具纯阳，瘦损于病前，亦阳亢为消烁。仲景谓，瘅疟者，单热不寒。本条云：阴气孤绝，阳气独发。热灼烦冤，令人消烁肌肉，亦不设方。但云：以饮食消

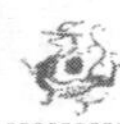

息之，嘉言言：主以甘寒生津可愈，重后天胃气耳。洞泻既频，津液更伤，苦寒多饵，热仍不已，暮夜昏谵，自言胸中格拒，腹中不和，此皆病轻药重，致阴阳二气之残惫。法当停药与谷，谅进甘酸，解其烦渴，方有斟酌。又，鼻煤，唇裂舌腐，频与芩、连，热不肯已，此病本轻，药重于攻击，致流行之气结闭不行，郁遏不通，其热愈甚。上则不嗜饮、不纳食，小溲颇利，便必管痛。三焦皆闭，神昏瘛疭有诸。连翘心三钱、鲜石菖蒲一钱半、川贝母三钱、杏仁二十粒、射干二分、淡竹叶一钱半。又，自停狠药，日有向愈之机。胃困则痞闷不欲食，今虽未加餐，已知甘美，皆醒之渐也。童真无下虚之理，溲溺欲出，尿管必痛，良由肺津、胃汁，因苦辛燥烈气味，劫夺枯槁，肠中无以运行。庸医睹此，必以分利。所谓泉源既竭，当滋其化源；九窍不和，都属胃病。麦门冬二钱、甜杏仁四钱、甜水梨皮三钱、蔗浆一木杓。”（《临证指南医案·疟》）

本案第二、三诊叶氏论述了津液损伤致小便不利的辨治理论。关于症：有小便必尿管痛，或“溲溺欲出，尿管必痛”。关于病机：叶氏指出，此由过用苦寒辛燥药劫夺津液，致肺津、胃汁枯槁，化源不足，小肠无以运行所致。关于治则：叶氏指出：“泉源既竭，当滋其化源；九窍不和，都属胃病。”即提出了滋化源、补胃津的论治原则。关于禁忌：叶氏指出：“庸医睹此，必以分利”。从而强调，这种小便不利不得用淡渗分利之法。关于方，用简化的益胃汤合五汁饮：麦冬、甜水梨皮、甘蔗汁、杏仁。

从吴瑭强调冬地三黄汤以“甘寒十之八九，苦寒仅十之一二”的组方原则以及上述论述来看，其制此方，也借鉴了叶桂的这一医案。

## （二）方证特点及其在杂病中应用的机制

冬地三黄汤方中黄连、黄芩、黄柏合用为黄连解毒汤法，加金银花露清热泻火解毒；生地、元参、麦冬合用为增液汤，加苇根汁滋阴生津；另用甘草调和诸药。两组药配合共成“甘苦合化阴气”法，主治温病小肠热毒郁结与阴液亏损并见之小便不利。如吴瑭自注说：“温热之小便不通，无膀胱不开证，皆上游（指小肠）热结，与肺气不化而然也。小肠火腑，故以三黄苦药通之；热结则液干，故以甘寒润之；金受火刑，化气维艰，故倍用麦冬以化之。”在这里，吴瑭提出了小便不利的一种新的特殊的病机，这就是小肠火腑热结，阴津亏竭，且肺津不足，不能化气导致小便不利。根据该病机他拟定了别开生面的“甘苦合化阴气法”，制定了冬地三黄汤，为温病的治法学做出了重要的贡献。

冬地三黄汤的证：吴瑭原治证：温病津伤，小便不利。

从临床实际考察，本方用生地、玄参、麦冬、苇根凉血散瘀，滋阴生津；用芩、连、柏、金银花泻火解毒。两组药配合则成凉血滋阴，泻火通小便之效，可用于久病血分郁热，络脉瘀滞，阴津不足而火邪蕴结下焦的小便不利证。这是临床上颇为常见的一种病证，诸如男子前列腺炎、女子阴道感染性病变、男女泌尿系统感染等多有此证。对此类病症，用通阳化气的五苓散类方，或清利湿热、利尿通淋的八正散、导赤散均难以奏效，如果仿照吴瑭冬地三黄汤法，凉血散瘀，滋阴生津，并泻火解毒，坚持治疗，则往往可以收到理想的疗效。

关于本方的应用，吴瑭指出："甘寒十之八九，苦寒仅十之一二。"我的体会是：应根据阴津亏损与火毒郁结证之孰轻孰重，调整凉血滋阴生津与泻火解毒通小便两组药之孰多孰少。如阴津亏损证明显者，当以滋阴生津为主；火毒郁结证甚者，则以泻火解毒为主。另外，冬地三黄汤中含有一个不可忽视的结构就是有生地、玄参，此二味不仅滋阴，而且长于凉血散血。杂病小便不利中往往伴有血分郁热，血热络伤的病机，如小便刺痛，小便带血等。于冬地三黄汤加入赤芍、丹皮，即等于合入了犀角地黄汤（今名清热地黄汤）法，可以治疗下焦蓄血之小便疼痛、血尿等。

方证的特征性证：舌红赤、少苔，心烦，小便短赤不利。

杂病小便不利，短少涩痛，或小便带血，妇人阴痒等属于冬地三黄汤证者，可用本方治之。

### （三）用治杂病举例与体会

我在临床上对于泌尿系统感染、男子前列腺炎、女子阴道感染等病，表现为小便短涩，疼痛不利等证者，在应用利尿通淋方无效时，辄改用以下两法：一是用冬地三黄汤法加减；二是取导赤承气汤意，在冬地三黄汤中加入大黄，或者用冬地三黄汤合导赤承气汤（赤芍、生地、大黄、黄连、黄柏、芒硝）化裁。后者主要用于小肠、膀胱火热郁结较重，久病小便涩痛不利，属于血分络瘀，津伤火郁者。导赤承气汤中有赤芍凉血活血，大黄泻火解毒通瘀，再与冬地三黄之生地、玄参、麦冬以及三黄合用，具有甘苦合化阴气，凉血通瘀，泻火解毒的功效，对于津伤火毒郁结，络脉热瘀的小便疼痛不利证，有较好的疗效。现介绍治验三则如下。

慢性前列腺炎：许某某，男，32 岁，职员。2004 年 9 月 11 日初诊。患前

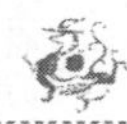

列腺炎年余，小便时茎中疼痛，尿黄，灼热，心烦异常，情绪低落，口苦，口臭，大便偏干。舌红赤，苔薄黄，脉弦数。曾用多种抗生素并屡请中医治疗无效。前医所用处方有八正散、导赤散等。辨为冬地三黄汤证，用甘苦合化法，处方：生地15g，麦冬10g，玄参15g，赤芍10g，黄连6g，黄柏10g，黄芩10g，大黄5g，金银花10g，地龙10g。6剂。2004年9月18日复诊：小便疼痛减轻，心烦，口苦，口臭等症消失，情绪好转，治病信心增加。脉弦数，舌红赤，苔黄。火邪尚存，营阴损伤，上方加丹参15g，7剂。2004年9月25日三诊：症状进一步减轻，守二诊方，或合入当归贝母苦参丸，或再加栀子、丹皮、桃仁、牛膝等药，共服30余剂，病告痊愈。

泌尿系感染：刘某某，女，41岁。2006年4月1日初诊。患泌尿系感染半年余，用多种抗生素无效，请中医诊治，所用方以八正散、导赤散为主，效果不明显。诊时主诉尿频、尿急、尿不尽，夜尿多，小便时尿道灼热。心烦急躁，经常失眠，服安定片虽能入睡，但第2天疲劳昏沉，比失眠更难受。舌红赤，苔薄黄少苔，脉弦细略数。辨为冬地三黄汤与黄连阿胶汤证，处方：麦冬30g，黄连6g，芦根30g，玄参15g，黄柏6g，金银花10g，生地15g，黄芩6g，阿胶12g（烊化），生白芍12g。7剂。2006年4月8日二诊：服药当晚即能入眠，小便随之通利，尿频、尿不尽感减轻。舌红，苔薄黄，脉弦细略数。上方加当归10g，浙贝母10g，苦参10g，即合入当归贝母苦参丸与《金匮》三物黄芩汤（黄芩、干地黄、苦参），守方14剂而愈。

老年性阴道炎：金某某，女，54岁。2006年4月15日初诊。患老年性阴道炎，用雌激素局部与内服治疗，效果不明显。诊时主诉阴痒，外阴、阴道有灼热感，尿频、小便时尿道不适。心烦，急躁，自觉浑身燥热，皮肤干燥，有时背部发热。舌红，苔薄黄，脉弦细数。患者以经营灵芝制品及其他中药保健品为业，常自服灵芝、虫草制品。根据脉舌，辨为冬地三黄汤证与《金匮要略》三物黄芩汤证，处方：麦冬30g，黄连6g，芦根30g，玄参15g，黄柏10g，金银花10g，生地15g，黄芩10g，生甘草6g，苦参10g。7剂。嘱停服灵芝、虫草制品。2006年4月22日二诊：阴痒、阴灼热明显减轻，白带减少。舌红苔薄黄偏少，脉弦滑略数。上方加当归15g，浙贝母10g，鱼腥草15g。7剂。2006年4月29日三诊：阴痒、浑身燥热等症痊愈，继续用二诊方7剂以巩固疗效。

## （四）有关问题的讨论

**关于冬地三黄汤与滋肾丸、当归贝母苦参丸**　李杲《兰室秘藏》载滋肾丸，又名通关丸，由黄柏、知母各一两，肉桂五分组成，治不渴而小便闭。李杲认为，渴而小便不利者，是热在上焦肺之气分，可用淡味渗泄之药；不渴而小便不通者，热在下焦血分，须用通关丸。所谓热闭于下焦血分者，是指火热之邪，闭其下焦肾与膀胱，故使小便不通。(《兰室秘藏·小便淋闭论》)滋肾丸中黄柏、知母，为苦寒之药，“气味俱阴，以同肾气，故能补肾而泻下焦火矣。桂与火邪同，故曰寒因热用”，(《医学发明·诸脉有关有格有复有溢》这是李杲对本方的解释。

陈念祖《时方妙用·通可行滞》载：“通关丸，又名滋肾丸，治下焦湿热，小便点滴不通，以致腹闷欲吐。”《时方妙用·寒能胜热》又载：“滋肾丸，治肺痿声嘶，喉痹咳血烦躁。”

叶桂十分推崇东垣滋肾丸，每用此方治疗小便闭或者淋浊。华岫云在总结叶氏治疗小便闭用方规律时指出：“若肾与膀胱阴分蓄热致燥，无阴则阳无以化，故用滋肾丸，通下焦至阴之热闭。”

如果说滋肾丸是以泻火佐以温阳引火为法的话，冬地三黄汤则是以泻火兼以滋阴为法。同为治疗小便不利之方，均有苦泻下焦火热的作用，在配伍上却有一阴一阳，一滋一温之别。吴瑭制定冬地三黄汤甘苦合化阴气法治疗温病小便不利的思路，或许是参照了叶氏应用东垣滋肾丸治疗小便闭证的经验，以增液汤加苇根汁代替肉桂，变化出了冬地三黄汤，有待进一步探讨。

不利小便而治疗小便不利的方剂，除冬地三黄汤、导赤承气汤、滋肾丸外，尚有《金匮要略》**当归贝母苦参丸**。先师刘渡舟教授常用此方治疗小便不利，此方的妙用是我跟师出诊后才知道的。该方出自《金匮要略·妇人妊娠病脉证并治》第7条，由当归、贝母、苦参各四两组成。上三味，末之，炼蜜丸如小豆大，饮服三丸，加至十丸。仲景原文谓：“妊娠，小便难，饮食如故，当归贝母苦参丸主之。”苦参苦寒，清热燥湿，《本经》谓：“主心腹气结，溺有余沥。”《本草经百种录》载：“专治心经之火，与黄连功用相近，但黄连似去心脏之火为多，苦参似去心腑小肠之火为多。”贝母苦甘微寒，《本经》谓：“主伤寒烦热，淋沥邪气；并主肺金燥郁。”这两味药重在泻火清热通淋。另外用当归和血润燥以滋化源。本方结构与冬地三黄汤有异曲同工之妙，用于男女小便疼痛涩滞有可靠的疗效。

冬地三黄汤与滋肾丸、当归贝母苦参丸可称为“滋补泻火通溺三方”，其中滋肾丸用知母、黄柏滋肾泻火，以少许肉桂温通真阳；冬地三黄汤用“三黄”泻火，增液汤滋真阴、生津液。前者意在于通阳中泻火通小便，后者则意

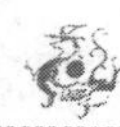

在于滋阴中泻火通尿。当归贝母苦参丸组方与之雷同：用苦参、贝母泻火，用当归养血和血润燥，于滋血润燥中泻火通小便。这三方用于治疗小便不利，有不可低估的疗效。

# 黄连黄芩汤方证

**黄连黄芩汤**　出自《温病条辨·中焦篇》风温温热第19条，组成为：黄连二钱、黄芩二钱、郁金一钱五分、香豆豉二钱。水五杯，煮取二杯，分二次服。吴瑭称此方为“苦寒微辛法”。其原条文谓：“阳明温病，干呕口苦而渴，尚未可下者，黄连黄芩汤主之。不渴而舌滑者属湿温。”

## （一）方证理论源流

叶桂在《幼科要略》论伏气春温时指出：“春温一症，由冬令收藏未固。昔人以冬寒内伏，藏于少阴，入春发于少阳，以春木内应肝胆也。寒邪深伏，已经化热。昔贤以黄芩汤为主方，苦寒直清里热，热伏于阴，苦味坚阴乃正治也。”（《临证指南医案·幼科要略》）在这里，叶氏提出了用《伤寒论》黄芩汤治疗伏气春温由少阴发于少阳的理论。从吴瑭黄连黄芩汤主治“干呕口苦而渴”分析，吴氏本条讲的是春温热郁少阳证，因干呕、口苦、口渴等症是少阳郁热的典型表现。吴氏所谓“阳明温病”实质上是指温热气分病，具体的证是少阳热证。他遵从叶氏春温治法，但不用黄芩汤，而用黄芩汤的变通方黄连黄芩汤，从而发展了叶氏这一理论。

叶桂《临证指南医案》有用微苦微辛法治疗风温、温热的医案，如以下二案：

某，二十，脉数暮热，头痛腰疼，口燥，此属温邪。连翘、淡豆豉、淡黄芩、黑山栀、杏仁、桔梗。（《临证指南医案·温热》）

某，风温从上而入，风属阳，温化热，上焦近肺，肺气不得舒转，周行气阻，致身痛、脘闷、不饥，宜微苦以清降，微辛以宣通，医谓六经，辄投羌、防，泄阳气，劫胃汁，温邪忌汗，何遽忘之。杏仁、香豉、郁金、山栀、瓜蒌皮、蜜炒橘红。（《临证指南医案·风温》）

在以上两案中，“某，二十”案方由凉膈散变通而来，其中有淡黄芩、黑山栀、淡豆豉配伍，构成了苦辛之法，黄连黄芩汤配伍与之雷同；而且此案中有“口燥”一证，吴瑭在本条自注中指出：“温热，燥病也。”其证中有口渴之症。第二案方由栀子豉汤加味而成。叶氏论治法说：“宜微苦以清降，微辛以宣通。”方中用山栀与香豉、郁金配伍。吴瑭黄连黄芩汤用黄连、黄芩与香豉、郁金配伍，并点明此方的治法为“苦寒微辛法”。由此来看，叶氏论治温热、风温用微苦微辛法的上述医案也为吴瑭制定黄连黄芩汤方证奠定了基础。

## （二）方证特点及其在杂病中应用的机制

在叶桂变通应用栀子豉汤的经验中，有一个重要的手法为：以栀子豉汤加杏仁、瓜蒌皮、郁金三味药，组成“轻苦微辛”之法，治疗气郁生热，热郁上焦，肺气郁痹，上焦不行而下脘不通的胸闷不爽，胃脘痞满，肠痹，以及咳嗽、咯血、吐血等病证。吴瑭黄连黄芩汤与叶氏此法有相似之处，本方用黄连、黄芩代替栀子豉汤中的栀子，变“微苦”为“苦寒”以泄胆胃火热；用豆豉、郁金“微辛”，芳香化浊开上焦痹郁。本方的特点是在黄连、黄芩苦寒泻火之中，配用郁金、豆豉芳香宣通中上焦郁结，从而构成了“苦寒微辛”之法。此法与纯用苦寒泻火的黄连解毒汤、三黄泻心汤、大黄黄连泻心汤不同，具有泻火而疏散郁结的特殊作用，可广泛用于杂病火郁胆胃胸脘的病证。

黄连黄芩汤的证：吴瑭原治证：干呕口苦而渴。根据叶桂应用“微苦微辛法”的经验，本方证还可有胸闷、胃脘痞满、呃逆、不饥不食等。

方中所寓法的对应证：从方的结构分析，本方寓三法，其证主要有三个方面：一是黄连配豆豉，类似栀子豉汤微苦微辛法，主治栀子豉汤的类似证，如心烦急躁，脘中嘈杂不舒等；二是黄芩配黄连苦寒泻火法对应的火热证，如口苦、舌红苔黄等；三是豆豉、郁金配黄连、黄芩苦辛开泄湿热法所主的证，如胃脘痞满，呃逆，或葛根芩连汤类似证如大便溏而不爽，肛门灼热等。

方证的特征性证：口苦心烦、胃脘嘈杂不舒。

由于本方具有泻火疏散郁结的特殊作用，故可以广泛用于杂病火郁胆胃胸脘的病证。

## （三）用治杂病举例与体会

胃痛、胃脘痞胀、腹胀、腹泻等胃肠病，由于七情内郁、五志过极等原因

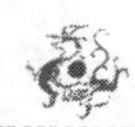

引起者尤为多见。我把这类病证称为火郁胃痛、火郁脘痞、火郁腹泻等。这类患者，其临床表现虽然有典型的火郁证的特征，如胃痛而食管、胃脘灼热，烧心，作酸；脘痞胀而吃辛辣则甚；腹泻而肛门灼热，泻下黏秽浊臭，小便黄赤等。但是，却伴有一系列寒冷征象，最常见者如自觉胃脘、腹部怕风、怕凉，不敢吃凉东西，不敢喝冷饮，多数人不敢喝牛奶，一喝牛奶马上就胃痛，或者腹泻，甚至全身也恶风、怕冷。我起初治疗这类胃肠病没有经验，常被假寒之象蒙蔽，用温中散寒理气药治疗，结果非但无效，甚至还会加重。在反复的临床实践中，我逐渐摸索出了两个基础方，用以治疗郁火胃肠病。其一，根据叶氏变通栀子豉汤的经验，在黄连黄芩汤中合入栀子豉汤法，加入栀子，或合入枳实栀子豉汤法，再加枳实，治疗郁火引起的胃痛，胃脘痞胀，恶心呕吐等病证。基本处方为：黄连6g，黄芩10g，栀子10g，淡豆豉10g，枳实10g，郁金10g。呕吐恶心明显者，加生姜6g，或苏叶6g；脉弦甚者，加白芍10g，炙甘草6g；作酸甚者，加吴茱萸3g。其二，在黄连黄芩汤中合入葛根芩连汤法，加葛根、炙甘草；或者再合入黄芩汤法，加白芍，治疗郁火引起的腹胀，腹痛，腹泻等病证。基本处方为：黄连6g，黄芩10g，栀子10g，淡豆豉10g，枳实10g，郁金10g，葛根20g，白芍12g，炙甘草6g。腹痛、泄泻甚者，取栀子干姜汤意，加干姜3g以为反佐；水性便，泄泻次数多者，合分水丹法，加车前子15g，白术10g；腹痛则泻者，合入痛泻要方，加陈皮10g，白术10g，防风6g。现介绍治验三则如下。

胃痛腹泻：贾某某，男，25岁。2005年7月23日初诊。素胃痛，腹泻，极消瘦。饥饿或饭后胃痛，胃脘痞胀不舒服，饭量少，食欲差。大便稀，每日三四次，进食凉物，或一喝牛奶则腹痛腹泻，自觉胃脘、腹部往外冒凉气。舌淡红，苔白厚或黄白相间而厚，满布舌面，脉弦长而大，滑数有力。患者因愈来愈瘦，心里恐惧，到处找脾胃病专家诊治，所用处方多为辛香理气止胃痛药或温补脾胃药，越治越重。我初诊辨为半夏泻心汤证与痛泻要方证，处方：法半夏10g，干姜8g，黄芩10g，黄连8g，枳实10g，茯苓15g，防风6g，厚朴10g，陈皮6g，苍术6g，白芍12g。5剂。2005年8月6日二诊：服药无效，胃痛、腹泻毫无减轻，而且喝牛奶腹泻更甚，泻下水样便，腹部怕风、怕凉，总希望用热水袋护着。舌淡红，苔白厚偏腻，满布舌面，脉弦长滑数有力。我舍脉从舌从症，辨为附子理中汤证，处方：党参6g，干姜10g，苍术10g，炙甘草6g，炮附子5g，桂枝10g，茯苓15g。3剂。2005年8月16日三诊：服后泄泻加重，肠鸣腹痛；胃痛，胃中胀满难耐，不欲饮食。舌仍淡红，苔白厚，满布舌面；脉仍弦滑大数，有力而劲。遂舍症舍舌从脉，辨为火郁证，改用黄连黄芩汤合葛根芩连汤为法。处方：黄连 6g，黄芩 10g，郁金 10g，淡豆豉 10g，生栀子 10g，葛根 20g，白芍 12g，炙甘草 6g。3 剂。2005 年 8 月 23 日四诊：此方服 1 剂胃痛止，3 剂后腹痛腹泻愈，胃口大开。而且，白厚舌苔退去。继续用三诊方 4 剂，以观后效。2005 年 8 月 30 日五诊：胃痛未再发作，大便正常。仅觉心情郁闷不快，脉弦滑数，舌偏红，苔白薄。改用黄连黄芩汤合栀子豉汤、四逆散调治。处方：黄连 6g，黄芩 10g，郁金 10g，淡豆豉 10g，生栀子 10g，柴胡 12g，枳实 12g，白芍 12g，炙甘草 6g。5 剂。后随访：胃肠功能良好，再未胃痛腹泻，饮食增进，体重增加。

食道胃中灼热疼痛：陈某某，男，55 岁。2004 年 9 月 5 日初诊。患者素有胃痛，有朋友介绍一种药酒谓治胃痛有效，遂信其言，取药一料，泡酒服之。因治病心切，服量太过，药酒烧灼导致食管与胃损伤，出现咽喉、食管、胃中灼热疼痛，食欲尚可，但胃痛，烧灼难忍，自服摩罗丹，并请一中医治疗无效。诊时脉沉滑弦数，舌红赤，苔厚，染苔。据脉舌辨为火郁胃痛，用黄连黄芩汤合枳实栀子豉汤化裁，处方：黄连 6g，黄芩 10g，栀子 10g，淡豆豉 10g，枳实 10g，郁金 10g，白芍 12g，麦冬 12g，生甘草 3g。5 剂。2004 年 9 月 18 日二诊：因服药诸症减轻，患者又自行取 4 剂煎服。诊时胃痛止，咽喉、食管、胃中灼热消失。唯胸闷，口苦，咽干，眼睛有热感。脉右滑略数，舌赤偏干，苔黄。从舌赤辨属清营汤证，用黄连黄芩汤合清营汤化裁，处方：生地黄 15g，牡丹皮 10g，麦冬 15g，玄参 10g，连翘 10g，黄连 6g，黄芩 10g，栀子 10g，淡豆豉 6g，郁金 6g。6 剂。诸症痊愈。

呃逆：章某某，女，14 岁。学生。2006 年 4 月 1 日初诊。平时学习紧张，压力较重，长期胃痛，时恶心欲吐，有严重的痛经，经我用小柴胡汤、半夏泻心汤等方调治，胃痛、恶心、痛经基本痊愈。但最近呃逆频作，呃逆声音颇大，晚上因打嗝吵得父母亲不能安睡，打嗝时自觉胃中有物上逆。两眉之间、额部上至头顶痛。脉弦滑大，舌胖，苔薄白。辨为旋覆代赭汤证，处方：旋覆花 10g（包煎），代赭石 3g，生晒参 3g，清半夏 15g，生姜 10g，炙甘草 8g，大枣 4 枚。6 剂。2006 年 4 月 8 日二诊：服药后效果不明显，呃逆如故，心前区时痛，胸闷。改用橘皮竹茹汤治疗呃逆，苓桂术甘汤治疗胸闷。处方：橘皮 50g，竹茹 10g，大枣 7 枚，炙甘草 12g，红人参 2g，生姜 15g，桂枝 10g，茯苓 30g，生白术 10g。6 剂。2006 年 4 月 15 日三诊：服药后胸闷消失，心前区痛止。但呃逆无丝毫缓解，脉弦滑大，舌胖，苔白略干。改用吴瑭三香汤、上焦宣痹汤法。

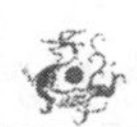

处方：炙枇杷叶6g，郁金6g，射干6g，通草3g，淡豆豉6g，降香3g，枳壳6g，生栀子6g，瓜蒌皮6g。6剂。2006年4月22日四诊：服药无效，仍然打嗝，头痛如前，舌胖大正红，苔白，脉弦滑大而数急，舍症从脉，辨为郁火证，因大便不干，口不渴，具体辨为黄连黄芩汤证，因头痛在阳明经，故加葛根；因月经将至，为预防痛经，故加益母草。处方：黄连8g，黄芩10g，郁金10g，苏叶10g，旋覆花10g（包煎），葛根10g，益母草10g。6剂。2006年4月29日五诊：服1剂呃逆顿减，6剂，呃逆止。但头仍痛，痛时从两眉中间向上扩散。适逢月经，未痛经。效不更方：黄连8g，黄芩10g，郁金10g，苏叶10g，旋覆花10g（包煎），葛根10g，益母草10g，白芷4g。6剂。再未呃逆，头痛也愈。

综上所述，黄连黄芩汤配伍巧妙，苦寒降泄，微辛宣通，用于治疗郁火所致的胃肠功能失调证有特殊的疗效。

# 第七章
# 苦寒通下法及其代表方证

苦寒通下法是指以大黄为主药组方所形成的治法，具有通下胃肠热结、泻火解毒的作用，用于治疗阳明腑实证。大承气汤、小承气汤、调胃承气汤为其代表方。明清温病学家在此基础上，创立了一系列疗效卓著的变通承气汤，如吴有性制定了滋阴养血通下的养荣承气汤；杨璿制定了泻火解毒通下的解毒承气汤；吴瑭制定了滋阴通下的增液承气汤，开窍通下的牛黄承气汤，清肺通下的宣白承气汤，泻火利尿通下的导赤承气汤；俞根初制定了凉血散血通下的犀连承气汤（今名西连承气汤），导滞通下的枳实导滞汤，泻火解毒通下的俞氏解毒承气汤，从而发展了仲景的苦寒通下学说，极大地丰富了下法的内容和方法。这些方剂不仅可以治疗外感阳明病，而且可以广泛地应用于各科杂病的胃肠热结证。这一类方证可称为加减承气汤类方证。本章仅选择最具代表性的增液承气汤、导赤承气汤、杨氏解毒承气汤三方作一介绍。

## 增液承气汤方证

**增液承气汤**　出自《温病条辨·中焦篇》风温温热第17条，组成为：元参一两、麦冬八钱、细生地八钱、大黄三钱、芒硝一钱五分。水八杯，煮取三杯，先服一杯，不知再服。其原条文谓："阳明温病，下之不通，其证有五：……津液不足，无水舟停者，间服增液，再不下者，增液承气汤主之。"

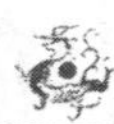

## （一）方证理论源流

吴有性《温疫论》论“数下亡阴”指出：“下证以邪未尽，不得已而数下之，间有两目加涩、舌反枯干、津不到咽、唇口燥裂，缘其人所禀阳脏，素多火而阴亏，今重亡津液，宜清燥养荣汤。设热渴未除，里证仍在，宜承气养荣汤。”（《温疫论·数下亡阴》）承气养荣汤组成为：知母、当归、芍药、生地、大黄、枳实、厚朴。加生姜煎服。此方用知母、当归、芍药、生地滋阴养血、清热生津，用大黄、枳实、厚朴，即小承气汤通下热结。吴瑭在《温病条辨·中焦篇》第11条增液汤证后自注说：“此方所以代吴又可承气养荣汤法也”。可见，增液汤是仿承气养荣汤而制定的，增液承气汤则由增液汤加味组成，因此，增液承气汤也与又可承气养荣汤有关。

## （二）方证特点及其在杂病中应用的机制

增液汤具有滋阴生津的作用，加入大黄、芒硝，即合入调胃承气汤法，全方就具有了滋阴通下的功效。由于生地甘苦寒，能清热凉血，养阴生津，通经逐血痹；玄参味苦咸微寒，也善入营血分，能凉营生津，散结解毒；大黄苦寒，除泻下攻积外，更可泻火解毒、凉血祛瘀。这三味药配合，就使该方具有了凉血祛瘀、泻火解毒、滋阴生津的新功效。因此，本方不仅可以滋阴通下，用于阴津亏竭的大便秘结，而且可用于以血分火毒郁结为病机的诸多疑难病证。

增液承气汤的证：吴瑭原治证：温病津液不足，大便不下。

方中所寓法的对应证：从方的结构分析，本方寓三法，其证主要有三个方面：一是调胃承气汤证，如烦热、腹满、大便燥结等；二是增液汤证，如舌赤少苔而干，口鼻咽喉干燥等；三是生地、玄参配大黄对应的血分瘀热证，如颜面痤疮，衄血，疖疔，以及中风，月经不调等。

方证的特征性证：大便燥结，舌赤少苔而干。

杂病阴亏便秘，或营热血燥、血分火毒郁结，见有增液承气汤证者，可用本方治疗。

## （三）用治杂病举例与体会

先师刘渡舟先生善用增液承气汤治疗各类杂病，现介绍先生有关经验如下。

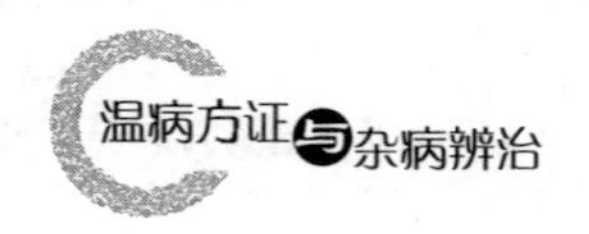


第一，用于治疗头面痛：孙某某，女，67岁。右侧面颊掣及颞颥作痛，难以忍受，哭叫之声闻于四邻。痛甚则以手掴其颊，然亦无济于事。因掣及牙齿作痛，患者牙齿几乎拔尽。血压190/120mmHg，问其大便，则称干燥难下，小便黄赤而短。切其脉两寸弦，关部滑大。辨为胃燥伤津，肝胆郁火上犯经络。治以清泻胃燥，佐以养阴平肝之法。处方：玄参30g，生地15g，麦冬30g，大黄6g，玄明粉6g（后下），丹皮10g，白芍12g，炙甘草6g。服2剂，泻下黑色干粪球数块，面颊之疼痛见缓，夜间已能睡卧。处方减去玄明粉，另加羚羊角粉1g（冲服），石决明30g，夏枯草16g，以加重平肝潜阳之力。服至6剂，则疼痛全止，亦未再发，测血压160/90mmHg，诸症随之而愈。（《刘渡舟临证验案精选》）

第二，用于治疗精神分裂症：曹某某，女，42岁。1998年11月18日二诊。患精神分裂症十多年，近来病情加重，悲喜无常，神情发呆，不能言语，状如哑巴，大小便不能自理，常会不自主地在床上大小便，伴有幻觉、妄想。一诊用防己地黄汤，见效不明显。大便数日不解，烦躁不寐，手腕手指关节弯曲而僵硬，不能伸展，有时甚至全身僵硬，舌红赤，脉弦数。辨为增液承气汤证，处方：生地30g，玄参30g，麦冬30g，大黄5g，芒硝6g（分冲），生龙骨30g（先下），生牡蛎30g（先下），炙甘草10g。7剂，每日1剂。局方至宝丹2丸，每日1丸。1998年11月25日三诊：服上方7剂，至宝丹2丸，大便一次，排出干硬粪便许多，烦躁减轻，已能入睡，手指发麻，舌红赤，脉弦数。上方减生龙、牡，加白芍20g，龙齿20g，石决明30g（先煎），7剂，每日1剂。局方至宝丹2丸，每日1丸。1998年12月2日四诊：上药服完后，患者精神突然清醒，能主动说话，大小便能自理，手足麻减轻，全身僵硬大减，下肢较前有力，但手指不停地做伸屈运动，大便复干结，舌红苔白，脉沉滑。用一诊方加白芍20g，7剂。1998年12月9日五诊：大便通畅，病情转平稳，改用增液汤继续调治。（作者新撰刘渡舟医案）

第三，用于治疗中风：靖某某，男，63岁。1999年6月17日初诊。患者于1个月前患“急性脑血栓形成”，经某医院救治，脱离危险，进入恢复期。现以语言障碍为主症，说话吐字不清，舌难伸出，喝水时易呛，伴有左侧上下肢活动不便，睡眠不实，心烦，头痛眩晕，血压偏高，大便干燥，舌质深红，苔黄，脉弦滑数。辨为火中动风闭窍、耗伤阴津之证，用增液承气汤合三黄泻心汤加味，处方：生地15g，麦冬15g，玄参20g，大黄3g，黄连10g，黄芩10g，羚羊角粉1.8g（分冲），钩藤15g，丹皮10g，白芍15g，竹叶10g，天竺黄10g，

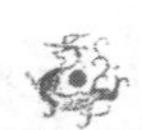

7剂，每日1剂。安宫牛黄丸2丸，每日1丸。1999年6月24日二诊：服药大便通畅，心烦等症减轻，说话较以前清楚。去安宫牛黄丸，嘱继续服7剂。1999年7月1日三诊：语言障碍继续改善，说话更为清楚，用一诊方减羚羊角粉继续治疗。后以此方为基础，加减变化，治疗2个月，患者语言恢复正常，临床痊愈而能从事适当的劳动。(作者新撰刘渡舟医案)

方证解释：刘老对于中风曾提出“火中”之说，主张用三黄泻心汤泻火治之。本案有大便干燥、心烦、舌质深红之增液承气汤证与语言障碍之安宫牛黄丸证以及头痛眩晕、血压偏高之羚角钩藤汤证，因此，用增液承气汤合三黄泻心汤，并取羚角钩藤汤意加羚、钩、丹、芍为方，另冲服安宫牛黄丸以清心通络开窍。其中增液承气汤与三黄泻心汤合用，既可通腑泻火解毒，又可凉血清心，还可以滋阴液以御肝风，从而为中风病的治疗提供了新的思路。

我们常用增液承气汤加减治疗杂病，现介绍治验三则如下。

痤疮：王某某，女，26岁。2000年3月15日初诊。患者体质壮实，体态较胖，颜面痤疮密布，胸背部也散在可见，皮疹色红赤或黯红，部分丘疹顶部有脓疱，面部油脂分泌较多，大便干燥，三四日一行，心烦，口干渴。舌赤、苔黄，脉滑数。辨为增液承气汤证与三黄泻心汤证，处方：生地15g，玄参20g，麦冬15g，大黄4g，黄芩10g，黄连5g，连翘15g，紫花地丁20g，生甘草6g，丹皮10g，枇杷叶15g。7剂。2000年3月22日二诊：大便通畅，痤疮明显消退，上方加皂角刺6g。7剂而愈。

痔疮便血：何某某，女，27岁。2005年4月30日初诊：患者素有痔疮，最近大便干燥，二三日一行，每次大便时疼痛便血，月经错后，40多天一次，经量少。脘腹胀满，饮水后自觉水在胃中不下，疲乏无力。脉弦滑略数，舌赤，苔白。从大便特征与舌赤辨为增液承气汤证，处方：生地20g，玄参15g，麦冬15g，赤芍10g，桃仁10g，生大黄10g，厚朴15g，枳实12g，芒硝6g（分冲）。7剂。2005年5月7日二诊：服药后大便通畅，痔疮疼痛与出血止，胃腹胀满消失。舌偏红，苔白，脉弦滑数。上方去芒硝，加当归15g，川芎10g，调理月经以善后。

郁火便秘：宁某某，女，57岁。干部。2005年6月5日初诊。患者眩晕，心烦急躁，大便干结，消瘦，眼睛炯炯有神。舌绛赤，有裂纹，苔薄白，脉细弦数。辨为黄连阿胶汤证，用黄连阿胶汤加味。2005年6月12日二诊：服药效果不明显，并见腹胀，排气不畅。改用增液承气汤加减，处方：生地30g，玄参30g，麦冬30g，生大黄10g，枳实12g，芒硝10g（分冲），厚朴14g。4剂。

2005年6月19日三诊：服用第2天，解出大量绿色粪便，眩晕、烦躁遂消，全身异常舒畅。上方加白芍15g，木瓜10g，以酸甘化阴、酸苦泄热。5剂。诸症痊愈。(此为王建红治验案)

期刊报道用增液承气汤治疗杂病的验案主要有中风、复发性口腔溃疡、鼻衄、肛裂、慢性支气管炎、产后尿闭（尿潴留)、血精（精囊炎、前列腺炎）等。

### (四) 增液承气汤类方

**护胃承气汤** 出自《温病条辨·中焦篇》风温温热第15条，组成为：生大黄三钱、元参三钱、细生地三钱、丹皮二钱、知母二钱、麦冬（连心）三钱。水五杯，煮取二杯，先服一杯，得结粪，止后服，不便，再服。吴瑭称此方为“苦甘法”。其原条文谓：“下后数日，热不退，或退不尽，口燥咽干，舌苔干黑，或金黄色，脉沉而有力者，护胃承气汤微和之；脉沉而弱者，增液汤主之。”

本方由增液承气汤去芒硝，加丹皮、知母组成。去芒硝则泻下作用减轻；加丹皮、知母则凉血清热作用增强，而且，这两味药善于清虚热。因此，本方善治阴液亏损，血分郁热，或阴亏虚热，兼大便干燥者。

综上所述，增液承气汤的特点在于生地、玄参与大黄配伍，善入血分，凉血祛瘀、泻火解毒、滋阴生津。不仅能够治疗阴竭热结之便秘，而且可以治疗血分郁热，火毒冲击所致的中风、头面肿胀疼痛、痤疮粉刺、疮疡痒疹、出血等病证。

## 导赤承气汤方证

**导赤承气汤** 出自《温病条辨·中焦篇》风温温热第17条，组成为：赤芍三钱、细生地五钱、生大黄三钱、黄连二钱、黄柏三钱、芒硝一钱。水五杯，煮取二杯，先服一杯，不下再服。其原条文谓：“阳明温病，下之不通，其证有五：……左尺牢坚，小便赤痛，时烦渴甚，导赤承气汤主之。”

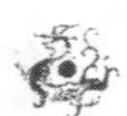

## （一）方证理论源流

导赤散出自《小儿药证直诀·诸方》，“治小儿心热，视其睡，口中气温，或合面睡，及上窜咬牙，皆心热也。心气热则心胸亦热，欲言不能，而有就冷之意，故合面而睡。”组成为：生地黄、甘草（生）、木通各等份，上同为末，每服三钱，水一盏，入竹叶同煎至五分，食后温服。一方不用甘草，用黄芩。

本方在《小儿药证直诀》原治仅有“小儿心热”，并不治疗心热下移小肠证，后世扩大了治疗范围，用其治疗小便赤涩淋痛等小肠热证。《医宗金鉴·删补名医方论》载：“导赤散，治心热，口糜舌疮，小便黄赤，茎中作痛，热淋不利。”并注云：“赤色属心。导赤者，导心经之热从小肠而出，以心与小肠为表里也。然所见口糜舌疮、小便黄赤、茎中作痛、热淋不利等证，皆心热移于小肠之证。故不用黄连直泻其心，而用生地滋肾凉心，木通通利小肠，佐以甘草梢，取易泻最下之热，茎中之痛可除，心经之热可导也。此则水虚火不实者宜之，以利水而不伤阴，泻火而不伐胃也。若心经实热，须加黄连、竹叶，甚者更加大黄，亦釜底抽薪之法也。”

导赤承气汤方名也曰“导赤”，吴瑭自注云：“以导赤去淡通之阳药，加连、柏之苦通火腑，大黄、芒硝承胃气而通大肠，此二肠同治法也”。其主治证中有“小便赤痛，时烦渴甚”等，据此可以认为，导赤承气汤是吴氏根据导赤散方证，结合调胃承气汤法而制定的。

另外，导赤承气汤的核心药是生地、赤芍与大黄、芒硝相配伍，这一手法与吴有性的承气养荣汤组方有相似之处，因此，本方也与承气养荣汤有关。

## （二）方证特点及其在杂病中应用的机制

导赤承气汤以细生地、赤芍凉血散血，滋阴生津；黄连、黄柏苦寒泻心、小肠之热；大黄、芒硝为调胃承气汤法，通泻大肠热结。其组方思路为：去导赤散中淡渗通利药木通、甘草、竹叶，取生地滋阴凉血，加连、柏苦寒清泻小肠火腑，并“甘苦合化阴气”，以治疗小肠热结，小便赤痛；另取调胃承气汤法，用大黄、芒硝通泻大肠燥结，以治疗便秘不通，从而构成了“二肠同治”之法。

本方配伍有三个特点：第一，生地、赤芍与黄连、黄柏配伍，组成甘苦合化阴气之法，善于治疗阴液亏损之小便短赤不利。第二，生地、赤芍不仅甘寒滋阴生津，而且凉血散血，与黄连、黄柏配伍，有犀角地黄汤（今名清热地黄汤）合黄连解毒汤意，可以清解血分郁火，治疗血分火热下移小肠之小便涩痛不利，尿赤，尿中带血。第三，黄连、黄柏与大黄配伍，类似于《金匮要略》泻心汤（大黄、黄连、黄芩）。泻心汤重在泻心火以治疗吐血衄血，心气不定，这三味药与生地、赤芍凉血药配伍，则善于凉血清心泻火，治疗心与小肠火热之证。

导赤承气汤的证：吴瑭原治证：温病大便燥结，左尺牢坚，小便赤痛，时烦渴甚。从本方的配伍与应用来看，其证还包括大便燥结或黏滞不爽等。

方证的特征性证：大便燥结，小便赤痛，或尿血。

急慢性肾炎、泌尿系感染、前列腺炎等杂病多可表现为血分小肠火热之证，如小便带血、小便短赤不利，甚至疼痛等，并每兼舌赤，苔黄，口苦，心烦，大便干燥等。导赤承气汤具有凉血泻火解毒，滋阴生津，通腑泄热的作用，故可以治疗这一类病证。

### （三）用治杂病举例与体会

导赤承气汤与冬地三黄汤均能治疗阴津损伤，火热郁结的小便短赤不利，但冬地三黄汤是增液汤与芩、连、柏配伍，滋阴泻火，苦甘合化阴气以治小便不利；导赤承气汤不仅生地、赤芍与黄连、黄柏相配，凉血滋阴、泻火解毒，甘苦合化阴气，而且合入了大黄、芒硝，能够咸寒通腑泻热，通大肠以泄小肠。因此，导赤承气汤治疗小肠热结、小便短涩不利的作用更强。我在临床上常用此方治疗男女泌尿系统感染、男子前列腺炎等病症。凡大便不干燥者，去芒硝；口苦，舌苔黄厚腻者，合龙胆泻肝汤清泻肝胆湿热；病久不愈，舌质绛黯，病机深在血分络脉者，加丹参、桃仁、丹皮凉血散血通络；尿痛明显，或者小腹、阴茎根部疼痛者，加地龙通络止痛；男子前列腺肥大，小便不通畅，或女子小便急结，尿频不利者，合入当归贝母苦参丸散结解毒。现介绍治验二例如下。

张某某，女，32 岁。2005 年 9 月 17 日初诊。患泌尿系感染月余，近来尿频、尿急、尿后有残尿感，小腹胀满急结，伴有心烦急躁，口苦等。舌红赤少苔，脉弦细滑略数，两尺弦滑、搏指有力。从舌脉辨为阴津不足，血分郁热下

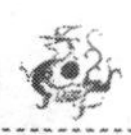

注小肠的导赤承气汤证，处方：生地15g，赤芍10g，玄参15g，黄连6g，黄柏10g，生大黄3g，生栀子10g，当归15g，浙贝母10g，苦参10g。7剂。2005年9月24日二诊：尿频、尿急、小腹急结等症减轻，口仍苦。舌红赤少苔，脉弦细滑略数。用导赤承气汤合龙胆泻肝汤化裁，处方：生地15g，赤芍10g，玄参15g，黄连6g，黄柏10g，生大黄3g，生栀子10g，黄芩10g，当归15g，柴胡15g，龙胆草8g，通草6g，车前子10g，泽泻15g。7剂。2005年10月1日三诊：诸症进一步减轻，二诊方加鱼腥草15g。7剂。诸症痊愈。

黄某某，男，36岁。2005年7月16日初诊。患前列腺炎，小便时阴茎根部胀，睾丸底部憋胀，小腹部不舒，尿频，尿不尽。颜面起火疖，心烦，性功能减弱。舌红赤，苔黄略厚略腻，脉弦滑略数，尺部坚硬。从湿热蕴结血分，下注小肠、肝经论治，用导赤承气汤合龙胆泻肝汤加减，处方：生地10g，赤芍12g，黄连6g，黄柏10g，酒大黄3g，生栀子10g，黄芩10g，当归15g，柴胡15g，通草6g，车前子10g，泽泻15g，地龙10g，苍术10g。7剂。2005年7月23日二诊：小便时阴茎根部胀、睾丸痛、尿频等症明显减轻。舌仍红赤，苔黄略厚，脉弦滑略数，尺部坚硬。上方合当归贝母苦参丸法，加入当归15g，苦参10g，浙贝母10g。7剂。2005年7月30日三诊：诸症消失，自述性功能增强。守此法服药3周，以巩固疗效。

另外，我也用此方加减治疗心火旺盛，小肠火炽，血分郁热所致的面部痤疮、火疖等病证，如曾治疗刘某某，女，28岁。2005年9月20日初诊。下唇至下颌部小米粒大小的火疖密集成片，灼热疼痛。痛经，心烦易急躁，小便色赤灼热，大便干。舌红赤，苔薄黄，少苔，脉弦细数。辨为导赤承气汤证，处方：生地15g，赤芍12g，玄参10g，黄连6g，黄柏10g，酒大黄10g，黄芩10g，生栀子10g，淡豆豉10g，升麻10g。5剂。服药第一天泻下稀便2次，臭秽难闻，随后大便通畅，火疖消失。

## （四）导赤承气汤类方

**犀连承气汤（今名西连承气汤）**　出自《通俗伤寒论·六经方药·攻下剂》，组成为：犀角汁两瓢（冲）（今用水牛角代替）、小川连八分、小枳实钱半、鲜生地汁六瓢（冲）、生锦纹三钱、真金汁一两（冲）。俞氏称此方为“心与小肠并治法”。

本方犀角（今用水牛角代替）、生地配合，具有犀角地黄汤（今名清热地黄汤）意，能凉血滋阴；黄连、金汁配合，具有黄连解毒汤意，能清热泻火解毒；生大黄、枳实配伍，具有小承气汤意，能通腑泻热。三法合用，不仅泻火解毒作用大为增强，而且善于凉血滋阴，通泻大小肠火热。因此，可以治疗杂病火郁血分，心与小肠火热所致的心烦、神志异常，小便短赤涩痛等。何秀山按语云："此方君以大黄、黄连，极苦泄热，凉泻心、小肠之火。臣以犀、地二汁，通心神而救心阴。佐以枳实，直达小肠幽门，俾心与小肠之火，作速通降也。然火盛者必有毒，又必使以金汁，润肠解毒。此为泻心通肠，清火逐毒之良方。"并指出"心与小肠相表里。热结在腑，上蒸心包，证必神昏谵语，甚则不语如尸，世俗所谓蒙闭证也。"可用此方治之。

## 杨氏解毒承气汤方证

**杨氏解毒承气汤**　出自杨璿《伤寒瘟疫条辨·医方辨》，组成为：白僵蚕（酒炒）三钱、蝉蜕（全）十个、黄连一钱、黄芩一钱、黄柏一钱、栀子一钱、枳实（麸炒）二钱五分、厚朴（姜汁炒）五钱、大黄（酒洗）五钱、芒硝三钱（另入）。其原文谓："温病三焦大热，痞满燥实，谵语昏乱不识人，热结旁流，循衣摸床，舌卷囊缩，及瓜瓤、疙瘩温，上为痈脓，下血如豚肝等证，厥逆脉沉伏者，此方主之。加瓜蒌一个、半夏二钱，名陷胸承气汤，治胸满兼有上证者。"

### （一）方证理论源流

杨璿遵从吴有性温疫学说，根据其当时所遇之疫的特点，提出了杂气为毒气，性质属毒火，火毒多夹秽浊等火毒致疫的理论，推广河间"三黄""双解"之意，辑录陈良佐《二分析义》赔赈散诸方，悉心化裁，制定出了以升降散为代表、以黄连解毒汤为基础的清热解毒方15首，以清热泻火解毒法论治温疫，解毒承气汤是其中"重者泻之"的一首方剂。

关于杨璿《伤寒温疫条辨》泻火解毒治疗温疫的理论和方法，我已有专文讨论［江苏中医杂志，1986，7（6）：35～37；广西中医药，1987，10（4）：29～30］，此不赘述。

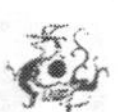

## （二）方证特点及其在杂病中应用的机制

杨氏解毒承气汤由三方合并变化而成：其中僵蚕、蝉蜕、大黄为升降散法，善于升清降浊，通彻上下；黄连、黄芩、黄柏、栀子为黄连解毒汤，长于清热泻火解毒；枳实、厚朴、大黄、芒硝为大承气汤，能攻下热结，通腑泄热。三法配合，不仅攻下热结的功效大大增强，而且泻火解毒的功效也更为突出，因此，杨氏自按说："此乃温病要药也。然非厥逆脉伏，大热大实，及热结旁流，舌卷囊缩，循衣摸床等证，见之真而守之定，不可轻投。予用此方，救坏证、危证、大证而愈者甚众。"（《伤寒瘟疫条辨·医方辨》）

杨氏解毒承气汤的证：杨璿原治证：三焦大热，痞满燥实，谵语昏乱不识人，热结旁流，舌卷囊缩，厥逆脉沉伏，及瓜瓤温，疙瘩温，上为痈脓，下血如豚肝等。

方中所寓法的对应证：从方的结构分析，本方寓三法，其证主要有三个方面：一是升降散证，如心烦急躁，舌红赤起刺等；二是黄连解毒汤证，如口苦燥热，口舌生疮，疔疖疮疡等；三是大承气汤证，如大便燥结不通，谵语狂乱等。

方证的特征性证：心烦，口苦，大便燥结，舌赤苔黄，脉数。

杂病火热蕴结，见有杨氏解毒承气汤证者，可用本方治疗。

## （三）用治杂病举例与体会

我在临床上常用杨氏解毒承气汤治疗杂病火毒证，如心烦、失眠、头痛、眩晕、小便赤涩、大便秘结、出血、痤疮、疖肿、皮炎等属于火毒内壅者。此介绍验案一则如下。

王某某，男，43 岁。2005 年 9 月 20 日初诊。长期失眠，最近常彻夜不眠，心烦急躁，口苦、口黏、口臭，全身憋闷不舒，疲劳不堪。舌红赤，舌尖起刺，苔黄厚，脉弦滑有力、略数。辨为郁火内蕴的杨氏解毒承气汤证，处方：僵蚕 10g，蝉蜕 10g，黄连 6g，黄芩 10g，黄柏 10g，生栀子 10g，枳实 10g，厚朴 15g，酒大黄 8g，片姜黄 10g。6 剂。2005 年 9 月 27 日二诊：服此药 1 剂，当日大便 2 次，泻出秽臭浊物甚多，遂全身舒畅，当晚深睡 5 ~ 6 个小时。服完 7 剂药，心烦、口臭等症大为减轻。舌红，苔黄不厚，脉弦滑略数。继续用上方合四逆散法，加柴胡15g，白芍12g，炙甘草8g。7剂。诸症告愈。

## （四）杨氏解毒承气汤类方

**俞氏解毒承气汤**　出自《通俗伤寒论·六经方药·攻下剂》，组成为：金银花三钱、生山栀三钱、小川连一钱、生川柏一钱、青连翘三钱、青子芩二钱、小枳实三钱、生锦纹三钱、西瓜硝五分、金汁一两（冲）、白头蚯蚓两只，先用雪水六碗，煮生绿豆二两，滚取清汁，代水煎药。俞氏称此方为“峻下三焦毒火法”。

本方用生大黄、枳实、西瓜硝为承气汤法，攻下热结、通腑泄热；黄连、生山栀、生黄柏、黄芩为黄连解毒汤，清热泻火解毒；金银花、连翘辛凉甘寒，清热解毒，兼透热外出；金汁、绿豆也为清热解毒之品；蚯蚓咸寒，清热息风、解痉通络。全方攻下热结、通腑泄热、清热解毒、通络息风，能够治疗火毒内蕴之证。

何秀山按云：“疫必有毒，毒必传染，症无六经可辨。故喻嘉言从三焦立法，殊有卓识。此方用银、翘、栀、芩，轻清宣上，以解疫毒，喻氏所谓升而逐之也。黄连合枳实，善疏中焦，苦泄解毒，喻氏所谓疏而逐之也。黄柏、大黄、瓜硝、金汁，咸苦达下，速攻其毒，喻氏所谓疏而逐之也。即雪水、绿豆清，亦解火毒之良品。合而为泻火逐毒，三焦通治之良方。”（《通俗伤寒论·六经方药·攻下剂》）

我在临床上常用俞氏解毒承气汤治疗杂病之血分火毒郁结证，此介绍验案一则如下。

李某某，男，21岁。2005年9月24日初诊。颜面起红色斑丘疹月余，皮损发红，起皮，痒甚，伴有心烦，急躁，大便偏干，小便黄。脉沉细滑数，舌边尖红赤，苔薄黄。从血分火毒考虑，用俞氏解毒承气汤加减，处方：金银花10g，连翘15g，生山栀10g，黄连6g，黄柏10g，黄芩12g，枳实10g，生大黄6g，地龙10g，僵蚕10g，枇杷叶16g，生地15g，赤芍10g。7剂。2005年10月1日复诊：面部皮疹消失。舌边尖赤，苔薄黄，脉弦滑略数。上方加草河车10g。6剂而愈。

杨氏解毒承气汤与俞氏解毒承气汤方中均含有黄连解毒汤与承气汤法，泻火解毒与通腑泻热并举。所不同的是：杨氏解毒承气汤合入了升降散；俞氏解毒承气汤加入了金银花、连翘、金汁、绿豆、蚯蚓。因此，杨氏解毒承气汤升

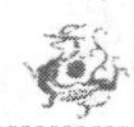

清降浊、通腑泻热的作用较强，其证中含有升降散证；俞氏解毒承气汤清热解毒作用较强，其证中含有银、翘、金汁、绿豆之热毒证。就泻下作用而言，杨氏解毒承气汤用了大承气汤原方，通腑泻热较强；俞氏解毒承气汤用了承气汤简化方，通腑泻热作用较弱。另外，两方中均有虫类药，杨氏解毒承气汤含有僵蚕、蝉蜕，善于升清辟秽、疏散风热、化痰息风解痉，治疗咽喉、头面部络脉之风毒；俞氏解毒承气汤含有蚯蚓，善于清热息风、通络、利尿，治疗热盛引动肝风与下部络脉不通的病证。

# 第八章
# 清营透热转气法及其代表方证

清营透热转气法是指用犀角（今用水牛角代替）、生地、玄参、丹皮等清营凉血药与银花、连翘、竹叶等轻清泄热透邪药配伍所组成的治法，具有凉营清心泄热、透热外达的作用，用于治疗热入营分，营热伤津为基本病机的病证。清营汤为其代表方，同类方剂还有犀角地黄汤合银翘散（今名清热地黄汤合银翘散）、银翘散去豆豉加细生地丹皮大青叶倍玄参方、银翘散加生地丹皮赤芍麦冬方、清营汤加钩藤丹皮羚羊角方等。这类方剂不仅可以治疗温病热入营分的病证，而且可以广泛地用于治疗杂病内生火热郁伏营分的种种病变。

## 清营汤方证

**清营汤**　出自《温病条辨·上焦篇》暑温第 30 条，组成为：犀角（今用水牛角代替）三钱、生地五钱、元参三钱、竹叶心一钱、麦冬三钱、丹参二钱、黄连一钱五分、银花三钱、连翘（连心用）二钱。水八杯，煮取三杯，日三服。吴瑭称此方为“咸寒苦甘法”。其原条文谓：“脉虚夜寐不安，烦渴舌赤，时有谵语，目常开不闭，或喜闭不开，暑入手厥阴也。手厥阴暑温，清营汤主之；舌白滑者，不可与也。”《温病条辨》论及清营汤方证的条文还有上焦篇第 15 条：“太阴温病，寸脉大，舌绛而干，法当渴，今反不渴者，热在营中也，清营汤去黄连主之。”上焦篇第 33 条：“小儿暑温，身热，卒然痉厥，名曰暑痫，清营汤主之，亦可少与紫雪丹。”上焦篇第 34 条：“大人暑痫，亦同上法，热初入营，肝风内动，手足瘛疭，可于清营汤中，加钩藤、丹皮、羚羊角。”中焦篇第 20 条：“阳明温病，舌黄燥，肉色绛，不渴者，邪在血分，清营汤主之。

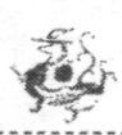

若滑者，不可与也，当于湿温中求之。"

## （一）方证理论源流

清营汤是吴瑭根据《临证指南医案》论治营热证的有关医案而制定的。叶案如下。

陈妪，热入膻中，夜烦无寐，心悸怔，舌绛而干，不嗜汤饮，乃营中之热，治在手经。犀角（今用水牛角代替）、鲜生地、黑元参、连翘、石菖蒲、炒远志。(《临证指南医案·温热》)

程，暑久入营，夜寐不安，不饥微痞，阴虚体质，议理心营。鲜生地、元参、川连、银花、连翘、丹参。(《临证指南医案·暑》)

程，四二……又，脉虚，舌赤消渴。伏暑热气，过卫入营，治于手厥阴。竹叶、犀角（今用水牛角代替）、生地、麦冬、元参。(《临证指南医案·暑》)

杨，暑由上受，先入肺络，日期渐多，气分热邪逆传入营，遂逼心包络中。神昏欲躁，舌音缩，手足牵引，乃暑热深陷，谓之发痉。热闭在里，肢体反不发热。热邪内闭则外脱，岂非至急？考古人方法，清络热必兼芳香，开里窍以清神识。若重药攻邪，直走肠胃，与胞络结闭无干涉也。犀角（今用水牛角代替）、元参、鲜生地、连翘、鲜菖蒲、银花，化至宝丹四丸。（《临证指南医案·痉厥》)

从以上医案不难看出，关于清营汤的证：《温病条辨·上焦篇》第15条"舌绛而干，法当渴，今反不渴者，热在营中也"是遵照陈妪案"舌绛而干，不嗜汤饮，乃营中之热"变化而来的；上焦篇第30条"脉虚夜寐不安，烦渴舌赤"是从程四二案"脉虚，舌赤消渴"，以及程案"暑久入营，夜寐不安"等句变化而成的；上焦篇第33、34条"卒然痉厥""热初入营，肝风内动，手足瘛疭"等症是从杨案"神昏欲躁，舌音缩，手足牵引……谓之发痉"中领悟出来的。至于清营汤方，则是由程案处方（鲜生地、玄参、川连、金银花、连翘、丹参）与程四二案处方（竹叶、犀角、生地、麦冬、玄参）以及后述清宫汤方证"方证理论源流"中介绍的《临证指南医案·疟》乐二九案处方（犀角、竹叶、连翘、玄参、麦冬、银花）合并变化而拟定的。

## （二）方证特点及其在杂病中应用的机制

清营汤用犀角（今用水牛角代替）、生地、丹参为变通犀角地黄汤（今名

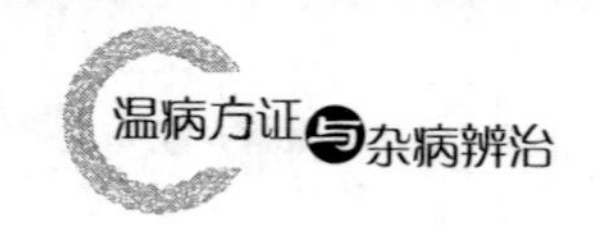


清热地黄汤）法以清营凉血散血；玄参、麦冬、生地为增液汤以滋阴生津；黄连、竹叶清心泄热、清热解毒；银花、连翘甘寒轻清、透邪外出，即叶桂所谓“入营犹可透热转气”之法。其中竹叶甘淡寒又可利尿导热下行。全方在清营凉血散血、滋阴生津、清热解毒、清泻心火的基础上，兼有轻宣透热转气外达和导热下行外出的作用，从而构成了本方的显著特点。在杂病中应用时，若营分郁热，火毒蕴盛者，重用银花、连翘、黄连，或合入黄连解毒汤、三黄泻心汤；若营热血络瘀滞明显者，重用丹参，或再加赤芍、丹皮、桃仁；若营热耗伤阴液，阴津亏竭显著者，重用增液汤；若兼邪郁肌表，斑疹隐隐者，重用金银花、连翘，或再加薄荷、荆芥以透邪外出；营热窍闭者，加“三宝”开窍；营热动风者，加羚羊角、钩藤等息风止痉。

清营汤的证：吴瑭原治证：寸脉大，舌绛而干，法当渴，今反不渴；脉虚夜寐不安，烦渴舌赤，时有谵语，目常开不闭，或喜闭不开；身热，卒然痉厥；手足瘛疭；舌黄燥，肉色绛。吴瑭将清营汤既用于舌绛而干之营热津伤证，又用于舌肉色绛，苔黄燥之营热火毒证；既用于烦渴，谵语，目常开不闭或喜闭不开之营热闭窍证，又用于手足瘛疭、卒然痉厥之营热动风证。

方中所寓法的对应证：从方的结构分析，本方寓三法，其证主要有三个方面：一是加减犀角地黄汤（今名清热地黄汤）证，如舌绛、出血、斑疹等；二是金银花、连翘、黄连、竹叶清热解毒法对应的心包热证与热毒证，如心神烦躁，神志异常；尿赤，燥热，疔疖疮疡等；三是增液汤证，如舌干绛，大便燥结等。

方证的特征性证：舌绛，心烦，夜寐不安，或斑疹隐隐。

杂病火热深入营血，暗耗营阴，扰心闭窍、动风而见有清营汤证者，可用本方治疗。

### （三）用治杂病举例与体会

我在临床上善用清营汤治疗各种疑难杂病，凡遇久治不愈的疾病，只要见有舌绛，就从营血分郁热考虑，率先用清营汤加减，往往可以收到理想的疗效。现介绍治验四则如下。

哮喘：张某某，女，26 岁。2004 年 10 月 9 日初诊。患者从事花房工作，每天与鲜花打交道。从 2002 年夏天开始哮喘，最近加重，诊时能听见病人的哮喘声，自述哮喘昼轻夜重，有痰。动则汗出，口渴，夜间烦热，月经提前，痛

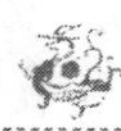

经，适逢经期，饮食二便正常。舌绛，苔黄白相兼略腻，脉滑弦。根据舌绛辨为清营汤证，根据口渴、汗出辨为白虎汤证，根据喘渴辨为麻杏石甘汤证，用三方合法加减，处方：水牛角15g（先煎），生地15g，赤芍10g，丹参10g，玄参10g，麦冬15g，连翘10g，生麻黄6g，生石膏30g，桃仁、杏仁各12g，知母12g，僵蚕10g，浙贝母10g。6剂。2004年10月16日二诊：咳喘明显减轻，服药前日喘7~8次，服药后日发作1~2次，烦热、口渴减轻，鼻音较重，大便每日2次，偏溏。脉细滑数，舌绛，苔薄黄而滑。上方加干姜3g。7剂。2004年10月23日三诊：哮喘止，唯口干，鼻音重，晨起咽喉有少许黏痰，大便正常，脉浮滑，舌质红赤，苔黄。一诊方减连翘、僵蚕，加鱼腥草10g，射干10g。6剂。哮喘未再发作。

重证口黏口甜：王某某，男，63岁。2005年5月10日初诊。口中黏腻，有时口中发甜，口不苦，不渴，不欲饮水，别无不适，曾先后请四位名医诊治半年，未效。脉弦滑而大，舌绛赤，苔少。从脾瘅考虑，遵照叶桂用佩兰叶或变通半夏泻心汤治疗脾瘅的经验，处方：佩兰12g，清半夏12g，干姜8g，黄芩10g，黄连6g，枳实10g，厚朴10g，石菖蒲10g，杏仁10g，滑石30g。4剂。2005年5月14日二诊：无明显疗效，脉舌症状同前。抓住舌绛赤一证，用清营汤加减，处方：水牛角15g（先煎），生地15g，丹参20g，赤芍10g，玄参15g，黄连6g，麦冬10g，金银花10g，连翘10g，竹叶6g，石菖蒲10g。7剂。2005年5月21日三诊：口黏大为减轻，口甜消失，汗多，但不渴也不欲饮水。脉弦长有力，舌绛赤，有瘀点，舌根部有薄黄苔，其余部分无苔。自述半年来消瘦12斤。二诊方水牛角增为20g。7剂。2005年5月28日四诊：口黏消失。舌微绛，有瘀点，少苔，脉弦长有力。三诊方去赤芍、石菖蒲，加白芍12g，阿胶10g（烊化），麻仁10g，生牡蛎30g，即合入加减复脉汤法。7剂，诸症告愈。

结节性红斑：刘某某，女，27岁。2005年4月5日初诊。经山西某西医医院诊断为结节性红斑，来北京协和医院进一步诊断治疗，同时找中医诊治。诊时见双下肢膝关节周围与小腿外侧、足背部散在黯红色或紫红色结节性红斑，红斑局部压痛明显，足背静脉输液的针孔化脓，有脓点，口腔溃疡反复发作，不发热。脉沉滑略数，舌赤略绛。根据舌绛、发斑，辨为清营汤证，处方：水牛角20g（先煎），生地15g，赤芍10g，丹参15g，丹皮10g，连翘15g，忍冬藤15g，玄参10g，黄连6g，黄芩10g，生栀子10g，荆芥穗6g，防风10g。3剂。2005年4月23日二诊：服用上方3剂，下肢红斑部分消退。因等协和医院的化验结果，暂返回山西，在当地取上方再服10剂，红斑进一步减退，结节压痛减

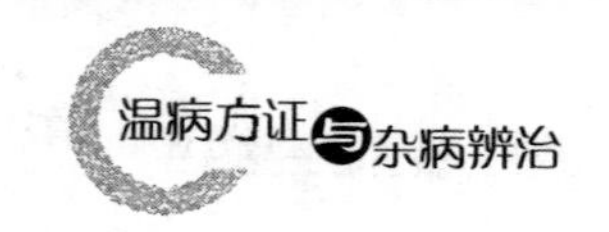


轻。返回北京看化验结果。根据化验资料，协和医院确诊为“结节性红斑”。患者希望继续服用中药，仍守前法，用一诊方加紫草10g。7剂。患者回到山西后，连续服此方50余剂，红斑完全消失，病情稳定，嘱停药观察。

异位性皮炎：佐藤某某，男，9岁，日本人。2003年6月14日初诊。5岁时曾患感冒、急性肺炎，继后出现皮炎，被确诊为异位性皮炎，面部、背部皮损较重，皮疹密集，高出皮肤表面，色红，痒甚，周围皮肤发红，时发哮喘，气候急剧变化特别是低气压时，呼吸困难，哮喘必作。舌红赤，苔薄白，脉滑数。根据舌赤辨为清营汤证，处方：水牛角15g（先煎），生地黄10g，丹参10g，玄参10g，麦冬10g，连翘10g，金银花10g，黄连4g，槐花10g，防风6g，荆芥6g，威灵仙6g。7剂。2003年6月21日二诊：服药后，皮疹减少，痒减轻，上方加苦参5g。7剂。2003年6月30日三诊：皮疹大部分消退，仅背部隐约可见个别皮疹，大便软，每日2次。一诊方去连翘、金银花，加生薏苡仁10g，茯苓10g，白术10g，生姜2g，7剂。后守此方每3日1剂，坚持治疗2个月，皮炎告愈。

另外，我曾用清营汤加减治疗糖尿病肾病、慢性肾炎肾功能不全、系统性红斑狼疮、干燥综合征等病症，也有一定疗效，此不一一介绍。

期刊报道用清营汤治疗杂病的医案主要有病毒性心肌炎、慢性肾衰竭、原发性血小板减少性紫癜、过敏性紫癜、系统性红斑狼疮、蚕豆病、皮肤黏膜淋巴结综合征、白塞氏病、慢性粒细胞性白血病、急性药物性粒细胞缺乏症、银屑病、药物性皮炎、剥脱性皮炎、接触性皮炎、烧伤、单疱病毒性角膜炎等病症。

## （四）有关问题的讨论

**1. 清营汤中黄连的取舍问题**　《温病条辨·上焦篇》第15条有清营汤去黄连的用法，吴瑭自注说：“去黄连者，不欲其深入也。”认为热入营分，病在上焦者，用性味苦寒的黄连，有引邪深入之弊，不利于清透达邪。对此，有学者曾提出异议，认为不应该去掉黄连。其实，本法是吴瑭根据叶桂营分治疗原则而提出的。叶氏营分用药主张轻灵，其清营法一般不用黄连、黄芩等苦寒药，仅在心火内盛时用黄连。受其影响，吴瑭在制定清营汤时就提出了用黄连与去黄连两种方法。由此来看，关于取舍黄连的争议毫无意义，清营汤本来就可以具体的分为两法：一为清营汤，一为清营汤去黄连方。临床上可以根据营分热

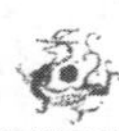

毒的轻重分别应用之。

**2. 关于清营汤证“法当渴，今反不渴”**　《温病条辨·上焦篇》第15条载：“寸脉大，舌绛而干，法当渴，今反不渴。”寸脉大，病在上焦心肺；舌绛而干，为营热津伤的特征性表现；吴瑭对“法当渴，今反不渴”的解释是：“邪热入营蒸腾，营气上升，故不渴。”其实，“反不渴”是与气分的口大渴相对而言的，是疾病病机进一步发展的必然表现，热入营分，正气损伤，机体对渴的反应相对低下，故口渴不明显，而不是完全不渴。另外，营热扰及心神，神志异常，对口渴的反应也不会强烈。因此，吴瑭的解释有牵强附会之嫌。

**3. 关于清营汤证“目常开不闭，或喜闭不开”**　《温病条辨》上焦第30条载：“脉虚夜寐不安，烦渴舌赤，时有谵语，目常开不闭或喜闭不开”。脉虚，津液损伤所致；夜寐不安、烦、时有谵语，营热扰动心神而为；舌赤，为营血热。吴瑭对于目常开不闭或喜闭不开的解释为：“目常开不闭，目为火户，火性急，常欲开以泻其火，且阳不下交于阴也；或喜闭不开者，阴为阳亢所损，阴损则恶见阳光也。”其实，这是营热上扰心脑，神志异常的表现，吴鞠通的解释不确切。

## （五）叶桂用清营汤法论治杂病的经验

叶桂每用清营泄热法治疗杂病，此扼要介绍叶氏的经验如下。

**1. 用于治疗消渴**

王，五八，肌肉瘦减，善饥渴饮，此久久烦劳，壮盛不觉，体衰病发，皆内因之证，自心营肺卫之伤，渐损及乎中下。按脉偏于左搏，营络虚热，故苦寒莫制其烈，甘补无济其虚，是中上消之病。犀角（今用水牛角代替）三钱、鲜生地一两、玄参二钱、鲜白沙参二钱、麦冬二钱、柿霜一钱、生甘草四分、鲜地骨皮三钱……（《临证指南医案·三消》）

**2. 用于治疗痹证**

某，初病湿热在经，久则瘀热入络。脓疡日多未已，渐而筋骨疼痛。《金匮》云：经热则痹，络热则痿。数年宿病，勿事速攻。夜服蒺藜丸。午服犀角（今用水牛角代替）、玄参、连翘心、野赤豆皮、细生地、丹参、姜黄、桑枝。（《临证指南医案·痹》）

五旬有四，阳气日薄，阳明脉络空乏，不能束筋骨以流利机关，肩痛肢麻，头目如蒙，行动痿弱无力，此下虚上实，络热内风沸起，当入夏阳升为甚。渗

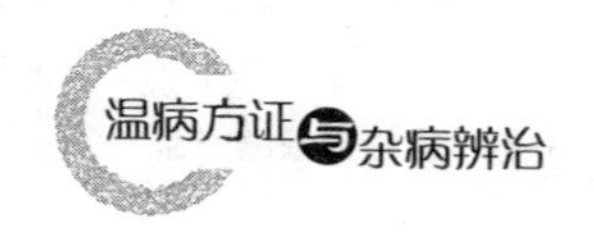


湿利痰，必不应病，议清营热以泄内风。犀角（今用水牛角代替）、鲜生地、玄参、连翘、桑叶、丹皮、天麻、钩藤。（《三家医案合刻·叶天士医案》）

**3. 用于治疗中风**

卢，嗔怒动阳，恰临值春木司升，厥阴之风乘阳明脉络之虚，上凌咽喉，环绕耳后清空之地，升腾太过，脂液无以营养四末，而指节为之麻木，是皆痱中根萌，所谓下虚上实，多致巅顶之疾。夫情志变蒸之热，阅方书无芩连苦降，羌防辛散之理。肝为刚脏，非柔润不能调和也。鲜生地、元参心、桑叶、丹皮、羚羊角、连翘心。又，生地、阿胶、牡蛎、川斛、知母。（《临证指南医案·中风》）

**4. 用于治疗痉厥**

陶氏，脉数，厥止，热在营中。犀角（今用水牛角代替）、玄参、丹皮、连翘心、胆星、橘红。（《临证指南医案·痉厥》）

通过以上医案可以看出，叶氏每用犀角（今用水牛角代替）、生地、玄参、丹皮等为凉营泄热的基础方，据病证加味，治疗杂病热在营分的营热证。

对于消渴病，方用犀角（今用水牛角代替）、鲜生地、玄参清营热，用地、玄、冬为增液法，再加鲜白沙参、柿霜以滋肺胃阴液，用地骨皮清虚热，这是一种独特的治疗消渴的方法。从临床实际考察，糖尿病用胰岛素或糖尿病肾病用激素治疗后，多可出现营阴耗伤的营络虚热证，叶桂本案提出的理论，对于糖尿病的辨治具有重要的价值。

对于痹证，用犀角（今用水牛角代替）、鲜生地、玄参、丹参（或丹皮）清营泄热，用姜黄、桑枝、连翘，或再加野赤豆皮、桑叶、天麻、钩藤凉肝息风、通络止痛。风湿性疾病久用激素，或长期使用辛热祛风胜湿方多可引起营络瘀热证，叶氏本法为该证的治疗提供了新的思路。

对于中风，方用生地、玄参清营泄热，用连翘、郁金、石菖蒲清心开窍，用桑叶、丹皮、羚羊角凉肝息风。这种方法为中风、高血压病的治疗开拓了思路。

对于痉厥，用犀角（今用水牛角代替）、玄参、丹皮凉营清心；用连翘清心；胆星、橘红化痰开窍。该法为癫痫、高血压眩晕、痉厥的辨治提供了思路。

叶氏还有用清营泄热法治疗失眠、心烦等病证的医案，此不具体介绍。

## 犀角地黄汤合银翘散<br>（今名清热地黄汤合银翘散）方证

**犀角地黄汤合银翘散（今名清热地黄汤合银翘散）** 出自《温病条辨·上

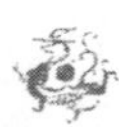

焦篇》风温温热第 11 条，由犀角地黄汤（今名清热地黄汤）与银翘散合方组成。其原条文谓："太阴温病，血从上溢者，犀角地黄汤合银翘散主之。其中焦病者，以中焦法治之。若吐粉红血水者，死不治；血从上溢，脉七、八至以上，面色反黑者，死不治；可用清络育阴法。"吴瑭在方后注中指出："已用过表药者，去豆豉、芥穗、薄荷。"也就是说，犀角地黄汤合银翘散（今名清热地黄汤合银翘散）方还有一个减味方，就是犀角地黄汤合银翘散（今名清热地黄汤合银翘散）去豆豉芥穗薄荷方。用于治疗太阴温病，血从上溢，而已用过发表药，或者有汗，不得再用辛凉透发之药者。

## （一）方证理论源流

《临证指南医案》吐血门有犀角（今用水牛角代替）、生地凉血合连翘、银花清解的医案，如下案。

张氏，失血，口碎舌泡，乃情怀郁勃内因。营卫不和，寒热再炽。病郁延久为劳，所喜经水尚至。议手厥阴血分主治。犀角（今用水牛角代替）、金银花、鲜生地、玄参、连翘心、郁金。(《临证指南医案·吐血》)

本案症见"失血、口碎舌泡""乃情怀郁勃内因"致心营血分郁热；"寒热再炽"，为有外感而"营卫不和"。治疗用"手厥阴血分主治"法，以犀角、鲜生地、玄参凉血清营止血；以连翘心、金银花清心泻热，兼宣解营卫；郁金芳香宣通包络。

吴瑭的犀角地黄汤合银翘散（今名清热地黄汤合银翘散）方与叶氏本案的组方手法雷同。据此可以认为，吴氏此方是参照叶案手法而制定的。

## （二）方证特点及其在杂病中应用的机制

吴瑭自注精辟地指出：此方"以银翘散败温毒，以犀角地黄汤清血分之伏热"。两方合用后，不仅凉血、解毒，而且在凉血散血、辛凉疏解的基础上，新增了轻清宣透，疏解血分热毒外达的重要作用。即通过犀角（今用水牛角代替）、生地、赤芍、丹皮与金银花、连翘、竹叶、芦根、薄荷、荆芥穗、豆豉配伍，使本方在凉血散血、清热解毒的基础上，具备了透达血分伏热使之从卫气分外出的功效。这是对叶氏《温热论》所谓的"泄卫透营，两和可也"治法的具体实施，具有重要的临床意义。

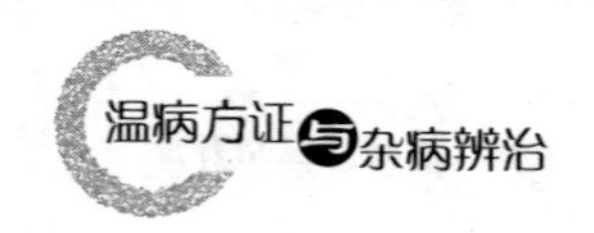


犀角地黄汤合银翘散（今名清热地黄汤合银翘散）去豆豉芥穗薄荷方实质上是用犀角地黄汤（今名清热地黄汤）与金银花、连翘、竹叶、芦根等药配伍，这种配伍与叶桂凉血散血、清心凉营、透热转气的治疗方法极其相似，在温热之邪毒郁伏血分，阴津损伤，不宜用荆芥、薄荷等风药透散，只能用辛凉轻清“透转”时，该法具有特殊的作用。

如果在本方中加大银花、连翘的用量，或者合入五味消毒饮，或者合入栀子、芩、连等药，就有了类似于黄连解毒合犀角地黄汤（今名黄连解毒合清热地黄汤）的凉血解毒的作用，可以治疗血分热毒内盛之证。

犀角地黄汤合银翘散（今名清热地黄汤合银翘散）的证：吴瑭原治证：太阴温病，血从上溢者。从吴氏自注“血从上溢，温邪逼迫血液上走清道，循清窍而出”分析，所谓“血从上溢”，当指咯血或鼻窍出血。

方中所寓法的对应证：从方的结构分析，本方寓三法，其证主要有三个方面：一是热入血分，血热脉络瘀滞的犀角地黄汤（今名清热地黄汤）证，如舌深绛，皮肤斑点隐隐或出血等；二是风热毒邪郁于上焦肺卫的银翘散证，如发热、恶风，咳嗽，皮肤发疹等；三是凉血散血、清热解毒法所主的血分热毒证，如疔疖肿毒、痤疮、皮炎等。

方证的特征性证：犀角地黄汤（今名清热地黄汤）证与银翘散证并见者。

## （三）用治杂病举例与体会

我根据前述刘渡舟、赵绍琴先生用荆防败毒散加减，组成疏风透毒、凉血散血法治疗肾炎、肾病、尿毒症的经验，用犀角地黄汤合银翘散（今名清热地黄汤合银翘散）化裁，以防风易豆豉，去桔梗、竹叶、甘草、生地，加白茅根、生地榆，组成疏散风热、凉血散血法，治疗这类病症。先师之法用于肾炎、尿毒症属于风毒或风湿之毒郁结血分者，我所拟此法则用于肾炎、尿毒症属于风热或风热夹湿之毒郁结血分者。此两法作为对仗之法，不仅能够治疗肾炎、肾病、尿毒症，而且可以广泛地用于治疗系统性红斑狼疮、干燥综合征等免疫性疾病，糖尿病肾病、病毒性心肌炎、慢性肝炎等难治性疾病。这类疾病在发病过程多有营血分瘀热，夹风毒或风热之毒郁伏的病机，用荆防败毒散合凉血散血法或银翘散合犀角地黄汤（今名清热地黄汤）法，一面清营凉血散血，一面解毒疏透达邪，有较为理想的疗效。此介绍治验一则如下。

张某某，女，29 岁。2006 年 1 月 10 日初诊。患者一年前患感冒，经治疗

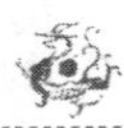

感冒症状消失但却出现水肿，经北京某医院诊断为急性肾小球肾炎，用西药治疗未能痊愈。诊时尿化验：蛋白（++），红细胞（+++），没有明显水肿，口干，咽喉不适，易感冒，唇红。舌边尖红赤，苔薄黄略腻，脉滑略数。辨为风热夹湿之毒郁结血分，与血热络中瘀滞互结所致的犀角地黄汤合银翘散（今名清热地黄汤合银翘散）证，处方：荆芥6g，防风6g，薄荷10g，牛蒡子10g，金银花10g，连翘10g，茅、芦根各15g，水牛角20g（先煎），赤芍10g，丹皮10g，生地榆10g。7剂。嘱完全素食。2006年1月17日二诊：尿化验：蛋白（+），红细胞（+），患者信心倍增，决心坚持服中药。诊舌边尖红，苔薄黄略腻，脉滑略数。继续用上方加茜草10g，7剂。后守用此方，据症加小蓟、紫草、苏叶、白芷、大黄等，化裁出入，治疗半年，并嘱其坚持素食，尿化验红细胞、蛋白转阴而愈。

另外，我在临床上观察到，荨麻疹、风疹、过敏性皮炎等皮肤病也有营血分瘀热，夹风热之毒郁伏的病机，用犀角地黄汤合银翘散（今名清热地黄汤合银翘散）化裁，有很好的疗效。此介绍治验二则如下。

过敏性皮炎：关某，女，25岁。2004年10月23日初诊。颜面过敏性皮炎，面部皮肤呈广泛性损害，皮损红赤，肿胀，瘙痒，脱屑，无渗出；颈背部大椎穴周围也有皮损，发红，瘙痒，心烦。舌红赤，苔黄白相兼，脉沉细弦数。此由血分瘀热，风热之毒郁伏肌肤所致，从舌赤与皮疹特点辨为犀角地黄汤合银翘散（今名清热地黄汤合银翘散）证，处方：水牛角15g（先煎），生地黄10g，赤芍10g，丹皮10g，荆芥穗6g，防风6g，薄荷10g，牛蒡子10g，金银花10g，连翘15g，芦根15g，竹叶6g，生栀子10g，6剂。2004年10月30日二诊：颜面红赤、肿胀、瘙痒大为减轻。舌红，苔黄白相兼而薄，脉沉弦略数。上方减芦根，加黄连5g，6剂。2004年11月6日三诊：颜面肿消，皮肤脱屑增多，时痒，脉舌同前。用一诊方去牛蒡子、竹叶、防风，加玄参15g，麦冬15g，黄连5g，7剂愈。

风疹：王某某，女，53岁。2004年5月20日初诊。患者于1个月前不明原因全身出现斑丘疹，北京某西医院诊断为过敏，过敏源不详，用西药抗过敏无效，请中医诊治，用消风散、当归饮子等方也未见效。诊时胸部、腹部、两髋、臀部、四肢皮肤斑丘疹密集成片，几乎见不到正常皮肤，皮疹色紫红，高出皮肤表面，痒甚。舌赤绛，苔薄黄，脉沉细滑数。从舌赤绛辨为犀角地黄汤合银翘散（今名清热地黄汤合银翘散）证，处方：水牛角20g（先煎），生地10g，赤芍10g，丹皮10g，玄参15g，连翘15g，金银花10g，薄荷10g，牛蒡子

10g，荆芥10g，芦根30g，紫草10g。7剂。2004年5月27日二诊：皮疹大部分消退，痒止。继续用上方6剂而愈。

### （四）有关问题的讨论

**关于“以银翘散败温毒，以犀角地黄汤清血分之伏热”法的意义** 从吴氏“以银翘散败温毒，以犀角地黄汤清血分之伏热”的治法可以悟出，临床上存在以风热温毒蕴郁于外，血分瘀热深伏于内，风热温毒与血分伏热相引互结为病机的病证。现代难治性疾病如系统性红斑狼疮、干燥综合征等免疫性疾病，肾炎、肾病、尿毒症，病毒性心肌炎等病的病变中就深寓此病机，内在血分的“伏热”尚没有脉舌症的表现，外在的“温毒”表现却突出而典型，对此，按照常规的治法常常难以奏效。现今临床上人们对于这类疾病缺乏经验，发病初往往只看到温毒郁表的表现，认为是一般的卫分表证，用单纯的解表法宣散表邪；解表不效，又多重用苦寒，泻火解毒；当病难速愈，显露虚弱之象时，又重用滋补，从而导致变症丛生，不仅未及病根，且越治越错。吴瑭提出的用银翘散外“败温毒”，犀角地黄汤（今名清热地黄汤）内“清血分之伏热”的治法对于这类疾病的治疗提供了重要的思路。临床上，对于这类疾病，若遵照吴瑭犀角地黄汤合银翘散（今名清热地黄汤合银翘散）法，初起即从治本入手，一面凉营散血，一面疏透血分伏热，一面败毒透表，则能取得较为理想的疗效。

综上所述，犀角地黄汤合银翘散（今名清热地黄汤合银翘散）方的特点是在清营凉血散血、清热解毒的同时，有荆芥穗、豆豉、薄荷等透达血分伏热，使之从卫气分外达而出。本方可广泛用于治疗杂病风热之毒郁伏营血深处，难以透达所致的种种病证。

## 银翘散去豆豉加细生地丹皮大青叶倍玄参方方证

**银翘散去豆豉加细生地丹皮大青叶倍玄参方** 出自《温病条辨·上焦篇》风温温热第16条，由银翘散去豆豉，加细生地四钱、丹皮三钱、大青叶三钱、玄参加倍至一两组成。吴瑭原条文谓：“太阴温病，不可发汗，发汗而汗不出者，必发斑疹……发疹者，银翘散去豆豉，加细生地、丹皮、大青叶、倍玄参主之。”该方也见于《温病条辨·中焦篇》风温温热第22条：“阳明温病，下

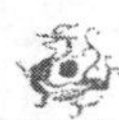

后疹续出者，银翘散去豆豉，加细生地大青叶玄参丹皮汤主之。”

## （一）方证理论源流

吴瑭在此方后自按说：“吴又可有托里举斑汤，不言疹者，混斑疹为一气也。考温病中，发疹者十之七八，发斑者十之二三。盖斑乃纯赤，或大片，为肌肉之病，故主以化斑汤，专治肌肉；疹系红点高起，麻、瘄皆一类，系血络中病，故主以芳香透络，辛凉解肌，甘寒清血也。”在这里，吴瑭批评了吴有性托里举斑汤斑疹混治的问题，并由此而得到启发，在《温病条辨》制定了专门治疗温病发斑的化斑汤，以及专门治疗温病发疹的银翘散去豆豉加细生地丹皮大青叶倍玄参方。

## （二）方证特点及其在杂病中应用的机制

吴瑭自注云：“加四物，取其清血热；去豆豉，畏其温也。”本方用银翘散去豆豉，辛凉甘寒疏透风热，加生地、丹皮、大青叶、玄参，并重用玄参，清营凉血解毒。这两组药配合后，全方的功效发生了重要变化。荆芥穗、薄荷、牛蒡子、连翘、金银花等辛凉清透药得生地、丹皮、大青叶、玄参等清营凉血药可以透发营血分热毒外出；生地、丹皮、大青叶、玄参得荆芥穗、薄荷、牛蒡子、连翘、金银花则能疏通营分郁热。因此，本方善于治疗营血分郁热外发肌肤所引起的发疹。

银翘散去豆豉加细生地丹皮大青叶倍玄参方的证：吴瑭原治证：太阴温病发疹者；或阳明温病下后疹续出者。

方中所寓法的对应证：从方的结构分析，本方寓两法，其证主要有两个方面：一是生地、丹皮、玄参、大青叶对应的营热郁于肌表血络证，如皮肤发疹；二是银翘散证，如咽喉肿痛，咳嗽或恶风发热等。

方证的特征性证：舌红赤，脉数偏浮，皮肤发疹。

内伤杂病常可出现皮肤发疹性病变，每多表现为营血分郁热的特征，对此，可用本方加减治疗。

## （三）用治杂病举例与体会

名医朱进忠先生用银翘散去豆豉加细生地丹皮大青叶倍玄参方治疗过敏性

紫斑。如下案。

柳某某，男，32岁。紫斑遍布2个多月。医诊过敏性紫癜。先以西药治疗1个多月无效。后又配合清热凉血之剂治之仍不效。审其全身，特别是腰以下，尤其是小腿部有大量密集的小出血点，身微痒，时见少量鼻衄，舌苔白，脉浮。综合脉证，思之：此病热在肺也，治宜从肺论治。拟疏风清热，凉血消斑。处方：银花15g，连翘15g，荆芥6g，薄荷10g，赤芍10g，丹参15g，生地15g，元参15g。服药1剂，诸症大减，继服7剂，愈。［朱进忠．中医临证经验与方法．北京：人民卫生出版社，2003：332］

我在临床上常用银翘散去豆豉加细生地丹皮大青叶倍玄参方治疗杂病中营血分郁热所致的皮肤发疹、发痘，或者皮肤病皮疹色红瘙痒等，以及银翘散证与清营汤证并见者。此介绍验案二则如下。

荨麻疹：葛某某，女，9岁。2005年4月5日初诊。3天前皮肤突然出现红色皮疹，去北京某儿童医院诊断为“急性荨麻疹”，用抗过敏药治疗，皮疹仍未消退。诊时见颜面、四肢、胸背红色皮疹密集，部分融合成片，皮疹高出皮肤表面，水肿，瘙痒，遇热则痒甚。汗出较多，不恶风，不发热，饮食二便正常。脉滑数而浮，舌红赤，苔薄黄。据皮疹特点辨为银翘散去豆豉加细生地丹皮大青叶倍玄参方证，处方：荆芥穗6g，薄荷6g，牛蒡子10g，蝉蜕10g，连翘15g，金银花15g，竹叶10g，芦根15g，生地黄10g，赤芍10g，丹皮10g，玄参20g。3剂。皮疹消失而愈。

咽痛：吴某某，男，13岁。2005年3月29日初诊。1个月前感冒发热咳嗽，经用西药治疗感冒痊愈。但咽喉疼痛一直未愈，咽中如有物堵塞，咽痒，口干，唇赤，二便正常。舌绛，苔薄黄而少，脉滑略数。据舌绛辨为郁热波及营分的银翘散去豆豉加细生地丹皮大青叶倍玄参方证，处方：连翘15g，金银花10g，竹叶10g，荆芥穗6g，牛蒡子12g，桔梗10g，生甘草6g，薄荷10g，僵蚕10g，芦根30g，生地黄10g，丹皮10g，赤芍10g，大青叶10g，玄参20g。5剂。咽痛等症痊愈。

我还有用本方治疗药疹、过敏性皮炎、小儿水痘等病证的医案，此不一一介绍。

## （四）银翘散去豆豉加细生地丹皮大青叶倍玄参方类方

**1. 银翘散加生地丹皮赤芍麦冬方** 出自《温病条辨·上焦篇》伏暑第39

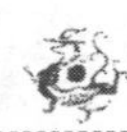

条，由银翘散加生地六钱、丹皮四钱、赤芍四钱、麦冬六钱组成。吴瑭原条文谓："太阴伏暑，舌赤口渴，无汗者，银翘散加生地、丹皮、赤芍、麦冬主之。"本方与银翘散去豆豉加细生地丹皮大青叶倍玄参方相比，有赤芍凉血散血，麦冬滋阴生津，因此，主要用于银翘散去豆豉加细生地丹皮大青叶倍玄参方证而血分郁热与阴津损伤更明显者。

**2. 银翘散加生地元参方**　出自《温病条辨·中焦篇》温热第25条，由银翘散加生地、玄参组成。吴瑭原条文谓："阳明温毒发痘者，如斑疹法，随其所在而攻之。"吴氏自注说："温毒发痘，如小儿痘疮，或多或少，紫黑色，皆秽浊太甚，疗治失宜而然也。虽不多见，间亦有之。随其所在而攻，谓脉浮则用银翘散加生地、玄参。渴加花粉；毒重加金汁、人中黄；小便短加芩、连之类；脉沉内壅者，酌轻重下之。"本方与银翘散去豆豉加细生地丹皮大青叶倍玄参方大同小异，但不去豆豉，有助于发越热毒，令痘毒外出。

# 第九章
# 清营凉肝息风法及其代表方证

温病息风法可具体分为三法：一是清营凉血息风法，用于营热动风证，代表方如清营汤加钩藤丹皮羚羊角方，或清营汤合紫雪丹。二是凉肝息风法，用于气分肝热动风证，代表方如俞氏羚角钩藤汤。三是滋阴息风法，用于肝肾阴液亏竭，虚风内动证，代表方如三甲复脉汤、大定风珠，此法将在咸寒滋阴法中介绍。

清营凉血息风法是指以清营汤为基础，加钩藤、羚羊角等息风止痉药与牡丹皮、赤芍等凉血散血药配伍所组成的治法，既可治疗温病营热动风证，也可用于治疗杂病郁火深入营血分之营热动风证。

凉肝息风法是指用生地、芍药、桑叶、菊花等滋阴清肝药与羚羊角、钩藤等息风止痉药配伍所组成的治法，既可以治疗温病气分热甚动风证，也可用于治疗杂病之肝热动风证。

## 清营汤加钩藤丹皮羚羊角方方证

**清营汤加钩藤丹皮羚羊角方**　出自《温病条辨·上焦篇》暑温第34条，由清营汤加钩藤、丹皮、羚羊角组成。吴瑭原条文谓："小儿暑温，身热，卒然痉厥，名曰暑痫，清营汤主之，亦可少与紫雪丹。"（上焦篇33条）"大人暑痫，亦同上法。热初入营，肝风内动，手足瘛疭，可于清营汤中，加钩藤、丹皮、羚羊角。"（上焦篇34条）

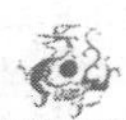

## （一）方证理论源流

叶桂《临证指南医案》有用息风透络开窍法，或者用清营凉血合息风透络开窍法治疗暑热入营动风的案例，如下列医案。

方，热闭神狂，因乎食复。畏人与肢筋牵动，仍属暑病变痉。通三焦以清神明，冀有转机。紫雪丹二钱。（《临证指南医案·痉厥》）

金，暑热结聚于里，三焦交阻。上则神呆不语，牙关不开，下则少腹冲气，小溲不利。邪结皆无形之热闭塞，渐有痉厥之状。昨大便既下，而现此象，岂是垢滞？议芳香宣窍，通解在里蕴热。紫雪丹一钱五分，开水化匀，三服。（《临证指南医案·痉厥》）

顾，十三，阴虚遗热，小便淋沥，近日冒暑，初起寒热头痛，汗出不解，肌肉麻木，手足牵强，神昏如寐。成疟则轻，痉厥则重。犀角、元参、小生地、连翘心、竹叶心、石菖蒲、滑石，化牛黄丸。二服。（《临证指南医案·暑》）

除此，还有清营汤方证“方证理论源流”中介绍的《临证指南医案·痉厥》杨案。

以上4案皆为暑热深入营分，营热动风闭窍之证。方案、金案用紫雪丹救治，紫雪丹具有清营泄热、息风开窍的作用。顾案、杨案用清营凉血方化服牛黄丸或至宝丹，既清营凉血，又透络开窍，并凉肝息风。

《温病条辨·上焦篇》第33条用清营汤或者少许紫雪丹治疗小儿暑温，热入营分，营热引动肝风证。第34条则用清营汤加钩藤、丹皮、羚羊角治疗大人暑温，热初入营所致的营热动风证。吴瑭治疗营热动风证的临床思路与叶桂有相似之处，据此可以认为，吴氏在叶氏治疗暑热入营动风证思路的启发下，拟定了清营汤加钩藤丹皮羚羊角方证。

通过这一方证，吴瑭阐发了心营热盛，引动肝风的发病机制论，提出了清营凉血息风之法，制定了治疗营热动风证的代表方清营汤加钩藤丹皮羚羊角方，以及清营汤合紫雪丹之法，从而填补了温病营热动风证治疗的一大空白，为热病动风证的辨治作出了重要的贡献。

## （二）方证特点及其在杂病中应用的机制

清营汤具有清营泄热，凉血散血，滋阴生津，疏宣“透热转气”的功效。

其中加入丹皮，一可助犀角（今用水牛角代替）、生地、丹参清营凉血，二可清泄肝热；钩藤、羚羊角是凉肝息风的要药。因此，加入这三味药，就使清营汤在清营凉血解毒、滋阴生津润燥的基础上，新增了凉肝息风的重要作用，使之一变而成了治疗温病营热动风证的代表方。

清营汤加钩藤丹皮羚羊角方的证：吴瑭原治证：小儿暑温，身热，卒然痉厥，名曰暑痫者；或大人暑痫，热初入营，肝风内动，手足瘛疭者。

方中所寓法的对应证：从方的结构分析，本方寓两法，其证主要有两个方面：一是清营汤证，如舌绛、心神烦躁、斑疹隐隐等；二是钩藤丹皮羚羊角凉肝息风法对应的肝风内动证，如抽风，痉挛，手足瘛疭，肢体不遂，舌歪，震颤等。

方证的特征性证：舌绛，手足瘛疭，或肢体肌肉痉挛。

杂病内生火热，深入营血，引动肝风可发为中风、痉厥、抽搐、瘛疭等病证。对此，可用清营汤加钩藤丹皮羚羊角方，一面清营泄热、凉血解毒，一面凉肝息风止痉。

### （三）用治杂病举例与体会

我在跟随先师刘渡舟先生临床学习时，见刘老善于用清营汤加钩藤丹皮羚羊角法，清营凉血、泻火解毒、凉肝息风治疗中风，现整理其治验案一则如下。

李某某，男，58岁。1999年5月17日初诊。患者1个月前突发“急性脑血栓形成”，入住北京某医院救治，病情缓解进入恢复期后出院。现右半身不遂，右侧上下肢运动障碍，患侧肢体僵硬，有时痉挛，言语障碍，吐字不清，咽喉有痰不利，烦躁。头痛，眩晕，大便干燥，舌质绛干，苔黄，脉弦滑而数。据舌绛、烦躁、时痉挛等辨为清营汤加钩藤丹皮羚羊角方证，处方：水牛角20g（先煎），生地30g，玄参30g，丹参20g，丹皮10g，白芍15g，大黄4g，黄连6g，黄芩10g，竹叶10g，羚羊角粉1.8g（分冲），钩藤15g，天竺黄10g。7剂。1999年5月24日二诊：服药后大便通畅，上下肢痉挛次数减少，肢体运动较前灵活，烦躁、头痛、眩晕诸症减轻。脉舌同前。上方大黄量减为3g，继用7剂。1999年5月31日三诊：服药后，肢体功能进一步恢复。二诊方减大黄，加栀子10g，继服7剂。随后，以此作为基本方加减变化，坚持治疗近两个月，语言与肢体运动恢复正常。（作者新撰刘渡舟医案）

方证解释：刘老善用清营汤加钩藤丹皮羚羊角方合三黄泻心汤清营凉血祛

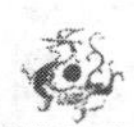

瘀、泻火解毒息风治疗中风。这是从《温病条辨·上焦篇》第33、34条用清营汤加钩藤、丹皮、羚羊角治疗营热动风、闭窍的方证中领悟出来的。

我在临床上常用本方加减治疗营热引动肝风所致的头痛、眩晕等病证，此介绍治验案一则如下。

肖某某，女，43岁。2005年9月24日初诊。头痛年余，痛无定处，以左侧前额、眼眶、鬓角、太阳穴疼痛为最甚，痛剧时自觉痛处经脉跳动，牵引掣动，手足发凉，烦躁。舌红赤绛，苔薄黄，脉弦劲而长。从舌赤经脉跳动辨为郁火深入营分，营热引动肝风的清营汤加钩藤丹皮羚羊角方证，处方：水牛角20g（先煎），生地15g，丹参15g，玄参10g，生白芍30g，连翘15g，黄连6g，钩藤15g，丹皮10g，羚羊角粉1.8g（分冲）、蔓荆子10g，夏枯草15g。6剂。2005年10月1日二诊：头痛止，仅觉左侧太阳穴处紧张不舒，舌仍绛，脉弦长而劲，继续用上方加僵蚕10g，地龙10g，通络止痛，7剂。头痛告愈。

## （四）叶桂用清营凉血息风法论治杂病的经验

叶桂每用清营凉血息风法治疗肝风、痉厥、中风、癫痫、眩晕、痿证等杂病，此介绍有关经验如下。

### 1. 用于治疗痿证

俞，五旬又四，阳气日薄，阳明脉络空乏，不司束筋骨以利机关。肩痛肢麻，头目如蒙，行动痿弱无力，此下虚上实。络热，内风沸起，当入夏阳升为甚。燥湿利痰，必不应病。议清营热以息内风。犀角（今用水牛角代替）、鲜生地、玄参心、连翘心、冬桑叶、丹皮、钩藤、明天麻。（《临证指南医案·痿》）

方证解释：症见肩痛肢麻，头目如蒙，行动痿弱无力，逢夏令阳升之时转甚等。方用犀角（今用水牛角代替）、生地、玄参、丹皮、连翘清营凉血；桑叶、钩藤、天麻凉肝息风。不治痿证之标，而治痿证之因。其“清营热以息内风”法是叶氏独创的治痿之法，有重要的临床意义。

### 2. 用于治疗风中经络证

某，五岁，头目口鼻㖞邪，继而足痿，此邪风入络所致。羚羊角、犀角（今用水牛角代替）、玄参、细生地、黄柏、川斛、川萆薢。（《临证指南医案·痿》）

方证解释：患者年仅五岁，即“头目口鼻㖞邪，继而足痿”，叶氏断为

“邪风入络”。方用犀角（今用水牛角代替）、玄参、生地清营凉血；羚羊角凉肝息风；石斛滋阳明，黄柏、川萆薢宣通经络以治足痿。

**3. 用于治疗中风**

吕，五九，阳邪袭经络而为偏痱，血中必热，艾灸反助络热。病剧废食。清凉固是正治，然须柔剂，不致伤血，且有息风功能。犀角（今用水牛角代替）、羚羊角、生地、元参、连翘、橘红、胆星、石菖蒲。（《临证指南医案·中风》）

方证解释：中风偏痱，且病剧废食，叶氏诊断为“血中必热”，治用清凉柔剂息风，方用犀角（今用水牛角代替）、生地、玄参、连翘清泄营热、凉血滋阴；羚羊角凉肝息风。从用橘红、胆星、石菖蒲化痰开窍分析，患者可能有舌强、语言謇涩等风痰阻闭机窍的表现。

**4. 用于治疗肝风**

吴，脉弦小数，形体日瘦，口舌糜碎，肩背掣痛，肢节麻木，肤腠瘙痒，目眩晕，耳鸣，已有数年，此属操持积劳，阳升内风旋动，烁筋损液。古谓壮火食气，皆阳气之化。先拟清血分中热，继当养血息其内风，安静勿劳，不致痿厥。生地、玄参、天冬、丹参、犀角（今用水牛角代替）、羚羊角、连翘、竹叶心。丸方：何首乌、生白芍、黑芝麻、冬桑叶、天冬、女贞子、茯神、青盐。（《临证指南医案·肝风》）。

方证解释：形体日瘦，口舌糜碎，肩背掣痛，肢节麻木，肤腠瘙痒，目眩晕，耳鸣，已有数年，诊脉弦小数。叶氏诊断为血分郁热“阳升内风旋动，烁筋损液”。方用犀角、生地、丹参、玄参、天冬、连翘、竹叶心清心凉营、凉血散血、滋阴生津，用羚羊角凉肝息风。同时，用丸药方滋肝肾阴液，养血息风。

**5. 用于治疗痉厥**

叶氏，脉右大。热升风动，郁冒为厥。宗陈无铎羚羊角散方。羚羊角、小生地、元参、丹参、连翘、黑豆皮。（《临证指南医案·痉厥》）

方证解释：“郁冒为厥”，脉右大，由营热肝风上逆所致。方用生地、玄参、丹参、连翘清心凉营、凉血散血；羚羊角、黑豆皮凉肝息风止痉。

**6. 用于治疗痫厥**

金，二十，痫厥，神呆肢强。犀角、羚羊角、玄参、菖蒲、炒半夏、炒远志、郁金、橘红。（《临证指南医案·癫痫》）

方证解释：癫痫发作而痫厥，神呆肢强。从营热肝风、痰阻窍闭论治。方

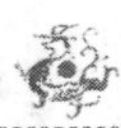

用犀角、玄参清营凉血；羚羊角凉肝息风；橘红、炒半夏、炒远志、菖蒲、郁金化痰开窍。

**7. 用于治疗眩晕**

王，六三，辛甘寒，眩晕已缓，此络脉中热，阳气变现，内风上冒，是根本虚在下，热化内风在上。上实下虚，先清标恙。羚羊角、元参心、鲜生地、连翘心、郁金、石菖蒲。又，照前方去菖蒲、郁金，加川贝、花粉。(《临证指南医案·眩晕》)

方证解释："眩晕已缓"，说明仍有眩晕。此营分"络脉中热"，引动肝风，"内风上冒"而眩晕。方用元参、鲜生地凉血滋阴，合连翘心清心凉营；羚羊角凉肝息风。从用郁金、石菖蒲芳香透络开窍看，当有神识不灵等窍闭证。

**8. 用于治疗妇人产后风动为痫**

袁，二一，神识不甚灵慧，陡然狂乱入井，夫暴病痰、火、风为多，今诊视色脉，产后未满百日，多惊怕，五味皆变，厥阴肝木，顺乘阳明，古称一阴一阳，变乱为痫。先以清心包解营热。食进便通，再酌调理。犀角（今用水牛角代替）、生地、菖蒲、玄参心、羚羊角、郁金、竹叶心、连翘心。又，复脉汤去参、姜、桂。(《临证指南医案·产后》)

方证解释：产后未满百日，出现神识不甚灵慧，多惊怕等症，用方以犀角(今用水牛角代替)、生地、玄参心、竹叶心、连翘心凉营清心；羚羊角凉肝息风；郁金、菖蒲化痰开窍。所谓"先以清心包解营热"之法。二诊转用复脉法滋补真阴以治产后阴津损伤之本。

从以上医案可以看出，叶氏不仅用凉营息风法治疗温病，而且用其广泛地治疗杂病中的营热动风证。清营热用犀角（今用水牛角代替)、生地、玄参或再加丹参；凉肝息风用羚羊角、丹皮、钩藤；清心用连翘、竹叶；兼窍闭者，加郁金、菖蒲；兼风痰者，加胆星、橘红。

综上所述，清营汤加钩藤丹皮羚羊角方虽然是清营汤的加味方，但却代表了一法，即清营凉血息风法。该法主治热入营分的营热动风证，与单纯地凉肝息风，主治肝热动风证的羚角钩藤汤共同构成了治疗温病实风证的主方。

## 羚角钩藤汤方证

**羚角钩藤汤**　出自俞根初《通俗伤寒论·六经方药·清凉剂》，组成为：

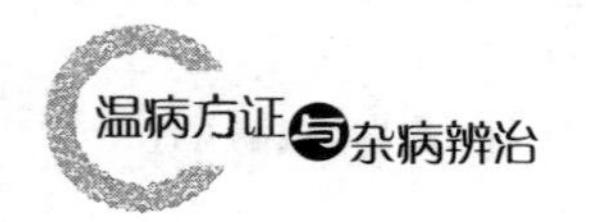


羚羊角片钱半（先煎），霜桑叶二钱，京川贝四钱（去心），鲜生地五钱，双钩藤三钱（后入），滁菊花三钱，茯神木三钱，生白芍三钱，生甘草八分，淡竹茹五钱（鲜刮，与羚羊角先煎代水）。俞氏认为该方属于“凉息肝风法”，主治春温伤寒，热入厥阴，肝风内动，横窜筋脉，手足瘛疭者。（《通俗伤寒论·春温伤寒》）

## （一）方证理论源流

本方是俞根初的经验方。在俞氏之前的叶桂有用凉肝息风法治疗肝热动风证的医案，如下列四案。

胡，五六，阳明脉络已空，厥阴阳气易逆。风胜为肿，热久为燥。面热，喉舌干涸，心中填塞，无非阳化内风。胃受冲侮，不饥不纳矣，有年久延，颇虑痱中。羚羊、连翘、丹皮、黑山栀、青橘叶、元参、花粉、天麻。（《临证指南医案·中风》）

陆，鼻左窍有血，左肩胛、臂痛，皆君相多动，营热气偏。脉得右虚、左数。先以清肝通络。丹皮、山栀、羚羊角、夏枯草、蚕沙、钩藤、连翘、青菊叶。（《临证指南医案·肝火》）

某，操持惊恐，相火肝风上窜，目跳头晕，阴弱欲遗，脉左弦劲，右小平。生地、白芍、丹皮、钩藤、天麻、白蒺藜、黄菊花、橘红。（《临证指南医案·眩晕》）

黄氏，肝胆风火上郁，头面清空之筋掣不和，治以清散。羚羊角、犀角（今用水牛角代替）、山栀、连翘、瓜蒌皮、荷叶梗、薄荷梗、青菊叶。（《临证指南医案·肝火》）

这四则医案虽然不是治疗外感温热病肝热动风证的案例，但是，俞氏羚角钩藤汤的组方结构与叶案处方有雷同之处，故特别列出，以供研究。叶桂生于1667年，殁于1746年。1776年（乾隆四十一年），俞根初的友人、绍兴长乐乡何秀山为《通俗伤寒论》选加按语（《通俗伤寒论·前言》）。俞根初生活年代虽然晚于叶桂，但是，俞氏羚角钩藤汤是否与叶氏的凉肝息风法有关，尚有待考证。

## （二）方证特点及其在杂病中应用的机制

羚角钩藤汤以羚羊角、钩藤凉肝息风，清热解痉，合入桑叶、菊花清肝以

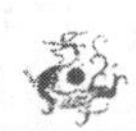

助羚、钩息风；用白芍、生地滋阴生津、柔肝舒筋以治血燥阴亏之本；肝热动风易灼津成痰闭窍，故加贝母、竹茹以清热化痰；热盛动风易扰心神，故加茯神以平肝宁心安神；生甘草调和诸药。

何秀山推崇“此为凉肝息风，增液舒筋之良方”。并对本方的方义作了精辟的论述，如他说：“以羚、藤、桑、菊息风定惊为君。臣以川贝善治风痉，茯神木专平肝风。但火旺生风，风助火势，最易劫伤血液，尤必佐以芍、甘、鲜地酸甘化阴，滋血液以缓肝急。使以竹茹，不过以竹之脉络通人之脉络耳。”（《通俗伤寒论·六经方药·清凉剂》）

羚角钩藤汤的证：俞根初原治证：春温伤寒，内陷厥阴肝脏，状如惊痫，时时瘛疭，四肢厥逆，胸腹按之灼手，舌苔初则底红浮白，继则舌色鲜红，甚则紫绛少津等。（《通俗伤寒论·春温伤寒》）或者春温伤寒，热闭心包，神识昏迷，用玳瑁郁金汤、犀羚三汁饮（今名西羚三汁饮）、至宝丹、牛黄膏清心开窍，开达后，如肝风内动，横窜筋脉，手足瘛疭者。（《通俗伤寒论·春温伤寒》）或者大伤寒邪热传入厥阴，火旺生风，风助火势，头晕目眩，胸胁胀痛，四肢厥冷，烦闷躁扰，甚则手足瘛疭，状如痫厥，便泄不爽，尿赤涩痛，舌焦紫起刺，脉弦而劲，属于肝风上翔，邪陷包络者，用羚角钩藤汤加紫雪（五分或八分）急救之。（《通俗伤寒论·大伤寒》）或者冬温伤寒，伏暑内陷足厥阴肝脏，痉厥并臻，状如惊痫者，用羚角钩藤汤加紫雪，息风开窍以急救之。（《通俗伤寒论·冬温伤寒》）

方中所寓法的对应证：从方的结构分析，本方寓四法，其证主要有四个方面：一是生地、白芍凉血滋阴法对应的营热肝阴不足证，如舌红赤少苔；二是桑叶、菊花辛凉疏透法对应的肝经风热证，如头痛、眩晕等；三是羚羊角、钩藤凉肝息风法对应的肝热动风证，如抽风、痉厥、手足瘛疭等；四是贝母、竹茹、茯神合羚羊角、钩藤化痰息风法对应的风痰热证，如口吐涎沫，口眼㖞斜，肢体不遂、疼痛麻木等。

方证的特征性证：舌红赤，脉弦数，心烦，口苦等肝胆郁热证与眩晕、痉厥、肢体抽动、震颤等肝风内动证并见者。

何秀山解释本方证指出：“肝藏血而主筋，凡肝风上翔，证必头晕胀痛，耳鸣心悸，手足躁扰，甚则瘛疭，狂乱痉厥，与夫孕妇子痫，产后惊风，病皆危险之证。”（《通俗伤寒论·六经方药·清凉剂》）何秀山所述提示，羚角钩藤汤不仅可以治疗温病肝热动风证，而且可用于治疗杂病、妇科病中所出现的肝热动风证。杂病中风、半身不遂、口眼㖞斜、面肌痉挛等属于羚角钩藤汤证者，可用本方治疗。

## （三）用治杂病举例与体会

先师刘渡舟先生常用羚角钩藤汤治疗杂病，此介绍刘老验案三则如下。

癫痫：史某某，男，22岁。患癫痫病，每月发作两次。发作时人事不知，手足抽搐，头痛目赤，喉中痰鸣。视其舌质红绛，苔黄，切其脉沉弦滑数。辨为肝火动风、动痰，上扰心宫，发为癫痫。脉弦主肝病，滑数为痰热，而舌苔色黄故知其然也。法当凉肝息风，兼化痰热。处方：桑叶10g，菊花10g，丹皮10g，白芍30g，钩藤10g，夏枯草10g，栀子10g，龙胆草10g，生地10g，生石决明30g，甘草6g，竹茹12g，黛蛤散10g（包煎），玄参12g。服药后颓然倒卧，鼾声大作，沉睡两日，其病竟瘥。（《刘渡舟临证验案精选》）

三叉神经痛：陆某某，女，46岁。1999年8月19日初诊。患三叉神经痛半年，痛时右侧鼻根下发麻，继之针刺样疼痛，向右耳与右侧面部放射，大便干结，三四日一次，烦躁，口苦。舌红苔薄白，脉沉细数。从少阳阳明郁火，肝热动风论治，用羚角钩藤汤合大柴胡汤化裁。处方：羚羊角粉1.8g（冲服），钩藤15g，白芍25g，桑叶10g，菊花10g，茯神15g，生地20g，竹茹20g，全虫8g，丹皮10g，柴胡15g，枳实10g，黄芩10g，大黄4g，半夏16g，生姜10g，大枣7枚。7剂。1999年8月26日二诊：服药后发麻疼痛减轻，大便仍干，三四日一行，脉舌如前。继续用上方加大黄至6g，浙贝母15g，再服7剂。1999年9月2日三诊：鼻根下麻消失，右侧头面阵发性刺痛次数减少，大便仍三四天一次，干燥，心烦急躁。舌红苔白，脉沉弦而数。改用羚角钩藤汤合增液承气汤加减，处方：生地30g，玄参30g，麦冬30g，大黄4g，芒硝4g，炙甘草4g，羚羊角粉1.8g（冲服）、钩藤15g，白芍20g，丹皮10g，夏枯草16g，片姜黄12g，漏芦10g，白芷6g，僵蚕8g。7剂。1999年9月9日四诊：服药后大便通畅，右侧头面疼痛消失。继续服三诊方7剂以巩固疗效。（作者新撰刘渡舟医案）

高血压：王某某，女，60岁。1999年4月15日初诊。素有高血压病，长期服用西药降血压，最近虽用西药而血压持续增高不降（150/100mmHg），头痛发胀，颈项强痛，两太阳穴跳痛不止，眩晕，双目干涩，睡眠不佳，舌红赤，苔薄白，脉弦滑尺弱。辨为阴虚阳亢化风证，拟滋阴息风法，用羚角钩藤汤合增液汤加味。处方：羚羊角粉1.8g（分冲）、钩藤20g，白芍20g，生地30g，

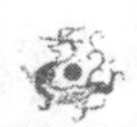



玄参30g，麦冬30g，生石决明30g（先煎），珍珠母30g（先煎），桑叶10g，菊花10g，炙甘草6g，14剂。1999年4月29日再诊：上方服14剂，血压下降（130/90mmHg），头胀痛、项强诸症消失。舌红，苔薄黄，脉弦略数。效不更方，继续用上方加夏枯草16g，益母草12g，龙胆草8g，7剂。1999年5月6日三诊：服上方血压稳定，头痛眩晕再未发作，嘱继续用二诊处方以巩固疗效。（作者新撰刘渡舟医案）

先师赵绍琴先生善用羚角钩藤汤化裁治疗杂病，此介绍赵老用该方治疗头痛验案一则如下。

孙某某，女，37岁。初诊：脉象弦滑细数，心烦梦多，大便干结，血压偏高，头痛偏左，痛如针刺。此阴分不足，血虚不能养肝，肝阳化风，风动则头痛必作，舌红且干，阴伤热生之象也。先用清上实下方法：桑叶10g，菊花10g，钩藤10g（后下）、生石决明20g，生牡蛎20g，白芍10g，甘草6g，木瓜10g。二诊：头痛略减，脉象弦细，舌红口干，再以前法，参以养血育阴，冀其风息痛止。处方：桑叶10g，菊花10g，钩藤10g（后下）、生石决明20g，生牡蛎20g，白芍10g，甘草6g，女贞子10g，旱莲草10g，夏枯草10g，牛膝10g。三诊：药后痛止眠安，仍以前法进退。忌食辛辣肥甘为要。原方继进10剂。（《赵绍琴临证验案精选》）

我在临床上常用羚角钩藤汤治疗高血压病、中风、头痛、眩晕等杂病，此介绍治验案二则如下。

头晕脑后胀闷：张某，女，55岁。2005年3月8日初诊。头眩晕，甚则如坐舟车，脑后部发胀发紧，如有重物压盖，头脑昏沉不清，整日恍恍惚惚，手足心发热。舌红偏赤，苔薄黄，脉沉弦有力。辨为肝热动风之羚角钩藤汤证，处方：羚羊角粉1.8g（冲服），钩藤10g，生地15g，生白芍15g，玄参15g，桑叶10g，菊花10g，茯神30g，浙贝母10g，白蒺藜10g，夏枯草12g，栀子10g。6剂。2005年3月15日二诊：头眩晕、脑后部发胀等症减轻，脉沉弦。舌偏红，苔薄黄。继续用上方加丹皮10g。6剂。诸症痊愈。

方证解释：叶桂有用凉肝息风法治疗“筋吊脑后痛”的案例，如下述《临证指南医案·郁》某案。本案头脑后部发紧而胀，与叶氏所述方证相似，故用叶氏此案处方与羚角钩藤汤合法论治。

剧烈头痛：潘某某，女，57岁，香港居民。病历号：C08025868。2008年10月2日出诊。头痛。从中学开始出现头痛，西医CT诊断：颈椎椎管狭窄，压挤血管，导致头痛。1994年行颈椎手术治疗，但头痛未改善。起初为阵发性头痛，现24小时持续作痛，且可阵发而出现剧烈疼痛，剧痛发作时先从风池穴内侧、天柱穴上一寸处开始跳痛，然后上行直达头顶，再到前额，继则嘣嘣直跳，痛则全身冒汗（平时汗不多）。晒太阳、洗热水澡可诱发头痛，遇吵闹、灯光太亮也可诱发。头痛时不恶心，不呕吐。眩晕甚，尤其在头痛发作时，眩晕至眼前发黑欲倒，曾晕倒过3次，晕倒时意识清楚。时肢体发麻，以左侧为主。睡眠差，易失眠。口干，大便一日一次，偏软，喝凉茶、食冷物或海鲜则腹泻。舌正红，苔薄白，脉左弦细滑略急，右关略弱。从饮食稍不注意则腹泻、头痛遇热可发考虑，用柴胡桂枝干姜汤5剂，未效。随后用加减肾气丸引火归元、用吴茱萸汤温胃逐饮、用丹栀逍遥散舒散郁火等均无寸效。至2009年1月22日。诊脉看舌，细细问诊：头痛时不仅跳动明显，而且有抽掣感，且伴有眩晕、肢麻。由此突然想到肝风内动之羚角钩藤汤证，随用此方。处方：羚羊角粉1.5g（冲服），钩藤12g（后下），桑叶10g，菊花10g，茯神15g，生地黄15g，浙贝母10g，竹茹10g，白芍30g，赤芍30g，丹皮10g，生石膏30g，炙甘草8g。6剂。2009年1月29日。此方服1剂，头痛止，继续服5剂。服药期间，头痛未再发作。大便稍溏，于上方加干姜8g（理中汤法），生牡蛎30g（一甲煎）。6剂。头痛得到控制。随后患者以此方自己取药，每周5剂，服2周。头痛未发作，嘱停药观察。至2009年12月1日。未发作头痛，有时仅仅后脑发胀。近日腹泻，大便稀烂，一日2次，泻前腹痛，泻后腹痛止，矢气多，睡眠差，时冒汗。舌正红，苔薄白干，脉弦细略数。用葛根芩连汤合痛泻要方。处方：葛根15g，黄芩10g，黄连8g，炙甘草8g，陈皮10g，白芍20g，炒白术10g，防风8g。3剂。腹泻愈，头未痛。至2010年6月15日。去英国参加女儿的毕业典礼，因在英国睡眠不好，返程途中感冒，咽痛，声音出不来，剧烈咳嗽，咳甚则呕吐，汗多，口不渴，心情不好，胃口可。舌边尖红，苔薄白，脉浮弦滑略数。用小柴胡加石膏汤。处方：柴胡18g，黄芩10g，法半夏10g，生姜10g，石柱参3g，炙甘草6g，大枣12g，生石膏30g，杏仁10g，厚朴10g，紫苏叶8g。3剂。感冒、咳嗽愈，头痛未发作。至2013年8月，电话咨询，头痛未发作，仅睡眠差，自己坚持游泳、快步走路等运动，以维持睡眠质量。

## （四）羚角钩藤汤类方

**薛氏羚角钩藤汤**　薛雪《湿热病篇》第20条载："湿热证，数日后，汗出热不除，或痉，忽头痛不止者，营液大亏，厥阴风火上升，宜羚羊角、蔓荆子、

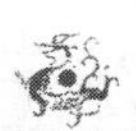

钩藤、玄参、生地、女贞子等味。”王士雄按指出：“吴本无女贞子，有白芍”；“蔓荆不若以菊花、桑叶易之”。王士雄的见解颇切临床，按照王氏的意见，本方组成为羚羊角、钩藤、菊花、桑叶、玄参、生地、白芍。此方可命名为“薛氏羚角钩藤汤”。经王氏变通后的这首处方堪与俞氏羚角钩藤汤媲美，是一首治疗肝风头痛、眩晕的有效良方。我在临床上常在“薛氏羚角钩藤汤”中再加入蔓荆子以及炙甘草、生栀子、丹皮、僵蚕、白蒺藜等治疗头痛，每能收到良好的疗效。

## （五）叶桂用凉肝息风法论治杂病的经验

关于温病凉肝息风法，人们比较注重俞根初的羚角钩藤汤，对于叶桂应用凉肝息风法的经验熟悉者较少。此简要介绍叶氏凉肝息风法及其用治杂病的经验如下。

### 1. 用于治疗头痛

胡，六三，脉左弦数。右偏头痛，左齿痛。连翘、薄荷、羚羊角、夏枯草花、黑栀皮、鲜菊叶、苦丁茶、干荷叶边。（《临证指南医案·头痛》）

方证解释：证见右侧偏头痛，脉左弦数，左齿也痛。治疗用凉肝息风法，以黑栀皮、连翘、薄荷、夏枯草花、鲜菊叶、苦丁茶清肝疏散风热；羚羊角平息肝风；干荷叶边升发清阳。治疗头痛名方清震汤（荷叶、苍术、升麻）中有荷叶，本方取其意而用之。

### 2. 用于治疗耳前后绕肩闪刺

葛，嗔怒喧嚷，气火逆飞，致血痹咽痛，食物厌恶，耳前后绕肩闪刺。议解少阳。夏枯草、丹皮、桑叶、钩藤、山栀、地骨皮。（《临证指南医案·肝火》）

方证解释：主证“耳前后绕肩闪刺”，兼见咽痛，食物厌恶。由“嗔怒喧嚷，气火逆飞”所致。方用山栀、丹皮、地骨皮清泄肝火；夏枯草、桑叶凉肝疏散风热；钩藤平息肝风。

### 3. 用于治疗目赤头额闷胀

顾，五四，头额闷胀，目赤。羚羊角、夏枯草、草决明、山栀皮、连翘、生香附。（《临证指南医案·目》）

方证解释：证见头额闷胀，目赤。系肝经风火上郁所致。方用山栀皮、连翘、夏枯草、草决明清泄肝经风热；羚羊角凉肝息风。生香附与山栀皮并用，为越鞠丸法，疏理肝经郁火。

**4. 用于治疗头中欲掐、脘欲抚摩**

阙，十八，诵读吟咏，身虽静坐，而心神常动。凡五志之动皆阳，阳冒无制，清灵遂蒙。《易》旨以蒙乃外加之义。述病发之时，头中欲掐，脘欲抚摩，二便必不自利，此腑气之窒，由乎肝胆厥怫逆起见矣。议从手经上焦治。羚羊角、连翘心、元参、石菖蒲根、郁金、麦冬、竹叶。(《临证指南医案·肝火》)

方证解释：本案“病发之时，头中欲掐，脘欲抚摩，二便必不自利”。其病症比较奇特。叶氏认为此由诵读吟咏，五志之动皆阳，阳冒无制，清灵遂蒙，肝胆厥怫逆起所致。方用羚羊角凉肝息风；元参、连翘心、麦冬、竹叶清心凉营，石菖蒲根、郁金芳香透络开窍。

**5. 用于治疗左半身麻木、舌强、筋吊脑后痛**

某，初起左边麻木，舌强，筋吊脑后痛，痰阻咽喉，此系肝风上引，必由情怀郁勃所致。羚羊角、连翘心、鲜生地、元参、石菖蒲、郁金汁。(《临证指南医案·郁》)

方证解释：肝风上引，见身体左边麻木，舌强，筋吊脑后痛，咽喉痰阻等，治疗用羚羊角平肝息风，鲜生地、元参凉血滋阴，连翘心、石菖蒲、郁金汁清心透络开窍。

**6. 用于治疗中风先兆症**

卢，嗔怒动阳，恰值春木司升，厥阴内风乘阳明脉络之虚，上凌咽喉，环绕耳后清空之地，升腾太过，脂液无以营养四末，而指节为之麻木，是皆痱中根萌，所谓下虚上实，多致巅顶之疾。夫情志变蒸之热，阅方书无芩连苦降、羌防辛散之理。肝为刚脏，非柔润不能调和也。鲜生地、元参心、桑叶、丹皮、羚羊角、连翘心。(《临证指南医案·中风》)

方证解释：本案主证为肢体麻木。从“厥阴内风乘阳明脉络之虚，上凌咽喉，环绕耳后清空之地”“多致巅顶之疾”分析，应有咽喉疼痛不利、耳后头脑或痛或胀等症。此由营血郁热，暗耗阴液，肝阳化风所致。方用生地、元参滋阴凉血，用连翘心合元参心清心；另用桑叶、丹皮、羚羊角凉肝息风。

除此，叶氏用凉肝息风法治疗杂病的医案还有前述羚角钩藤汤“方证理论源流”中介绍的治疗肝火“鼻左窍有血，左肩胛、臂痛”的“陆”案；治疗“颇虑痱中”的“胡五六”案；治疗“目跳头晕，阴弱欲遗”的“某”案；治疗“肝胆风火上郁，头面清空之筋掣不和”的“黄氏”案。

从以上叶案可以看出，叶氏治疗肝火化风证的基本手法是：用栀子、丹皮、

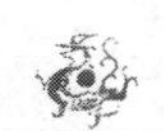

菊花、桑叶等清泄肝热；用夏枯草、蔓荆子、薄荷、白蒺藜等疏散肝经风热；用羚羊角、钩藤息风止痉；肝阴已伤者，加生地、玄参、白芍等；心热者，加连翘；兼窍闭者，加菖蒲、郁金。

总之，俞根初的羚角钩藤汤是一首凉息肝风的名方，其以治疗气分肝热动风证为长，与治疗热入营血、营热动风的清营汤加钩藤丹皮羚羊角方成犄角之势，一偏于治气，一偏于治营，而共同构成治疗实热动风证的代表之方。

# 第十章
# 芳香透络开窍法及其代表方证

芳香透络开窍法也可称为清心透络开窍法，或清心开窍法。其代表方轻者用犀角（今用水牛角代替）、生地、玄参、连翘、郁金、石菖蒲等药组方，如清宫汤；重者用牛黄丸、至宝丹、紫雪丹。叶桂《温热论》指出，舌“纯绛鲜色者，包络受病也，宜犀角、鲜生地、连翘、郁金、石菖蒲等。延之数日，或平素心虚有痰，外热一陷，里络就闭，非菖蒲、郁金所能开，须用牛黄丸、至宝丹之类以开其闭，恐其昏厥为痉也。”这是叶氏分别轻重缓急应用不同开窍剂的经验之谈。本法不仅能够治疗温病热入营血的热闭心包证，而且可以广泛地用于杂病火热深入营血所致的热闭心包络证。

## 安宫牛黄丸、牛黄承气汤、吴氏至宝丹、吴氏紫雪丹方证

**安宫牛黄丸、牛黄承气汤、吴氏至宝丹、吴氏紫雪丹**　出自吴瑭《温病条辨》，此将其称为“开窍四方”。《温病条辨》论述该四方的条文主要有14条。

### （一）方证理论源流

吴瑭《温病条辨》对重危证温病辨治的重要贡献之一就是制定了安宫牛黄丸、牛黄承气汤，并改制了至宝丹、紫雪丹，建立了“开窍四方”的方证，现分述于下。

**1. 创制安宫牛黄丸**　叶桂善用万氏牛黄清心丸（牛黄、朱砂、黄连、黄

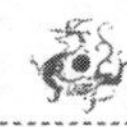

芩、山栀、郁金）和局方至宝丹（生乌犀角、朱砂、雄黄、生玳瑁屑、琥珀、麝香、龙脑、金箔、银箔、牛黄、安息香）治疗温病或杂病的窍闭证，《临证指南医案》用这两种丸剂的医案很多。吴瑭根据叶氏的经验，别出心裁地将局方至宝丹减化，去掉其中生玳瑁、琥珀、珍珠、银箔、安息香5味药，并与万氏牛黄清心丸合并，制成了安宫牛黄丸（牛黄、郁金、犀角、朱砂、黄连、黄芩、山栀、麝香、雄黄、梅片、珍珠、金箔衣）。从而使安宫牛黄丸既有万氏牛黄清心丸主用芩、连、栀清热泻火解毒的特点，又有局方至宝丹凉血化浊开窍的作用，使之变成了集两方之长而开窍之功尤强的一首新的开窍剂。正因为如此，吴瑭将安宫牛黄丸列为凉开之首剂，做出了“安宫牛黄丸最凉，紫雪丹次之，至宝丹又次之”的结论。在用法上吴瑭借用局方至宝丹用人参汤化服的经验，提出了安宫牛黄丸脉虚者用人参汤调服，脉实者用银花、薄荷汤调服的心法。

**2. 新制牛黄承气汤**　吴瑭是一位注重实践的临床家，他注意到了邪闭心包、神昏舌短多与腑实不通、大便不下并存的临床现象，在安宫牛黄丸的基础上，另订了牛黄承气汤，用以治疗心包内闭与阳明腑实并病之证。虽曰牛黄承气汤，实质上就是安宫牛黄丸加生大黄末三钱同服。这一治法看似简单，却寓意深刻，不容忽视。现代临床证明，清心开窍法与苦寒通腑泄热法并举，治疗杂病中风等病证，具有理想的疗效。

**3. 减制至宝丹**　至宝丹原为宋代医家郑感所传，沈括编入《灵苑方》（已散佚），最早出自于《苏沈良方》卷五。宋《太平惠民和剂局方》收载之。叶桂善于用犀角（今用水牛角代替）、元参、鲜生地、连翘、竹叶、鲜菖蒲、银花为汤，煎送或者化服至宝丹治疗温病。吴瑭对该方进行了改进，大胆地去掉了其中的金箔、银箔、雄黄、龙脑四味药，但仍命名为“局方至宝丹方”。为什么要去掉这四味药？《温病条辨》没有作具体的说明。我认为，其目的主要在于使减化的至宝丹能与新制的安宫牛黄丸在功效上作出区别。因为吴氏抽取了局方至宝丹中犀角、牛黄、麝香、朱砂、雄黄、龙脑（梅片）、金箔7味药，与万氏牛黄清心丸合并而制成了新的开窍剂安宫牛黄丸。因此，只有减去局方至宝丹中重镇安神的金箔、银箔，豁痰解毒的雄黄，芳香开窍的龙脑，才能使减味至宝丹变成为开窍轻剂，以期与安宫牛黄丸在功效上作出区别。当然从现代药理和临床来看，减去这些金属类药则更为科学。

**4. 改制紫雪丹**　紫雪丹原名紫雪，出自孙思邈《千金翼方》卷第十九，杂病中，压热第六。主治“脚气毒遍内外，烦热，口生疮，狂叫走，及解诸石、草、热药毒发，卒热黄等瘴疫毒。”组成为：石膏、寒水石、磁石、犀角屑（今用水牛角代替）、羚羊角屑、青木香、沉香、玄参、升麻、炙甘草、丁香、朴硝、硝石、麝香、朱砂、黄金，共16味药。唐《外台秘要》卷第十八，“脚气服汤药色目方”收载苏恭方紫雪比《千金翼方》紫雪多滑石一味。“疗脚气毒遍内外，烦热，口中生疮，狂易叫走，及解诸石、草、热药毒发，邪热卒黄等，瘴疫、毒疠、卒死、温疟、五尸、五注、心腹诸疾，绞刺切痛，蛊毒鬼魅，野道热毒，小儿惊痫，百病最良方。”宋代《太平惠民和剂局方》遵《外台秘要》含滑石，共17味药。但《本事方》紫雪比《外台秘要》方少黄金、犀角、沉香。吴瑭《温病条辨》遵《本事方》减去黄金，但保留了犀角、沉香；另外把《外台秘要》方中的青木香改成了木香。从现代药理来看，吴氏紫雪丹删去《外台秘要》方中的黄金，不再用贵重金属，实为科学之举。其改青木香为木香，也避免了木香临床用药的混乱。因古代本草所载的青木香是指木香之优质者（呈乌黑色或黑褐色，多从海外进口），即广木香的别名。而现在所用的青木香是马兜铃科缠绕草本植物马兜铃的根，性味辛、苦，寒，有毒，与古本草所谓之青木香完全不同。

### （二）方证特点及其在杂病中应用的机制

安宫牛黄丸系万氏牛黄清心丸加味组成，其中的黄连、黄芩、山栀、犀角（今用水牛角代替）等药使该方具有了清热凉血、泻火解毒的突出特点，故可用于营热内闭心包且热毒炽盛之证。吴瑭在安宫牛黄丸方论中说：“此芳香化浊而利诸窍，咸寒保肾水而安心体，苦寒通火腑而泻心用之方也”。这是对安宫牛黄丸特点的精辟阐发，阐明了其芳香开窍，凉血解毒泻火的特殊作用。

牛黄承气汤系由安宫牛黄丸加生大黄末组成，大黄不仅可以攻积通便，更可以凉血泻火解毒，加入大黄一味，实质上等于合入了三黄泻心汤与黄连解毒汤。因此，与其说本方是泻下剂，倒不如说是一首凉开重剂。可用于安宫牛黄丸证兼火毒蕴结、大便不通的里实证者。

吴氏至宝丹由犀角（今用水牛角代替）、朱砂、琥珀、玳瑁、牛黄、麝香、安息香组成，比原局方至宝丹少金箔、银箔、雄黄、龙脑四味药。其中既没有安宫牛黄丸之三黄、栀子，也没有紫雪丹之三石（石膏、寒水石、滑石），只有凉血开窍的作用，开窍作用尚强而清热泻火解毒作用不足，是一首凉开之轻剂。因此，本方主要用于营热窍闭明显而热毒内壅证不甚者。吴瑭在局方至宝

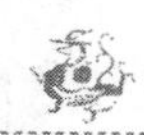

丹方论中说，“此方荟萃各种灵异，皆能补心体，通心用，除邪秽，解热结，共成拨乱反正之功”；并说“至宝丹去秽浊复神明”。（上焦篇第44条自注）可见，“除邪秽”“去秽浊”是本方的关键，其证以火毒不甚而浊秽闭窍较重为特点。

吴氏紫雪丹系由《外台秘要》紫雪去黄金而成。其中不仅有犀角（今用水牛角代替）、玄参，而且有羚羊角；最为突出的特点是用了石膏、寒水石、滑石。因此，本方清热泻火作用与息风止痉作用均强，并可起协同作用。临床主要用于窍闭证兼气血两燔证又兼动风证者。吴瑭在紫雪丹方论中说，“诸石利水火而通下窍”“犀角（今用水牛角代替）、羚羊泻心、胆之火”“诸香化秽浊，或开上窍，或开下窍”。又说：“紫雪者，清包络之热而开内窍也。”（上焦篇第33条自注）说明该方开窍之中以清泻气分之火，并凉血息风为特点。

关于开窍四方的证及其应用，《温病条辨》原文如下。

上焦篇风温第16条：“太阴温病，不可发汗，发汗而汗不出者，必发斑疹，汗出过多者，必神昏谵语……神昏谵语者，清宫汤主之，牛黄丸、紫雪丹、局方至宝丹亦主之。”

上焦篇风温第17条：“邪入心包，舌蹇肢厥，牛黄丸主之，紫雪丹亦主之。”

上焦篇温毒第21条：“温毒神昏谵语者，先与安宫牛黄丸、紫雪丹之属，继以清宫汤。”

上焦篇暑温第31条：“手厥阴暑温，身热不恶寒，清神不了了，时时谵语者，安宫牛黄丸主之，紫雪丹亦主之。”

上焦篇暑温第33条：“小儿暑温，身热，卒然痉厥，名曰暑痫，清营汤主之，亦可少与紫雪丹。”

上焦篇湿温第44条：“湿温邪入心包，神昏肢逆，清宫汤去莲心、麦冬，加银花、赤小豆皮，煎送至宝丹，或紫雪丹亦可。”

上焦篇温疟第53条：“热多昏狂，谵语烦渴，舌赤中黄，脉弱而数，名曰心疟，加减银翘散主之；兼秽，舌浊口气重者，安宫牛黄丸主之。”

中焦篇风温第5条：“阳明温病，无汗，小便不利，谵语者，先与牛黄丸；不大便，再与调胃承气汤。”

中焦篇风温第9条：“阳明温病，下利谵语，阳明脉实，或滑疾者，小承气汤主之；脉不实者，牛黄丸主之，紫雪丹亦主之。”

中焦篇风温第17条：“阳明温病，下之不通，其证有五：……邪闭心包，

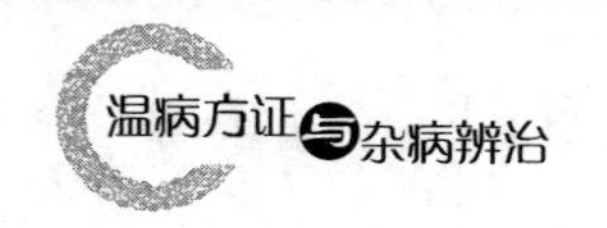


神昏舌短，内窍不通，饮不解渴者，牛黄承气汤主之。”

中焦篇风温第36条：“阳明温病，斑疹温痘，温疮，温毒，发黄，神昏谵语者，安宫牛黄丸主之。”

中焦篇暑温第41条：“暑温蔓延三焦，舌滑微黄，邪在气分者，三石汤主之；邪气久留，舌绛苔少，热搏血分者，加味清宫汤主之；神识不清，热闭内窍者，先与紫雪丹，再与清宫汤。”

中焦篇湿温第56条：“吸受秽湿，三焦分布，热蒸头胀，身痛呕逆，小便不通，神识昏迷，舌白，渴不多饮，先与芳香通神利窍，安宫牛黄丸，继用淡渗分消浊湿，茯苓皮汤。”

下焦篇风温第18条：“痉厥神昏，舌短，烦躁，手少阴证未罢者，先与牛黄紫雪辈，开窍搜邪；再与复脉汤存阴，三甲潜阳，临证细参，勿致倒乱。”

“开窍四方”的证：从以上原文可以看出，“开窍四方”必须用于“邪入心包”“热闭内窍”证，其主要表现有：烦躁，神识昏迷，神识不清，神昏谵语，痉厥神昏，神昏舌短，谵语烦渴，热多昏狂，神昏肢逆，卒然痉厥，舌蹇肢厥等；舌象可见：舌绛苔少，舌短，舌赤中黄（指舌中心苔黄），舌浊（指苔浊）口气重等。

吴瑭《温病条辨》将“开窍四方”广泛用于风温、温热、温毒、暑温、湿温、温疟等病。具体应用除单纯以安宫牛黄、至宝、紫雪开窍外，还有清宫汤、清营汤清营凉血与开窍并举；大黄、调胃承气汤攻下热结与开窍并举；茯苓皮汤利尿渗湿与开窍并举；加减复脉、三甲复脉汤滋阴增液与开窍并举；以及脉虚者，人参汤送服；脉实者，银花、薄荷汤送服等手法。这些方法均有重要的临床价值。

杂病过程内生的郁火、热毒、瘀毒可以上冲心脑，阻闭内窍，引动肝风，导致“开窍四方”证，因此，开窍法可以广泛用于杂病。吴瑭认为安宫牛黄丸除治温病邪闭心包外，还能“兼治飞尸卒厥，五痫中恶，大人小儿痉厥之因于热者”。（安宫牛黄丸方后自注）局方至宝丹原本就是用于治疗杂病，《太平惠民和剂局方·卷一·治诸风》载：“至宝丹，疗卒中急风不语，中恶气绝，中诸物毒暗风，中热疫毒，阴阳二毒，山岚瘴气毒，蛊毒水毒，产后血晕，口鼻出血，恶血攻心，烦躁气喘，吐逆，难产闷乱，死胎不下。又疗心肺积热，伏热呕吐，邪气攻心，大肠风秘，神魂恍惚，头目昏眩，睡眠不安，唇口干燥，伤寒狂热，并皆疗之。”关于紫雪丹，《千金翼方·卷十八·压热第六》载：“紫雪，主脚气毒遍，内外烦热，口生疮，狂叫走，及解诸石、草、热药毒发，

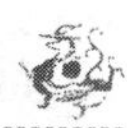

卒然黄等瘴疫毒最良方。”可见紫雪本来就曾用于治疗杂病。

### （三）用治杂病举例与体会

先师刘渡舟先生用“开窍四方”治疗杂病有丰富的经验，现介绍刘老的有关医案如下。

中风：赵某某，男，53岁。1999年3月15日初诊。患“急性脑血栓形成”月余，右半身不遂，神识时清时寐，有时不能正常表达思想，词不达意，善忘，语言不利，吐字不清楚，舌头难以伸出口外，烦躁，血压180/110mmHg，大便干结。舌红赤，苔黄，脉弦滑数。辨为火中动风闭窍证，用三黄泻心汤加味，处方：大黄6g，黄连10g，黄芩10g，山栀子10g。7剂，每日1剂。安宫牛黄丸2丸，每日1丸，冲服。1999年3月23日二诊：服药后大便通畅，头脑突然清楚，烦躁消失，血压160/100mmHg，言语较前清楚。守上法处方：大黄4g，黄连6g，黄芩10g，山栀子10g，白芍20g，生地20g，生石决明30g。7剂，每日1剂。安宫牛黄丸2丸，每日1丸，冲服。1999年3月29日三诊：服药后神识进一步清楚，言语障碍明显改善，血压160/95mmHg，用二诊方去安宫牛黄丸，继续调治。(作者新撰刘渡舟医案)

方证解释：本案为“火中”证，故用三黄泻心汤、黄连解毒汤泻火解毒。语言障碍，神志异常为机窍内闭证，故合入安宫牛黄丸透络开窍。刘老对同类病证多用此法，具体用法比较灵活：有时每天服安宫牛黄丸与局方至宝丹各1丸，或各半丸；有时安宫牛黄丸与局方至宝丹交替使用；有时用石菖蒲10g，红参5g，煎汤送服安宫牛黄丸或至宝丹；有时用三黄泻心汤加丹参送服安宫牛黄丸、至宝丹。据证应用，可谓得心应手。

帕金森病：陈某某，男，75岁。1995年10月18日初诊。1994年10月发病，全身震颤，不能自主，某医院诊断为“帕金森病”。服用左旋多巴、美多芭、安坦（苯海索）等药，症状未见改善。其证为全身颤抖，尤以上肢为患，手指节律性震颤，状如“搓丸状”，肌肉强直，面部表情呆板，双目直视，口角流涎，步履困难。兼见头痛，口中干渴，大便秘结，一周一行，小便色如浓茶，口噤齘齿，言语謇涩。切其脉滑大充盈，舌红，苔黄腻。余辨为三焦火盛，阳气动风，又煎灼津液成痰。痰火阻塞经络，风阳掉动四肢。此乃“火中”，继发动风、动痰之重证。为疏：黄连10g，黄芩10g，黄柏10g，栀子10g，羚羊角粉1.8g（分冲），钩藤15g，菊花10g，桑叶10g，龙胆草10g，竹茹20g，天竺黄12g，半夏12g，菖蒲10g。此方连服14剂，两手震颤减轻，脚腿行路不飘，口渴止，小便颜色变淡。但是，大便仍然秘结，头痛眩晕，多痰少寐，舌蹇不利。脉来滑数，而舌苔白黄夹杂。针对以上脉证反映，胃中燥热尤深而又有动湿生痰浊之机。我采用了古今接轨论的治法，用调胃承气汤：大黄4g，芒硝4g，炙甘草6g。羚角钩藤汤：羚羊角粉1.8g（分冲）、钩藤20g。又加用白芍20g，木瓜10g，麦门冬30g。并服“局方至宝丹”每次1粒，共服3粒。上方连服7剂，大便通畅，粪便成球，如串珠，腹满顿除，龂齿大减，小便畅利，四肢仅有轻微颤抖。病已见效，乃用黄连解毒汤与羚羊角汤加减，治疗3个月，肢体震颤消除，能自己行走，不须搀扶，手指屈伸自如，握拳有劲，言语流畅，二便正常，从此病愈。(《刘渡舟医学全集》)

方证解释：本案二诊见舌蹇不利是至宝丹证，故加用了至宝丹。

更年期综合征：印某某，女，50岁。2000年1月12日初诊。患更年期综合征，近来加重，不食不眠，心中烦乱，胡思乱想，悲伤欲死，委屈伤感，常欲外出，不能独处，痛经。舌红，苔薄白。处方：柴胡16g，黄芩10g，半夏14g，生姜10g，栀子10g，豆豉10g，党参6g，炙甘草6g，大枣7枚。7剂。局方至宝丹2丸，每日1丸，冲服。2000年1月19日二诊：上药服后诸症明显减轻，已能自述病情，眼睛能睁开，能独自行走。但对事物无兴趣，大便四五天未解，舌红苔白。处方：栀子10g，淡豆豉10g，柴胡16g，大黄4g，黄芩10g，枳实10g，白芍16g，半夏15g，生姜10g，大枣7枚。7剂。局方至宝丹2丸，每日1丸，冲服。2000年1月26日三诊：服上药大便通畅，诸症减轻，对周围事物仍无兴趣，舌红，苔白。处方：苍术10g，香附10g，川芎10g，神曲10g，栀子10g，豆豉10g。7剂。局方至宝丹2丸，每日1丸，冲服。2000年2月2日四诊：病情稳定，精神明显好转，舌红苔白。去局方至宝丹，改用柴越合方调治：柴胡16g，半夏14g，党参8g，炙甘草8g，黄芩10g，生姜8g，大枣7枚，川芎10g，苍术10g，香附10g，栀子10g，神曲10g，佛手10g，香橼10g，橘叶10g，丹皮10g。14剂。(作者新撰刘滤舟医案)

方证解释：患者有心中烦乱，悲伤欲死，不能独处等精神异常症状，属于机窍不利之局方至宝丹证；不食、不眠、心烦等属于小柴胡汤证与栀子豉汤证，故一诊投小柴胡汤合栀子豉汤加局方至宝丹见效。二诊大便四五天未解，出现大柴胡汤证，故用大柴胡汤合栀子豉汤加局方至宝丹。三诊大便通畅，大柴胡汤证去，故从郁证考虑，用越鞠丸合栀子豉汤加局方至宝丹。四诊窍闭开，去至宝丹，用小柴胡汤合越鞠丸调治。

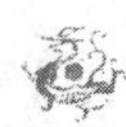

刘渡舟先生还常用安宫牛黄丸、至宝丹治疗精神分裂症等精神性疾病，如增液承气汤方证“用治杂病举例与体会”中介绍的曹某某案，即是一例。

名医李可先生用安宫牛黄丸治疗中风闭症（脑溢血）、蛛网膜下腔出血等病有丰富的经验，其医案载于《李可老中医急危重症疑难病经验专辑》第35、42页（山西科学技术出版社，2004年第1版），此不重复介绍。

名医李培生先生在《谈安宫牛黄丸、紫雪丹的临床应用》一文中认为：紫雪丹就是为救治五石散等金石药中毒而设的，至宝丹也可用于杂病，至于安宫牛黄丸，吴瑭也说：“兼治飞尸卒厥，五痫中恶，大人小儿痉厥之因于热者。”并介绍用安宫牛黄丸一药治验医案一则：因忆某年秋，邻村三湾吴厚安之妻凌某某，年二十余，妊娠已八个月，某日纺织至深夜始寝，至次午尚未起，时其夫远贸未归，邻人知有异，推门而入，见其口噤目呆，昏厥在床，呼之不醒，急来邀诊。余视其神识昏沉，面部发赤，四肢时作一抽动状，舌尖露绛，脉则弦大有力，下部已见红。断为暑热已入心营，引动肝风，发生子痫。病在厥阴，极为严重，胎已难保。幸血色殷红，尚有一线生机。急与安宫牛黄丸三粒（每粒约重3g），用碧玉散60g，开水泡，分三次将丸药化开随药汁调下。取其清心凉肝，解暑宣窍，并导浊热下行。次早复诊：知胎下已腐，神识仍未清楚，时作呻吟，面赤，微搐，脉弦较和。仍用前丸三粒，以钩藤30g，开水泡清汁，分三次将丸药化开随药汁灌下。取清心宣窍中而增强其息风止痉的作用。三诊：知是夜子半方知人事，抽搐已止。自述少腹微有痛感。改用平肝息风清热之剂，以清余波；并微参用活血消瘀之药，以化蓄瘀。又数剂，脉证始和。后随证调理逾月方起床而病痊愈。是主要用安宫牛黄丸急救而取效也。[新中医，1991，(8)：13]

名医潘澄濂先生用安宫牛黄丸治疗肝性脑病急黄案一则：潘某某，女，22岁，农民，1970年5月间初诊。面目遍身发黄，神昏狂乱，身热37.7℃，纳呆呕恶，大小便失禁，舌苔黄燥，脉象滑数。湿热炽盛，热蒙心包，肝胆郁结，胃失和降，拟茵陈蒿汤加安宫牛黄丸：茵陈、过路黄、荷包草、白茅根各30g，生锦纹、枳壳各9g，黄柏、黑山栀各12g，安宫牛黄丸2颗。服上方2剂后，神识转清，去安宫牛黄丸，改万氏牛黄清心丸，黄疸逐渐消退，调治月余而出院。[浙江中医药，1979，(7)：260]

临床报道用安宫牛黄丸治疗的病证有：门脉高压术后脑病、特发性偏瘫、肺性脑病、肝性昏迷、急性脑出血昏迷、脑血管意外、精神分裂症、狂躁性精神病、颅脑损伤、恶性网状内皮细胞增多症、系统性红斑狼疮等。用紫雪丹治疗的病证有重症鼻衄、支气管扩张咳血、过敏性紫斑、过敏性哮喘等。

### （四）有关问题的讨论

**1. 关于至宝丹、紫雪丹的命名** 由于吴瑭在自制安宫牛黄丸的同时，简化了至宝丹，改制了紫雪丹。因此，应该将《温病条辨》中的至宝丹、紫雪丹重新命名为“吴氏至宝丹”“吴氏紫雪丹”，以期与局方至宝丹以及《千金翼方》紫雪丹作出鉴别。

**2. 关于牛黄承气汤与“通腑开窍”** 由于牛黄承气汤冠有“承气”二字，加之吴瑭将其归属于阳明温病五加减承气汤之中，因此，学术界均遵从吴瑭之说，把该方作为通下方与其他承气汤一起进行研究。我认为，将牛黄承气汤归属于开窍法则更为合理。理由有二：其一，牛黄承气汤的组成为安宫牛黄丸加生大黄末，起主导作用的是安宫牛黄丸。其二，万氏牛黄清心丸、安宫牛黄丸、至宝丹、紫雪丹等清心开窍剂中均不含大黄，而临床上热闭心包证兼胃肠燥结、腑气内闭证的患者尤多。杂病中风等用安宫牛黄丸开窍，用大黄、承气汤通腑泻火，两法并举，能提高临床疗效已经得到学术界的公认。由此看来，将牛黄承气汤归属于开窍剂，具有重要的现实意义。

**3. 关于利尿开窍** 吴瑭《温病条辨·中焦篇》湿温第56条对于“吸受秽湿，三焦分布，热蒸头胀，身痛呕逆，小便不通，神识昏迷，舌白，渴不多饮”的患者，有先与安宫牛黄丸芳香通神利窍，继用茯苓皮汤（茯苓皮五钱、生薏仁五钱、猪苓三钱、大腹皮三钱、白通草三钱、淡竹叶二钱）淡渗分消浊湿一法，该法是从叶桂《临证指南医案·湿》某案整理而成，叶案如下。

某，吸受秽邪，募原先病，呕逆。邪气分布，营卫皆受，遂热蒸头胀，身痛经旬，神识昏迷，小水不通，上中下三焦交病。舌白，渴不多饮，是气分窒塞。当以芳香通神，淡渗宣窍，俾秽湿浊气，由此可以分消。苡仁、茯苓皮、猪苓、大腹皮、通草、淡竹叶。牛黄丸二丸。(《临证指南医案·湿》)

叶桂的这种方法可称为“利尿开窍”法，是一种全新的临床思路。吴瑭根据叶案所拟定的“茯苓皮汤合安宫牛黄丸”法开辟了“利尿开窍”的先例，具有重要的学术价值。糖尿病肾病、慢性肾炎肾功能不全等病可以发展为尿毒症，尿毒症患者常可表现为上窍内闭、下窍不通的安宫牛黄丸与茯苓皮汤并见证。此法具有开窍闭、利尿毒的作用，用于此类病证的治疗有较好的疗效。

**4. 关于滋阴息风开窍** 吴瑭《温病条辨·下焦篇》第18条对于“痉厥神

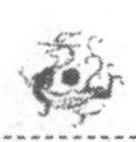

昏，舌短，烦躁，手少阴证未罢者”，有“先与牛黄紫雪辈，开窍搜邪；再与复脉汤存阴，三甲潜阳”的方法。这种方法在杂病临床上具有重要的意义。因高血压、中风等病表现为肝肾阴虚、内风旋动证与机窍内闭证并见者尤多，用三甲复脉汤合牛黄丸或至宝、紫雪丹滋阴息风开窍，可以取得很好的疗效。

**5. 关于清营凉血开窍**　叶桂发明了清营凉血与清心透络开窍并举之法，用于治疗营血瘀热内闭胞络证。此介绍典型叶案三则如下。

张妪，体壮有湿，近长夏阴雨潮湿，著于经络，身痛，自利，发热。仲景云：湿家大忌发散，汗之则变痉厥。脉来小弱而缓，湿邪凝遏阳气，病名湿温。湿中热气，横冲心包络，以致神昏，四肢不暖，亦手厥阴见证。非与伤寒同法也。犀角（今用水牛角代替）、连翘心、元参、石菖蒲、金银花、野赤豆皮，煎送至宝丹。(《临证指南医案·湿》)

顾，十三，阴虚遗热，小便淋沥，近日冒暑，初起寒热头痛，汗出不解，肌肉麻木，手足牵强，神昏如寐。成疟则轻，痉厥则重。犀角（今用水牛角代替)、元参、小生地、连翘心、竹叶心、石菖蒲、滑石。化牛黄丸。二服。(《临证指南医案·暑》)

陆，六九，高年热病，八九日，舌燥烦渴，谵语，邪入心包络中，深怕液涸神昏，当清滋去邪，兼进牛黄丸，驱热利窍。竹叶心、鲜生地、连翘心、元参、犀角（今用水牛角代替)、石菖蒲。(《临证指南医案·温热》)

除此，还有清营汤方证“方证理论源流”中介绍的《临证指南医案·痉厥》杨案等。

吴瑭遵照叶氏医案，也把安宫牛黄丸、至宝丹、紫雪丹与清宫汤、清营汤合并使用，发展了清营凉血与芳香透络开窍并举的治法。此法用于治疗杂病心营火热、上犯心包脑络所致的神志异常症具有重要的意义。如刘渡舟先生就常用清宫汤、清营汤或清营汤加钩藤丹皮羚羊角方合安宫牛黄丸、至宝丹治疗中风。

综上所述，吴瑭在万氏牛黄清心丸的基础上，采集局方至宝丹中的部分药物制定了安宫牛黄丸；从局方至宝丹化裁制定了吴氏至宝丹；从《千金翼方》紫雪丹化裁制成了吴氏紫雪丹。并且，师法叶桂，创造性地拟定了通腑泻热开窍法、利尿渗毒开窍法、滋阴生津或滋阴息风开窍法、清营凉血开窍法等开窍大法，为开窍法的完善与发展作出了重要的贡献。

# 清宫汤方证

**清宫汤** 出自《温病条辨·上焦篇》风温温热第16条，组成为：元参心三钱、莲子心五分、竹叶卷心二钱、连翘心二钱、犀角尖（磨冲）（今用水牛角代替）二钱、连心麦冬三钱。热痰盛加竹沥、梨汁各五匙；咯痰不清，加栝蒌皮一钱五分；热毒盛加金汁、人中黄；渐欲神昏，加银花三钱、荷叶二钱、石菖蒲一钱。吴瑭称此方为"咸寒甘苦法"。《温病条辨·上焦篇》第16条、第21条原文已见前述，此从略。

## （一）方证理论源流

清宫汤是吴瑭根据《临证指南医案》疟门乐二九案、湿门陆六九案整理而成的。叶案如下。

乐，二九，热多昏谵，舌边赤，舌心黄，烦渴，脉弱，是心经热疟。医投发散消导，津劫液涸，痉厥至矣。犀角（今用水牛角代替）、竹叶、连翘、玄参、麦冬、银花。(《临证指南医案·疟》)

陆，六九，高年热病，八九日，舌燥烦渴，谵语，邪入心包络中，深怕液涸神昏，当清滋去邪，兼进牛黄丸，驱热利窍。竹叶心、鲜生地、连翘心、元参、犀角（今用水牛角代替）、石菖蒲。(《临证指南医案·湿》)

吴瑭采集乐二九案处方，去银花，加莲子心；并参照陆六九案处方用竹叶心、连翘心的经验，各药用其"心"，犀角用其"尖"，从而拟定出清宫汤方证。

## （二）方证特点及其在杂病中应用的机制

清宫汤以犀角（今用水牛角代替）、玄参清营凉血，用麦冬合玄参滋阴生津，连翘、竹叶心、莲子心清心泻热。全方具有清营凉血、滋阴生津、清心开窍的功效。吴瑭方论指出："此咸寒甘苦法，清膻中之方也。谓之清宫者，以膻中为心之宫城也"。说明本方以清泻心包之热为要点。

清宫汤证：吴瑭原治证：太阴温病，神昏谵语，舌绛苔少。

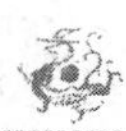

方中所寓法的对应证：从方的结构分析，本方寓三法，其证主要有三个方面：一是犀角（今用水牛角代替）、玄参凉血法对应的营血热证，如舌绛，斑疹等；二是麦冬、玄参滋阴生津法对应的营阴损伤证，如舌干绛、口干等；三是连翘、竹叶心、莲子心清心开窍法对应的心包热证，如神志异常，烦乱等。

方证的特征性证：清宫汤是一首轻清开窍剂，主要用于热入营分，营热扰心闭窍的轻证。其证以舌绛、心烦、神识异常颇轻为特征性证。

杂病过程，内生火热深入营血，暗耗营阴，内闭包络，出现神识异常，或语言障碍等机窍不利者，多可表现为清宫汤证，可用清宫汤类方凉营清心，轻清透络开窍治疗之。

## （三）用治杂病举例与体会

我在跟随先师刘渡舟先生临床学习时，见刘老常用清宫汤加减治疗杂病络窍内闭证，现整理其治疗中风案一则如下。

于某某，男，1998 年 7 月 15 日初诊。中风近 2 个月，仍然舌蹇语言不利，吐字艰难，右侧肢体活动不灵便，右脚痉挛。伴有干咳，饮食二便尚可。舌红赤，苔白腻，脉弦滑。处方：水牛角 20g（先煎），连翘 10g，莲子心 3g，竹叶 10g，玄参 15g，麦冬 15g，丹参 10g，栀子 10g，郁金 10g，竹沥 3 匙，钩藤 15g，羚羊角粉 1.8g（分冲），7 剂；局方至宝丹 4 丸，每日 1 丸。1998 年 7 月 22 日二诊：服上药舌较灵活，语言较前改善，吐字较前清楚，想咳嗽但咳不出，右腿有如绷带缠裹样沉紧感。舌红赤，苔黄厚。上方去至宝丹、钩藤、羚羊角粉，加川贝母 10g，天竺黄 10g。7 剂。1998 年 7 月 29 日三诊：语言障碍继续改善，咽喉刺激症状消失，咳嗽止。二诊方去川贝母，加黄连 6g，石菖蒲 10g，继续治疗。后以此方与黄连解毒汤、三黄泻心汤交替使用，先后治疗 2 个月，语言障碍治愈，右侧肢体功能基本恢复。(作者新撰刘渡舟医案)

方证解释：舌蹇语言不利，吐字艰难，舌红赤，苔白腻为血分瘀热与痰湿夹风内闭络窍证。方用清宫汤加丹参、郁金、竹沥凉血通络、化痰开窍；加栀子泻火；钩藤、羚羊角息风。另用局方至宝丹芳香透络开窍。二诊去至宝丹，继续用清宫汤加味轻清凉血通络、化痰开窍，并与泻火剂交替使用以治本。

我在临床上常用清宫汤治疗失眠、精神神志异常性疾病以及一些怪病。中医素有怪病多痰，精神神志异常为痰迷心窍之说，但是，我在临床上观察到，这类疾病往往与营热内闭心包络窍有关，用清宫汤法能获得良好的疗效，此介绍治验二例如下。

刘某，女，26岁。2006年5月27日初诊。患者1年前曾患胃脘胀痛，经我用小陷胸加枳实汤化裁治愈。最近出现一怪状：夜晚沉睡8小时以上，次晨起床后仍然呵欠眼泪，头晕昏沉，嗜睡，头脑不清醒，虽起床，却如同睡状，不能上班工作。至今已经沉睡1周。舌绛黯，瘀点密布，苔中心黄白相兼略腻，脉沉细滑略数。从舌辨为营热络瘀，瘀热内闭心包络之清宫汤证，处方：水牛角20g（先煎），元参10g，赤芍10g，麦冬10g，连翘15g，莲子心8g，黄连8g，郁金15g，石菖蒲15g，竹沥3匙，竹叶10g。7剂。2006年6月10日二诊：嗜睡大为减轻，已经能上班工作，适逢月经来潮，下肢微胀，手凉，脉沉细滑略数，苔中心略腻。上方减黄连，加荷叶6g。7剂。昏睡等症痊愈。

陈某，男，38岁。2005年12月31日初诊。患者在高考时精神受到刺激，从此逐渐出现精神异常，经北京某医院诊断为“精神强迫症”与“精神分裂症”，长期服用西药治疗，也曾用过中药。近来病情加重，有时沉默寡言，害怕，上厕所也需要妻子或者母亲陪伴，有时出现过激行为，诊脉时见患者两手腕内侧多处被自己用香烟头烧灼，神情呆滞，表情黯淡，沉默不语，反应迟钝。最近曾服一位中医所处的温胆汤加减方，服后鼻衄，烦躁，失眠。舌赤、苔薄白，脉滑略数。从上窍出血、舌赤辨为营血郁热，从神志特点辨为清宫汤证，处方：水牛角15g（先煎），玄参12g，莲子心3g，竹叶6g，连翘15g，麦冬10g，生地10g，荷叶6g，石菖蒲10g，郁金10g。6剂。2006年1月7日二诊：服药后患者开始有兴趣表达自己的想法，睡眠好转，问诊时能够简单地叙述自己的病情，汗出较多，尺部也潮湿有汗。脉浮大滑略数，舌红赤，苔薄白。汗出多为白虎汤证，用清宫汤合白虎汤化裁，处方：水牛角15g（先煎），玄参12g，莲子心3g，竹叶6g，连翘15g，麦冬10g，生地10g，石菖蒲10g，郁金10g，生石膏30g，知母10g，炙甘草6g。6剂。2006年1月14日三诊：症状进一步减轻，汗出减少，能够自己上厕所，自己吃饭。舌红，苔薄白，脉浮滑大、略数。继续用二诊方，6剂。其后，守清宫汤法化裁治疗2个多月，患者的病情得到控制，虽然没有完全治愈，但能自理生活，嘱停药观察。

### （四）清宫汤类方

**1. 加减银翘散**　出自《温病条辨·上焦篇》温疟第53条，组成为：连翘十分、银花八分、元参五分、麦冬五分、犀角（今用水牛角代替）五分、竹叶

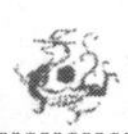

三分。共为粗末，每服五钱，煎成去渣，点荷叶汁二、三茶匙。日三服。吴瑭称此为“辛凉兼芳香法”。上焦篇第53条原文已见前述，此从略。本方证是吴瑭根据上述《临证指南医案·疟》乐二九案整理而成。

**2. 清宫汤去莲心麦冬加银花赤小豆皮方**　出自《温病条辨·上焦篇》湿温第44条，组成为：犀角（今用水牛角代替）一钱、连翘心三钱、元参心二钱、竹叶心二钱、银花二钱、赤小豆皮三钱。上焦篇第44条原文已见前述，此从略。该方是治疗心疟轻浅证的主方，具有轻清透络开窍的作用。本方证是吴瑭根据上述“开窍四方”有关问题讨论5中列举的《临证指南医案·湿》张妪案整理而成。

**3. 加味清宫汤**　出自《温病条辨·中焦篇》暑温第41条，组成为：清宫汤加知母三钱、银花二钱、竹沥五茶匙（冲入）。吴瑭称此为“苦辛寒法”。中焦篇暑温第41条原文已见前述，此从略。本方证是吴瑭根据《临证指南医案·暑》杨二八案二诊处方脉证整理而成，叶氏原医案见后述三石汤方证“方证理论源流”。

清宫汤及其类方三首均有清心凉营，轻清透络开窍的功效。均可用于热入心营血分，内闭心包络的轻浅证。其中清宫汤有麦冬合玄参，滋阴作用较强，用于心营包络热闭而兼阴津损伤较明显者；清宫汤去莲心麦冬加银花赤小豆皮方利湿作用较强，用于湿热内闭包络者；加味清宫汤于清宫汤增知母、银花、竹沥，清肺胃气分热毒作用较强，用于心营包络内闭而肺胃气热较盛者；加减银翘散银花、连翘并用，且全方药量很轻，以清透为长，用于热邪初入心包络，热仍有外透之机者。

## （五）叶桂用清心开窍透络法论治杂病的经验

叶桂《临证指南医案》不仅用清心开窍透络法治疗温病，也将该法应用于杂病。现将叶氏用此法论治杂病的经验简述如下。

**1. 用于治疗中风**

沈，风中廉泉，舌肿喉痹，麻木厥昏。内风亦令阻窍，上则语言难出，下则二便皆不通调。考古人吕元膺每用芳香宣窍解毒，勿令壅塞至危也。至宝丹四丸，匀四服。（《临证指南医案·中风》）

葛，三八，年未四旬，肌肉充盈。中病二年，犹然舌强言謇，舌厚边紫，而纳食便溺仍好，乃心包络间久积之热弥漫，以致机窍不灵。平昔酒肉助热动

风为病，病成反聚于清空之络。医药之治痰治火，直走肠胃，是以久进多投无效。至宝丹。（《临证指南医案·中风》）

方证解释：沈案不仅上窍内阻不利，“风中廉泉”“语言难出”；而且下窍内闭，“二便皆不通调”，兼有舌肿喉痹，麻木厥昏，病情深重。治疗径投至宝丹，重剂芳香透络宣窍，凉血解毒。葛三八案“舌强言謇，舌厚边紫”，系血分瘀热，兼湿浊阻闭络窍，属典型的局方至宝丹证，故用此丹凉血解毒，化浊通络开窍。

**2. 用于治疗痉厥**

盛，四九，脐上心下热炽，咽喉间陈腐气，遂神昏仆厥，经时汗出而醒。病来口涌血沫，乃膻中热拥，以致心窍受蒙。若非芳香清透，不能宣通络中瘀痹。生乌犀角（今用水牛角代替）一两、天竺黄一两、丹参一两、郁金一两、云茯神一两、石菖蒲五钱、麝香一钱、冰片五分。各生研，野赤豆皮煎汤泛丸，竹叶汤送下二钱，食后服。（《临证指南医案·痉厥》）

方证解释：“病来口涌血沫”“脐上心下热炽”，热入血分，瘀热伤络无疑；“神昏仆厥，经时汗出而醒”，心包络窍内闭使然。叶氏“若非芳香清透，不能宣通络中瘀痹”的治法，不仅是本例的治则，而且也为血分瘀热阻痹络窍证的治疗提供了方案。本案的特殊之处是没有用至宝丹、牛黄丸之类的开窍成药，而是自拟处方。方用生乌犀角（今用水牛角代替）、丹参凉血散血通络，用天竺黄清化痰浊，郁金、石菖蒲、麝香、冰片芳香透络开窍，云茯神安神，另用野赤豆皮、竹叶煎汤以清心。组方严谨，可法可师。

**3. 用于治疗癫痫痫厥**

谢女，热郁于内，则机窍不灵。春令升泄，木火化风旋扰，瘛疭搐搦，有癫痫之虑。不可进通经，再劫其阴液。细生地、郁金、犀角（今用水牛角代替）、丹参、石菖蒲、生白芍、竹沥。（《临证指南医案·痉厥》）

周，稚年痫厥，病发迅速，醒来二便自通。此系阳气拂逆，阻其灵窍。姑与清络宣通方法。犀角（今用水牛角代替）、远志、胆星、黑山栀、玄参、菖蒲、连翘、竹叶心。（《临证指南医案·幼科要略·痫痉厥》）

方证解释：谢女案症见“瘛疭搐搦”“有癫痫之虑”。方用犀角（今用水牛角代替）、细生地、生白芍、丹参为变通犀角地黄汤（今名清热地黄汤）法，凉血散瘀；用郁金、石菖蒲、竹沥轻清开窍，透络化痰。周案为小儿癫痫，发作则为痫厥。病机属阳气拂逆，阻其灵窍。治用清络宣窍法，处方以犀角（今用水牛角代替）、玄参凉血散血，通络脉瘀滞；连翘、竹叶心、黑山栀清心泻郁

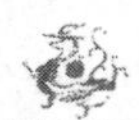

火；远志、胆星、菖蒲化痰开窍。

二案处方思路相似，旨在凉营清心，透络开窍。第一案偏于凉血化瘀，第二案偏于化痰清心。叶氏此法为癫痫的治疗开辟了新的思路。

综上所述，叶桂对于中风、痉厥、癫痫等难治性杂病，在出现精神神志异常，或者舌蹇语言障碍等机窍不利症时，从血热络脉瘀滞，心包络窍郁闭考虑，用清营凉血散血，芳香透络开窍法治疗。病轻者，用轻清开窍透络法，基本处方用犀角（今用水牛角代替）、生地、玄参，或再加丹参凉血散血、开络脉瘀滞；连翘、竹叶清心；石菖蒲、郁金，或再加竹沥、远志透络化痰开窍。病重者，用局方至宝丹重剂开窍。此法为杂病心脑包络内闭，症见精神意识障碍，或语言障碍的辨治提供了重要的思路。

# 第十一章 凉血散血法及其代表方证

“凉血散血”法是叶桂根据热入血分，血热脉络瘀滞的病机提出来的治法，其代表药物有“生地、丹皮、阿胶、赤芍”；代表方有犀角地黄汤（今名清热地黄汤）、黄连解毒合犀角地黄汤（今名黄连解毒合清热地黄汤）、神犀丹（今名神西丹）、化斑汤等。这些方剂不仅可以治疗温病热入血分的病证，而且可以广泛地用以治疗杂病火热郁结血分，血热脉络瘀滞为基本病机的各种病证。这一类方证可称为犀角地黄汤（今名清热地黄汤）类方证。

## 犀角地黄汤（今名清热地黄汤）方证

**犀角地黄汤（今名清热地黄汤）**　出自孙思邈《备急千金要方》。吴瑭《温病条辨·下焦篇》风温温热第20条以此方治疗血分瘀热证，《温病条辨》方组成剂量为：干地黄一两、生白芍三钱、丹皮三钱、犀角（今用水牛角代替）三钱。吴瑭称此方为“甘咸微苦法”。其原条文谓：“时欲漱口不欲咽，大便黑而易者，有瘀血也，犀角地黄汤主之。”

### （一）方证理论源流

犀角地黄汤（今名清热地黄汤）载于《备急千金要方·卷十二》吐血门，组成为：犀角（今用水牛角代替）一两、生地黄八两、芍药三两、牡丹皮二两。“治伤寒及温病，应发汗而不汗之，内蓄血者，及鼻衄吐血不尽，内余瘀血，面黄，大便黑，消瘀血方。”方后加减云：“喜妄如狂者，加大黄二两、黄

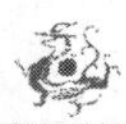

芩三两”。由此可见，孙思邈在唐代就用该方治疗温热病瘀血出血证，且已有了犀角地黄汤（今名清热地黄汤）加大黄、黄芩的用法。

吴有性《温疫论·蓄血》对于温疫邪热久羁，无由以泄，血为热搏，留于经络，败为紫血，溢于肠胃，腐为黑血，便色如漆，大便反易之蓄血证，先用桃仁承气汤攻下瘀血为治；服后疫热大势已去，亡血过多，余焰尚存者，用犀角地黄汤（今名清热地黄汤）调之；蓄血结甚者，用抵当汤攻之。

叶桂《临证指南医案》有用犀角地黄汤（今名清热地黄汤）治疗阳明血热或邪热迫血妄行的医案，如以下两案。

尹，环口燥裂而痛，头面身半以上，发出隐疹赤纹，乃阳明血热，久蕴成毒。瘦人偏热，颇有是证，何谓医人不识。犀角地黄汤（今名清热地黄汤）。（《临证指南医案·瘢痧疹瘰》）

陈，夜热，邪迫血妄行，议清营热。犀角（今用水牛角代替）、鲜生地、丹皮、白芍。（《临证指南医案·吐血》）

综上所述，吴有性对于温疫蓄血，有先用桃仁承气汤攻下瘀血，继用犀角地黄汤（今名清热地黄汤）调之；蓄血结甚者，用抵当汤重剂攻瘀的治疗方案。吴瑭《温病条辨·下焦篇》第20条用犀角地黄汤（今名清热地黄汤）治疗瘀血，下焦篇第21条又载：“少腹坚满，小便自利，夜热昼凉，大便闭，脉沉实者，蓄血也，桃仁承气汤主之，甚则用抵当汤。”该桃仁承气汤组成与吴有性桃仁承气汤药味相同。这就说明，吴瑭下焦篇第20、21条所论述的方证与吴有性温疫蓄血证的论治方案是一致的。据此可以认为，吴瑭师法吴有性拟定了犀角地黄汤（今名清热地黄汤）方证，并参考了叶氏的有关医案。

## （二）方证特点及其在杂病中应用的机制

犀角地黄汤（今名清热地黄汤）中犀角（今用水牛角代替）苦咸寒，凉血止血、清心泻火解毒；生地甘苦寒，清热凉血，兼滋阴生津；温病界多用赤芍易白芍，赤芍苦微寒，清热凉血，祛瘀散肿；丹皮苦辛微寒，清热凉血，活血散瘀。全方仅4味药，却具备了凉血止血，活血祛瘀，清热解毒，滋阴生津四大功效。《温病条辨》吴瑭自注说：“犀角（今用水牛角代替）味咸入下焦血分以清热，地黄去积聚而补阴，白芍去恶血，生新血，丹皮泻血中伏火，此蓄血自得下行，故以此轻剂以调之也。”吴瑭将犀角地黄汤（今名清热地黄汤）列为治疗蓄血的轻剂，将桃仁承气汤、抵当汤分别列为蓄血的中剂和重剂。

犀角地黄汤（今名清热地黄汤）的证：吴瑭主治证：时欲漱口不欲咽，大便黑而易者。

叶案主治证：隐疹赤纹，乃阳明血热者；夜热，邪迫血妄行者。孙思邈原治证：伤寒温病内蓄血，鼻衄，吐血，面黄，大便黑，喜妄如狂等。综合分析，本方证主要是热入血分，阴津损伤所致的出血证、瘀血证、神志异常证。

方证的特征性证：舌绛黯，烦躁，或有出血见症者。

临床上，不少杂病可出现热毒郁结血分，血热脉络瘀滞的犀角地黄汤（今名清热地黄汤）证，其表现如血热络脉不宁所致的出血；血热扰心闭窍所致的神志异常；血热损络所致的皮肤发斑发疹；血热引动肝风所致的震颤、眩晕、麻痹；血分瘀热，内生风毒所致的皮肤疮痈疥癣；血热经络瘀痹所致的关节红肿疼痛等。因病机均由血热络脉瘀滞所为，故均可用犀角地黄汤（今名清热地黄汤）加减治疗。

## （三）用治杂病举例与体会

我在跟随先师刘渡舟先生临床学习时，见刘老常用犀角地黄汤（今名清热地黄汤）加味治疗杂病，现总结其有关经验如下。

颜面过敏性皮炎：曹某某，女，45 岁。2000 年 5 月 8 日初诊。患面部过敏性皮炎，颜面起红斑肿胀，脱屑，瘙痒，中西药治疗月余，竟无寸效。我曾从病发于头面高部，症以风痒为主考虑，用荆防败毒散 3 剂，也无效。1 个月后，病情如故，患者瘙痒难忍，再次来求诊，我遂将其介绍给刘老诊治，刘老诊完脉，看了一眼患者的面部，问了一下二便，得知大便干燥难解，一周一行，尿黄。随处下方：水牛角 15g（先煎），生地 16g，丹皮 10g，赤芍 10g，玄参 16g，黄连 6g，黄芩 10g，大黄 3g，山栀子 10g，连翘 10g，蒲公英 10g，紫花地丁 10g，枇杷叶 16g。此方仅服 1 剂，面部肿消，服完 3 剂，为之痛苦数月的皮炎竟然痊愈。后再未发作。（作者新撰刘渡舟医案）

方证解释：颜面起红斑属于犀角地黄汤（今名清热地黄汤）证，大便燥结、尿黄为三黄泻心汤证，故用二方合为基础方。连翘、公英、地丁有五味消毒饮意以败毒；重用枇杷叶合黄连为枇杷清肺饮法以清泄肺热。

血小板减少性紫癜：韩某，男，14 岁。1998 年 7 月 15 日初诊。患者 1 年前被确诊为“血小板减少性紫癜”。皮下紫癜较多，心烦。舌红赤，苔黄薄，脉细数。辨为血分郁火，迫血妄行，阴血耗损的犀角地黄汤（今名清热地黄

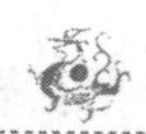

汤）与黄连解毒汤证，处方：水牛角20g（先煎），丹皮10g，白芍20g，生地20g，玄参20g，茜草10g，紫草10g，当归15g，黄芩6g，黄连6g，黄柏6g，栀子6g。7剂。1998年7月22日二诊：服上方皮下紫癜减轻，皮肤发花，易出现青紫色。舌红，苔薄白，脉细数。热毒已减，血分瘀热犹存，继续从凉血散瘀论治，处方：水牛角20g（先煎），白芍12g，生地20g，丹皮12g，玄参20g，茜草10g，紫花地丁10g。7剂。1998年7月29日三诊：服药后皮下紫癜未见再发，精神好转，多汗，舌红，苔薄黄。二诊方减茜草。7剂。1998年8月5日四诊：紫癜未见再发，继续守法治疗。处方：水牛角20g（先煎），生地12g，丹皮10g，白芍10g，当归12g，升麻4g，生草6g。7剂。后仍以犀角地黄汤（今名清热地黄汤）加味，随证化裁，继续服用50余剂，坚持治疗2个多月，紫癜消失，血小板回升，病情得到控制。（作者新撰刘渡舟医案）

方证解释：紫癜青紫，心烦等为犀角地黄汤（今名清热地黄汤）证；舌赤，为火热表现，故合入黄连解毒汤。四诊从《金匮要略》阳毒“面赤斑斑如锦文”考虑，取升麻鳖甲汤意，加入了当归、升麻。

皮肌炎：吴某，男，30岁。1998年7月22日初诊。患者被诊断为“皮肌炎”，面红，皮肤可见红斑，双手握力差，下肢无力，全身肌肉无力，二便可。舌红赤，苔薄白，脉细数。从发斑、舌赤辨为血分瘀热的犀角地黄汤（今名清热地黄汤）证，处方：水牛角10g（先煎），生地20g，白芍12g，丹皮10g，玄参12g，茜草10g，紫草10g，连翘10g，板蓝根12g，蒲公英10g，地丁10g。7剂。1998年7月29日二诊：服药后面红减轻，口渴，舌红，苔薄白，继续守法治疗。上方减白芍、连翘、板蓝根，加赤芍12g，生石膏20g。7剂。1998年8月5日三诊：皮肤红斑消失，无力减轻，继续用一诊方加味，守法治疗。（作者新撰刘渡舟医案）

方证解释：患者虽然有明显的无力症状，但刘老不从气虚考虑，抓住面红，皮肤红斑、舌红赤等证，径投犀角地黄汤（今名清热地黄汤），加玄参、茜草、紫草凉血化斑，连翘、板蓝根、蒲公英、地丁清热解毒。二诊方更取化斑汤意加入生石膏。

紫癜性肾炎：何某某，男，32岁。1998年10月28日初诊。患过敏性紫癜性肾炎，尿潜血（+++）、有时为肉眼血尿，小便黄，舌红，苔薄白腻，脉细数。从尿血辨为犀角地黄汤（今名清热地黄汤）证，处方：水牛角20g（先煎），生地30g，白芍30g，丹皮10g，白茅根40g（先煎）。7剂。1998年11月11日二诊：服药后尿检红细胞偶见，上方加炒蒲黄12g，三七粉1.5g（分冲）。

7 剂。1998 年 11 月 18 日三诊：尿检红细胞阴性。舌红，脉细数。用二诊方去三七粉继续治疗。此后，据证用猪苓汤、荆防肾炎汤、犀角地黄汤（今名清热地黄汤）交替化裁，坚持治疗而愈。(作者新撰刘渡舟医案)

鼻腔溃疡、鼻衄：程某某，男 30 岁。1999 年 5 月 6 日初诊。春节去安徽探亲期间开始流鼻血，两鼻内黏膜大面积溃疡，曾经西医耳鼻喉科治疗，鼻衄、鼻腔溃疡如故。素易腹泻。舌红赤，苔黄厚腻，脉弦滑而数。从血分热毒迫血妄行考虑，用凉血泻火解毒法，以犀角地黄汤（今名清热地黄汤）加味，处方：水牛角 20g，丹皮 12g，生地 30g，白芍 15g，玄参 20g，黄芩 6g，黄连 6g，白茅根 30g，仙鹤草 10g，紫草 10g，金银花 10g，连翘 10g。7 剂。1999 年 5 月 13 日二诊：衄血再未发生，鼻腔溃疡开始收敛。继续用上方 7 剂愈。（作者新撰刘渡舟医案）

名医朱进忠用犀角地黄汤治疗再生障碍性贫血，此介绍一案如下。

郑××，女，28 岁。6 个多月来，鼻衄、齿衄，全身到处紫斑，医诊再生障碍性贫血。先予西药、输血等治疗 2 个多月不效，后又配合中药补气养阴、补气养血等 2 个多月，非但诸症不见好转，反而更加严重。2 个多月前，因上呼吸道感染在臀部注射青霉素不吸收而续发脓肿，持续高热不退，经反复检查，诊为臀部脓肿，菌血症。予激素、抗生素、输血，并配合中药补气养血法治疗 2 个月，诸症非但不减，而且更甚。审其面色㿠白，神志时躁时寐，齿鼻不断的有少量衄血，全身到处是大片大片的紫斑，高热，体温达 39.8℃，便秘溲赤，臀部脓肿约 7cm×8cm，红肿热痛，并时时有脓汁从手术切口中排出，色黄而臭，舌苔黄干，舌质红，脉滑而数。综合脉证，思之：面色㿠白，血红蛋白仅 4g/dl，可谓之极虚。而脉滑而数，舌苔黄干，舌质红，便秘溲赤则谓之实。其何以治？当以脉、舌论主次。脉、舌之象既为实，自当以实论治。又思：实者，何部之实？若从舌苔黄干，便秘溲赤来论则谓之病在阳明，若从斑、热而论则为病在血分，若从脓肿红肿则为热毒。综而论之，乃阳明实热，热入营血之证也。因拟清营凉血，通腑泻火，解毒消痈。处方：犀角 10 克（现用水牛角代替），生地 30 克，白芍 15 克，丹皮 10 克，大黄 4 克，连翘 10 克，银花 10 克，茅根 30 克。服药 30 剂后，发热、紫斑、衄血消失，脓肿明显好转；加阿胶 10 克，继服 30 剂，血红蛋白由 4g/dl 增至 9g/dl，脓肿痊愈。为巩固疗效，又服上药 10 个月，愈。[朱进忠．中医临证经验与方法．北京：人民卫生出版社，2003：324]

我在临床上常用犀角地黄汤（今名清热地黄汤）治疗杂病，此介绍有关体会如下。

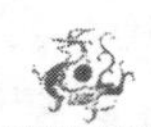

第一，用于治疗免疫性疾病：我临床研究的重点之一是免疫性疾病，这类疾病多数有血分郁热，血络瘀滞的病机，犀角地黄汤（今名清热地黄汤）是治疗这些疾病的基础方。现介绍治验案二例如下。

干燥综合征：张某某，女，25岁，北京人。2004年10月16日初诊。患者经北京协和医院确诊为“干燥综合征”，但其坚持不用激素等西药，来国医堂门诊找中医诊治。自觉咽喉干燥，口干，少唾液，眼睛干，少泪，鼻腔干，少鼻涕，阴道干。干燥甚则头痛，周身关节游走性疼痛，以手指关节、腕关节、踝关节为甚，关节晨僵明显，手背红斑此起彼伏。脉沉细滑数，舌红、舌尖起刺黯红，苔白薄、根部略腻。辨为犀角地黄汤（今名清热地黄汤）合加减木防己汤证，处方：水牛角20g（先煎）、生地10g，赤芍10g，丹皮10g，丹参12g，生石膏30g，粉防己12g，滑石15g，生薏苡仁30g，桑枝15g，秦艽10g。6剂。2004年10月23日二诊：孔窍干燥症状减轻，指、腕、肘、肩关节与两上肢外侧疼痛，下午4点后痛甚，晨僵，皮肤偶见针尖大小的细小红斑，二便正常。舌红，舌尖有红点，苔白，脉沉细滑略数。继续用上方加减，处方：水牛角15g（先煎），生地10g，赤芍10g，丹皮10g，丹参12g，生石膏30g，桑枝15g，秦艽10g，僵蚕10g，海桐皮10g，片姜黄10g。6剂。2004年10月30日三诊：关节痛与干燥症状明显减轻，头痛止，仅大拇指根部腕关节处痛。舌红，舌尖有红点，苔白，脉沉滑略数。二诊方加青风藤10g，6剂。随后以此方加减，每周6剂，治疗至2004年12月4日，患者感冒，咽喉疼痛，关节痛与干燥症状较前加重，脉舌同前，改用凉血散血、解毒疏风法，处方：水牛角20g（先煎），玄参20g，赤芍10g，丹皮15g，黄芩10g，连翘10g，金银花10g，生山栀10g，桔梗10g，防风6g，荆芥穗6g，生石膏30g。6剂。2004年12月11日：感冒、咽痛痊愈，奇怪的是，服此方后，关节痛止，仅天冷时偶尔关节发胀，不再晨僵，干燥症状明显减轻，仅口微干，欲饮水。脉沉细滑略数，舌略红，苔腻滑。2004年12月18日：继续守上法，去桔梗，加板蓝根10g，苍术3g。6剂。2004年12月25日：服此方后患者感觉良好，无干燥感，关节未痛，遂简化上方为：水牛角20g（先煎），赤芍10g，丹皮15g，黄芩10g，金银花10g，生山栀10g，板蓝根10g，防风6g，荆芥穗6g，羌活6g，生石膏30g，生薏苡仁20g。6剂。2005年1月1日：关节未痛，也未感到干燥，再用上方，6剂。后以此方为基础方，大便干燥时，加酒大黄3~6g；舌苔腻时，加苍术3~6g。每周服6剂药，治疗至2005年3月19日，病情稳定，关节未痛，仅天气变化时关节不适，无干燥感，有时睡眠欠佳，脉舌同前。遂进一步简化上方为：水牛角20g（先煎），丹皮15g，黄芩10g，金银花10g，生山栀10g，板蓝根10g，防风6g，荆芥穗6g，生石膏20g，生薏苡仁20g，珍珠母30g。此方服用后睡眠正常，全身感觉很好。守用此方，每周6剂药，治疗至2005年6月，干燥与关节痛未再发作。嘱停药观察。2005年11月患者因感冒来诊，未见干燥，关节不痛而病情稳定。

系统性红斑狼疮：刘某某，女，26岁，河南郑州人。2005年3月20日初诊。患者经郑州某医院诊断为“系统性红斑狼疮”，来北京协和医院进一步检查，确诊为“系统性红斑狼疮”，用激素治疗，但效果不明显，患者希望中西药结合治疗。诊时见面颊部有典型的鲜红或紫红色斑，相连成片，呈蝴蝶样斑；两手背部有盘状红斑，黯红，部分如冻疮样变；受日光照射则暴露处皮肤过敏；伴有关节痛，以指、腕、膝、踝、肘、肩、髋关节疼痛为主；口腔黏膜容易出现溃疡；尿蛋白（+++）。舌红尖赤有瘀点，苔白略腻，脉细滑数。此血分郁热，热与瘀与湿互结所致，为犀角地黄汤（今名清热地黄汤）证与升麻鳖甲汤证，处方：水牛角20g（先煎），生地10g，赤芍10g，丹皮10g，鳖甲15g（先煎），升麻10g，当归6g，黄芩10g，生山栀10g，防风6g，荆芥穗6g，生薏苡仁30g。6剂。2005年3月27日二诊：自感面红斑有减退的迹象，关节疼痛减轻。因在北京治疗花费太大，患者要求回河南继续服药。遂将一诊方作为第1方，再以荆防败毒散加减作为第2方：荆芥穗3g，防风3g，羌活3g，独活3g，柴胡3g，前胡3g，枳壳3g，桔梗3g，川芎3g，生甘草3g，生地榆6g，赤芍6g，茜草6g，紫草6g，丹皮6g。6剂。嘱回家后每方用1周，服6剂药，停药1天；两方交替用。患者如法服药，并用电话或电子邮件联系调方，根据所述症状，如大便干燥时，加大黄3~6g；胃不舒时，加陈皮6g等。守方治疗至2005年10月8日，患者来北京复查，面部红斑与手背红斑消退，关节疼痛消失，尿蛋白转为阴性。遂将上两方精简，嘱继续服药，以巩固疗效。

第二，用于治疗出血：《医宗金鉴·杂病心法要诀》失血门载：“热伤一切失血之病，皆宜犀角地黄汤。若胸膈满痛，是为瘀血，加桃仁、大黄。若吐血热盛，加黄芩、黄连。因怒致吐血及呕血者，加柴胡、炒栀子。唾血加元参、黄柏、知母；咯血加天冬、麦冬；嗽血加知母、贝母。”我在临床上遵《医宗金鉴》加减法，用犀角地黄汤（今名清热地黄汤）化裁，治疗血分郁热所致的出血，每可获捷效，此介绍牙龈出血案一则如下。

尹某某，男，50岁，韩国人。2005年10月4日初诊。牙龈出血1年余，每次刷牙必牙龈出血，有时吃饭、喝水、吸气也会出血，牙龈不红、不肿、不

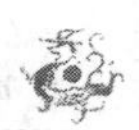

痛，口腔有异味，口臭，大便正常。脉弦大滑略数，舌红赤，苔薄白。辨为犀角地黄汤（今名清热地黄汤）证，处方：水牛角20g（先煎），生地10g，赤芍10g，丹皮10g，黄连6g，黄芩10g，酒大黄8g，白茅根30g。4剂。2005年10月8日二诊：服药后牙龈出血大为减轻，仅刷牙时偶尔出血，口臭也减。脉沉滑，舌红赤，苔黄。上方加怀牛膝10g，7剂而愈。

第三，用于治疗血分瘀热所致的阳痿：李某某，男，46岁，职员。2006年8月26日初诊。患者膝、踝、肘、腕、指关节周围皮肤发红斑，红斑肿胀、疼痛、此起彼伏，伴四肢关节游走性疼痛，曾在北京协和医院做系统检查，排除痛风与风湿性疾病。心烦，自觉胸中灼热发烫，口腔、鼻腔燥热，极其疲劳，阴囊潮湿、冰冷、瘙痒，阳痿多年，无性欲。大便每2日1次，偏干。胸上部可见手掌大小一片皮炎样皮损，发红，瘙痒。舌绛赤，苔黄白相兼，脉弦长。从舌绛、红斑辨为犀角地黄汤（今名清热地黄汤）证，从胸中烦热、阴囊潮湿、脉弦辨为小柴胡汤证。处方：水牛角30g（先煎），玄参15g，生地15g，赤芍10g，丹皮15g，丹参30g，生大黄8g，柴胡24g，黄芩10g，法半夏10g，红人参3g，生姜8g，炙甘草6g。7剂。2006年9月6日二诊：服药后红斑消退，关节痛止。阴囊潮湿、冰冷愈，仅微痒。比较出奇的是，出现了强烈的性欲，多年阳痿突然痊愈，10天之内行性生活两次，均成功而理想。患者说，自己多年没有性欲了，曾到处医治无效，已经完全失去了信心，这次主要想治疗关节痛与红斑，虽医院诊断不是痛风，但自己还是担心，想找中医治疗，根本就没有打算治疗阳痿。舌略赤，苔薄略滑，脉弦。用上方加荆芥6g，防风6g，7剂，以巩固疗效。

除此之外，我还用犀角地黄汤（今名清热地黄汤）加减治疗痤疮、黄褐斑、口唇糜烂等病症，以及妇科月经病，此不一一介绍。

期刊报道用犀角地黄汤（今名清热地黄汤）治疗杂病的医案有急性早幼粒细胞性白血病、绒毛膜上皮癌、血小板减少性紫癜、重症肝炎、尿毒症、皮炎、荨麻疹、带状疱疹等。

## （四）犀角地黄汤（今名清热地黄汤）类方

清代温病学家关于犀角地黄汤（今名清热地黄汤）的应用有不少新的发展，创制了一系列变通犀角地黄汤（今名清热地黄汤），现择其主要方证介绍如下。

**1. 薛雪《湿热病篇》加减犀角地黄汤（今名清热地黄汤）三法**　一法为

《湿热病篇》第 5 条："湿热证，壮热口渴，舌黄或焦红，发痉，神昏谵语或笑，邪灼心包，营血已耗。宜犀角（今用水牛角代替）、羚羊角、连翘、生地、玄参、钩藤、银花露、鲜菖蒲、至宝丹等味。"此方除至宝丹，可称为**薛氏犀地羚角钩藤汤（今名西地羚角钩藤汤）**。

二法为《湿热病篇》第 7 条："湿热证，壮热烦渴，舌焦红或缩。斑疹，胸痞，自利，神昏痉厥，热邪充斥表里三焦。宜大剂犀角（今用水牛角代替）、羚羊角、生地、玄参、银花露、紫草、方诸水、金汁、鲜菖蒲等味。"此方可称为**薛氏犀地紫草玄参汤（今名西地紫草玄参汤）**。

三法为《湿热病篇》第 32 条："湿热证，经水适来，壮热口渴，谵语神昏，胸腹痛，或舌无苔，脉滑数，邪陷营分。宜大剂犀角（今用水牛角代替）、紫草、茜根、贯众、连翘、鲜菖蒲、银花露等味。"此方可称为**薛氏犀地紫草茜根汤（今名西地紫草茜根汤）**。

**2. 王士雄《温热经纬》载二方**　一为神犀丹（今名神西丹）（详见下文）。二为**晋三犀角地黄汤（今名晋三清热地黄汤）**：由犀角磨汁（今用水牛角代替）、连翘各三钱，生地黄五钱、生甘草五分组成。方后载王晋三注曰："温热入络，舌绛烦热，八九日不解……得此汤立效者，非解阳明热邪，解心经之络热也。按《本草》犀角、地黄能走心经，专解营热，连翘入心散客热，甘草入心和络血，以治温热证热邪入络，功胜《局方》。"（《温热经纬·方论·四十三》）

**3. 俞根初《通俗伤寒论》载二方**　一为**犀地清络饮（今名西地清络饮）**：犀角汁四匙冲（今用水牛角代替）、粉丹皮二钱、青连翘钱半带心、淡竹沥二瓢和匀、鲜生地八钱、生赤芍钱半、原桃仁九粒去皮、生姜汁二滴同冲。先用鲜茅根一两、灯芯五分，煎汤代水，鲜石菖蒲汁两匙冲。（《通俗伤寒论·六经方药·清凉剂》）

一为**犀羚三汁饮（今名西羚三汁饮）**：犀角尖一钱（今用水牛角代替）、带心翘二钱、冬白薇三钱、皂角刺三分、羚角片钱半、广郁金三钱杵、天竺黄三钱、粉丹皮钱半。淡竹沥两瓢、鲜石菖蒲汁两匙、生藕汁两瓢、三汁和匀同冲。先用犀（今用水牛角代替）、羚二角、鲜茅根五十支（去衣）、灯芯五分、活水芦笋一两，煎汤代水。（《通俗伤寒论·六经方药·清凉剂》）

**4. 何廉臣《重订广温热论》载加减犀角地黄汤（今名清热地黄汤）十首**

**犀地桑丹汤（今名西地桑丹汤）**：白犀角（今用水牛角代替）八分、鲜生地八钱、冬桑叶三钱、丹皮二钱、生山栀三钱、青连翘三钱、老紫草三钱、子芩

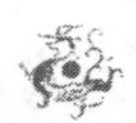

钱半、青蒿脑钱半、元参心二钱、池菊花三钱、知母三钱。先用活水芦根二两，鲜茅根二两，嫩桑枝一两，鲜竹叶五十片，煎汤代水。（《重订广温热论·验方》）

**犀羚二鲜汤（今名西羚二鲜汤）**：鲜生地一两、鲜沙参四钱、焦山栀三钱、象贝钱半、小川连一钱、甘中黄一钱、人中白五分、金汁一两、新银花三钱、青连翘三钱、苏马勃五分、元参三钱，先用白犀角（今用水牛角代替）一钱，羚角片钱半，生石膏二两，煎汤代水。（《重订广温热论·验方》）

**加减犀羚二鲜汤（今名加减西羚二鲜汤）**：鲜生地一两、鲜金钗三钱、生石膏一两、川连一钱、甘中黄一钱、人中白五分、陈金汁一两、元参五钱、新银花三钱、青连翘三钱、东白薇五钱、池菊三钱，先用白犀角（今用水牛角代替）一钱，羚角片钱半，鲜芦根一两，同石膏用水四碗，煎成二碗，去渣，再煎前药至一碗，冲入金汁服。（《重订广温热论·验方》）

**石氏犀角地黄汤（今名石氏清热地黄汤）**：白犀角（今用水牛角代替）一钱、鲜生地一两、青连翘三钱、银花二钱、广郁金三钱、雅梨汁一瓢、淡竹沥一瓢、姜汁二滴、鲜石菖蒲根叶钱半，先用活水芦根二两，灯芯一钱，煎汤代水。（《重订广温热论·验方》）

**费氏清火解毒汤**：白犀角（今用水牛角代替）一钱、生锦文钱半、粉丹皮三钱、赤芍钱半、老紫草三钱、青连翘三钱、净查肉三钱、木通一钱、小青皮八分、天花粉钱半、生石膏八钱、红花五分。（《重订广温热论·验方》）

除此，还有**犀角大青汤（今名西角大青汤）**：白犀角（今用水牛角代替）一钱、生石膏一两、小川连一钱、大青钱半、焦山栀钱半、人中黄钱半、青子芩钱半、川柏一钱、元参钱半、生甘草五分、升麻五分；拔萃犀角地黄汤（今名拔萃清热地黄汤）：白犀角（今用水牛角代替）一钱、鲜生地两半、生锦纹三钱、川连一钱、青子芩二钱；**犀连承气汤（今名西连承气汤）**：白犀角（今用水牛角代替）一钱、小川连一钱、生锦纹三钱、枳实钱半、元明粉三钱、真川朴六分；神犀丹（今名神西丹）；黄连解毒合犀角地黄汤（今名黄连解毒合清热地黄汤）五方。

上列犀角地黄汤（今名清热地黄汤）加减方各具特点，研究这些方证的特点及其相关理论，对于温病与杂病热入血分的治疗具有重要的意义。

# 黄连解毒合犀角地黄汤（今名黄连解毒合清热地黄汤）方证

**黄连解毒合犀角地黄汤（今名黄连解毒合清热地黄汤）** 出自何廉臣《重订广温热论·验方》，组成为：小川连二钱、青子芩钱半、焦山栀钱半、川柏钱半、鲜生地一两、白犀角（今用水牛角代替）一钱、粉丹皮二钱、赤芍钱半。用于治疗温热兼毒中的“温毒发斑”，见“斑色紫者”。（《重订广温热论·论温热兼症疗法》）

## （一）方证理论源流

何廉臣《重订广温热论》根据伏气温病“邪从里发，必先由血分转入气分”的病机特点，基于“凡伏气温热，皆是伏火”的认识，创造性地阐发了伏温初起即可见血热火毒壅盛的理论，倡导用凉血泻火解毒法清泄血分伏热，广集具有凉血泻火解毒作用的加减犀角地黄汤（今名清热地黄汤）类方，为温病热入血分的治疗作出了重要的贡献。

何氏在“湿火之证治”中指出：舌绛干光，或鲜红起刺，证若闷瞀厥逆，日轻夜重，烦躁不宁，左脉弦数者，必邪伏血分，深入阴经也，病多凶变。挽救之法，须审其火重而便通者宜清，石氏犀角地黄汤（今名石氏清热地黄汤）主之。兼神昏蒙闭者，重加瓜霜紫雪丹，以宣心脑之络热。火重便闭者宜下，拔萃犀角地黄汤（今名拔萃清热地黄汤）主之。兼动风痉厥者，重加羚羊角、龙胆草、清童便，以息肝胆之风火。即推举了石氏犀角地黄汤（今名石氏清热地黄汤）、拔萃犀角地黄汤（今名拔萃清热地黄汤）两个加减犀角地黄汤（今名清热地黄汤）。另外，在“燥火之证治”中指出：实火从伏邪入血，血郁化火，火就燥而来，病势较湿火证尤急而重，用药必不可轻。并推举了犀地桑丹汤（今名西地桑丹汤）、犀连承气汤（今名连承气汤）、加味犀羚白虎汤（今名加味西羚白虎汤）、犀羚二鲜汤（今名西羚二鲜汤）等加减犀角地黄汤（今名清热地黄汤）。在温热兼证疗法的“兼毒”论治中，推举了犀角大青汤（今名西角大青汤）、叶氏神犀丹（今名神西丹）、黄连解毒合犀角地黄汤（今名黄连解毒合清热地黄汤）三首凉血散血泻火解毒的名方。此仅介绍黄连解毒合犀角

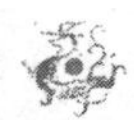

地黄汤（今名黄连解毒合清热地黄汤）一方。

## （二）方证特点及其在杂病中应用的机制

黄连解毒合犀角地黄汤（今名黄连解毒合清热地黄汤）以黄连解毒汤泻火解毒，以犀角地黄汤（今名清热地黄汤）凉血散血，两方合用后，其功效变为清泻血分火毒而凉血散血，可治热伏血分，血热络脉瘀滞而火毒壅盛的病证。

何廉臣在《重订广温热论·验方妙用》清凉法中，专论“清火兼通瘀”一法，将黄连解毒合犀角地黄汤（今名黄连解毒合清热地黄汤）推举为清火兼通瘀法的第一方，如何氏说：“清火兼通瘀者，因伏火郁蒸血液，血被煎熬而成瘀，或其人素有瘀伤，不得不兼通瘀法以分消之。如黄连解毒合犀角地黄汤（今名黄连解毒合清热地黄汤）……可对证酌用。”（《重订广温热论·验方妙用·清凉法》）可见，本方具有泻火凉血通瘀的作用。

黄连解毒合犀角地黄汤（今名黄连解毒合清热地黄汤）的证：何廉臣原治证：温毒发斑，斑色紫者；或血分火热瘀血证，如神志异常，出血等。

方中所寓法的对应证：从方的结构分析，本方寓两法，其证主要有两个方面：一是犀角地黄汤（今名清热地黄汤）证，如多部位出血，斑疹，舌绛黯等；二是黄连解毒汤证，如烦躁，口苦口臭，疔疖疮疡等。

方证的特征性证：犀角地黄汤（今名清热地黄汤）之血热络脉瘀滞证与黄连解毒汤之火毒证并见者。

杂病内伤火热郁伏血分，血热火毒壅盛，火毒与瘀血互结的病证可用此方加减治疗。

## （三）用治杂病举例与体会

先师刘渡舟先生擅长用黄连解毒合犀角地黄汤（今名黄连解毒合清热地黄汤）治疗杂病火热郁伏血分证。我在跟随刘老出诊时见其用该法治疗的病例不胜枚举，此整理四则医案如下。

复发性口腔溃疡：李某，男，29 岁。1999 年 6 月 30 日初诊。患慢性复发性口腔溃疡，口腔黏膜与舌面糜烂，疼痛，口唇起皮干燥、糜烂，大便干，每 2 日 1 次。舌红，苔黄，脉滑数。曾用清胃散、导赤散、甘露饮等方，均未见效。根据脉证，辨为阳明血分火毒，用凉血泻火解毒，兼清阳明之法，以黄连

解毒合犀角地黄汤（今名黄连解毒合清热地黄汤）加减，处方：水牛角20g（先煎），生地20g，丹皮10g，白芍20g，玄参30g，栀子10g，黄芩8g，黄连8g，大黄2g，生石膏30g，芦根30g，生甘草8g。7剂。1999年7月7日二诊：服上药口腔、口唇糜烂减轻。舌红苔白，脉滑数。上方减生石膏、芦根、生甘草，加麦冬20g，紫花地丁10g，竹叶10g。7剂。1999年7月14日三诊：口腔、口唇糜烂进一步减轻，大便仍干，两胁胀满不适。舌红，苔白，脉弦数。二诊方大黄量增加为4g，白芍量增为16g，加柴胡16g，枳实10g，即合入大柴胡汤。7剂。1999年7月21日四诊：大便通畅，口腔、口唇溃疡消失，不思食，脉舌同前。用简化黄连解毒合犀角地黄汤（今名黄连解毒合清热地黄汤）法，处方：生地12g，白芍15g，丹皮10g，玄参15g，大黄4g，黄连6g，黄芩10g，竹叶10g，生甘草3g。继续调治而愈。（作者新撰刘渡舟医案）

痛风：刘某，男，44岁。1999年8月12日初诊。患痛风，右手腕关节肿胀疼痛，不能旋转弯曲；左足底、足跟部疼痛。多汗，大便每日2~3次，但不溏。舌红赤，苔白，脉滑略弦。从舌赤辨为热毒郁结血分之犀角地黄汤（今名清热地黄汤）证，处方：水牛角20g（先煎），生地30g，玄参20g，赤芍15g，紫草10g，金银花10g，连翘10g，天花粉10g，蒲公英12g，紫花地丁12g，升麻3g，葛根4g，炙甘草3g。7剂。1999年8月19日二诊：右手腕关节与左足部疼痛明显减轻。舌红赤，苔薄白，脉弦滑略数。上方合黄连解毒汤化裁：水牛角20g（先煎），生地30g，玄参20g，赤芍10g，丹参15g，紫草10g，金银花10g，连翘10g，黄芩8g，黄连6g，大黄3g，蒲公英10g，紫花地丁10g，藏红花1g。7剂。1999年8月26日三诊：疼痛进一步缓解，右手腕关节有时串痛。舌红，苔白略腻，脉弦滑略数。二诊方减大黄，加生甘草10g。7剂。1999年9月2日四诊：病变部位肿胀消除，右手腕疼痛大为减轻，关节活动有力，可旋转弯曲，足部已经不痛，脉舌同上。上法合四妙勇安汤法，加当归30g。7剂。1999年9月9日五诊：关节疼痛消失，全身状态良好。上方去藏红花，7剂，以巩固疗效。（作者新撰刘渡舟医案）

脱发：杨某，男，30岁。1999年6月3日初诊。自述头皮大量出油，脱发，头皮微痒，二便正常。舌红，苔黄薄，脉弦数。从火毒稽留血分论治，用清犀角地黄汤（今名清热地黄汤）合三黄泻心汤加味，处方：水牛角20g（先煎），生地20g，丹皮10g，赤芍10g，玄参20g，紫草10g，金银花10g，连翘10g，黄芩8g，黄连10g，大黄3g，荆芥穗6g。7剂。1999年6月10日二诊：脱发如故，头发出油减轻，头皮略痒，大便稀，舌红，苔薄白，脉弦数。上方

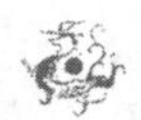

减大黄。7剂。1999年6月17日三诊：脱发明显减少，头皮出油进一步减轻。舌红苔薄黄，脉弦数。一诊方加茜草10g，紫花地丁10g。7剂。1999年6月24日四诊：不再脱发，头皮痒止，仅有少量出油，大便偏稀。舌偏红，苔白，脉弦略数。一诊方减大黄、金银花、加紫花地丁10g，生侧柏叶30g，何首乌10g，当归20g。7剂。1999年7月1日五诊：脱发、头皮出油、头皮痒等症愈，继续用四诊方7剂善后。（作者新撰刘渡舟医案）

痤疮：刘某某，女，33岁。1998年12月16日初诊。面部痤疮密集，痤疮丘疹红赤，部分丘疹上有脓点，微痒，大便干燥。舌红赤，苔黄，脉弦数。辨为血分热毒壅滞，拟凉血泻火解毒法，用黄连解毒合犀角地黄汤（今名黄连解毒合清热地黄汤）加味，处方：黄芩10g，黄连6g，大黄4g，水牛角20g（先煎），生地20g，丹皮10g，白芍12g，玄参20g，连翘10g，枇杷叶16g。7剂。1998年12月23日二诊：痤疮大部分消退，大便通畅。舌红，苔薄黄，脉弦数。继续用上方加栀子10g，紫花地丁10g，服14剂痤疮告愈。（作者新撰刘渡舟医案）

我在临床上常用黄连解毒合犀角地黄汤（今名黄连解毒合清热地黄汤）治疗杂病过程出现的血分火毒证，如中风、眩晕、各种疼痛、出血、紫斑、疮疡等。此介绍验案四则如下。

荨麻疹：凌某，女，32岁。2004年10月23日初诊。患荨麻疹2周余，曾用葡萄糖酸钙与抗过敏药，皮疹依然不退，诊时见面部、耳周、四肢皮疹如云片，红赤，瘙痒，大便干。舌红赤，苔黄白相兼略腻，脉滑数。从舌赤与皮疹特点辨为黄连解毒合犀角地黄汤（今名黄连解毒合清热地黄汤）证，处方：水牛角20g（先煎），生地20g，丹皮10g，赤芍12g，玄参20g，紫草10g，黄芩10g，黄连6g，大黄4g，栀子10g，连翘10g，枇杷叶16g，荆芥穗5g。6剂。2004年10月30日二诊：服药后荨麻疹全部消退。上方减大黄量为3g，6剂以巩固疗效。

过敏性皮炎：刘某，女，24岁。2004年10月30日初诊。患过敏性皮炎，皮损以面部为主。诊时颜面皮肤发红，有椭圆形斑，摸之发硬，附有皮屑。下肢小腿外侧也见散在皮损，瘙痒夜甚，大便不干，小便黄。脉弦细滑略数，舌红赤，苔黄白相兼滑腻。从舌赤辨为血分火毒湿热蕴结之黄连解毒合犀角地黄汤（今名黄连解毒合清热地黄汤）证，处方：水牛角20g（先煎），生地10g，赤芍10g，丹皮10g，茜草10g，紫草10g，连翘15g，生栀子10g，黄芩10g，黄连6g，土茯苓15g，生苡仁30g，威灵仙10g，白鲜皮10g。6剂。2004年11月

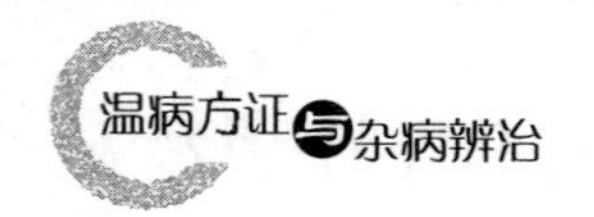


6日二诊：瘙痒减轻。脉滑数，舌红赤，苔白。上方加生大黄5g，6剂。2004年11月13日三诊：服药后，面部皮损开始消退，小腿外侧皮损也大部分消退。脉滑数，舌红略赤，苔白略腻。二诊方大黄增加为6g，加猪苓15g，泽泻15g，紫花地丁10g，枇杷叶15g，6剂。2004年11月20日四诊：皮损消退，继续用三诊方7剂善后。

不明原因皮肤斑疹：王某某，女，53岁。2006年5月20日初诊。患者于5月3日不明原因出现皮疹，当即去某西医院诊治，诊断为过敏，用西药与中成药内服外用，治疗近20天无效。诊时见上肢内外侧、胸部、腹部、两股、背部、臀部皮疹密布，疹色紫红，高出皮肤表面，部分融合成片，如斑状，皮疹密集处看不到正常皮肤，瘙痒，口渴欲饮，大便干燥，心烦。舌红赤，苔薄白，脉沉细滑略数。辨为三黄泻心合犀角地黄汤（今名三黄泻心合清热地黄汤）证，处方：水牛角20g（先煎），赤芍10g，丹皮10g，玄参15g，黄芩10g，黄连6g，酒大黄10g，连翘15g，金银花10g，蝉蜕10g，荆芥10g，生石膏30g。7剂。2006年5月27日二诊：服药第1天泻稀便3次，第2天大便转正常。7剂后皮疹全部消退，仅见褐色痕迹，痒止，口渴、心烦除。舌红赤、苔薄白，脉滑大略数。上方加丹参20g，7剂善后。

鼻衄：汪某，女，32岁。2005年9月6日初诊。鼻衄半年，洗脸或情绪激动则鼻腔出血，口干舌燥，心烦，急躁易怒，大便干燥。脉弦长略数，舌尖红赤，苔薄黄。辨为血分瘀热之三黄泻心合犀角地黄汤（今名三黄泻心合清热地黄汤）证，处方：水牛角20g（先煎），生地黄15g，赤芍10g，丹皮10g，黄连6g，黄芩10g，酒大黄10g。6剂。鼻衄告愈。

## （四）有关问题的讨论

**1. 关于凉血泻火解毒三法** 清热泻火解毒代表方三首指黄连解毒汤、三黄泻心汤、《医宗金鉴》栀子金花汤三方，这三方分别与犀角地黄汤（今名清热地黄汤）合方为法，就构成了黄连解毒合犀角地黄汤（今名黄连解毒合清热地黄汤）、三黄泻心合犀角地黄汤（今名三黄泻心合清热地黄汤）、《金鉴》栀子金花合犀角地黄汤（今名《金鉴》栀子金花合清热地黄汤）之凉血泻火解毒三法。这“三法”均有清泻血分火毒、凉血通瘀的作用，可用于治疗血分火毒瘀血证。其区别为：若大便不燥，无胃肠里结者，用黄连解毒合犀角地黄汤（今名清热地黄汤）；若大便干燥，或大便黏滞不爽者，用三黄泻心合犀角地黄汤

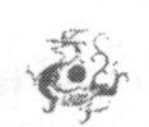

（今名清热地黄汤）；若血分火毒蕴盛，里结深重者，用《金鉴》栀子金花合犀角地黄汤（今名清热地黄汤）。

关于“凉血泻火解毒三法”，杨璿曾有深入的研究。《伤寒瘟疫条辨》载：“温病吐血与衄血，皆属热毒内郁，经络火盛，火载血液而妄行，大清凉饮，或犀角地黄汤合泻心汤。”（《伤寒瘟疫条辨·吐血》）杨氏所说的泻心汤即《金匮要略》治疗“心气不足，吐血衄血”的三黄泻心汤。这说明，杨璿已经制定了三黄泻心合犀角地黄汤（今名三黄泻心合清热地黄汤）。

在《伤寒瘟疫条辨》“蓄血”论治中，杨璿指出：温病与伤寒治法无大异，《保命集》分三焦，上焦胸胁手不可近，在伤寒犀角地黄汤加大黄（今名清热地黄汤加大黄），在温病再合黄连解毒汤；中脘脐间手不可近，在伤寒桃仁承气汤加丹皮、枳壳，在温病去肉桂，再合黄连解毒汤；脐下小腹手不可近，在伤寒抵当汤丸，在温病以黄连解毒汤送下此丸，去肉桂，加丹皮、牛膝（《伤寒瘟疫条辨·蓄血》）。在这里，杨氏提出了用犀角地黄汤（今名清热地黄汤）加大黄再合黄连解毒汤治疗上焦蓄血，胸胁拒按手不可近证，该法实际上就是《金鉴》栀子金花合犀角地黄汤（今名《金鉴》栀子金花合清热地黄汤）。

另外，杨璿治疫方大复苏饮含有黄连解毒合犀角地黄汤（今名黄连解毒合清热地黄汤）。

可见，“凉血泻火解毒三方”是治疗温疫的重要方剂。不仅如此，“三方”移用于治疗杂病血分火热证有不可低估的疗效。

**2. 犀角大青汤（今名西角大青汤）与凉血泻火解毒七法**　何廉臣《重订广温热论》载有犀角大青汤（今名西角大青汤）组成为：白犀角（今用水牛角代替）一钱、生石膏一两、小川连一钱、大青钱半、焦山栀钱半、人中黄钱半、青子芩钱半、川柏一钱、元参钱半、生甘草五分、升麻五分（《重订广温热论·验方》）。用于治疗伏气温病兼温毒发斑用攻下透斑法而斑不透者（《重订广温热论·论温热兼症疗法·兼毒》）。另外，在《重订广温热论·验方妙用》清凉法中，何氏将之作为“辛凉开达”“透营泄卫，使伏邪从营分而透，转气分而解”的代表方之一。该方实质上是减味犀角地黄汤（今名清热地黄汤）合黄连解毒汤再加石膏为法，是治疗“阳明血分热毒”证的重要方剂。该方用犀角（今用水牛角代替）、元参凉血滋阴；黄连解毒汤加大青叶、人中黄、升麻、生甘草泻火解毒；用石膏清泻阳明火热。其中升麻用得很巧，合石膏可以清透阳明火热从血分外达气分，并透发斑疹；合生甘草善于清解阳明之热毒。全方具有清泻阳明血分火毒，并透邪毒外出的重要作用。我在临床上每以该方治疗黄连解毒合犀角地黄汤（今名黄连解毒合清热地黄汤）证兼见石膏证或石膏升麻证者，是一首值得重视的有效方剂。刘渡舟先生就有在凉血泻火解毒法中加石膏的经验，如上述治李某复发性口腔溃疡一诊方可证。

由此看来，除上述“凉血泻火解毒三法”外，在凉血泻火解毒法中还有三法，即黄连解毒合犀角地黄汤（今名黄连解毒合清热地黄汤）加石膏方、三黄泻心合犀角地黄汤（今名三黄泻心合清热地黄汤）加石膏方、《金鉴》栀子金花合犀角地黄汤（今名《金鉴》栀子金花合清热地黄汤）加石膏方。此三法与前“三法”可并称为“凉血泻火解毒六法”。这“六法”用于杂病火热深入血分，瘀热火毒内盛的病证有可靠的疗效。如再结合前述犀角地黄汤合银翘散（今名清热地黄汤合银翘散）方证，则可共称为“凉血泻火解毒七法”。

### （五）黄连解毒合犀角地黄汤（今名黄连解毒合清热地黄汤）类方

**1. 拔萃犀角地黄汤（今名拔萃清热地黄汤）** 出自何廉臣《重订广温热论》，组成为：白犀角（今用水牛角代替）一钱、鲜生地两半、生锦纹三钱、川连一钱、青子芩二钱（《重订广温热论·验方》）。另外，何氏还载有拔萃犀角地黄汤（今名拔萃清热地黄汤）加金汁元明粉方，由拔萃犀角地黄汤（今名拔萃清热地黄汤）加元明粉三钱、金汁一两组成（《重订广温热论·验方》）。这两方与三黄泻心合犀角地黄汤（今名清热地黄汤）组方相似，功效雷同。

**2. 杨氏犀角大青汤（今名杨氏西角大青汤）** 出自杨璿《伤寒瘟疫条辨》，组成为：犀角镑（今用水牛角代替）二钱（为末，或磨汁兑汤服），大青（或以青黛代之）、元参各三钱，升麻、黄连、黄芩、黄柏、栀子各一钱，甘草五分。水煎去渣，入犀角汁（今用水牛角代替）、童便，冷服。一方加白僵蚕（酒炒）三钱，蝉蜕（全）十个，更妙。大便秘，加大黄（《伤寒瘟疫条辨·医方辨》）。治斑出心烦大热，错语呻吟不眠，或咽喉不利者。此方与何廉臣《重订广温热论》犀角大青汤（今名西角大青汤）组成用法有所不同。其中加僵蚕、蝉蜕或大黄的手法颇有新意，值得深入研究。

## 神犀丹（今名神西丹）方证

**神犀丹（今名神西丹）** 出自王士雄《温热经纬·方论》第九十六方，组

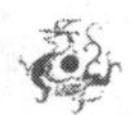

成制法为：乌犀角尖（磨汁，今用水牛角代替）、石菖蒲、黄芩各六两，真怀生地（冷水洗净浸透捣绞汁）、银花各一斤（如有鲜者捣汁用尤良），粪清、连翘各十两，板蓝根九两（无则用飞净青黛代之），香豉八两，玄参七两，花粉、紫草各四两，各生晒研细，忌用火炒。以犀角汁（今用水牛角代替）、生地汁、粪清，和捣为丸，且勿加蜜，如难丸，可将香豉捣烂。每重三钱，凉开水化服，日二次，小儿减半。如无粪清，可加入人中黄四两研入。王士雄指出："温热暑疫诸病，邪不即解，耗液伤营，逆传内陷，痉厥昏狂，谵语发斑等证，但看病人舌色干光，或紫绛，或圆硬，或黑苔，皆以此丹救之。若初病即觉神情昏燥，而舌赤口干者，是温暑直入营分，酷暑之时，阴虚之体，及新产妇人，患此最多，急须用此，多可挽回，切勿拘泥日数，误投别剂以偾事也。兼治痘毒重，夹带紫斑危证，暨痘疹后余毒内炽，口糜咽腐，目赤神烦诸证。"（《温热经纬·方论》）

## （一）方证理论源流

何廉臣《重订广温热论》认为该方系叶桂制定，故称之为"叶氏神犀丹"。何氏在方后按云："此丹由苏州温疫盛行，告危甚速，苏抚嘱叶天士先生撰方救世。专治温热暑疫，耗液伤营，痉厥昏谵，斑疹，舌色光绛，或圆硬，或黑苔，皆以此丹救之。若初病即觉神情躁乱，舌赤口干，是热邪直入营分，酷热之时，阴虚之体，及新产妇人，尤易患此，急须用此挽回，不可拘泥日数，迟疑贻害，兼治痘毒重，夹带紫斑，及痘后余毒，口糜目赤，神烦瘛疭等症，屡效。"（《重订广温热论·验方》）

从何廉臣的按语来看，此方来源于叶桂，有待考证。

## （二）方证特点及其在杂病中应用的机制

神犀丹（今名神西丹）方与诸加减犀角地黄汤（今名清热地黄汤）相比，组方更符合热入血分的病机。热入血分，血热络脉瘀滞，故用犀（今用水牛角代替）、地、玄、紫凉血散血；血热必耗阴津，故用天花粉合玄、地滋血中阴津；血分热盛，化火成毒，故用芩、板蓝、粪清清热泻火解毒；心主血，血热必扰心，故用银、翘清心泄热；心血热甚，则有内闭包络之虑，故用石菖蒲透络开窍；虽血热毒盛，但仍有转气外达之机，故用香豉合银花、连翘辛凉透热转气。全方具有凉血散血、滋血中津液、清心泄热、透络开窍、泻火解毒、透热转气六大功效，可谓出于犀角地黄汤（今名清热地黄汤）而胜于犀角地黄汤（今名清热地黄汤），是一首不可多得的经世名方。

神犀丹（今名神西丹）的证：王士雄原治证：温病痉厥昏狂，谵语，发斑，舌色干光，或紫绛，或圆硬，或黑苔；或初病即觉神情昏燥，舌赤口干；或新产妇人温病热入血分；或痘毒重，夹带紫斑；或痘疹后余毒内炽，口糜咽腐，目赤神烦等。何廉臣将“舌色干光”改为“舌色光绛”，似更切临床。

方中所寓法的对应证：从方的结构分析，本方寓五法，其证主要有五个方面：一是犀角（今用水牛角代替）、生地、玄参、紫草凉血散血法对应的血热络瘀证，如舌绛黯，发斑发疹，出血等；二是天花粉合玄参、生地凉血滋阴法对应的血分阴津损伤证，如舌干、口干、眼干、皮肤干燥等；三是黄芩、板蓝根、粪清清火解毒法对应的火毒证，如斑疹紫黑，口如喷火等；四是金银花、连翘、石菖蒲清心开窍法对应心包热证，如神志异常，神昏谵语等；五是犀（今用水牛角代替）、地、玄配伍豆豉透发血分郁热对应的肌表络瘀证，如斑疹隐隐，风疹瘙痒等。

方证的特征性证：舌绛黯，斑疹，出血见症，神志异常，孔窍干燥者。

干燥综合征、系统性红斑狼疮、结节性红斑等免疫性疾病，紫癜性肾炎、慢性肾炎等肾病，血小板减少性紫癜等血液病以及皮肤病等，其病变过程多可出现血分瘀热，阴津损伤的神犀丹（今名神西丹）证，可用此方加减治疗。

## （三）用治杂病举例与体会

我在临床上常用神犀丹（今名神西丹）加减治疗以血分热毒蕴盛、血热络脉瘀滞为病机的杂病。此介绍有关体会如下。

结节性红斑：刘某某，女，31岁，天津人。2005年3月5日初诊。患者经天津某医院诊断为“结节性红斑”，不排除“脂膜炎”诊断。虽接受西药治疗，但症状改变不明显，特地从天津来北京找中医诊治。诊时两下肢外侧膝关节上部可见对称性结节，每侧3~4个，大小不等，最大者如核桃大小，黯红，结节局部发硬，有压痛。口干，大便正常。舌绛，苔薄黄，脉弦滑略数。从舌辨为血分瘀热之神犀丹（今名神西丹）证，处方：水牛角20g（先煎），生地15g，玄参15g，紫草10g，天花粉10g，金银花10g，连翘15g，黄芩10g，板蓝根10g，石菖蒲10g，荆芥穗6g，防风6g。7剂。2005年3月12日二诊：结节压

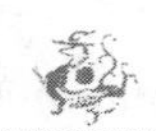

痛减轻。舌赤，苔薄黄，脉弦滑略数。继用上方加赤芍10g，丹参15g。7剂。2005年10月12日三诊：因服药后结节见消，患者遂用二诊方自行取药14剂，服后结节全部消退。本次来诊是因为最近一次进食大量虾、螃蟹后过敏，全身泛发红色皮疹，面部肿胀，紧急入天津某医院住院治疗后，虽然肿胀消失，但皮疹依然未退，希望用中药治疗。诊时见四肢、背部散在红疹，高出皮肤表面，瘙痒。舌红偏赤，苔薄白，脉滑略数。仍用前二诊方，7剂而愈。

头痛眩晕早泄：刘某某，男，23岁。2006年1月10日初诊。患者为现役军人，经常头痛头晕，血压偏高，140/90mmHg，心烦急躁，喜怒无常，腰酸软，胃脘胀。舌深绛，苔少薄白，脉弦细略数，左脉软、寸不足。从舌深绛辨为神犀丹（今名神西丹）证，处方：水牛角15g（先煎），生地黄10g，玄参15g，紫草10g，天花粉10g，生白芍12g，黄芩10g，金银花10g，连翘15g，板蓝根10g，夏枯草15g，白蒺藜10g，7剂。2006年2月14日二诊：服药头痛眩晕减轻，适逢春节放假，患者回老家探亲，在此期间持上方服药20余剂，血压正常，头痛眩晕愈，胃胀减轻。因素有早泄，故来再诊。脉沉细弦，舌红赤绛，有瘀点，苔黄略腻。据舌绛，仍辨为神犀丹（今名神西丹）证，苔黄腻为龙胆泻肝汤证，处方：水牛角15g（先煎），生地黄10g，玄参15g，紫草10g，天花粉10g，生白芍12g，黄芩10g，龙胆草8g，生栀子10g，柴胡20g，当归10g，通草6g，车前子10g，泽泻15g，地龙10g。7剂。2006年2月21日三诊：早泄减轻，性生活质量较前提高。舌仍绛黯，有瘀点，苔薄黄略腻，脉弦细略数。三诊方加黄连6g，黄柏10g。7剂。2006年2月28日四诊：已不早泄，舌绛黯。三诊方加丹参15g。12剂，早泄痊愈。

皮疹：张某某，男，27岁。2005年10月4日初诊。患者不明原因突然全身皮肤泛发红疹，疹色红，大小如米粒，以手背与上肢外侧为甚，日晒加重，瘙痒。脉弦长滑数，舌红赤，苔薄黄。从舌赤辨为神犀丹（今名神西丹）证，处方：水牛角20g（先煎），生地10g，赤芍10g，丹皮10g，石菖蒲10g，黄连6g，黄芩10g，金银花10g，连翘10g，板蓝根10g，玄参10g，天花粉10g，荆芥10g，防风10g。7剂。皮疹消退而愈。

头皮痒：马某，男，20岁。2006年3月25日初诊。两周来头皮奇痒，头皮表面无皮疹，上半身也痒，运动身热或吃辣椒后加重。口干，唇红赤干燥，大便不干。舌红有刺，苔白，脉弦滑略数，辨为神犀丹（今名神西丹）证与三黄泻心汤证，处方：水牛角20g（先煎），生地15g，赤芍10g，玄参10g，紫草10g，天花粉10g，黄连8g，黄芩10g，酒大黄3g，连翘10g，板蓝根10g，荆芥

10g，防风10g。7剂。2006年4月1日二诊：头皮痒明显减轻。脉沉细滑，舌赤起刺、质润，苔白薄，上方加黄柏10g。7剂。2006年4月8日三诊：头皮痒基本控制，仅偶尔微痒，口唇红干，大便偏软。舌赤，苔薄白，脉滑大而数，脉象显示石膏证，上方去大黄，合白虎汤法，加生石膏40g，知母10g。7剂。头皮痒痊愈。

面部脱皮：李某某，女，28岁。2004年10月30日初诊。患过敏性皮炎，颜面蜕皮、干燥、瘙痒。前医曾用大黄剂治疗，致大便溏稀。舌赤，苔黄白相兼，脉沉细。从皮损特征与舌象辨为神犀丹（今名神西丹）证，处方：水牛角20g（先煎），生地20g，玄参20g，天花粉10g，丹皮10g，紫草10g，生栀子10g，黄芩10g，板蓝根10g，连翘10g，荆芥4g，防风4g，枇杷叶12g。6剂。2004年11月6日二诊：颜面蜕皮明显减少，皮肤干燥，痒止。大便每日1次。唇干红，舌红赤，苔白，脉弦滑数。继续用上方，7剂。2004年11月20日三诊：颜面皮肤不再蜕皮，微红，唇干红，时胃中不适。舌偏红，苔白，脉滑关弱。用上方加生姜10g，防风、荆芥量增加为6g。7剂。颜面脱皮痊愈。

另外，我曾用神犀丹（今名神西丹）治疗扁平疣、干燥综合征、系统性红斑狼疮等病证，也收到了比较理想的疗效。

# 化斑汤方证

**化斑汤** 出自《温病条辨·上焦篇》风温温热第16条，组成为：石膏一两、知母四钱、生甘草三钱、元参三钱、犀角（今用水牛角代替）二钱、白粳米一合。水八杯，煮取三杯，日三服，渣再煮一盅，夜一服。吴瑭称此方为“咸寒佐苦甘法”。其原条文谓：“太阴温病，不可发汗，发汗而汗不出者，必发斑疹……发斑者，化斑汤主之。”本方证也见于中焦篇第21条：“阳明斑者，化斑汤主之。”

## （一）方证理论源流

化斑汤为吴瑭自制之方。吴氏在该方方论中指出：“前人悉用白虎汤作化斑汤者，以其为阳明证也。阳明主肌肉，斑家遍体皆赤，自内而外，故以石膏清肺胃之热，知母清金保肺而治阳明独胜之热，甘草清热解毒和中，粳米清胃热

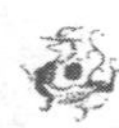

而保胃液……本论独加元参、犀角（今用水牛角代替）者，以斑色正赤……病至发斑，不独在气分矣，故加二味凉血之品。”可见，吴瑭基于对温病发斑为热入血分的见解，将白虎汤炙甘草改为生甘草，加元参、犀角（今用水牛角代替）而制定出了化斑汤。吴氏在上焦篇16条自注中说：“温病忌汗……时医不知而误发之，若其人热甚血燥，不能蒸汗，温邪郁于肌表血分，故必发斑疹也。”这是对温病发斑机制的精辟解释，特别是“热甚血燥”“邪郁于肌表血分”的认识，可谓吴氏独具一格的见解。

## （二）方证特点及其在杂病中应用的机制

化斑汤实质上是白虎合犀角地黄汤（今名清热地黄汤）法，古人经验认为“斑出于肌肉，属胃”，发斑系阳明胃热深入血分，迫血外发于肌表所致。因此，方用变通白虎汤清泻阳明火热，用犀角（今用水牛角代替）、元参，即简化了的犀角地黄汤（今名清热地黄汤）凉血滋阴、解毒化斑。吴瑭自注认为，犀角（今用水牛角代替）咸寒，能“救肾水，以济心火，托斑外出，而又败毒辟瘟”。可见，本方最关键的药是犀角（今用水牛角代替）。因为斑虽与阳明有关，但血热是其最根本的原因，故凉血解毒是治疗发斑的关键。石膏、知母与犀角（今用水牛角代替）、玄参配伍，清泻阳明与凉血解毒起协同作用而尤能治斑。

化斑汤的证：吴瑭原治证：太阴温病，发斑者。

方中所寓法的对应证：从方的结构分析，本方寓两法，其证主要有两个方面：一是减味犀角地黄汤（今名清热地黄汤）对应的血热津伤证，如舌绛，发斑，出血等；二是白虎汤证，如口干，心烦，汗出，发热，脉浮滑等。

方证的特征性证：舌绛，发斑；或犀角地黄汤（今名清热地黄汤）证与白虎汤证并见者。

杂病中出现的皮肤发斑，多由内伤火热，深入阳明血分，血燥络瘀所致，可用本方加减治疗。另外，凡杂病过程，出现犀角地黄汤（今名清热地黄汤）证与白虎汤证并见者，均可用此方加减治疗。

## （三）用治杂病举例与体会

我在跟随先师刘渡舟先生临床时，见其善用白虎合犀角地黄汤（今名清热地黄汤）法治疗杂病，此整理刘老师医案二则如下。

丹毒：孙某某，男，56 岁。1999 年 6 月 10 日初诊。患丹毒半月，曾用抗生素治疗，效果不明显。诊时见左腿胫骨部红肿热痛，左足大趾指发麻，口干渴，大便干，每 2 日 1 次，尿黄。舌红偏赤，苔白，脉滑数。从病变部位经络循行辨为足阳明经病，从局部表现辨为血分瘀热，用清泻阳明，凉血解毒法，以化斑汤加减，处方：生石膏 30g（先煎），知母 10g，粳米 20g，炙甘草 8g，玄参 30g，水牛角 20g（先煎），丹皮 10g，茜草 10g，紫花地丁 10g，蒲公英 10g，野菊花 12g，龙葵 15g，白英 15g。7 剂。1999 年 6 月 17 日二诊：左小腿红肿热痛消去大半，左足大趾发麻减轻。舌红偏赤，苔白，脉滑数。继用上方 7 剂，病告痊愈。（作者新撰刘渡舟医案）

皮肤斑疹：朱某某，女，23 岁。1998 年 7 月 16 日初诊。全身皮肤泛发红疹，夹有红斑，斑疹局部发痒，夜甚，两个月未愈，口渴咽干，大便干燥。舌红，苔薄黄，脉滑数。辨为阳明血热发斑之化斑汤证，处方：生石膏 30g（先煎），知母 10g，炙甘草 10g，粳米 20g，玄参 30g，水牛角 20g（先煎）。7 剂。1998 年 7 月 23 日二诊：皮肤红疹未减，仍痒。舌红，苔薄黄，脉滑数。阳明血热无误，上方加生地 20g，紫草 10g，紫花地丁 10g。7 剂。1998 年 7 月 30 日三诊：斑疹明显消退，颈部红疹尚存，口渴，鼻咽干，大便通畅。舌红，苔薄黄，脉细数。仍从阳明血热论治，二诊方合犀角地黄汤（今名清热地黄汤）法，加白芍 20g，丹皮 12g，蒲公英 10g。7 剂。1998 年 8 月 6 日四诊：斑疹全部消退，痒止而愈。（作者新撰刘渡舟医案）

名医朱进忠用化斑汤治疗过敏性紫癜一例，此介绍如下。

向某某，女，45 岁。小腿满布出血点，大者成片，小者成点 2 年余。医诊过敏性紫癜。先以西药治疗 1 年多不效，后以中药归脾、建中、一味大枣等近 1 年，不但诸症不减，反见日渐加重。细审其证，两小腿满布出血点，小者成点如小米，大者成片，几乎看不到健康的皮肤，若走路稍多时加重，平卧休息后好转，口微干，舌苔黄白，脉弦滑数。综合脉证，反复思考：脉滑数者，肺胃热盛也……治宜清肺胃，凉血清斑。处方：犀角 10g（现代水牛角代替），生地 10g，白芍 10g，丹皮 10g，生石膏 20g，知母 10g，元参 20g。服药 6 剂，斑疹明显减少，且见大片大片的健康皮肤出现。但继服 6 剂之后，小的出血点又见增多。细审其舌苔薄白，舌质稍暗，脉沉紧而数。反复思考：前之用化斑汤加减有效者，方、证合拍也，今之不效者，方、证有误也。其误者何？今脉已转弦紧而数，即病在血分，血络瘀滞之故也。治宜拟活血祛瘀。处方：桃仁 10g，

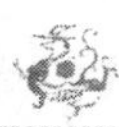

甘草10g，大黄6g，桂枝10g，丹皮15g，生地15g。服药10剂，斑疹全部消失。继服20剂，愈。[朱进忠．中医临证经验与方法．北京：人民卫生出版社，2003：333]

我在临床上常用化斑汤加减治疗杂病，此介绍干燥综合征治验二例如下。

崔某某，女，45岁。2005年9月17日初诊。患者经北京协和医院确诊为“干燥综合征”，口干渴，无唾沫，每天必须随身带矿泉水，不停地喝水，否则咽干舌燥，甚至说不出话来。睡醒后自觉口粘在一起难以张开，皮肤干燥不舒服，但眼睛不干，关节疼痛不明显，仅偶尔手指关节痛。曾因精神刺激，长期失眠，大便偏干，小便通利。舌偏赤，苔薄白，脉沉细略数。从口渴辨为白虎加人参汤证，从舌辨为犀角地黄汤（今名清热地黄汤）证，用化斑汤加减，处方：水牛角20g（先煎），玄参10g，生地10g，赤芍10g，生石膏40g（先煎），知母10g，生晒参3g，炙甘草6g，粳米20g。7剂。2005年9月24日二诊：口干有所减轻，皮肤干燥。舌赤，苔薄白，脉沉细数。上方加丹皮10g，荆芥6g，防风6g。14剂。2005年10月8日三诊：口渴明显减轻，皮肤干燥有所好转。舌偏赤，苔薄白偏少，脉沉细略数。改用三甲复脉汤合白虎加人参汤加减，处方：生地10g，白芍10g，麦冬15g，阿胶10g（烊化），炙甘草10g，鳖甲10g（先煎），龟甲10g（先煎），煅牡蛎15g（先煎），生石膏40g（先煎），知母10g，生晒参3g，荆芥6g，防风6g。7剂。2005年10月15日四诊：口干渴进一步减轻。遂以二诊方与三诊方为基础方加减代裁，交替使用，每周服药6剂，坚持治疗3个月，干燥症状消失，病情得到控制。

靳某某，女，42岁。2006年2月25日初诊。经北京朝阳医院确诊为“干燥综合征”，自觉口干，口腔上颚与咽后壁尤其干燥，眼睛干燥不舒，左侧乳房外上侧胸痛。脉沉细滑略数，舌红偏赤，苔薄白。据口干辨为白虎加人参汤证，据舌赤辨为犀角地黄汤（今名清热地黄汤）证，用化斑汤加减，处方：水牛角20g（先煎），生地15g，赤芍10g，丹皮10g，生石膏50g（先煎），知母10g，生晒参3g，炙甘草6g，天花粉10g，生栀子10g，荆芥3g。7剂。2006年3月4日二诊：干燥有所减轻，左胸痛也减，咽喉不舒。脉滑略数，舌红赤，苔薄白。上方加桔梗10g，玄参15g。7剂。2006年3月11日三诊：干燥症状进一步减轻，胸仍微痛。脉弦细滑长，舌红赤，苔薄白。一诊方加玄参15g，瓜蒌皮10g，丹参15g，红花10g。7剂。2006年3月18日四诊：上颚干燥明显减轻，自觉口腔湿润，左侧胸痛止。脉弦细滑数，舌偏红，苔薄白。用三诊方减红花、瓜蒌皮。7剂。2006年4月1日五诊：口腔能保持湿润，眼睛不干，咽喉干明显好转。最近因工作压力大，烦躁，情绪易波动。脉沉细滑略数，苔薄白。一诊方减荆芥，加玄参15g，淡豆豉10g。7剂。2006年4月22日六诊：口腔上颚已不干燥，能保持湿润，咽喉不干，眼睛湿润。仅睡眠差。脉沉细滑略数，舌红苔薄白。继续用五诊方，7剂。此后用五诊方，嘱每周服药2～3剂，维持治疗。病情稳定，未见反复。

杂志报道用化斑汤治疗杂病的医案有血小板减少性紫癜、过敏性紫癜、白血病、荨麻疹、急性化脓性中耳炎、交感性眼炎等。

### （四）化斑汤类方

**白虎加犀角升麻汤（今名白虎加西角升麻汤）** 出自沈汉卿《温热经解》，由白虎汤加犀角（今用水牛角代替）、升麻、鲜生地、黑元参组成。主治温疫病，胃受邪则肌肤发赤，咽喉痛，口吐鲜血者。此方的特点是在清热凉血中配升麻，既可解毒透斑，又能透血分热毒外达气分，还能利咽解毒，善于治疗阳明血分热毒所致的咽喉肿痛。

# 第十二章
# 凉血逐瘀法及其代表方证

凉血逐瘀法是指以大黄与桃仁配伍为主，合生地、赤芍、丹皮等药组成的治法，具有凉血活血、攻下瘀热的功效，用于治疗温病热入血分，热与血结的蓄血证，代表方有吴氏桃仁承气汤、加减桃仁承气汤、俞氏加减桃仁承气汤等。这一类方证可称为加减桃仁承气汤类方证。

## 吴氏桃仁承气汤方证

**吴氏桃仁承气汤** 出自《温病条辨·下焦篇》风温温热第21条，组成为：大黄五钱、芒硝二钱、桃仁三钱、当归三钱、芍药三钱、丹皮三钱。水八杯，煮取三杯，先服一杯，得下止后服，不知再服。吴瑭称此方为“苦辛咸寒法”。其原条文谓：“少腹坚满，小便自利，夜热昼凉，大便闭，脉沉实者，蓄血也，桃仁承气汤主之，甚则抵当汤。”

吴瑭的桃仁承气汤与《伤寒论》桃仁承气汤同名而组成不同，为了避免混乱，此将《温病条辨》方取名为“吴氏桃仁承气汤”。此方系吴瑭从吴有性《温疫论》辑录而来。

### （一）方证理论源流

桃仁承气汤原出于《伤寒论》第106条：“太阳病不解，热结膀胱，其人如狂，血自下，下者愈。其外不解者，尚未可攻，当先解其外。外解已，但少腹急结者，乃可攻之，宜桃仁承气汤。”组成为：桃仁五十个（去皮尖）、大黄四两、桂枝二两（去皮）、甘草二两（炙）、芒硝二两。

吴有性《温疫论》列蓄血篇，专论温疫蓄血的病机与治法。认为温疫“胃实失下”，或“邪热久羁，无由以泄，血为热搏”，可致瘀血、蓄血。其临床表现有少腹硬满，至夜发热，甚或喜笑如狂，若瘀血下行则便色如漆等。治疗蓄血轻者用桃仁承气汤活血化瘀，重者用抵当汤消瘀破结。如用攻逐瘀血法，大势已去，余炎尚存者，宜犀角地黄汤（今名清热地黄汤）调之。吴有性桃仁承气汤由大黄四钱、芒硝二钱、桃仁十八粒、当归二钱、芍药二钱、丹皮二钱组成，即《伤寒论》桃仁承气汤方去桂枝、甘草，加当归、芍药、丹皮。(《温疫论·蓄血》)

吴瑭根据吴有性论治蓄血的经验，辑录《温疫论》桃仁承气汤，改变剂量，制定出了《温病条辨》桃仁承气汤，作为攻逐瘀热中剂，治疗温病下焦蓄血较重证。同时，仿照吴有性思路，以犀角地黄汤（今名清热地黄汤）作为攻逐瘀热轻剂，治疗下焦瘀血的轻证，以抵当汤作为攻逐瘀热重剂，治疗下焦蓄血的重证。

## （二）方证特点及其在杂病中应用的机制

桃仁承气汤类方的核心是桃仁配大黄，这一配伍构成了其攻逐瘀热的基本功效。吴氏桃仁承气汤的特点在于为桃仁增加了当归、白芍、丹皮；为大黄增加了芒硝。从而加强了桃仁与大黄攻逐瘀热的作用。

吴氏桃仁承气汤的证：吴瑭主治证：蓄血，少腹坚满，小便自利，夜热昼凉，大便闭，脉沉实者。

吴有性主治证：少腹硬满，昼日热减，至夜独热，甚或喜笑如狂，若瘀血下行则便色如漆，大便反易等。仲景原治证：其人如狂，少腹急结者。

方中所寓法的对应证：从方的结构分析，本方寓三法，其证主要有三个方面：一是桃仁、当归、白芍、丹皮所主证：因芍药、当归相配是当归芍药散、当归散、当归四逆汤、芎归胶艾汤、温经汤的重要组药；白芍、丹皮、桃仁相配是桂枝茯苓丸的组药，故其证以妇人经血瘀阻所致的病证为主，如痛经、经闭、癥瘕、少腹硬痛、月经不调、产后恶露不下等。二是大黄、芒硝所主的承气汤证，如大便燥结，腹满。三是大黄、芒硝合桃仁、当归、芍药、丹皮所主的瘀热上冲证，如神识如狂，烦躁、不寐等精神神志异常等。

方证的特征性证：舌紫暗，下腹部硬满疼痛，神志异常，大便秘结。

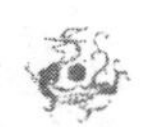

杂病中每多出现血分瘀热互结的吴氏桃仁承气汤证，特别是妇科病与精神性疾病，对此，可用本方加减治疗。

## （三）用治杂病举例与体会

名医江尔逊曾用吴氏桃仁承气汤治疗一例湿温蓄血案，虽为外感，但颇能给人以启示，故介绍如下。谢某，男，30 岁。夹江县人。嗜酒成癖，体丰阳旺。1941 年夏赴外经商，连日饮宴，恣食肥甘，复感暑湿之邪。初起头痛寒热，身重疼痛，脘痞泛恶，治疗乏效，后至成都就医，迁延旬日，病益剧，乃归家，延医留家治疗之。其时每日午后发热，入夜尤甚，泻下无粪纯臭水，日 10 余行。神志尚清，渴不欲饮，苔白腻，脉濡滑。拟诊“湿温”，投以三仁汤、藿朴夏苓汤及桂苓甘露饮之类，又经旬日，仍乏效。渐至日晡潮热，神昏谵语，甚至入夜狂躁，欲望外奔跑，虽青壮年三四人也无法制服。再往诊，见其怒目直视，谵妄不休，壮热面赤，口气熏人。家人告以近日大便下血。扪之小腹坚满拒按，舌苔干黑燥裂，脉沉实。乃断为湿温化燥，下焦蓄血。书《温病条辨》桃仁承气汤加减：桃仁 15g，丹皮、大黄（后下）、芒硝（冲服）各 12g，甘草 3g。服 1 剂，频频矢气。知药已中病，犹有燥屎内结。乃于上方加厚朴、枳实各 12g，1 剂尽，果下干结黑色粪块 10 余枚，自此热退神清，诸症悉减。其后，每日解乌黑如泥之稀大便数次，颇健忘，口干不欲饮。知为热郁血分，瘀血未尽，改投生地 24g，丹皮 9g，茜草 18g，赤芍、槐花、地榆各 15g，甘草 3g，3 剂后大便复常。再予甘淡微凉方药，调理月余康复。[江长康，江文瑜．经方大师传教录——伤寒临床家江尔逊“杏林六十年”．北京：中国中医药出版社，2010：126]

名医朱进忠先生先用化斑汤，继用吴氏桃仁承气汤治疗一例过敏性紫斑，颇具特点，详见前化斑汤方证中介绍的“向某某，女，45 岁”案。

我在临床上将吴氏桃仁承气汤与《金匮要略》治疗妇人病的要方当归芍药散、桂枝茯苓丸相比较，用以治疗妇人月经病。当归芍药散是用养血活血的当归、白芍、川芎与利水湿、降阴浊的白术、茯苓、泽泻相配伍，用以治疗妇人瘀血与水湿互结，胞脉不畅所引起的腹痛、经闭等证。临床辨证以腹痛、月经血量少、经闭等血虚瘀阻证与肿胀、小便不利等水湿证并见为要点。桂枝茯苓丸用活血化瘀的桃仁、丹皮、白芍与通阳利水平冲的桂枝、茯苓相配伍，用以治疗妇人胞脉血瘀与水气互结引起的癥病、出血。临床辨证以肿块、疼痛、出血等瘀血证与眩晕、心悸、小便不利等水气上冲证并见为要点。这两首方剂的配伍特点均是养血活血药与逐湿利水或通利水气药相配伍，而吴氏桃仁承气汤是用养血活血的桃仁、丹皮、当归、白芍与通腑泻热、软坚开结的大黄、芒硝相配伍，可用以治疗妇人胞脉瘀滞与下焦积热互结所引起的腹痛、月经血量少、经闭、肿块、出血等病证，或者瘀热上冲所致的精神神志异常性病证，临床辨证以下焦蓄血瘀血证与大便硬、腹满等大肠热结证或神志异常证并见为特征。由此分析可知，吴氏桃仁承气汤与当归芍药散、桂枝茯苓丸在妇人病用方中形成了掎角之势，前者以养血活血与通泻下焦大肠热结并举为法；后者则以养血活血与通利三焦、膀胱水气并举为法。此两法三方是治疗妇科病的常用之法，用以治疗妇科杂病，有可靠的疗效。此仅介绍用吴氏桃仁承气汤的体会如下。

闭经：陈某，女，22 岁，学生。2005 年 4 月 2 日初诊。患者 2 个月未来月经，小便通利，大便干燥，二三日一次，腹胀，心烦，周身胀闷不舒，时时恶风。脉沉细滑略数，舌偏红，苔白略滑。辨为吴氏桃仁承气汤证，处方：桃仁 15g，酒大黄 10g，芒硝 8g（分冲），当归 15g，白芍 15g，丹皮 10g，丹参 30g，炙麻黄 8g。3 剂。服药后，大便通畅，恶风消失，月经来潮而诸症告愈。

经迟：马某某，女，18 岁。2005 年 5 月 28 日初诊。患者为高三学生，因高考前学习紧张而情绪不宁，无食欲，时恶心欲吐，自觉胃中空虚而又不思食。末次月经 4 月 18 日，现已超过经期，但月经不来，胸部、乳房胀。既往月经前必小腹痛，但诊时小腹不痛，无临经先兆。患者希望月经尽快来，不要影响高考。颜面有痤疮，大便偏干，心烦急躁易怒。舌边尖红赤，苔薄白。辨为吴氏桃仁承气汤证与小柴胡汤证，处方：桃仁 15g，酒大黄 8g，当归 10g，白芍 12g，丹皮 10g，红花 10g，柴胡 18g，黄芩 10g，法半夏 15g，生姜 8g，党参 6g，炙甘草 8g。5 剂。此方服 3 剂，月经来潮，烦躁、恶心、不思食等症消失。

痛经：何某某，女，27 岁。2005 年 4 月 30 日初诊。每次月经来前腹痛，小腹坠胀，月经期间也腹痛不舒，月经推迟，40 多天一次，经量少，色黑，涩滞不畅。长期大便干燥，二三日一次，有时大便带血。胃脘、腹部胀满，周身乏力。舌红赤苔白，脉缓滑。辨为吴氏桃仁承气汤证，处方：桃仁 15g，生大黄 10g，芒硝 6g（分冲），厚朴 15g，枳实 12g，赤、白芍各 10g，当归 15g，丹皮 10g，生地 20g。7 剂。2005 年 5 月 7 日二诊。服药后，大便通畅，适逢月经来潮，未出现痛经。改用小柴胡汤合当归芍药散调理。

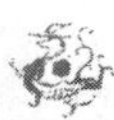

## （四）有关问题的讨论

**吴有性温疫血分“蓄血论”的意义**　吴有性的桃仁承气汤与温疫蓄血论虽然源于《伤寒论》，但有不少新的发挥。首先，他认为蓄血病在血分，由“血为热搏”而成，如其所言，“邪热久羁，无由以泄，血为热搏，留于经络，败为紫血，溢于肠胃，腐为黑血，便色如漆”；“凡热经气不郁，不致发黄；热不干血分，不致蓄血”；“热留血分，更加失下，必致瘀血”。从而提出了温疫病热入血分，血为热博，导致血分热瘀相结，发为瘀血、蓄血的病机理论。桃仁承气汤在《伤寒论》主治太阳蓄血，自从吴有性将之加减变化用于温疫血分蓄血之后，经过叶桂、吴瑭等人的发展，使之成为了论治温病热入血分的重要方证。其次，吴有性认为蓄血见神志症状系血热扰心所致，如他说：“其有喜笑如狂者，此胃热波于血分。血乃心之属，血中留火，延蔓心家，宜其有是证矣”。从而提出了血热上扰于心，心络瘀热而神志异常的理论。这一认识比叶桂《温热论》“心主血属营”“逆传心包”的理论要早得多，实开温病热闭心包理论之先河。其三，吴有性在该章中指出，“热经气不郁，不致发黄；热不干血分，不致蓄血”；“胃热移于下焦气分，小便不利，热结膀胱也；移热于下焦血分，膀胱蓄血也。”在此，吴有性提出了辨识温疫“气分”“血分”的理论。这一认识也早于《温热论》的气分、血分论，为叶氏确立卫气营血理论奠定了基础。

# 加减桃仁承气汤方证

**加减桃仁承气汤**　出自吴瑭《温病条辨·下焦篇》风温温热第30条，组成为：大黄（制）三钱、桃仁（炒）三钱、细生地六钱、丹皮四钱、泽兰二钱、人中白二钱。水八杯，煮取三杯，先服一杯，候六时，得下黑血，下后神清渴减，止后服。不知，渐进。吴瑭称此方为“苦辛走络法”。其原条文谓：“热病经水适至，十余日不解，舌萎饮冷，心烦热，神气忽清忽乱，脉右长左沉，瘀热在里也，加减桃仁承气汤主之。”

## （一）方证理论源流

本方证是吴瑭根据《临证指南医案·热入血室》吴氏案整理而成，叶案如下：

吴氏，热病十七日，脉右长、左沉，舌痿，饮冷，心烦热，神气忽清忽乱，经来三日患病，血舍内之热气乘空内陷。当以瘀热在里论病，但病已至危，从蓄血如狂例。细生地、丹皮、制大黄、炒桃仁、泽兰、人中白。（《临证指南医案·热入血室》）

患者经来三日患病，症见“舌痿，饮冷，心烦热，神气忽清忽乱”等，故属“血舍内之热气乘空内陷”的热入血室证。叶桂所谓“当以瘀热在里论病”，是引用了《伤寒论》第124条抵当汤方证“以太阳随经，瘀热在里故也”一句，以阐明本案的病机；《伤寒论》106条桃仁承气汤证中有“其人如狂”；125条抵当汤证中有“其人如狂者，血证谛也”；237条抵当汤证有“其人喜忘者，必有蓄血”等，从叶氏“但病已至危，蓄血如狂论病”看，他采用了仲景桃仁承气汤，并参考了抵当汤法拟定了本案处方，即去原方之桂枝、甘草、芒硝，加入了细生地、丹皮、泽兰、人中白。在伤寒由于太阳之热，随经入里，故用桂枝温经通阳解肌；在温病为热伤阴津，随经入里，故用细生地清热凉血滋阴。这正是叶氏变通经方的微妙之处。因属于蓄血重证，故参照抵当汤将水蛭、虻虫易为丹皮、泽兰、人中白。叶氏的此方寓桃仁承气汤与抵当汤两方之长，既加强了桃仁承气汤活血祛瘀的作用，又消减了抵当汤的峻猛之性，而且合入了温病凉血清营的治疗方法。其中泽兰苦辛，微温，活血祛瘀，行水消肿，为妇科要药，用得十分巧妙。本方是叶氏仿仲景法而从温病血分论治热入血室的典范。

### （二）方证特点及其在杂病中应用的机制

加减桃仁承气汤系《伤寒论》桃仁承气汤以细生地易桂枝，减芒硝、甘草，合入抵当汤，又以丹皮、泽兰、人中白代替水蛭、虻虫而成。方中桃仁配大黄既是桃仁承气汤的主要药对，又是抵当汤的重要组成部分，用以攻逐瘀热；生地、丹皮凉血散血，泽兰逐瘀利水，人中白解毒逐瘀。吴瑭认为此为“苦辛走络法”“以逐血分瘀热为急务”。这里，吴瑭根据叶氏之意，把热入血室列为血分之证，把加减桃仁承气汤作为温病血分治法之一，这是对《伤寒论》桃仁承气汤方证的重要发挥。

加减桃仁承气汤的证：吴瑭原治证：热病经水适至，十余日不解，舌萎饮冷，心烦热，神气忽清忽乱，脉右长左沉，瘀热在里者。

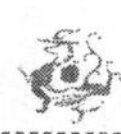

方中所寓法的对应证：从方的结构分析，本方寓四法，其证主要有四个方面：一是生地、丹皮、桃仁对应的血热络瘀证，如舌绛、斑疹、出血等；二是大黄配桃仁、生地、丹皮对应的下焦瘀热蓄血证，如下腹部疼痛、硬满、大便闭结等；三是大黄、桃仁攻下瘀热法所主的瘀热上冲阻窍证，如神志异常，忽清忽乱等；四是泽兰配生地、丹皮、桃仁对应的水瘀互结证，如妇人经闭、痛经、癥瘕、不孕症、小便不利、肿胀、面部雀斑等。

方证的特征性证：舌紫黯，心烦，神志异常，下腹部疼痛，妇人月经不调，闭经，肿胀，或血分瘀热见证与神志异常见证并见者。

本方不仅可以治疗温病热入血室证，也可用于治疗妇人杂病，如血热胞脉瘀滞所致的各种病证；还可用于治疗内科杂病，热在血分，以“热”“瘀”“水”互结为基本病机的诸多病证，如精神神志异常性疾病、慢性肾炎、尿毒症等。另外，可用于治疗血分瘀热所致的皮肤病。

## （三）用治杂病举例与体会

我在临床上常用加减桃仁承气汤治疗妇科病，其手法主要有三：一是去人中白，加茯苓、泽泻、白术、当归、白芍、川芎，即合入当归芍药散，治疗瘀血与郁火、水湿相结所致的经闭、痛经、月经涩少等。二是去人中白，加柴胡、枳实、白芍、炙甘草，即合入四逆散，治疗郁火血瘀所致的烦躁、精神神志异常、更年期综合征等病证。三是去人中白，合三黄泻心汤或栀子金花汤治疗血分瘀热所引起的痤疮、雀斑或精神神志异常性疾病。

由于本方的功效是凉血化瘀行水，因此，凡是郁火久留血分，“热”“瘀”“水”互结而见加减桃仁承气汤证者，均可用本方化裁治疗。此介绍验案二则如下。

月经量少：裴某，女，30 岁。2005 年 8 月 23 日初诊。患者已婚未育，多年月经不调，周期不准，或提前，或错后，月经量少，每次月经仅持续 2 天，色黑，有血块，月经前与月经期小腹痛，大便偏干，胸部胀闷不舒，烦躁易怒，经前尤甚。曾请二位中医妇科医生诊治，所用方均是补冲任、补气血、补肝肾之方，越治越重，烦躁日增。诊时见颧部黄褐斑成片，色黯，双目带有怒气。舌红赤，苔黄略腻，脉弦细滑数。辨为加减桃仁承气汤证，处方：酒大黄 10g，桃仁 15g，生地 18g，丹皮 12g，泽兰 10g，生栀子 12g，淡豆豉 10g，赤芍 10g。6 剂。2005 年 8 月 30 日二诊：服 1 剂，泻下黑便甚多，随后大便通畅，心烦减轻，自觉舒畅。舌红，苔薄黄，脉弦滑细略数。继续用上方合入四逆散，加柴胡18g，枳实10g，炙甘草6g，生白芍10g。6剂。2005年9月6日三诊：服药期间月经来潮，未痛经，月经量增加，月经颜色正常，月经期间不烦躁。患者希望调治面部黄褐斑。遂用上方去栀子豉汤，或合桂枝茯苓丸，或合当归芍药散继续治疗，面部黄褐斑渐退。

痛经痤疮：朱某某，女，22岁，学生。2005年3月5日初诊。颜面痤疮，以额头为主，皮损高突而硬、密集、色红赤，或痛，或痒，月经前加重。伴有痛经，每次月经第1天腹痛，痛时手足发凉，月经后第2周白带夹血如注。易烦躁，手足心热。舌红舌尖赤，苔黄白相兼，脉弦滑略数。此血分瘀热，属加减桃仁承气汤证，处方：生地15g，丹皮10g，生大黄10g，桃仁10g，泽兰15g，赤芍10g，黄连6g，黄芩10g，连翘15g，枇杷叶15g，生薏苡仁20g，白芷6g。6剂。2005年3月12日二诊：服药1剂，腹泻3次，泻出黑色黏便甚多。从第2剂开始，大便自行恢复正常。颜面痤疮开始消减。上方加皂角刺8g，生大黄改用6g。服12剂，痤疮消退。后继续用此方合傅山清肝止淋汤（当归、白芍、生地、丹皮、牛膝、阿胶、香附子、黄柏、黑小豆、大枣）调治，痛经与白带夹血告愈。

### （四）有关问题的讨论

**关于热入血室的辨治**　《伤寒论》第144条载："妇人中风，七八日续得寒热，发作有时，经水适断者，此为热入血室，其血必结，故使如疟状，发作有时，小柴胡汤主之。"《金匮要略·妇人杂病脉证》有5条论述热入血室的证治，其中第1条重复了《伤寒论》第144条。从而确立了用小柴胡汤治疗热入血室证的理论。

叶桂《温热论》对于热入血室的证治，提出四法：其一，仲景小柴胡汤法，"仲景立小柴胡汤，提出所陷热邪，参、枣扶胃气，以冲脉隶属阳明也"。其二，若热邪陷入，与血相结者，陶氏小柴胡汤去参、枣，加生地、桃仁、楂肉、丹皮或犀角（今用水牛角代替）等。其三，本经血结自甚，必少腹满痛，轻者刺期门，重者小柴胡汤去甘药，加延胡索、当归尾、桃仁，夹寒加肉桂心，气滞加香附、陈皮、枳壳等。其四，血结者，身必重，往往久延，上逆心包，胸中痛，即陶氏所谓血结胸也，用王好古桂枝红花汤，加海蛤、桃仁。

叶氏《临证指南医案·热入血室》载有两则医案，第1案沈氏先后三诊，

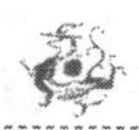

第2案吴氏仅一诊。吴瑭根据这两则医案，在《温病条辨》制定出四个方证：其一，取第2案吴氏脉证处方，整理出下焦篇第30条加减桃仁承气汤方证。其二，取第1案沈氏一诊方，整理出下焦篇第27条竹叶玉女煎方证："妇女温病，经水适来，脉数耳聋，干呕烦渴，辛凉退热，兼清血分，甚至十数日不解，邪陷发痉者，竹叶玉女煎主之。"竹叶玉女煎：生石膏六钱、干地黄四钱、麦冬四钱、知母二钱、牛膝二钱、竹叶三钱。其三，取沈氏案二诊方，整理出下焦篇第28条护阳和阴汤方证："热入血室，医与两清气血，邪去其半，脉数，余邪不解者，护阳护阴汤主之。"护阳护阴汤：白芍五钱、炙甘草二钱、人参二钱、麦冬（连心炒）二钱、干地黄（炒）三钱。其四，取沈氏案三诊方，整理出下焦篇第29条加减复脉汤仍用参方方证："热入血室，邪去八、九，右脉虚数，暮微寒热者，加减复脉汤，仍用参主之。"此方组成为：加减复脉汤，加人参三钱。

总结张仲景、叶桂、吴瑭关于热入血室的论治，共有八法。这八种治法为热入血室相关疾病的治疗开拓了思路，至今仍有重要的临床意义，犹如邵新甫在《临证指南医案》热入血室门按中所云："先圣后贤，其治总条分缕析，学者审证制方，慎勿拘乎柴胡一法也。"

### （五）加减桃仁承气汤类方

**俞氏桃仁承气汤**　出自俞根初《通俗伤寒论·六经方药》攻下剂，组成为：光桃仁三钱，五灵脂二钱，生蒲黄钱半，鲜生地八钱，生川军二钱，元明粉一钱，生甘草六分，犀角汁四匙冲（今用水牛角20g代替）。俞氏称此方为"急下肠中瘀热法"。治疗大伤寒蓄血，其人脘腹中素有宿瘀，邪传阳明，与胃中燥热相搏，壅闭神气出入之清窍，猝然摇头目瞪，发躁欲狂，甚则血厥，手指抽掣，厥回则脘腹串痛，身重不能转侧，屎虽硬，大便反易而黑，小便自利，舌色紫黯等。轻则凉血化瘀，犀角地黄汤（今名清热地黄汤）加光桃仁、广郁金、白薇、归须、青糖拌炒活䗪虫等消之；重则破血逐瘀，桃仁承气汤急攻之。（《通俗伤寒论·大伤寒》）

何秀山按云："下焦瘀热，热结血室，非速通其瘀，而热不得去。瘀热不去，势必上蒸心脑，蓄血如狂，谵语；下烁肝肾，亦多小腹串疼，带下如注，腰痛如折，病最危急。此方以仲景原方去桂枝，合犀角地黄（今名清热地黄汤）及失笑散，三方复而为剂，可谓峻猛矣。"（《通俗伤寒论·六经方药·攻

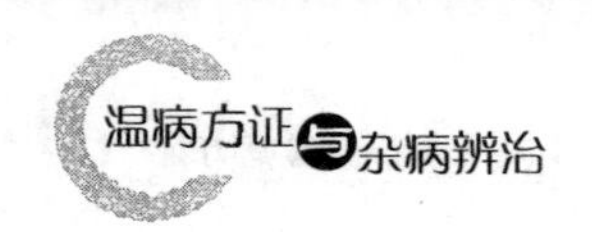


下剂》）在这里，何氏精辟地论述了下焦瘀热的病机，阐明了俞氏桃仁承气汤的特点，开拓了临床应用桃仁承气汤类方的思路。

本方桃仁、生大黄、元明粉、生甘草系仲景桃仁承气汤去桂枝，以生甘草易炙甘草法，可攻下瘀热；犀角汁（今用水牛角代替）、鲜生地相配为简化犀角地黄汤（今名清热地黄汤），可凉血散血、滋阴解毒；五灵脂、生蒲黄为失笑散，可散瘀止痛。三法配合，为犀角地黄汤（今名清热地黄汤）增添了攻下瘀热、活血止痛的作用；为桃仁承气汤增添了凉血散血、滋阴解毒的功效。可以治疗犀角地黄汤（今名清热地黄汤）证与桃仁承气汤证以及失笑散证并见之证。

# 第十三章
# 辛凉甘润治燥法及其代表方证

辛凉甘润治燥法是指用桑叶、菊花、薄荷等辛凉药与石膏、栀子等泄热药以及麦冬、沙参等甘寒滋阴润燥药组方所形成的治法，用于治疗温病秋燥病，代表方有桑杏汤、翘荷汤、沙参麦冬汤、清燥救肺汤。其中桑杏汤、翘荷汤属于栀子豉汤的变通方，在轻苦微辛法栀子豉汤类方中已经作了介绍；沙参麦冬汤属于甘寒滋阴类方，将在甘寒滋阴生津法中进行介绍；清燥救肺汤是喻昌创制的一首颇具特点的治燥名方，不仅能够治疗外感秋燥病，而且能够治疗内伤杂病以燥热损伤阴津为病机的诸多病证。

## 清燥救肺汤方证

**清燥救肺汤**　出自喻昌《医门法律·伤燥门》秋燥论，组成为：桑叶三钱、石膏二钱五分、甘草一钱、人参七分、胡麻仁（炒研）一钱、真阿胶八分、麦门冬一钱二分、杏仁（泡去皮尖，炒黄）七分、枇杷叶（刷去毛，蜜涂炙黄）一片。水一碗，煎六分，频频二三次滚热服。痰多加贝母、瓜蒌；血枯加生地黄；热甚加犀角（今用水牛角代替）、羚羊角，或加牛黄。喻氏原文谓：“自制清燥救肺汤，治诸气膹郁，诸痿喘呕。”

### （一）方证理论源流

喻昌在清燥救肺汤方后自按说：“诸气膹郁之属于肺者，属于肺之燥也。诸痿喘呕之属于上者，亦属于肺之燥也。《内经》六气，脱误秋伤于燥一气，指长夏之湿，为秋之燥。后人不敢更端其说，置此一气于不理，即或明知理燥，而用药夹杂。今拟此方，命名清燥救肺汤，大约以胃气为主，胃土为金之母也。”

在秋燥论中，喻氏辨正《内经》“秋伤于湿”之误，认为《内经》病机十九条，独遗燥气，把秋伤于燥，皆谓秋伤于湿，其遗误成为千古疑案，必须为之辨正。《内经》“诸气膹郁，皆属于肺；诸痿喘呕，皆属于上”，均属于燥伤于肺所致。《素问·生气通天论》“秋伤于湿，上逆为咳，发为痿厥”，《素问·阴阳应象大论》“秋伤于湿，冬生咳嗽”等经文，“湿”字均是“燥”字之误。历代医家均循文曲解，以误传误，未能订正。因此，他大胆辨正《内经》之误，论述了秋伤于燥的种种表现。至于秋燥的治疗，喻氏强调指出，古今治气郁之方，用辛香行气，绝无一方治肺之燥者，对于诸痿喘呕的治疗，亦无一方及于肺燥者。这是由于《内经》“燥”“湿”之误，从而茫无定法示人。因此，他自己创制清燥救肺汤，治疗诸气膹郁，诸痿喘呕，燥之伤肺者。为温病学秋燥理论的形成以及秋燥的论治做出了不可磨灭的贡献。

吴瑭辑录喻氏清燥救肺汤方证及其按语，将方中枇杷叶量改为六分，麦冬量改为二钱，制定出《温病条辨·上焦篇》秋燥第58条，吴瑭称此方为“辛凉甘润法”。其原条文谓：“诸气膹郁，诸痿喘呕之因于燥者，喻氏清燥救肺汤主之。”

## （二）方证特点及其在杂病中应用的机制

清燥救肺汤以桑叶、枇杷叶、杏仁轻清疏透肺燥，宣降肺气，布散津液；用麦冬、阿胶、胡麻仁清滋肺胃，生津润燥；石膏清泄肺胃燥热；人参、甘草益气生津，补土生金。全方宣散、清降、滋润配合，使燥邪得宣，肺热得泄，气津得复而奏清燥救肺之功，故以清燥救肺名之。本方桑叶量独重，用三钱；而石膏二钱五分，其他药分量皆轻。如此配伍，石膏虽寒凉而量少，不影响桑叶轻宣之性；桑叶得少量石膏，性具辛凉有利于清宣燥热。在本方选药配伍时，喻氏强调：“天门冬虽能保肺，然味苦而气滞，恐反伤胃阻痰，故不用也；其知母能滋肾水、清肺金，亦以苦而不用。至于苦寒降火，正治之药，尤在所忌。”又说此方“大约以胃气为主，胃土为肺金之母也。”刻刻注意保护胃气，这是喻氏治疗燥气伤肺的宗旨，也是肺燥组方遣药的基本原则。

清燥救肺汤的证：喻氏原治证：诸气膹郁，诸痿喘呕属于燥者。

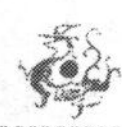



方中所寓法的对应证：从方的结构分析，本方寓五法，其证主要有五个方面：一是桑叶、枇杷叶、杏仁开宣肺气法对应的肺气不宣证，如咳嗽、喘；二是麦冬、阿胶、胡麻仁滋阴生津法对应的肺胃阴津损伤证，如干渴，咯血，咳嗽少痰，肌肤干燥等；三是石膏证，如口干、烦热、汗出等；四是人参、甘草对应的胃气不足证，如少气，乏力，食少等；五是桑叶、枇杷叶、杏仁配石膏，再配麦冬、阿胶清降肺气，清宣肺热，滋阴润燥对应的肺胃燥热证，如呕吐、咳喘、痿证、肌肤枯燥等。

方证的特征性证：舌红少苔，口舌干燥，肺胃气逆而咳、喘、哕、呕者。

内伤燥热，损伤阴津，见有清燥救肺汤证者，可用本方化裁治疗。

## （三）用治杂病举例与体会

在我所拜见过的名医中，对清燥救肺汤有独特见解与经验者，当属全国名医原北京中医药大学教授印会河先生。印老善用清燥救肺汤治疗肺燥咳喘。他认为燥热咳喘的特点是：咳喘无痰，或咳吐白色泡沫，质轻而黏，甚难咳出，常咳逆连声，状似顿咳，咽喉干痛，甚则引起干呕或咳血。印老对清燥救肺汤证的咳吐白色泡沫有特殊的体验，认为见到咳吐白色泡沫，难以咳出，质轻而黏者，是“肺热叶焦”所致，比干咳无痰更为燥热。其与属于寒饮的水泡痰不同，寒饮水泡痰咳之易出，落地成水，乃水饮所致，因寒而生；肺燥咳吐的白色泡沫中间不带痰块，胶黏难出，白沫之泡，小如粟粒，轻如飞絮。痰饮与白沫，一水一沫，完全不同，应严格区别。临床上只要见有咳喘吐白沫不爽者，即率用本方加减，能收到良好效果。印老临床使用的加减喻氏清燥救肺汤经验方为：桑叶 9g，麦冬 9g，阿胶 9g，沙参 9g，石斛 9g，杏仁 9g，黑芝麻 9g（捣），枇杷叶 9g，生甘草 6g。鼻塞咽痛者，加山豆根 30g，鱼腥草 30g。此介绍印老以此方治疗咳喘案二则如下。

于某某，男，54 岁。17 年前在国庆节期间发作哮喘，经西医诊断为过敏性“支气管哮喘”，但治疗结果未能控制病情，乃来京就医。病人来诊时自述：咳喘日发数次，尤以睡前（约晚上 8 ~9 点）的一次发作最重，每次须昏厥 10 分钟左右，咳嗽连声，呼吸不续，类似小儿百日咳之状。痰出如皂泡，纯白胶黏难出，由于咳喘过度紧张，造成两眼瘀血贯睛，眼珠赤如涂朱，当根据“肺痿吐白沫”和“肺热叶焦因而成痿”的理论，投用清肺润燥之清燥救肺汤加减。方用：沙参 12g，麦冬 10g，生甘草 6g，黑芝麻 10g（捣），石斛 12g，阿胶珠

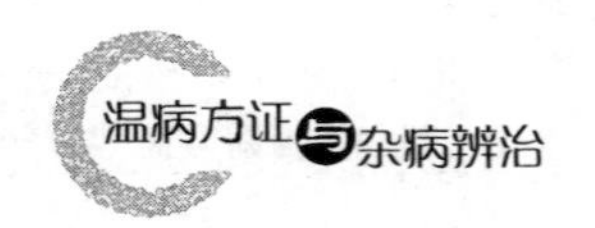


10g，生石膏30g（先煎），甜杏仁10g，枇杷叶9g，僵蚕9g，全蝎6g。服药后当晚咳喘即轻，未见昏厥，服3剂咳喘皆退，续用桑杏汤加减收功，经随访10年以来，迄未再发，病人由长期休养，转而为每天上班工作，有时骑自行车行百余里，身体照常不受影响。(《中医内科新论》)

张某，男，29岁。因感冒引起咳嗽已1年，咳吐白沫不爽，胸闷气短，口干，便调。舌红、苔腻微黄，脉弦滑。中医诊断：燥热咳嗽。西医诊断：上呼吸道感染。治宜清热润燥。处方：桑白皮15g，桑叶12g，杏仁12g，沙参15g，麦冬12g，石斛15g，生石膏30g（先煎），阿胶珠10g，黑芝麻10g（捣），黛蛤散15g（布包），枇杷叶10g，芦根30g，鱼腥草30g，山豆根10g。二诊：服药7剂，诸症减轻，再服原方7剂。三诊，诸症减，仍感咽部不利，原方加川贝母10g，玄参10g，继续服10剂。四诊，症状基本消失，苔少，脉细数。守原方7剂以资巩固。[中级医刊，1997，(10)：50]

我常用清燥救肺汤治疗久治不愈的咳嗽。这种咳嗽的特点为：咽喉干痒，一遇咽痒刺激便连声咳嗽，往往因咳嗽震动而涕泪并出，甚至干呕，伴有胸痛，舌多红，脉多弦数。此介绍治验数则如下。

喻某，女，25岁。2005年9月24日初诊。咳嗽2个月余，无痰，夜咳尤甚，每晚因咳嗽喘气难以入睡，咳嗽急剧则欲吐。脉弦关滑，舌红赤，苔薄黄。曾先后请3位中医诊治，其中一方用小青龙汤加减，服后咳嗽加重；一方用大量清肺泻火药，服后腹泻、疲乏无力。从脉舌辨为清燥救肺汤证，处方：桑叶10g，生甘草6g，黑芝麻10g，杏仁12g，生石膏30g（先煎），阿胶10g（烊化），麦冬12g，枇杷叶15g，北沙参10g，桔梗10g。3剂。2005年9月27日二诊：服药后咳嗽大为减轻，气喘止，夜能安睡，仅觉咽喉至胸部不舒，脉细滑，舌黯红，苔薄黄。继用此法处方：桑叶10g，生甘草6g，黑芝麻10g，桃、杏仁各12g，生石膏30g（先煎），阿胶10g（烊化），麦冬15g，枇杷叶15g，北沙参10g，黛蛤散15g（包煎）。6剂。咳止而诸症痊愈。

潘某，男，7岁。2005年8月6日初诊。患者为上海人，父母亲在北京工作，暑假随爷爷、奶奶来北京探亲，因咳嗽加重，在北京某一有名的西医医院静脉点滴抗生素无效，故来看中医。问知咳嗽近2个月，据说6月初，上海家里修理空调时，作业工人在客厅里为空调加氟，从此，全家爷爷、奶奶与患者3人同时患咳嗽，3人曾在上海当地医院静脉注射抗生素等药，并服用中药，但咳嗽均有增无减。诊时见患者为阵发性剧烈咳嗽，咳嗽剧烈时或弯着腰痉挛性蹦跳，或蹲下起不来，连声咳嗽，全身缩成一团，吐白黏胶着痰，大便偏干。

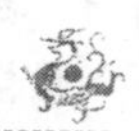



脉滑略数，舌偏红，苔薄白。辨为清燥救肺汤证，处方：桑叶10g，生甘草6g，胡麻仁10g，生石膏20g（先煎），阿胶6g（烊化），杏仁12g，麦冬10g，枇杷叶10g，北沙参6g，炙麻黄8g，苏叶10g。3剂。2005年8月9日二诊：据其奶奶讲，服药当晚咳止，次日白天仅偶尔咳嗽。脉浮滑略数，舌偏红，苔薄白，大便偏干。继用上方加黛蛤散10g（包煎）。4剂。2005年8月13日三诊：咳嗽止，仅觉咽喉偶尔有痰。脉滑数，舌偏红，苔薄白。用二诊方加浙贝母10g，3剂。咳痰痊愈。

上案潘某的奶奶何某某，女，63岁。2005年8月6日与患儿一起来看病，咳嗽形式、发病过程与其孙潘某相似，咳嗽近2个月，阵发性剧烈咳嗽，如顿咳状，咳嗽时气上不来，吐白胶黏痰。脉沉细弦略数，舌深红紫黯、舌边尖瘀点密布，苔白。也用清燥救肺汤法，因舌上瘀血点密集，舌深红而黯，故重用桃仁活血、僵蚕通络。处方：桑叶12g，北沙参10g，麦冬10g，黑芝麻10g，生石膏30g（先煎），枇杷叶10g，阿胶10g（烊化），杏仁12g，桃仁15g，僵蚕10g，生甘草6g，黛蛤散10g（包煎）。先后服药11剂，咳嗽痊愈。

李某某，女，21岁，学生。2004年11月20日初诊。患者半年前感冒，继发咳嗽，中西药间断治疗半年不愈，近来加重。咽喉干痒，咽痒则咳，咳嗽剧烈时蹲在地上站不起来，咳出少量黏痰则快，胸胁因咳嗽震动疼痛。舌红赤，苔少，水滑。脉弦滑数。辨为清燥救肺汤证，处方：桑叶10g，枇杷叶10g，杏仁12g，生石膏30g（先煎），麦冬10g，沙参10g，胡麻仁（捣）10g，阿胶10g（烊化），生甘草6g，炙麻黄3g。6剂。2004年11月27日复诊：服药1剂，咳嗽减轻，服完6剂，咳嗽止。唯咽喉微不适，上方减麻黄，加射干10g。3剂，以巩固疗效。

清代名医凌晓五用清燥救肺汤治疗咳嗽见红，其案为：体禀阴虚，水不涵木，肝胆气火偏旺，木火凌金，肺失清肃。时在燥金司气，加以秋燥，风邪乘虚袭入，风燥相搏，金受火刑，咳嗽见红，咳痰色青，胸胁引痛，乍寒乍热，内热为甚。今但燥咳，烘热汗溢，明是阴虚阳浮之征。脉濡小数，右寸关独大于诸部。舌质光红，中后微有黄苔。以脉参证，恐其阳络血溢，现近霜降节候，慎防加剧。谨拟喻氏清燥救肺出入为法，冀其退机，附方请政。西洋参、杷叶、炙甘草、冰糖水炒石膏、玫瑰花、连心麦冬、真川贝、陈阿胶、鸭血炒丝瓜络、北杏仁、火麻仁、东白芍、经霜桑叶。（《清代名医医案精华·凌晓五医案·燥证》）

临床报道用清燥救肺汤治疗杂病的验案有支气管扩张咯血、矽肺并支气管

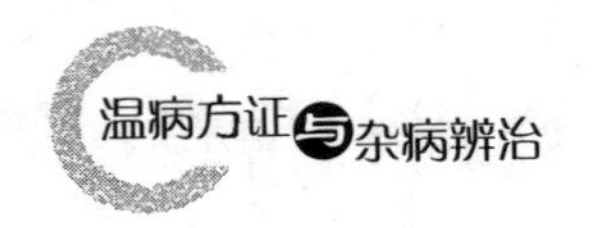


哮喘、多发性肺叶间积液、失声、热病后尿频、泄泻、老年性皮肤瘙痒症、日光病等。

## (四) 有关问题的讨论

**关于咳吐白沫属于肺燥** 根据上述印会河老师的经验，咳吐白沫是肺燥咳喘的特征性表现，也是清燥救肺汤证的关键之证。对此，清代陈士铎已有深刻的认识，其《辨证录·咳嗽》载有一则医案如下。

人有久咳而不愈者，口吐白沫，气带血腥，人以为肺经之湿也，而不知实肺金之燥。苟肺气不燥，则清肃之令下行，而周身四达，何处非露气之下润乎！不特肾水足以上升而交于心，亦且心火下降而交于肾，不传于肺矣。心火既不传于肺金，曾何伤燥之虑哉！惟其肺气先已匮乏，高原之水无有留余之势，而欲下泽之常盈，以上供于肺金之用，此必不得之数也，治法自宜专润肺金之燥矣。然润肺金之燥，而肾火上冲，则肺且救子之不暇，何能自润？此肺肾必宜同治也。方用子母两富汤：熟地二两，麦冬二两，水煎服。连服四剂，而肺金之燥除，肾火之干亦解。譬如滂沱大雨，高低原隰，无不沾足，既鲜燥竭之虞，宁有咳嗽之患。倘失此不治，或治而不补益其肺肾，转盼而毛瘁色弊，筋急爪枯，咳引胸背，吊疼两胁，诸气膹郁，诸痿喘呕，嗌塞血泄，种种危候，相因俱见矣。又用何药经救其焦枯哉。(陈士铎《辨证录·咳嗽门》)

本案陈士铎提出，久咳不愈，而见“口吐白沫，气带血腥”者，颇似湿而实属于燥，治疗不仅要滋润肺燥，而且要滋补肾水。本案颇能给人以启发，说明咳喘口吐白沫不仅可见于小青龙汤证，还可见于子母两富汤、清燥救肺汤证。

综上所述，清燥救肺汤是喻昌创制的治疗秋燥伤肺的专方，用于诸气膹郁，诸痿喘呕之因于燥者。王士雄注云：“柯韵伯曰：古方用香燥之品以治气郁，不获奏效者，以火就燥也。惟缪仲淳知之，故用甘凉滋润之品，以清金保肺立法。喻氏宗其旨，集诸润剂而制此汤，用意深用药当，无遗蕴矣。”（《温热经纬·方论》）王氏对本方的渊源、组方机制与特点做了精辟的阐发，值得深入研究。

# 第十四章
# 甘寒滋阴生津法及其代表方证

甘寒滋阴生津法是指用沙参、麦冬、玉竹、生地等甘寒药组方所形成的治法，具有生津增液、滋阴润燥的作用。该法是叶桂从《金匮要略》麦门冬汤重用麦冬受到启示而拟定的，吴瑭根据叶氏应用变通麦门冬汤甘寒益胃的经验，在《温病条辨》中制定出沙参麦冬汤、益胃汤、玉竹麦门冬汤、增液汤等方证。这些方证的建立，不仅发展了仲景之学，而且创新了李杲的脾胃学说；不仅为温病邪热损伤肺胃阴津证确立了有效的治法，而且为杂病火热内伤肺胃阴津的治疗提供了思路和方法。这一类方证可称为沙参麦冬汤类方证。

## 沙参麦冬汤方证

**沙参麦冬汤**　出自《温病条辨·上焦篇》秋燥第56条，组成为：沙参三钱、玉竹二钱、生甘草一钱、冬桑叶一钱五分、麦冬三钱、生扁豆一钱五分、花粉一钱五分。水五杯，煮取二杯，日再服。久热久咳者，加地骨皮三钱。吴瑭称此方为“甘寒法”。其原条文谓：“燥伤肺胃阴分，或热或咳者，沙参麦冬汤主之”。

### （一）方证理论源流

《金匮要略·肺痿肺痈咳嗽上气病》第10条载：“大逆上气，咽喉不利，止逆下气者，麦门冬汤主之。”麦门冬汤组成为：麦门冬七升，半夏一升，人参三两，甘草二两，粳米三合，大枣十二枚。右六味，以水一斗二升，煮取六升，温服一升，日三夜一服。

叶桂变通仲景麦门冬汤，以沙参易人参，以生扁豆代替半夏、粳米、大枣，加玉竹、天花粉等甘寒滋阴药，或仿喻昌清燥救肺汤法，加入桑叶，组成了甘寒益胃生津的代表方，用于治疗温病肺胃阴津损伤证，如下案。

卞，夏热秋燥致伤，都因阴分不足。冬桑叶、玉竹、生甘草、白沙参、生扁豆、地骨皮、麦冬、花粉。(《临证指南医案·燥》)

吴瑭采集此案，补入“燥伤肺胃”“或热或咳”等句，并将方中地骨皮移于方后加减法中，订立出沙参麦冬汤方证。

## （二）方证特点及其在杂病中应用的机制

沙参麦冬汤以沙参、麦冬、玉竹、花粉滋肺胃津液，合甘草取“甘守津还之意”，以加强复阴；妙在于甘寒滋润中配入生扁豆，取其甘温健脾除湿之用，既鼓舞脾胃生津之源，又预防甘寒药滋腻碍胃之弊，使全方不再守补而变为通补；另外，仿喻昌清燥救肺汤法配用桑叶，其轻清疏散，一可凉透燥热而外出，二可宣降肺气以布津，三可凉肝以防肝火风阳之升动。全方以滋阴为主，兼以健脾助运、宣展肺气，可谓是通滋胃阴法的代表方。

沙参麦冬汤证：吴瑭原治证：燥伤肺胃阴分，或热或咳者。参考吴氏自注：“此条较上二条（指“感燥而咳”的桑菊饮证与“秋感燥气，右脉数大”的桑杏汤证)，则病深一层矣，故以甘寒救其津液。”以及据方后“久热久咳者，加地骨皮”分析，本方证当以咳嗽为主证。

叶氏医案主治证：从叶桂变通麦门冬汤的应用范围来看，沙参麦冬汤证还包括胃痛、呃逆、食欲减退、咽喉痒痛、孔窍干燥等。

从临床实际考察，本方证最关键的是舌诊，舌红少苔或舌红无苔是其特征性表现。

方中所寓法的对应证：从方的结构分析，本方寓三法，其证主要有三个方面：一是沙参、麦冬、玉竹、天花粉，这 4 味药均为清滋药，上可清肺热、滋肺阴、润肺燥，治疗肺阴肺津损伤所致的咳嗽、哮喘、咳血、咽痛等证；中可清胃热、滋胃阴、润胃燥，治疗胃阴胃津损伤，胃失濡润所致的胃痛、胃灼热嘈杂、呕吐、不食等证。二是冬桑叶，甘苦，寒，疏散风热，可治疗肺胃阴津损伤而兼外感风热、燥、热之邪者，如发热咳嗽等；桑叶又可清肺润燥，治疗肺燥咳嗽。三是扁豆，甘，微温，补脾气，化湿，可治疗肺胃阴津亏虚而兼脾

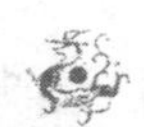

气虚所致的便糖、带下等证。

方证的特征性证：舌红少苔或无苔，咳嗽，胃痛不食，孔窍干燥。

杂病内生火热，最易损伤肺胃阴津，表现为沙参麦冬汤证，对此，当率先用其复肺胃之阴。

## （三）用治杂病举例与体会

先师孟澍江先生将沙参麦冬汤作为治疗肺胃阴伤诸病证的基本方，广泛应用于外感或内科杂病。孟老使用该方时，随证加减的手法有：胃阴不足胃痛者，配川楝子、延胡索、白芍等；胃阴不足便秘者，加火麻仁、玄参等；胃阴不足，胃火上炎而口舌糜烂者，配盐水炒知母、盐水炒黄柏、桂枝等；胃阴不足且气机不畅者，加橘白、生麦芽、川朴花等；胃阴不足，虚火上逆而眩晕者，配白蒺藜、煅赭石、甘菊花、川牛膝等；肺胃阴伤，肺气上逆作咳者，加杏仁、川贝、瓜蒌皮、枇杷叶等。如果肺胃阴伤较甚，须用酸甘化阴法时，则加入生地、白芍、乌梅、五味子等；如兼有胃气虚弱，需兼补中气时，每合太子参、茯苓等；另外，凡是遇到肺胃阴虚，而兼见中焦气机郁闭，如痞胀、呕恶等症者，加生姜汁以鼓动气机。如此化裁，每能获得理想的疗效。现介绍杨进教授与我一起整理的孟老治疗萎缩性胃炎案一则如下。

周某某，女，43 岁。患慢性萎缩性胃炎，胃脘疼痛隐隐，时作胀满，嘈杂不适，已历 5 年。每天劳累时尤甚，口干唇燥，大便干结，倦怠无力，形体消瘦，脉弦细，舌红苔薄。证属胃阴亏乏，气机失畅，治以滋养胃阴，疏通气机。处方：北沙参 10g，大麦冬 9g，玉竹 9g，白芍 9g，天花粉 10g，生甘草 3g，川楝子 9g，炒延胡索 8g，川厚朴花 4g，生麦芽 15g，姜汁少许。

本例经胃镜检查确诊为萎缩性胃炎，曾用补中益气、疏肝理气止痛等方，不但胃痛不减，而且口干益甚。服孟老方 5 剂后，胃痛即解，大便畅快，口干减轻。继以此法调理 3 个月，自觉症状均消失。调治 5 个月后，胃镜复查无异常发现。[孟澍江治疗内科杂病的经验．中医杂志，1987，(5)：21]

方证解释：本案虽然兼见胃脘时作胀满、倦怠乏力等症，但主症见胃痛嘈杂，口干唇燥，大便干结，形体消瘦，脉弦细，舌红苔薄等，病机以胃阴不足为重心。因此不能纯用辛香理气或甘温补气方。时作胀满提示病机尚有气机不畅的一面，故一味投用阴柔之品亦非所宜。孟老匠心独具，以具有清养不滞之长的沙参麦冬汤为底方，少佐善通利气机但不温燥之川楝子、炒延胡索、川厚朴花理气止痛，全方养阴不碍气，理气不伤阴，方证合拍，故取得了理想的疗效。

我在跟随先师刘渡舟先生临床学习时，见刘老常用沙参麦冬汤治疗杂病，现介绍其验案一则如下。

李某某，女，25 岁。其病饮食减少，口咽发干，周身疲倦，时发烦热，夜寐不安。月经每 20 天即潮，量少而色淡，月经来时更加疲倦，每致卧床不起。舌红而苔净，脉细数无力，大便自调，唯小便色黄。其人饮食减少，口咽发干，而舌红苔净，反映了胃液不足，胃气失和；夜寐不安，时发烦热，而脉细数，则为阴血不足而阳热有余。夫血源于津液，而津液又化生于饮食。今食少无以化液，断其来源则营血无从化生，故周身疲倦而经期卧床不起。治当滋胃液以增饮食，则不补荣血，而血自生。处方：沙参 15g，麦冬 30g，玉竹 30g，生地 12g，茯苓 6g，石斛 15g，生扁豆 6g。服 6 剂则胃开能食，诸症随减。转方用固本汤：生地 10g，熟地 10g，麦冬 10g，天冬 10g，炙甘草 6g。此方又服 10 余剂，身体从此逐渐康复。(《经方临证指南》)

方证解释：刘老是伤寒名家，用温病方也不失伤寒大家用药风格，此方重用麦冬、玉竹量至 30g，沙参 15g，并加石斛 15g，生地 12g，重滋胃津以复其阴；与此相反，轻轻佐用生扁豆、茯苓各 6g 以鼓动中气、健脾除湿，并反佐诸滋阴药以求滋中有通。一重一轻，妙不可言。在辨证方面，更能看得出临床名家的风范：患者症见饮食减少、周身疲倦、时发烦热，月经每 20 天即潮，量少而色淡，月经期更加疲倦，每致卧床不起等，酷似脾胃气虚之补中益气汤证，但刘老却能紧紧抓住舌红苔净，脉细数，口咽发干，夜寐不安，时发烦热等特征性表现，断然诊断为胃阴不足之沙参麦冬汤证，重投滋阴以治之。虽病饮食减少，但不用任何开胃消导药，直滋胃阴，以求胃阴复而“自然欲食”（吴瑭语）。本案辨证用方颇能开发人之心思。

我在临床上常用沙参麦冬汤治疗肺胃阴亏所致的疑难杂病，此介绍治验三则如下。

干燥综合征：连某某，女，61 岁。教师，1998 年 5 月 10 日初诊。患者经北京协和医院确诊为干燥综合征，临床表现眼睛干燥无泪，口干无唾液，咽喉干燥，吞咽食物时有刺激感，鼻腔干燥无涕，阴道干涩。时胃痛或胃胀不适，总有食物难以消化之感，二便正常。舌深红少苔而干，脉细弦。就诊前曾屡服中药，服滋阴清热方则胃痛胃胀加剧，用开胃消胀药则干燥加重。根据脉舌辨为沙参麦冬汤证，处方：沙参 9g，玉竹 6g，麦冬 9g，天花粉 4g，生甘草 2g，

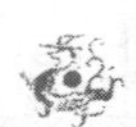

冬桑叶3g，生扁豆5g，生姜汁5滴。上方每日1剂，连续服14剂，自觉干燥有所减轻。二诊见舌深红，用上方减玉竹，加生地5g。7剂。服药后自觉孔窍干燥进一步减轻，胃不再胀痛。其后守法守方，或再次精简，以至于仅用生地、麦冬、生姜汁、桑叶四味；或者每周仅服3剂，坚持服用1年，干燥症状得到控制，唾液、眼泪渐生。嘱停药观察。

慢性胃炎胃痛：张某某，男，49岁。2005年9月10日初诊。长期胃痛，西医诊断为慢性胃炎、反流性食管炎。病理活检：会厌贲门部黏膜慢性炎，鳞状上皮有增生。患者看到病理活检报告，自以为会发展为胃癌，心理负担沉重。胃脘、上腹部胀痛，饭后增重，纳差，明显消瘦，时有盗汗，眼睛干涩，急躁易怒。舌红赤，苔薄少，脉弦细长。据舌辨为沙参麦冬汤证，处方：北沙参10g，麦冬15g，天花粉10g，玉竹10g，生甘草6g，桑叶10g，扁豆15g，枳实6g。7剂。2005年9月17日二诊：胃痛、脘腹胀满明显减轻，食欲增加，盗汗减。仍急躁，舌红赤，苔薄白，脉弦细。上方加川楝子10g，7剂。2005年9月24日三诊：胃脘胀痛止，饮食增进，不再盗汗，体重有所增加，希望继续服药治疗，仍用二诊方调治。至2005年10月25日，胃痛未再发作，停服中药，嘱饮食调养。

肺癌化疗后呕吐：陈某某，男，62岁。2005年7月17日初诊。患者确诊为肺癌，骨转移、脑转移，进行化疗。来诊时化疗虽已停止，但从化疗开始至今一直呕吐，进食则吐，晨起尤甚，不进食也吐，胃脘不适。大便干燥，2～3天一次。面色灰暗，眼眶深陷。脉沉细滑略数，舌光绛无苔。从舌辨为胃阴大伤的沙参麦冬汤证，处方：沙参10g，麦冬10g，天花粉10g，桑叶6g，生地15g，法半夏10g，生姜汁10滴。4剂。2005年7月21日二诊：服药后呕吐大减，饭后不再呕吐，仅偶尔吐。口干减，欲饮，能正常进水，饮水则舒。胃脘舒畅，以前须放热水袋在胃部始快，现已不再需要。大便量少偏稀。脉沉弦滑数，舌光绛无苔。上方加生石膏15g。7剂。2005年7月28日三诊：呕吐止，胃中舒畅，口微干。脉沉弦滑数，舌光绛无苔。二诊方加扁豆10g。7剂。患者先后治疗4次，呕吐完全控制。后又一次住院进行化疗，再未联系。

另外，我也遵照叶氏的经验，用沙参麦冬汤治疗咳嗽、咽喉疼痛等病症，有良好的疗效。

临床报道用沙参麦冬汤治疗杂病的案例有肺结核、慢性支气管炎、咳嗽、喉源性咳嗽、心动过速、慢性萎缩性胃炎、幽门螺旋杆菌感染性胃病、呃逆、癃闭（尿潴留）、糖尿病、复发性口腔溃疡、慢性咽炎、鼻炎、银屑病等。

## （四）有关问题的讨论

**关于用沙参麦冬汤治疗干燥综合征** 干燥综合征可以表现为沙参麦冬汤证，前述连某某案即是一例。本案辨证用药的难点在于如何辨识干燥症与胃胀胃痛症的孰轻孰重，以及如何调配沙参、玉竹、麦冬、花粉、生地等滋阴药与甘草、扁豆、生姜汁等扶胃气护胃阳药的孰多孰少。遵叶桂原意，在沙、玉、麦、粉等滋阴药中配甘草、扁豆、姜汁既可防诸滋阴药腻滞碍胃，又具有麦门冬汤在重用麦冬滋阴中配夏、参、草、枣、粳米养胃气通胃阳的立意，而且，生地、天花粉等甘苦寒与扁豆、生姜汁等甘辛温配合，寓开泄之意，叶桂《临证指南医案》就有“麦门冬汤留半夏以辛温开泄”的经验。如此配伍，正切合既有津亏干燥症，又有胃失和降胃痛胃胀症的病机。遵照原方用桑叶的原因在于患者有眼干、鼻干、咽干等症，从中医部位辨证看，眼、鼻、咽与肝肺有关，桑叶可以清肝、润肺，为本病的对证之药。我在临床上体会到，此病见肺胃阴亏者，用沙参麦冬汤不得轻易舍弃桑叶。方用生地者，因生地不仅滋阴，又可入血分凉血散血，干燥综合征既有气分津伤表现，又多有舌深红等血分郁热征象，生地配桑叶、姜汁可以透血分郁热外出，此病见沙参麦冬汤证者，合入这一组配伍，可以收到较好的疗效。

## （五）沙参麦冬汤类方

**玉竹麦门冬汤** 出自吴瑭《温病条辨·中焦篇》秋燥第100条，组成为：玉竹三钱、麦冬三钱、沙参二钱、生甘草一钱。土虚者，加生扁豆。气虚者，加人参。吴瑭称此为“甘寒法”。其原条文谓：“燥伤胃阴，五汁饮主之，玉竹麦门冬汤亦主之。”

本方证是吴氏根据《临证指南医案·燥》陈案整理而得，叶案如下。

陈，秋燥复伤，宿恙再发，未可补涩，姑与甘药养胃。麦冬、玉竹、北沙参、生甘草、茯神、糯稻根须。（《临证指南医案·燥》）

吴瑭去此案方中茯神、糯稻根须，制定出玉竹麦门冬汤方证。

叶氏陈案以沙参、麦冬、玉竹、生甘草4味基本药甘寒滋阴生津，另用茯神健脾宁心安神，糯稻根须止汗敛津，构成“甘药养胃”之法。吴瑭取叶氏处方中最基本的4味药为玉竹麦门冬汤方，使其更加精简。方后加减法“土虚者，

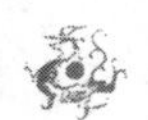

加生扁豆；气虚者，加人参”，也是总结叶案而得，值得重视。

# 益胃汤方证

**益胃汤**　出自《温病条辨·中焦篇》风温温热第12条，组成为：沙参三钱、麦冬五钱、冰糖一钱、细生地五钱、玉竹（炒香）一钱半。水五杯，煮取二杯，分二次服，渣再煮一杯服。吴瑭称此方为“甘凉法”。其原条文谓：“阳明温病，下后汗出，当复其阴，益胃汤主之。”此方证也见于下焦篇第35条：“温病愈后，或一月，至一年，面微赤，脉数，暮热，常思饮不欲食者，五汁饮主之，牛乳饮亦主之。病后肌肤枯燥，小便溺管痛，或微燥咳，或不思食，皆胃阴虚也，与益胃五汁辈。”

## （一）方证理论源流

益胃汤方证是吴瑭根据叶氏甘寒益胃的经验制定的，有关叶案如下。

倪，三一，阳明脉弦空，失血后，咽痹即呛，是纳食虽强，未得水谷精华之游溢，当益胃阴。北沙参、生扁豆、麦冬、杏仁、生甘草。糯米汤煎。（《临证指南医案·吐血》）

王，二八，见红两年，冬月加嗽，入春声音渐嘶，喉舌干燥，诊脉小坚，厚味不纳，胃口有日减之虞。此甘缓益胃阴主治。麦冬、鸡子黄、生扁豆、北沙参、地骨皮、生甘草。（《临证指南医案·吐血》）

陆，二三，阴虚体质，风温咳嗽，苦辛开泄肺气加病，今舌咽干燥，思得凉饮，药劫胃津，无以上供。先以甘凉，令其胃喜，仿《经》义虚则补其母。桑叶、玉竹、生甘草、麦冬、白沙参、蔗浆。（《临证指南医案·咳嗽》）

王，二十，脉右大，失血知饥，胃阳上逆，咽干喉痒。生地、扁豆、玄参、麦冬、川斛、新荷叶汁。（《临证指南医案·吐血》）

以上倪案、王二八案分别用了“益胃阴”一词，这是吴瑭将该方命名为“益胃汤”的根据。《温病条辨》自注云：“汤名益胃者，胃体阳而用阴，取益胃阴之义也。”陆案中有“先以甘凉，令其胃喜”的认识，吴瑭称益胃汤为“甘凉法”，《温病条辨·中焦篇》12条自注又说：“欲复其阴，非甘凉不可。”陆案处方有玉竹、麦冬、白沙参、蔗浆，吴瑭益胃汤有玉竹、麦冬、沙参、冰糖，在这里，吴瑭用冰糖代替了蔗浆。王二十案中使用了生地，以滋胃阴而制胃阳，吴瑭仿此法在益胃汤中加入了生地。可见，益胃汤是吴瑭根据叶案甘凉益胃阴法而拟定的。

## （二）方证特点及其在杂病中应用的机制

益胃汤以麦冬、沙参、玉竹、冰糖甘凉滋胃阴，另用生地甘苦寒，养胃阴、生津液，并入血分凉血清热、润燥滋阴。此方以纯滋胃阴，润燥养液，凉血滋血分之燥为特点。

益胃汤的证：吴瑭原治证：从中焦篇 12 条“下后汗出”，以及吴氏自注“胃阴复而气降得食”来看，益胃汤证有汗出、不食等。另从下焦篇 35 条看，有“肌肤枯燥，小便溺管痛，或微燥咳，或不思食”等。

叶氏医案主治证：咯血，咽痹即呛；咳血，冬月加嗽，入春声音渐嘶，喉舌干燥，脉小坚，厚味不纳，胃口日减；风温咳嗽，舌咽干燥，思得凉饮；失血知饥，胃阳上逆，咽干喉痒等。

叶桂《温热论》指出：“舌绛而光亮，胃阴亡也，急用甘凉濡润之品。”“绛”为深红色，是营血热的表现，益胃汤中有生地，可以凉血。因此，舌深红无苔是胃阴大亏之益胃汤证的特征性表现。

方中所寓法的对应证：本方虽纯然由甘寒滋阴生津药组成，但仔细分析，却寓有二法，其证也有二个方面：一是沙参、麦冬、玉竹、冰糖，甘寒清滋法所对应的胃肺阴津损伤证，如胃痛，胃与食道灼热，胃脘嘈杂不适，不食；咳嗽、咽痛等。二是细生地，清热凉血散血而止血法所对应的血分瘀热证，如舌绛少苔，出血见症等。

方证的特征性证：舌深红、少苔或无苔，口舌干燥，胃痛，不饥不食，或饥不欲食者。

杂病郁火伤阴，或热病伤阴转为杂病，或药物毒副作用伤阴均可出现益胃汤证，可用益胃汤加减治疗。

## （三）用治杂病举例与体会

先师刘渡舟先生善用益胃汤治疗胃痛、不食等杂病。先生对本方有深刻的研究，认为临床运用益胃汤，辨证以口咽干燥，不欲饮食，或不喜肥甘，大便

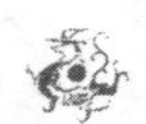

干燥而胃疼，舌红绛，少苔或苔薄，脉细数或弦细等为主。大便出血者加藕节、桑叶；泄泻而里急者加白芍、乌梅、黄连；脱肛加诃子、木瓜；胁痛加牡蛎、片姜黄；咽痛加玄参、藏青果、桔梗等，俱有效验。现介绍刘老经验如下。

肺燥咳嗽：孟某，女，2岁。症见咳嗽，低热，盗汗，不欲食而反喜饮水，舌红苔薄，脉数。胃阴虚而肺系失润，主以益胃之法，处方：沙参6g，麦冬6g，玉竹6g，生地6g，冰糖1块，牡蛎10g，糯稻根15g。上方共服20余剂而愈。(《经方临证指南》)

胃痛便血：陈某某，男，52岁。素有胃疾，近日大便潜血，胃脘疼痛，不欲饮食，食后则胃疼更甚，口干。舌红少苔，脉滑数。此证胃阴不足，不能制阳而生内热，热又伤及阴络而动血。处方：沙参15g，麦冬15g，玉竹15g，鲜生地30g，石斛15g，扁豆10g，薏苡仁10g，藕节15g，桑叶10g，竹叶10g。服6剂，血止而痛去。减去藕节、桑叶，又服10余剂而饮食渐增。(《经方临证指南》)

泄泻棕褐色油脂：庞某某，男，38岁。大便不调，每日三四行，甚或十多次。所奇者，大便后又泻出棕褐色油脂，时多时少，偶或矢气，往往同油脂并出。肛门灼热，有下坠感。舌红苔黄，脉弦大。此乃胃肠阴虚，又被肝胆之火劫逼而肠脂下注，处方：麦冬18g，沙参10g，玉竹10g，生山药24g，生石膏12g，白芍18g，乌梅3g，黄连3g。服5剂而病证减半，大便调而油脂减少，继续用上方进退10余剂而安。(《经方临证指南》)

脱肛：唐某某，男，38岁。患脱肛已有2年多，大便干燥。伴腹满、嗳气、食少、口干、寐差等症。舌红少苔，脉弦细。肺胃阴虚，津液不能下达，复加肝郁而疏泄不利，横伤脾土致脾气下陷而脱肛。处方：沙参12g，麦冬18g，玉竹12g，生地12g，百合10g，白芍18g，木瓜6g，甘草6g。服3剂，脱肛明显减轻。又加乌梅、诃子、黄连，服10余剂而愈。(《经方临证指南》)

肌肉萎缩：杨某某，女，28岁。患者四肢与后背呈现游走性疼痛，按之不可得，两手掌鱼际肌肉已萎缩，并有麻木感。饮食日减，厌食荤腥，并且口咽发干，不欲多饮，二便尚可。月经提前，量少。月经来潮则心烦不安。其面颊绯红，舌质红，苔薄黄，脉大而软不任按。此证由胃液不足，而使胃气失调，故饮食日减，口咽发干。由于饮食少，津液亏，则不能化生营血。营血一虚则不能养肝，而使风阳发动。风阳走于肢体，消灼津液，则肌肉萎缩而游走作痛。经期则使血更虚，无以节制阳气，所以心烦不安。治以滋养胃液，柔肝息风为法，处方：玉竹30g，石斛30g，白芍12g，生地12g，麦冬12g，胡麻10g，甘草6g，钩藤10g，石决明30g，何首乌10g。此方前后共服30余剂，而胃开能食，疼痛减轻，手掌鱼际肌肉渐长，诸证皆安。(《经方临证指南》)

方证解释：以上5案均由胃阴亏损所致，故用益胃汤为基础方论治，但各案病证同中有异，因而组方遣药各不相同：第1例孟案见盗汗，故遵叶氏手法于益胃阴中加入牡蛎、糯稻根敛汗固津。第2例陈案大便潜血，故用鲜生地加藕节凉血止血，加桑叶、竹叶清泻阳热。第3例庞案比较特殊，虽胃阴不足，但不仅大便不干，反而泻下日三四次以上，且泻出油脂，刘老从胃阴亏虚，肝胃之火逼迫阴液下泄入手，用益胃汤去甘苦寒兼润下作用的生地，加乌梅、白芍酸收敛肝，加黄连、生石膏清泻胃火，仿叶氏用生扁豆意加山药健中助运化。第4例唐案虽病脱肛，但舌红少苔，大便干燥，胃阴不足而复加肝郁克脾，故仿叶氏手法于益胃汤中加白芍、木瓜酸敛柔肝；二诊更加诃子、乌梅、黄连酸涩收敛之中兼以酸苦泄肝，药证合拍，故脱肛、便秘告愈。第5例杨案两手掌鱼际肌肉萎缩，属于痿证大病，用益胃汤法加石斛、白芍、胡麻、何首乌等滋养阴血，另加钩藤、石决明平肝息风，遵肺热叶焦，则生痿躄，治痿独取阳明之旨，也颇能开发人之心思。

我在临床上常用益胃汤治疗杂病，此介绍有关体会如下。

1977年5月，我的父亲曾患肺炎发热，经某西医院治疗痊愈出院。但病愈后一直无食欲，间或胃痛，且胃脘胀满，在当地请中医治疗3个月而不愈，延至暑假我回家时，其症状有增无减，胃疼痛，脘胀满，不思食。看前医所用处方，或者消食导滞，或者理气开胃消胀，或者破气止痛。我在未诊脉视舌时也觉得前医处方不谬，但诊舌见舌绛无苔，诊脉弦细略数，问知大便干燥。诊罢突然顿悟地联想起益胃汤方证，随即处下方：沙参12g，麦冬12g，玉竹12g，生地15g，冰糖15g，生甘草6g。当即取药3剂。每剂药煎3次，兑在一起令频服。结果服1剂胃痛止，2剂食欲大开，大便通畅，脘胀立消。服完3剂后，持续3个月的痛苦随之消除。

当时我虽然读过《温病条辨》的主要条文，但是，对吴瑭的自注并没有细细研读过，因此，不能理解为什么胃阴大亏会引起胃脘胀满、疼痛、不食。从中医理论分析，胃阴亏应该胃火旺，胃火旺理应消谷善饥，不应该不食痛胀。带着此疑问曾请教过几位老师，均没有得到满意的答复。后读《温病条辨》时，突然发现吴瑭在下焦篇第35条自注中，对该问题有精辟的解释，不禁拍案叫绝。吴瑭写到："此由中焦胃用之阴不降，胃体之阳独亢，故于甘润法救胃用，配胃体，则自然欲食，断不可与俗套开胃健食之辛燥药，致令燥咳成痨

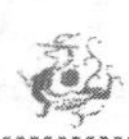

也。”随即读中焦第12条自注，吴瑭更云：“盖十二经皆禀气于胃，胃阴复而气降得食，则十二经之阴皆可复也。”读书至此，多年疑问才涣然冰释。

从此以后，我常用益胃汤治疗胃痛、胃脘痞胀、无食欲等胃病，但见舌质红赤少苔、无苔者，辄用此方，每能获效。另外，也曾用此方治疗刻意减肥，或精神原因引起的厌食症，或者不饥不食不便症，有比较理想的疗效。

临床报道用益胃汤治疗杂病的医案有眩晕、慢性萎缩性胃炎、消化性溃疡、慢性肾功能衰竭、糖尿病、妊娠恶阻、小儿厌食症、化疗副作用引起的反应等。

## （四）有关问题的讨论

**1. 叶氏脾与胃分治论**　叶桂十分推崇李杲的脾胃学说，认为“脾胃为病，最详东垣。”（《临证指南医案·脾胃》王案）他在全面继承李杲脾胃治法的基础上，创造性地提出了“脾与胃功能不同，脾病胃病当分别而治”的理论。如叶氏云：“九窍不和，都属胃病，阳土喜柔，偏恶刚燥，若四君、异功等，竟是治脾之药。腑宜通即是补，甘濡润，胃气下行，则有效验。”（《临证指南医案·脾胃》王案）华岫云在《临证指南医案·脾胃》按语中对叶氏的这一理论做了精辟的阐发：脾胃之论，莫详于东垣，其所著补中益气、调中益气、升阳益胃等汤，诚补前人之未备。察其立方之意，因以内伤劳倦为主，又因脾乃太阴湿土，且世人胃阳衰者居多，故用参芪以补中，二术以温燥，升柴升下陷之清阳，陈皮、木香理中宫之气滞。脾胃合治，若用之得宜，诚效如桴鼓，盖东垣之法，不过详于治脾，而略于治胃耳。乃后人宗其意者，凡著书立说，竟将脾胃总论，即以治脾之药笼统治胃，举世皆然。今观叶氏之书，始知脾胃当分析而论。盖胃属戊土，脾属己土，戊阳己阴，阴阳之性有别也。脏宜藏，腑宜通，脏腑之体用各殊也……观其立论云：纳食主胃，运化主脾。脾宜升则健，胃宜降则和。又云：太阴湿土，得阳始运，阳明阳土，得阴自安，以脾喜刚燥，胃喜柔润也。仲景急下存津，其治在胃；东垣大升阳气，其治在脾。此种议论，实超出千古。（《临证指南医案·脾胃》）由此可见，东垣论治脾胃病的特点有四个方面：其一，脾与胃合论而治；其二，详于治脾而略于治胃；其三，偏于论治劳倦、饮食内伤所致的脾胃阳气虚损之证；其四，治法以补脾胃气、升阳、除湿、泻火为主。叶桂在东垣基础上，关于脾胃病的证治，创立了四点新的理论：其一，主张脾与胃分别论治；其二，重点强调胃病治法；其三，分别胃阴、胃阳，既重视通补胃阴，治疗胃阴虚证，又重视通补胃阳，治疗胃阳虚证；其四，治胃阴力主甘寒滋阴生津。临床若能综合东垣、叶氏两家之长，遵其辨治脾胃病的经验用方，对于提高脾胃病的疗效则不无裨益。

**2. 叶氏养胃阴学说及其意义** 叶桂在脾与胃分治论的基础上，创立了养胃阴说，以变通麦门冬汤法为基础，创制沙参麦冬汤、益胃汤法治疗胃阴虚证。华岫云在《临证指南医案·脾胃》按语中总结叶氏经验说："若脾阳不足，胃有寒湿，一脏一腑，皆宜于温燥升运者，自当恪遵东垣之法；若脾阳不亏，胃有燥火，则当遵叶氏养胃阴之法……凡遇禀质木火之体，患燥热之证，或病后热伤肺胃津液，以致虚痞不食，舌绛咽干，烦渴不寐，肌燥熇热，便不通爽，此九窍不和，都属胃病也……先生必用降胃之法，所谓胃宜降则和者，非用辛开苦降，亦非苦寒下夺，以损胃气，不过甘平，或甘凉濡润，以养胃阴，则津液来复，使之通降而已矣。"（《临证指南医案·脾胃》）从而精辟地阐明了胃阴不足，九窍不和的病机，以及甘凉滋润养胃阴法治疗胃痞、不食、胃痛的机制。脾宜升则健，胃宜降则和；脾喜刚燥，胃喜阴柔，胃阴不足，则胃气不降，故可导致不食、痞满、胃痛、呃逆、便秘诸症，甘寒剂养胃阴使之和降，则不食痞痛等症自然可愈。吴瑭对叶桂的益胃阴法心领神会，故于《温病条辨》围绕益胃汤提出了"胃体阳而用阴"；"胃用之阴不降，胃体之阳独亢"则不食，"甘润法救胃用，配胃体，则自然欲食"；"胃阴复而气降得食"等重要理论。这些理论在指导脾胃病的辨治方面有极其重要的临床意义。

**3. 叶氏通补胃阴法** 叶桂根据仲景麦门冬汤重用麦冬的经验，匠心独具地用甘寒之沙参代替甘温之人参，用白扁豆代替半夏、粳米、大枣，从而组成了以沙参、麦冬、白扁豆、甘草为基本用药的养胃阴基础方。此方用麦冬、沙参甘寒清滋胃阴；甘草甘缓益气，佐麦冬、沙参有"甘守津还"之意；白扁豆微温，养胃健中祛湿，有滋中兼通运之意。全方滋胃生津而并非纯用滋腻，脱出于麦门冬汤而又不悖麦门冬汤的立法。叶氏把此法称为"甘味养胃阴法"或"甘缓养胃阴法"或"甘缓益胃阴法"等。我根据此方的结构特点，将之称为"通补胃阴法"。叶氏的主要加减法为：如胃津损伤明显者，据证或加入玉竹，或加入天花粉，或加入石斛，或加入蔗汁、梨皮、梨汁等，以合麦、沙滋阴生津。如胃气不通明显者，除用生扁豆甘温健胃祛湿外，或加茯苓，或加薏苡仁，或加大麦仁，或加新会皮一味，以求滋中有健，滋中寓通，不守滋而通滋，不守补而通补。如肺热咳嗽为主者，加入桑叶，或再加杏仁，以宣达肺郁。如咳嗽痰多不利者，仿苇茎汤意，加薏苡仁化痰祛湿；咽痛、失声、音哑等咽喉不利明显者，仿《金匮要略》苦酒汤意，加鸡子白；阴伤汗出明显者，加糯稻

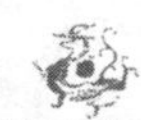

根须。

**4. 叶氏通补胃阳法**　在阐明脾与胃应分别论治之后，叶氏进而认为，胃有胃阴、胃阳，胃阴之虚与胃阳之虚判然有别，也当分别论治，从而提出了通补胃阴与通补胃阳的理论。

关于通补胃阳，叶氏在《临证指南医案·木乘土》朱氏案中明确指出："胃腑以通为补，故主以大半夏汤。"关于胃阳之虚，叶氏在有关医案中指出"食谷不化，胃无火也"；"胃阳衰微，开合之机已废"；"胃阳伤极，中乏坐镇之真气，冲脉动则诸脉交动"等。胃阳虚可导致胃气不能通降，其症有呕吐、呃逆、胃不纳食、胃脘痛、脘痞胀满等等。对于这些种种不同的胃阳虚证，叶氏主用大半夏汤化裁，通补胃阳以治疗之。

其用药手法，总以《金匮要略》大半夏汤（半夏、人参、白蜜）为基础，去其中守补之白蜜，加茯苓之淡渗与生姜或姜汁之辛通，组成了通补胃阳的基本方（人参、半夏、生姜、茯苓）。叶氏在《临证指南医案·木乘土》徐氏案中精辟地指出："胃虚益气而用人参，非半夏之辛，茯苓之淡，非通剂矣。"关于茯苓，叶氏指出："佐茯苓通胃阳。"（《临证指南医案·肿胀》越案）如胃阳虚甚者，每取附子粳米汤意在基本方中加入附子，如在《临证指南医案·木乘土》徐氏案中进一步指出："少少用附子以理胃阳，粳米以理胃阴，得通补两和阴阳之义。"或者加用干姜，或干姜易生姜，如《临证指南医案·痿》吴三九案："下焦痿躄……畏冷阳微，几日饭后吐食，乃胃阳顿衰，应乎卫外失职……吐后间服大半夏汤，加淡干姜、姜汁。"

**5. 益胃汤与沙参麦冬汤的区别**　沙参麦冬汤与益胃汤均出自于吴瑭《温病条辨》，两方比较：沙参麦冬汤肺胃阴同滋，偏于上焦气分；益胃汤则偏于滋胃阴，并能入血分凉血生津而散血。从证的特点看，沙参麦冬汤证以燥咳、咽喉燥痛、鼻燥、眼睛干燥、胃燥灼热疼痛等为重心；益胃汤证则以胃燥疼痛、胃燥不思食、肌肤枯燥、阴亏小便溺管痛等为重心。两方同出一源，又有所偏重，临床上应根据两方各自的特点区别应用。

# 增液汤方证

**增液汤**　出自《温病条辨·中焦篇》第 11 条，组成为：元参一两、麦冬（连心）八钱、细生地八钱。水八杯，煮取三杯，口干则与饮，令尽，不便，再作服。吴瑭称此方为“咸寒苦甘法”。其原条文谓：“阳明温病，无上焦证，数日不大便，当下之，若其人阴素虚，不可行承气者，增液汤主之。服增液汤已，周十二时观之，若大便不下者，合调胃承气汤微和之。”本方证还见于中焦篇第15条：“下后数日，热不退，或退不尽，口燥咽干，舌苔干黑，或金黄色，脉沉而有力者，护胃承气汤微和之；脉沉而弱者，增液汤主之。”中焦篇第16条：“阳明温病，下后二三日，下证复现，脉下甚沉，或沉而无力者，止可与增液，不可与承气。”中焦篇第17条：“阳明温病，下之不通，其证有五……津液不足，无水舟停者，间服增液，再不下者，增液承气汤主之。”

## （一）方证理论源流

吴瑭《温病条辨·中焦篇》第11条自注云：“此方所以代吴又可承气养荣汤法也”。说明他制定增液汤是从吴有性《温疫论》承气养荣汤受到启发的。承气养荣汤由知母、当归、芍药、生地、大黄、枳实、厚朴组成，《温疫论》原文谓：“下证以邪未尽，不得已而数下之，间有两目加涩，舌反枯干，津不到咽，唇口燥裂，缘其人所禀阳脏，素多火而阴亏，今重亡津液，宜清燥养荣汤，设热渴未除，里证仍在者，宜承气养荣汤。”（《温疫论·数下亡阴》）从这段条文来看，清燥养荣汤用于数下阴枯血燥证，承气养荣汤则用于阴枯血燥而兼里之实热尚存证。承气养荣汤实际上是由清燥养荣汤（知母、天花粉、当归身、白芍、地黄汁、陈皮、甘草）合小承气汤化裁而成。因此，可以认为，增液汤是借鉴清燥养荣汤与承气养荣汤两方的思路而制定的。

另外，从增液汤所选用的元参、麦冬、细生地三味药来看，吴瑭在订立此方时，更为主要的是受到了叶桂医案的影响。现列举叶案三则如下。

章，二五，自服八味鹿角胶以温补，反咳嗽吐痰，形瘦减食，皆一偏之害。宜清营热，勿事苦寒。鲜生地、麦冬、元参心、甘草、苦百合、竹叶心。（《临证指南医案·咳嗽》）

吴，神气如迷，不饥不食，乃苦辛消导发散，劫夺胃津所致。盖温邪手经为病，今世多以足六经主治，故致此。细生地、竹叶心、麦冬、元参心、连翘心、郁金。（《临证指南医案·温热》）

某，四三，失声咽痛，继而嗽血，脉来涩数，已成劳怯，幸赖能食胃强，勿见咳治咳，庶几带病延年。细生地三钱、玄参心一钱、麦冬一钱半、细川斛三钱、鲜莲子肉一两、糯稻根须五钱。（《临证指南医案·吐血》）

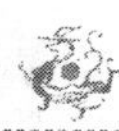

以上三案处方均含有玄参、麦冬、生地，旨在滋肺胃之阴，兼清泄营热。章案误用温补，咳嗽吐痰，形瘦减食，以肺燥为重，故加苦百合、甘草以滋肺生津，加竹叶心清心导热；吴案神气如迷，不饥不食，为胃津劫夺而热扰心窍，故加竹叶心、连翘心、郁金以清心开窍；某四三案失声咽痛，继而嗽血，脉来涩数，已成劳怯，故加细川斛凉血滋阴，鲜莲子肉、糯稻根须健脾收敛。分析这三则医案可以看出，叶氏以玄、地、冬配伍，既养肺阴，又滋胃津，并可清营凉血以润血分之燥。

据此，可以推论，吴瑭增水行舟法的设想，来源于吴有性，而用玄、地、冬遣药组方的思路，则来源于叶桂。朱武曹评注增液汤认为，此方“亦炙甘草汤变化出之”。变通炙甘草汤为加减复脉汤用以养阴是叶桂的发明，朱武曹的评注进一步说明，吴瑭制定增液汤的思路来源于叶桂的滋阴之法。

吴瑭在增液汤的基础上，根据临床实际，进而制定出增液合调胃承气汤、护胃承气汤（增液汤加大黄、丹皮、知母）、增液承气汤（增液汤加大黄、芒硝）、新加黄龙汤（增液汤加人参、生甘草、大黄、芒硝、当归、海参、姜汁）、清燥汤（增液汤加知母、人中黄）、冬地三黄汤（增液汤加黄连、黄芩、黄柏、银花露、苇根汁、生甘草）、清营汤［增液汤加犀角（今用水牛角代替）、竹叶心、丹参、黄连、金银花、连翘］等方，从而大大拓展了增液汤的应用范围。

## （二）方证特点及其在杂病中应用的机制

吴瑭指出：该方“独取元参为君者，元参味苦咸微寒，壮水制火，通二便，启肾水上潮于天，其能治液干，固不待言，本经称其主治腹中寒热积聚，其并能解热结可知。麦冬主治心腹结气，伤中伤饱，胃络脉绝，羸瘦短气，亦系能补能润能通之品，故以为之佐。生地亦能主寒热积聚，逐血痹，用细者，取其补而不腻，兼能走络也。三药合用，作增水行舟之计，故汤名增液。”可见，这三味药既能滋阴生津，又可以通腹中寒热积聚或心腹结气。吴瑭总结这三味药配伍后的特殊功能为“保津液之难保，而又去血结之积聚”；（《温病条辨》新加黄龙汤方论）“妙在寓泻于补，以补药之体，作泻药之用，既可攻实，又可防虚”。（《温病条辨》增液汤方论）

本方与沙参麦冬汤有所不同，沙参麦冬汤以沙参、麦冬等甘寒药为主组方，以滋肺胃之阴为主，多用于气分阴伤之证。增液汤则以苦甘咸寒之玄参为君药，

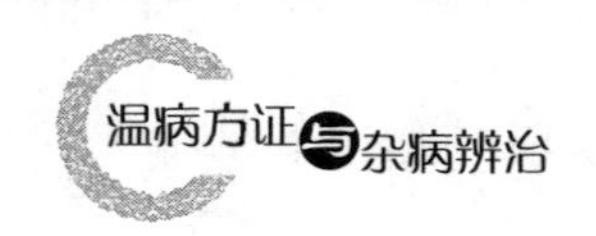


玄参可归肾经，又善入营血分，凉营养阴生津，兼能散结解毒；另配以生地黄，甘苦寒，归心、肝、肾经，清热凉血，养阴生津，润肠，通经逐血痹；麦门冬甘微苦，微寒，归肺、心、胃经，益肺胃之津，清心除烦，滋肠通便。三药合用，以咸寒佐以甘寒为特点，不仅可滋上焦肺津，中焦胃津，而且可滋下焦肝肾之阴津，并能入营血分，凉营清心，散结解毒通络，以滋润之中兼以通散为特点。如果说沙参麦冬汤以滋气分中上焦肺胃阴津为特点，加减复脉汤以滋下焦肝肾之阴为特点的话，增液汤则是一首界于沙参麦冬汤与加减复脉汤之间的甘寒与咸寒相兼的滋阴名方。

增液汤的证：吴瑭原治证：大便秘结，口燥咽干，或低热不退，舌苔干黑，或金黄色，脉沉而弱，或沉而无力等。《温病条辨·中焦篇》第11条自注云："余治体虚之温病，与前医误伤阴津、不大便、半虚半实之证，专以此法救之，无不应手而效。"又说："温病之不大便，不出热结液干二者之外……其偏于阴亏液涸之半虚半实证，则不可混施承气，故以此法代之"。结合中焦17条"津液不足，无水舟停者，兼服增液"分析，增液汤在《温病条辨》的主证是大便秘结。

叶氏医案主治证：舌涸赤绛，烦不成寐；咳嗽吐痰，形瘦减食；不饥不食；失声咽痛，继而嗽血，脉来涩数等。

方证的特征性证：舌赤或绛、少苔或无苔，大便干燥者。

杂病过程，不论什么原因，只要出现了阴液亏损，或阴伤兼营血分郁热，表现为增液汤证者，即可用增液汤化裁治之。

### （三）用治杂病举例与体会

先师刘渡舟先生善用增液汤加味治疗疑难杂病，现整理其医案三则如下。

口腔溃疡：庞某某，男，70岁。1998年10月14日初诊。患口腔糜烂溃疡2周，诊见口腔黏膜色赤糜烂，进食时疼痛难忍。伴有头晕，气短，心烦，寐差，大便干燥等。舌红无苔，脉细弦。辨为增液汤证，处方：生地30g，麦冬30g，玄参30g，生草6g，竹叶12g，黄连3g，黄芩3g，白芍20g。7剂。服上方3剂，口腔糜烂、溃疡开始收敛，疼痛减轻，服完7剂，不仅口腔溃疡告愈，而且心烦、大便干、寐差等症也随之消失。(作者新撰刘渡舟医案)

方证解释：大便干燥、心烦、寐差、舌红无苔等为增液汤证，口腔糜烂，红赤疼痛为心胃火升之黄芩黄连证。处方用增液汤滋胃肾之阴，加白芍酸甘养阴，滋下焦阴液。另用黄连、黄芩、竹叶泻火解毒以治心胃火升证。方中白芍与黄连、黄芩并用，寓有黄连阿胶汤意，可滋肾阴而降心火；生地、生甘草、竹叶并用，为导赤散法，可清心火。

咽痛：崔某某，男，36 岁，2000 年 3 月 8 日初诊。患慢性咽炎，咽喉疼痛，有异物感，经常服用清热解毒利咽中药，效果不明显。失眠，大便干燥。舌红赤少苔，脉弦略数。辨为增液汤证，处方：麦冬 30g，玄参 20g，生地 30g，白芍 15g，浙贝母 12g，板蓝根 15g，藏青果 10g，竹叶 10g。7 剂。上方服 7 剂，咽痛明显减轻，咽喉异物感消失，继续服 7 剂，咽痛消失，睡眠转佳，大便正常而告愈。（作者新撰刘渡舟医案）

方证解释：大便干、失眠、舌红赤少苔属于增液汤证；咽痛、有异物感为痰热郁结咽喉所致。处方用增液汤加白芍甘寒配酸寒滋阴敛阴；另用浙贝母、板蓝根、藏青果化痰散结利咽，加竹叶导热下行。方证对应，故取显效。刘老治咽痛喜用藏青果，藏青果为诃子的未成熟果实，苦酸涩平，在增液汤中加藏青果，颇有新意，不仅可利咽开音，而且可酸甘化阴，有利于滋阴生津。

心悸：陈某某，女，65 岁，1998 年 3 月 18 日初诊。曾患急性心肌梗死，经住院救治痊愈出院，但近来出现心律不齐，早搏夜间频繁，睡眠差，口干。舌红赤，少苔，脉沉结。辨为增液汤证，处方：玄参 15g，麦冬 20g，生地 25g，炙甘草 15g，生龙骨 30g（先煎），生牡蛎 30g（先煎）。7 剂。1998 年 3 月 25 日二诊：心悸减轻，效不更方，继续用增液汤加味：玄参 30g，麦冬 30g，生地 30g，麻子仁 15g，炙甘草 15g，生龙骨 30g（先煎），生牡蛎 30g（先煎）。7 剂。1998 年 4 月 2 日三诊：大便通畅，口干减轻，心悸明显减轻。继续用增液汤与三甲复脉汤、炙甘草汤更替调治。（作者新撰刘渡舟医案）

方证解释：刘老每遵仲景之法，用桂枝甘草汤加龙骨、牡蛎治疗心悸。但本案心悸，却宗叶氏之法，用增液汤加麻子仁、炙甘草、生龙骨、生牡蛎，取加减复脉汤、救逆汤意滋心阴，治心悸。

名医朱进忠先生用增液汤滋阴降火以治疗鼻衄、齿衄、牙周炎、脚癣等病症，此介绍四案如下。

鼻衄：文某某，男，25 岁。反复发作性鼻衄十几年，鼻衄不止 20 天。医诊鼻中隔弯曲。先以西药治之不效，后以中药清肝泻火、清泻胃火之剂配合仍无功。细审其证，鼻衄，用药纱条堵住鼻孔后仍时见从口而出，血红蛋白 6g/dl，舌苔白，面色㿠白无华，脉虚数。综合脉证，思之：脉虚者，肺虚也；数者，热也。面色㿠白无华者，肺阴不足。且久病阴虚相火上炎而灼肺金，故衄血也。治宜滋阴降火。处方：生地15g，元参20g，麦冬15g。服药1剂，鼻衄得止。然思其面色㿠白，气阴仍嫌不足，乃予养阴益气治之，后果愈。

朱进忠先生自注云：生地、麦冬、元参三味为方，吴鞠通命其名曰增液汤，主用于无水舟停之便秘。钱镜湖《辨证奇闻》则因其善于滋阴降火，对衄血有奇效，而命其名曰止衄汤。今本病之衄血乃阴虚相火妄动所致，故用之。正如《辨证奇闻》所云："人在鼻中流血，经年经月而不止者，或愈或不愈，虽鼻中流血，较之口中吐血者少轻，然而听其流血而不治，与治之而不得其法，皆能杀人。盖吐血犯胃，而衄血犯肺，胃为浊道，肺为清道也。犯浊道则五脏尽皆反复，犯清道则止肺经一脏之逆也，然而犯清虽轻于犯浊，而气逆则一，逆则变证多端，故皆能杀人也。治法惟调其肺气之逆，但肺气何以致逆乎？亦成于肺金之火也。夫肺属金本无火也，肺金之火仍是肾水之火也，肾因心火之侵而肾水来救，久之肾水干涸，而肾火来助，火与火斗，而血乃妄行，从鼻而上越矣。然则调气之法，舍调肾无他法也，而调肾在于补水以制火。方用止衄汤：生地一两、麦冬三两、元参二两。水煎服。一服即止。麦冬直治肺金之匮乏，生地、元参以解肾中遏抑之火，火退而气自顺，气逆既顺，而血自归经矣。"[朱进忠．中医临证经验与方法．北京：人民卫生出版社，2003：490]

齿衄：张某某，女，成人。牙龈流血，时轻时重十几年。先请某院口腔科、内科等以西药治之，不效，后又请某院中医以清胃泻火、滋阴降火之剂治之仍无效。审视其证，齿龈上有少量血，按压时有少量血液渗出，吃饭、刷牙均使出血加重，别无所苦，舌苔薄白，脉沉细尺大而弦。深思良久，云：尺脉者，属肾；弦脉者，主寒；阳虚火浮，非温阳不能息，为拟温肾降火，增液汤加骨碎补。处方：元参15g，麦冬15g，生地15g，骨碎补15g。服药10剂，齿衄果然停止，但停药一个月后，齿衄又出现，但较从前轻微得多，为巩固效果，继服30剂愈。[朱进忠．中医临证经验与方法．北京：人民卫生出版社，2003：154]

牙周炎：高某某，男，45岁。下门齿、犬齿及两个臼齿动摇，隐隐作痛8年多。某医院诊为慢性牙周炎。中西药久治不效。审其齿龈萎缩，齿浮动摇，不敢舌舐，也不敢吃硬、粘食物，舌苔白，脉沉弦尺大。证脉合参，诊为：肾阴亏损，虚火上炎，乃拟增液汤加味以滋阴降火。生地30g，麦冬30g，元参30g，肉桂6g。药进6剂牙齿稍坚，舌舐时已不动摇，继进10剂虽吃饼干亦不动摇，但牙龈不见明显恢复，乃继进30剂以善后。3个月后，患者来告云已愈。[朱进忠．中医临证经验与方法．北京：人民卫生出版社，2003：155]

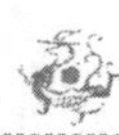

脚癣：温某某，女，50 岁。两足趾缝间每至夏季即皮肤湿烂 8 年多，今年入夏以来更加严重。医诊脚癣。先用西药治疗 4 天，湿烂奇痒不但不减，反而更加严重。继又邀中医治之，处以加减萆薢渗湿汤内服，外涂洗除湿清热之品，不但不减，反而更加严重。审其两足趾缝、足跖、足跟及足弓部皮肤均湿烂奇臭，其边缘皮肤鲜红既痒且痛，昼夜不能入睡，身热，舌苔白，质红，脉滑数。综合脉证，思之：足心者，肾之所主也，足跖热痛而红赤者，肾阴不足，火邪内炽也。脉滑数者，热也。阴虚火邪炽盛者，治宜滋阴降火。处方：元参 30g，生地 15g，麦冬 10g。服药 1 剂，湿烂、红肿、痒痛均大减，继服 6 剂，愈。[朱进忠．中医临证经验与方法．北京：人民卫生出版社，2003：458]

我在临床上常用增液汤治疗营血郁热伤阴的各种杂病，此介绍治验二则如下。

胃灼热痛：林某某，女，48 岁。2005 年 9 月 27 日初诊。患者曾因子宫颈癌做子宫全切与左侧卵巢切除术。近来胃痛，痛时胃中有如吃辣椒或喝白酒一样的烧灼感，睡醒后或饥饿时加重，皮肤瘙痒，但未见皮疹，心烦急躁，自觉眼睛燥热不易睁开。脉沉细滑数，舌赤绛，苔黄腻。从郁火胃痛考虑，用自己常用的经验方枳实栀子豉汤加味，处方：生栀子 10g，淡豆豉 10g，枳实 12g，黄连 8g，黄芩 10g，郁金 10g，川楝子 10g，白芍 10g，7 剂。2005 年 10 月 4 日二诊：服药后眼睛燥热减轻，但口内起泡，咽喉痛，失眠，全身痒，胃灼热疼痛更甚。脉极沉细滑数，尺无力，舌红赤暗绛。一诊忽视了营血郁热，阴津大伤的病机，纯用苦寒，更伤胃津，故燥热感加重，胃灼痛更甚。改用增液汤凉血滋阴，处方：生地 15g，麦冬 15g，玄参 15g，天花粉 10g，丹参 10g，生石膏 30g，知母 10g，白芍 12g，生甘草 3g。6 剂。2005 年 10 月 11 日三诊：服此方后胃痛大减，如吃辣椒、喝白酒样烧灼感消失。皮肤瘙痒，心烦急躁等症也随之减轻。舌红赤绛暗，脉极沉细滑数。继续用上方加沙参 10g，百合 10g。7 剂。2005 年 10 月 18 日四诊：胃痛诸症痊愈，上方减石膏、知母，加乌梅 10g。7 剂以善后。

方证解释：本案的启示是：对于阴津损伤明显，特别是舌绛，表现为营血分津液大伤的患者，即使有显著的郁火见症，也不得纯用苦寒泻火法。因苦寒药虽然能够泻火，但却不能滋阴生津，而且性味苦燥，反而更加损伤津液。这是一诊用苦寒药不但胃痛不止，反而有加重倾向的原因。二诊改用增液汤凉营滋阴生津，兼用石膏辛甘寒泻火，符合这一特殊的病机，因此，取得了理想的疗效。二诊方中的知母合生地、麦冬、北沙参、玄参等，有吴瑭所谓“甘苦合化阴气”的作用。如果阴液渐复，郁火尚盛时，也可少佐黄连、栀子等泻火药，一面凉营滋阴生津，一面泻火，不仅能“甘苦合化阴气”，而且能使郁火降而阴液得复。

习惯性便秘并发痤疮：杨某，女，25 岁。硕士研究生。2005 年 3 月 26 日初诊。素有习惯性便秘已六七年，大便干燥，三四日一行。面部散在痤疮，色红赤，有脓点，瘙痒。晨起自觉手、脸、下肢肿胀。脉沉细滑略数，舌红、边尖赤，苔薄。大便干燥、舌红赤、大便干燥为增液汤证；面部痤疮与便秘并见为加减桃仁承气汤证，处方：生地 15g，玄参 15g，麦冬 15g，生大黄 10g，桃仁 12g，丹皮 15g，泽兰 10g，枇杷叶 15g。7 剂。2005 年 4 月 5 日二诊：大便通畅，每日 1 次，痤疮大部分消退。脉沉细滑略数，舌红苔薄白较滑。上方加当归 15g，生薏苡仁 20g。7 剂。2005 年 4 月 12 日三诊：痤疮进一步消退，因手足凉甚，故用一诊方合薏苡附子败酱散法，加生薏苡仁 30g，败酱草 30g，炮附子 3g。7 剂。手足转温，便秘再未出现，痤疮消退而愈。

我也常用增液汤加白芍、生栀子、丹皮、桑叶、菊花、白蒺藜等治疗血分郁热，阴虚肝火冲击之头痛、眩晕、烦躁少寐等病症；合苦参、白鲜皮、白蒺藜等治疗血热生燥生风所致的皮肤瘙痒、痒疹等皮肤病；合白虎加人参汤治疗糖尿病干渴等，均有良好的疗效。

临床报道用增液汤治疗杂病的医案有慢性咽喉炎、剥脱性唇炎、萎缩性鼻炎、口腔溃疡、干燥综合征、甲状腺功能亢进、闭经、产后缺乳等。

## （四）叶桂用增液汤法论治杂病的经验

叶桂《临证指南医案》以玄参、麦冬、生地为基础方，不仅用以治疗温病热伤阴津证，而且也用该法治疗杂病。除前述章二五案：咳嗽吐痰，形瘦减食；吴案：神气如迷，不饥不食；某四三案：失声咽痛，继而嗽血等三则医案外，此再介绍二则如下。

### 1. 阳夹内风旋动之中风

丁，大寒节，真气少藏，阳夹内风旋动，以致痱中，舌边赤，中有苔滞。忌投攻风劫痰，益肾凉肝治本为法。生地、玄参、麦冬、川斛、远志、石菖蒲、蔗浆。(《临证指南医案·中风》)

方证解释：“舌边赤”为热在血分，结合“真气少藏”分析，其病机重心为血分郁热，胃肾阴液亏竭，水不涵木，肝风内旋。主病痱中，舌中心有苔滞，

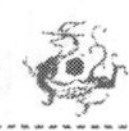

痰热阻闭机窍可知。处方用增液汤加蔗浆滋胃肾阴液以御肝风；其中生地、远志、川斛、石菖蒲为河间地黄饮子之法，可凉血滋阴、化痰开窍。

**2. 烦不成寐**

倪，多痛阳升，阴液无以上注，舌涸赤绛，烦不成寐，当益肾水以制心火。鲜生地、玄参、麦冬、绿豆皮、金银花、竹叶心。(《临证指南医案·不寐》)

方证解释："舌涸赤绛"，提示营血分郁热较深；加之阴液无以上注，心火独亢，故"烦不成寐"。方用增液法凉营滋阴、益肾水以制心火，另用绿豆皮、金银花、竹叶心直接清泻心火。叶氏把这种治法也称为"益肾水以制心火"法，与仲景黄连阿胶汤滋肾水，泻心火，交通心肾治疗"心中烦、不得卧"法遥相呼应，颇能开发不寐证的治疗思路。另外，从"多痛阳升"一句话以及遣药用绿豆皮、金银花来看，患者可能伴有目肿痛或头面部某处肿痛之证。方中鲜生地、玄参凉血散结解毒，合绿豆皮、金银花清热解毒，可以治疗热毒内结引起的局部红肿疼痛。

综上所述，增液汤兼沙参麦冬汤与加减复脉汤两方之长，不仅能滋中上焦胃肺之阴，而且可滋下焦肝肾之阴，另外，还可入营血分，凉营清心，散结通络；并且能通胃肠之结滞，是以滋润之中兼通兼散为特点的一首滋阴名方。

## 薛氏四汁四香汤方证

**四汁四香汤**　出自薛雪《湿热病篇》第15条，组成为：西瓜汁、金汁、鲜生地汁、甘蔗汁、郁金、木香、香附、乌药。薛氏原条文谓："湿热证，四五日，口大渴，胸闷欲绝，干呕不止，脉细数，舌光如镜，胃液受劫，胆火上冲，宜西瓜汁、金汁、鲜生地汁、甘蔗汁，磨服郁金、木香、香附、乌药等味"。薛氏未拟方名，今据其组成特点，拟定方名如上。

### （一）方证理论源流

本方系薛雪首创，吴瑭《温病条辨》五汁饮法与薛氏此法有相似之处，但五汁饮仅有甘寒生津的五汁（梨汁、荸荠汁、鲜芦根汁、麦冬汁、藕汁或蔗汁），而无辛香理气的"四香"。

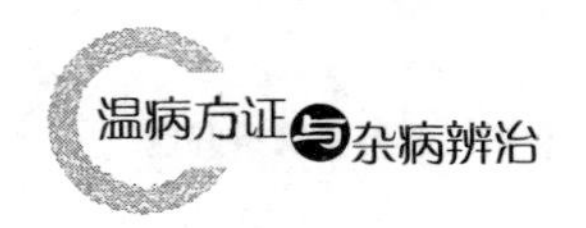


## （二）方证特点及其在杂病中应用的机制

四汁四香汤方以西瓜汁、金汁、鲜生地汁、甘蔗汁甘寒清凉，滋阴生津；以郁金、木香、香附、乌药辛温气香，行气消胀止痛。本方的特点在于把性味作用截然相反的两组药巧妙地组合在一起，用以治疗胃津亏竭与肝胆气郁并见之证。甘凉生津药用汁，辛香理气药用磨服，用法也十分特别。王士雄按语强调："凡治阴虚气滞者，可以仿此用药"。

四汁四香汤的证：薛氏原治证：口大渴，胸闷欲绝，干呕不止，脉细数，舌光如镜者。

从临床实际考察，此方证还有胃痛，胸膈、食道灼热疼痛等。其以"胃液受劫"证与胸闷欲绝，或脘腹胀等气滞证并见为特点。

方证的特征性证：舌红无苔，口渴，干呕，胃脘灼热痛，脉细数。

## （三）用治杂病举例与体会

薛氏此方立法新颖独特，但用法复杂，使用不便，因此，我仿照薛氏此方，制定了一首变通薛氏四汁四香汤，其组成为：生地 10g，麦冬 10g，沙参 10g，玉竹 10g，郁金 3g，木香 2g，香附 3g，乌药 2g。用水煎服。治疗胃痛，不思食，脘胁痞胀而舌光红无苔者。这种类型的胃痛在临床上尤为多见，其以胃阴亏损的舌红少苔、无苔，胃中灼热嘈杂证与肝气郁滞的脘胁痞胀、胸闷不舒证并见为特点。对此，用单纯的理气止痛方，或单纯的滋阴生津方均不能取效，变通薛氏四汁四香汤于滋胃生津中少佐辛香理气，颇能切合病机。临床应用时，如兼见口苦、心烦等肝火症者，加川楝子 10g，山栀子 10g；如胃中灼热嘈杂，或作酸者，加白芍 10g，或乌梅 6g，或木瓜 6g。此介绍治验一则如下。

瞿某，男，32 岁。2005 年 12 月 20 日初诊。患慢性胃炎，胃痛，从食管至胃脘灼热不适，胃中辣热如火燎，频繁呃逆。同时，脘腹胸胁闷胀不舒。曾四处请中医诊治，屡用治胃痛方而无效。舌红赤少苔，根部仅有薄黄苔，脉弦细略数。胃阴损伤则舌赤少苔，郁火冲逆则灼热疼痛，肝胃气滞则胀满，三方面病机错综复杂。仿薛氏法用变通四汁四香汤加减，处方：生地 12g，麦冬 15g，北沙参 12g，生白芍 12g，生栀子 10g，郁金 4g，木香 2g，香附 3g，台乌药 2g。6 剂。2005 年 12 月 27 日二诊：此方服 1 剂胃痛止，6 剂后胃脘灼热、胀闷诸症

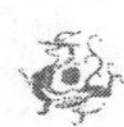

消失。舌仍赤，苔少薄黄，脉弦细略数。用上方加玄参10g。6剂以善后。

先师刘渡舟教授有一首与薛氏四汁四香汤立意相似的经验方，名“益胃和肝汤”，由玉竹10g，生地10g，麦冬15g，沙参15g，枇杷叶6g，荷蒂6g，川楝子6g，白芍6g，佛手9g，郁金9g组成。治疗肝火损伤胃阴，症见口燥咽干，自觉胃中灼热，心烦，食减，甚至厌食荤腥，心下痞闷，噫气不除，或胸胁发满，脉弦细，舌红绛、少苔或无苔等。(《刘渡舟医学全集》)

先师孟澍江教授也有一首与薛氏四汁四香汤立法相同的治胃病经验方，此方以沙参麦冬汤、益胃汤为基础，加橘白、川厚朴花等行气药组方。如上述孟澍江老师用沙参麦冬汤治疗胃痛的加减法中就有“胃阴不足且气机不畅者，加橘白、生麦芽、川朴花等”一法。

两位先师的组方手法如出一辙，其要点是，所加行气药必须选用有行气疏肝和胃功效而不太过辛香温燥者。刘渡舟老师多选用佛手、香橼、川楝子、郁金等。孟澍江老师多选用广橘白、厚朴花等。

由于我在跟师出诊中常见刘老师和孟老师用此法治疗胃痛，每获良效，我颇受启发，因此，当我再读薛雪《湿热病篇》第15条时，就有了新的感悟，遂将其方命名为“薛氏四汁四香汤”，并制订出“变通薛氏四汁四香汤”在临床上反复应用，发现有独特的疗效，故介绍如上，以期发扬光大。

# 第十五章
# 咸寒滋阴法及其代表方证

咸寒滋阴法具体可以分为四法：一是单纯的咸寒滋阴法，以生地、白芍、麦冬、阿胶等咸寒滋阴药为主组方，加减复脉汤为其代表方。二是咸寒滋阴息风法，以生地、白芍、麦冬、阿胶等咸寒滋阴药与鳖甲、龟甲、生龙骨、生牡蛎等潜阳息风药配伍组方，三甲复脉汤、大定风珠、小定风珠为其代表方。三是苦甘咸寒滋阴泻火法，以白芍、阿胶之咸寒与黄连、黄芩之苦寒配伍组方，黄连阿胶汤为其代表方。四是辛凉咸寒滋阴透热法，以辛凉之青蒿与咸寒之生地、鳖甲，以及知母、丹皮配伍为方，下焦青蒿鳖甲汤为其代表方。这四种滋阴法是吴瑭治疗下焦温病的核心治法，不仅可以治疗温病肝肾真阴损伤证，而且也可广泛用于治疗内生火热，耗伤肝肾真阴所致的各种杂病。

## 加减复脉汤方证

**加减复脉汤**　出自《温病条辨·下焦篇》风温温热第1条，组成为：炙甘草六钱、干地黄六钱、生白芍六钱、麦冬（不去心）五钱、阿胶三钱、麻仁三钱。水八碗，煮取八分三杯，分三次服。剧者加甘草至一两，地黄、白芍八钱，麦冬七钱，日三、夜一服。吴瑭称此方为“甘润存津法”。其原条文谓：“风温、温热、温疫、温毒、冬温，邪在阳明久羁，或已下，或未下，身热面赤，口干舌燥，甚则齿黑唇裂，脉沉实者，仍可下之；脉虚大，手足心热甚于手足背者，加减复脉汤主之。”

加减复脉汤证还见于《温病条辨·下焦篇》第3条：“温病耳聋，病系少阴，与柴胡汤者必死，六七日以后，宜复脉辈复其精。”下焦篇第4条：“劳倦

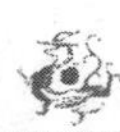

内伤，复感温病，六、七日以外不解者，宜复脉法。”下焦篇第5条：“温病已汗而不得汗，已下而热不退，六七日以外，脉尚躁盛者，重与复脉汤。”下焦篇第6条：“温病误用升散，脉结代，甚则脉两至者，重与复脉，虽有他证，后治之。”下焦篇第7条：“汗下后，口燥咽干，神倦欲眠，舌赤苔老，与复脉汤。”下焦篇第8条：“热邪深入，或在少阴，或在厥阴，均宜复脉。”下焦篇第19条：“邪气久羁，肌肤甲错，或因下后邪欲溃，或因存阴得液蒸汗，正气已虚，不能即出，阴阳互争而战者，欲作战汗也，复脉汤热饮之。虚盛者加人参；肌肉尚盛者，但令静，勿妄动也。”下焦篇第29条：“热入血室，邪去八九，右脉虚数，暮微寒热者，加减复脉汤，仍用参主之。”

## （一）方证理论源流

复脉汤又名炙甘草汤，出自《伤寒论》第177条：“伤寒脉结代，心动悸，炙甘草汤主之。”《金匮要略·血痹虚劳病》附方：“《千金翼》炙甘草汤，治虚劳不足，汗出而闷，脉结悸，行动如常，不出百日，危急者，十一日死。”《金匮要略·肺痿肺痈咳嗽上气病》附方：“《外台》炙甘草汤，治肺痿涎唾多，心中温温液液者。”叶桂十分推崇仲景的炙甘草汤，灵活变通，制定出一系列加减方，不仅将其移用于治疗温病，而且广泛地用于治疗各科杂病。吴瑭选择《临证指南医案》应用复脉汤的医案，整理出了加减复脉汤方证。与加减复脉汤相关的叶氏原医案主要有以下几则。

张，五五，劳倦内伤，温邪外受，两月不愈。心中温温液液，津液无以上供，夜卧喉干燥。与复脉汤去姜、桂、参，三服后可加参。（《临证指南医案·温热》）

张，脉数虚，舌红口渴，上腭干涸，腹热不饥，此津液被劫，阴不上承，心下温温液液。用炙甘草汤。炙甘草、阿胶、生地、麦冬、人参、麻仁。（《临证指南医案·燥》）

某，风温热伏，更劫其阴，日轻夜重，烦扰不宁。生地、阿胶、麦冬、白芍、炙甘草、蔗浆。（《临证指南医案·风温》）

汪，劳倦更感温邪，阳升头痛，寒热战栗，冷汗。邪虽外达，阳气亦泄，致神倦欲眠，舌赤黄苔，口不知味。当以育阴除热为主，辛散苦降非宜。复脉汤去参、姜、桂、麻，加青甘蔗浆。（《临证指南医案·温热》）

胡，久病耳聋，微呛，喉中不甚清爽，是阴不上承，阳夹内风，得以上侮清空诸窍。大凡肝肾宜润、宜凉，龙相宁则水源生矣。人参一钱、鲜生地三钱、阿胶一钱、淡菜三钱、白芍一钱、茯神一钱半。(《临证指南医案·肝风》)

某氏，心中烦热，正值经来，而热渴不已。若清肺气大谬，用复脉法。炙甘草、生地、阿胶、麦冬、枣仁、蔗浆。(《临证指南医案·燥》)

上列张五五案、张案中有“劳倦内伤”“心中温温液液”等语，这是叶氏遵照《金匮要略》炙甘草汤证原文使用该方的具体体现，足见叶氏对仲景原著的熟悉程度。某案方与加减复脉汤仅蔗浆与麻仁一味药之差，是吴瑭加减复脉汤的原始处方。汪案证有“神倦欲眠，舌赤黄苔”，《温病条辨·下焦篇》第7条有“口燥咽干，神倦欲眠，舌赤苔老”之证；胡案症见“久病耳聋”，《温病条辨·下焦篇》第3条也有“温病耳聋，病系少阴”之论；某氏案“心中烦热，正值经来，而热渴不已”，用复脉法；《温病条辨·下焦篇》第29条也用复脉法治疗热入血室之证。由此可以认为，吴瑭根据叶氏变通应用仲景复脉汤的经验制定了加减复脉汤方证。

## （二）方证特点及其在杂病中应用的机制

炙甘草汤由桂枝去芍加人参麦冬生地阿胶麻仁组成。本方以人参、炙甘草、大枣补益心气；以桂枝、生姜、清酒温补心阳；以生地黄、麦冬、麻仁滋心阴；以阿胶补心血。若从整体结构看，该方是一首补心气，温心阳，滋心阴，养心血而四补气、阳、阴、血的方剂。但若结合药量深入分析，就会发现：此方生地黄量重用至一斤，即8倍于人参（二两）、4倍于炙甘草（四两）、5.3倍于桂枝（三两）；另用麦冬、麻仁各半升、阿胶二两，与生地配合，重补阴血。因此，本方实际上是以重滋阴血，治疗津血枯燥为主因的脉结代、心动悸。叶桂独具慧眼，抓住了仲景此方的这一特点，临证减参、桂、姜、枣、酒甘温之品，加白芍等滋阴药，或更加牡蛎等潜阳药，拟定出一系列复脉汤变通方。加减复脉汤是其中之一，该方以生地、麦冬、麻仁、阿胶、白芍咸寒滋肝肾之阴津，以炙甘草甘缓补气，并取“甘守津还”之意以复津液，从而构成了“甘润存津”法的基础方。诚如吴瑭自注所云：“去参、桂、姜、枣之补阳，加白芍收三阴之阴，故云加减复脉汤。在仲景当日，治伤于寒者之结代，自有取于参、桂、姜、枣，复脉中之阳；今治伤于温者之阳亢阴竭，不得再补其阳也。用古法而不拘用古方，医者之化裁也。”另外，本方有阿胶，其加味方更有鳖甲、龟板、牡蛎等，属于血肉有情之品，是叶氏通补奇经的常用药，因此，本方也具

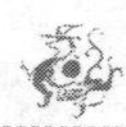

有补奇经八脉的作用。

加减复脉汤的证：吴瑭主治证：身热面赤，口干舌燥，甚则齿黑唇裂，手足心热甚于手足背，脉虚大；脉结代，甚则脉两至；耳聋；口燥咽干，神倦欲眠，舌赤苔老；肌肤甲错等。或热入血室，右脉虚数，暮微寒热者。

叶案原治证：舌红口渴，上腭干涸，腹热不饥；舌赤苔黄，口不知味；舌绛裂纹，面色枯槁，心中热焚；舌强，抚之干板，小便欲解掣痛等。

方证的特征性证：舌赤、绛干燥，无苔或苔少而老，口燥咽干。

加减复脉汤以重剂滋补阴血为特点，外感热病易损伤津液，内伤火热，尤可暗耗阴血，因此，本方不仅用于温病伤阴证，凡杂病见真阴损伤者，也可用本方治之。

## （三）用治杂病举例与体会

我在跟随先师刘渡舟先生临床学习时，见刘老常用加减复脉汤治疗心悸、中风等病证，现整理其治疗心悸案一则如下。

陈某某，男，65 岁。1998 年 3 月 11 日初诊。素有冠心病，曾发心肌梗死，经住院救治痊愈出院。近来心悸不宁，夜间早搏频发，自觉大便干。舌尖红，苔少，脉结代。用加减复脉汤化裁，处方：炙甘草 12g，生地 20g，麻仁 12g，麦冬 20g，阿胶 10g（烊化），白芍 12g。7 剂。1998 年 3 月 18 日二诊：心悸减轻，口干，大便干。舌尖红，脉大而结，继续用上方化裁：炙甘草 15g，生地 25g，麻仁 15g，麦冬 30g，阿胶 10g（烊化），白芍 12g，生龙骨 30g，生牡蛎 30g。7 剂。1998 年 3 月 25 日三诊：心悸明显减轻，口干渴也减，诸症平稳，大便通利。舌红，脉结代。守法治疗：麦冬 30g，生地 30g，玄参 30g，麻仁 15g，炙甘草 14g，生龙骨 30g，生牡蛎 30g，白芍 12g，阿胶 10g（烊化）。7 剂。1998 年 4 月 1 日四诊：心悸、早搏进一步减轻，自觉平稳。舌红，脉沉。继用上法，处方：炙甘草 14g，党参 14g，麦冬 30g，生地 30g，白芍 12g，麻子仁 16g，阿胶 10g（烊化），沙参 20g，玉竹 20g。7 剂。1998 年 4 月 8 日五诊：偶有早搏，有时失眠，大便偏干，小便通利。舌黯红，苔白，脉结代。用前法少佐通阳益心气药，处方：生地 30g，麦冬 30g，桂枝 3g，酸枣仁 30g，白芍 20g，人参 3g，阿胶 10g（烊化），炙甘草 12g。7 剂。后以加减复脉汤为基础，或加人参扶阳，或间用归脾汤，坚持治疗至 1998 年 5 月 6 日，早搏消失，心悸不再发作。继续用简化加减复脉汤巩固疗效。（作者新撰刘渡舟医案）

我在临床上常用加减复脉汤治疗下焦肝肾阴虚所致的杂病，此介绍治验三则如下。

顽固性失眠：厍某某，男，53岁。2005年1月26日初诊。患者经常失眠，失眠时只有服“安定片”才能入睡，失眠则烦躁不安，伴有耳鸣，大便偏干。舌红赤，苔黄略腻，脉弦略数。曾屡服龙胆泻肝汤、酸枣仁汤等方无效。因患者耳鸣严重，故根据《温病条辨·下焦篇》第3条“温病耳聋，病系少阴……宜复脉辈复其精”之法，舍苔黄略腻之证，用加减复脉汤加味，处方：炙甘草6g，生地黄15g，麦冬10g，生白芍15g，阿胶10g（烊化），火麻仁10g，生龙骨30g，生牡蛎30g，生石决明15g，酸枣仁10g，黄连6g，夏枯草10g，苍术6g。此方服后不仅能正常睡眠，耳鸣也明显减轻。患者遂认为此方是一首治疗失眠的有效方，视其为“中药安定”，失眠则服，不失眠则停服。一方不变，间断使用，自述疗效很好。

手足心出汗如洗：赵某，男，22岁。2004年10月23日初诊。患者手足心出汗如洗，不分昼夜，情绪紧张时尤甚，诊脉时见手心冒汗如水珠，阴囊出汗也多。耳鸣，时鼻衄，夜晚小便频急，运动则腰酸痛。脉弦细略数，舌红少苔有裂纹，舌质粗糙。从舌辨为加减复脉汤证，处方：炙甘草10g，生白芍12g，生地黄10g，麦冬10g，麻子仁10g，阿胶10g（烊化），煅龙骨、牡蛎各30g。6剂。2004年10月30日二诊：手足心出汗明显减轻，阴囊出汗也减，耳鸣止，服药期间仅鼻衄一次，小便频数好转。脉弦细略数，舌红少苔、有裂纹，舌质粗糙。上方合滋肾丸法，加肉桂6g，黄柏10g，知母10g。7剂。手足心汗出、尿频诸症痊愈。

月经量少：王某某，女，31岁，2005年8月6日初诊。患者月经量少，每次来月经点滴难出，2天即完，血色黯，质稠有块，小腹隐隐作痛。平素心烦急躁，胸闷，经前头痛，曾迭进逍遥散、补中益气汤、右归饮等方治疗数月而无效。舌红赤少苔，脉弦滑而数。辨为肝肾阴液不足、冲任血少所致的加减复脉汤证，处方：炙甘草10g，生地10g，生白芍10g，麦冬20g，阿胶10g（烊化），麻子仁10g，鳖甲20g（先煎），丹皮10g，生山栀12g，荆芥穗8g。7剂。2005年8月13日二诊：服药后心烦急躁顿失，心情舒畅，自觉皮肤变得润滑。继续用上方加桃仁12g。7剂。2005年8月20日三诊：服药期间月经来潮，持续4天，经量明显增加，经色正常，月经通畅，未痛经，周身舒适。二诊方加当归15g，7剂。后随访月经正常。

另外，我曾用加减复脉汤治疗心悸、甲状腺功能亢进等病证，均收到理想

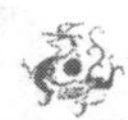

的疗效。

名医蒲辅周先生曾治同道苟君，35 岁，其人清瘦，素有咳嗽带血。仲春受风，自觉精神疲乏，食欲不振，头晕，微恶寒，午后微热，面潮红，咳嗽。众皆以本体阴虚，月临建卯（农历二月），木火乘金为痨，以清燥救肺汤为治，重用阿胶、二冬、二地、百合、沙参、二母、地骨皮、丹皮之类，出入互进。至四月初，病势转增，卧床不起，渐渐神识不清，不能语言，每午必排出青黑水一次，量不多，予以稀粥能吞咽。适蒲老于四月中旬返里，其妻延诊，观其色不泽，目睛能转动，齿枯，口不噤，舌苔薄黑无津，呼吸不便，胸腹不满硬，少尿，大便每日中午仍泻青黑水一次，肌肤甲错，不痉不厥，腹额热，四肢微清，脉象六部皆沉伏而数。蒲老断为阴虚伏热之象。以复脉汤去麻仁加生牡蛎、西洋参。炙甘草六钱、白芍四钱、干生地六钱、麦冬（连心）六钱、阿胶（烊化）五钱、生牡蛎一两、西洋参三钱。1 日 1 剂。流水煎，温服，日 2 次，夜 1 次。服至 10 剂后，病势无甚变化，诸同道有问蒲老“只此一法”者？蒲老答：“津枯液竭，热邪深陷，除益气生津，扶阴救液，别无良法。”坚持让患者服至 15 剂而下利止，原方去牡蛎续服至 20 剂，齿舌渐润，六脉渐达中候，服至 23 剂，脉达浮候，其人微烦。是夜之半，其妻请蒲老出诊，说病有变，往视，四肢厥冷，战抖如疟状，脉闭，乃欲作战汗之象，嘱仍以原方热饮之，外以热敷小腹、中脘、两足，以助阳升，冀其速通。这时正胜邪却，得汗则生，邪胜正却，不汗则危。不一会儿汗出，烦渐息。次日往视，汗出如洗，神息气宁，脉象缓和，仍与复脉加参，大汗三昼夜，第 4 日开始能言，又微黏汗三旦夕，自述已闻饭香而口知味。继以复脉全方加龟甲、枸杞子、西洋参，服 10 余剂，遂能下床第行走，食欲增强，终以饮食休息而渐次恢复。(《蒲辅周医案》)

《增补评注温病条辨》曹炳章在其按中讲述：何廉臣介绍前哲张畹香曾用加减复脉汤治疗热入血室，症见舌燥，耳聋，神呆，脉滞大，两腿不能自移，衣服著肌肉即大叫痛者。一剂即知，十余剂痊愈。

综上所述，加减复脉汤在滋补肝肾阴液的基础上，具有补奇经八脉的重要作用，是叶氏用血肉有情之品滋补奇经的重要手法。本方不仅是咸寒滋阴治疗温病损伤真阴的基础方，而且也是治疗杂病肝肾阴液亏损，肝风内动，以及奇经亏虚证的重要方剂。

# 三甲复脉汤方证

**三甲复脉汤** 出自《温病条辨·下焦篇》风温温热第14条，由加减复脉汤加生牡蛎五钱、生鳖甲八钱、生龟甲一两组成。吴瑭称此方为“咸寒甘润法”。其原条文谓：“下焦温病，热深厥甚，脉细促，心中憺憺大动，甚则心中痛者，三甲复脉汤主之。”本方证还见于下焦篇秋燥第78条：“燥久伤及肝肾之阴，上盛下虚，昼凉夜热，或干咳，或不咳，甚则痉厥者，三甲复脉汤主之，定风珠亦主之，专翕大生膏亦主之。”

## （一）方证理论源流

三甲复脉汤是吴瑭根据《临证指南医案》肝风门、痉厥门变通复脉汤法的医案整理而成，叶氏有关医案如下。

金女，温邪深入营络，热止，膝骨痛甚。盖血液伤极，内风欲沸，所谓剧则瘛疭，痉厥至矣。总是消导苦寒，冀其热止，独不虑胃汁竭、肝风动乎？拟柔药缓络热、息风。复脉汤去参、姜、麻仁，生鳖甲汤煎药。（《临证指南医案·肝风》）

王氏，痛从腿肢筋骨，上及腰腹，贯于心胸，若平日经来带下，其证亦至。此素禀阴亏，冲任奇脉空旷，凡春交，地中阳气升举，虚人气动随升。络血失养，诸气横逆。面赤如赭，饥不欲食，耳失聪，寤不成寐，阳浮，脉络交空显然，先和阳治络。细生地、生白芍、生鳖甲、生龟甲、生虎骨、糯稻根。煎药送滋肾丸一钱半。(《临证指南医案·肝风》)

顾，此痿厥也。盖厥阴风旋，阳冒神迷则为厥。阳明络空，四末不用，而为痿厥。午后黄昏，乃厥阴、阳明旺时，病机发现矣。凡此皆属络病，《金匮》篇中有之。仲景云：诸厥宜下，下之利不止者死。明不下降之药，皆可止厥。但不可硝、黄再伤阴阳耳。但积年沉疴，非旦夕速效可知矣。活鳖甲、真阿胶、方诸水、鲜生地、玄参、青黛。又，照前方去玄参，加天冬。厥从肝起，其病在下。木必得水而生，阴水亏，斯阳风烁筋，而络中热沸即厥。拙拟血属介类，味咸入阴，青色入肝，潜阳为法。又，阴络空隙，厥阳内风掀然，鼓动而为厥。余用咸味入阴和阳，介类有情之潜伏，颇见小效，但病根在下深远，汤剂轻浮，

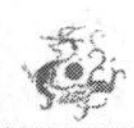

焉能填隙？改汤为膏，取药力味重以填实之，亦止厥一法。鲜鳖甲、败龟板、猪脊髓、羊骨髓、生地、天冬、阿胶、淡菜、黄柏。熬膏。早服七钱，午服四钱。(《临证指南医案·痉厥》)

以上叶案中，金女案症见热止，膝骨痛甚，叶氏预言“剧则瘛疭，痉厥至矣”，认为系温邪深入营络，血液伤极，内风欲沸。治疗拟柔药缓络热、息风，以复脉汤去参、姜、麻仁，加生鳖甲。这是对疼痛病机的创新性认识，即认为络热阴虚，肝风内动能够导致疼痛。方用加减复脉汤法滋阴，鳖甲入络搜剔、平息肝风。

王氏案疼痛从腿肢上及腰腹，直贯心胸，面赤如赭，饥不欲食，耳失聪，寤不成寐，因与月经有关，叶氏认为此素禀阴亏，冲任奇脉空旷，络血失养，诸气横逆。拟和阳治络法，用细生地、生白芍、生鳖甲、生龟甲、生虎骨、糯稻根、滋肾丸滋阴息风，通补奇经血络而止疼痛。本案不仅认为疼痛与肝风有关，而且也与奇经空旷，络血失养密切相关，从而为补奇经、息肝风治疗疼痛之法奠定了理论基础。

顾案于午后黄昏时阵发神迷冒厥，且四肢不用。叶氏认为厥从肝起，木必得水而生，阴水亏，斯阳风烁筋，而络中热沸即厥；阳明络空，四末不用，而为痿。治疗拟血属介类，味咸入阴，青色入肝，潜阳为法，以求咸味入阴和阳，介类有情镇潜。方用活鳖甲、败龟甲、真阿胶、生地、天冬、玄参、淡菜、黄柏等药滋阴潜阳息风、通补阳明血络。

吴瑭三甲复脉汤证有“甚则心中痛”一证，并认为“八脉丽于肝肾，肝肾虚而累及阴维故心痛”；三甲复脉汤“以镇肾气补任脉通阴维之龟甲止心痛，合入肝搜邪之二甲，相济成功也。”这些认识与叶氏上述医案的有关理论一脉相承，据此可以认为，三甲复脉汤也是吴瑭根据叶案整理而成。

## （二）方证特点及其在杂病中应用的机制

三甲复脉汤组方的关键是在加减复脉汤中加入了“三甲”。牡蛎咸涩，平肝潜阳，收涩敛阴；鳖甲咸平，滋阴潜阳，搜剔血分络脉结邪；龟甲咸甘，通补奇经任脉。这三味药与滋阴生津的加减复脉汤配合，就产生了滋阴潜阳、息风止痉的作用。

叶桂在奇经治法中善用龟甲补任脉，认为“龟体阴，走任脉”。吴瑭对叶桂的奇经用药有深刻的研究，他在三甲复脉汤条文后自注说：于二甲复脉汤，

“兹又加龟甲名三甲者，以心中大动，甚则心中痛而然也。心中动者，火以水为体，肝风鸱张，立刻有吸尽西江之势，肾水本虚，不能济肝而发痉，既痉而水难猝补，心之本体欲失，故大憺憺动也。甚则痛者，‘阴维为病主心痛’，此证热久伤阴，八脉丽于肝肾，肝肾虚而累及阴维故心痛，非如寒气客于心胸之心痛，可用温通。故以镇肾气补任脉通阴维之龟甲止心痛，合入肝搜邪之二甲，相济成功也。”吴瑭在此提出了 3 个发聋振聩的观点：其一，心痛是阴维为病，须通补阴维为治；其二，心悸、憺憺大动为动风之证，必须滋阴镇肝息风；其三，龟甲具有镇肾气、补任脉、通阴维、止心痛的特殊作用。

正因为如此，三甲复脉汤不仅能滋阴潜阳息风，治疗通常所谓的阴虚肝风内动证；而且能够通阴维脉而治疗心痛、心悸之证；除此，还可以通补奇经，治疗奇经之病，特别是与任脉、冲脉关系密切的妇人经带胎产病。吴瑭在小定风珠条自注中更明确地指出：“龟甲补任（脉）而镇冲脉。”从而为本方治疗妇人病奠定了理论基础。

三甲复脉汤的证：吴瑭原治证：脉细促，心中憺憺大动，甚则心中痛者；上盛下虚，昼凉夜热，或干咳，或不咳，甚则痉厥者。联系救逆汤、二甲复脉汤证，还有心中震震，舌强神昏，汗自出，中无所主者；以及脉沉数，舌干齿黑，手指但觉蠕动等。

方证的特征性证：舌绛少苔，加减复脉汤证兼见动风证者。

杂病过程，郁火内盛，可以损伤真阴；内生燥邪，也可引起肝肾真阴亏虚。阴虚日久，水不涵木，则可引动肝风，发为内伤阴虚动风证。内伤阴虚动风的主要表现有舌红少苔、无苔，或舌干绛少苔、无苔，手足蠕动，肢体僵直，瘛疭，震颤，麻痹，心悸动，心胸疼痛，眩晕等。治疗可用加减复脉汤、救逆汤、三甲复脉汤、小定风珠、大定风珠等方加减。

### （三）用治杂病举例与体会

先师刘渡舟先生在应用三甲复脉汤治疗杂病方面积累了丰富的经验，他认为：临床用三甲复脉汤，要紧扣厥阴阴虚，风阳内动这一病理特点，其证以头晕、心悸、肢体抽搐或瘛疭，舌红绛、少苔或无苔，脉弦细或结代为主。或头痛耳鸣，神倦而夜寐不安，或昏眩欲扑，步履不稳，或厥，或舌体颤动，语言不利而肢麻，或大便干秘难行等。治疗范围涉及脑膜炎后遗症、癫痫、小脑病变综合征、帕金森病、心脑病、精神分裂症以及各种以眩晕、抽搐为主要表现

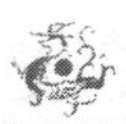

的病证，现介绍其治验四则如下。

头晕耳鸣心悸不寐：郑某某，男，56岁。患者身材魁梧，但却常常头晕欲扑，耳鸣如蝉，心悸不安，心烦而夜不安寐，时或鼻衄。舌红少苔，脉沉弦有力，偶有结代。龟甲18g，牡蛎18g，鳖甲18g，生地18g，麦冬18g，白芍18g，麻仁12g，阿胶10g，炙甘草12g。服2剂后心神安宁而思睡，头晕耳鸣等症大为减轻。又以大定风珠4剂而安。(《经方临证指南》)

风心病体颤心悸：李某某，女，43岁。有风湿性心脏病史5年。近日来头目眩晕，肢体颤动，站立不稳，心悸不宁，神乱少寐。舌红少苔，脉沉取弦细，举之则大而无力。炙甘草12g，党参12g，桂枝6g，大枣7枚、生地30g，麦冬18g，白芍18g，麻仁18g，阿胶10g，龟甲18g，鳖甲18g，牡蛎30g。服药1剂则能安卧，肢颤止，眩晕减轻，能自行步走。但纳谷不香而脘闷，方中加米醋一大盅，又服3剂而证消。(《经方临证指南》)

睡中惊叫：赵某某，男，62岁。每于夜间睡眠之中，突然惊叫而身体乱动，手足躁扰，曾用镇静药治疗无效。大便干燥难下，舌质红绛而苔薄黄，脉弦大。此为肝肾精衰，阴气不足以制阳，阳不入阴而亢动，欲成痉厥的先兆。龟甲15g，鳖甲15g，牡蛎15g，龙骨15g，麦冬30g，石斛30g，生地15g，白芍15g，丹皮12g，玄参12g，元明粉6g（分冲），炙甘草10g。服药后大便畅而夜惊止。上方去元明粉，再服。共进约30余剂而病安。(《经方临证指南》)

舌麻：钱某某，女，66岁，1995年4月26日初诊。患高血压冠心病16年之久，一直用中、西药治疗，曾服复方降压片、降压灵、复方丹参片等，血压不稳，旋降即升，测血压160/100mmHg。近1年病情加重，头目眩晕，心悸，胸闷，背部酸沉，少寐，口干，手足时发震颤，最为奇者，舌麻为甚，五味不辨。视其舌大而偏红，舌苔白滑，脉沉。辨为心阳虚弱，水寒之邪上冲之证，治用苓桂术甘汤：茯苓30g，桂枝12g，白术10g，炙甘草10g。服14剂药后，胸闷、心悸、背沉减轻。然患者舌麻反甚。血压因舌麻旋即升高，头眩、失眠、心悸、口干、手足瞤动亦随舌麻而加重。再视其舌红而少苔，脉沉细无力。细辨此证，前按阳虚水气上冲而反加重，今舌红少苔，脉来沉细，呈现阴虚而有手厥阴风火上燔之势，此阴虚风动也，治以滋阴潜阳息风为急，疏方：麦冬30g，白芍30g，酸枣仁30g，生地20g，炙甘草14g，龟甲12g（先煎），牡蛎30g（先煎），鳖甲16g（先煎），阿胶10g（烊化），太子参20g，桂枝3g，五味子10g。此方服后，症状大为减轻。又照上方自进7剂，舌麻已愈其半，大便爽，心悸、失眠、口干、掉眩诸症皆减。舌麻多在凌晨感觉明显。“晨起而发者，阳动而阴未济也”，仍守上方，继服30余剂，舌麻一症痊愈。血压120/80mmHg，冠心病亦得到控制，随用羚角钩藤汤与黄连阿胶汤交替服之，以善其后。(《刘渡舟临证验案精选》)

名医朱进忠用三甲复脉汤治疗再生障碍性贫血，此介绍二案如下。

渠××，男，21岁。再生障碍性贫血2年多。医予输血、激素等西药治疗半年，诸证逐渐加剧。后又配合中药益气养血、滋阴补肾等剂一年多，症亦不减。审其面色㿠白，自汗盗汗，身热（体温39.8℃）乏力，胸闷心悸，齿衄鼻衄，全身到处是大片大片的紫斑，脉虚大而结。血红蛋白3.5g/dl。综合脉证，思之：此病血证已久，显已转为虚劳之疾。虚劳之疾者，仲景《金匮》之治，虽诸脏俱损，若心气不足为主者，当补其心气。今本证胸闷汗出，心悸脉结之心证俱见，自当从心论治。且夫《金匮》附方中有云：“炙甘草汤，一云复脉汤：治虚劳不足，汗出而闷，脉结悸。”因拟三甲复脉汤加减养心阴。处方：龟甲30g，鳖甲30g，牡蛎15g，炙甘草10g，麦冬10g，白芍10g，阿胶10g（烊化），生地15g。服药6剂，汗出胸闷，心悸乏力，身热均减，体温37.5℃，血红蛋白5g/dl。继服上方60剂，诸证俱失。后果愈。[朱进忠．中医临证经验与方法．北京：人民卫生出版社，2003：40]

勾××，男，25岁。3年多来，鼻衄、齿衄、紫斑、发热。医诊再生障碍性贫血。医先予激素、输血、丙酸睾丸酮等治疗不效，后又配合中药滋补肝肾、补气养血之剂亦不效。审其除鼻衄齿衄经常出现外，并见全身有多处大片大片的紫斑，按之平坦而不碍手，亦不退色，持续发热在39～39.8℃左右，自汗盗汗，疲乏无力，全身酸痛，纳呆食减，心烦不安，面色㿠白无华，舌苔白，脉虚大滑数而时见促。综合脉证，思之：面色㿠白，脉虚大滑数而促者，气阴两虚为本，相火妄动，津气不敛为标。治宜补气养阴，泻火敛阳。处方：黄芪15g，当归6g，龟甲60g，鳖甲30g，龙骨15g，牡蛎15g，人参10g，甘草10g，五味子10g，麦冬10g，白芍15g，阿胶10g（烊化），生地15g。连续服药26剂后，齿衄、鼻衄、发热、汗出均消失，且精神、食欲明显改善。继服上药60剂，诸证大部消失，血红蛋白由4g/dl增至10g/dl。又服上方60剂，诸证消失，血红蛋白上升至15g/dl。[朱进忠．中医临证经验与方法．北京：人民卫生出版社，2003：323]

我在临床上常用三甲复脉汤治疗冠心病、心房纤颤等心血管疾病。此介绍治验二则如下。

冠心病：李某，女，65岁。2005年10月8日初诊。患者3年前经北京某

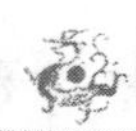

医院诊断为冠心病，曾因心绞痛住院治疗，平时服用治疗冠心病西药。近日来心前区憋闷，偶尔疼痛，心悸，短气，心前区对应的背部不适。虽然每天按时服西药，但症状不能缓解。自觉疲乏无力，有时失眠，经常耳鸣。脉弦细略滑略数、寸尺无力、结代，舌绛赤、少苔。据脉舌辨为三甲复脉汤证，处方：炙甘草12g，生白芍10g，生地黄10g，麦冬15g，麻仁10g，阿胶10g（烊化），生牡蛎20g（先煎），鳖甲15g（先煎），龟甲15g（先煎），红人参8g，桂枝10g。6剂。2005年10月15日二诊：服药后心悸、心慌、胸闷、心前区痛等症明显减轻，睡眠仍差，脉弦细略数、寸尺无力、结代，舌绛赤、少苔。上方加茯神30g，炒酸枣仁15g。7剂。2005年10月22日三诊：胸闷、胸痛、心悸、气短等症消失，睡眠改善，仍耳鸣。二诊方加夏枯草15g，路路通10g。7剂。诸症痊愈。

心房纤颤：刘某某，男，67岁。2005年7月19日初诊。素有心房纤颤、冠心病。最近先后突发左、右肺肺大泡，两次住院手术治疗，出院后心房纤颤增重，自觉心脏颤抖，诊脉时见左胸部颤动，牵掣上肢与手也抖动不停，难以平静下来让医者诊脉。下肢凹陷性水肿，小便不利。气喘，气短，不足以息。消瘦，眼眶深陷，面色黧黑。脉结代、滑数，舌光绛无苔，舌面水滑欲滴。本案病情复杂，舌光绛无苔、心悸颤动为阴液大伤、肝风内动的三甲复脉汤证；舌面水滑欲滴、面色黧黑、小便不利又为水气不利的苓桂术甘汤证。从辨方证的原则出发，用此两方合法化裁。处方：炙甘草12g，生白芍10g，生地黄10g，麦冬15g，麻仁10g，阿胶10g（烊化），生牡蛎30g（先煎），生龙骨30g（先煎），鳖甲20g（先煎），龟甲20g（先煎），红人参8g，桂枝15g，茯苓30g，白术15g，苏叶10g。6剂。2005年7月26日二诊：心悸颤动大为减轻，小便通利，水肿见消。脉结代、滑数，舌光绛无苔，舌面仍水滑欲滴。上方合入猪苓汤法，加猪苓15g，泽泻15g，滑石20g。7剂。2005年8月2日三诊：心悸颤动进一步减轻，小便比前通利，但下肢凹陷性水肿未减，阴囊水肿，气喘。脉结代、略数，舌光绛无苔，舌面仍水滑欲滴。从下肢、阴囊水肿辨证属鸡鸣散证，用三甲复脉汤合鸡鸣散加减，处方：炙甘草10g，生白芍10g，生地黄10g，麦冬15g，阿胶10g（烊化），生牡蛎30g（先煎），鳖甲20g（先煎），龟甲20g（先煎），红人参8g，紫苏叶10g，槟榔10g，陈皮10g，木瓜10g，吴茱萸10g，桔梗5g，生姜5g。7剂。2005年8月9日四诊：服此方水肿大消，喘气、心悸、颤动得到控制。仍用此法坚持治疗3周，水肿基本消退，病情稳定，嘱停服中药。

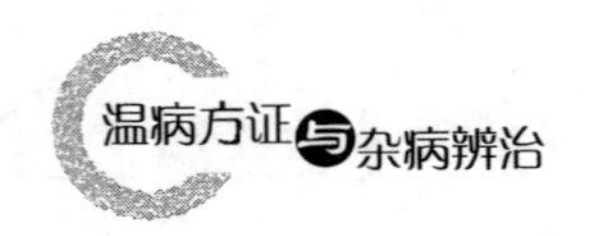


另外，我也遵照吴瑭的经验，常用三甲复脉汤调理冲任，治疗妇科月经病。此介绍治验一则如下。

闭经：陈某某，女，45岁。2005年8月16日初诊。患者经闭5个月，曾在中医妇科诊治，用逍遥散、桃红四物汤、血府逐瘀汤等方未效。自觉胸闷，左侧胸胁疼痛，心烦急躁，浑身躁热，汗出较多，大便干燥。舌质绛赤，苔少，脉弦细略数。从舌脉特征辨为冲任不足、肝肾真阴亏虚的三甲复脉汤证，处方：炙甘草10g，生地黄15g，生白芍10g，麦冬15g，阿胶10g（烊化），大麻仁15g，龟甲15g（先煎），鳖甲（先煎），鹿角霜15g（先煎），茺蔚子10g，桃仁12g，黄柏10g。7剂。2005年8月23日二诊：上方服至第6剂，月经来潮，经量少，色暗。大便通畅，心烦、燥热等症减轻。舌质绛，苔少薄白，脉弦细略数。上方去黄柏。7剂，通补冲任。后随访月经正常。

名医张伯臾先生曾用三甲复脉汤治疗三叉神经痛一则：王某某，女，42岁。一诊：1974年7月23日，左面部疼痛连及太阳穴，入夜剧痛如锥刺，已经旬日，舌红中剥而干，脉弦细。头痛先分表里，再究寒热虚实，凭脉察证，夜间属阴，思烦过度阴血受伤，肝脏失养，肝风上扰，治拟养阴平肝息风，方用三甲复脉汤加减：大生地24g，玄参9g，麦冬9g，炒丹皮9g，生鳖甲18g（先煎），生龟甲18g（先煎），生白芍30g，炙甘草6g，左牡蛎30g（先煎），北细辛1.8g。7剂。二诊：1974年7月30日，药后左面部剧痛即止，有时稍感隐痛。大浪之后，余波未静。舌红润中仍剥，脉弦小，便软日二次。阴伤渐复，肝风得平，但脾气又显虚弱之象，再拟养阴和中，肝脾同调。生、熟地各9g，天、麦冬各6g，炒当归12g，炒川芎6g，炒白芍18g，炙甘草4.5g，太子参15g，怀山药18g，炙龟甲18g（先煎），鲜荷叶一方。7剂。三诊：1974年8月7日，头痛已止，便软亦干，舌红润，脉细小。肝木已得涵养，脾气恢复健运，仍守前法出入以善后。前方去川芎、鲜荷叶，加潼蒺藜9g。7剂。（《张伯臾医案》）

我在国医堂门诊治病范围的重点之一是疼痛性疾病，其中偏头痛、三叉神经痛的病人较多，受张伯臾先生上案的启发，我试用三甲复脉汤治疗三叉神经痛，发现此方的确有效，此介绍治验一则如下。

张某某，男，52岁。2006年4月18日初诊。患三叉神经痛3年，右侧眼眶上部与下唇右侧阵发性刺痛，咬牙则耳屏前剧痛，进食进水困难，说话或用凉水洗脸均可引发疼痛，服卡马西平无效。素有慢性前列腺炎，小便频数不利。舌红，苔黄白相兼，脉沉细。我根据既往治疗此病的成功经验，拟加减肾气丸

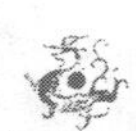

方7剂。2006年4月25日二诊：服药疼痛反而加重，仅小便较前通利。脉弦细，左沉滞，舌红，苔白。因耳屏前刺痛时向后颈右侧天柱、风池穴部放射，牵扯后颈强痛，加之病史与汗出临窗受冷风有关，故从太阳经气不利考虑，用葛根汤原方4剂。2006年4月29日三诊：服药后汗出，疼痛稍减，但不久又疼痛如初，脉舌同前，温法无效，遂仿照刘渡舟老师经验，用《金鉴》连翘败毒饮加羚羊角粉、漏芦、穿山甲、白芷为方。3剂。2006年5月6日四诊：依然无效。细细诊脉弦细，舌偏红，苔薄黄白相兼。改用三甲复脉汤，处方：生地黄15g，生白芍30g，麦冬15g，阿胶12g（烊化），火麻仁20g，炙甘草10g，鳖甲15g（先煎），龟甲15g（先煎），生牡蛎30g（先煎），炮穿山甲3g（先煎）。6剂。2006年5月13日五诊：服药1剂疼痛减轻，6剂痛止，可自由进食进水，大声说话无妨。效不更方，上方继用7剂。2006年5月20日六诊：头未痛，四诊方加五味子10g，再7剂。后随访头痛再未发作。

临床报道用三甲复脉汤治疗杂病的医案有顽固性头痛、甲状腺功能亢进、病毒性心肌炎、小儿多动症、荨麻疹等。

## （四）三甲复脉汤类方

**1. 救逆汤** 出自《温病条辨·下焦篇》第2条，由加减复脉汤去麻仁，加生龙骨四钱、生牡蛎八钱组成。脉虚大欲散者，加人参二钱。吴瑭称此方为“镇摄法”。其原条文谓：“温病误表，津液被劫，心中震震，舌强神昏，宜复脉法复其津液，舌上津回则生；汗自出，中无所主者，救逆汤主之。”

《伤寒论》第112条载桂枝去芍药加蜀漆牡蛎龙骨救逆汤（桂枝、生姜、大枣、炙甘草、蜀漆、牡蛎、龙骨），主治伤寒误治“亡阳必惊狂，卧起不安者”。叶桂善用仲景救逆汤法治疗脱证，不仅遵仲景原法，治疗阳虚之脱，而且变通仲景之法，用加减复脉汤法加龙骨、牡蛎治疗阴虚之脱。如《临证指南医案·脱》艾案、凌案，痢门蔡案等。

吴瑭根据叶氏应用救逆汤法的医案，仿《伤寒论》原文，参以个人心得，于加减复脉汤内去麻仁之润滑，加龙骨、牡蛎之收摄，制定出救逆汤方证。

救逆汤立意与加减复脉汤、三甲复脉汤有所不同，重在救逆固脱。吴氏称其为“镇摄法”，其意即在于此。本方以加减复脉汤去麻仁之滑降，加龙、牡镇逆摄阳；或再加人参益气生津固脱。救逆汤的证：有心中震震，舌强神昏，汗自出，中无所主，舌干乏津等。

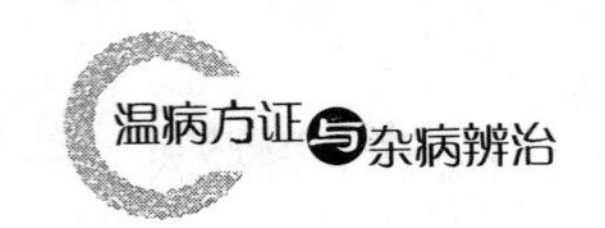


《伤寒论》桂枝去芍药加蜀漆牡蛎龙骨救逆汤证因表证误用火攻，徒伤津液，致心阳大虚，水饮上逆，出现惊狂，卧起不安，故方用桂枝汤去芍药之阴寒，以桂、甘温通心阳，加龙、牡摄阳固脱。《温病条辨》救逆汤证因表证误用发汗，津液大伤，阴不敛阳，出现心中震震，舌强神昏，汗自出，中无所主，故用加减复脉汤去麻仁滋补真阴，加龙、牡敛阴镇逆摄阳。叶桂、吴瑭变通经方之妙，由此可见一斑。

**2. 一甲煎、一甲复脉汤** 出自《温病条辨·下焦篇》第9、10条。一甲煎（咸寒兼涩法）由生牡蛎二两（碾细）组成。一甲复脉汤由加减复脉汤去麻仁，加牡蛎一两组成。吴瑭原条文为：下焦篇第9条："下后大便溏甚，周十二时三四行，脉仍数者，未可与复脉汤，一甲煎主之；服一二日，大便不溏者，可与一甲复脉汤。"下焦篇第10条："下焦温病，但大便溏者，即与一甲复脉汤。"

一甲煎仅牡蛎一味，且量至二两，药专力宏。诚如吴瑭所云："以牡蛎一味，单用则力大，即能存阴，又涩大便，且清在里之余热，一物而三用之。"这是吴氏对一甲煎作用的精辟论述。牡蛎咸涩微寒，《别录》谓："主虚热去来不定，烦满心痛，气结，止汗，止渴，除老血，疗泄精，涩大小肠。"一甲煎的证：加减复脉汤证而见"大便溏甚"者。曹炳章于《增补评注温病条辨》按云："此乃阴气下溜，故用牡蛎一味育阴而涩。"说明此大便溏系由阴津损伤，阴气下溜，大肠不司固摄所致，是一种特殊的泄泻。

一甲复脉汤用加减复脉汤滋补真阴，去麻仁之滑润，加牡蛎涩肠止泻。即一面滋阴，一面收涩止泻，是一首治疗阴虚泄泻的名方。一甲复脉汤的证：加减复脉汤症见大便溏者。若"大便溏甚"者，吴瑭的经验是先用一甲煎涩肠止泻，继用一甲复脉汤滋阴固肠。

**3. 二甲复脉汤** 出自《温病条辨·下焦篇》第13条，由加减复脉汤加生牡蛎五钱、生鳖甲八钱组成。吴瑭原条文谓："热邪深入下焦，脉沉数，舌干齿黑，手指但觉蠕动，急防痉厥，二甲复脉汤主之。"

叶桂有用变通复脉汤法治疗痉厥、手足搐搦牵掣的医案，如《临证指南医案·痉厥》陆案、毛案等。吴瑭参照叶氏医案，拟定了二甲复脉汤方证。

二甲复脉汤以加减复脉汤滋肝肾真阴；生牡蛎潜阳息风；生鳖甲咸平，滋阴潜阳，清虚热，通血脉，散瘀结。吴瑭在下焦青蒿鳖甲汤条自注说：鳖甲"入肝经至阴之分，既能养阴，又能入络搜邪"。可见，二甲复脉汤具有滋阴潜阳息风，入络散结搜邪的作用。二甲复脉汤的证：脉沉数，舌干齿黑，手指但觉蠕动。从吴瑭自注"热深不解，口中津液干涸"分析，本方证还兼身热、口

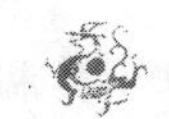

干渴等。

综上所述，三甲复脉汤具有滋肝肾、镇肾气、补任脉、通阴维的特殊作用，不仅能够滋补肝肾真阴，平息肝风，而且能够通补奇经八脉，治疗肝肾虚损，累及八脉，特别是影响阴维、任脉的复杂病证。

# 大定风珠方证

**大定风珠**　出自《温病条辨·下焦篇》风温温热第16条，组成为：生白芍六钱、阿胶三钱、生龟甲四钱、干地黄六钱、麻仁二钱、五味子二钱、生牡蛎四钱、麦冬（连心）六钱、炙甘草四钱、鸡子黄（生）二枚、鳖甲（生）四钱。水八碗，煮取三杯，去滓，再入鸡子黄，搅令相得，分三次服。喘加人参，自汗者加龙骨、人参、小麦，悸者加茯神、人参、小麦。吴瑭称此方为“酸甘咸法”。其原条文谓：“热邪久羁，吸烁真阴，或因误表，或因妄攻，神倦瘛疭，脉气虚弱，舌绛苔少，时时欲脱者，大定风珠主之。”本方证也见于下焦篇第78条。

## （一）方证理论源流

叶桂在变通应用复脉汤时，有一个重要的手法就是合入变通黄连阿胶汤法，在阿胶、白芍、生地等咸寒滋阴药中加入鸡子黄，用鸡子黄配合阿胶平息肝风，如下列余案。另外，也常加五味子，合麦冬、生地酸甘化阴，并酸味敛肝；或加人参、茯神、小麦、龙骨甘缓固脱。吴瑭参考叶氏经验，制定出大定风珠方证。叶氏有关医案如下。

余，脉细促，神迷，舌缩言謇，耳聋，四肢牵引，牙关不紧，病已月余。乃温邪劫液，阳浮独行，内风大震，变幻痉厥危疴。议以育阴息风法，必得痉止神清，方有转机。阿胶二钱、鸡子黄一枚、人参秋石拌烘一钱、天冬一钱、细生地二钱、白芍一钱半。(《临证指南医案·痉厥》)

吴，坐蓐过劳，惊恐交迫，真阴既伤，经年不复，目暗昏花，烦动热升，皆肾阴不得自充，何以涵养肝木？厥仆眩晕，阳夹肝风直上无制，则当静药填阴，佐酸以收摄。熟地、阿胶、五味、萸肉、北沙参、茯神、黑豆皮、秋石二分调入。(《临证指南医案·产后》)

凌，脉大不敛，神迷呓语，阴阳不相交合，为欲脱之象。救阴无速功，急急镇固阴阳，冀其苏息。人参、茯神、阿胶、怀小麦、龙骨、牡蛎。(《临证指南医案·脱》)

某氏，脉如雀啄，色枯气促，身重如山，不思纳谷，乃气血大虚，虑其暴脱。人参、生地、阿胶、麦冬、炙草、左牡蛎。又，补摄足三阴。人参、熟地炭、枣仁、茯神、五味、鲜莲子肉。(《临证指南医案·脱》)

史，温热已入厥阴。阴伤，致风阳上巅，遂为痉厥。厥发丑寅，阳明、少阳之阳震动。昨进咸苦，清其阴分之热已效，今复入镇阳以止厥。生地、天冬、阿胶、鸡子黄、生龙骨、小麦。(《临证指南医案·痉厥》)

以上叶案中，余案症见脉细促，神迷，舌缩言謇，耳聋，四肢牵引，牙关不紧等。叶氏认为乃温邪劫液，阳浮独行，内风大震之痉厥危证。治用育阴息风法，方取黄连阿胶汤法，以白芍、阿胶、鸡子黄滋阴息风；另取加减复脉汤意加细生地、天冬滋阴凉血泄热；人参生津固脱。

吴案症见目暗昏花，烦动热升，厥仆眩晕等，由于肾阴虚而不能涵养肝木，阳夹肝风直上无制所致，叶氏认为当静药填阴，佐酸以收摄。方用复脉汤合六味地黄汤、七味都气丸法加五味子、山萸肉滋补肾阴，敛肝收摄浮阳。

凌案、某氏案、史案均有明显的脱象，故或用人参、茯神、怀小麦、龙骨、牡蛎；或用人参、枣仁、茯神、五味；或用龙骨、小麦等，合入加减复脉汤中甘缓镇逆息风，涵阳宁神，益气固脱。这是叶氏将甘麦大枣汤法、生脉散法、救逆汤法与复脉汤配伍应用的典范。叶氏遵《内经》肝苦急，急食甘以缓之之意，用甘麦大枣汤法缓肝、镇逆、息风、宁神。用变通仲景桂枝去芍加蜀漆龙骨牡蛎救逆汤法，在阿胶、冬、地滋阴中加龙骨、牡蛎镇摄浮阳。用生脉散法益气生津固脱。这三案反映了叶氏的这一手法。

吴瑭根据叶案复脉汤合黄连阿胶汤法用鸡子黄配阿胶血肉有情滋阴息风的经验，结合叶氏用复脉汤合生脉散法加五味子“静药填阴，佐酸以收摄”的手法；以及叶氏用复脉法合甘麦大枣汤、救逆汤法甘缓收摄的经验，在三甲复脉汤中加入五味子、鸡子黄，制定了滋阴息风作用最强的大定风珠，并拟定了别具一格的方后加减法，为温病学作出了重要的贡献。

## （二）方证特点及其在杂病中应用的机制

大定风珠由三甲复脉汤加鸡子黄、五味子组成。吴瑭自注云：“以鸡子黄一

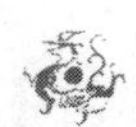

味，从足太阴，下安足三阴，上济手三阴，使上下交合，阴得安其位，斯阳可立根基……”吴氏在小定风珠自注中指出：鸡子黄“实土而定风”，方“名定风珠者，以鸡子黄宛如珠形……能息肝风”。在黄连阿胶汤自注中又说：鸡子黄“为血肉有情，生生不已，乃奠安中焦之圣品，有甘草之功能，而灵于甘草……能上通心气，下达肾气，居中以达两头，有莲子之妙用……其气焦臭，故上补心；其味甘咸，故下补肾……镇定中焦，通彻上下，含阿胶能预息内风之震动也”。可见，鸡子黄与阿胶配伍，是平定内风的重要组药。加五味子者，旨在取其酸，合生地、白芍、甘草等可甘酸化阴，柔肝敛肝。大定风珠与三甲复脉汤的不同之处，正是在于增加了酸敛作用，因此，吴瑭把三甲复脉汤称为“咸寒甘润法”，把大定风珠称为“酸甘咸法”。

大定风珠方后有加减法：喘加人参，自汗者加龙骨、人参、小麦；悸者加茯神、人参、小麦。加人参与方中麦冬、五味子相合，有生脉散意，生脉散为救脱名方，因此，吴瑭也把本方作为救脱剂，治疗“时时欲脱”之证。

大定风珠的证：吴瑭原治证：神倦瘛疭，脉气虚弱，舌绛苔少，时时欲脱者；或上盛下虚，昼凉夜热，或干咳，或不咳，甚则痉厥者。

方证的特征性证：三甲复脉汤证而阴虚、动风俱重者，或兼见自汗、脉虚者。

## （三）用治杂病举例与体会

先师刘渡舟先生善用大定风珠治疗杂病，此介绍刘老治验案三则如下。

肝风舌颤齿击：沈某某，女，31岁。素体脾胃虚弱，运化无力，食少体疲，头晕而便干，月经后期而量少。入冬之时，不慎外感，经治后表证已解，但遗低热（37.5℃）不退，并添舌体颤抖而齿击有声，伴心悸、失眠等证。某医按心脾两虚治疗无效，反增口舌干燥。舌红少苔，脉弦细。此为肝阴虚而风阳发动，治当柔肝息风，养血安神。白芍15g，生地15g，石斛15g，珍珠母30g，钩藤10g，白薇10g，当归10g，茯神15g，夜交藤30g，黄连6g，另研琥珀、朱砂各3g，分4次冲服。服药后心悸大减，夜能安寐。但舌颤齿击未效。转用：龟甲15g，牡蛎15g，龙骨15g，珍珠母15g，麦冬24g，生地18g，白芍12g，丹皮10g，阿胶10g，鸡子黄2枚，五味子3g，炙甘草10g。服药3剂后，舌颤齿击均止，大便畅通而神爽。上方加玄参、酸枣仁各15g，续服7剂巩固之。（《经方临证指南》）

抽搐：朱某，女，45岁。患病抽搐已15年。每夜入眠后，突发心悸不安，继之手足抽搐，周身发麻。腹胀大如孕状，周身浮肿，口咽发干。舌红绛无苔，脉沉滑。值经期则病剧，每夜可发生二三次。龟甲30g，鳖甲30g，牡蛎30g，白芍18g，生地30g，麦冬30g，阿胶10g，五味子6g，玄参18g，钩藤10g，炙甘草12g。服2剂而身麻愈，服6剂而肿胀消，服至12剂则抽搐大减，夜能安睡。改用白薇汤：当归30g，白薇15g，党参6g，炙甘草6g。服3剂抽搐基本得到控制。后因与人争讴气恼而病又复发，但其势不及原来。先以化肝煎以解气郁，继以大定风珠滋阴息风而愈。（《经方临证指南》）

中风：韩国人李某某，女，54岁。患左半身不遂，两腿痿废不能行路。面肌痉挛，心烦少寐，大便秘结，小便色黄。切其脉洪滑，视其舌红绛少苔。余辨为“火中”之证。为疏：黄连10g，黄芩10g，栀子10g，黄柏10g，大黄6g。服药后，大便畅通，火热有减，面歪见松。惟夜间烦躁不寐，因而头目眩晕。为疏：黄连10g，黄芩6g，白芍15g，阿胶10g（烊化），鸡子黄2枚，生地30g，当归15g。服至3帖，烦躁不发，能熟睡5小时之久。惟夜间盗汗甚多，一身如洗。乃用当归六黄汤：生地30g，熟地30g，当归20g，黄芪40g，黄芩6g，黄连6g，黄柏10g。服至7剂，汗出减少。又出现心悸头眩，筋惕肉瞤。切其脉大，按之则有弦态，舌红如花。此乃心肾两脏水不敌火，厥阴心包动风之证。为疏：生地30g，麦冬30g，炙甘草12g，龟甲15g，鳖甲20g，牡蛎30g，白芍20g，阿胶12g，鸡子黄2枚。此方连服14剂，头眩心悸，大有好转，两腿有力，拄拐杖能行30余步。此病大约服药至百余帖，逐渐恢复健康。（《刘渡舟医学全集》）

名医朱进忠常用大定风珠治疗震颤麻痹与中风，此介绍二案如下。

震颤麻痹：董××，男，28岁。数年来四肢沉重，行动迟缓，手指运动不便，不能作精细动作，说话缓慢单调。某院始以安坦（苯海索）、东莨菪碱等而取效。但近一年来又日渐加重，某院诊为震颤麻痹。审其表情呆痴，很少眨眼，手指运动不便，不能拿笔写字，微颤，有时涎水不由自主的流出，平卧时翻身亦感困难，走路时躯干向前弯曲，头向前倾，呈急速小步，越走越快，不能即时止步或转弯，说话迟缓而困难，食欲正常，舌苔净，脉虚弱。综其脉证，诊为真阴亏损，虚风内动。乃拟大定风珠加减以滋填镇纳，安其龙雷，息其虚风。处方：龟甲30g，鳖甲30g，牡蛎30g，阿胶10g（烊化），炙甘草10g，麦冬10g，生地15g，五味子10g，白芍15g，火麻仁10g，鸡子黄2枚。药进7剂，诸证果减，口涎停止，继进14剂，精神大增，走路亦能跨步而前，再进14剂

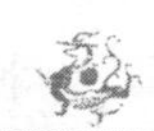

后，即上班开始工作，做拿中药和开处方等一般工作。［朱进忠．中医临证经验与方法．北京：人民卫生出版社，2003：20］

中风：李××，男，78岁。在一次开会发言的过程中，由于过度激动，突然昏仆不省人事。急至某院，诊为蛛网膜下腔出血。先用西药抢救10天不效，后又配合中药化痰息风开窍之剂治疗近50多天亦无明显效果。细审其证，除神志昏迷外，并见左侧偏瘫，面赤如妆，鼻鼾遗尿，汗出，舌质红绛无苔，脉虚大而数。综合脉证，思之：面赤如妆，鼻鼾遗尿，神昏，汗出，脉虚大而数者，阴液将脱证也。治宜滋阴敛阳固脱。处方：龟甲30g，鳖甲15g，牡蛎15g，龙骨15g，甘草10g，白芍15g，五味子12g，阿胶10g（烊化），生地15g，麦冬10g。服药2剂，神志稍清。继服30剂，神志全清，偏瘫、失语减。［朱进忠．中医临证经验与方法．北京：人民卫生出版社，2003：396］

名医李可先生用大定风珠治疗小儿舞蹈病取得了成功经验，其医案载于《李可老中医急危重症疑难病经验专辑》第90页（山西科学技术出版社，2004年第1版），此不重复介绍。

我常用大定风珠治疗肝肾阴液亏损所引起的疑难怪病，此介绍二案如下。

精神刺激后震颤抽搐：陈某某，女，47岁。2005年9月6日初诊。患者因发现丈夫有外遇，与其吵架时突然出现全身震颤，四肢抽搐。随后每日不由自主的震颤抽搐。经北京某医院诊断为神经官能性疾病，用西药治疗3个月，症状未好转。诊时见患者四肢抖动不能自制，烦躁，眩晕，经常失眠，胸闷，大便干燥。脉弦细，舌红赤少苔。辨为郁火损伤真阴，肝风冲击所致的大定风珠证，处方：炙甘草10g，生地黄15g，麦冬15g，生白芍10g，阿胶10g（烊化），火麻仁15g，生牡蛎30g（先煎），鳖甲15g（先煎），龟甲15g（先煎），五味子10g，鸡子黄2枚（冲），石菖蒲10g，郁金10g。7剂。2005年9月13日二诊：服药后震颤、抽搐明显减轻，烦躁、眩晕、失眠等症也减，大便已不干燥。脉弦细，舌红赤少苔。上方去石菖蒲、郁金，加黄连8g，黄芩10g，即合入黄连阿胶汤法。7剂。2005年9月20日三诊：震颤抽搐消失，失眠愈，唯情绪不太稳定。舌红偏赤，苔少、薄白，脉弦细略数。用二诊方去芩、连，加小麦30g，大枣10枚，7剂。诸症痊愈。

顽固性头痛：邢某某，女，32岁。2005年9月6日初诊。患头痛3年，痛时由鼻翼旁向上至目内眦再至头顶部两侧，连及脑后牵掣性疼痛，头两侧太阳穴处沉闷抽痛，有时走窜性痛，恶心欲吐。根据既往治疗头痛的经验，用吴茱萸汤、加减肾气丸、小柴胡汤等方，头痛如故。至2005年9月27日四诊：细

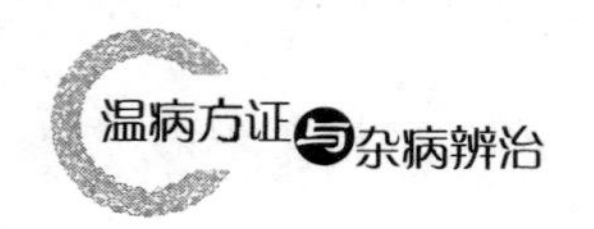


细诊察，见舌红赤而裂、前半部少苔，脉弦细略数而劲。问病史与3年前自己开办公司操劳过度有关，问月经涩滞量少，痛经，大便干燥。遂从肝肾阴虚，冲任空虚，厥阳虚风上逆考虑，改用大定风珠，处方：炙甘草10g，生地黄15g，麦冬15g，生白芍12g，阿胶10g（烊化），火麻仁20g，生牡蛎30g（先煎），鳖甲15g（先煎），龟甲15g（先煎），五味子10g，鸡子黄2枚（冲），蔓荆子10g，僵蚕10g。6剂。2005年10月4日五诊：此方服2剂，头痛止，从此再未发作。舌质红、有裂纹，苔少、薄白，脉弦细。继续用上方6剂调理。此后患者带其父亲、姐姐等人来诊，随访不仅头痛未再发作，而且月经也已正常。

名医蒲辅周先生曾用大定风珠治疗温病（重症迁延性肺炎）后阴虚液涸证，此介绍如下。

张某某，女，1岁。因发热咳嗽已5日，于1959年1月24日住某院。住院检查摘要：体温38℃，皮肤枯燥，消瘦，色素沉着，夹有紫癜，口四周青紫，肺叩浊，水泡音密聚，心音弱，肝大3cm。血化验：白细胞总数4，200/mm$^3$，中性61%，淋巴39%，体重4.16kg。诊断：重症迁延性肺炎；3度营养不良；贫血。病程与治疗：入院表现精神萎靡，有时烦躁，咳嗽微喘，发热，四肢清凉，并见拘紧现象，病势危重，治疗一个半月，虽保全了生命，但褥疮形成，肺大片实化不消失，体重日减，使用各种抗生素已一月之久，并多次输血，而病儿日沉困，白细胞总数高达38，400/mm$^3$，转为迁延性肺炎，当时在治疗上非常困难。于3月11日请蒲老会诊，症见肌肉消瘦，形槁神呆，咽间有痰，久热不退，脉短涩，舌无苔，属气液枯竭，不能荣五脏，濡筋骨，利关节，温肌肤，以致元气虚怯，营血消烁，宜甘温咸润生津，并益气增液。处方：干生地四钱、清阿胶三钱（另烊）、麦门冬二钱、炙甘草三钱、白芍药三钱、生龙骨三钱、生牡蛎四钱、制龟甲八钱、炙鳖甲四钱、台党参三钱、远志肉一钱五分。浓煎300ml，鸡子黄1枚（另化服），童便1杯（先服），分2日服。连服3周后，大便次数较多，去干生地、童便，加大枣3枚（劈），浮小麦三钱，再服2周痰尚多，再加胆星一钱，天竺黄二钱。自服中药后，病情逐渐好转和恢复：不规则发热于2周后，体温逐渐恢复正常；肺大片实化逐渐消失；用药1周后，褥疮消失，皮肤滋润，色素沉着渐退，一个半月后，皮下脂肪渐丰满；体重显著增加；咳嗽痰壅消失；食欲由减退到很好；由精神萎靡转为能笑、能坐、能玩。于同年5月8日痊愈出院。（《蒲辅周医案》）

吴瑭有用大定风珠汤法治疗肝厥头痛畏光案，此介绍如下：额氏，二十二岁，除夕日亥时，先是产后受寒痹痛，医用桂附等极燥之品，服之大效；医见

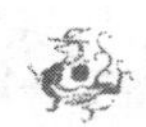

其效也，以为此人非此不可，用之一年有余，不知温燥与温养不同，可以治病，不可以养生，以致少阳津液被劫无余，厥阴头痛，单巅顶一点痛不可忍，畏明，至于窗间有豆大微光即大叫，必室如漆黑而后少安，一日厥去四五次，脉弦细数，按之无力，危急已极。勉与定风珠潜阳育阴，以息肝风。大生地八钱、麻仁四钱、生白芍四钱、生龟甲六钱、麦冬（不去心）四钱、生阿胶四钱、生鳖甲六钱、海参二条、生牡蛎六钱、鸡子黄（去渣后、化入搅匀）二枚，甘草（炙）五钱。煮成八杯，去渣上火煎成四杯，不时频服。正月初一日，微见小效，加鲍鱼片一两，煮成十杯，去渣，煎至五杯，服如前。初二日，又见效，方法如前。初三日，厥止，头痛大减，犹畏明，方法如前。初四日，腰以上发热，腰以下冰凉，上下浑如两截；身左半有汗，身右半无汗，左右浑如两畔。自古方书未见是证，窃思古人云："琴瑟不调，必改弦而更张之"，此证当令其复厥后再安则愈。照前方定风珠减半，加青蒿八分，当夜即厥二三次。初五日，照前定风珠原方分量一帖，服后厥止神安。初七日，仍照前方。初八日，方皆如前，渐不畏明，至正月二十日外，撤去帐幔，汤药服至二月春分后，与专翕大生膏一料痊愈。(《吴鞠通医案·肝厥》)

临床报道用大定风珠治疗杂病的医案主要有红斑狼疮并发抽搐昏迷，支气管扩张咯血，甲状腺功能亢进，小儿暴惊夜啼，冠心病震颤，震颤麻痹，中风，中风后遗症，肝豆状核变性，不寐，晕厥，产后痉厥、郁冒、大便难，小儿难治性锌缺乏症等。

## (四) 大定风珠类方

**小定风珠**　出自《温病条辨·下焦篇》风温温热第15条，组成为：鸡子黄（生用）一枚、真阿胶二钱、生龟甲六钱、童便一杯、淡菜三钱。水五杯，先煮龟甲、淡菜得二杯，去滓，入阿胶，上火烊化，内鸡子黄，搅令相得，再冲童便，顿服之。吴瑭称此方为"甘寒咸法"。其原条文谓："既厥且哕（俗名呃忒），脉细而劲，小定风珠主之。"

本方证是吴瑭根据《临证指南医案·痉厥》顾姓案整理而得，叶案如下。

顾，平昔肠红，阴络久伤，左胁下宿瘕，肝家风气易结，形瘦面青。阴虚阳气易冒，血络不得凝静。诸阳一并遂为厥，冲气自下犯胃为呃，证似蓄血为狂。奈脉细劲，咽喉皆痛，真阴枯槁之象。水液无有，风木大震。此刚剂强镇，不能息其厥冒耳。生鸡子黄一枚、真阿胶二钱、淡菜泡洗五钱、龟甲五钱。冲

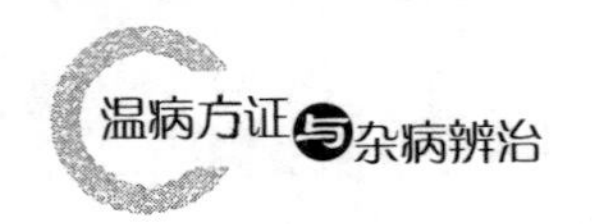


入热童便一杯。(《临证指南医案·痉厥》)

叶氏此方是从《伤寒论》白通加猪胆汁汤变化而出。白通加猪胆汁汤证有“利不止，厥逆无脉，干呕，烦者”等；本案有“厥冒”“呃”“证似蓄血为狂”等。彼为寒伤少阴真阳，虚阳上越，故用附子、干姜补真阳，葱白散寒，人尿、猪胆汁反佐而引阳入阴；此为热久真阴大伤，虚风震动，故用阿胶、龟甲滋真阴，鸡子黄息风，淡菜、童便潜引真阳入阴。思路从仲景出而制方有一阳一阴、一热一寒之别。这是叶氏变通仲景之方的典型案例。

吴瑭采集此案，制定出小定风珠方证，使叶氏变通仲景此法得到了推广与流传。

吴瑭自注云：“温邪久踞下焦，烁肝液为厥，扰冲脉为哕，脉阴阳俱减，则细，肝木横强则劲”。这是对小定风珠证病机的解释。

小定风珠方以龟甲、阿胶滋真阴，鸡子黄息内风，淡菜潜阳入阴，童便引虚热下行。方由仲景白通加猪胆汁汤变化而出，意在滋真阴而潜阳息风，与白通加猪胆汁汤温真阳而引外越之虚阳入阴法有一阴一阳之妙。吴氏方论云：此以鸡子黄实土而定内风；龟甲补任脉而镇冲脉；阿胶沉降，补液而息肝风；淡菜生于咸水之中而能淡，既能补阴中之真阳，又能潜真阳之上动；童便以浊液仍归浊道，用以为使也。龟甲能镇木制亢阳，抑亢阳直上巅顶。名定风珠者，以鸡子黄宛如珠形，而能息肝风。

小定风珠的证：吴瑭主治证：既厥且哕（俗名呃忒），脉细而劲。叶案原治证：冲气自下犯胃为呃，证似蓄血为狂，奈脉细劲，咽喉皆痛等。

综上所述，加减复脉汤类方八首均是由加减复脉汤变化而来，其中救逆汤、一甲复脉汤比较特殊，均去加减复脉汤中之麻仁。救逆汤另加龙骨四钱、牡蛎八钱，目的在于镇摄浮阳，主治阴虚阳浮之证；一甲复脉汤另加牡蛎一两，目的在于涩肠止泻，主治阴虚便溏证；前者又从仲景桂枝去芍药加蜀漆牡蛎龙骨救逆汤变化而出，有其突出的特点。

二甲、三甲复脉汤、大定风珠均不减麻仁，直接加牡蛎五钱、鳖甲八钱（二甲复脉汤）；或再加生龟甲一两（三甲复脉汤）；或再加五味子二钱、鸡子黄二枚（大定风珠）。这三方均滋阴息风，主治虚风内动证。

小定风珠虽然以复脉汤为基础，但又从仲景白通加猪胆汁汤变通而出，于滋阴息风中可引阳入阴，制方思路与大定风珠有所不同，主治阴虚动风而阳浮之证。

一甲煎仅牡蛎一味，力专效宏，主治真阴大虚，阴气下溜之大便溏甚。

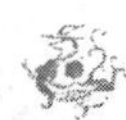

# 黄连阿胶汤方证

**黄连阿胶汤**　出自《伤寒论》第303条，吴瑭将之移用于治疗温病，且与青蒿鳖甲汤、加减复脉汤类方一并作为下焦温病治疗“三法”，给予了充分的重视。《温病条辨·下焦篇》风温温热第11条所载黄连阿胶汤组成为：黄连四钱、黄芩一钱、阿胶三钱、白芍一钱、鸡子黄二枚。水八碗，先煮三物，取三杯，去滓，内胶烊尽，再内鸡子黄，搅令相得，日三服。吴瑭称此方为“苦甘咸寒法”。其原条文谓：“少阴温病，真阴欲竭，壮火复炽，心中烦，不得卧者，黄连阿胶汤主之。”

## （一）方证理论源流

《伤寒论》第303条载：“少阴病，得之二三日以上，心中烦，不得卧，黄连阿胶汤主之。”吴瑭根据仲景原文拟定了下焦篇第11条黄连阿胶汤方证。由于叶桂善于用变通黄连阿胶汤治疗温病或杂病，因此，吴瑭在拟定下焦温病黄连阿胶汤方证时无疑也参考了叶氏的经验，如《温病条辨·中焦篇》第97条加减黄连阿胶汤方证就是根据《临证指南医案·痢》某春温内陷下痢案而制定的。叶氏变通应用黄连阿胶汤有独特的经验，有时遵仲景原法咸寒苦寒并用，有时去苦寒仅用咸寒，或加介类潜阳息风，或加甘缓，或加酸敛等等，变化无穷。如上述大定风珠“方证理论源流”中介绍的《临证指南医案·痉厥》史案，叶氏初用黄连阿胶汤原法“咸苦”滋阴泄热已效，二诊则不用苦泄药，仅用阿胶、鸡子黄滋肾息风，加生地、天冬凉营滋阴，生龙骨镇阳，小麦甘缓，以求阴复阳潜风息而厥止。

## （二）方证特点及其在杂病中应用的机制

黄连阿胶汤以黄连、黄芩苦寒清心泻火；以阿胶、白芍酸甘咸滋肝肾阴液；鸡子黄滋养中焦，交通心肾。其中芍药与芩、连配伍为酸苦泄热法，既可清温病邪热，又可泻内伤郁火或心肝火热；芍药与阿胶、鸡子黄相配为酸甘咸化阴法，既可滋肝肾真阴，又可纳阳御风。因此，本方不仅可以治疗外感热病阳热亢盛而真阴亏竭之证，而且能够治疗内伤杂病虚火旺盛而阴液损伤之证。吴瑭自注云："以黄芩从黄连，外泻壮火而内坚真阴；以芍药从阿胶，内护真阴而外捍亢阳，名黄连阿胶汤者，取一刚以御外侮，一柔以护内主之义也。其交关变化，神明不测之妙，全在一鸡子黄……上补心……下补肾……镇定中焦，通彻上下，合阿胶能息内风之震动也。"

黄连阿胶汤的证：仲景原治证：少阴病，心中烦，不得卧。吴瑭主治证：少阴温病，心中烦，不得卧者。

方中所寓法的对应证：从方的结构分析，本方寓二法，其证主要有二个方面：一是黄连、黄芩泻火法所针对的火热证，如心烦，发热，出血，下利等；二是白芍、阿胶、鸡子黄咸寒滋阴法所针对的阴血虚证，如失眠，手足心热，舌红少苔，心悸，震颤等。

方证的特征性证：心中烦杂无奈，睡眠不安或失眠，手足心热，失血，或下利便脓血者。

先师刘渡舟教授经反复的临床观察与验证，将此方证的特征性表现总结为：舌红绛少苔，或舌尖赤如杨梅，心烦、少寐。但见此舌，辄用此方。

### （三）用治杂病举例与体会

先师刘渡舟先生善用黄连阿胶汤治疗杂病，此介绍刘老经验如下。

口干麻木：赵某某，男，49 岁。患慢性肝炎数年，现证以口中干涸乏津为主，口腔有麻木不适感，舌体硬而有蜷缩之状，舌尖红赤，脉沉弦。曾用益胃汤、白虎汤加花粉等治疗均无效。证属阴虚少津无疑，为何治疗无效？于是又仔细询问其证，才得知尚有心中烦，夜寐不安等证。改用黄连阿胶汤治疗：黄连 6g，黄芩 3g，阿胶 10g（烊化），白芍 10g，鸡子黄 2 枚。服药仅 3 剂，则口腔湿润，干渴不复存在。（《经方临证指南》）

腰腿寒冷：李某某，男，43 岁。1978 年 10 月，在无明显诱因的情况下，自觉两下肢发冷，并逐渐向上发展至腰部，向下至足心，寒冷之状，如赤脚立于冰雪之中，寒冷透骨，并有下肢麻木，有时如虫行皮中状。以后寒冷又进一步发展至于两胁之间。伴有阳痿不举，小便淋沥。一年半来，曾在北京各大医院经中西医多方治疗均无效。视其双目有神，面色红润，舌质绛，脉弱略数。初按肝胆气郁，阳气不达之阳郁厥证论治，投四逆散加黄柏，知母无效。再诊时，询知有心烦寐少，多梦，身半以上汗出。此当属黄连阿胶汤证，但下肢为

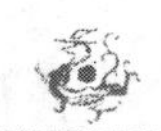

何厥冷？因而想到《伤寒论》中曾说："太阳病二日，反躁，凡熨其背而大汗出……故其汗从腰以下不得汗，欲小便不得……足下恶风……。"以及"微数之脉，慎不可灸，因火为邪，则为烦逆……因火而盛，病从腰以下必重而痹"。由此可见，凡火热盛于上者，必痹于下，而形成上下阴阳格拒之势。本证火气独在上，故心烦不得眠而身半以上汗出；阳气不下达，故腰腿以下厥冷。黄连9g，黄芩3g，阿胶9g（烊化），白芍6g，鸡子黄2枚。服药3剂后，下肢寒冷麻木等明显减缓，心烦汗出等证也大有好转。上方加丹皮6g，并同时服用知柏地黄丸而愈。（《经方临证指南》）

尿血：高某某，男，40岁。因体检发现：尿潜血（+++），尿蛋白（+），血压165/100mmHg，B超提示：左肾结构欠规则。膀胱镜正常，结核排除，GFR降低，西医认为"肾小球肾炎"可能性大。给予激素及潘生丁等西药，兼服中药，然血尿始终不消，病经一年有余。请刘老会诊时，尿潜血（+++），尿蛋白（±），伴心烦不寐，口干，五心烦热，腰痛，下肢痿软无力，小便频数，量少色黄。视其舌红绛而苔薄黄，切其脉细数搏急。脉证合参，辨为少阴热化之证。为肾水不足，心火上炎，心肾不交。治当滋阴泻火，养血止血，交通心肾为法。方用：黄连10g，黄芩6g，阿胶12g（烊化），白芍15g，鸡子黄2枚、当归15g，生地15g。医嘱：勿食辛辣肥腻之食品。上方服7剂，检查：尿潜血（++），红血球（0~10），心烦、不寐均减，仍有多梦，小便黄赤，带有泡沫颇多。舌质仍红，脉来弦滑。反映了药虽对证，尚未全面控制病情，因阴中伏火不能速解也。继用上方加减出入，约1个月余诸恙悉退，随访已无复发。（《刘渡舟临证验案精选》）

崩漏：唐某某，女，30岁。未婚。月经淋漓不止已半年许，妇科检查未见异常，Hb 7.2g/L。伴心烦不得卧，惊惕不安，自汗沾衣。索其前方，多是参、芪温补与涩血固经之药，患者言服药效果不佳，切其脉索索如丝，数而搏疾（一息六至有余），视其舌光红无苔，舌尖红艳如杨梅。细绎其证，脉细为阴虚，数为火旺，此乃水火不济，心肾不交，阴阳悖逆之过。治应泻南补北，清火育阴，安谧冲任为法。黄连10g，阿胶12g（烊化），黄芩5g，白芍12g，鸡子黄2枚。此方服至5剂，夜间心不烦乱，能安然入睡，惊惕不发。再进5剂，则漏血已止。Hb上升至12g/L。（《刘渡舟临证验案精选》）

月经淋漓：陈某某，女，25岁。月经淋漓不断，往往前次月经未尽，下次又潮，伴见面色萎黄，疲乏无力，心烦难寐，或偶而得眠，又乱梦纷纭，反增疲倦。曾多次服用温补涩血之剂，六脉滑数，舌红尖赤，心火上炎，无水以制，

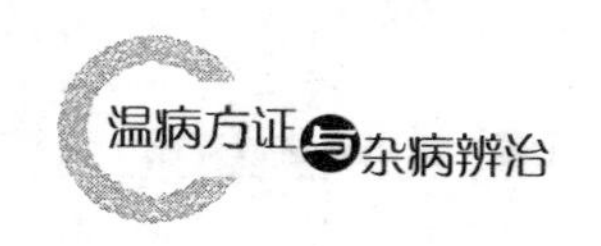


阳亢不能入于阴中，故心烦难寐；心主血脉，心火盛则血不安经，因此月经淋沥不止。然而心火上炎，实由肾水不滋所致。处方：黄连 10g，黄芩 6g，阿胶 10g（烊化），白芍 10g，鸡子黄 2 枚。服药 5 剂则血止寐安。（《经方临证指南》）

更年期综合征：程某某，女，47 岁。天癸将竭，已值更年期，患病至今已有 3 年多。每次发病开始时便觉心中烦乱，莫能言状，继而周身烘热难忍，少顷则蒸蒸汗出，汗出后则热去而安。每次发作约 5 分钟。近来发作频繁，每半小时左右发作一次，不分昼夜，夜不能安寐。伴见大便或干或稀而不调。舌质红绛少苔，脉弦按之无力。黄连 12g，黄芩 3g，阿胶 12g（烊化），白芍 6g，鸡子黄 2 枚。服药 5 剂后显效，病发次数减少，每天发作仅 4 ~ 6 次，夜寐转佳。改用“壮水之主以制阳光”，投三甲复脉汤，又服 10 余剂而愈。（《经方临证指南》）

手麻肩背灼痛：孟某某，女，68 岁。患头晕手麻与肩背灼痛之证。大便干，小便黄赤，脉来洪大，舌绛少苔。脉大舌绛，阳气盛也；头晕手麻背痛，风阳入络而上行也；阳化热而伤阴，则大便干而小便黄赤也。治当清热凉血，平息风阳：黄连 6g，黄芩 6g，白芍 20g，阿胶 10g（烊化），生地 12g，石决明 30g。患者服药，头晕手麻减轻。转方又加羚羊角，而背痛已去。凡风阳入络，旁走四肢，手足麻痹，或半身不遂，或手足拘挛，或下肢痿废不能步履，脉来多见弦细，舌质多呈红绛。以上脉证，反映了阳热内盛，阴气内虚，水火不济之象。阴不胜阳，阳亢化风，故见血压升高，头目眩晕；火气虽微，内攻有力，焦骨伤筋，而见手挛舌歪，半身不遂。《至真要大论》的“诸热瞀瘛，皆属于火”，证似中风，其实为“火中”之证。若误用燥药驱风，则失之千里；若开手即用苦寒则医人甚难。此所以写文广而告之也。（《刘渡舟医学全集》）

我在临床上常用黄连阿胶汤治疗失眠，治验病例不胜枚举，此仅介绍一案如下。

周某，女，34 岁。从事建筑研究工作。2005 年 3 月 5 日初诊。长期失眠，入睡颇难，勉强入睡，而半夜易醒，醒后则不能再入睡。心烦急躁，入夜尤甚。晨起眼睛干涩，大便干燥，2 ~ 3 天一次。经前经期头痛，夜尿频，面部易出痤疮样小疖。脉沉细滑略数，舌红偏赤，苔白。辨为黄连阿胶汤证，处方：黄连 8g，黄芩 10g，阿胶 12g（烊化），生白芍 12g，酒大黄 6g。7 剂。2005 年 3 月 12 日二诊：睡眠好转，大便通畅，面部疖子消失，眼睛已不干涩。脉沉细弦，舌红偏赤，苔薄白。上方去大黄，加麦冬 15g，生地 10g。7 剂。失眠告愈。

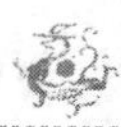

我根据叶桂、俞根初、何秀山等人认为本方能清泻肝胆郁火、凉血滋阴的见解，用此法治疗各种疑难杂病。此介绍治验案三例如下。

尖锐湿疣：王某某，女，29岁。2004年10月9日初诊。患者以失眠为主诉来诊，凌晨1~4点易醒，醒则汗出，历时2个多月。白带如注，阴痒，小腹部横向呈带状疼痛。经北京协和医院检查：衣原体弱阳性，HPV（尖锐湿疣病毒感染）阳性，子宫颈癌变可疑。因心理负担沉重，畏寒，心烦急躁，多汗，大便偏干。脉弦长略数，舌绛赤，苔黄。此由肝肾阴血亏虚，心肝火热上焚，火热生湿下注所致，为黄连阿胶汤证与当归贝母苦参丸证。处方：黄连6g，黄芩10g，阿胶10g（烊化），白芍12g，当归10g，浙贝母10g，苦参10g，酒大黄5g。6剂。2004年10月16日二诊：失眠、烦躁明显减轻，阴痒、白带、小腹痛也明显好转。患者开始有了信心。上方酒大黄减少为3g。7剂。2004年10月23日三诊：诸症进一步减轻，上方去大黄，增黄连量为8g。7剂。其后用三诊方与《金匮要略》治疗狐惑病的甘草泻心汤加减（生甘草15g，清半夏12g，生晒参3g，黄芩10g，黄连6g，干姜10g，大枣4枚，蛇床子10g，土茯苓30g），交替使用，治疗3个月，诸症消失，经北京协和医院再次检查，衣原体阴性，HPV阴性，子宫颈癌变可疑取消而临床治愈。

性功能低下：戴某，男，45岁。2004年11月27日初诊：性功能低下，虽不阳痿，但软弱不强，早泄，每个月仅一次性生活也难以理想。失眠，睡眠差则头痛，心烦急躁。左胸部疼痛不舒，大便每日1次，偏干。脉弦数，舌红赤起刺，苔黄。从脉舌辨为火郁伤阴之黄连阿胶汤证与升降散证，处方：黄连6g，黄芩10g，白芍20g，阿胶10g（烊化），生大黄3g，姜黄10g，蝉蜕10g，僵蚕10g。6剂。2004年12月4日二诊：服药后性功能大增，每天夜里都欲性交，有时一夜2次，也不感到疲乏，心烦急躁愈，睡眠好转，胸痛止，脉弦细略数，舌尖红赤，苔薄白。继续用方6剂以善后。

腹泻：杨某，女，27岁。2005年5月21日初诊。患者因与男朋友分手，心情不舒，遂失眠、心烦，继之出现腹泻，日3~4次，进食即泄泻，小便不利，有尿不尽感，口渴。脉弦滑略数，舌红偏赤，苔薄黄。辨为黄连阿胶汤证与猪苓汤证。处方：黄连6g，黄芩10g，白芍12g，阿胶10g（烊化），猪苓10g，茯苓10g，泽泻10g，滑石10g。6剂。诸症痊愈。

期刊杂志报道用黄连阿胶汤治疗的病证主要有躁狂症、血管性头痛、梦遗早泄阳痿、甲状腺功能亢进、室性早搏、齿衄、支气管扩张、咯血、便血、妇人月经过多、复发性口腔溃疡、顽固性失声、眼球出血等。

## （四）有关问题的讨论

**温病学对仲景黄连阿胶汤方证的发展**　《伤寒论》黄连阿胶汤证比较简单，仅仅“心中烦，不得卧”六字。吴瑭根据叶桂变通应用黄连阿胶汤的经验，认为本方中的鸡子黄“合阿胶能预息内风之震动”，从而为本方治疗肝风、痉厥等虚风内动证奠定了理论基础。何廉臣在校勘俞根初阿胶鸡子黄汤时指出：“阿胶、鸡子黄二味，昔吾老友赵晴初，多所发明，试述其说曰：族孙诗卿妇患肝风证，周身筋脉拘挛，神志不昏。此肝风不直上巅脑而横窜筋脉者，余用阿胶、鸡子黄、生地、制首乌、女贞子、白芍、甘草、麦冬、茯神、牡蛎、木瓜、钩藤、络石、天仙藤、丝瓜络等，出入为治，八剂愈。病人自述病发时，身体如入罗网，内外筋脉牵绊拘紧，痛苦异常，服药后辄觉渐松，迨后不时举发，觉面上肌肉蠕动，即手足筋脉抽紧，疼痛难伸。只用鸡子黄两枚，煎汤代水，溶入阿胶三钱，服下当即痛缓，筋脉放宽。不服它药，旋发旋轻，两月后竟不复发。盖二味血肉有情，质重味厚，大能育阴息风，增液润筋，故效验若斯。吴瑭先生曰鸡子黄为定风珠，立有大定风珠、小定风珠二方，允推卓识。观此一则，足见俞与赵所见略同。宜乎后先辉映也。”（《通俗伤寒论·六经方药·滋补剂》）何氏所论是对阿胶配鸡子黄息风作用的精辟阐发。这些理论不仅创新了《伤寒论》黄连阿胶鸡子黄汤的方证理论，而且阐扬了叶桂应用该方的经验，有重要的临床价值。

另外，何秀山在解释俞氏阿胶鸡子黄汤方义时指出：白芍配芩、连能酸苦泄肝以泻肝火；本方证中的“火证”如心烦，咽干咽痛，下利便脓血等系肝火而为，这一理论从另一个侧面创新了黄连阿胶汤方义与应用范围，开拓了临床应用此方的思路。

## （五）黄连阿胶汤类方

**1. 加减黄连阿胶汤**　出自《温病条辨·中焦篇》湿温第 97 条，组成为：黄连三钱、阿胶三钱、黄芩二钱、炒生地四钱、生白芍五钱、炙甘草一钱五分。吴瑭称此方为“甘寒苦寒合化阴气法”。其原条文谓：“春温内陷下痢，最易厥脱，加减黄连阿胶汤主之。”

本方证是吴瑭根据《临证指南医案》痢门某案整理而得，叶案如下。

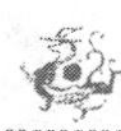

某，春温内陷下痢，最易厥脱。川连、淡黄芩、阿胶、炒生地、生白芍、炙草。(《临证指南医案·痢》)

加减黄连阿胶汤系黄连阿胶汤去鸡子黄，加炒生地、炙甘草而成，是黄连阿胶汤与加减复脉汤的合法。该方用黄连、黄芩苦寒泻火，以治火热下痢；阿胶、炒生地、生白芍、炙甘草为复脉汤的核心药组，滋补肝肾真阴，以治下利阴伤。其中黄芩、白芍、炙甘草，为《伤寒论》黄芩汤法，主“自下利者”；黄芩、黄连与白芍、甘草配伍，清热燥湿解毒，缓急以止腹痛，有后世治痢专方芍药汤立意，故可以治疗痢疾。阿胶、炒生地配合可以凉血止血、滋阴养血，因此，善于治疗阴虚湿热痢的便脓血证。

本方并不局限于治疗痢疾，可广泛用于治疗黄连阿胶汤证而兼有加减复脉汤证者。

**2. 俞氏阿胶黄连汤**　出自俞根初《通俗伤寒论·六经方药》滋补剂，组成为：陈阿胶钱半（烊冲），生白芍二钱，小川连六分，蜜炙鲜生地六钱，青子芩一钱，鸡子黄一枚，先煎代水。俞氏称其为“滋阴清火法”，用于治疗热盛阴伤证。

本方即黄连阿胶汤加生地而成。何秀山按云：手少阴心主血，中含热气，故《内经》云“少阴之上，热气治之。”凡外邪夹火而动者，总属血热，其证心烦不寐，肌肤枯燥，神气衰弱，咽干尿短，故君以阿胶、生地滋肾水而凉心血。但少阴只有热气，能温血而不致灼血。若夹肝胆之相火，激动心热，轻则咽干心烦，欲寐而不能寐；重则上攻咽喉而为咽痛，下奔小肠而便脓血。故臣以白芍配芩、连，酸苦泄肝以泻火，而心热乃平；白芍合生地，酸甘化阴以滋血，而心阴可复。妙在鸡子黄，色赤入心，正中有孔，能通心气以滋心阴。此为润泽血枯，分解血分之良方。(《通俗伤寒论·六经方药·滋补剂》)

何秀山对于本方的解释颇有创意，他认为此方证中的“火证”不是传统所谓的上亢之心火，而是由肝胆之相火，激动心热而成；白芍配芩、连可以酸苦泄肝，泻肝火而心热乃平。并且认为，阿胶、生地不仅滋肾水，而且凉心血；白芍合生地，酸甘化阴，不仅滋肝肾，而且复心阴。何氏的认识对于指导阿胶黄连汤、黄连阿胶汤的临床应用有重要的意义。特别是黄芩、黄连配白芍泻肝火以平心热，以及认为心烦，咽干咽痛，下利便脓血等证系肝胆相火冲击所致的理论，具有较高的临床价值。

**3. 俞氏阿胶鸡子黄汤**　出自《通俗伤寒论·六经方药》滋补剂，组成为：陈阿胶二钱（烊冲），生白芍三钱，石决明五钱（杵），双钩藤二钱，大生地四钱，清炙草六分，生牡蛎四钱（杵），络石藤三钱，茯神木四钱，鸡子黄二枚，先煎代水。俞氏称此方为“滋阴息风法”，用于治疗热病邪伤营阴，虚风内动之筋脉拘急，手足蠕动，舌绛苔少，脉细数等证。

何秀山对此方按云：血虚生风者，非真有风也，实因血不养筋，筋脉拘挛，伸缩不能自如，故手足瘛疭，类似动风。故名曰内虚暗风，统称肝风。温热病末路多见此症者，以热伤血液故也。方以阿胶、鸡子黄为君，取其血肉有情，液多质重，以滋血液而息肝风。臣以芍、草、茯神木，一则酸甘化阴以柔肝，一则以木制木而息风。然心血虚者，肝阳必亢，故佐以决明、牡蛎，介类潜阳。筋挛者络亦不舒，故使以钩藤、络石，通络舒筋也。此为养血滋阴，柔肝息风之良方。(《通俗伤寒论·六经方药·滋补剂》)

## 下焦青蒿鳖甲汤方证

**下焦青蒿鳖甲汤**　出自《温病条辨·下焦篇》风温温热第 12 条，组成为：青蒿二钱、鳖甲五钱、细生地四钱、知母二钱、丹皮三钱。水五碗，煮取二杯，日再服。吴瑭称此方为“辛凉合甘寒法”。其原条文谓：“夜热早凉，热退无汗，热自阴来者，青蒿鳖甲汤主之。”

《温病条辨·中焦篇》湿温第 83 条另载有一首青蒿鳖甲汤，两方同名而组成主治不同，为了避免混淆，此分别将其命名为下焦青蒿鳖甲汤与中焦青蒿鳖甲汤。

### （一）方证理论源流

下焦青蒿鳖甲汤系吴瑭根据《临证指南医案·温热》王姓案整理而得，叶案如下。

王，十八，夜热早凉，热退无汗，其热从阴而来，故能食、形瘦、脉数左盛。两月不解，治在血分。生鳖甲、青蒿、细生地、知母、丹皮、竹叶。(《临证指南医案·温热》)

本案症见夜热早凉，热退无汗，能食，形瘦，脉数左盛等，从“治在血分”分析，所谓“热从阴而来”是指热自血分而发，气属阳，血属阴，故曰热从阴分而来。血分阴津损伤，热伏难以透出为其病机的关键，方用生鳖甲领细

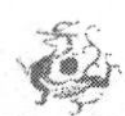

生地凉血滋阴；青蒿领竹叶透热外出；知母、丹皮凉血泄热。

本方是叶桂从仲景麻黄附子细辛汤变通而出。麻黄附子细辛汤以附子温少阴真阳而驱陷入脏腑之寒；下焦青蒿鳖甲汤用生鳖甲、细生地滋少阴真阴而泄深入血分之热。麻黄附子细辛汤以麻黄辛温散寒外出；下焦青蒿鳖甲汤用青蒿、竹叶辛凉透热外达。麻黄附子细辛汤以细辛下助附子而温阳，上助麻黄而散寒；下焦青蒿鳖甲汤用知母、丹皮在内助鳖甲、生地以凉血滋阴，在外助青蒿、竹叶以泄热达邪。叶氏变通应用经方的绝妙之处由此可见一斑。

吴瑭删去叶案“能食，形瘦，脉数左盛，两月不解，治在血分”等语，减去方中之竹叶，制定出下焦青蒿鳖甲汤方证。

### （二）方证特点及其在杂病中应用的机制

下焦青蒿鳖甲汤以鳖甲滋阴入络剔邪，青蒿芳香清透，两药配伍，组成了滋阴透邪的基本手法，犹如吴瑭所云：“此方有先入后出之妙，青蒿不能直入阴分，有鳖甲领之入也；鳖甲不能独出阳分，有青蒿领之出也。”由于本方证的病机深在血分，因此，用生地、丹皮凉血散血，配合鳖甲滋阴凉血透络；知母苦寒，既能滋阴，又可清热泻火，与青蒿配合则清热透泄。全方凉血散血通络，滋阴清热泻火，透邪热从血分阴部外达而出。吴瑭对于本方的方义作了如下解释：“邪气深伏阴分，混处气血之中，不能纯用养阴，又非壮火，更不得任用苦燥。故以鳖甲……入肝经至阴分，既能养阴，又能入络搜邪；以青蒿芳香透络，从少阳领邪外出；细生地清阴络之热；丹皮泻血中之伏火；知母者，知病之母也，佐鳖甲、青蒿而成搜剔之功焉。”

下焦青蒿鳖甲汤的证：吴瑭主治证：夜热早凉，热退无汗。

叶氏原医案证：夜热早凉，热退无汗，能食，形瘦，脉数左盛。从“两月不解，治在血分”分析，其证还应该有“舌绛”等血分见症。

方证的特征性证：低热，夜热早凉，舌红少苔，脉细数。

凡是杂病长期发热，或阴虚血热而表现为本方证者，可用本方治之。

### （三）用治杂病举例与体会

先师刘渡舟先生常用下焦青蒿鳖甲汤治疗杂病，此整理刘老治验一则如下。

许某某，男，46岁。1997年4月16日初诊。近1个月来，自觉每天下午周身发热，清晨午前身凉无热，发热时体温37.5℃左右，发热原因不明。平时口渴，尿黄，面生痤疮。舌红，苔焦，少津。从阴津不足，少阳之热伏于阴分论治，处方：青蒿4g，鳖甲15g（先煎），丹皮10g，知母8g，地骨皮10g，石斛30g，柴胡10g，黄芩3g。7剂。1997年4月23日二诊：服药后下午仅觉身有微热，体温正常。舌黑而干。继续用上方化裁：青蒿4g，鳖甲15g（先煎），丹皮10g，知母8g，生地15g，石斛30g，地骨皮15g，柴胡10g，黄芩3g。7剂。1997年4月30日三诊：已不发热，面部痤疮也有减轻，改用凉血滋阴解毒法治疗痤疮。(作者新撰刘渡舟医案)

我在临床上常用青蒿鳖甲汤治疗低热，以及系统性红斑狼疮、干燥综合征、类风湿性关节炎等病表现为血分郁热者。此介绍有关体会如下。

低热：唐某某，女，14岁。学生。2004年11月22日初诊。患者不明原因发热半年，曾在北京某医院做过详细检查，发热原因不明。中药曾用过桂枝汤、越婢汤、大青龙汤、小柴胡汤、逍遥散、银翘散、荆防败毒散、补中益气汤、厚朴大黄汤等方，发热如故。诊时见其怕冷，在供暖很好的房间仍要穿两件毛衣，甚至不敢脱去防寒外套，唯恐感冒。体温早晨36.9℃，上午10点开始发热，自觉颜面发烧，中午12点体温37.3～37.5℃，晚上放学回家体温多37.1～37.3℃，胸闷，有时憋气，呼吸气粗，易疲劳。舌偏胖大，舌尖红赤，苔薄，脉滑，左弦大略数。从舌赤辨为青蒿鳖甲汤证，处方：青蒿12g，鳖甲15g（先煎），生地10g，知母10g，丹皮10g，天花粉10g，玄参10g，黄芩10g，柴胡12g。5剂。2004年11月27日二诊：体温比较稳定，最高不超过37℃，继续用此方3剂，体温正常，嘱停药观察。后随访体温一直正常，未见反复。

系统性红斑狼疮：杨某某，女，28岁。2005年7月12日初诊。患者经北京协和医院确诊为系统性红斑狼疮，面颊部有典型的红斑，斑色褐。两手有血管炎性改变，表现为甲周红斑，手指紫癜样丘疹，皮肤结节，有雷诺氏现象，双手冰凉。发热，体温37.5℃左右。全身关节、肌肉游走性疼痛。时有口腔溃疡。大便偏干，心烦急躁，容易疲劳。舌红赤，苔薄黄，脉弦滑细数。辨为邪热深伏血分之青蒿鳖甲汤证，处方：青蒿12g，鳖甲15g（先煎），生地12g，知母12g，丹皮10g，赤芍10g，荆芥穗6g。7剂。2005年7月19日二诊：服药后自觉良好，关节肌肉疼痛有所减轻，手仍发凉，有时手指颜色发紫。体温37.5℃左右。舌红尖赤，苔薄黄，脉弦滑细略数。血分瘀热闭阻阳气不伸。用上方加防风3g，羌活3g。7剂。2005年7月26日三诊：手凉减轻，手指手背红斑、结节减退，面部红斑明显，咽喉痛。舌偏红赤，苔薄黄，脉弦滑细略数。

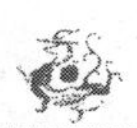

联系《金匮要略》论治阳毒，“面赤斑斑如锦纹，咽喉痛”之法，在三诊方中合入升麻鳖甲汤法，加升麻18g，当归10g，生甘草10g，炒蜀椒3g，鳖甲改为20g。2005年8月2日四诊：面部红斑与手背红斑、结节明显消退，体温正常。用此方减羌活，加水牛角20g（先煎），即合入犀角地黄汤（今名清热地黄汤）法。7剂。后用此法化裁，坚持治疗半年，面部红斑与手指手背红斑结节消失，关节肌肉疼痛控制，体温正常，仅尿中有少量蛋白，改用凉血疏透法继续调治，病情稳定，未见反复。

另外，我在临床上也常用青蒿鳖甲汤治疗妇科月经病，此介绍月经先期治验案一则如下。

王某，女，22岁。学生。2005年3月10日初诊。患者半年来月经每15～20天一行，经色鲜红，夹小血块，经前腹痛，每次月经3～4天。平时心烦，大便偏干，手足发热，有时颜面发烧，面部散在痤疮。脉弦细数，舌红赤、苔薄黄。根据手足发热、舌赤辨为青蒿鳖甲汤证，处方：青蒿15g，生鳖甲15g（先煎），生地12g，知母10g，丹皮10g，赤芍10g，地骨皮10g，黄芩10g，黄柏10g，黄连6g，酒大黄3g。6剂。其后患者因感冒来诊，述上方服5剂，月经来潮，心情舒畅。从此月经周期正常，再未服药。

方证解释：此方寓有傅山治疗月经先期的清经汤（丹皮三钱、地骨皮五钱、赤芍三钱、大熟地三钱、青蒿二钱、白茯苓一钱、黄柏五分），因面部有痤疮，又合入了《金匮要略》泻心汤（大黄二两，黄连、黄芩各一两），因此，凉血调经作用显著，故获显效。

我在临床上也用此方治疗更年期综合征、经期发热等病证；用中焦青蒿鳖甲汤治疗慢性肝炎、肝纤维化等肝病。此不具体介绍。

叶桂常用青蒿鳖甲汤法治疗杂病，此介绍叶氏用本方法治疗虚劳骨蒸潮热案与经来腹痛案各一则如下。

某女，交夏潮热，口渴，肌肤甲错，此属骨蒸潮热。生鳖甲、银柴胡、青蒿、黄芩、丹皮、知母。（《临证指南医案·虚劳》）

张，四三，寒热间日，经来腹痛。小生地、丹皮、知母、花粉、生鳖甲、泽兰。（《临证指南医案·调经》）

临床报道用下焦青蒿鳖甲汤治疗杂病的案例有急性风湿性关节炎、盗汗、手术后低热、小儿夜热、嗜酸粒细胞增多症、糖尿病、百合病、口腔溃疡、颈椎病眩晕、雀斑、疱疹性结膜炎等。

## （四）有关问题的讨论

**沈绍九论青蒿鳖甲汤与麻黄附子细辛汤**　《沈绍九医话》指出：“至于元阳衰微与阴液亏耗而邪内陷者，治法完全不同。如麻黄附子细辛汤证，乃寒邪内陷少阴，因阳衰不能祛邪达表，故用附子温阳固本，麻黄、细辛以透内陷之邪；青蒿鳖甲汤证，乃温邪深入下焦，阴液亏耗不能作汗，故用鳖甲、生地以滋阴存液，接青蒿、知母以清透温邪，为治疗正虚邪实的两类法。”沈绍九的论述说明，青蒿鳖甲汤与麻黄附子细辛汤一阴一阳，密切相关，从而为理解两方的配伍意义以及临床运用开拓了思路。

## （五）青蒿鳖甲汤类方

**1. 中焦青蒿鳖甲汤**　出自《温病条辨·中焦篇》湿温第 83 条，组成为：青蒿三钱、知母二钱、桑叶二钱、鳖甲五钱、丹皮二钱、花粉二钱。水五杯，煮取二杯。疟来前，分二次温服。吴瑭称此方为“苦辛咸寒法”。其原文谓：“脉左弦，暮热早凉，汗解渴饮，少阳疟偏于热重者，青蒿鳖甲汤主之。”

本方系吴瑭根据《临证指南医案·疟》翁案整理而得，叶案如下。

翁，脉左弦，暮热早凉，汗解渴饮。治在少阳。青蒿、桑叶、丹皮、花粉、鳖甲、知母。（《临证指南医案·疟》）

中焦青蒿鳖甲汤是小柴胡汤的变通方，吴瑭指出：“小柴胡原为伤寒立方，疟缘于暑湿，其受邪之源，本自不同，故必变通其药味，以同在少阳一经，故不能离其法。”小柴胡汤用柴胡、黄芩清解热邪、和解少阳；本方以青蒿、知母清透少阳、滋阴泄热。小柴胡汤用半夏、生姜通胃阳而降逆止呕；此方用天花粉、桑叶滋胃阴、宣降肺气而布津止渴。小柴胡汤以人参、甘草、大枣甘温补益胃气，托邪外出；此方用鳖甲、丹皮咸寒滋阴凉血，搜邪透络。全方滋阴凉血，清芳宣透少阳，是一首治疗少阳血分郁热证的专方。曹炳章将本方推举为“少阳温疟，营分伏热之主方”；并认为此方具有“驱饮邪、护阴、清热、止渴，并分清气血”的重要作用。（《增补评注温病条辨·中焦篇·湿温》）本方不仅可以治疗叶氏所谓的少阳疟证，而且可以治疗杂病热在血分，发为类似疟疾表现的各种病证。

中焦青蒿鳖甲汤的证：脉左弦，暮热早凉，汗解渴饮，以及舌绛等血分

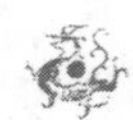

表现。

关于两青蒿鳖甲汤主治功效的异同：叶桂处方有以四味药为基础方的组方规律，两青蒿鳖甲汤均以青蒿、鳖甲、知母、丹皮四味药为基础组方，构成了滋阴凉血，清热透邪，使热从阴分外出而解的共同功效。下焦方有细生地凉血清热滋阴，故凉血作用较突出；中焦方则有天花粉清热生津止渴，桑叶凉肝疏散热邪，因此，生津止渴、透热作用较强。两方同出一辙，大同小异，均是治疗阴分血络伏热的有效名方。

**2. 青蒿鳖甲煎**　出自何廉臣《重订广温热论·验方》，组成为：青蒿脑钱半、生鳖甲四钱、霜桑叶二钱、丹皮二钱、鲜生地四钱、白知母三钱、地骨皮五钱、银柴胡钱半。本方与吴瑭中焦青蒿鳖甲汤极相类似，由吴氏此方去花粉，加地骨皮、银柴胡而成。何廉臣用此方治疗伏气温病，虚燥从伏邪伤阴，阴虚生火，火就燥而成，表现为朝凉暮热，咳嗽等证。（《重订广温热论·燥火之症治》）本方与吴氏中焦青蒿鳖甲汤相比，其中有地骨皮、银柴胡，凉血清透阴分伏热的作用较强，可用于治疗阴分伏热较重的病证。

# 第十六章 酸甘苦辛法及其代表方证

酸甘苦辛法是吴瑭根据乌梅丸的组方特点以及叶桂变通应用乌梅丸的经验提出来的温病治法。吴氏称乌梅丸为“酸甘辛苦复法：酸甘化阴，辛苦通降，又辛甘为阳，酸苦为阴，”或称之为“酸苦复辛甘法”。他整理叶案，在《温病条辨》制定出乌梅丸变通法二类四法：第一类两法：一是保持仲景原法用酸(乌梅)、辛（姜、椒)、苦（黄连)、甘（参、归）为法组方，代表方有椒梅汤；二是减去其中的甘药，加夏、萸、苓等为法组方，代表方有减味乌梅丸。第二类两法：一是去仲景原方中所有辛药，仅用酸（乌梅)、苦（连)，加生地、麦冬、阿胶组方，为“酸甘化阴、酸苦泄热法”，代表方有连梅汤；二是去仲景原方中辛药、苦药，仅用酸药合甘温、甘寒药，为“酸甘化阴法”，代表方有人参乌梅汤、加减人参乌梅汤。这一类方证可称为加减乌梅丸类方证。

## 椒梅汤方证

**椒梅汤** 出自《温病条辨·下焦篇》暑温伏暑第37条，组成为：黄连二钱、黄芩二钱、干姜二钱、白芍（生）三钱、川椒（炒黑）三钱、乌梅（去核）三钱、人参二钱、枳实一钱五分、半夏二钱。水八杯，煮取三杯，分三次服。吴瑭称此方为“酸苦复辛甘法”。其原条文谓：“暑邪深入厥阴，舌灰，消渴，心下板实，呕恶吐蛔，寒热，下利血水，甚至声音不出，上下格拒者，椒梅汤主之。”

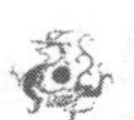

## （一）方证理论源流

《伤寒论》338条载有乌梅丸方证，主治蛔厥者，又主久利。乌梅丸组成为：乌梅三百枚、细辛六两、干姜十两、黄连十六两、当归四两、附子六两（炮，去皮）、蜀椒四两（出汗）、桂枝（去皮）六两、人参六两、黄柏六两。上十味，异捣筛、合治之，以苦酒渍乌梅一宿，去核，蒸之五斗米下，饭熟捣成泥，和药令相得，内臼中，与蜜，杵二千下，丸如梧桐子大。先食饮服十丸，日三服。稍加至二十丸。禁生冷、滑物、臭食等。

乌梅丸方用醋浸乌梅之酸以和肝安胃、敛阴止渴、安蛔；用附子、干姜、川椒、细辛、桂枝之辛热以温经扶阳祛寒、通阳破阴散结；用黄连、黄柏之苦寒以泻热燥湿；用人参、当归之甘温以益胃生津、养血柔肝。妙在主用乌梅，又用苦酒浸渍，大酸大敛，合参、归酸甘敛阴；合连、柏酸苦泄热；合姜、附、椒、辛、桂酸辛通阳开结。诸药配合，逐寒、泄热、和肝、安胃，通补气血阴阳。其特点是酸甘、酸苦、酸辛合用，并集大辛大热、大苦大寒、大酸大敛于一方。能够治疗厥阴寒热错杂、气血阴阳失调的蛔厥、久利等病证。

叶桂独具慧眼地看出了乌梅丸组方的奥妙，抓住乌梅味“酸”这一核心，或再加白芍、木瓜、山萸肉、山楂肉等酸药，以之或合苦寒药以酸苦泄热；或合甘寒、甘温药以酸甘化阴；或合辛温辛热药以酸辛通阳破结。从而灵活变通，制定了酸苦辛法、酸甘苦法、酸辛甘法、酸苦复辛甘法等具体的治法处方，广泛用于治疗暑温、温热等温病以及呕吐、胃痛、泄泻、痢疾、久疟、痞证等杂病。而且，将该方的重点放在调肝安胃上，治疗厥阴逆犯阳明所引起的种种病证，从而创新发展了仲景的乌梅丸法。

吴瑭根据叶氏变通应用乌梅丸的医案，于《温病条辨》制定出椒梅汤、减味乌梅丸、连梅汤、人参乌梅汤、加减人参乌梅汤等方证，使乌梅丸法成了温病中独树一帜的重要治法，使叶氏的经验具体化而得以发扬光大。

椒梅汤方证系吴瑭根据《临证指南医案·暑》万案、江案整理而得，叶案如下。

万，暑邪不解，陷入厥阴。舌灰消渴，心下板实，呕恶吐蛔，寒热，下利血水，最危之证。川连、黄芩、干姜、生白芍、川椒、乌梅、人参、枳实。（《临证指南医案·暑》）

江，暑邪深入厥阴，舌缩，少腹坚满，声音不出，自利，上下格拒，危期

至速。勉拟暑门酸苦泄热，辅正驱邪一法。黄连、淡干姜、乌梅、生白芍、半夏、人参、枳实。(《临证指南医案·暑》)

吴瑭采集万案方证，并参考江案处方用半夏之法，取半夏加入万案处方中，制定出了椒梅汤方证。关于椒梅汤方名，叶氏《临证指南医案·木乘土》徐氏案曾有“安胃丸，椒梅汤送”的记载，吴瑭据此将本方取名为椒梅汤。

## （二）方证特点及其在杂病中应用的机制

椒梅汤是乌梅丸的简化方，由乌梅丸去细辛、桂枝、附子，用黄芩易黄柏，生白芍易当归，加枳实、半夏而成。用乌梅合白芍酸以生津止渴、和肝敛肝；黄连、黄芩苦寒泻火；干姜、川椒、半夏辛热温阳散寒、通阳开结；枳实消痞；人参益胃。其中姜、夏与芩、连以及枳、参配伍是叶氏变通半夏泻心汤法，善于开痞结。乌梅合芩、连酸苦泄热；乌梅合姜、椒、夏酸辛以化肝气，行阴泻肝；乌梅合人参酸甘化阴以和胃气；芩、连合姜、夏、椒苦辛开泄痞结。全方酸苦、酸辛、酸甘、苦辛并用，未脱离仲景原法，而又合入了半夏泻心汤，故适用于乌梅丸证而兼有半夏泻心汤证者。

曹炳章对本方的方义作了精辟的阐发：“木乘故用白芍，土败故用干姜，正虚故用人参，邪炽故用芩、连，心下板实故用枳实，且芩、连合白芍可治下利血水，白芍、乌梅合半夏可治呕恶吐蛔，此证危险已极，前人立方乃丝丝入扣如此。”(《增补评注温病条辨·下焦篇·暑温伏暑》) 从曹氏的分析可知，本方的重点是治疗“木乘”“土败”而引起的寒热虚实夹杂的复杂病证。

椒梅汤的证：吴瑭原治证：暑邪深入厥阴，舌灰，消渴，心下板实，呕恶吐蛔，寒热，下利血水，甚至声音不出，上下格拒者。

叶氏原医案证：除万案证外，江案证为暑邪深入厥阴，舌缩，少腹坚满，声音不出，自利，上下格拒者。

方中所寓法的对应证：从方的结构分析，本方寓四法，其证主要有四个方面：一是黄连、黄芩配乌梅、白芍酸苦泄热法对应的心胃肝胆郁热证，如消渴、心烦等；二是干姜、川椒、半夏辛散通阳开结法对应的中阳虚寒证，如下利，或下利血水等；三是枳实、人参、半夏合黄芩、黄连苦辛开泄法对应的心下痞结证，如心下板实、呕恶等；四是乌梅丸法对应的寒热、气上撞胸、吐蛔等厥阴病见证。

方证的特征性证：上见消渴、烦热；下见下利、腹痛；中见痞胀、胃痛、

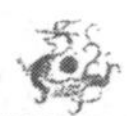

呕吐。

杂病厥阴阳明并见，多有寒热错杂的椒梅汤证，可用本方治疗。

## （三）用治杂病举例与体会

先师刘渡舟先生善用该方治疗肝气冲逆犯胃，寒热错杂的胃脘痛，现介绍治验案一则如下。

徐某某，男，40岁。患胃脘疼痛1年，其痛上抵心胸，脘腹自觉有一股凉气窜动，有时则变为灼热之气由胃上冲咽喉。在某医院检查，诊为“慢性浅表性胃炎”，经服中、西药，收效不明显。病人饮食日渐衰退，腹部胀满，少寐，小便黄，大便不燥。视其舌质红绛，切其脉弦。此证为厥阴郁勃之气上冲于胃，胃气被阻，不得通降所致。拟寒热并用之法以调肝和胃，疏方：黄连6g，川楝子10g，乌梅12g，白芍15g，生姜10g，川椒9g，当归15g，陈皮10g，枳壳10g，香附15g，郁金12g。服药5剂，胃痛即止，气窜症消失，食欲有所增加，腹部微有胀满，再于上方中加焦三仙30g，厚朴10g，连服3剂，诸症皆安。（《刘渡舟临证验案精选》）

我在临床常用椒梅汤治疗因工作压力过重，或长期情志不遂，或饮食不规律等原因所致的肝胃不和，或肝脾失调的脾胃病。如胃痛、胃脘痞胀、作酸、呕吐恶心、腹泻等。此介绍治验二则如下。

吴某某，男，47岁，经理。2005年3月8日初诊。患者长期胃痛，胃脘痞胀不舒，空腹时胃痛益甚，时恶心，大便溏，每日2次。自述工作压力较大，心烦急躁，易怒，疲劳，周身不舒。脉弦略数，舌红，苔黄白相兼略腻。从木郁乘土，肝胃不和，肝脾失调考虑，辨为椒梅汤证。处方：黄连6g，黄芩10g，干姜8g，半夏12g，茯苓15g，枳实10g，白芍12g，炒花椒6g，乌梅10g。6剂。2005年3月12日二诊：此方服1剂，胃痛痞胀消失，6剂后便溏止，疲劳、烦躁等症亦随之减轻。再于上方加红人参3g，6剂而愈。

杨某，女，25岁。2005年4月23日初诊。去年曾患肠炎腹泻，从此以后常腹痛泄泻，近来腹泻加重，日三四次，脐周疼痛，肛门坠胀，总有便意，呃逆，但胃不痛，心烦，急躁易怒。因与男朋友闹矛盾，情绪不畅，经常失眠，焦虑不安。脉软沉滑，舌偏红，苔剥而润。辨为椒梅汤证，处方：黄芩10g，黄连8g，干姜10g，法半夏10g，枳实10g，白芍10g，乌梅10g，炒花椒6g，茯苓30g，广木香8g，柴胡10g，炙甘草8g。6剂。2005年5月14日二诊：服上方腹泻止。但前天因喝冰奶制品，当天腹泻两次，次日腹泻四五次，脐下隐隐作痛，小腹坠胀，肛坠不舒。脉沉细尺部弱，舌红，苔少、偏黄。仍用前方6剂，腹泻告愈。后改用黄连阿胶汤调治失眠。

我也常用椒梅汤加减治疗寒热错杂的疑难怪病，此介绍治验案一则如下。

胡某某，女，67岁。2005年6月25日初诊。患者3周前每天下午3~4点发热，体温37~38℃，晚上9~10点发热自行消退，根据发热特点用柴胡达原饮法治疗，体温正常，不再发热。但阵发性脐周腹痛，发作时间不定，牵掣脐周皮肤也疼痛不适。胃脘胀满，无食欲，呃逆，周身无力。舌红，苔黄白相兼而厚腻，脉弦滑。辨为椒梅汤证，处方：乌梅10g，白芍10g，黄连6g，黄芩10g，枳实12g，桂枝10g，炒川椒3g，干姜6g，清半夏12g，红人参3g。6剂。2005年7月2日二诊：服药后腹痛、脐周皮肤痛止，呃逆、脘胀减轻，仍不欲食，舌红，苔黄白相兼厚腻，脉沉弦。继用椒梅汤法，上方去桂枝，加草果2g。6剂。2005年7月19日再诊：呃逆、脘胀愈，食欲欠佳，二诊方加厚朴12g。6剂善后。

蒲辅周先生用乌梅丸法治疗杂病独具心得，此介绍其治验案四则如下。

痛经：董某某，女，41岁。痛经10年，月经干净后10日左右，阴道、少腹即开始牵拉样疼痛难忍，直到行经方渐缓解消失。然行经不利，有血块，少腹疼痛较甚，伴有嗳气，矢气，大便溏，心烦，失眠，恶热喜凉，精神困倦。近年来逐渐加重，曾服活血化瘀、疏肝解郁之剂亦未见效。脉右沉细无力，左弦细，舌质稍黯，苔薄白，辨证属于厥阴为病，寒热错杂，肝脾失调，气血不和。治用调肝和脾，兼理气血，以乌梅汤加味处方：乌梅10g，花椒6g，干姜6g，马尾连9g，细辛3g，黄柏6g，制附片4g，当归9g，党参9g，吴茱萸5g。红糖引，水煎服。服2剂，阴道少腹牵拉疼痛减轻，服5剂而消失，续服7剂，月经来潮时疼痛已微，嗳气便溏有好转，继服乌梅丸调治而愈。

癔病抑郁症：任某某，女，37岁。与丈夫分居两地，老人、小儿多病，家事冗繁，以致情志抑郁。近两天来，头痛，恶心不食，昼夜不能眠，神呆，有时闭眼不动，呼之不应，有时苦笑无常，忧郁自语，四肢抽搐。某医院检查诊断为癔病，服镇静药等尚未见效。脉沉弦涩，舌略黯，苔薄黄。病由肝失条达，气血不和，厥气上冲，乱其神识。治宜泄肝宁神，调和气血，用乌梅汤加减处方：乌梅9g，花椒4.5g，干姜4.5g，黄连6g，细辛3g，黄柏9g，制附片4.5g，肉桂3g，党参3g，当归6g。共服用4剂，神态恢复正常，隔4个月后又犯病，发病较轻，再用乌梅汤治疗而愈。观察2年，一直未再犯病。

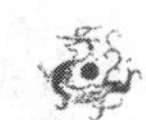

肠神经官能症腹痛：患者白某某，男，42 岁。上腹疼痛，反复发作。犯病时多在深夜，疼痛极甚，辗转不安，默默不语，呻吟不停，伴有恶心，每次犯病 1～2 日不能食，起病已 7～8 年之久，现发病逐渐频繁，每月约发作 3～4 次，曾多次在北京几家医院检查，胃肠、肝胆、胰等脏器均无异常，诊断为神经官能症，但屡治无效。观其形体消瘦，神郁不乐，询其脘腹喜热，四肢欠温，望其舌质偏暗，苔灰微腻，脉沉细弦。先投四逆散合失笑散未效。思其病久有寒热虚实错杂之势，乃改投乌梅汤。处方用：乌梅 9g，花椒 4.5g，马尾连 9g，干姜 6g，细辛 4.5g，黄柏 6g，党参 9g，当归 6g，肉桂 4.5g，制附片 6g。药进 1 剂，疼痛遂止，亦能进食，连服 10 剂而愈。1 年后随访，未再犯病。

慢性腹泻并频发性室性早搏：患者王某某，男，47 岁。慢性腹泻已 3 年，常有黏液便，大便日 3～5 次，常有不消化之物。大便化验有少量白细胞。于某医院乙状结肠镜检查见肠黏膜充血、肥厚。钡餐检查提示慢性胃炎。近年来腹泻加重，纳呆，腹胀，体重下降 10 余斤。半年来心悸逐渐加重，伴有疲乏无力。心电图检查提示频发性室性早搏，有时呈二联、三联律，服西药及中药活血化瘀剂未效。脉沉细而结，舌边尖略红，苔灰。证属久利，肠胃失调，厥气上逆，心包受扰。治用酸以收之，辛以温之，苦以坚之，以乌梅汤加味处方：乌梅 3 枚，花椒 4.5g，黄连 6g，干姜 4.5g，黄柏 6g，细辛 3g，党参 9g，当归 6g，桂枝 6g，制附片 6g，炙远志 4.5g。服用 5 剂药后，食欲大振，大便次数减少，黏液消失，心悸减轻，睡眠亦见好转。又服 7 剂，大便已成形，每日一次，复查心电图亦转正常。随访 2 年余，未再犯病。［以上 4 案出自：中医杂志，1982，(1)：50］

## (四) 有关问题的讨论

**1. 叶桂椒梅汤法的来源**　叶桂用变通乌梅丸法治疗温病与杂病的思路来源于两个方面：其一，效法仲景乌梅丸方证；其二，遵从王子接变通乌梅丸为安胃汤的经验。其根据如下。

《临证指南医案》有用椒梅汤送服安胃丸的记载。如下案。

徐氏，屡屡堕胎，下元气怯，而寒热久嗽，气塞填胸，涌吐涎沫，乃郁勃嗔怒。肝胆内寄之相火风木，内震不息，犯胃则呕逆吞酸，乘胸侵咽，必胀闷喉痹，渐渐昏迷欲厥，久延不已，为郁劳之疴。此治嗽清肺，重镇消痰，越医越凶。考《内经》肝病主治三法，无非治用治体。又曰：治肝不应，当取阳

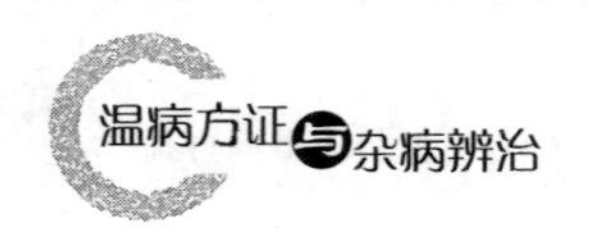


明。盖阳明胃土，独当肝木之侵侮，所以制其冲逆之威也，是病原治法大略。安胃丸，椒梅汤送。(《临证指南医案·木乘土》)

王子接《绛雪园古方选注》载有**安胃汤**。安胃汤（新制）组成为：川椒五分（炒出汗），安吉乌梅一钱（去核），川黄连一钱，人参三钱，枳实一钱五分，生淡干姜一钱五分。上为末，每服三钱，水一盅，煎八分，温服。王氏指出：安胃者，毋使乘胜之气犯胃也。倦不思食，无不由于脾胃为病，然揆其寒热虚实，却有盛衰，初无定体。余平生阅证，肝病十居其五，惟就厥阴之饥不欲食一证，遵仲景甲己化土之论，参东垣治脾胃之说，为疏一方。川椒之辛，佐乌梅之酸行阴以泻肝，枳实、干姜助人参行阳道以益气，黄连于脾胃中泻心火之亢，清脾胃生化之源。统论全方，辛酸同用，以化肝气；酸甘相辅，以和胃气，肝化胃和，自能进谷。(《绛雪园古方选注·内科》)

王子接，字晋三，江苏吴县人，生于1657年，约卒于乾隆初年。《绛雪园古方选注》系王子接75岁高龄时所著，叶桂、吴蒙等校。此书对叶桂有重要的影响。上述叶案中所用的安胃丸就是王子接根据乌梅丸新制的安胃汤。王子接关于此方“辛酸同用，以化肝气；酸甘相辅，以和胃气，肝化胃和，自能进谷”的理论是叶氏用乌梅丸变通法两调肝胃，治疗肝胃不和诸多病证的理论根据。

**2. 叶氏应用乌梅丸法的心得及乌梅丸与半夏泻心汤法的异同** 吴瑭遵照仲景原文，总结叶氏《临证指南医案·痢》某案（某，邪陷，疟后变痢，伤及厥阴，症见气上撞心，饥不能食，干呕腹痛，全是肝病，肝为至阴之脏，相火内寄。仲景治法，不用纯刚燥热之药，以肝为刚脏故也。今正交土旺，土木为雠，五日内未为稳当。人参、炒当归、炒白芍、炒乌梅肉、茯苓、淡吴萸、生香附汁、真北秦皮）证治，整理出《温病条辨·下焦篇》第72条乌梅丸方证：“久痢伤及厥阴，上犯阳明，气上撞心，饥不欲食，干呕腹痛，乌梅圆主之。”吴氏本条所述证从叶案辑录，而所用乌梅圆方与仲景原方相同。他认为该方为“酸甘辛苦复法：酸甘化阴，辛苦通降，又辛甘为阳，酸苦为阴”。不仅创新了乌梅丸的方义，而且从“久痢伤及厥阴，上犯阳明”来阐发“气上撞心，饥不欲食，干呕腹痛”的乌梅丸证。从而发挥了仲景原文的深意。

吴瑭遵从叶氏的理论，在《温病条辨·下焦篇》第72条自注说：“肝为刚脏，内寄相火，非纯刚所能折；阳明腑，非刚药不复其体。仲景厥阴篇中，列乌梅圆治木犯阳明之吐蛔，自注曰：又主久痢方。然久痢之证不一，亦非可一概用之者。叶氏于木犯阳明之疟痢，必用其法而化裁之，大抵柔则加白芍、木

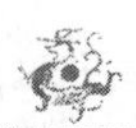

瓜之类，刚则加吴萸、香附之类，多不用桂枝、细辛、黄柏，其与久痢纯然厥阴见证，而无犯阳明之呕而不食撞心者，则又纯乎用柔，是治厥阴久痢又一法也。按泻心寒热并用，而乌梅圆则又寒热刚柔并用矣。盖泻心治胸膈间病，犹非纯在厥阴也，不过肝脉络胸耳。若乌梅圆则治厥阴，防少阳，护阳明之全剂”。

在这段自注中，吴氏不仅精辟地论述了叶氏变通应用乌梅丸的心法，又别具一格地阐明了半夏泻心汤与乌梅丸在组方特点与临床应用两方面的异同，特别是“泻心寒热并用，而乌梅圆则又寒热刚柔并用”；“泻心治胸膈间病，犹非纯在厥阴也，不过肝脉络胸耳。若乌梅圆则治厥阴，防少阳，护阳明之全剂”的认识，深刻地揭示了此两法的奥秘，具有重要的临床价值。

从吴瑭的解释来看，叶氏用乌梅丸的心法是，以黄连苦寒（多不用黄柏）合乌梅酸苦泄肝；以当归合乌梅，或加白芍、木瓜之类柔肝；两组药协同以制厥阴。另用干姜、附子、蜀椒、桂枝（多不用细辛）等辛热刚燥，或加吴萸、香附之类温通胃阳；人参甘温益胃，两组药联合以通补阳明。不仅寒热并用，而且刚柔并施，从而构成了“治厥阴，防少阳，护阳明”之剂，故能治疗厥阴肝火冲犯阳明胃土所导致的久利、气上撞心、饥不欲食、干呕腹痛等症。

半夏泻心汤是半夏、干姜之辛热，黄连、黄芩之苦寒，人参、草、枣之甘温三组药配伍，也属寒热并用之剂。但此方没有乌梅，也无白芍、木瓜之类，缺少酸药柔肝之法，因此，主要用于“胸膈间病”，或心下痞满之证。乌梅丸有黄连之苦寒、干姜之辛热、人参之甘温相配，寓半夏泻心汤法于其中。所不同的是乌梅丸辛热药除干姜之外，还有附子、蜀椒、细辛、桂枝，与半夏泻心汤相比，不仅温通阳明之力大大增强，而且有乌梅酸敛柔肝之法。因此，乌梅丸既能酸苦泄厥阴相火，又能酸甘柔肝；既能辛热开通阳明痞结，又能甘温益胃，这是半夏泻心汤所不具备的功效。

综上所述，椒梅汤是乌梅丸合半夏泻心汤的变通方，主治乌梅丸证与半夏泻心汤证并见者。临床上凡是肝气冲逆，犯胃乘脾，出现寒热、气上冲、胃痛、心下痞、呕吐、腹泻等寒热虚实错杂证者，用本方有理想的疗效。

## 减味乌梅丸方证

**减味乌梅丸**　出自《温病条辨·下焦篇》湿温第62条，组成为：半夏9g，黄连6g，干姜6g，吴萸6g，茯苓15g，桂枝9g，白芍9g，川椒（炒黑）9g，乌梅12g。吴瑭称此方为“酸苦为阴，辛甘为阳复法”。其原条文谓：“厥阴三疟，日久不已，劳则发热，或有痞结，气逆欲呕，减味乌梅圆法主之。”本方剂量吴瑭尚未注明，今参考椒梅汤用量增补如上。

## （一）方证理论源流

减味乌梅丸是吴瑭根据《临证指南医案·疟》蔡氏案整理而得，叶案如下。

蔡氏，三日疟，一年有余。劳则欲发内热。素有结痞，今长大攻走不定，气逆欲呕酸，经闭四载。当厥阴阳明同治。半夏、川连、干姜、吴萸、茯苓、桂枝、白芍、川椒、乌梅。(《临证指南医案·疟》)

本案症见劳则发热，结痞攻走不定，气逆欲呕酸，经闭四载等。从叶氏所论分析，此由厥阴肝气冲逆，乘犯阳明，胃阳大虚，阴寒内结所致。方用乌梅丸化裁，泄肝安胃，酸苦泄厥阴、辛甘通阳明，所谓“厥阴阳明同治”。

吴瑭采集此案，整理出减味乌梅丸方证。

## （二）方证特点及其在杂病中应用的机制

减味乌梅丸是乌梅丸的加减方，由乌梅丸辛热组去细辛、附子，留姜、桂、椒；苦寒组去黄柏，留黄连；甘温组归、参尽去不用；另加白芍、吴萸、半夏、茯苓而成。方用乌梅、白芍滋肝敛肝；黄连苦寒泻火；乌梅、白芍配黄连又酸苦泄热。干姜、桂枝、川椒、吴萸、半夏辛热通补胃阳、开痞降逆，合乌梅、白芍又酸辛以化肝气，行阴泻肝。其中桂枝、半夏、茯苓善于化饮平冲，可治疗气逆呕酸之证；半夏、干姜与黄连配伍，寓半夏泻心汤意，可苦辛开泄，治疗痞结；吴萸与半夏、茯苓配伍为吴茱萸汤法，能够治疗气逆呕吐；吴萸与黄连配伍，为左金丸法，善于治疗呕酸。全方酸苦、酸辛、苦辛并用，是乌梅丸、半夏泻心汤、吴茱萸汤、左金丸四法合而为方的典范，是治疗厥阴、阳明同病，寒热错杂病证的名方。

本方因缺乌梅丸原有的甘药当归、人参，故其证寒热错杂、肝胃同病而无虚证。这是本方与椒梅汤的重要区别。

减味乌梅丸的证：吴瑭原治证：厥阴三疟，日久不已，劳则发热，或有痞

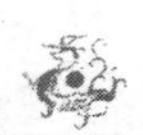

结，气逆欲呕。

叶氏原医案证：劳则欲发内热，素有结痞，今长大攻走不定，气逆欲呕酸，经闭四载。

方中所寓法的对应证：从方的结构分析，本方寓五法，其证主要有五个方面：一是乌梅、白芍合黄连酸苦泄热法对应的心肝郁热证，如心中烦热，口渴；二是干姜、桂枝、川椒、吴萸、半夏辛热通阳开痞法对应的中焦阴湿阻结证，如脘腹痞结疼痛，攻走不定，下利等；三是桂枝、半夏、茯苓平冲化饮法对应的水饮上冲证，如气冲逆，呕吐；四是半夏、干姜与黄连苦辛开泄法对应的心下痞症，如脘痞，疼痛；五是吴萸与半夏、茯苓配伍，或吴萸配黄连对应的胃痛呕酸证。

方证的特征性证：乌梅丸证、半夏泻心汤证、吴茱萸汤证、左金丸证并见的寒热错杂证。

## （三）用治杂病举例与体会

我在临床上体会到，慢性胃炎、溃疡病、慢性肠炎、慢性肝炎等病多见肝气冲逆犯胃的减味乌梅丸证。凡胃痛、呕逆、痞结攻痛胀满、腹泻等病证用本方有良好的疗效。此介绍治验案一则如下。

孔某某，男，39岁。2005年4月23日初诊。胃脘疼痛，连及左胁下疼痛不舒，时恶心，泛酸甚，脘胁胀，胸部闷，大便溏，心烦，急躁易怒。舌边尖红起刺，苔白略腻水滑，脉弦大浮略数。辨为减味乌梅丸证，处方：清半夏15g，干姜8g，吴茱萸3g，黄连10g，枳实12g，生白芍10g，桂枝10g，茯苓30g，乌梅10g，炒花椒3g。6剂。2005年4月29日二诊：胃痛、胁下痛止，不再泛酸。唯口微干，心烦急躁。舌红，苔白略腻，脉弦大略数。改用小柴胡汤加减，6剂，诸症告愈。

我从叶桂用此方治疗结痞攻走不定的经验得到启发，用其治疗肝气窜，或因精神原因引起的胀气攻冲窜逆证，治验多例，此不具体介绍。

综上所述，减味乌梅丸与椒梅汤组成雷同，其中均有半夏、干姜、川椒、黄连、白芍、乌梅。所不同者，减味乌梅丸中有吴萸、桂枝、茯苓；苦寒药仅有黄连，而无黄芩，偏于温胃化饮制冲，长于治疗肝气冲逆犯胃，胃气上逆的胃痛、吐酸。椒梅汤芩、连并用，无吴萸、桂枝、茯苓，而有人参、枳实，长于治疗心下痞，心下板实，呕实，下利等证。

# 连梅汤方证

**连梅汤** 出自《温病条辨·下焦篇》暑温伏暑第36条，组成为：黄连二钱、乌梅（去核）三钱、麦冬（连心）三钱、生地三钱、阿胶二钱。水五杯，煮取二杯，分二次服。脉虚大而芤者，加人参。吴瑭称此方为“酸甘化阴酸苦泄热法”。其原条文谓：“暑邪深入少阴消渴者，连梅汤主之；入厥阴麻痹者，连梅汤主之；心热烦躁神迷者，先与紫雪丹，再与连梅汤。”

## （一）方证理论源流

连梅汤是吴瑭根据《临证指南医案·暑》顾案整理而成，叶案如下。

顾，右脉空大，左脉小芤。寒热麻痹，腰痛冷汗。平素积劳内虚，秋暑客邪，遂干脏阴，致神迷心热烦躁，刮痧似乎略爽，病不肯解。此非经络间病，颇虑热深劫阴，而为痉厥。张司农集诸贤论暑病，谓入肝则麻痹，入肾为消渴，此其明征。议清阴分之邪，仍以养正辅之。阿胶、小生地、麦冬、人参、小川连、乌梅肉。(《临证指南医案·暑》)

本案暑热深入少阴，心营热盛，故见神迷心热烦躁；真阴亏竭，故右脉空大，左脉小芤，腰痛；心气受伤，则见冷汗。肝肾同源，肾阴亏竭，致肝阴不足，厥阴经脉失养则麻痹，若阴虚肝风内动则有痉厥之虑。热入厥阴则寒热。其证心营热盛、肝肾阴亏、心气不足并见，病位虽重在少阴心肾，却又涉及厥阴肝与心包，可谓错综复杂。但叶氏处方简单明了，耐人寻味，仿仲景乌梅丸，用黄连苦寒清暑热、泻心火，合乌梅酸苦泻肝，合生地甘苦清营热。伤寒为寒邪伤阳，病入厥阴，阳虚寒盛，故乌梅丸用附子、干姜、桂枝、细辛、蜀椒温阳散寒；温病暑邪伤阴，邪入少阴厥阴，必伤真阴，故改用阿胶、生地、麦冬滋肝肾，合乌梅酸甘敛阴。暑伤元气，心气亦虚，故仍留乌梅丸中人参补益元气。全方上清心营暑热，下补肝肾之阴，兼益元气，堪称乌梅丸化裁之一绝。

吴瑭遵照此案，将叶氏处方中的人参移于方后加减法，命名为连梅汤。另外，将叶案证候分为三个部分：即暑邪深入少阴消渴者，深入厥阴麻痹者，均以连梅汤主之；心热烦躁神迷者，先与紫雪丹，再与连梅汤，从而拟定出连梅汤方证。

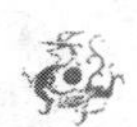

## （二）方证特点及其在杂病中应用的机制

连梅汤是乌梅丸的变制方，用麦冬、生地、阿胶之甘寒咸寒滋阴生津，代替附子、干姜、桂枝、细辛、蜀椒、当归、人参之辛热甘温；减去乌梅丸苦寒药组中之黄柏，留黄连苦寒泄火；另取加减复脉汤意加麦冬、生地、阿胶。经如此巧妙化裁，将乌梅丸变成了具有酸甘化阴、酸苦泄热作用的连梅汤。变化后的组方中，麦冬、生地、阿胶是加减复脉汤的核心药，长于滋肾阴而柔肝御风；麦、地、阿胶与黄连配伍，又有黄连阿胶汤意，可上泻心火，下滋肾阴。乌梅合黄连能酸苦泄热，合麦、地、阿胶能够酸甘化阴。此方含有乌梅丸、加减复脉汤、黄连阿胶汤三法，临床上不论外感、杂病，只要上有心火亢盛，心胸烦躁；下有肝肾阴亏，消渴，麻痹者，均可用本方化裁治之。

连梅汤的证：吴瑭原治证：暑邪深入少阴消渴者；入厥阴麻痹者，以及心热烦躁神迷者。

叶氏原医案证：尚有右脉空大，左脉小芤，寒热，腰痛冷汗，甚至痉厥等。

本方证的病机为下焦真阴亏竭，筋脉失养，肝风欲动，且手厥阴、少阴火热内炽。属于虚实夹杂，手足厥阴、少阴并病之证。

方证的特征性证：消渴，麻痹，心烦，失眠，下利。

## （三）用治杂病举例与体会

先师刘渡舟先生常用本方治疗杂病，此介绍刘老治疗泄泻案一则如下。

孙某某，男，76 岁。1993 年 8 月 4 日初诊。患者因大便秘结，医用“甘油”润通之法，服药后下油性稀便，每日三至四次，半月之久，不能控制。口干而渴，周身乏力。大便时肛门有酸胀之感。视其舌边红，苔白，切其脉弦而软。此乃损伤肠胃，升举无力，而使气津受损所致。治以收敛固泄，气阴双补之法。为疏：乌梅 10g，黄连 10g，牡蛎 30g，麦冬 10g，沙参 10g，白芍 12g，炙甘草 10g，党参 10g。服 3 剂病愈。(《刘渡舟临证验案精选》)

方证解释：本案泄泻比较特殊，既有类似于消渴、久利之乌梅丸证；又有阴液下脱之一甲煎、一甲复脉汤证。因此，连梅汤是其对的之方。处方用乌梅、黄连酸苦泄厥阴之热；牡蛎、麦冬、沙参、白芍、炙甘草、党参寓一甲复脉汤法，可滋阴敛津、涩肠止泻。方证对应，故疗效显著。

连梅汤是酸甘化阴、酸苦泄热法的代表方。由于该方具有黄连阿胶汤意，因此，我常用其治疗心肾不交，手足厥阴郁火引起的心烦、失眠。另外，用此方治疗火热伤阴所致的腹泻。此介绍治验二则如下。

失眠：李某某，女，40岁。2006年3月21日初诊。长期失眠，每夜1~2点即醒，醒则不能入睡，烦躁易怒。自觉颈部风池、大椎穴附近如同火燎，呼呼发烧。两腿酸沉，时麻痹，时僵硬，须要用力蹬直腿让人捶打方适。口干，大便干。舌尖边红赤，苔黄白相兼而薄，脉沉细滑略数。从颈部发热辨为太少合病的柴胡桂枝汤证，从便秘、烦躁辨为郁火内炽的栀子大黄汤证。处方：柴胡20g，黄芩10g，清半夏10g，生姜8g，炙甘草6g，红人参3g，大枣4枚，桂枝10g，生白芍10g，生栀子10g，枳实10g，酒大黄6g。3剂。2006年3月25日二诊：服药当晚睡眠颇佳，全身轻松，心情舒畅，但从第2剂后，又反复如初，失眠，烦躁。舌红偏赤，苔薄白，脉沉细滑略数。继续用上方3剂。2006年3月28日三诊：服药无效，仍失眠，眼干涩，口干不欲饮，心烦急躁，夜间小腿酸麻，夜尿频，尿不尽，脉沉细弦、关滑，舌红赤，苔黄薄干。改用竹叶石膏汤合酸枣仁汤法，3剂，效果不明显。后又改用十味温胆汤法，3剂，也无效。2006年4月11日五诊：诸症同前，诊尺部皮肤热，脉沉细弦滑，舌红赤，苔薄中心偏黄。认真分析：尺肤热、颈部发热、口干、小腿麻痹系连梅汤证；心烦、失眠为黄连阿胶汤证；小便不利为当归贝母苦参丸证。用此三方合而处方：乌梅6g，黄连6g，黄芩10g，麦冬15g，生地15g，生白芍10g，阿胶珠12g，当归12g，浙贝母10g，苦参10g。3剂。2006年4月15日六诊：从服药当天开始未再失眠，尿频大减，小腿麻痹难受、颈部如火烧感消失，大便通畅，眼睛不再干涩，自觉皮肤湿润，全身轻松。继续用上方3剂。再未失眠而诸症告愈。

腹泻：王某，男，30岁。2005年6月21日初诊。患者长期大便溏，每日三四次，量少而不爽。2002年曾患右耳突发性耳聋，经西医治疗痊愈，近来右耳鸣甚，睡眠欠佳。脉沉滞，舌红而干，苔少偏黄。辨为连梅汤证，处方：黄连8g，黄芩10g，乌梅10g，麦冬10g，生地10g，阿胶10g（烊化），白芍10g，生牡蛎30g。6剂。2005年6月28日二诊：大便成形，每日一次，但仍然不爽，耳鸣。脉滑大略弦不数，舌红，苔少。上方加葛根30g，炙甘草6g。6剂。大便正常，耳鸣减轻，改用滋肾丸合葛根芩连汤治疗耳鸣。

临床报道用连梅汤治疗杂病的案例有慢性萎缩性胃炎、痢疾、小儿霉菌性肠炎等。

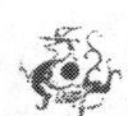

## （四）连梅汤类方

**1. 人参乌梅汤与加减人参乌梅汤** 人参乌梅汤出自《温病条辨·下焦篇》湿温第70条，组成为：人参、莲子（炒）、炙甘草、乌梅、木瓜、山药。吴瑭称此方为“酸甘化阴法”。其原条文谓：“久痢伤阴，口渴舌干，微热微咳，人参乌梅汤主之。”

吴氏于方后自注云：“此方于救阴之中，仍然兼护脾胃。若液亏甚而土无他病者，则去山药、莲子，加生地、麦冬，又一法也。”此将吴氏所谓“又一法”之方，命名为加减人参乌梅汤，该方由人参、炙甘草、乌梅、木瓜、生地、麦冬组成，主治下痢，脉右数，左细数，面垢舌燥，白苔点点，肌肤甲错，左胁动气等。

人参乌梅汤与加减人参乌梅汤是吴瑭根据《临证指南医案》痢门孙案、蔡案整理而成，叶案如下。

孙，脉左数，下利腹不甚痛，暮夜微热。所伏暑热，乘阴虚下陷，是清热理脾不效。当摄阴升阳。熟地炭、当归炭、山楂炭、炒黑麦芽、炙黑甘草、防风根、炒黑升麻。又，照方去山楂、麦芽，加人参、焦白芍。又，泻痢久必阴损液耗，此口渴、微咳，非实火客邪。与甘酸化阴。人参、山药、炙甘草、炒乌梅、木瓜、炒湖莲肉。(《临证指南医案·痢》)

蔡，脉右数，左细数，面垢舌燥，白苔点点，肌肤甲错，左胁动气。伏暑当秋凉而发，初病如疟，当从苦辛寒法。暑邪炽烈，变为下痢，胃津被劫，阴液大耗。昔贤于热病液涸，急以救阴为务，苟胃关得苏，渐以冀安，否则犯喻氏所指，客邪内陷，液枯致危之戒矣。复脉汤去姜、桂、麻。又，酸甘化阴法。人参、生地、乌梅、炙甘草、麦冬、木瓜。(《临证指南医案·痢》)

吴瑭根据孙姓案第三诊处方症状整理出人参乌梅汤方证。根据蔡姓案二诊处方，整理出“又一法”加减人参乌梅汤方证。

由此两方可以看出，叶桂既有麦冬、生地与乌梅、木瓜配伍的酸甘化阴法，又有人参、炙甘草、山药、莲子与乌梅、木瓜配伍的甘酸化阴法。这两法同中有异，临床应用有所不同，试分析如下。

人参、炙甘草、山药、莲肉甘温药与乌梅、木瓜配合所组成的“甘酸化阴”法，以补胃气健脾生津为重点，主治症见久痢、口渴、微咳等。虽有津伤，但胃气受损，脾不健运是其主要矛盾，故不用甘寒酸甘化阴法，而用此法。本

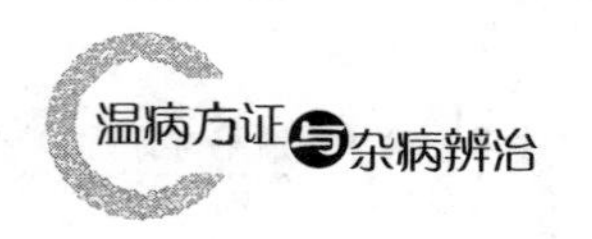


法是乌梅丸与参苓白术散的合法，可具体的称为“甘温甘酸化阴法”。

人参、炙甘草、生地、麦冬与乌梅、木瓜配伍所组成的“酸甘化阴”法，以滋胃生津为重点，主治症见下痢，脉右数，左细数，面垢舌燥，白苔点点，肌肤甲错，左胁动气等。“胃津被劫，阴液大耗”是其病机的重点，故初与复脉法，次用酸甘化阴法，重在复阴津。本法是乌梅丸与益胃汤的合法，可具体地称为“甘寒酸甘化阴法”。

我在临床上体会到，此两方绝不仅仅局限于治疗痢疾，还可广泛用于肝脾、肝胃失调的多种病证，特别是病后调理疗效颇佳。凡是肝气偏盛，脾胃气阴不足，兼脾失健运，见有腹泻、口渴舌干、微热微咳、消瘦、疲倦等症者，均可用人参乌梅汤化裁治疗。凡是肝气偏盛，胃津大伤，见有舌燥，肌肤甲错，脉右数，左细数，面垢，白苔点点，左胁动气，以及胃痛，不饥不食等证者，均可用加减人参乌梅汤化裁治疗。

**2. 何氏连梅泄肝汤**　出自《通俗伤寒论·夹痛伤寒》何廉臣之“廉勘”，组成为：乌梅肉三分拌炒小川连六分，生白芍二钱，川楝子一钱，左牡蛎生打三钱，桂枝木二分。治疗怒动肝火，胁肋作痛，呼吸不利，手不可按者。

**3. 何氏连梅安胃汤**　出处同何氏连梅泄肝汤，由川连六分，乌梅肉三分，生白芍三钱，川楝子一钱，当归须、橘络各八分，淡姜渣三分，炒川椒二粒组成。主治同何氏连梅泄肝汤证。

综上所述，连梅汤是叶氏用乌梅丸法合加减复脉汤法的变通方，且有黄连阿胶汤意。用于治疗消渴，下利，麻痹，欲发痉厥，心热烦躁神迷，寒热，腰痛、冷汗等既有下焦真阴亏竭，筋脉失养，肝风欲动证，又有手厥阴、手少阴火热内炽证的复杂病证。

# 第十七章
# 清暑益气生津法及其代表方证

李杲的内伤脾胃学说中有一个重要的部分就是“暑伤胃气论”，他在《内外伤辨惑论》中列专章阐发了暑伤元气的机制，并创制了清暑益气汤、生脉散等方证，为暑病的治疗开创了新的篇章。李杲暑伤胃气理论对后世影响颇大，叶桂遵从其说，在《临证指南医案》中屡用此法治疗暑伤气津证。薛雪《湿热病篇》第38、39条用东垣清暑益气汤、生脉散治疗湿热、暑热之气津损伤证。吴瑭将李杲此两法载于《温病条辨》，用以治疗暑温、伏暑气津损伤证。王士雄在《温热经纬》阐释东垣清暑益气汤时，介绍了自己治疗暑伤元气的经验方一首，即后世所谓的王氏清暑益气汤。这一类方所代表的治法可称为“清暑益气生津法”。随着李杲的清暑益气汤、生脉散被温病学家吸收应用，李杲的内伤脾胃学说也渗透进了温病学中，其法不仅能够治疗暑伤气津证，而且可以治疗杂病火热损伤气津所致的病证。

## 生脉散方证

**生脉散**　出自《内外伤辨惑论·暑伤胃气论》，李杲原文谓：“夫脾胃虚弱之人，遇六七月霖雨，诸物皆润，人汗沾衣，身重短气，更逢湿旺助热为邪，西北二方寒清绝矣，人重感之，则骨乏无力，其形如梦寐间，朦朦如烟雾中，不知身所有也。圣人立法，夏月宜补者，补天真元气，非补热火也，夏食寒者是也。故以人参之甘补气，麦门冬苦寒泻热补水之源，五味子之酸清肃燥金，名曰生脉散。孙真人云：五月常服五味子，以补五脏之气，亦此意也。”

吴瑭《温病条辨》所载生脉散组成用法为：人参三钱、麦冬（不去心）二钱、五味子一钱。水三杯，煮取八分二杯，分二次服，渣再煎服，脉不敛，再作服，以脉敛为度。吴氏称此方为“酸甘化阴法”，其原条文谓：“手太阴暑温，或已经发汗，或未发汗，而汗不止，烦渴而喘，脉洪大有力者，白虎汤主之；脉洪大而芤者，白虎加人参汤主之；身重者，湿也，白虎加苍术汤主之；汗多脉散大，喘喝欲脱者，生脉散主之。”（上焦篇暑温第26条）

## （一）方证理论源流

本方原出于张元素《医学启源》，用于治“肺中伏火，脉气欲绝”“补肺中元气不足”。李杲秉承师教而加以创新，用于治疗暑伤元气之证。

自从李杲用生脉散论治暑伤元气证以来，历代温病学家均十分推崇此方。叶桂遵从李杲之法，采用生脉散加味治疗暑伤气津证。如下案。

金，热止，津津汗出，伏暑已解，只因病魔日久，平素积劳，形色脉象虚衰，深虑变病，今饮食未进，寤寐未宁。议以敛液补虚。人参、茯神、麦冬、五味、炒白芍、块辰砂一两，绵裹同煎。又，热久，胃液被劫，不饥不便，亦病后常事耳。古人论病，必究寝食，今食未加餐，难寐，神识未清，为病伤元气，而热病必消烁真阴。议用三才汤意。人参、天冬、生地、麦冬、五味子。（《临证指南医案·暑》）

薛雪《湿热病篇》用此方治疗暑湿损伤元气证，如第39条载：“暑月热伤元气，气短倦怠，口渴多汗，肺虚而咳者，宜人参、麦冬、五味子等味。”第28条载：“湿热证，曾开泄下夺，恶候皆平，独神思不清，倦语不思食，溺数唇齿干，胃气不输，肺气不布，元神大亏，宜人参、麦冬、石斛、木瓜、生甘草、生谷芽、鲜莲子等味”。王士雄注云：“此肺胃气液两虚之证，故宜清补，不但阴腻不可用，且与脾虚之宜于守补温运者亦异”。这是生脉散的变通用法。由于湿热病不宜过用酸敛，因此，用木瓜代替五味子酸收之中尤能宣化湿浊，加石斛、生甘草益胃生津，生谷芽、鲜莲子健脾醒胃。

吴瑭遵李杲之法，在《温病条辨·上焦篇》暑温第26条论述了生脉散方证。并根据叶桂的经验，制定出了加减生脉散方证。

## （二）方证特点及其在杂病中应用的机制

生脉散方以人参甘平大补元气、益气生津；麦冬甘寒养阴生津、清热除烦；

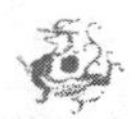

五味子酸收，敛肺止汗、滋肾生津。药虽三味，补气生津，补而不燥，是一首组方精练、力专效宏的补益名方。

《医宗金鉴·删补名医方论》对生脉散的组方做了精辟的阐释，如其云："经云：大气积于胸中，则肺主之。夫暑热伤肺，肺伤则气亦伤矣。故气短、倦怠而喘咳也。肺主皮毛，肺伤则失其卫护，故汗出也。热伤元气，气伤则不能生津，故口渴也。是方君人参以补气，即所以补肺。臣麦冬以清气，即所以清肺。佐五味以敛气，即所以敛肺。吴琨云：一补、一清、一敛，养气之道备矣。名曰生脉，以脉得气则充，失气则弱。李杲谓：夏月服生脉饮，加黄芪、甘草，名生脉保元汤，令人气力涌出；更加当归、白芍，名人参饮子，治气虚喘咳，吐血衄血，亦虚火可补之例也。"

吴瑭对生脉散有特殊的解释，他在《温病条辨·上焦篇》第26条自注中说："汗多而脉散大，其为阳气发泄太甚，内虚不司留恋可知。生脉散酸甘化阴，守阴所以留阳，阳留，汗自止也。以人参为君，所以补肺中元气也。"

生脉散的证：李杲原治证：脾胃虚弱之人，夏暑夹湿，损伤元气，"人汗沾衣，身重短气""骨乏无力，其形如梦寐间，朦朦如烟雾中，不知身所有也"。

薛雪主治证："暑月热伤元气，气短倦怠，口渴多汗，肺虚而咳者"。

吴瑭主治证：手太阴暑温，"汗多脉散大，喘喝欲脱者"。

后世扩展证：一是从久咳肺虚着眼，治疗呛咳无痰，短气自汗，口燥咽干等；二是从"生脉"的功效出发，治疗心血管疾病心悸、胸闷、气短、汗出、失眠、脉结代等。

方证的特征性证：气短，心悸，汗出，脉软。

本方可广泛地用于治疗杂病中出现的元气津液损伤证。

## （三）用治杂病举例与体会

我在临床上将苓桂术甘汤与生脉散作为对方，比较鉴别，论治心悸、眩晕、胸闷气短等病证，具体用法是，凡舌淡、胖大、水滑，属于心阳虚而水气上冲者，用苓桂术甘汤；凡舌红苔少，脉细，属于心气阴不足者，用生脉散；两方证并见者，用两方合法；心悸甚，心神不宁者，两方均可加生龙骨、生牡蛎镇逆宁神。另外，也常用生脉散治疗李杲所说的"人汗沾衣，身重短气""骨乏无力，其形如梦寐间，朦朦如烟雾中，不知身所有也"的病证。其"汗出、身重、气短、骨乏无力"容易理解，"其形如梦寐间，朦朦如烟雾中，不知身所有也”可指极度疲劳，或睡眠不足，脑之元神缺乏气津营养所致的头脑昏沉，困倦疲乏，处事不敏捷，肢体不知所主等，这是临床上非常多见的一组症状。对此，用生脉散以优质红人参为君的确有效。此介绍治验三例如下。

王某，女，39岁。老板。2006年5月15日初诊。因公司发展问题终日操劳，逐渐出现心慌、胸闷、气短不足以息，汗多，时失眠，多梦，心里紧张，总有一种爬在半山腰，下为悬崖，上为陡峭，上下不能的心情。白带尤多，饮食二便尚可。曾请中医诊治，用补中益气汤、温胆汤、肾气丸等方，无效。舌偏红、偏瘦，苔薄白，脉弦细、寸弱，偶见早搏。心气心阴心神因劳而伤，属生脉散证。处方：朝鲜红人参6g，麦冬30g，五味子12g，生龙骨30g，生牡蛎30g，6剂。2006年5月22日二诊：心悸、气短、胸闷、汗出大减，浑身有气力，睡眠转佳，心里仍紧张。舌红苔白，脉弦细，有早搏。上方加郁金10g，7剂。2006年5月29日三诊：诸症愈，未见早搏。再以二诊方7剂善后。

杨某某，男，46岁。干部。2006年4月4日初诊。因新任为局长，行政事务繁多，操劳过度，疲惫不堪，胸闷，下肢沉重酸软，双肩、颈、背部拘紧难忍，自觉肢体不能自主。头脑昏沉，特别是下午3点以后，如在朦胧半睡半醒之中，有人汇报工作时常听不明白对方的陈述内容，反应迟钝。心烦急躁易怒，心慌。舌正红，苔薄白，脉弦细、寸弱。属于李杲所述的生脉散证。处方：红人参6g，麦冬30g，五味子10g，石菖蒲10g，郁金10g，生栀子12g。7剂。2006年4月11日二诊：疲劳、昏沉、烦躁等症减轻，颈肩仍沉重拘紧。舌正红，苔薄白，脉弦细。上方加羌活10g。7剂。2006年4月18日三诊：头脑已不昏沉，精力充沛，其余症再减，脉舌同前。红人参用8g，去郁金，加片姜黄10g，7剂。诸症痊愈。

张某某，女，36岁。教师。2006年6月6日初诊。患者6月3日赴承德旅行，4日（周日）观光一日，天气炎热，晚餐喝啤酒一瓶后出现胸闷、憋气，喘不上气来，心慌，全身软弱无力，自服丹参滴丸有所缓解，当晚返回北京，5日经北京安贞医院检查心脏未见异常，转请中医诊治。面色苍暗，心悸心慌，胸部憋闷，气短不足以息，周身疲倦，下肢软，头脑昏沉。脉细弱，寸部弱甚，舌淡胖大，苔白略干，不水滑。从观光受暑，暑热损伤气津考虑，辨为生脉散证，舌淡胖大、胸闷憋气心悸又为心阳受伤的桂枝甘草汤证，用两法合方为治，处方：红人参6g，麦冬20g，五味子10g，桂枝12g，炙甘草6g，丹参30g。4剂。2006年6月10日二诊：胸闷、气短、心悸等症消失，仅觉疲倦无力，上方去丹参，3剂而愈。

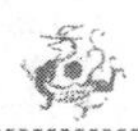

名医李克绍先生从“生脉”二字悟出生脉散可以升血压，用人参、五味子等药加味治疗原因不明的低血压症。(《中医临床家李克绍》) 另外，他曾用生脉散加味治愈癫痫一例，现介绍如下。

患儿，男，10岁，1971年春求诊。其父代述：患儿两年来，经常跌倒抽风，重时每日发作数次。西医诊为“癫痫”，曾服苯妥英钠、三溴片等西药无效。也曾服用过中药治疗，亦无明显效果。望其身体发育一般，察脉观舌，亦无异常发现，因问最初发病有无明显诱因，其父说，1969年夏天，天气很热，此儿上坡割草，在炽烈的太阳照射下晕倒了，以后就经常发作，越发作越频繁。据其病因，先生认为病属暑厥，处方如下：党参12g，麦冬12g，五味子4.5g，夏枯草15g，清半夏9g，蜈蚣1条，僵蚕6g，全蝎4.5g，甘草3g。水煎服。数月后，马某领其儿前来复诊。自述上方共服了10余剂，抽风未再发作。建议可停药，但嘱其以后不要在炎热的阳光下劳动或玩耍，以防复发。后追访数年，病情一直稳定，未再发作。(《中医临床家李克绍》)

名医蒲辅周先生善于用生脉散治疗冠心病心气不足证，此介绍蒲老治验案一则如下。

刘某，男，62岁。1965年5月8日初诊。1年多前，因心肌梗死合并心力衰竭而住入某医院，经抢救逐渐好转。去年5月、10月、12月各发作一次心绞痛。去春住院期间，检查有糖尿病。常感口渴，喜饮水，不能久坐。近来因体力活动多，疲乏无力，四肢关节痛，心悸不舒，检查心电图为心房纤颤、陈旧性心肌梗死。下肢肿，轻度心衰。脉左沉细，右弦缓。舌正苔薄。属心气不足，兼有风湿，治宜益心气，祛风湿。处方：北沙参三钱、麦冬二钱、五味子（打）一钱、炒远志一钱、炒枣仁（打）三钱、生龙骨三钱、炒小麦三钱、天麻二钱、桑枝三钱、松节三钱、化橘红一钱、大枣三枚。7剂。5月27日复诊：药后症减。近又因劳累，前天早晨头晕，恶心，呕吐，面色䀮白，很快就好转。咳嗽有痰，偶带血丝。检查尚有轻度心力衰竭，心电图仍为心房纤颤。头枕部生一小疖子。脉沉滑无力，舌红苔中心白腻。属心气不足，营卫不和，气血失调，内热发痈。治宜调营卫、益心气、和气血、解痈毒。处方：西洋参（或北沙参）一钱半，麦冬二钱，五味子（打）一钱，生黄芪三钱，当归一钱半，连藤银花各一钱半，土茯苓三钱，陈皮一钱，炙甘草一钱，大枣三枚。5剂。头枕部疖肿消散。原方去连藤银花、土茯苓，加远志一钱、炒枣仁（打）三钱，继服而渐好转。(《中医临床家蒲辅周》)

陈士铎《辨证录》载：人有久嗽之后，忽然大喘不止，痰出如泉，身汗如油……方用生脉散：麦冬一两，人参五钱，北五味子二钱，水煎服。一剂而喘定，再剂而汗止，三剂而痰少。更加天花粉二钱，白术五钱，当归三钱，白芍五钱，再服十剂痊愈。生脉散，补气之圣药也。补其肺气，自生肾水矣。（《辨证录·喘》）

我从陈士铎此案受到启发，在我善用的两首治喘方中常合生脉散法：一是用清燥救肺汤加五味子治疗热燥喘咳；二是用射干麻黄汤加红参、麦冬，治疗寒喘而体弱者，每能获良效。

### （四）生脉散类方

**加减生脉散**　出自《温病条辨·上焦篇》伏暑第41条，组成为：沙参三钱、麦冬二钱、五味子一钱、丹皮二钱、细生地三钱。吴瑭原条文谓：“太阴伏暑，舌赤口渴汗多者，加减生脉散主之”。

## 东垣清暑益气汤方证

**东垣清暑益气汤**　出自《内外伤辨惑论·暑伤胃气论》，组成为：黄芪（汗少减，五分）、苍术（泔浸去皮）以上各一钱五分，升麻一钱，人参（去芦）、白术、橘皮、神曲（炒）、泽泻以上各五分，甘草（炙）、黄柏（酒浸）、当归身、麦门冬（去心）、青皮（去白）、葛根以上各三分，五味子九个。右㕮咀，作一服，水二盏，煎至一盏，去柤，稍热服，食远。如汗大泄者，津脱也，急止之，加五味子十枚、炒黄柏五分、知母三分，此按而收之也。如湿热乘其肝肾，形步不正，脚膝痿弱，两足欹侧，已中痿邪，加酒洗黄柏、知母各五分，令两足出气力矣。如大便涩滞，隔一二日不见者，致食少，乃血中伏火而不得润也，加当归身、生地黄各五分，桃仁泥、麻仁泥各一钱以润之。

李杲原文谓：“时当长夏，湿热大胜，蒸蒸而炽，人感之多四肢困倦，精神短少，懒于动作，胸满气促，肢节沉疼，或气高而喘，身热而烦，心下膨痞，小便黄而少，大便溏而频，或痢出黄糜，或如泔色，或渴或不渴，不思饮食，自汗体重，或汗少者，血先病而气不病也。其脉中得洪缓，若湿气相搏，必加之以迟，迟病虽互换少差，其天暑湿令则一也。宜以清燥之剂治之，名之曰清暑益气主之”。

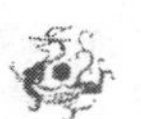

## （一）方证理论源流

叶桂十分推崇东垣清暑益气汤，《临证指南医案·暑》遵照李杲手法用清暑益气汤者有三则医案，其中一案如下。

任，十六，冲年真阴未长，逢长夏湿热交迫，斯气泄烦倦，当静坐凉爽，过月凉飚至，炎歊去，乃却病之期。与清暑益气之属。清暑益气汤法。（《临证指南医案·暑》）

薛雪《湿热病篇》第38条用东垣清暑汤治湿热损伤元气证，薛氏原文谓："湿热证，湿热伤气，四肢困倦，精神减少，身热气高，心烦溺黄，口渴自汗，脉虚者，用东垣清暑益气汤。"可见，薛氏已将东垣清暑益气汤推广用于治疗湿热。

吴瑭《温病条辨·上焦篇》暑温第23条论述了东垣清暑益气汤方证，吴氏原文谓："《金匮》谓太阳中暍，发热恶寒，身重而疼痛，其脉弦细芤迟，小便已，洒然毛耸，手足逆冷，小有劳，身即热，口开前板齿燥，若发其汗，则恶寒甚，加温针，则发热甚，数下，则淋甚，可与东垣清暑益气汤。"

## （二）方证特点及其在杂病中应用的机制

东垣清暑益气汤以黄芪、人参、甘草为保元汤，大补元气；麦冬、五味子合人参为生脉散，补益气阴、酸甘敛津；当归合黄芪为当归补血汤，补气生血。三组药以补元气为主而气血阴津俱补。另外用苍术、白术、青皮、陈皮、泽泻除湿降浊，助脾运化，旨在治湿；黄柏苦寒清热泻火，旨在治热。升麻、葛根一可升清阳上达脾肺，二可解肌热而散火，三可作为风药而以风胜湿。全方大补元气、养血滋阴生津，而又燥湿，清热，升清降浊，升阳散火，故能治疗暑湿损伤气津之证。李杲解释说："《内经》云：阳气者，卫外而为固也，炅则气泄，今暑邪干卫，故身热自汗。以黄芪、人参、甘草补中益气为君；甘草、橘皮、当归身甘辛微温，养胃气，和血脉为臣；苍术、白术、泽泻渗利除湿；升麻、葛根苦甘平，善解肌热，又以风胜湿也；湿胜则食不消而作痞满，故炒曲甘辛，青皮辛温，消食快气；肾恶燥，急食辛以润之，故以黄柏苦辛寒，借甘味泻热补水虚者滋其化源；以五味子、麦冬酸甘微寒，救天暑之伤庚金为佐也。"

清暑益气汤的证：李杲原治证：四肢困倦，精神短少，懒于动作，胸满气促，肢节沉疼，或气高而喘，身热而烦，心下膨痞，小便黄而少，大便溏而频，或痢出黄糜，或如泔色，或渴或不渴，不思饮食，自汗体重，或汗少者。薛雪主治证：湿热证，湿热伤气，四肢困倦，精神减少，身热气高，心烦溺黄，口渴自汗，脉虚者。

王士雄《温热经纬·方论》引尤拙吾所述证：元气本虚，而又伤于暑湿，以致四肢倦怠，精神短少，懒于动作，胸气短促，不思饮食，脉浮缓而迟者。

方中所寓法的对应证：从方的结构分析，本方寓四法，其证主要有四个方面：一是黄芪、人参、甘草、五味子、当归对应的保元汤、生脉散、当归补血汤证，如四肢倦怠、眩晕、气短、汗出等；二是苍术、白术、青皮、陈皮、泽泻、神曲祛湿行气法对应的湿浊阻滞证，如便溏、痞胀、无食欲、苔腻等；三是黄柏泻火法对应的火热证，如心烦、肌肤热等；四是升麻、葛根升清阳法对应的清阳不升证，如眩晕、头面清窍不利，下利等。

方证的特征性证：气短、汗出，倦怠无力，脘腹痞胀，不思食，心烦，苔腻。

本方虽为暑湿伤气而设，但可广泛用于杂病。只要脾胃气虚血少，兼有湿热内留而见头目眩晕、四肢倦怠、大便溏、不思饮食、舌苔腻等属于清暑益气汤证者，不论春夏秋冬，皆可用之。

## （三）用治杂病举例与体会

我在临床上体会到，一些慢性病患者，在夏暑湿盛之季，多会出现疲倦不堪，四肢倦怠，头晕目昏，食欲减退，或不思饮食，心烦等症，遇此，用东垣清暑益气汤有理想的疗效。另外，本方用治低血压症，慢性疲劳综合征有良好的疗效。此介绍有关治验如下。

头痛：张某某，男，28岁。1989年9月10日初诊。患者因准备研究生入学考试，持续紧张地复习功课，劳心伤神而发为头痛，疼痛部位以两侧与头顶为主，甚至全头胀痛，读书则头痛加剧，眩晕，终日头脑昏沉，记忆力减弱，疲倦无力，四肢沉重，大便干燥，每周一行，心烦，失眠。据所述症状初步考虑用治郁火头痛经验方加味逍遥散，但视舌胖大而淡，苔白。诊脉沉缓无力，两寸尤弱。遂辨为劳伤元气，湿火内生，清阳不升则头痛，浊气不降则便秘。用清暑益气汤加味，处方：黄芪30g，当归15g，党参10g，炙甘草6g，麦冬

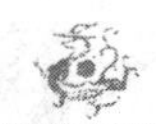

10g，五味子6g，青皮6g，陈皮6g，神曲10g，黄柏10g，葛根10g，苍术6g，白术10g，升麻6g，泽泻15g，生姜5g，大枣7枚，枳实10g，柴胡10g，白芍10g。此方3剂头痛止，大便通畅，心烦除。继续服药3剂以巩固疗效，头痛再未发作，大便也由此通畅。

眩晕：刘某某，男，27岁。2004年10月9日初诊。近1个月来眩晕不堪，如坐舟车，自觉头额部发紧，颈部拘紧不舒，头脑昏沉胀闷，疲乏无力，午后尤甚，四肢沉重，易出汗，大便易溏，喝啤酒、冷饮则泄泻，脉沉软，寸弱，舌淡苔白略腻。此脾胃阳气受伤，清阳不升则便溏，阴浊上逆则眩晕头额发紧。用清暑益气汤加减，处方：黄芪30g，当归6g，党参10g，炙甘草6g，麦冬10g，五味子6g，青、陈皮各10g，神曲10g，黄柏10g，葛根10g，苍、白术各10g，升麻6g，泽泻15g，生姜5g，大枣7枚，荷叶10g，干姜8g，黄连6g，羌活6g，防风6g。此方6剂，眩晕与头额、颈部发紧止，便溏愈，疲劳减，继用原方6剂，诸症痊愈。

内伤发热类白虎汤证：李某某，男，66岁。2005年9月27日初诊。患者发热一个半月，每天下午3点左右，或晚上1点左右开始发热，发热时体温38～40℃，体温升高时自服解热药安乃近则汗出很多，体温随之下降。发热时不恶寒，口干不渴。平时体温37～37.5℃，饮食二便正常。在北京某大医院做系统检查，发热原因不明。面色灰暗，舌红偏赤，苔黄白相兼厚腻，脉弦略数。根据舌苔特征，用柴胡达原饮6剂，效果不显。改用甘露消毒丹加青蒿6剂，也无效。再用柴胡白虎汤加苍术6剂，仍然无效。延至2005年10月18日，发热状态如前，每天下午2～3点发热，如不服安乃近，体温可以高达40℃，自述用别的西药解热药无效。细细诊察，面色灰暗无华，精神疲惫。舌嫩红，苔白腻，脉浮大滑数，重按无力，遂辨为李杲所谓的类白虎汤证，用清暑益气汤化裁处方：生黄芪30g，生晒参3g，炙甘草3g，当归10g，麦冬10g，五味子10g，青、陈皮各8g，苍、白术各10g，泽泻10g，神曲10g，黄柏12g，葛根15g，升麻15g，生姜6g，大枣4枚。6剂。2005年10月25日五诊：服药3剂后，发烧时体温减低，不超过38℃，无需服安乃近体温可自行下降。服6剂，不再发高烧，体温37.5℃左右。继续用上方7剂。2005年11月1日六诊：厚腻舌苔渐退，脉缓和，体温37℃左右，饮食二便正常。继续用此方减葛根、升麻量为10g，7剂。后随访体温恢复正常而愈。

另外，我常用本方治疗低血压症、贫血、慢性荨麻疹等病证，也收到了良好的疗效。

## (四) 有关问题的讨论

**1. 太阳中暍主方是白虎加桂枝人参芍药汤而不是东垣清暑益气汤** 《温病条辨·上焦篇》暑温第22条论白虎汤、白虎汤加人参汤证，第23条接着论东垣清暑益气汤方证，足见吴瑭对东垣此方的重视程度。比较遗憾的是，吴氏将《金匮要略·痉湿病脉证治》第25条原文搬来，移花接木地接上了东垣的清暑益气汤，组成了《温病条辨·上焦篇》暑温第23条，即用李杲治疗暑湿损伤胃气的清暑益气汤，治疗《金匮要略》太阳中暍证，这的确有牛头不对马嘴之嫌。从以上李杲原文可见，清暑益气汤有其明确的适应证，而《金匮要略》的这段原文，从现行宋代林亿等诠次，明代赵开美校刻的《金匮要略方论》本来看，本条的确有证无方，但是，桂林古本《伤寒杂病论·卷第五·伤暑病脉证并治第七》载有与现行《金匮要略·痉湿病脉证治》第25条完全相同的原文，而在"……数下，则淋甚"句后续有"白虎加桂枝人参芍药主之"。"白虎加桂枝人参芍药汤方：知母六两、石膏一斤碎（棉裹）、甘草二两（炙）、粳米六合、桂枝一两、人参三两、芍药二两。右七味，以水八升，煮米熟，汤成，温服一升，日三服。" [桂林古本伤寒杂病论．南宁：广西人民出版社，1960：42] 由此可见，仲景关于太阳中暍的这一条原本是有证有方，白虎加桂枝人参芍药汤正是其对证之方。站在桂林古本《伤寒杂病论》出版后的今天来看，吴瑭为太阳中暍证补续"……数下，则淋甚，可与东垣清暑益气汤"的作法显然是不妥当的，既违背了李杲的原意，又不符合仲景本来的证治方案。

**2. "内生火湿损伤元气病"与变通东垣清暑益气汤** 我在应用清暑益气汤类方治疗脾胃内伤病时发现，现代临床上有一种新的内伤脾胃病，其表现有三个方面：第一是劳伤气津的疲劳证：主要表现为异常疲倦，四肢沉重无力，头脑昏昏沉沉，胸闷气短，精力不足，嗜睡或失眠等；第二是火证，也可叫火郁证：表现为舌红赤，或绛，或起刺，心烦异常，急躁易怒，心中愦愦然，口苦，咽喉干燥，眼睛干涩，大便干燥，或黏滞不爽，或数日不大便；第三是湿证，也可叫湿郁证：主要表现为舌苔厚腻，或黄，或白，或黄白相兼而厚腻，口气浊臭，口中无味，胃脘痞满，腹胀，无食欲，小便黄短等。每组证的具体表现可多可少，但这三组证必同时并见。男性还可兼见性功能障碍。其主要见于中青年男性，特别是公司职员，或者老板，工作紧张，压力过大，应酬频繁，喝酒抽烟，习惯夜生活，如夜晚在舞厅、酒吧游乐，睡眠不足者。对于这一种内伤脾胃病，

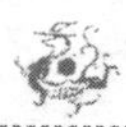

若只考虑疲劳，纯用甘温补气药，则火、湿更盛，更加烦躁，舌苔更腻，纳食更差；若仅从郁火考虑，纯用苦寒泻火药，则损伤元气阴液，加重疲劳；若只看到舌苔厚腻，纯用芳香化湿药，则更加燥热。由于这类患者初诊时，多数把疲劳倦怠列为主诉，自认为太虚，希望吃补药，因此，临床经验不足的医生，多用温补法处方，或者补脾，或者补肾，结果越治患者越难受、越疲劳。

这种病证类似于暑湿损伤元气病，暑为火邪，暑多夹湿，本病虽然不是暑湿所致，但却由内生之火、湿相结，火湿损伤元气、津血而发。鉴于这类病已经是一种常见的现代病、难治病，因此，我将其称为“内生火湿损伤元气病”。对其辨治，主要用东垣清暑益气汤法化裁。如前所述，清暑益气汤中有保元汤大补元气、生脉散补气生津、当归补血汤补气生血，是补虚治疗火湿损伤气血津液的有效药组；苍、白术，青、陈皮，泽泻等药除湿降浊，是治疗湿浊内郁，湿阻脾胃的重要药组；黄柏苦寒泻火，葛根、升麻散郁火透邪热，是治疗火热证的关键药组。因此，清暑益气汤一方能够补虚，除湿，泻火，是治疗“内生火湿损伤元气病”的基础用方。

临床上必须根据火证、湿证、元气损伤证的孰多孰少变通应用东垣清暑益气汤，具体的变通手法如下。

如火郁深重，火证明显，表现为舌红赤绛、心烦急躁、全身燥热不舒者，仿补脾胃泻阴火升阳汤（黄芪、人参、炙甘草、苍术、柴胡、升麻、羌活、黄芩、黄连、石膏）中用黄连、黄芩、石膏泻火之法，合入此方，在清暑益气汤中加黄芩、黄连、生石膏、柴胡；甚至再加知母、栀子，即合入黄连解毒汤、白虎汤；火热尤甚者，再加大黄，即合入三黄泻心汤。如大便干燥，或大便黏滞不爽者，合东垣枳实导滞汤（大黄、枳实、神曲、茯苓、黄芩、黄连、白术、泽泻）。如舌深绛，表现为火热蕴结血分者，再加生地、赤芍、丹皮，即合入犀角地黄汤（今名清热地黄汤）法。

如湿郁太甚，湿证明显，表现为舌苔厚腻、口中黏腻、口气臭秽、脘痞腹胀、饮食无味，大便溏而不爽者，仿升阳益胃汤（黄芪、人参、炙甘草、白芍、白术、茯苓、半夏、陈皮、泽泻、独活、羌活、防风、柴胡、黄连、生姜、大枣）中配用白术、茯苓、半夏、陈皮、泽泻、独活、羌活、防风的手法，加半夏、茯苓、独活、羌活、防风，甚至草果、藿香、白蔻仁等以加强祛湿。

如火湿损伤元气，气血津液虚损证明显，表现为疲劳困倦，头昏眩晕，四肢倦怠者，重用清暑益气汤中的保元汤、生脉散、当归补血汤。

“内生火湿损伤元气病”患者最易兼见头痛、眩晕，颈肩疼痛、拘紧酸沉，腰背酸痛等。头痛者，仿照李杲治疗热厥头痛的清上泻火汤（黄芪、生甘草、炙甘草、当归、生地、苍术、升麻、柴胡、防风、羌活、荆芥、蔓荆子、藁本、川芎、细辛、红花、黄连、黄柏、黄芩、知母）的配伍手法，在变通清暑益气汤中加蔓荆子、藁本、川芎、细辛、红花等，疏风通络止痛。眩晕甚者，合入东垣半夏白术天麻汤（黄柏、干姜、天麻、苍术、白茯苓、黄芪、泽泻、人参、白术、炒曲、半夏、大麦柏曲、橘皮），以祛风降痰。如颈肩痛、腰背痛者，仿照东垣羌活胜湿汤（羌活、独活、藁本、防风、炙甘草、川芎、蔓荆子）与通气防风汤（防风、羌活、陈皮、人参、甘草、青皮、白豆蔻、黄柏、升麻、柴胡、黄芪）的配伍手法，合入此两方之一。

“内生火湿损伤元气病”中不少男性患者，特别是经常饮酒者，可兼见性功能减弱、阴囊潮湿、发凉、小便臊臭等。遇此，不得用补肾药，应在变通清暑益气汤中，合入李杲治疗阴痿阴汗臊臭的专方龙胆泻肝汤（龙胆草、柴胡、泽泻、车前子、木通、生地黄、当归尾）或清震汤（羌活、酒黄柏、升麻、柴胡、苍术、黄芩、泽泻、麻黄根、猪苓、防风、炙甘草、当归、藁本、红花），以清泻肝经湿热。

“内生火湿损伤元气病”中不少女性患者，可出现月经不调，在应用变通清暑益气汤治疗时，可合入李杲治疗妇人月经不调的专方调经升阳除湿汤（黄芪、炙甘草、当归、苍术、升麻、柴胡、羌活、独活、防风、藁本、蔓荆子）或升阳举经汤（黄芪、人参、炙甘草、当归、生地、白芍、川芎、桃仁、红花、白术、柴胡、藁本、防风、羌活、独活、肉桂、炮附子、细辛），以调养气血，调治月经。

我用变通清暑益气汤法治疗慢性疲劳综合征属于“火湿损伤元气病”者，可谓不胜枚举，此仅介绍验案二则如下。

李某，男，39岁，2005年3月8日初诊。经理。半年来疲乏无力，四肢困倦，周身沉重，胸闷，气短，嗜睡，睡不解乏，大脑昏沉，自觉处理事情已经不能果断，每逢下午精神状态极差，连话也不想说。心烦急躁，头痛，眼睛疼痛干涩，口苦，口中黏腻，腹胀，大便时干、时黏滞不爽，有解不尽感。每日因工作应酬饮酒，舌红赤有瘀点，苔黄白相兼而厚腻，脉弦滑数、两寸不足。此系典型的火湿损伤元气病，元气虚证、火证、湿证三证并重，用变通清暑益气汤化裁，处方：生黄芪20g，生晒参3g，炙甘草6g，当归10g，麦冬20g，五味子10g，苍、白术各10g，青、陈皮各8g，泽泻15g，神曲10g，升麻10g，葛根10g，黄柏10g，黄连6g，黄芩10g，生栀子10g，酒大黄8g，柴胡15g，清半

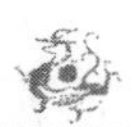

夏12g，生姜5g，防风6g。7剂。2005年3月15日二诊：服药第2天眼睛疼痛干涩消失，自述情绪甚至性格都有变化，浑身舒畅，头脑清爽，处事果断，疲劳、嗜睡症明显减轻，服药后痛快泻稀便两次，脘痞腹胀消失，食欲增加。诊舌红润不干，苔转薄白，脉弦、关滑大。继续用上方合平胃散，加厚朴10g，考虑每日饮酒，加枳椇子30g。7剂。诸症痊愈。其后，患者每隔一段时间来诊一次，希望服此方几付，以作预防。

宫某某，男，38岁。2005年2月19日初诊。经理。一年来一边工作，一边在某大学在职读管理学硕士学位，因工作学习压力过重，心情紧张，遂眩晕，头痛，周身疲乏，四肢倦怠无力，心悸，胸闷，胃脘痞满，无食欲，腹胀，大便溏，每日1～2次，黏滞不爽。口干渴，心烦，急躁，心中愦愦然不安。曾屡请名医，迭进补药，而越治越重。诊时见舌赤绛，苔黄厚腻、满布舌面，右脉沉滑虚数，左脉模糊滞涩。辨为内生火湿损伤元气病，属于火、湿、元气损伤并重证。用变通清暑益气汤法，处方：生黄芪20g，生晒参3g，炙甘草6g，当归10g，麦冬15g，五味子10g，桂枝10g，苍、白术各10g，青、陈皮各10g，泽泻15g，茯苓30g，清半夏12g，草果3g，黄柏10g，黄连6g，黄芩10g，生石膏30g，酒大黄3g，柴胡15g，升麻10g，葛根15g。7剂。2005年2月26日二诊：眩晕、头痛、疲倦、心悸、胸闷、烦躁、腹胀、脘痞等症大减，大便成形，每日1次，全身轻松清爽。唯颈肩拘紧不适，脉沉细弦略数，舌仍赤，苔黄腻。上方减大黄，加防风8g，羌活8g。7剂。2005年3月5日三诊：诸症消失，用一诊方减桂枝，加羌活8g，7剂以善后。

**3. 李杲补脾胃升阳益气法的组方规律**　补脾胃升阳益气法是李杲脾胃学说的核心理论，基于这一理论所制定的方剂有补中益气汤、清暑益气汤、清燥汤、升阳散火汤、升阳益胃汤、补脾胃泻阴火升阳汤、调中益气汤、半夏白术天麻汤、助阳和血补气汤、神效黄芪汤、圆明内障升麻汤、温卫汤、丽泽通气汤、益气聪明汤、清上泻火汤、调经升阳除湿汤、升阳举经汤等，这类方剂有神奇的临床疗效，在治疗现代难治病方面具有重要的临床价值。为了掌握这类方剂的组方与应用规律，此扼要介绍其组方的基本手法。这类方剂的组成结构主要有以下5个方面：

第一，针对元气损伤，兼阴血损伤证，而补元气、兼补阴血：补气用保元汤，以黄芪、人参、白术、炙甘草四药为基础，兼以补阴血，以当归，或白芍为主。如补中益气汤中有黄芪、人参、白术、炙甘草补气；有当归补血。升阳益胃汤有黄芪、人参、白术、炙甘草补气；白芍补阴血。清暑益气汤中有黄芪、

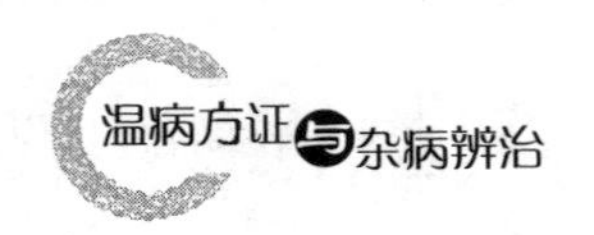


人参、白术、炙甘草补气；有当归补血；因暑伤元气阴津，又合用生脉散加麦冬、五味子补阴津。

第二，针对脾胃湿浊阻滞，而除湿、降浊、行滞：药用苍术、白术、陈皮、青皮、茯苓、泽泻、神曲等。如清暑益气汤有苍术、白术、陈皮、青皮、泽泻；升阳益胃汤有白术、茯苓、半夏、陈皮、泽泻等。其中除湿用苍术、白术，湿痰加半夏；降浊用泽泻、茯苓；行滞用青皮、陈皮。这三法之中，降浊之法又与升清阳之药互为对仗，一升一降，不仅升清降浊，而且可应脾升胃降之势。

第三，针对火热郁结，而泻火、散火：泻火药用黄柏、黄连、黄芩、生石膏、知母，或大黄等。如清暑益气汤有黄柏；升阳益胃汤有黄连；补脾胃泻阴火升阳汤有黄芩、黄连、石膏；温卫汤有黄柏、知母、黄连；清上泻火汤有黄连、黄柏、黄芩、知母。散火要用羌活、独活、防风等。如升阳益胃汤有羌活、独活、防风；升阳散火汤有防风、独活。散火药不仅用风药，升清阳药升麻、柴胡、葛根，与之合用更可散火。如升阳散火汤有防风、独活合升麻、柴胡、葛根；升阳益胃汤有羌活、独活、防风合柴胡。

第四，针对清阳下陷不升证而升发清阳：药用柴胡、葛根、升麻。如补中益气汤有升麻、柴胡；升阳散火汤中有升麻、葛根、柴胡；清暑益气汤有葛根、升麻；升阳益胃汤有柴胡。

第五，针对湿浊内聚、清阳不升、气机阻滞证而加用风药：风药可以升发清阳，风药能够胜湿，风药善理气行滞，是东垣方中尤为特殊的药组。常用风药有防风、羌活、独活、白芷等，如升阳散火汤有羌活、独活、防风；升阳益胃汤有独活、羌活、防风；助阳和血补气汤有防风、蔓荆子、白芷；温卫汤有羌活、防风、白芷。

临证时须根据元气津血损伤、湿浊郁滞、火热郁结的孰轻孰重、孰多孰少，遣药组方，方能不偏不倚，准确对证而取得疗效。

### （五）清暑益气汤类方

**1. 王氏清暑益气汤**　王士雄在《温热经纬·湿热病篇》第38条东垣清暑益气汤按语中认为："东垣之方，虽有清暑之名，而无清暑之实。"因此，介绍了自己治疗暑伤元气的一首经验方："余每治此证，辄用西洋参、石斛、麦冬、黄连、竹叶、荷秆、知母、甘草、粳米、西瓜翠衣等，无不应手取效也。"在《温热经纬·方论》东垣清暑益气汤方后按语中，王士雄将自己的经验方称为

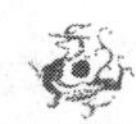

“清暑益气法”，如他说“余有清暑益气法可用也”。从此以后，人们称王士雄方为王氏清暑益气汤。

本方实际上是竹叶石膏汤、白虎汤以西洋参易人参，去半夏、石膏，加黄连、石斛、西瓜翠衣、荷秆而成。用西洋参益气生津，石斛、麦冬滋阴增液，黄连、竹叶、知母、西瓜翠衣清暑泄热，荷秆芳化暑湿，甘草、粳米养胃气。全方以清暑生津益气为主，主要用于治疗暑热损伤气津，且暑热尚留之证。

东垣清暑益气汤与王氏清暑益气汤虽然同名，但制方思路截然不同。李杲方是补中益气汤加减而成，王氏方则是由竹叶石膏汤、白虎汤加减拟定。李杲方含保元汤、生脉散、当归补血汤，可大补元气、益气生津，并除湿清热、升阳降浊，用于脾胃素虚之人，感受暑湿、湿热所致的脾胃气虚，湿热内聚，清阳不升，浊阴不降之证。王氏方用西洋参、石斛、麦冬益气生津，并用黄连、竹叶、知母、西瓜翠衣、荷秆清暑泄热，主要用于暑热尚甚，气津损伤之证。两方各有特点，临床当据其证而区别应用之。

**2. 清燥汤**　出自李杲《脾胃论·湿热成痿肺金受邪论》，组成为：黄连(去须)、酒黄柏、柴胡以上各一分，麦门冬、当归身、生地黄、炙甘草、猪苓、曲以上各二分，人参、白茯苓、升麻以上各三分，橘皮、白术、泽泻以上各五分，苍术一钱，黄芪一钱五分，五味子九枚。右㕮咀，如麻豆大，每服半两，水二盏半，煎至一盏，去渣，稍热，空心服。

李杲在《脾胃论·湿热成痿肺金受邪论》中指出：“六七月之间，湿令大行，子能令母实而热旺，湿热相合，而刑庚大肠，故寒凉以救之。燥金受湿热之邪，绝寒水生化之源，源绝则肾亏，痿厥之病大作，腰以下痿软瘫痪，不能动；行走不正，两足欹侧。以清燥汤主之。”

清燥汤是由清暑益气汤去葛根、青皮，加柴胡、茯苓、猪苓、黄连、生地黄而成。与清暑益气汤相比，本方加强了利湿、泻火、润燥的作用。《医宗金鉴·删补名医方论》对本方的特点做了精辟的概括，如其云：“清暑益气汤与此方均治湿暑之剂。清暑益气汤，治暑盛于湿，暑伤气，所以四肢困倦，精神减少，烦渴身热，自汗脉虚，故以补气为主，清暑为兼，少佐去湿之品，从令气也。”此方治湿盛于暑，湿伤形，所以李杲曰：“六七月之间，湿令大行，子能令母实，湿助热旺而刑燥金，绝其寒水生化之源，源绝则肾亏，痿厥之病作矣。故以清暑变为清燥，佐泻热利湿之药，从邪气也。是方即清暑益气汤去葛根者，以无暑外侵之肌热也。加二苓者，专去湿也。加黄连、生地，专泻热也。二苓佐二术，利水燥湿之力倍。连、地佐黄柏，救金生水之功多。中气益，则阴火熄而肺清矣。湿热除，则燥金肃而水生矣。肺清水生，则湿热痿厥之病，未有不愈者也。但此方药味，性偏渗泻，若施之于冬春，水竭髓枯骨痿，或非湿热为病者，反劫津液，其病愈甚，则为谬治矣。”

## （六）叶桂用清暑益气汤法论治暑湿的经验

叶桂对于李杲的脾胃内伤学说有深刻的研究，并常用清暑益气汤治疗暑湿损伤气津证或者脾胃病，现介绍叶氏医案3则如下。

**1. 用于治疗暑湿伤气之烦倦不嗜食**

徐，十四，长夏湿热令行，肢起脓窠，烦倦不嗜食，此体质本怯，而湿与热邪，皆伤气分，当以疰夏同参，用清暑益气法。人参、白术、广皮、五味、麦冬、川连、黄柏、升麻、葛根、神曲、麦芽、谷芽。鲜荷叶汁泛丸。（《临证指南医案·暑》）

方证解释：因湿热蕴结，肢起脓窠，故用东垣清暑益气汤减黄芪、甘草、当归、苍术等甘补温燥药，加黄连合黄柏清热泻火解毒；因烦倦不嗜食，故加麦芽、谷芽合神曲消食开胃。

**2. 用于治疗暑湿损伤气津之肢痿麻木**

卜，二八，春夏必吞酸，肢痿麻木，此体虚不耐阳气升泄，乃热伤气分为病。宗东垣清暑益气之议。人参、黄芪、白术、甘草、麦冬、五味、青皮、陈皮、泽泻、葛根、升麻、黄柏、归身、神曲。（《临证指南医案·暑》）

方证解释：此为典型的暑湿损伤元气证，故遵李杲原法用方。

**3. 用于治疗高年湿热损伤脾胃之下痢**

鲍，舌心黄，边白，渴饮，水浆停胃脘，干呕微微冷呃，自痢稀水，小便不利，诊脉坚劲不和。八旬又二，暑湿热邪内著，必脾胃气醒，始可磨耐。以高年不敢过清过消，用清暑益气法。川连、黄芩、石莲子、煨干葛、青皮、人参、茯苓、厚朴、猪苓、泽泻。（《临证指南医案·痢》）

方证解释：本案自痢稀水，小便不利，故加川连，合黄芩、葛根为葛根芩连汤法治疗暑湿痢；湿甚，故加茯苓、猪苓、厚朴，合泽泻、青皮为胃苓汤法渗利湿热；痢甚，故佐石莲子收涩。湿热蕴盛，故去黄芪、麦冬、白术、五味子等甘补。

综上所述，东垣清暑益气汤不局限于治疗暑伤元气证，可以广泛用于内生火、湿，损伤脾胃元气所致的各种病证。

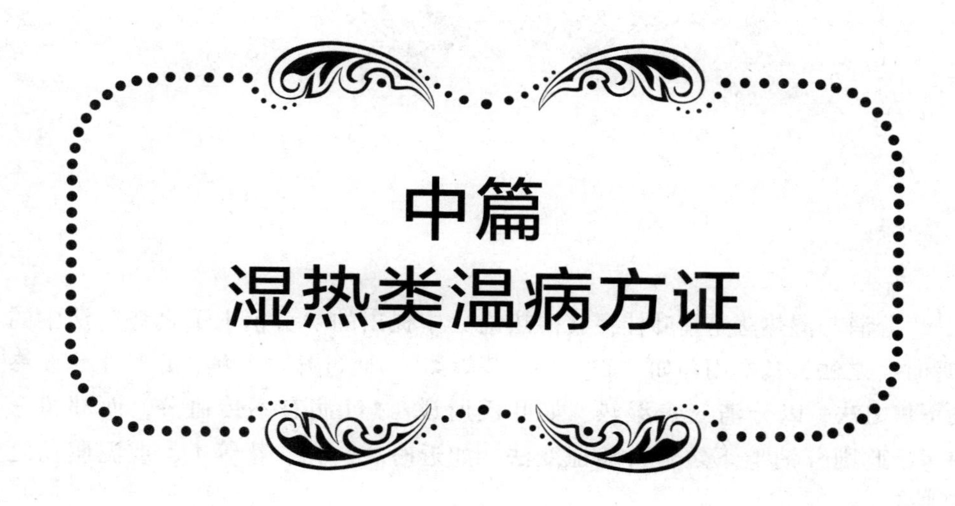

# 中篇
# 湿热类温病方证

# 第一章
# 分消开泄湿热法及其代表方证

“分消”湿热法是指叶桂在《温热论》中提出的“分消上下之势”法中的“近时”之法，基本用药如“杏、朴、苓等类”，通过开宣上焦、宣畅中焦、渗利下焦之法，以分消三焦湿热。如叶氏所说：“气病有不传血分，而邪留三焦……此则分消上下之势，随证变法，如近时杏、朴、苓等类，或温胆汤之走泄。”

“开泄”法是《温热论》提出的另一种论治湿热的方法，基本用药如“杏、蔻、橘、桔等”，轻苦微辛，芳香宣泄湿热。如叶氏所云：舌“或白不燥，或黄白相兼，或灰白不渴……脘中痞闷，宜从开泄，宣通气滞，以达归于肺，如近俗之杏、蔻、橘、桔等，是轻苦微辛，具流动之品可耳”。

这两种治法偏重于祛湿，如合入泄热法，就构成了典型的分消开泄湿热之法。因此，这里所说的“分消开泄湿热法”是指芳香宣化上焦之湿、苦辛温燥中焦之湿、淡渗清利下焦之湿的治湿法与辛寒、苦寒泄热法并用而组成的治法。其代表方有三仁汤、甘露消毒丹、上焦宣痹汤、三石汤、黄芩滑石汤、薏苡竹叶散等。这一类方证可称为三仁汤类方证。

## 三仁汤方证

**三仁汤**　出自《温病条辨·上焦篇》湿温第43条，组成为：杏仁五钱、飞滑石六钱、白通草二钱、白蔻仁二钱、竹叶二钱、厚朴二钱、生薏仁六钱、半夏五钱。甘澜水八碗，煮取三碗，每服一碗，日三服。其原条文谓：“头痛恶寒，身重疼痛，舌白不渴，脉弦细而濡，面色淡黄，胸闷不饥，午后身热，状

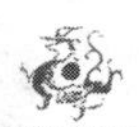

若阴虚，名难速已，名曰湿温。汗之则神昏耳聋，甚则目瞑不欲言，下之则洞泄，润之则病深不解，长夏深秋冬日同法，三仁汤主之。”

## （一）方证理论源流

三仁汤方证是吴瑭根据《临证指南医案》湿门有关医案整理而成。叶氏医案如下。

冯，三一，舌白头胀，身痛肢疼，胸闷不食，溺阻，当开气分除湿。飞滑石、杏仁、白蔻仁、大竹叶、炒半夏、白通草。（《临证指南医案·湿》）

某，脉濡，头胀，胸身重著而痛，寒热微呕，此湿阻气分。厚朴、杏仁、白蔻仁、木通、茯苓皮、大腹皮、滑石、竹叶。（《临证指南医案·湿》）

王，二十，酒肉之湿助热，内蒸酿痰，阻塞气分。不饥不食，便溺不爽，亦三焦病。先论上焦，莫如治肺，以肺主一身之气化也。杏仁、栝蒌皮、白蔻仁、飞滑石、半夏、厚朴。（《临证指南医案·湿》）

以上叶案中，冯案有舌白、身痛肢疼、胸闷不食等症，某案有脉濡、胸身重著而痛、寒热微呕等症，三仁汤证与这二案的症状极相类似。在王案中叶氏指出：“亦三焦病。先论上焦，莫如治肺，以肺主一身之气化也”。吴瑭在三仁汤条文后自注说：“惟以三仁汤轻开上焦肺气，盖肺主一身之气，气化则湿亦化也”。吴氏自注与叶氏王案处方用药解释完全相同。据此可以认为，三仁汤证是吴瑭根据以上三则叶案整理而成。三仁汤方即冯案处方加厚朴、薏苡仁。加厚朴是参考了某案、王案中用厚朴的手法；加苡仁是根据叶氏应用苡仁的经验。叶氏用苡仁主要依据两证：一是在湿热痹阻经络，身体关节疼痛时加苡仁，如《临证指南医案·湿》某十四案、某四七案、徐案等；二是在湿热郁肺，咳喘或咳血时加苡仁，如《临证指南医案·暑》王案。吴瑭所拟定的三仁汤证中有“身重疼痛”，故加入了薏苡仁。

刘渡舟先生认为，三仁汤是从《金匮》麻杏薏甘汤发展而来的。值得进一步探讨。

## （二）方证特点及其在杂病中应用的机制

三仁汤方用杏仁开宣肺气，合白蔻仁芳香以宣化上焦之湿；厚朴、半夏苦辛温以燥中焦之湿；薏苡仁、通草甘淡以渗利下焦之湿。即通过芳化、苦燥、淡渗分消三焦以治湿；另用竹叶甘淡寒，清热除烦以治热。组方要点有二：其一，以化湿为主，清热为辅，主要用于湿重热微之证；其二，方中杏仁用至五钱，重在宣肺，即偏于治上焦之湿。本方体现了分消三焦湿热的基本组方原则：即根据湿与热的孰轻孰重，确定祛湿药与清热药的孰少孰多；根据湿在上、中、下三焦的偏轻偏重，确定芳化、苦燥、淡渗分消三法的偏少偏多。这一法则，不仅适用于外感湿热，内伤湿热也须遵循三焦分消、湿与热分解的这一组方原则。

三仁汤的证：吴瑭原治证：头痛恶寒，身重疼痛，舌白不渴，脉弦细而濡，面色淡黄，胸闷不饥，午后身热，状若阴虚等。

叶桂主治证：据上列叶案所述有：寒热，头胀，身痛肢疼，或胸身重著而痛，胸闷不食，或不饥不食，微呕，便溺不爽，或溺阻，舌白，脉濡等。

方证的特征性证：舌苔白腻，舌质略红，脘痞，口淡不知食味。

由于杂病过程常有内伤湿热郁结三焦，表现为湿重热微，偏于上焦的三仁汤证，因此，本方可以广泛地用于治疗杂病内伤湿热证。

## （三）用治杂病举例与体会

先师刘渡舟先生常用三仁汤治疗内伤湿热病，最擅用的一法是在三仁汤中合入甘露消毒丹与麻杏苡甘汤治疗湿热咳喘。对此，将在甘露消毒丹方证中做详细介绍。另外，曾见刘老用三仁汤加金银花、连翘治疗过敏性皮肤发疹。如下案：孟某某，女，62岁。1999年7月22日来诊。素有心房纤颤，坚持服用中西药治疗。最近不明原因突然全身出现皮疹，色红，发痒。因皮疹瘙痒影响，夜间失眠，房颤更加频繁。舌偏红，苔白腻，脉结代不整。根据舌苔特点辨为三仁汤证，处方：杏仁10g，白蔻仁10g，生薏苡仁15g，厚朴15g，半夏15g，通草6g，滑石15g，金银花10g，连翘10g。7剂。皮疹消退。（作者新撰刘渡舟医案）

名医江尔逊先生善用三仁汤治疗顽固性蛋白尿，此介绍二案如下。

高某，男，25岁。西藏部队干部。患者浮肿，尿少，持续蛋白尿5个月。1986年5月症状加重而入院。查尿蛋白（++++）、红细胞（少许）、尿素氮14.2mmol/L，血压165/95mmHg。西医诊断：肾病综合征。经中西药治疗无效。刻诊：全身高度水肿，小便不利，呕恶，厌食。苔黄厚腻，脉沉滑。辨证：玄府不通，三焦湿郁，气化失司。法宜开通玄府，宣畅三焦，以三仁汤合五皮饮

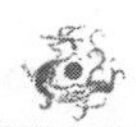

加减：苡仁30g，杏仁10g，桔梗6g，茯苓15g，厚朴10g，腹毛30g，桑白皮20g，陈皮10g，生姜皮6g，法半夏10g，通草10g，知母10g。7帖。二诊：呕恶止，浮肿消，纳食增，二便如常，惟苔尚厚腻，尿检蛋白（+++），继以前方去五皮饮，续服8帖。三诊：厚苔退，尿检蛋白、红细胞、脓细胞均转正常。续守原方加减，治疗月余，体渐康复。尔后多次化验小便常规无异常，尿素氮6.8mmol/L，肌酐146.2μmol/L，血压正常。

吴某，女，26岁。1990年8月11日出诊。腰酸痛，蛋白尿反复发作10余年。1个月前因受凉而诱发。西医诊断：慢性肾炎急性发作。经中西医治疗1个月无显效。症见：腰酸胀，头昏，身重，胸闷，纳呆，咽微痛，尿黄，便秘。舌质微红，苔厚腻黄白相兼，脉浮滑数。尿检蛋白（++）、红细胞（++）、脓细胞（少许）。证属风热郁肺，宣降失职，湿热蕴结，三焦气化无权。治宜宣化畅中，清热利湿。方用三仁汤合桔梗汤加减：苡仁30g，杏仁10g，白蔻仁6g，厚朴15g，法半夏10g，滑石12g，茯苓15g，通草12g，白茅根30g，生甘草6g，桔梗10g。停用一切西药，连服上方5帖，厚腻苔明显消退，纳增，二便如常。尿检蛋白（+）、红细胞（少许），原方去滑石续服7帖，诸症悉除，尿检正常。[江长康，江文瑜．经方大师传教录——伤寒临床家江尔逊“杏林六十年”．北京：中国中医药出版社，2010：248]

我在临床上常用三仁汤治疗内伤杂病的湿热证，此介绍治验三则如下。

腹胀如鼓：万某某，男，55岁，1999年8月23日初诊。素患桥本氏病，近来脘腹胀满，腹胀大如鼓，胀引两胁，恶心。舌红舌尖略赤，苔厚腻略黄，脉沉滞。从苔腻辨为三仁汤证，从两胁胀、恶心辨为小柴胡汤证，处方：杏仁12g，白蔻仁10g，半夏15g，厚朴10g，薏苡仁10g，通草3g，滑石30g，柴胡15g，黄芩12g，党参3g，生姜6g。7剂。两个月后，患者因感冒咽痛来诊，自述上方服3剂，腹胀大减，7剂痊愈。

胃痛：刘某，女，37岁，职员。2004年11月15日初诊。患者因工作需要经常应酬喝酒，遂发胃痛，近1个月持续胃痛，空腹痛甚，胃脘痞胀，无食欲，自觉口中黏腻，厌酒与油腻甘肥食物。曾用理气止痛方无效。舌红，苔黄白相兼而厚腻，脉弦略滑。从舌苔厚腻辨为三仁汤证，据胃脘痞胀、无食欲辨为叶氏变通半夏泻心汤证。此由酒甘肥厚内蕴湿热，阻结胃脘所致。治拟分消湿热，开泄胃痞。以三仁汤合变通半夏泻心法化裁，处方：白蔻仁8g，杏仁8g，半夏12g，厚朴10g，薏苡仁15g，通草3g，黄连8g，枳实10g，草豆蔻6g，生姜6g。7剂。此方5剂，胃痛告愈。

便溏不知食味：王某某，男，51岁。2005年5月14日初诊。便溏3个月，每日大便3~4次，脐下胀满不舒，无食欲，不知食味，尿频。舌红，苔黄白相兼而厚腻，脉沉缓弦。从舌苔辨为三仁汤证，处方：杏仁10g，白蔻仁10g，生薏苡仁15g，清半夏10g，厚朴10g，通草6g，滑石30g，枳实10g，大腹皮10g，茯苓15g。6剂。2005年5月21日二诊：精神大为好转，胃口开，食欲渐增，能感知到食物香味。大便成形，日一行。自觉有感冒样不适感，但未感冒。舌红，苔黄白相兼仍偏厚腻，脉沉缓弦。上方去枳实、大腹皮，加苍术10g，荆芥穗6g，防风6g。6剂而愈。

## （四）有关问题的讨论

**1. 三仁汤与和解少阳三焦法**　叶桂《温热论》指出："论气病有不传血分，而邪留三焦，亦如伤寒中少阳病也。彼则和解表里之半，此则分消上下之势，随证变法，如近时杏、朴、苓等类，或温胆汤之走泄。"在这里，叶氏提出了湿热"邪留三焦"的病机与"分消上下之势"法的概念。并把"分消上下之势"法具体分为"杏、朴、苓等类"的"近时"之法与温胆汤为代表的"走泄"之法。三焦也属少阳，邪留三焦，亦如伤寒中少阳病；伤寒少阳病需用小柴胡汤和解表里，湿热邪留三焦则要分消上下之势，代表药用杏仁开上，厚朴宣中，茯苓导下。三仁汤法正是以这一理论为基础而制定的，它具有分消上下之势的作用，是治疗邪留三焦的代表方。三仁汤分消三焦法实际上也是一种"和法"，与小柴胡汤和解少阳有一手一足之妙。三仁汤上下分消手少阳三焦而和；小柴胡汤疏利足少阳胆而和。三仁汤和解三焦少阳；小柴胡汤和解胆之少阳。少阳主枢机，任何原因引起枢机不利，都会出现气机失调的病证，在三焦少阳主要表现为气水代谢障碍，如湿郁三焦的胸脘痞满、舌苔厚腻等；在胆之少阳则表现为气机障碍，如胸胁苦满、默默不欲饮食、心烦喜呕等。因此，三仁汤有着与小柴胡汤相类似的广阔的临床应用范围，这正是该方能够治疗各科杂病湿热证的机制之所在。

我在临床上，常将三仁汤与小柴胡汤合方，取名为"柴胡三仁汤"，用以治疗湿热郁阻少阳之三仁汤证与小柴胡汤证并见证，有不可思议的疗效。

**2. 关于柴胡三仁汤**　用三仁汤合小柴胡汤的手法是我在治前述"万某某""腹胀如鼓"案中的偶然体会。不料，拙作《温病方证与杂病辨治》第1版出版5年之后，我看到了中国中医药出版社2010年出版的《经方大师传教录——

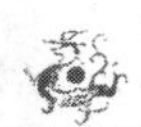

伤寒临床家江尔逊“杏林六十年”》一书，其中载有江尔逊用小柴胡汤合三仁汤的经验。江老以“舌苔或白，或黄而厚腻”为柴仁汤方证的特征性证，以之治疗湿踞三焦，气机通行受阻的诸多病症。此介绍其二则医案如下。

湿温盗汗：陈某，男，14 岁。患盗汗 1 年余，几无间断。每至午夜时分，即汗出湿衣，尤腋汗色黄染衣，浆洗难净。曾数易其医，迭经滋阴降火、固表敛汗之剂，盗汗如故。经 X 线等检查，排除结核病变。刻诊：形体瘦削，面色欠华，精神不振，盗汗如前，纳谷不香，舌质偏红，苔黄白厚腻，脉濡滑。辨证湿热交蒸，迫液为汗。予柴仁汤：柴胡 10g，黄芩 6g，杏仁 10g，苡仁 30g，滑石 15g，桔梗 10g，通草 9g，茯苓 15g，半夏 10g，菖蒲 9g，茵陈 15g，佩兰 12g，丹皮 10g，地骨皮 12g，煅牡蛎 30g。药进两煎，当晚汗出即明显减少。嘱原方续服数剂，巩固疗效，病遂告愈。

无痛尿血：易某，男，7 岁。肉眼血尿半月，初起感寒发热，数日后尿血鲜红。小便检查：红细胞（++++），蛋白（++）；B 超及腹部平片检查，排除尿路结石。西医拟诊：肾炎、肾结核。虽经止血、消炎等治疗，尿血无好转。医乃嘱转诊中医。刻诊：汗多，大便干结，舌质淡红，苔薄黄腻，脉细数。先予知柏地黄汤合小蓟饮子，服药 5 剂，发热渐退，惟尿血依然，舌苔转见黄白厚腻，脉滑数。遂辨证三焦湿热，阴络损伤。方予柴仁汤：柴胡 10g，黄芩 6g，南沙参 12g，半夏 10g，杏仁 10g，苡仁 15g，桔梗 10g，滑石 15g，通草 10g，茯苓 12g，厚朴 12g，竹叶 10g，茅根 30g，藕节 30g，小蓟 12g，蒲黄炭 10g，藿香 12g，佩兰 12g。上方连服 8 剂，同时停服西药，尿血逐日减少，直至消失。体温、脉舌亦正常。两个月后，因发热、咳嗽就诊，询知尿血未作，小便多次检查皆正常。[江长康，江文瑜. 经方大师传教录——伤寒临床家江尔逊“杏林六十年”. 北京：中国中医药出版社，2010：239]

**3. 关于湿温“三禁”**　吴瑭在论述三仁汤方证时提出了湿温“三禁”说：“汗之则神昏耳聋，甚则目瞑不欲言，下之则洞泄，润之则病深不解。”其本意在于：湿温初起多见“头痛恶寒，身重疼痛”等类似于伤寒的表现，易被误诊为太阳病而用麻桂剂发汗；湿温之“胸闷不饥”、脘痞等表现容易被误诊为胃肠积滞内结的阳明腑实证而用硝黄攻下；其“午后身热”又易于被误认为阴虚而用滋补剂。因此，他提醒人们湿温要忌用汗法、下法、滋补法。吴瑭说的是湿温治疗原则之常，临床上应根据证的变化灵活应用，不可教条地强调“三禁”。我曾经遇到一位夏末秋初患泄泻的病人，腹泻两个多月，日泻五六次，体重减少近 10 公斤，倦怠无力，疲惫不堪，眩晕，头重脚轻，呈现出典型的暑伤元气的清暑益气汤证；但舌苔厚腻黏浊，脘闷无食欲，舌边略红，又有典型的三仁汤证。据证用三仁汤，又取李杲益气升阳、除湿泻火法，加黄芪、红参、苍术、防风，3剂，霍然而愈。这是用三仁汤合温补法取效的典型病例。

除此，我在临床上体会到，当湿热郁结，舌苔厚腻，用三仁汤效果不明显时，仿东垣升阳除湿用风药之法，加羌活、独活、荆芥、防风等疏风胜湿药，微微透汗多可取捷效；如伴有咳喘者，加少许麻黄宣肺疏表则疗效更好。

另外，如果既有湿热郁结三焦的三仁汤证，又兼有胃肠积滞的大黄证时，必须在三仁汤分消三焦湿热中加大黄通肠腑积滞。三仁汤加大黄、枳实犹如治疗伤寒热结少阳的大柴胡汤，寓意深刻。

## （五）三仁汤类方

**1. 薛氏辛泄湿热汤** 出自薛雪《湿热病篇》第13条，组成为：白蔻仁6g，半夏10g，干菖蒲10g，大豆黄卷10g，连翘10g，绿豆衣10g，滑石15g，生甘草3g。薛氏未拟定方名、剂量，此拟定如上。薛氏原条文谓：“湿者热证，舌根白，舌尖红，湿渐化热，余湿犹滞，宜辛泄佐清热，如蔻仁、半夏、干菖蒲、大豆黄卷、连翘、绿豆衣、六一散等味。”

本方用蔻仁、大豆黄卷芳香宣化上焦之湿，半夏、干菖蒲辛开中焦之湿，六一散渗利下焦之湿，从而分消三焦之湿；另用连翘、绿豆衣、滑石清泄湿中之热。本方湿、热并治，与三仁汤方义相似而清泄邪热之力较强，以“燥湿之中即佐清热”为长，主要用于“湿热参半之证”。本方的证以脘闷，舌苔白腻，舌尖边已露红赤为特点。本方可用于治疗内伤湿热，湿中蕴热证，如胸闷、脘痞、咳嗽、咽痛等见有此方证者。

**2. 赵氏二蔻苏防汤** 本方是我总结先师赵绍琴先生的经验方，组成为：白蔻仁6g，草豆蔻3g，苏叶6g，防风6g，白芷6g，青、陈皮各6g，柴胡6g，川楝子6g。鼻塞不利者，加辛夷6g，苍耳子10g。主治湿阻气机，胸闷，胃脘痞闷，无食欲，口淡无味，腹中辘辘，畏风，胁下胀满，心烦，舌淡红，苔白薄而腻，脉弦等。本方来源：1990年春，我工作十分紧张，加之准备参加世界卫生组织出国留学人员外语水平考试，因持续紧张而身体失调，自觉头脑昏沉，周身不适，状如感冒，怕风，鼻塞，疲倦无力，下肢沉重，口淡无味，时口干，但不欲饮，无食欲，胃脘痞闷，腹中辘辘，胁下痞胀，心烦，胸闷等。我自己拟方治疗无效，请两位有名的老师诊治也无效，此痛苦之状态持续月余不愈。

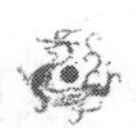

一日在教研室遇见赵绍琴老师，请其诊治，赵老为我处上方，加辛夷、苍耳子共11味药，3剂。当天服药，仅1剂，周身诸般不适霍然消失，3剂后诸症痊愈。随后我本人只要再发类似病证，捡来此方服之辄效。又以此方治疗湿阻气机，见有上证的其他患者，也屡用屡效，故自拟方名，将之作为赵老的一首经验方，固定了下来。赵老此方有四个特点：其一，虽治湿但不用渗湿利尿药；其二，用风药苏叶、防风、白芷开宣疏利中上焦气机，并胜湿祛浊；其三，用柴胡、川楝子疏利少阳肝胆气机，令三焦枢机旋转；其四，全方各药用量很轻，除苍耳子外，最多用6克，取轻以去实，轻以疏利三焦气机之意。本案对我有一个重要的启示，即舌苔不厚腻不一定无湿，湿热舌苔未必厚腻。我当时的舌苔并不厚腻，所以前两位老师均没有从湿治疗，唯赵老独具慧眼，从口干不欲饮、口淡无味、腹中辘辘、畏风等症独识湿阻气机之证，故用上方而显奇捷之效。

# 甘露消毒丹方证

**甘露消毒丹**　出自王士雄《温热经纬·方论》第九十五方，组成为：飞滑石十五两，绵茵陈十一两，淡黄芩十两，石菖蒲六两，川贝母、木通各五两，藿香、射干、连翘、薄荷、白豆蔻各四两。各药晒燥，生研细末（见火则药性变热），每服三钱，开水调服，日二次。或以神曲糊丸，如弹子大，开水化服，亦可。

王士雄按语云："此治湿温时疫之主方也。六元正纪，五运分步，每年春分后十三日，交二运，徵，火旺，天乃渐温；芒种后十日，交三运，宫，土旺，地乃渐湿。温湿蒸腾，更加烈日之暑，铄石流金。人在气交之中，口鼻吸受其气，留而不去，乃成湿温疫疠之病，而为发热倦怠，胸闷腹胀，肢酸咽肿，斑疹身黄，颐肿口渴，溺赤便闭，吐泻疟痢，淋浊疮疡等证，但看病人舌苔淡白，或厚腻或干黄者，是暑湿热疫之邪尚在气分，悉以此丹治疗立效，并主水土不服诸病。"

## （一）方证理论源流

王士雄《随息居重订霍乱论》载甘露消毒丹，注有"天士"二字，其原文谓："甘露消毒丹（天士）：治暑湿霍乱，时感痧邪及触冒秽恶不正之气，身热倦怠，胀闷肢酸，颐肿咽疼，身黄口渴，疟痢淋浊，泄泻，疮疡，水土不服诸病。但看病人舌苔淡白，或厚腻，或干黄者，疫邪尚在气分，悉以此丹主之。凡医临证，亦当准此化裁，自可十全为上。"王氏论用法曰："十一味不可加减，生晒研细末，瓷瓶密收，每服三钱，开水温服，日二，或以神曲糊丸如弹子大，调化服亦可。此丹治湿温时疫，著效亦神。累年同人合送，价廉功敏，无出此方之右者。一名普济解疫丹。"（《随息居重订霍乱论·药方篇·方剂》）

从《随息居重订霍乱论》所载可见，本方由叶桂制定。名医章次公在评按丁甘仁的一则治湿温医案时指出："考此丹为叶天士所制……凡暑湿时疫之邪在气分，舌苔淡白，或厚腻，或干腻皆效。"（《章次公医术经验集》

本方经过王士雄推广以来，被后世广泛用于临床，至今已经成为治疗湿热病的经典方剂。

## （二）方证特点及其在杂病中应用的机制

甘露消毒丹方用藿香芳香化浊，宣透上焦之湿；白蔻仁、石菖蒲芳香宣化中焦之湿；茵陈、滑石、木通渗利下焦之湿；从而三焦分消以治湿。另用薄荷、连翘、射干、黄芩、川贝母清热解毒、清利咽喉、清热化痰以治热。

甘露消毒丹制方特点有四：其一，化湿、清热而清热之力胜于化湿，适用于湿热并重而热毒郁结偏盛者。其二，三焦分治，但重在清化中、上焦特别是上焦湿热。其三，薄荷、连翘、射干、川贝母四药并用于清化湿热方中，尤能利咽化痰、开结解毒，形成了本方的标志性特点。正是由于这一配伍，该方用于治疗湿热邪毒蕴结咽喉、肺络所致的咽痛、咳喘等证具有特殊的疗效。其四，方中重用茵陈至十一两，是其余各药的二至三倍，这正是本方治疗湿热发黄疗效卓著的机制之所在。

甘露消毒丹的证：王士雄所述证：发热倦怠，胸闷腹胀，肢酸咽肿，斑疹身黄，颐肿口渴，尿赤便闭，吐泻疟痢，淋浊疮疡，舌苔淡白，或厚腻或干黄等；并主水土不服诸病症。

方证的特征性证：舌红、苔黄腻，咽喉不利，咳喘，胸闷腹胀。

甘露消毒丹的组方特点奠定了该方能够治疗咽痛、咳喘、黄疸、淋浊、疮疡等病证的方理基础，故可广泛地用于杂病的湿热证。

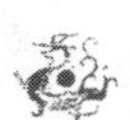

## （三）用治杂病举例与体会

先师刘渡舟先生对甘露消毒丹的临床应用有两点独特的见解与体会。

第一，用甘露消毒丹合三仁汤治疗湿热喘：先生认为湿热喘的特点是，痰多而稠黏，痰色或白或黄，胸中发满，脘胀纳呆，身体困倦，咽喉不利，兼小便色黄，大便黏腻不爽，脉濡，苔白腻等。以咳喘胸满，舌苔白腻，脉浮濡为辨证要点。刘老说：对于这种咳喘，他曾经用过许多治疗咳喘的方剂，均如石沉大海，百无一效。后来悟出用甘露消毒丹治疗湿热喘的方法，并体会到用此方时应该加紫菀、杏仁、苡仁，用通草代替木通。加杏仁、苡仁、通草，与甘露消毒丹方中固有的白蔻仁、滑石相合，就等于合入了三仁汤。三仁以杏仁开上焦肺气，肺主通调水道，肺气一利，则水湿之邪逐流而下，无处潜藏；白蔻仁辛香沁脾化湿，以苏醒呆滞之气机；薏苡仁利湿破结，以行下焦之滞塞。三焦通畅，大气一转，则湿热秽浊尽化，而氤氲之气乃行。另加紫菀止咳平喘而有提壶揭盖的功能。刘老认为：甘露消毒丹与三仁汤合方，芳香化湿，宣肺清热，利气导滞，治疗湿咳，有百发百中之效而得心应手。此介绍刘老验案二则如下。

赵某某，男，6 岁。1993 年 6 月 20 日初诊。患过敏性哮喘，每因异味诱发先嚏后咳，继之则发生气喘。近来病情加重，喘而倚息，不能平卧。西医诊断为过敏性哮喘合并肺炎。治疗用抗生素与扑尔敏、氨茶碱等药，而无效可言。余从其胸满、痰多、舌苔白厚，而辨为湿热羁肺，积而生痰，痰湿上痹，而使肺气不利发生喘咳。当用芳香化浊，清热利湿，宣肺平喘为急务。药用：浙贝 12g，菖蒲 10g，射干 10g，白蔻仁 10g，茵陈 10g，滑石 12g，藿香 8g，杏仁 10g，苡仁 12g，黄芩 6g，栀子 8g，通草 10g，桔梗 10g，厚朴 12g，前胡 10g，紫菀 10g。此方连服 7 剂，咳喘明显减轻，夜能平卧，胸满已除。照方又服 7 剂，则咳止喘平。(《刘渡舟医学全集》)

郑某，男，17 岁，1993 年 12 月 1 日初诊。自诉咳嗽月余，西医诊断为支气管炎，服中西药物治疗无效。刻下咳声连绵，咳吐白色黏痰甚多，胸闷头重，身倦肢懒，伴有颐肿，耳中流出黄色渗出物，舌红、苔白腻，脉浮濡。询其致病之源，因升学考试，功课繁重，心中急躁，睡眠不佳，又患感冒而发病。观其舌苔白厚，脉又浮濡，脉证合参，辨为湿咳，三焦气郁化热。疏方：白蔻仁 10g，藿香 10g，茵陈 15g，滑石 15g，通草 10g，菖蒲 10g，黄芩 8g，连翘 10g，浙贝14g，射干10g，薄荷2g（后下），桔梗10g，杏仁10g，前胡10g。嘱其忌食油腻厚味助湿之品。服至7剂咳嗽明显减轻，胸闷体疲亦大有好转。现痰未全净，大便偏干，提示有湿浊化热之象，上方减前胡、桔梗，加竹叶10g，水红花子10克，利湿清热从三焦驱邪外出。三诊时，咳嗽基本痊愈，颐肿消，耳不流水，见其苔尚有白腻，乃用化湿和中之方，巩固疗效而愈。［北京中医药大学学报，1995，(3)：53］

第二，用甘露消毒丹合麻杏苡甘汤治疗风湿热喘：在用甘露消毒丹合三仁汤治疗湿热咳喘取得成功之后，刘老又探索出用甘露消毒丹合麻杏苡甘汤治疗风湿热喘。《金匮要略·痉湿病》载："病者一身尽疼，发热，日晡所剧者，名风湿。此病伤于汗出当风，或久伤取冷所致也。可与麻黄杏仁薏苡甘草汤。"刘老认为此方妙在于麻黄一味，仅用半两，不在于多。又经泡汤，意在轻宣上焦，先开肺气，而发微汗，此乃治湿之法也。佐以杏仁、薏苡仁利肺气导湿浊，是从三焦而出。他从此方治疗风湿在表，悟出了湿热羁肺作喘的治疗方案，并感叹曰："治疗湿喘非麻杏苡甘汤而莫属也。"于是便产生了在甘露消毒丹中加麻黄治疗风湿热喘的方案。刘老讲述过自己用此法治疗一例咳喘患者的体验：有一次，治疗一位徐姓患媪，48岁。其证为喘重咳轻，痰多而难出，咳逆倚息不能卧。切其脉浮濡，视其舌苔白腻。余胸有成竹，一见而认为湿喘。用甘露消毒丹治疗，但事与愿违，患者服药后而无效可言。对下一步棋则如何走也？自念仲景治喘首推麻黄，如青龙、麻膏等方，然皆未言治疗湿喘，而且湿邪又有麻黄之禁，令人奈若何耶？于是检索《金匮要略》麻杏苡甘汤，领悟出该方可以治疗风湿、湿热作喘。便于甘露消毒丹中，毅然加入麻黄2g，先煎去上沫。徐媪改服此方，凡3剂则喘平人安，痰清气爽，快然而愈。（《刘渡舟医学全集》）

先师王正宇先生善用甘露消毒丹治疗难治性咽喉肿痛。此介绍王老治验一则如下。

芦某某，女，40岁许。1976年3月14日初诊。自1975年6月起咽喉疼痛，曾在某医院五官科诊治，服中西药无效。近1周来咽痛增剧，吞咽食物时疼痛更甚。咳黏稠顽痰，以夜间为多。胃脘及胸骨后灼痛，近两天脐周微痛，大便稀薄，每日1次，但食欲尚可。舌红苔薄略干，脉沉弦略滞。辨为湿热郁结咽喉，阻遏中焦，气机升降失调证，治以清热化湿法，用甘露消毒丹化裁处方：茵陈12g，黄芩9g，连翘12g，薄荷5g，藿香6g，射干9g，桔梗9g，枳壳9g，牛蒡子12g，白蔻仁3g，川贝母8g，生甘草6g。3剂。1976年3月17日二

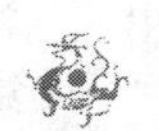

诊：上方服3剂，咽痛与胃脘痛均大为减轻，胸骨后灼痛消失，声音恢复清爽，大便正常，腹已不痛，食纳良好，脉舌同前。仍守原法，于上方加蝉衣10g，嘱继服3剂而愈。（《王正宇医疗经验存真》）

名医江尔逊先生用甘露消毒丹加减治疗扁平苔藓、复发性口腔溃疡、舌苔花剥及齿龈溃肿等，取得了成功的经验，值得深入研究。[江长康，江文瑜．经方大师传教录——伤寒临床家江尔逊“杏林六十年”．北京：中国中医药出版社，2010：167]

我在临床上常用甘露消毒丹治疗湿热蕴郁上焦所致的杂病，现介绍有关体会如下。

第一，遵刘老经验用其合三仁汤治疗湿热咳喘，合麻杏苡甘汤治疗风湿热喘咳。此介绍治验三则如下。

吴某某，女，30岁，学生。2004年10月16日初诊。素患过敏性皮炎、过敏性鼻炎，哮喘20多年。最近又发哮喘，胸闷气促，喘气喉间有音，鼻塞，脉滑大关甚、不数，舌红、苔黄白相兼略腻。胃脘不舒，食后痞满，大便溏，每两日1次。据舌苔辨为甘露消毒丹合麻杏苡甘汤证，处方：藿香6g，白蔻仁6g，茵陈10g，滑石15g，通草3g，石菖蒲6g，黄芩6g，连翘10g，浙贝母10g，射干10g，薄荷6g，炙麻黄5g，杏仁10g，薏苡仁15g，厚朴10g，辛夷6g。3剂。2004年10月20日复诊：喘止、鼻通，原方去辛夷，再服3剂以巩固疗效。

吴某，男，30岁。2005年3月5日初诊。咳嗽1个多月，咳黄痰，咽喉痒，胃胀，胃脘痞满，曾请中医诊治，未效。脉细滑，舌苔白厚腻、满布舌面。从舌辨为甘露消毒丹证与麻杏薏甘汤证，处方：白蔻仁5g，藿香5g，茵陈10g，滑石20g，通草3g，石菖蒲10g，黄芩10g，连翘10g，浙贝母10g，射干10g，薄荷6g，杏仁12g，薏苡仁20g，麻黄3g，厚朴10g。7剂。咳嗽痊愈。

王某某，女，52岁。2005年4月12日初诊。患咳嗽1年余，时重时轻，近1周加重，昨晚剧烈咳嗽而难以入睡，咽喉痛，咽痒则咳，早晨痰多。舌尖略红，苔白腻。辨为风湿热咳，用甘露消毒丹合麻杏苡甘汤法，处方：白蔻仁4g，藿香4g，茵陈10g，滑石30g，通草3g，石菖蒲10g，黄芩10g，连翘10g，浙贝母10g，射干10g，薄荷10g，杏仁10g，生苡仁15g，炙麻黄3g，厚朴10g，紫菀10g。6剂。2005年4月19日二诊：咳嗽止，仅咽喉不适，大便正常。舌红，苔薄黄略腻，脉沉细弦数。用上方去杏仁、生苡仁、炙麻黄、厚朴、紫菀，加藏青果6g，桔梗10g，僵蚕10g，蝉蜕10g，生甘草6g。6剂而愈。

在遵照刘老经验应用此方的基础上，我也有了一些新的体会：发现湿热咳喘或风湿热喘咳，肺胃郁热深重，口干渴、舌红、脉数显著者，仅用甘露消毒丹合麻杏苡甘汤法仍不能取效，如加入石膏，即再合入麻杏石甘汤法，则有捷效。此介绍治验二则如下。

刘某某，女，31岁。2004年9月11日初诊。咳嗽2个多月，服多种止咳药无效，两胁疼痛，咽痒则咳，痰多，色黄，鼻涕颇多，或清或黄，口干。脉滑数，舌红，苔白腻。辨为风湿热咳，用甘露消毒丹、麻杏苡甘汤、麻杏石甘汤合方化裁：白蔻仁6g，藿香6g，茵陈10g，滑石15g，通草3g，石菖蒲6g，黄芩6g，连翘10g，浙贝母10g，射干10g，薄荷6g，生麻黄8g，杏仁12g，生苡仁20g，生石膏30g，厚朴10g。5剂。咳嗽痊愈。

魏某，男，30岁。2005年4月2日初诊。自述咳嗽2年余，最近加重，有痰，咽痛不舒。脉右沉细略弦略数，左滑略数，舌红赤，苔黄白相间略厚腻。辨为甘露消毒丹合麻杏石甘汤证，处方：白蔻仁3g，藿香3g，茵陈10g，滑石30g，通草3g，石菖蒲10g，黄芩10g，连翘15g，浙贝母10g，射干10g，薄荷10g，炙麻黄3g，生石膏30g，杏仁10g。6剂。2005年4月9日复诊：咳嗽明显减轻，仅偶尔咳嗽，痰减少。晚上打呼噜，憋气，咽喉时堵，舌偏红，苔中根部黄略厚略腻，脉沉细滑略数。继续用上方加生苡仁15g，生甘草3g。6剂。咳嗽痊愈。

第二，遵照王老经验用其治疗湿热咽喉疼痛。如下案。

王某某，女，36岁。2004年12月25日初诊。咽喉疼痛3个月，曾服用银翘散、半夏厚朴汤等方均不见效。自觉咽喉如有物堵塞，进食或大声说话则痛甚，时痒，脉沉细滑，舌胖大、苔略腻水滑。辨为甘露消毒丹证，处方：白蔻仁3g，藿香3g，茵陈10g，滑石20g，通草3g，石菖蒲10g，黄芩10g，连翘10g，浙贝母10g，射干10g，薄荷10g，杏仁10g。6剂。咽痛痊愈。

第三，治疗免疫性疾病或其他长期发热的疾病。如以下二案。

斯蒂尔病（AOSD）：薛某某，女，24岁。1997年12月21日初诊。发热1个月，为间歇性发热，每于傍晚体温突然增高，多39℃左右，次日凌晨体温逐渐消退。胸腹、下肢见红褐色斑丘疹样皮疹，时起时落。四肢关节疼痛，以膝、踝、腕、肘、指关节疼痛为主，微肿胀，咽喉疼痛。经北京协和医院诊断为斯蒂尔病，住院用西药常规治疗并配合用中药清热解毒剂病症不减，发热如故。对于本病，我既往有用犀角地黄汤（今名清热地黄汤）或清营汤加减清营凉血透热治疗的成功经验，但该患者舌苔厚腻、黄白相间，舌质淡红而并不赤绛，发热而不欲饮水，大便偏溏。据舌辨为湿热，用甘露消毒丹加减，处方：白蔻

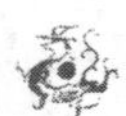

仁10g，藿香10g，茵陈15g，滑石15g，通草6g，石菖蒲10g，黄芩10g，连翘15g，浙贝母10g，射干10g，薄荷6g，生苡仁30g，荆芥3g，防风3g。3剂。1997年12月24日二诊：服药1剂，体温下降至37.5℃；3剂服完，体温降至正常。皮疹减退，关节疼痛减轻。舌仍偏腻，黄白相间，脉滑略数。继续用上方加粉防己15g，丹皮10克。7剂。1998年1月3日三诊：患者再未发热，厚腻苔渐退，皮疹消失，唯关节肌肉有时疼痛。用二诊方与犀角地黄汤（今名清热地黄汤）加味交替使用2个月，病情稳定，恢复工作。

不明原因高热：高某某，男，45岁，美籍华人，1998年4月5日初诊。患者为某医院的住院病人，发热25天，体温39℃左右，发热原因不明，怀疑免疫性疾病，但未能确诊。西药用对症疗法，中药以大剂清热泻火解毒为主，发热不退。患者觉得可能患了什么大病，打电话让妻子从美国赶到北京。在妻子的建议下，患者自行从医院出来找中医诊治，并继续住院接受检查。诊时见患者体质壮实，发热为间歇性，午后热甚，口渴，饮水不多，有汗，无食欲，大便不干，浑身不适。脉弦数，舌苔厚腻，舌质偏红。据舌苔辨为甘露消毒丹证；因间歇发热，提示有湿热郁结少阳的蒿芩清胆汤证；口渴明显，提示有白虎汤证。遂用甘露消毒丹加青蒿、石膏为方：藿香10g，白仁蔻10g，茵陈15g，滑石15g，通草6g，石菖蒲10g，黄芩10g，连翘15g，浙贝母10g，射干10g，薄荷6g，青蒿15g，生石膏20g。嘱服2剂。1998年4月7日二诊：患者于当晚临睡前服完1剂药，次日体温降至正常，周身不适诸症顿失。继以上方减石膏，服3剂，再未发热。

第四，用于治疗内伤湿热毒证。我在临床上常用此方治疗各种湿热火毒引起的湿热毒证，如下案。

脓疱疹：冯某，女，51岁。2006年6月6日初诊。患者5月底回老家云南，返程时经过成都、西安等地旅行，路途劳累，回北京后突然全身出现脓疱疹，经某医院静脉滴注大量抗生素及胸腺肽1周，无效。诊时见患者四肢、胸腹脓疱疹密布，大者如核桃，小者如蚕豆，或黄豆，疱疹内有脓液，部分疱疹上有血痂，因口腔、口唇也有疱疹，疼痛不能张口说话，不能进食进水。自觉心中发热，尿道口灼热，但口不渴，不欲饮，体温正常。脉沉细滑数，舌淡红，苔黄白相兼厚腻水滑。据舌辨为甘露消毒丹证，处方：白蔻仁6g，藿香6g，茵陈10g，滑石30g，通草6g，石菖蒲10g，黄芩10g，连翘20g，浙贝母10g，射干10g，薄荷10g，紫花地丁15g，金银花10g，蒲公英10g，生苡仁30g，炮穿山甲5g（先煎）。7剂。2006年6月13日二诊：患者自述回家后当天服药1剂，口腔内疱疹出脓，吐出脓液甚多，大便排出颇多脓性黏液。次日即能张口说话，进食进水自如，全身疱疹吸收、结痂，诊时见全身所有疱疹痊愈，仅留下褐色愈后痕迹。舌淡红，苔黄白相兼厚腻水滑，脉沉细略滑。上方加防风10g。7剂。2006年6月20日三诊，脓疱疹已愈，近半年来脱发较多，为治疗脱发而来，改用神应养真丹化裁。

另外，我常用甘露消毒丹治疗慢性肝炎、糖尿病等，此不具体介绍。

## （四）有关问题的讨论

**1. 甘露消毒丹与藿香正气散治疗水土不服** 《太平惠民和剂局方》藿香正气散主治范围有“山岚瘴疟”，后世多用该方治疗“山岚瘴疟”，水土不服。临床实践证明，藿香正气散用于食物中毒，水土不服吐泻等病证有良好的疗效。但是，此方纯由辛香温燥之药组成，只适用于以寒湿伤中为特征的水土不服证。凡体质偏热之人，或湿热阻中者，服之多有口鼻干燥，胃脘不适等不良反应。甘露消毒丹是治疗水土不服的另一首名方，王士雄就曾强调此丹“并主水土不服诸病”。本方既有藿香、白豆蔻等辛香化湿药，又有黄芩、射干、连翘、薄荷、滑石、茵陈、川贝母、木通等寒凉清热利湿药。从各药用量来看，寒凉药远远大于温燥药。因此，甘露消毒丹可以治疗热重于湿的水土不服证。比较遗憾的是，医界对于本方的这一作用知之用之者甚少，故特别提出，以期引起重视。

**2. 甘露消毒丹加麻黄与湿温“三禁”** 关于湿温“三禁”问题我们已经做了比较详细的讨论。在此，想就刘渡舟先生用甘露消毒丹合麻杏苡甘汤治疗湿热咳喘的经验问题再略做讨论：甘露消毒丹中能不能加麻黄，关键是要看有没有麻黄证，或有没有麻杏苡甘汤证。从辨方证的思路来看，只要患者的临床表现既有甘露消毒丹证，又有麻杏苡甘汤证，就可以用甘露消毒丹合麻杏苡甘汤法化裁治疗。《金匮要略》麻杏苡甘汤的主治证虽然是“一身尽疼，发热，日晡所剧者”，似乎与咳喘无关。但是，仲景在分析致病原因时说：“此病伤于汗出当风，或久伤取冷所致也。”汗出当风，指正在出汗时风寒袭人；久伤取冷，指天热汗出贪图荫凉。风寒、荫冷闭郁汗孔，可发为风湿，肺主皮毛，寒闭卫表，肺气不得宣降则为咳喘。对于现今的人们来说，这两种原因更是常见的致病因素。夏暑之季，人多内伤湿热，又贪图荫凉，尤其是空调冷气，因此，夏暑湿热之时多有甘露消毒丹与麻杏苡甘汤的并见证，对此，不用麻黄发越寒

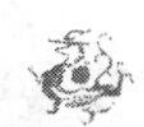

湿冷气则肺气不宣，湿热不除。由此可见，刘渡舟先生用甘露消毒丹合麻杏苡甘汤治疗风湿喘咳的经验具有重要的现实意义。

# 上焦宣痹汤方证

**上焦宣痹汤**　出自《温病条辨·上焦篇》湿温第46条，组成为：枇杷叶二钱、郁金一钱五分、射干一钱、白通草一钱、香豆豉一钱五分。水五杯，煮取二杯，分二次服。吴瑭称此方为“苦辛通法”，其原条文谓：“太阴湿温，气分痹郁而哕者，宣痹汤主之。”

## （一）方证理论源流

本方证系吴瑭根据《临证指南医案》呃门某案整理而成。叶案如下。

某，面冷频呃，总在咽中不爽，此属肺气膹郁，当开上焦之痹。盖心胸背部，须借在上清阳舒展，乃能旷达耳。枇杷叶、炒川贝、郁金、射干、白通草、香豉。（《临证指南医案·呃》）

邹时乘在《临证指南医案》呃门按语中说：“先生谓肺气有郁痹，亦能为呃，每以开上焦之痹，从中调治为法，可谓补前人之不逮。”可见，这是叶氏独树一帜的治呃之法。对于呃逆人们多从通降胃气立法，而本案频呃，兼有咽中不爽，故从肺气膹郁立论。从“面冷”以及“心胸背部，须借在上清阳舒展，乃能旷达耳”一句分析，本案呃逆是由于湿热浊秽蒙蔽上焦清阳，肺气不能展化所致。方用枇杷叶清降肺气，香豉、郁金宣达肺郁；炒川贝、射干化痰开结利咽，白通草渗利湿浊。

吴瑭采集此案，去方中川贝母，整理出了上焦宣痹汤方证。

## （二）方证特点及其在杂病中应用的机制

上焦宣痹汤方以豆豉、枇杷叶、射干清宣郁热；以郁金、通草宣利湿浊，也属湿热并治之法。但该方用药比较奇特：取栀子豉汤，但不用栀子苦泄，而以豆豉合郁金宣郁以解湿热或气火之郁闭；因“属肺气膹郁”，故遵喻昌清燥救肺汤意，取枇杷叶清降肺胃，平咳止哕；射干清热解毒利咽，《本经》谓：“治咳逆上气，喉痹咽痛不得消息”；通草淡渗利湿，可使上焦湿热从下而出。全方轻清宣透，既宣散郁火，又通降肺胃之逆，且宣利三焦湿热。吴瑭自注说：“上焦清阳膹郁，亦能致哕，治法故以轻宣肺痹为主。”点出了本方治哕的机制。

上焦宣痹汤的证：吴瑭原治证：太阴湿温，气分痹郁而哕者。

从临床经验看，本方可用于治疗湿热郁闭肺络而引起的咳喘；湿热郁阻咽喉而引起的咽喉疼痛、梅核气；湿热阻痹上焦，肺胃失于清降而引起的呃逆等证。

方证的特征性证：呃逆频频，咽中不爽，舌红、苔薄黄白相间而腻者。

## （三）用治杂病举例与体会

叶桂善用栀子豉汤加杏仁、郁金、瓜蒌皮、枇杷叶，作为“轻苦微辛”法，治疗湿热痹郁上焦，肺气郁痹，上焦不行而下脘不通的胸闷不爽、胃脘痞满、肠痹、呃逆以及咳嗽、咯血、吐血等病证，本方是叶天士变通应用栀子豉汤法治疗湿热痹郁上焦的手法之一。

先师孟澍江先生擅用此方治疗上焦气机郁阻而引起的咳嗽、胸闷、呕吐、呃逆等病证，每能取得良好的效果。他认为本方较之习常所用的理气、止咳、降逆之法更为稳妥可靠，特别是用于急性支气管炎而肺气郁闭较甚者，尤为贴切。现介绍孟老治验案一则如下。

韩某，男，32岁。1984年2月13日初诊。感冒3天，见有头痛、咳嗽等症，旋即到医务室就医，诊为上呼吸道感染，给予感冒冲剂及咳嗽糖浆等药。药后症状未见减轻，又轻信别人介绍，用冰糖炖梨，服后咳嗽反见加重，乃来门诊。诊见：咳嗽频作，咳甚微喘，咳势如顿咳状，咳作则面色涨红，咯出一些黏痰后始能稍安，不久又复咳。查血象不高，身微热而不恶寒，胸部痞满不舒，苔白微腻，脉浮弦。证本属风邪袭表，理应辛散疏解，但在开始的治疗中，反用寒凉之品，致风邪郁闭，越发不能宣透。因邪在肺经，肺气痹郁，宜宣通肺气。处方：淡豆豉9g，射干6g，郁金6g，通草4g，川贝母6g，枇杷叶15g（包煎）。3剂。二诊：咳逆之势明显减轻，已无以前气胀面红之症，但咳犹未止，痰液不多，再以前方加杏仁9克，继用5剂，咳逆平定而愈。

孟老认为：该方宣散而不耗气，化痰而不温燥，止咳而不收敛。方中淡豆豉、枇杷叶之升和通草之降，善调肺经出入之气。在具体运用时，还可以根据病情进行灵活加减。如上焦湿阻气痹较盛，可加入白豆蔻、瓜蒌皮等；如咳势

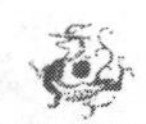

较甚，可加入杏仁、炙百部等；如上焦郁热较甚，可加入栀子、黄芩等；如小便不利，可加入滑石、芦根、车前子等。(《中医临床家孟澍江》)

姚梅龄先生用上焦宣痹汤治疗慢性肥厚型咽炎，收效显著，此介绍二案如下。

陈某某，女，19岁，知识青年。1973年12月8日初诊。患者幼时即发现扁桃体肥大，经常发作急性咽痛，故于1973年3月在某院做了扁桃体摘除手术。术后虽然未再发作急性炎症，但一直感咽部不适。曾多次服抗生素和“养阴清热”的中药，未见好转。现患者自觉咽干微痛，喉痒咳嗽，咽中似有物阻，咯之不出，吞之不下，晨起咯少量灰色痰，胸略闷，口不渴，二便如常。脉略弦滑、右沉，舌质偏红，苔薄白。咽部轻度充血潮红，未见明显的疤痕组织，咽后壁黏膜肥厚，有散在颗粒状淋巴滤泡隆起。诊断：痰湿郁热，痹阻胸咽（慢性肥厚性咽炎）。处方：郁金12g，枇杷叶12g，射干9g，通草1.5g，杏仁10g，芦根6g，浙贝母10g。共服药14剂，诸症基本消失，咽部检查除发现少量突起的淋巴滤泡外，余已正常。守方继服7剂，其病告愈。年底随访，一直未复发。

张某某，女，40岁，农民。1969年3月17日初诊。自诉咽中似有物阻，反复发作咽喉疼痛已5年。根据其以往病历记载，西医诊断为慢性肥厚性咽炎，先后用过抗生素，清热养阴的中草药，激素混合抗生素溶液喷喉，硝酸银腐蚀咽部等，均无明显疗效。某医认为此病是“梅核气”投以半夏厚朴汤，反而病情加剧。症现咽中灼热疼痛，口咽干燥，欲冷饮，咳少量黄浓痰，咽中仍有物阻感，吞之不下，咯之不出，略胸胀，心烦，小便黄。脉数略弦，舌质偏红，舌苔略黄腻。咽部充血，其色深红，扁桃体二度肿大，咽后壁淋巴滤泡呈片状隆起。考虑原属痰湿郁热，痹阻胸咽之证，误服苦温辛燥之剂反助其热，故以银翘马勃散合宣痹汤加减：银花10g，连翘5g，马勃6g，郁金6g，枇杷叶8g，射干10g，浙贝母10g，焦栀子仁5g，芦根6g。服药4剂，咽痛已除，痰色转白，余症均减，继投：郁金10g，枇杷叶10g，射干9g，通草1.5g，芦银6g，全瓜蒌10g。共服24剂，诸症悉除，咽部检查正常，年底随访，未见复发。[姚梅龄．用宣痹汤治疗慢性肥厚型咽炎的体会．江西中医药，1980，（1）：37]

在孟澍江先生应用上焦宣痹汤的启发下，我在临床上遵照叶氏变通应用栀子豉汤的手法，用此方治疗咳嗽、咽痛不利、呃逆等病证，现介绍治验三则如下。

呃逆：谭某某，女，34岁。2005年11月8日初诊。患者呃逆多日，胸闷，

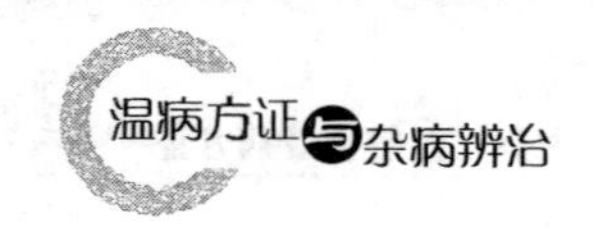


胁胀，最近自觉上火，鼻腔、口中燥热，咽喉灼痛，口渴欲饮水。脉浮软略数，舌胖、嫩红，苔黄白相兼略腻。从脉舌辨为湿热，属上焦湿热痹郁的宣痹汤证，处方：枇杷叶15g，射干10g，郁金10g，通草6g，淡豆豉10g，生栀子10g，杏仁10g，生石膏20g。6剂。2005年11月15日二诊：呃逆大为减轻，鼻腔口中燥热、咽痛、口渴等症消失。上方去生石膏，加瓜蒌皮10g，陈皮10g。6剂。呃逆痊愈。

咽痛：梁某，男，23岁。2005年10月18日初诊。患慢性咽炎，咽喉疼痛不舒，有异物感，时有黄痰，说话多则咽痛加重，晨起刷牙时恶心。脉弦滑略数，舌红赤，苔黄白相兼略腻。从舌苔辨为湿热，从咽喉疼痛不利辨为上焦宣痹汤证，处方：枇杷叶15g，川贝母8g，郁金10g，射干10g，白通草6g，淡豆豉10g，生栀子10g，连翘15g，桔梗10g。3剂。2005年10月22日二诊：咽痛明显减轻，上方加薄荷10g。4剂，咽痛愈。

咳嗽：郭某某，男，26岁。2005年12月6日初诊。入冬咳嗽至今不愈，屡服止咳化痰方无效，咳时有少量白色泡沫痰，胸闷，咽喉痒，汗多，但口不渴，不欲饮水，大便正常。舌红赤，苔黄薄腻，脉弦滑数。辨为湿热郁痹上焦的宣痹汤证，处方：枇杷叶12g，郁金10g，射干10g，通草6g，淡豆豉6g，苏叶、苏子各10g，浙贝母10g，杏仁10g，前胡10g，芦根15g。4剂。咳嗽痊愈。

我也常用此方合半夏厚朴汤治疗梅核气，加栀子合小柴胡汤治疗郁证等，此不具体介绍。

## （四）有关问题的讨论

**关于上焦宣痹汤取舍贝母的问题** 吴瑭在拟定上焦宣痹汤时，去掉了叶案方中的炒川贝。叶氏之所以用炒川贝，是因为其案有“总在咽中不爽”一证，用炒川贝合射干宣肺化痰、开结利咽。吴瑭删去“咽中不爽”，当然也就舍弃了化痰开结利咽的贝母。从叶氏原医案“面冷频呃，总在咽中不爽”一句分析，其“咽中不爽”是一个相当关键的症，能够提示“面冷频呃”的病机。因此，“咽中不爽”是辨识该方证的关键，是肺气膹郁，上焦痹阻的特征性表现，不应该轻易删去，针对此证的炒川贝也应该保留。我在临床上体会到，用本方治疗湿热郁肺所致的咳嗽，加贝母，或再加杏仁则疗效更佳。湿热郁结上焦，咽痛不爽者，也须加贝母。本方有甘露消毒丹类似的功效，可以视作甘露消毒丹的轻剂，用治甘露消毒丹所主的咽痛、咳嗽、哮喘等病证，有理想的疗效。

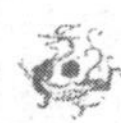

## （五）上焦宣痹汤类方

**1. 薛氏杷葶六一散**　出自薛雪《湿热病篇》第18条，组成为：葶苈子10g，枇杷叶10g，滑石18g，生甘草3g。薛氏未拟定方名、剂量，此拟定如上。薛氏原条文谓："湿热证，咳嗽昼夜不安，甚至喘不得眠者，暑邪入于肺络，宜葶苈、枇杷叶、六一散等味。"

本方用葶苈子苦辛大寒，泻肺、消痰、平喘、止咳；妙在上用枇杷叶疏宣肺郁，开达肺气；下用六一散（滑石、甘草）渗利湿热，导邪外出，从而使暑湿、湿热从上下分解。

本方从《金匮》葶苈大枣泻肺汤变化而出，《金匮要略·肺痿肺痈咳嗽上气病》谓："肺痈，喘不得卧，葶苈大枣泻肺汤主之。"葶苈大枣泻肺汤是治疗咳喘的经世名方，薛氏去其中甘温之大枣，加枇杷叶、六一散，组成了本方，从而为临床应用葶苈大枣泻肺汤开拓了新的思路。此方用于内伤湿热，肺络壅滞的咳嗽、哮喘，有良好的疗效。

本方的证，以"咳嗽昼夜不安，甚至喘不得眠者"为特点。

在杂病临床中湿热咳喘最为常见，我惯用三方治疗：一是《温病条辨·上焦篇》宣痹汤，二是《温热经纬》甘露消毒丹，三是薛氏杷葶六一散。薛氏杷葶六一散主要用于难治性咳嗽，其证喘促气逆，痰涎黏多，舌红苔黄偏腻等，属于肺络湿热痰浊壅闭者。临证多加杏仁、生苡仁、芦根、苏叶、苏子、前胡等，疗效颇佳。

《温热经纬·湿热病篇》第18条注释引吴子音曰："业师张友樵治一酒客，夏月痰咳气喘，夜不得卧，服凉药及开气药不效，有议用人参、麦冬等药者。师诊其脉，右寸数实，此肺实，非肺虚也，投以人参则立毙矣，遂与此方煎服立愈……杨云：余曾治一酒客大喘，用《金鉴》苏葶丸而愈，亦与此同，此盖湿热上壅之证也。"

**2. 苏葶丸**　出自《医宗金鉴·幼科杂病心法要诀》痰饮急喘，由南苏子、苦葶苈子各等分，枣肉为丸，淡姜汤下，治疗小儿停饮喘急不得卧者。其苏子辛温，宣降肺气，与苦辛寒之葶苈配伍，立意新颖。与薛氏此方葶苈与枇杷叶、滑石配伍的思路，有一温一凉之别，均是治疗咳喘的有效良方。

# 三石汤方证

**三石汤** 出自《温病条辨·中焦篇》暑温伏暑第41条，组成为：飞滑石三钱、生石膏五钱、寒水石三钱、杏仁三钱、竹茹（炒）二钱、银花三钱（花露更妙）、金汁一酒杯（冲）、白通草二钱。水五杯，煮成二杯，分二次温服。吴瑭称此方为“微苦辛寒兼芳香法”，其原条文谓：“暑温蔓延三焦，舌滑微黄，邪在气分者，三石汤主之；邪气久留，舌绛苔少，热搏血分者，加味清宫汤主之；神识不清，热闭内窍者，先与紫雪丹，再与清宫汤。”

## （一）方证理论源流

三石汤方证是吴瑭根据《临证指南医案·暑》杨案初诊方证整理拟定的。而叶桂的原始处方又是根据刘完素的桂苓甘露饮变通而来的。叶氏原医案如下。

杨，二八，暑热必夹湿，吸气而受，先伤于上。故仲景伤寒先分六经，河间温热，须究三焦。大凡暑热伤气，湿著阻气。肺主一身周行之气，位高，为手太阴经。据述病样，面赤足冷，上脘痞塞，其为上焦受病显著。缘平素善饮，胃中湿热久伏。辛温燥烈，不但肺病不合，而胃中湿热，得燥热锢闭。下利稀水，即协热下利，故黄连苦寒，每进必利甚者，苦寒以胜其辛热，药味尚留于胃底也。然与初受之肺邪无当。此石膏辛寒，辛先入肺；知母为味清凉，为肺之母气。然不明肺邪，徒曰生津，焉是至理？昔孙真人未诊先问，最不误事，再据主家说及病起两旬，从无汗泄。《经》云：暑当汗出勿止，气分窒塞日久，热侵入血中，咯痰带血，舌红赤，不甚渴饮，上焦不解，蔓延中下，此皆急清三焦，是第一章旨。故热病之瘀热，留络而为遗毒，注腑肠而为洞利，便为束手无策。再论湿乃重浊之邪，热为熏蒸之气，热处湿中，蒸淫之气上迫清窍，耳为失聪，不与少阳耳聋同例。青蒿减柴胡一等，亦是少阳本药。且大病如大敌，选药若选将，苟非慎重，鲜克有济。议三焦分清治，从河间法。飞滑石、生石膏、寒水石、大杏仁、炒黄竹茹、川通草、莹白金汁、金银花露。又，暮诊。诊脉后，腹胸肌腠发现瘾疹，气分湿热原有暗泄之机，早间所谈余邪遗热必兼解毒者为此。下午进药后，诊脉较大于早晨，神识亦如前，但舌赤，中心甚干燥，身体扪之，热甚于早间，此阴分亦被热气蒸伤。瘦人虑其液涸，然痰

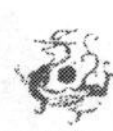

咯不清，养阴药无往而非腻滞。议得早进清膈一剂，而三焦热秽之蓄，当用紫雪丹二、三匙，藉其芳香宣窍逐秽，斯锢热可解，浊痰不黏，继此调理之方，清营分、滋胃汁、始可瞻顾。其宿垢欲去，犹在旬日之外。古人谓下不嫌迟，非臆说也。紫雪丹一钱六分。知母、竹叶心、连翘心、炒川贝、竹沥、犀角(今用水牛角代替)、元参、金汁、银花露。(《临证指南医案·暑》)

本案叶氏先后共六诊，一诊症见：面赤足冷，上脘痞塞；下利稀水，但每进黄连苦寒则必利甚；病起两旬，从无汗泄；咯痰带血，舌红赤，不甚渴饮；耳为失聪等。不仅暑湿郁滞三焦气分，且已有营分郁热之象，故见舌红赤，咯痰带血。叶氏宗刘完素之法，先用河间桂苓甘露饮法清泄暑湿。吴瑭取此案一诊处方制定出三石汤。二诊见腹胸肌腠瘾疹，舌赤中心干燥，身体扪之，热甚于早间，痰咳不清等。叶氏拟“清营分、滋胃汁”与“芳香宣窍逐秽”法，用知母、竹叶心、连翘心、炒川贝、竹沥、犀角（今用水牛角代替)、元参、金汁、银花露为方，另外用紫雪丹一钱六分。吴瑭将此案二诊处方制定为加味清宫汤［清宫汤：元参心、莲子心、竹叶卷心、连翘心、犀角尖（今用水牛角代替)、连心麦冬。加味清宫汤：清宫汤加知母三钱、银花二钱、竹沥五茶匙]；又遵叶案用紫雪丹法，总结出“先与紫雪丹，再与清宫汤”一法。从而整理为中焦篇第41条的三石汤方证、加味清宫汤方证、紫雪丹合清宫汤方证，共成三法。

## （二）方证特点及其在杂病中应用的机制

吴瑭自注说：“蔓延三焦，则邪不在一经一脏矣，故以急清三焦为主。然虽云三焦，以手太阴一经为要领。盖肺主一身之气，气化则暑湿俱化，且肺脏受生于阳明……故肺经之药多兼走阳明，阳明之药多兼走肺也。再肺经通调水道，下达膀胱，肺痹开则膀胱亦开，是虽以肺为要领，而胃与膀胱皆在治中，则三焦俱备矣。是邪在气分而主以三石汤之奥义也。”说明本方的要点在于清宣利肺。吴氏进一步说：“三石，紫雪丹中之君药，取其得庚金之气，清热退暑利窍，兼走肺胃者也；杏仁、通草为宣气分之用，且通草直达膀胱，杏仁直达大肠；竹茹以竹之脉络，而通人之脉络；金汁、银花，败暑中之热毒。”

三石汤是一首颇具特点的方剂，以石膏、寒水石、滑石清肺胃之热；金汁、金银花清热解毒，两组药共同清泄暑热。杏仁宣上，通草利下，竹茹畅中，从三焦分利湿浊。全方以辛寒清热为主，宣化浊湿为辅。杂病热重湿轻，湿热郁结肺胃小肠膀胱，表现为口渴、心烦、小便短赤，舌红苔黄，脉弦大洪数等证者，可用本方治疗。

三石汤的证：吴瑭原治证：暑温蔓延三焦，舌滑微黄，邪在气分者。叶桂所述证：面赤足冷，上脘痞塞；下利稀水，用黄连必利甚；从无汗泄；咳痰带血，舌红赤，不甚渴饮；耳为失聪等。

方证的特征性证：小便短赤不利，心烦，脘痞，舌红苔黄滑腻。

本案虽然讲的是暑湿，但有一个关键的病因病机是"缘平素善饮，胃中湿热久伏"。因此，内伤湿热久伏而发为三石汤证者，可用三石汤治疗。

## （三）用治杂病举例与体会

先师刘渡舟先生是辨治肝病的名家，他在治疗慢性肝炎的临床实践中总结出一套独特而有效的经验方。例如，对于肝炎湿热在肝证，表现为肝区疼痛，厌油腻，食欲不振，口苦，心烦，体疲少力，小便黄赤而短，舌苔厚腻，转氨酶增高者，拟疏肝清热、利湿解毒法，用柴胡解毒汤治疗。柴胡解毒汤为刘老经验方，由小柴胡汤减人参、甘草、大枣，加茵陈、土茯苓、凤尾草、草河车组成。如肝炎湿热在肝证用柴胡解毒汤无效，其人面色黧黑，带有油垢，虽患肝炎而体重反增，背臂时发酸麻或胀，舌苔白腻而厚，且服药难于退落，脉弦缓等，则属湿热深重，湿毒凝结不开之证，拟柴胡三石汤为治。柴胡三石汤由柴胡解毒汤加生石膏、寒水石、滑石、竹叶、金银花组成，系柴胡解毒汤合三石汤化裁而得。刘老的体会是：该方对肝炎见转氨酶居高不下，舌苔厚腻难退者有很好的疗效。先生曾举病案一例作一说明。

张某，工人，年 32 岁，患慢性肝炎，胁痛，口苦，呕恶，小便黄短，舌苔浊腻，脉弦。审为肝经湿毒凝结之证，为疏柴胡解毒汤而弗效。舌苔仍厚腻，自称肩膊酸楚，身重懒动，乃改用柴胡三石汤，服 3 剂而舌苔退，又服 3 剂而肩膊之酸楚解，且胃饥知食，身体轻松，为前所未有，从此又治疗月余而病愈。

刘老自按强调说：温病学家治疗湿热证的理论，可以指导湿热伤肝，湿毒凝结的肝病证治；论病因则以"太阴内伤，湿热内聚，客邪再至，内外相引"为据；论病机"热得湿而愈炽，湿得热而愈横，湿热两分，其病轻而缓，湿热两合，其病重而速"。愈遏郁则愈缠绵，愈缠绵则愈胶结，治之之法，务使湿热两分。本案初诊以疏肝清热、利湿解毒的柴胡解毒汤而弗效，增入滑石、寒水石、生石膏等甘寒清解湿热之品而竟全功，务在使湿热两分，湿去热孤，胶着

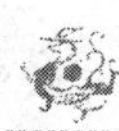

之邪始解。(《刘渡舟医学全集》)

我在研究叶案时发现，叶氏原本就有用三石汤法治疗肝病黄疸的案例，联系刘老的经验，读之使人茅塞顿开，叶氏其案如下。

暑热郁蒸发黄，分利三焦，亦为正治。滑石、寒水石、石膏、厚朴、猪苓、连皮苓、草果、杏仁、桑皮、白豆蔻、茵陈、泽泻。(《未刻本叶天士医案》)

本案为湿热郁蒸发黄，湿热并重之证。方中滑石、寒水石、石膏、杏仁为三石汤的核心药，能清热宣湿；草果、厚朴、白豆蔻辛香燥湿；茵陈、猪苓、连皮苓、泽泻、桑皮利湿退黄。此方可命名为“加减三石汤”，以期在临床上推广应用。

我在临床上除了遵照刘老的经验，用三石汤合柴胡解毒汤治疗慢性肝炎外，也用三石汤治疗内伤湿热蕴结三焦，上见口舌生疮，下见小便短赤之证，以及心烦、失眠等证，有良好的疗效。此介绍治验二则如下。

刘某某，男，37 岁。2005 年 6 月 4 日初诊。素患乙肝（小三阳），胆囊息肉，极易疲劳，时呃逆，腹胀满，心烦，口渴，口气浊臭，面色灰暗，小便黄，大便偏溏。舌尖红赤，苔厚腻、满布舌面、中根部黄腻。辨为三石汤证，处方：飞滑石 30g，生石膏 30g，寒水石 15g，杏仁 10g，竹茹 10g，金银花 10g，通草 6g，茵陈 15g，白蔻仁 10g，厚朴 10g，青蒿 12g。6 剂。2005 年 6 月 11 日二诊：腻苔见退，口渴、腹胀减轻，大便成形。脉弦滑而大，舌尖红，苔黄白相兼、薄腻。上方减金银花，加清半夏 12g。6 剂。厚腻舌苔消退，口渴、腹胀等症消失，仅易疲劳。改用清肝解毒、利湿通络法继续调治。

张某某，男，49 岁。2005 年 11 月 5 日初诊。因工作应酬，在酒店吃喝频繁，口腔黏膜、舌边、牙龈多处溃疡，牙龈肿胀，疼痛难以进食，心烦，急躁，大便偏溏，食欲减少，脘腹胀，口气浊，小便黄。脉弦滑略数，舌红赤，苔黄白相兼而厚腻。此属典型的湿热蕴结三焦证，因以口腔溃疡为主症，故辨为三石汤证，处方：飞滑石 30g，生石膏 30g，寒水石 15g，杏仁 10g，竹茹 10g，金银花 10g，通草 6g，黄连 6g，清半夏 12g，枳实 12g，厚朴 10g。6 剂而愈。

另外，我常用本方加减治疗湿热泄泻，此不具体介绍。

## （四）有关问题的讨论

**1. 关于河间桂苓甘露饮　桂苓甘露饮**出自刘完素《黄帝素问宣明论方 · 伤寒门》。治伤寒，中暑，胃风，饮食，中外一切所伤传受，湿热内甚，头痛口干，吐泻烦渴，小便赤涩，大便急痛，湿热霍乱吐下，腹满痛闷，及小儿吐泻惊风。该方组成为：茯苓一两（去皮）、甘草二两（炙）、白术半两、泽泻一两、桂半两（去皮）、石膏二两、寒水石二两、滑石四两、猪苓半两。右为末，每服三钱，温汤调下，新水亦得，生姜汤尤良。小儿每服一钱，同上法。此药下神金丸，止泻利，无不验也，并解内外诸邪所伤，湿热。又一方，却不用猪苓，或日三服，不计时候。本方中的“桂”，应是桂枝。因为刘完素《伤寒直格》中所载的桂苓甘露饮中就是桂枝半两。（《伤寒直格·诸证药石分剂》）《河间伤寒心要》所载桂苓甘露饮也是桂枝半两，（《河间伤寒心要·汗后烦渴》）从刘完素的论述来看，本方的主要适应证是“湿热内甚，头痛口干，吐泻烦渴，小便赤涩，大便急痛，湿热霍乱吐下，腹满痛闷，及小儿吐泻惊风”。

**2. 叶桂变通应用河间桂苓甘露饮的基本思路** 叶桂对刘完素桂苓甘露饮的变通应用匠心独具，每去温补壅滞之白术、甘草与辛热之桂枝，加宣肺利湿清解之品，广泛用于暑湿、小便闭塞等病证。前述杨二八案暑湿热毒深重，故取桂苓甘露饮中之“三石”，另加杏仁、竹茹、通草、金汁、银花露清热解毒、宣利湿浊。除此，还用于湿热阻滞所致的小便不通，或臌肿癃闭等。如以下两案。

汪，秋暑秽浊，由吸而入，寒热如疟，上咳痰，下洞泄。三焦皆热，气不化则小便不通。拟芳香辟秽，分利渗热，必要小溲通为主。藿香梗、厚朴、檀香汁、广皮、木瓜、猪苓、茯苓、泽泻、六一散。又，昨进分消方，热势略减，小便略通，所有湿热秽浊，混处三焦，非臆说矣。其阴茎囊肿，是湿热甚而下坠入腑，与方书茎肿款症有间。议河间法。飞滑石、石膏、寒水石、大杏仁、厚朴、猪苓、泽泻、丝瓜叶。又，川连、淡黄芩、生白芍、枳实、六一散、广皮白、生谷芽。（《临证指南医案·便闭》）

陈，暑热不得解散，臌肿癃闭，宜通六腑。已现痉厥，非轻小证。防已、茯苓皮、猪苓、通草、海金沙、苡仁。又，经腑窒热不通，治在气分，三焦之病何疑？滑石、石膏、寒水石、猪苓、泽泻。蚕沙汤煎药。又，定三焦分消。葶苈、杏仁、厚朴、大腹皮、猪苓、泽泻。海金沙煎汤。（《临证指南医案·便闭》）

从以上两案来看，叶氏用变通桂苓甘露饮的主要指征是小便不利或小便不通；病变特点是热重于湿，热在肺胃而表现在下焦，如汪案之“小便不通”“阴茎囊肿”；陈案之“臌肿癃闭”。据此可以认为，当湿热弥漫三焦，热重于湿，表现为小便赤短，或小便不利，或小便不通等下焦阻闭证，伴有口渴欲饮，

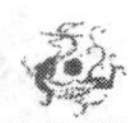

心烦，舌红赤，苔黄腻，脉数大等证者，当用变通桂苓甘露饮法或三石汤治疗。

**3. 辛甘寒清热利湿方与苦寒清热祛湿方的区别**　三石汤的组方特点是用辛甘寒之石膏、寒水石、滑石清热，用杏仁、通草等宣利湿浊为法。在治湿热的方剂中，另有一类方是用黄芩、黄连等苦寒燥湿药清热，用杏仁、厚朴、茯苓等宣利三焦之湿为法，如甘露消毒丹、黄芩滑石汤、王氏连朴饮等。这两类方的主证均有舌苔厚腻、胸脘痞满等湿热证表现，但三石汤类方既有桂苓甘露饮意，又有白虎汤意，其证以口干渴或口渴欲饮，心烦躁，小便赤短或小便不利，脉滑数、洪大等为特点；甘露消毒丹类方清热药主用黄芩、黄连，其证以脘痞呕恶、腹满便溏、不思饮食、口干不欲饮等为特点。这是两类方证的不同之处。

## 黄芩滑石汤方证

**黄芩滑石汤**　出自《温病条辨·中焦篇》湿温第63条，组成为：黄芩三钱、滑石三钱、茯苓皮三钱、大腹皮二钱、白蔻仁一钱、通草一钱、猪苓三钱。水六杯，煮取二杯，渣再煮一杯，分温三服。吴瑭称此方为“苦辛寒法”。其原条文谓：“脉缓身痛，舌淡黄而滑，渴不多饮，或竟不渴，汗出热解，继而复热，内不能运水谷之湿，外复感时令之湿，发表攻里，两不可施，误认伤寒，必转坏证，徒清热则湿不退，徒祛湿则热愈炽，黄芩滑石汤主之。”

### （一）方证理论源流

本方证是吴瑭根据《临证指南医案·湿》某案整理而成，叶案如下。

某，脉缓，身痛，汗出热解，继而复热，此水谷之气不运，湿复阻气，郁而成病。仍议宣通气分，热自湿中而来，徒进清热不应。黄芩、滑石、茯苓皮、大腹皮、白蔻仁、通草、猪苓。(《临证指南医案·湿》)

本案“脉缓，身痛”，有似伤寒，但“汗出热解，继而复热”，又非伤寒，而是湿热郁结气分之证。故用“宣通气分”湿热为治。

吴瑭在此案中增入“舌淡黄而滑，渴不多饮，或竟不渴”等证，拟定出了黄芩滑石汤方证。

## （二）方证特点及其在杂病中应用的机制

黄芩滑石汤方用白蔻仁芳香化中上焦之湿，大腹皮畅中焦气机以行水湿，茯苓皮、通草、猪苓淡渗利下焦之湿；另外用黄芩、滑石清热。从清热药与化湿药的比例来看，其清热之力大于化湿之力。因此，本方适宜于治疗湿热证热重于湿者。吴瑭自注说："湿热两伤，不可偏治，故以黄芩、滑石、茯苓皮清湿中之热，白蔻仁、猪苓宣湿邪之正，再加大腹皮、通草，共成宣气利小便之功，气化则湿化，小便利则火腑通而热自清也。"

黄芩滑石汤与三仁汤相类似，但前者清热药有苦寒泻火解毒药之黄芩，后者清热药仅仅只有甘寒的竹叶。前者没有宣开肺气的杏仁，却多了渗利湿浊的茯苓皮、猪苓。因此，黄芩滑石汤偏于治疗热重于湿，并以渗利下焦之湿为尤；三仁汤偏于治疗湿重于热，并以宣化上焦之湿为长。

黄芩滑石汤与甘露消毒丹均有黄芩、白蔻仁、滑石、通草。但甘露消毒丹中有薄荷、连翘、贝母、射干，善于清化上焦肺与咽喉的热结；黄芩滑石汤中有大腹皮、茯苓、猪苓，善于理气消胀，渗利下焦。因此，黄芩滑石汤以治疗湿热小便不利、便溏等下焦之证为长；甘露消毒丹以治疗湿热咽喉肿痛、咳嗽、哮喘等上焦之证为胜。

黄芩滑石汤的证：吴瑭原治证：脉缓身痛，舌淡黄而滑，渴不多饮，或竟不渴，汗出热解，继而复热。从临床实际考察，还包括脘痞，腹胀，便溏等。

方证的特征性证：舌红、苔黄滑，渴不多饮，脘痞，便溏。

杂病内伤湿热每多出现黄芩滑石汤证，可用本方治疗。

## （三）用治杂病举例与体会

先师郭谦亨先生在其专著《温病述评》中，介绍了自己跟随老师临床见习时所遇到的一个病例，现介绍如下：在1935年夏，我随师见习时，曾有一男性患者，年40余岁，以大便黏液如血，多年不愈而前来诊治。患者素嗜烟酒，大便日三四次，质黏腻，色如败酱，有时似血，腹不痛，肛不坠，饮食如常。6年余，历经数省，易医20余人，服药近300余剂，病况依然如故。小便时而混浊，舌苔灰黄厚腻，晨起口中气浊，脉象沉而小弱。诊毕，师教说："这是湿热内盛，蕴蓄肠中所致。"体丰之人，本就湿盛，酒又是恣湿酿热之品，嗜酒必嗜

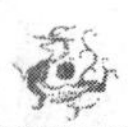

甘腻之物，则湿热内聚，浊滞酝酿，肠道失司，沤腐色变，以其排出黏腻如败酱，舌脉之象，也是可凭之征。因索阅前方，无一不是治血止利的，其中一方，用药达26味之多，止血之品，几乎搜罗无遗。又说："病本湿热，竟然治以止血、止痢，无怪其数年不愈。"师遂以渗湿清热，兼以调气为法，方用四苓汤各三钱，加防风一钱五分，黄芩三钱，滑石三钱，山楂炭三钱，木香一钱五分。水煎，日服1剂，连服3天。3剂后复诊，据患者说：他持方配药时，因药价无几，意难取效，后以试试看的态度，买了回去。煎服后，不料获意外的好转，不但粪色转黄，便次也减少。复依原方，继进3剂而愈。此病本非重证，但因辨证不准确，遂使缠绵6年之久，耗资千余元未能获效。今仅药用6剂，费约元余而病竟霍然。可见辨证求因，审因论治的重要了。古谓"见血勿治血"，义即在此。(《温病述评》)

我在临床上凡是见到舌质偏红，舌苔黄腻而滑，或黄白相兼而滑，又非甘露消毒丹证者，不论什么杂病，辄用黄芩滑石汤加减治疗，多能收到理想的疗效。此介绍治验二则如下。

脘腹胀：王某某，男，49岁，经理。2005年3月5日初诊。有"乙肝"病史，近1个月来，胃脘满闷，左侧腹部胀满，自觉气从左腹往上顶，口黏腻、心烦异常，对任何事情均无兴趣。舌质嫩红，舌苔黄白相兼、偏厚而腻、水滑，脉弦滑。辨为湿热郁蕴所致的黄芩滑石汤证。处方：黄芩10g，白蔻仁8g，滑石15g，茯苓15g，猪苓10g，通草3g，大腹皮10g，厚朴12g，半夏10g，生栀子10g。6剂。2005年3月12日二诊：服药后脘腹胀、心烦诸症顿消，心情舒畅。改用清肝活络、化湿清热法治疗"乙肝"。

口臭手掌脱皮：赵某，男，8岁。2005年11月26日初诊。据患者父母所述，患儿长期口臭，有时口秽喷人。大便偏干，手指尖掌侧脱皮、干裂、疼痛。舌红赤，苔黄白相兼、厚腻而滑，脉滑数。曾请中医诊治，服泻黄散、凉膈散等方口臭依然。从舌辨为湿热郁蕴三焦的黄芩滑石汤证，处方：黄芩10g，滑石30g，白蔻仁6g，通草6g，大腹皮10g，猪苓10g，茯苓15g，石菖蒲10g，黄连6g，法半夏10g，枳实10g。6剂。2005年12月3日二诊：口臭消失，手指掌侧脱皮、干裂减轻，大便通畅。脉沉细滑，舌偏红，舌前部厚腻苔退净，转为薄白略滑苔，根部黄白相间略腻。上方去枳实，加生栀子10g，防风6g。6剂。2005年12月10日三诊：再未出现口臭，手指、掌不再脱皮，新生皮肤因薄嫩而不适。上方去半夏、栀子，加玄参10g，赤芍10g。6剂。手指掌脱皮干裂痊愈。

另外，我常用本方治疗湿热阻滞三焦所致的便秘，其证便秘而舌不赤，苔不燥，用大黄剂不仅无效，且腹胀益甚。处方用黄芩滑石汤加杏仁、瓜蒌皮、枳实，可每获捷效。

北京中医药大学教授董建华先生擅长治疗脾胃病，其中有用黄芩滑石汤之法，唐旭东总结先生经验指出：董老治疗慢性胃病，在常用治法和药物中有“清热化湿”之法，适用于湿热中阻之证，热偏盛者，方用加味左金丸，或者用黄芩滑石汤加减，常用药物有川连、吴萸、黄芩、滑石、山栀、厚朴、荷梗等。[北京中医药大学学报，1995，18（2）：48]。

期刊报道用黄芩滑石汤治疗杂病的医案主要有小儿肾病综合征、小儿急性肾炎、小儿夏季急性腹泻，妇科产后恶露不绝、产褥热等。

## 薏苡竹叶散方证

**薏苡竹叶散**　出自《温病条辨·中焦篇》湿温第66条，组成为：薏苡五钱、竹叶三钱、飞滑石五钱、白蔻仁一钱五分、连翘三钱、茯苓块五钱、白通草一钱五分。共为细末，每服五钱，日三服。吴瑭称此方为“辛凉淡法，亦轻以去实法”。其原条文谓：“湿郁经脉，身热身痛，汗多自利，胸腹白疹，内外合邪，纯辛走表，纯苦清热，皆在所忌，辛凉淡法，薏苡竹叶散主之。”

### （一）方证理论源流

本方证是吴瑭根据《临证指南医案·湿》某案整理而成，叶案如下。

某，汗多，身痛，自利，小溲全无，胸腹白疹。此风湿伤于气分，医用血分凉药，希冀热缓，殊不知湿郁在脉为痛，湿家本有汗不解。苡仁、竹叶、白蔻仁、滑石、茯苓、川通草。(《临证指南医案·湿》)

本案症见胸腹白疹，伴有汗多，身痛，自利，小溲全无等，曾误用凉血药。叶氏从有汗不解、身痛等诊断为“风湿伤于气分”。方用分消湿热法宣解风湿热。

吴瑭采集此案，补入“身热”等症，在方中加入连翘，拟定出薏苡竹叶散方证。

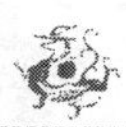

## （二）方证特点及其在杂病中应用的机制

薏苡竹叶散方用白蔻仁芳香宣化中、上焦之湿，苡仁、滑石、茯苓、川通草渗利下焦之湿，合而治湿；另用连翘、竹叶轻清疏泄湿中之热。

吴瑭自注说："汗多则表阳开，身痛则表邪郁，表阳开而不解表邪，其为风湿无疑……学者于有汗不解之证，当识其非风则湿，或为风湿相搏也。自利者小便必短，白疹者，风湿郁于孙络毛窍。此湿停热郁之证，故主以辛凉解肌表之热，辛淡渗在里之湿，俾表邪从气化而散，里邪从小便而驱，双解表里之妙法也。"据吴氏的注解来看，本方能"辛凉解肌表之热，辛淡渗在里之湿"，具有"清解表里"的独特作用。所谓"辛凉"，是指竹叶、连翘，这两味药虽并非辛凉，但质地轻清，善疏散上焦之热，因此，吴氏认为本方能够解肌表之热。

薏苡竹叶散的证：吴瑭原治证：湿郁经脉，身热身痛，汗多自利，胸腹白疹。叶氏医案所述证：汗多，身痛，自利，小溲全无，胸腹白疹。从叶氏"风湿伤于气分""湿郁在脉为痛"等论述分析，并结合处方首用苡仁来看，本方证当以风湿痹阻经络的"身痛"为主证；以风湿热郁蒸肌肤出现"胸腹白疹"为特征性表现；以舌苔白腻或黄白相兼而腻为必有见症；兼症有身热、汗多、自利，小便短少等。

方证的特征性证：肢体痛，皮肤白疹，舌苔白腻。

内伤杂病常可见风湿热郁阻所致的白疹、身痛等薏苡竹叶散证，可用本方化裁治疗。

## （三）用治杂病举例与体会

我们在临床上常用薏苡竹叶散治疗各种原因所致的过敏性皮疹，其证疹色如正常皮肤，不红不紫，或痒或痛，苔腻滑，属于风湿热郁蒸肌肤者。也用此方治疗粉刺痤疮，其证皮损不红，苔腻，脉濡，属湿热郁结气分，而非热毒壅结血分，不得用大黄、黄连泄火解毒者。另外，也用此方治疗湿热郁结上焦所致的咽痛、咳嗽等证。此介绍治验三例如下。

白疹：李某某，男，30 岁。2005 年 10 月 22 日初诊。1 周前突然全身出现皮疹，诊时见皮疹散在，高出皮肤表面，色白不红，痒甚，以四肢、胸背为多。脉沉软，舌红尖赤，苔黄白相兼而腻。从皮疹特点与舌苔辨为薏苡竹叶散证，处方：生苡仁 15g，竹叶 10g，飞滑石 20g，白蔻仁 6g，连翘 15g，茯苓 15g，通草 6g，杏仁 10g，荆芥穗 10g，蝉蜕 10g。6 剂。皮疹消退而愈。

过敏性皮疹：赵某某，女，51 岁。2005 年 9 月 28 日初诊。患者去野外郊游，因天气晴朗炎热，紫外线过敏引起颈项部、上肢等皮肤暴露处出现皮疹，疹色白，不红，瘙痒，遇热加重。舌边尖偏红，苔白偏腻，脉缓滑。据疹色辨为薏苡竹叶散证，处方：生薏仁 30g，竹叶 6g，滑石 15g，通草 6g，白蔻仁 6g，连翘 20g，茯苓 30g，黄芩 10g，白鲜皮 30g，生甘草 6g。5 剂。皮疹消退而愈。(此为王建红治验案)

咽燥咳嗽：高某某，男，24 岁。2005 年 11 月 1 日初诊。每至秋冬交接时咽喉干燥不舒，最近咽喉干燥难忍，咽痒，咳嗽，痰不多，大便溏，每日 2～3 次。脉弦滑而长、略数，舌红赤，苔白腻。从舌苔腻、便溏辨证为湿热；而咽喉不利、咳嗽属于湿热郁结上焦的薏苡竹叶散证，处方：生薏仁 30g，竹叶 6g，飞滑石 30g，通草 6g，白蔻仁 6g，连翘 20g，茯苓 30g，黄芩 10g，浙贝母 10g，射干 10g。6 剂而愈。

另外，我常用此方合中焦宣痹汤、加减木防己汤治疗风湿热痹，此不具体介绍。

### (四) 有关问题的讨论

**白疹与白痦不同而薏苡竹叶散治白疹不治白痦**　白疹与白痦均是叶桂提出来的病证概念。它们是完全不同的两种病证。

温病学界普遍认为白疹就是白痦，把治疗白疹的薏苡竹叶散指定为治疗白痦的主方。甚至有人还对《临证指南医案·湿》某案叶氏认为白疹病机是“风湿伤于气分”的论述提出了质疑，指出白痦病机与风湿无关，认为叶氏的认识值得商榷。

其实，白疹与白痦完全不同，不能将其混为一谈。为了说明这一问题，此分析叶氏的有关原文如下。

关于白痦，《温热论》指出：“再有一种白小粒如水晶色者，此湿热伤肺，邪虽出而气液枯也，必得甘药补之。或未至久延，伤及气液，乃湿郁卫分，汗出不彻之故，当理气分之邪。或白如枯骨者多凶，为气液竭也。”从叶氏所论来看，白痦的特点是“小粒如水晶色”。其病机发展有三个层次，治疗相应有三法：初起的病机是“湿郁卫分，汗出不彻”，治疗“当理气分之邪”。病机进一

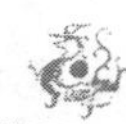

步发展则为“湿热伤肺，邪虽出而气液枯”，治法“必得甘药补之”。病变恶化则白痦表现为“白如枯骨”，病机系“气液竭也”，治疗原则叶氏没有述及。何廉臣在《重订广温热论》验方妙用发表法中认为：白痦初起当“轻宣肺气，开泄卫分”，用薛雪《湿热病篇》五叶芦根汤（藿香叶、薄荷叶、鲜荷叶、枇杷叶、佩兰叶、芦尖、冬瓜仁）最稳而灵。当病机发展为第二个阶段时，何氏主张用《金匮要略》麦门冬汤、喻昌清燥救肺汤治疗。认为叶氏所谓的“甘药补之”，不是指甘温药，而是指沙参麦冬汤、益胃汤之类甘寒养胃生津药。

关于白疹，其症与身痛、汗多、自利、小溲全无并见，叶氏明确指出“此风湿伤于气分”。身痛的病机是“湿郁在脉”。从叶氏原医案分析可知，白疹是由于风湿热郁阻于气分经脉所致，治疗要用善于祛风湿、通痹痛的薏苡仁为主药，合入竹叶、白蔻仁、滑石、茯苓、川通草等宣利气分湿热。吴瑭遵照叶氏此案的原意，认为白疹系由“风湿郁于孙络毛窍”所致，本方证的病机核心是风湿相搏。因此，吴氏将薏苡竹叶散方证列于治疗风湿痹证的专方中焦宣痹汤之后，杏仁薏苡汤、加减木防己汤之前进行论述。并且，在叶氏处方中加入连翘，拟名为薏苡竹叶散，治疗胸腹白疹、身痛、汗出、自利等症。

从以上分析不难看出，白痦绝对不是白疹。白痦是叶氏当时在临床上观察到的一种特殊的病证，此病与湿热有关，病变过程能严重损伤气津，甚至可发展为“白如枯骨”而“气液竭”的凶险症。这种病证在目前的临床上已经十分罕见，这是传染性疾病变异或者绝灭的自然现象，没有什么难以理解的。我们决不能因为在现代临床上看不到真正的白痦就否定叶桂在清代当年的观察结果；更不能把风湿病常见的白疹张冠李戴地说成白痦，错误地把治疗白疹的薏苡竹叶散指定为治疗白痦的主方。

白疹是风湿热郁阻气分经脉的结果，是风湿性疾病发病过程常见的病症。吴瑭《温病条辨·中焦篇》第66条在叶氏原证中加入“身热”，拟定出“湿郁经脉，身热身痛，汗多自利，胸腹白疹”等薏苡竹叶散的证，并强调要与“下条（杏仁薏苡汤）互斟自明”，是颇有见地的。

# 第二章
# 和解湿热法及其代表方证

叶桂《温热论》指出：湿热“邪留三焦，亦如伤寒中少阳病也。彼则和解表里之半，此则分消上下之势，随证变法，如近时杏、朴、苓等类，或如温胆汤之走泄”。在此，叶氏提出了针对湿热“邪留三焦”的一种特殊的治法，即“分消上下之势”法，认为湿热“邪留三焦”与伤寒少阳病雷同；“分消上下之势”法与和解少阳法同属一类治法。据此，我们把“分消上下之势”法改称为“和解湿热法”。此法具体有两法：一为“近时”之法，药用“杏、朴、苓”等；一为“走泄”法，方用温胆汤加减。由于“近时”之法与三仁汤法极其相似，因此，我们在“分消开泄湿热法”中做了论述，本节仅重点介绍温胆汤“走泄”湿热。

俞根初《通俗伤寒论》根据伏暑、暑湿疟湿热邪留少阳的病机特点，参照小柴胡汤的组方原则，变制出蒿芩清胆汤，“和解兼清”，治疗湿热。

吴瑭《温病条辨》制香附旋覆花汤，治疗伏暑、湿温胁痛、寒热如疟的类柴胡汤证。

叶桂、俞根初、吴瑭从不同角度阐发了“和解”湿热的治法，概括而言，所谓“和解湿热法”，是指能够疏利少阳气机，分消湿热的一种治法。此法主治湿热之邪，阻滞胆或三焦，导致少阳枢机不利之证。其证主要有“胸痞作呕，寒热如疟”，口苦，胸脘痞闷，胁胀或痛，舌苔厚腻；或眩晕，惊悸，烦躁等。其代表方有蒿芩清胆汤、温胆汤、香附旋覆花汤。

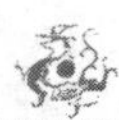

# 蒿芩清胆汤方证

**蒿芩清胆汤**　出自俞根初《通俗伤寒论·六经方药》和解剂，组成为：青蒿脑钱半至二钱、淡竹茹三钱、仙半夏钱半、赤茯苓三钱、青小芩钱半至三钱、生枳壳钱半、陈广皮钱半、碧玉散三钱。

俞根初将此方作为和解胆经法，主要用于治疗伤寒兼疟中的暑湿疟。俞氏将暑湿疟具体分为两类："暑必夹湿，当辨其暑重于湿者为暑疟，湿重于暑者为湿疟。"其暑疟证为"暑疟初起，寒轻热重，口渴引饮，心烦自汗，面垢齿燥，便闭尿热，或泻不爽；舌苔黄而糙涩，甚或淡黄而腻，或起芒刺，或起裂纹"；"脉右洪搏数，左弦数"。对此，"先用蒿芩清胆汤清其暑；暑热化燥者，则用柴胡白虎汤清其燥"。(《通俗伤寒论·伤寒兼证·伤寒兼疟·暑湿疟》)

其次，用于伤寒兼证中的伏暑伤寒。暑湿邪传二肠，伏邪依附糟粕，用枳实导滞汤苦辛通降，以求邪从大便而解。解后，暂用蒿芩清胆汤，清利三焦，使余邪从小便而解。(《通俗伤寒论·伤寒兼证·伏暑伤寒》)

再次，用于大伤寒之邪传少阳腑证。风寒之邪传入少阳之腑，症见"寒轻热重，口苦膈闷，吐酸苦水，或呕黄涎而黏，甚则干呕呃逆，胸胁胀疼，舌红苔白……脉右弦滑，左弦数"，属于"相火上逆，少阳腑病偏于半里证"者，"法当和解兼清，蒿芩清胆汤主之"。(《通俗伤寒论·伤寒本证·大伤寒》)

## （一）方证理论源流

陆子贤《六因条辨·伏暑条辨》载："伏暑，恶寒发热，乍有乍无，或轻或重，如疟非疟，舌白脉大，此暑必夹湿，熏蒸黏腻之邪，伏于肺胃，宜用温胆汤加杏仁、通草、青蒿、黄芩等味，通胃泄邪也"。陆氏用"温胆汤加杏仁、通草、青蒿、黄芩等味"治疗伏暑之法，与俞根初的蒿芩清胆汤极其相似。从而提示，蒿芩清胆汤很可能是由温胆汤变化而来。但是，据何时希《中国历代医家传录》载，俞根初在清乾隆、嘉庆时就名噪杭绍，清乾隆四十一年（1776年）著《通俗伤寒论》十二卷。(《中国历代医家传录·中》）而《六因条辨》由陆子贤撰于清同治七年（1868 年）。(《中医大辞典》）很显然，俞根初制定蒿芩清胆汤早于陆子贤的"温胆汤加杏仁、通草、青蒿、黄芩"法。不过从温

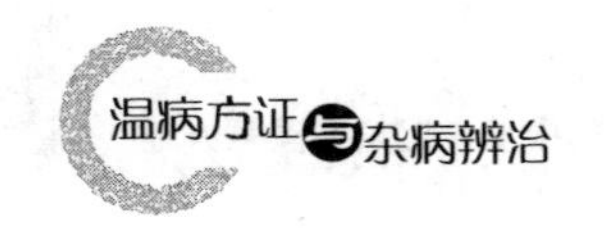


胆汤去姜、枣、草，加青蒿、黄芩，碧玉散，枳实改用枳壳，就等于蒿芩清胆汤的关系来看，俞根初很可能是从温胆汤受到启示而制定了蒿芩清胆汤。

## （二）方证特点及其在杂病中应用的机制

何秀山于蒿芩清胆汤方后按云：“足少阳胆与手少阳三焦，合为一经。其气化一寄于胆中以化水谷，一发于三焦以行腠理。若受湿遏热郁，则三焦之气机不畅，胆中之相火乃炽，故以蒿、芩、竹茹为君，以清泄胆火。胆火炽，必犯胃而液郁为痰，故臣以枳壳、二陈，和胃化痰。然必下焦之气机通畅，斯胆中之相火清和，故又佐以碧玉，引相火下泄。使以赤苓，俾湿热下出，均从膀胱而去。此为和解胆经之良方。凡胸痞作呕，寒热如疟者，投无不效。”（《通俗伤寒论·六经方药·和解剂》）这是何秀山对蒿芩清胆汤组方原理的精辟论述。

何廉臣认为该方中的青蒿是为代替柴胡而设，他在何秀山按后勘云：“青蒿脑清芳透络，从少阳胆经领邪外出，虽较疏达腠理之柴胡力缓，而辟秽宣络之功，比柴胡为尤胜，故近世喜用青蒿而畏柴胡也”。（《通俗伤寒论·六经方药·和解剂》）

蒿芩清胆汤方中青蒿苦寒芳香，清透少阳邪热，黄芩苦寒泄降，清泄胆腑郁热，两药合用，类似小柴胡汤柴胡配黄芩，可和解少阳；半夏、陈皮、竹茹、枳壳合用，和胃降逆、化痰开结，类似于小柴胡汤夏、姜合用，辛开痰饮、和胃止呕；此方不用小柴胡汤之参草枣，而代之以赤苓、碧玉散清利湿热。全方配合，和解少阳，清泄胆热，和胃降逆，又分利三焦湿热。本方既有小柴胡汤和解少阳之意，又有温胆汤清胆化痰和胃之法，并有分消三焦湿热的作用。

蒿芩清胆汤的证：俞根初原治证：“暑疟初起，寒轻热重，口渴引饮，心烦自汗，面垢齿燥，便闭尿热，或泻不爽；舌苔黄而糙涩，甚或淡黄而腻，或起芒刺，或起裂纹”；“脉右洪搏数，左弦数”；或者“寒轻热重，口苦膈闷，吐酸苦水，或呕黄涎而黏，甚则干呕呃逆，胸胁胀疼，舌红苔白，间现杂色。脉右弦滑，左弦数”等。何秀山总结本方证的特点是：“胸痞作呕，寒热如疟，投无不效。”何氏的认识可谓入木三分，对本方的临床应用有重要的指导意义。

方证的特征性证：寒热如疟，胸痞作呕，舌苔黄腻。

杂病湿热稽留少阳，出现类似小柴胡汤证，而舌苔黄腻，胸脘痞满者，可用本方治疗。

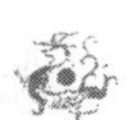



## （三）用治杂病举例与体会

先师孟澍江先生善用本方治疗湿热或痰热郁结少阳证。此介绍孟老用该方治疗耳聋案一则如下。

陈某，男，41岁。1998年12月6日初诊。主诉：耳鸣数月，经多所医院诊治未见明显效果。除用过西药外，还服用中药10余剂。所用方多为补益肝肾，平肝潜阳之品，但投用滋填之药后，不仅未见证情减轻，耳鸣反而加重。病者嗜酒，饮酒后更显耳鸣如轰，且伴听力减退。刻诊：病者面色潮红，目赤，耳鸣不已，心烦，口干苦，舌红苔黄腻，有时泛恶。病属肝胆湿热，痰浊内阻，乃用蒿芩清胆汤处方：青蒿10g，黄芩10g，佩兰10g，枳实10g，法半夏9g，川连3g，炒竹茹10g，碧玉散15g（包）。5剂。服药后耳鸣减轻，其他症状亦减。乃用前方再加陈胆星、石菖蒲，又服10余剂，症状逐渐消失，听力恢复如常。(《中医临床家孟澍江》)

先师王正宇先生常用蒿芩清胆汤治疗杂病，此介绍王老用此方治疗慢性胆囊炎胁痛案一则如下。

张某某，男，35岁，职工。1980年6月19日初诊。患胆囊炎2年余，近日自觉口苦，右胁下疼痛，脘部痞胀，腹胀不舒，纳差便溏。舌体胖嫩有齿痕，舌面滑润，脉虚弦数。辨证属湿热郁阻肝胆，疏泄不利，乘犯脾土。治拟清胆利湿，扶土泄木。方用蒿芩清胆汤合加味导气汤化裁。处方：青蒿8g，黄芩8g，清半夏9g，茵陈9g，党参9g，茯苓9g，泽泻10g，枳壳9g，川楝子9g，木香8g，木瓜9g，吴茱萸6g，小茴香8g。1980年6月26日二诊：上方服用6剂，口苦诸症顿消，食量增进，遂调下方善后：神曲9g，麦冬9g，炙甘草4g，生姜4g，大枣（去核）3枚。(《王正宇医疗经验存真》)

我在临床上遵从先师刘渡舟先生的经验喜用小柴胡汤治疗各类杂病，凡见小柴胡汤证而舌苔厚腻，属于湿热者，旋即用蒿芩清胆汤代替小柴胡汤。此介绍治验二则如下。

眩晕：董某某，女，35岁，2004年12月23日初诊。患者从两月前开始阵发性头目眩晕，严重时自觉天旋地转，眩晕时恶心欲吐，多在清晨时发作。血压正常，耳鼻喉科检查排除内耳性眩晕。口苦，有时胃脘痞满，气短，容易疲倦，四肢软而无力，饮食二便尚可。当时考虑到东垣半夏白术天麻汤，但视舌质偏红，苔黄白相间而厚腻，诊脉弦略数，结合口苦等，辨为蒿芩清胆汤证，处方：青蒿 15g，黄芩 10g，茯苓 15g，半夏 12g，陈皮 10g，枳壳 10g，竹茹 12g，滑石 15g，生甘草 3g，生姜 3g。3 剂。2004 年 12 月 27 日复诊：眩晕诸症大减。上方合入泽泻汤，即加白术 15g，泽泻 30g。3 剂而愈。

低热：蔡某某，女，30 岁。2005 年 2 月 26 日初诊。患者从 2004 年 12 月 23 日开始发热，当时体温 37.4～37.6℃，最近体温 37.8℃，每于下午 3 点至 7 点发热，平时怕冷，容易感冒。面色苍而灰暗，毫无荣色，眼睛周围发青，大便偏干，月经正常。脉弦滑略数，舌正红，苔黄白相兼而厚腻。因与丈夫感情不和，已经分居 5 个月，情绪容易波动。从舌辨为湿热，结合发热特征辨为蒿芩清胆汤证，处方：青蒿 15g，黄芩 10g，半夏 12g，陈皮 10g，枳壳 10g，茯苓 15g，竹茹 12g，滑石 15g，生甘草 3g，生姜 6g，白蔻仁 6g。6 剂。2005 年 3 月 5 日二诊：服药后体温降到 37.3℃，昨天体温 37.0℃，已不怕冷，脉沉细滑略数，舌淡红，苔黄白相兼仍厚腻。上方去甘草，加藿香 10g。6 剂。2005 年 3 月 12 日三诊：体温 37.0～37.1℃，脉沉细略滑略数，舌淡红，苔白厚腻。用一诊方去甘草，加草果 6g，厚朴 15g，槟榔 10g。6 剂。2005 年 3 月 19 日四诊：早晚体温 36.5℃，下午 3 点半～6 点半体温 36.8℃。脉沉细滑数，舌质淡红，苔转白薄，已不厚腻。继续用三诊方 6 剂，体温正常。停药观察 3 个月，未再发热。

另外，我常用蒿芩清胆汤加茵陈、海金沙、桑白皮、地肤子、枇杷叶、升麻、栀子等治疗乙型肝炎，对于湿热较重的部分患者有较好的疗效。

期刊报道用蒿芩清胆汤治疗杂病的验案有胆结石、胆囊炎、慢性肾功能不全、慢性萎缩性胃炎、呕吐、味觉失常、盗汗、热淋、鼻窦炎等。

### （四）有关问题的讨论

**蒿芩清胆汤与叶桂的湿热“走泄”法** 叶桂《温热论》第 7 条在阐发湿热病机证治时指出：“再论气病有不传血分，而邪留三焦，亦如伤寒中少阳病也。彼则和解表里之半，此则分消上下之势，随证变法，如近时杏、朴、苓等类，或如温胆汤之走泄。”分析这段原文可知，湿热邪留三焦证类似伤寒少阳病，伤寒少阳病用小柴胡汤和解表里，湿热邪留三焦证则要“分消上下之势”。“分消上下之势”的具体应用尚需“随证变法”，主要有两种方法：一是近时之法，用杏、朴、苓等分消三焦湿热；二是用温胆汤走泄湿热。何谓“走泄”？温胆汤为什么能走泄湿热？陈光淞解释温胆汤说：“半夏能化痰行水，发表开郁；陈

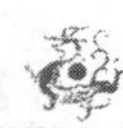

皮能理气燥湿，导滞消痰，为宣通气分之药；茯苓淡渗；甘草入凉剂能泻邪热；竹茹除上焦烦热；枳实破气行痰，止喘消痞，均属宣导之品，所以谓之走泄。”除陈光淞的解释外，后世对本段原文阐释者甚多，但均不得要领，没有真正说清楚“走泄”法与温胆汤的关系问题。当我发现陆子贤《六因条辨·伏暑条辨》用温胆汤加杏仁、通草、青蒿、黄芩等治疗伏暑，进而发现俞根初《通俗伤寒论》蒿芩清胆汤正是温胆汤去姜、枣、草，加蒿、芩、碧玉散之后，对于温胆汤“走泄”湿热的疑问才豁然冰释，有了比较清楚的认识。叶氏用古方一般不用原方，想必用温胆汤也不例外，如在其中加入青蒿、黄芩、杏仁、通草等药，不就成了后世的蒿芩清胆汤法了吗？蒿芩清胆汤可以和解三焦少阳，分利湿热，与小柴胡汤正好成掎角之势。小柴胡汤治疗伤寒邪在少阳证，所谓“彼则和解表里之半”；类似于蒿芩清胆汤的加减温胆汤治疗湿热邪留三焦少阳证，所谓“分消上下之势”而“如温胆汤之走泄”。由此看来，温胆汤加味可以和解三焦少阳，治疗类似伤寒少阳病的“邪留三焦”证；“走泄”法既不同于“苦泄”法（半夏泻心汤法），也不同于“开泄”法（杏、蔻、橘、桔），是指具有和解少阳作用的一种治法，用以治疗湿热邪留三焦少阳之证。

## 温胆汤方证

**温胆汤**　出自宋代陈言《三因极一病证方论·卷之九·虚烦证治门》，治大病后，虚烦不得眠，此胆寒故也，此药主之。又治惊悸。组成为：半夏、竹茹、枳实各二两，陈皮三两，炙甘草一两，茯苓一两半。上为剉散，每服四大钱，水一盏半，姜五片，枣一枚，煎七分，去滓，食前服。

由于叶桂《温热论》将温胆汤作为“走泄”湿热法的代表方，用于治疗湿热邪留三焦证；薛雪、王士雄、陆子贤等温病学家也广用温胆汤治疗温病，因此，本书将之作为温病方作一探讨。

### （一）方证理论源流

温胆汤首见于北周·姚僧垣《集验方》，此书已散佚。唐·王焘《外台秘要》卷第十七病后不得眠条下收载此方：“《集验》：温胆汤，疗大病后，虚烦不得眠，此胆寒故也，宜服此方。”其组成为：生姜四两，半夏二两（洗），橘皮三两，竹茹二两，枳实二枚（炙），甘草一两（炙）。孙思邈《备急千金要方·卷第十二·胆腑门》所载之温胆汤，其主治与《集验方》温胆汤相同，其组成将“枳实二枚”，改为“枳实二两”。

可见，今所论的《三因极一病证方论》温胆汤，系《集验方》温胆汤减生姜为五片，另加大枣一枚，茯苓一两半，将枳实二枚改为二两而成。现今临床上通用的温胆汤即是此方。

吴谦《医宗金鉴·伤寒心法要诀》伤寒附法将温胆汤列入其中，以补伤寒诸方之未备。并要言不繁地将温胆汤的证概括为“口苦呕涎烦惊悸”七个字，推此为治“胆经饮热”之先锋。更为重要的是，在方后提出了温胆汤的三个加减法：气虚者，加人参；渴者，去半夏加麦冬、花粉，以生津；有热者，加黄芩、黄连，以清热。特别是加黄芩、黄连的用法，对后世影响较大，具有重要的临床意义。

叶桂《温热论》在阐发湿热病机证治时，立“走泄”一法，推举温胆汤为走泄法的代表方，用以治疗湿热邪留三焦证。叶氏《临证指南医案》用温胆汤法广泛治疗温病与杂病，为温胆汤的变通应用积累了可贵的经验。

薛雪《湿热病篇》第16条用温胆汤加瓜蒌、碧玉散等，治疗“湿热内留，木火上逆”，表现为“湿热证，呕吐清水或痰多”者。薛氏自注认为：“此素有痰饮而阳明、少阳同病，故一以涤饮，一以降逆。”

晚于叶桂、薛雪的王士雄，尤其擅长用温胆汤化裁治疗湿温重证大病。王氏在《温热经纬·方论》温胆汤方后按语中指出：“此方去姜、枣，加黄连，治湿热夹痰而化疟者甚妙，古人所未知也。”

陆子贤《六因条辨·伤暑条辨》载黄连温胆汤，治疗伤暑，汗出，身不大热，而舌黄腻，烦闷欲呕，邪踞肺胃，留恋不解证。另用温胆汤加杏仁、通草、青蒿、黄芩等治疗伏暑，恶寒发热，乍有乍无，或轻或重，如疟非疟，舌白脉大，此暑必加湿，熏蒸黏腻之邪，伏于肺胃证。

## （二）方证特点及其在杂病中应用的机制

《医宗金鉴·删补名医方论》温胆汤集注：“罗谦甫曰：胆为中正之官，清静之府，喜宁谧，恶烦扰；喜柔和，恶壅郁。盖东方木德，少阳温和之气也。若病后，或久病而宿有痰饮未消，胸膈之余热未尽，必致伤少阳之和气，以故虚烦惊悸者，中正之官，以熇蒸而不宁也。热呕吐苦者，清静之府，以郁炙而

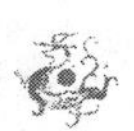

不谧也。痰气上逆者，木家夹热而上升也。方以二陈治一切痰饮，加竹茹以清热，加生姜以止呕，加枳实以破逆，相济相须，虽不治胆而胆自和。盖所谓胆之痰热去故也。命名温者，乃谓温和之温，非谓温凉之温也。若谓胆家真畏寒而不怯而温之，不但方中无温胆之品，且更有凉胃之药也。”

这段论述，不仅阐明了温胆汤证的病机，而且精辟地揭示了组方的深刻含义，更为重要的是，对“温胆汤”命名为“温胆”的含义做了独辟蹊径的阐发，明确了所谓“温胆”是指本方具有恢复“少阳温和之气”，使胆气犹如春气温和之意，从而结束了关于本方究竟是“温胆”还是“清胆”的各种争议。

温胆汤方用竹茹、枳实寒凉能降泄胆胃之热；半夏、陈皮、生姜、茯苓通胃化痰祛湿，不仅寒热并用，而且和调胆胃，可以治疗胆胃不和而引起的虚烦、呕吐、惊悸、不眠等证。上述薛雪用温胆汤加味治疗“湿热内留，木火上逆”之呕吐，即是从调和胆胃入手。

温胆汤的证：《医宗金鉴·删补名医方论》“治热呕吐苦，虚烦，惊悸不眠，痰气上逆”。同书《伤寒心法要诀》伤寒附法篇将温胆汤证与竹叶石膏汤证作了比较，提出前者的辨证要点是“口苦呕涎烦惊悸”；后者为“虚烦呕渴不成眠”。从而说明，温胆汤证与竹叶石膏汤证有相似之处。

临床上温胆汤证主要有两个方面：一是湿热稽留三焦少阳的表现，如舌苔厚腻，胸脘痞闷，恶心，不思食，口苦，口中黏腻等。二是胆热胃湿，木火偏盛、胃阳不足，胆胃失和，木火与胃中痰湿相结所导致的种种复杂奇怪的病证，如呕吐、眩晕、失眠、惊悸、烦躁、精神神志异常等。

方证的特征性证：口苦，呕涎，心烦，不眠，惊悸，苔腻。

杂病过程出现温胆汤证者，可用本方治疗。

## （三）用治杂病举例与体会

先师刘渡舟先生对温胆汤的临床应用有独特的经验，他常用该方治疗怪病难证。现介绍刘老治验案如下。

唇舌感觉异常：杨某某，女，59岁。患病已5年，屡治无效。自称其右侧唇与舌体感觉热而麻，如涂辣椒末，而左侧的唇舌，则觉寒凉如冰，冷彻肌肉。其人殊肥，面色黧黑，每日晨起必先呕吐痰涎数口。而且心悸易惊，少寐多梦，舌苔白腻，脉弦滑有力。用温胆汤加胆星、竹沥、黛蛤散，服6剂后诸症全消。（《经方临证指南》）

幻觉幻视：王某某，女，30岁。素常胆怯善惊，如果一人独居，往往幻见一室老幼猬集并向之吃吃而笑，非常瘆人。经常失眠，夜多噩梦，头痛，心烦口苦，舌质绛而苔黄厚，脉滑数。用温胆汤加黄芩、黄连、龙骨、牡蛎、夏枯草、栀子等。进退10余剂而安。(《经方临证指南》)

心胸憋闷：张某，女，32岁。病从惊吓而得，心胸憋闷，有时气上冲胸，心中烦乱难忍，必须奔出户外，大声喊叫才觉舒缓。夜寐不佳，多梦，善畏，情志默然。舌红苔白，脉沉弦。用温胆汤加郁金、菖蒲、香附、青皮、丹皮、白芍，服20余剂，逐渐获愈。(《经方临证指南》)

身体震颤：朱某某，女，21岁。平时胆怯易惊，少寐多梦。近日来每天午后周身震颤，但无寒热，饮食尚可，经带也正常。只见面色黧黑，舌苔白腻，脉沉滑。痰气内郁，肝胆神魂不潜，夹有血虚动风之象，用温胆汤去甘草，加钩藤、当归、白芍、熟地、香附、郁金、胆星，4剂愈。(《经方临证指南》)

抽搐：周某某，男，5岁。患小儿惊风，四肢不时抽搐，受惊吓后更加严重。舌苔腻，脉滑。用温胆汤去生姜、甘草，加天竺黄、天麻、钩藤、龙胆草、全蝎，连服5剂而抽搐止。(《经方临证指南》)

狂躁：武某某，男，22岁。1年前精神受到剧烈刺激而患病。神情默默，或多言不止，心烦不眠，时而狂躁不安。西医诊断为狂躁型精神分裂症，曾用中西药治疗而效果不显。大便干，舌质红绛，脉弦滑。阳火亢盛，夹痰扰心。用黄连温胆汤加大黄、郁金、菖蒲、青黛、海蛤壳，并送服紫雪丹。连服4剂，神志转清，言答正常。续用上方加减调治而愈。(《经方临证指南》)

眩晕：李某某，男，41岁，头晕目眩，视物旋转，伴心悸，汗出，呕吐酸苦。舌质红苔白，脉弦细，用归芍温胆汤加白薇、石斛、石决明、龙胆草、生龙牡，服6剂而眩晕止。半个月后，天旱不雨，溽热袭人，病证又发作，上方加青黛、滑石、鲜荷叶进退而愈。(《经方临证指南》)

头痛：温某某，女，27岁。患前额胀痛，伴头晕，泛恶欲吐已2年。近来发作频繁，每月2次。舌苔白腻，脉弦滑。用温胆汤加夏枯草、菊花、黄芩、当归、白芍。服药4剂，头痛若失。(《经方临证指南》)

热极似寒：王某某，男，44岁，患者常觉有一股寒气从少腹向上冲逆，或向四肢滚滚流动，所到之处，寒冷麻木不堪忍耐。虽在炎暑烈日之下，也必须穿棉裤棉鞋才觉舒服。曾用附子一次量达30g也毫无反应。其人身材高大，双目炯炯有神，大便正常，小便黄短，口苦恶心，胃脘作胀，舌苔白腻，六脉弦数有力。这是肝胆气郁，郁极化火，火极似水反见寒象，用柴芩温胆汤加当归、

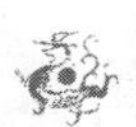

白芍、全蝎、青黛、滑石、龙胆草、栀子、青皮。前后加减共服9剂，寒流不作，身已觉温，能脱去棉裤棉鞋。后用四逆散调治。(《经方临证指南》)

精神异常：李某某，女，34岁。患病有3年，睡眠不佳，多梦易惊，精神恍惚失常。曾裁剪衣料，持剪直下，衣料裁废，方始知悔，其动作每多如此。与人言则喋喋不休，易悲易哭，不能控制。有时全身发热，自觉有一股风气，在皮肤中走窜，忽上忽下，尤以肩膊为明显。两手颤抖，四肢发麻，口苦多涎。脉弦细，舌边尖红绛、苔白。证为肝胆痰热，日久伤阴动风。治法：清痰热，养血息风。用温胆汤加当归、白芍、何首乌、桑寄生、红花、桃仁、全蝎、僵蚕、钩藤等药，服30余剂逐渐痊愈。(《刘渡舟医学全集》)

我在临床上用温胆汤主要治疗三方面疾病：一是治疗失眠、精神分裂症、抑郁症、强迫症等精神疾病；二是治疗肝胆气逆犯胃所致的呕吐、胃痛等胆胃失调的病证；三是遵照叶氏“走泄”之法，用于治疗杂病湿热证。此介绍验案二则如下。

眩晕恶心胃痛：马某某，女，18岁，学生。2005年3月5日初诊。患者因学习紧张，生活不规律，遂头目眩晕，恶心欲吐，继之出现阵发性胃痛，胃痛多在饥饿或情绪紧张发作，二便尚可。舌偏红，苔黄白相兼略厚，脉弦滑略数。此属于胆胃不和，木郁犯胃的温胆汤证，处方：半夏12g，陈皮10g，茯苓15g，炙甘草6g，枳实12g，竹茹15g，柴胡15g，黄芩10g，生姜10g，大枣7枚。5剂而愈。

脘痞不知食味：王某某，男，45岁。2005年4月12日初诊。胃脘痞满，无食欲，不知饥饿，每日强迫进食，口中无味，两胁下连腹胀满难忍，大便不成形。晨起口干、口黏，甚则舌难以转动。周身憋胀不舒，烦躁。舌红赤、舌体胖大，苔白极厚腻，满布舌面，脉弦滑。这是典型的湿热阻滞中焦证，但根据既往经验，用三仁汤、达原饮加减各6剂，舌苔厚腻如初，无丝毫疗效。三诊时患者告诉，常一阵一阵发冷，口苦，并因与公司负责人不和，辞职在家待业，心情终日郁闷。据此证顿悟为湿热阻滞少阳的温胆汤证。燥湿之中，必须疏利少阳枢机，令三焦气机旋转。遂处下方：半夏15g，陈皮10g，茯苓30g，生姜8g，枳实12g，竹茹15g，厚朴12g，柴胡18g，黄芩10g，红人参3g，炙甘草3g，石菖蒲10g。6剂，厚腻舌苔退净而愈。

## （四）有关问题的讨论

**1. 湿热“走泄”法与“苦泄”“开泄”法**　在蒿芩清胆汤有关问题的讨论

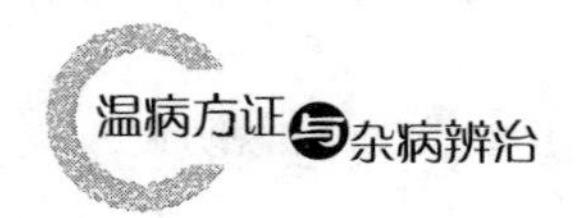


中，我们初步讨论了《温热论》第7条湿热“邪留三焦”，用“温胆汤之走泄”问题，从温胆汤与蒿芩清胆汤的关系角度阐发了叶氏的这一学说。在此，从另一角度就该问题再做讨论。从第7条原文看，叶氏的本意是：湿热“邪留三焦”的表现如同伤寒少阳病，治法须“分消上下之势”。如何“分消上下之势”？关键要“随证变法”。如何“随证变法”？叶氏列举了两种方法：其一，用新近流行的治法，药如杏、朴、苓等，宣畅三焦气机，分消上、中、下之湿，因是新近流行之法，故曰“近时”；其二，用古方温胆汤“走泄”三焦湿热。从叶氏的语气来看，杏、朴、苓等分消三焦法是一种流行的新的治法，而温胆汤走三焦泄湿热法才是邪留三焦的正治之法。

叶氏为什么要用温胆汤治疗湿热邪留三焦证？《温热经纬·方论》温胆汤后引罗东逸曰：“胆为中正之官，清静之府，喜宁谧，恶烦扰，喜柔和，不喜壅郁。盖东方木德，少阳温和之气也。是以虚烦惊悸者，中正之官，以熇蒸而不宁也。热呕吐苦者，清静之府，以郁久而不谧也。痰气上逆者，土家湿热反乘，而木不得遂其条达也。如是者，首当清热及解利三焦。方中以竹茹为君，清胃脘之阳，而臣以甘草、橘、半，通胃以调其气；佐以枳实，除三焦之痰壅；使以茯苓平渗，致中焦之清气。且以驱邪，且以养正，三焦平而少阳平，三焦正而少阳正，胆家有不清宁而和者乎。和即温也，温之者实凉之也。”（《温热经纬·方论》）虽然这段话与《医宗金鉴》引用元代罗天益关于温胆汤的解释极其相似，但其中阐述了一个新的论点，这就是：温胆汤能够清热解利三焦，三焦与胆同属于少阳，三焦气机通畅，则少阳胆气可和，故可以和胆。另外，王子接《绛雪园古方选注》对温胆汤作了这样的解释：“温胆汤，隔腑求治之方也，热入足少阳之本，胆气横逆，移于胃为呕，苦不眠，乃治手少阳三焦，欲其旁通胆气，退热为温，而成不寒不燥之体，非以胆寒而温之也。用二陈专和中焦胃气，复以竹茹清上焦之热，枳实泻下焦之热，治三焦而不及于胆者，以胆为生气所出入，不得以苦寒直伤之也。命之曰温，不过泄之戒辞。”在此，王氏提出了两个值得重视的论点：一是温胆汤用竹茹清上焦、二陈和中焦、枳实泻下焦，具有分消三焦的特殊作用。二是温胆汤不是直接治胆，而是通过分消三焦以间接治胆。由于王子接与叶桂有师承关系，王子接的著作对叶桂有重要的影响，因此，叶氏很可能接受了王子接关于温胆汤分消三焦的理论，引用温胆汤治疗湿热邪留三焦的类少阳证。

为什么称温胆汤所属治法为“走泄”法？这要结合《温热论》另一段原文来理解。《温热论》第10条、11条指出：“再论三焦不得从外解，必致成里结。

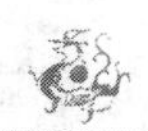

里结于何？在阳明胃与肠也。”“再人之体，脘在腹上，其地位处于中，按之痛，或自痛，或痞胀，当用苦泄，以其入腹近也。必验之于舌，或黄或浊，可与小陷胸汤或泻心汤，随证治之。”可见，湿热邪留三焦不解，病机进一步发展可以变为“里结”胃肠证，或者湿热结痞证。湿热结痞证要用半夏泻心汤、小陷胸汤“苦泄”法治疗。半夏泻心汤的核心药是黄连、黄芩与半夏、干姜配伍，苦辛降泄湿热之痞，故称之为“苦泄”法；温胆汤以竹茹、枳实与半夏、生姜、陈皮配伍，也有辛开降泄的作用，因无芩、连苦泄之药，故称之为“走泄”法。如果在温胆汤中加入一味药黄连（黄连温胆汤），黄连、竹茹、枳实与半夏、生姜、陈皮配伍，就又变成为道道地地的“苦泄”之法。由此看来，“走泄”温胆汤证是“苦泄”半夏泻心汤证的前期证，是湿热尚在三焦，没有阻结为痞为痛的一个轻浅证。温胆汤证、半夏泻心汤证反映了湿热病机发展过程轻重浅深不同的两个层次，在湿热邪留三焦阶段，见证无“痞”、无“痛”，只需用竹茹、枳实合夏、陈、姜“走泄”湿热；一旦湿热里结中脘，发为痞胀、疼痛者，则必须用芩、连合姜、夏“苦泄”湿热。

除了“走泄”“苦泄”之外，《温热论》还有“开泄”湿热法，可称之为叶氏“三泄”法。《温热论》第11条接着讲：“必验之于舌：或黄或浊，可与小陷胸汤或泻心汤，随证治之；或白不燥，或黄白相兼，或灰白不渴，慎不可乱投苦泄。其中有外邪未解，里先结者，或邪郁未伸，或素属中冷者，虽有脘中痞闷，宜从开泄，宣通气滞，以达归于肺，如近俗之杏、蔻、橘、桔等，是轻苦微辛，具流动之品可耳。”可见，“开泄”湿热法主要适用于湿热初起，外邪未解，中焦已结之证。其证以脘中痞闷，舌苔或白不燥，或黄白相兼，或灰白不渴为特点。治疗用杏、蔻、橘、桔等轻芳开宣之品，重在芳香宣化中上焦之湿。

由此可见，“开泄”法以杏、蔻、橘、桔等药组方，用于治疗湿热初起，邪郁上焦中焦之证；“走泄”法以温胆汤为代表，用于治疗湿热邪留三焦证；“苦泄”法以半夏泻心汤、小陷胸汤为代表方，用以治疗湿热阻结中焦痞痛证。“三泄”法共同组成了湿热病的重要治法，是叶天士论治湿热的核心理论。

**2. 温胆汤用治湿热病证的意义**　薛雪《湿热病篇》第16条载：“湿热证，呕吐清水或痰多，湿热内留，木火上逆，宜温胆汤加栝蒌、碧玉散等味。”湿热内留中焦，影响了少阳枢机，木火上逆，导致呕吐清水或痰涎，方用温胆汤加瓜蒌、碧玉散，以青黛、竹茹、枳实降泻胆胃之火，半夏、陈皮、生姜、茯苓、滑石、瓜蒌燥湿化痰利浊。从本条可以看出，温胆汤具有清胆通胃的重要作用，能够治疗湿热郁结少阳阳明之证。

王士雄在《温热经纬·方论》温胆汤后，引用罗东逸与王子接关于温胆汤的论述，阐发了该方治疗湿热的机制。并加按提出了温胆汤去姜、枣加黄连，治疗“湿热夹痰而化疟”的手法。在王氏医案中更有用温胆汤化裁治疗湿温大证重证的典型验案。如下案：“季秋，顾听泉邀孟英视康康候副转之恙，切其脉滑数，而右歇左促，且肝部间有雀啄，气口又兼解索。望其面宛如熏黄，头汗自出，呼吸粗促，似不接续，坐卧无须臾之宁，便溺涩滞，浑赤极臭，心下坚硬拒按，形若覆碗，观其舌色，边紫苔黄，殊不甚干燥。问其所苦，曰：口渴甜腻，不欲饮食，苟一合眼，即气升欲喘，烦躁不能自持，胸中懊侬，莫可言状。孟英曰：此由湿热误补，漫无出路，充斥三焦，气机为其阻塞而不流行，蔓延日久，津液为之凝滞而成痰饮……宜于温胆中，加薤白、蒌仁，通其胸中之阳；又合以小陷胸，为治饮痞之圣法；参以栀豉，泄其久郁之热，以除懊侬；佐以兰草，涤其陈腐之气而醒脾胃。听泉深然之，连投二剂，各恙皆减，脉也略和……（《王孟英医案·湿温》）

陆子贤《六因条辨·伏暑条辨》用温胆汤加杏仁、通草、青蒿、黄芩等，治疗伏暑恶寒发热，乍有乍无，或轻或重，如疟非疟，舌白，脉大等。这是用温胆汤合蒿芩清胆汤治疗湿热之法，可称之为蒿芩温胆汤。以之治疗湿热邪伏少阳证，实为对的之方。

综上可见，温胆汤是治疗湿热病的重要方剂，传统认为本方是化痰剂，忽视了其治疗湿热的作用。若能从“走泄”湿热，类似于小柴胡汤疏利三焦少阳来理解本方的作用机理，就有助于摆脱该方为化痰剂的狭隘认识，为探索其治疗种种疑难怪病的机理而开拓了思路。

### （五）温胆汤类方

**1. 参胡温胆汤** 载于《重订广温热论·验方》，组成为：潞党参钱半、川柴胡一钱、淡竹茹二钱、广皮钱半、仙露夏钱半、浙茯苓钱半、小枳实钱半、炙草五分。用于治疗“温热夹症”夹脾虚。何氏认为，伏邪夹脾虚者，更为难治。温热必得汗、清、下而后解，脾虚者，表不能作汗，里不任攻下。往往药愈凉而邪愈遏。今之习俗，尤偏于温热伤阴之说，不知中气内虚，热郁灼津之理。每见舌赤，便用大剂清滋；或见舌苔黄腻，明是中焦气分被湿热熏蒸，法宜苦辛开化，而反用大剂凉药，如三黄、白虎、三石、玉女煎之类，逼令邪气

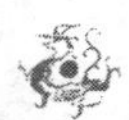

深伏；如见其舌绛无苔，又用犀角地黄、清宫、增液汤，更令邪气深伏。故治温热夹脾虚证，需用清法者，凉不能纯凉，清中必兼益气生津。如为湿热，用黄连泻心汤（即半夏泻心汤）、参胡温胆汤、参胡芍药汤之类。（《重订广温热论·温热夹症疗法·夹脾虚》）

参胡温胆汤也曾载于俞根初《通俗伤寒论》，用于治疗伤寒复证中的伤寒劳复，“若身热虚烦不寐，或食少无力，用参胡温胆汤（人参、柴胡、茯苓、枳实、橘红、半夏、甘草、姜、枣）加枣仁、远志”。（《通俗伤寒论·伤寒劳复》）

**2. 加味温胆汤**　载于《重订广温热论·验方》，组成为：淡竹茹二钱、仙露夏二钱、浙茯苓三钱、广皮钱半、川柴胡五分、双钩藤钱半、池菊花钱半、通草一钱、小枳实钱半、炙甘草六分、鲜荷叶一角、鲜石菖蒲根叶一钱搓汁生冲。用于治疗“温热遗症”中的瘥后耳聋。何氏认为：温热病身凉后，尚有耳鸣、耳聋等症者，如为余邪留于胆经，宜温胆汤加柴胡、菖蒲、钩藤、池菊、通草、荷叶之类，以清解少阳之郁。（《重订广温热论·温热遗症疗法·瘥后耳聋》）

**3. 温胆汤合酸枣仁汤**　载于《重订广温热论·验方》，组成为：仙露夏三钱、新会皮钱半、炒枳壳一钱、知母钱半、辰茯神四钱、炒枣仁三钱、炙甘草六分。先用鲜刮淡竹茹五钱，北秫米一两，煎汤代水。用于治疗温热后遗症瘥后不寐。何氏指出：“凡温热症热退之后，夜不欲寐者，胃不和也，温胆汤加秫米和之。惊悸不寐者，心气虚也，温胆汤合酸枣仁汤，去川芎清敛之。”（《重订广温热论·温热遗症疗法·瘥后不寐》）

**4. 十味温胆汤**　载于《证治准绳·类方·惊》，组成为：半夏（汤洗）、枳实（麸炒）、陈皮（去白）各二钱，白茯苓（去皮）一钱半，酸枣仁（炒）、远志（去心，甘草汁煮）、五味子、熟地黄（酒洗，焙）、人参（去芦）各一钱，粉草（炙）半钱，生姜五片，红枣一枚。用于治疗心胆虚怯，触事易惊，四肢浮肿，饮食无味，心悸烦闷，坐卧不安等。即温胆汤去竹茹，加人参、熟地、五味子、酸枣仁、远志。

## （六）叶桂用温胆汤法论治杂病的经验

### 1. 用于治疗不寐

程氏，上昼气逆填脘，子夜寤不肯寐，乃阳气不降，议用温胆汤。温胆汤去枳实，加金斛，滚痰丸二钱五分。（《临证指南医案·不寐》）

赵氏，呕吐眩晕，肝胃两经受病，阳气不交于阴，阳跷穴空，寤不肯寐。《灵枢》方半夏秫米汤主之。又，接用人参温胆汤。(《临证指南医案·不寐》)

**2. 用黄连温胆汤或左金温胆汤法治疗呕吐**

朱，胃中不和，食入呕吐。怒动而病，必先制肝，温胆合左金为宜，去甘草、茯苓，加姜汁。(《临证指南医案·呕吐》)

黄，疟后不饥，咽即吐，此脘膈痰与气阻。胃不降，则不受纳。仿温胆汤意，佐以苦味降逆。鲜竹茹、枳实、炒半夏、茯苓、橘红、川连、苦杏仁、郁金汁。(《临证指南医案·疟》)

孙，寒郁化热，营卫气窒，遂发疮痍。食入即吐，胃中热灼，当忌腥油，先用加味温胆汤。鲜竹茹一钱半、半夏一钱半、金石斛三钱、茯苓一钱半、广皮白一钱半、枳实一钱、姜汁一匙调。(《临证指南医案·呕吐》)

**3. 用连郁温胆汤法治疗噎膈反胃**

包，六十，胸脘痞闷，嗳逆，三四日必呕吐黏腻，或黄绿水液，此属反胃。六旬有年，是亦重病。川连、半夏、枳实、郁金、竹茹、姜汁。(《临证指南医案·噎膈反胃》)

**4. 用丹栀连郁温胆汤法治疗郁热吞酸**

某，郁热吞酸。温胆汤加山栀、丹皮、郁金、姜汁、炒黄连。(《临证指南医案·郁》)

方证解释：方用黄连温胆汤法加山栀、丹皮泄肝热，郁金疏肝郁，此为合丹栀逍遥散法，善清泄肝胆郁热而治疗吞酸。

**5. 用丹栀连参温胆汤法治疗脾瘅**

某，口甜，是脾胃伏热未清，宜用温胆汤法。川连、山栀、人参、枳实、花粉、丹皮、橘红、竹茹、生姜。(《临证指南医案·脾瘅》)

方证解释：橘红、枳实、竹茹、生姜为温胆汤法，加人参，为人参温胆汤法；加川连，为黄连温胆汤法；加山栀、丹皮为丹栀逍遥温胆汤法；加花粉可清胃生津。叶氏曾有用省头草，或变通半夏泻心汤法治疗脾瘅的经验，本案另辟蹊径，从“脾胃伏热未清”立论，用温胆汤论治脾瘅“口甜”。

**6. 用连芍温胆汤法治疗胃脘胀痛**

朱，阳明胃逆，厥阴来犯。丹溪谓，上升之气，自肝而出。清金开气，亦有制木之功能，而痛胀稍缓。议以温胆加黄连方。半夏、茯苓、橘红、枳实、竹茹、川连、生白芍。(《临证指南医案·肿胀》)

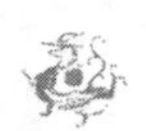

方证解释：本案虽出于“肿胀”门，但从“阳明胃逆，厥阴来犯”分析，当有呕吐、呃逆等胃气上逆之症；联系“痛胀稍缓”，其痛胀应是胃脘痛胀。曾用清金开气法以制木和胃，痛胀稍缓，本次用半夏、茯苓、橘红、枳实、竹茹为温胆汤法清胆和胃，加川连、生白芍酸苦泄肝。其中半夏、枳实与黄连配伍，善辛开苦降而治胃脘痛胀。

**7. 用枳桔温胆汤法治疗木乘土心中懊憹噎痛**

毛，目微黄，舌黄，烦渴，胁肋板实，呼吸周身牵掣，起于频吐食物痰饮，即胸脘痛胀，此肝木犯胃，诸气痹阻。虽平昔宜于温补，今治病宜宣通气分。半夏一钱半、广皮白一钱、大枣仁十粒、白蔻仁八分、川楝子一钱、炒延胡一钱、生姜五分、土瓜蒌皮一钱。又，心中懊憹，噎痛，气分痰热未平，用温胆法。竹茹一钱炒黄、炒半夏一钱、茯苓一钱半、枳实一钱、桔梗八分、橘红一钱、生姜三分。(《临证指南医案·木乘土》)

**8. 用十味温胆合半夏秫米与酸枣仁汤法治不寐、心悸、震动如惊、肢肌麻木**

陆，三六，咽属胃，胃阴不升，但有阳气熏蒸，致咽燥不成寐。冲逆心悸，震动如惊，厥阴内风，乘胃虚以上僭。胃脉日虚，肢肌麻木。当用十味温胆合秫米汤，通摄兼进，俾肝胃阳和，可以痊安。人参、茯苓、枣仁、知母、竹茹、半夏、黄色秫米。(《临证指南医案·木乘土》)

**9. 用于治疗肠痹**

董，高年疟后，内伤食物，腑气阻痹，浊攻腹痛，二便至今不通，诊脉右部弦搏，渴思冷饮。昔丹溪大、小肠气闭于下，每每开提肺窍。《内经》谓：肺主一身气化，天气降，斯云雾清，而诸窍皆为通利，若必以消食辛温，恐胃口再伤，滋扰变症。圣人以真气不可破泄，老年当遵守。紫菀、杏仁、瓜蒌皮、郁金、山栀、豆豉。又，舌赤咽干，阳明津衰，但痰多，不饥不食，小溲不爽，大便尚秘。仿古人以九窍不利，咸推胃中不和论治。炒半夏、竹茹、枳实、花粉、橘红、姜汁。(《临证指南医案·肠痹》)

方证解释：一诊用栀子豉汤加杏、蒌、郁、菀法轻清辛润，开提肺气，这是叶氏开上焦以治肠痹的惯用手法。二诊“以九窍不利，咸推胃中不和论治”，用温胆汤化裁。因舌赤咽干，阳明津衰，故加花粉清热生津。

**10. 用于治疗痿证**

廉，三二，诊脉论体，从遗精漏疡，继而环跳穴痛，遂不堪行走。脏阴伤及腑阳，阳气日加窒塞，经脉不司舒展。食入壅脘欲吐，大便旬日不通，痞阻日甚，而为痿证。《内经》论治痿独取阳明，无非流通胃气。盖胃脉主乎束筋骨、利机关窍也。议用加味温胆汤。(《临证指南医案·痿》)

**11. 用于治疗湿热秽浊不正之气扰胃所致的不饱不饥**

华，五五，口鼻受寒暄不正之气，过募原，扰胃系。寒热已罢，犹不饱不饥，舌边赤，中心黄。余邪未清，食入变酸，乃邪热不胜谷，以温胆和之。半曲温胆去甘草、茯苓、枳实，加郁金、黑山栀。(《临证指南医案·温热》)

从叶氏应用温胆汤的治疗范围来看，主要有不寐、脾瘅、呕吐、噎膈反胃、胃脘胀痛、郁热吞酸、肠痹、痿证，以及木乘土所致的心中懊侬、噎痛，咽燥不成寐、心悸、震动如惊、肢肌麻木，心中疼热、不思谷食等。还有外感湿热秽浊之邪过膜原扰胃系证。这些病证有一个共同的病机就是胃阳受伤，湿浊阻胃，胃气不降；而肝郁不舒，肝气、肝火、肝风冲击犯胃。因此，泄肝平木、通阳开结和胃是应用温胆汤的着眼点。

关于变通应用的手法，失眠者，多合半夏秫米汤，或酸枣仁汤；呕吐者，多加黄连，或合左金丸；郁热吞酸者，用黄连温胆汤合丹栀逍遥散法，加丹皮、栀子、郁金；脾瘅者，用黄连人参温胆汤法加丹皮、栀子；胃脘胀痛者，用黄连温胆汤法加白芍；噎膈反胃者，用黄连温胆汤加郁金法；湿热秽浊扰胃不饥不食者，用温胆汤法加郁金、栀子。

其中有两个手法值得重视：一是连芍温胆汤：见于《临证指南医案·肿胀》朱案处方。本法在温胆汤原功效的基础上增强了泄肝、柔肝的作用，用于治疗肝火犯胃，胃脘胀痛、呕逆等病证。二是丹栀连郁温胆汤：见于《临证指南医案·郁》某案。具有温胆汤合丹栀逍遥散之意，用以治疗温胆汤证与丹栀逍遥散证并见者。

## 香附旋覆花汤方证

**香附旋覆花汤** 出自《温病条辨·下焦篇》暑温伏暑第41条，组成为：生香附三钱，旋覆花三钱（绢包），苏子霜三钱，广皮二钱，半夏五钱，茯苓块三钱，薏苡仁五钱。水八杯，煮取三杯，分三次温服。腹满者，加厚朴。痛甚者，加降香末。吴瑭称此方为“苦辛淡合芳香开络法”，其原条文谓：“伏暑、湿温胁痛，或咳，或不咳，无寒，但潮热，或竟寒热如疟状，不可误认柴胡证，香附旋覆花汤主之；久不解者，间用控涎丹。”

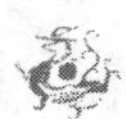

## （一）方证理论源流

《金匮要略·五脏风寒积聚病脉证治》第7条载有旋覆花汤。由旋覆花三两、葱十四茎、新绛少许组成。张仲景原文谓："肝着，其人常欲蹈其胸上，先未苦时，但欲饮热，旋覆花汤主之。"《桂林古本伤寒论》所载为："胸痹，其人常欲蹈其胸上，先未苦时，但欲饮热者，旋覆花汤主之。"其与通行本不同，提示本方主治胸痹。《金匮要略·妇人杂病脉证治》第11条载："寸口脉弦而大，弦则为减，大则为芤，减则为寒，芤则为虚，寒虚相搏，此名曰革，妇人则半产漏下，旋覆花汤主之。"

叶桂以旋覆花汤加减治疗络病而著称，其主要手法有二：一是用旋覆花汤加归须、桃仁、柏子仁辛润通络；二是用旋覆花汤加半夏等化痰涤饮通络。吴瑭根据叶氏的第二个手法拟定了香附旋覆花汤。叶桂的代表性医案如下。

沈，二一，初起形寒寒热，渐及胁肋脘痛，进食痛加，大便燥结。久病已入血络，兼之神怯瘦损。辛香刚燥，决不可用。白旋覆花、新绛、青葱管、桃仁、归须、柏子仁。(《临证指南医案·胁痛》)

汪，脉弦坚。动怒气冲，喘急不得卧息，此肝升太过，肺降失职。两足逆冷，入暮为剧。议用仲景越婢法。又，按之左胁冲气便喘，背上一线寒冷，直贯两足，明是肝逆夹支饮所致。议用《金匮》旋覆花汤法。旋覆花、青葱管、新绛、炒半夏。(《临证指南医案·喘》)

某，痰饮搏击，胁痛。半夏、茯苓、广皮、甘草、白芥子、刺蒺藜、钩藤。(《临证指南医案·胁痛》)

以上叶案中，沈二一案为叶氏以旋覆花汤加味"辛润通络"的典型医案。汪案从"脉弦坚、动怒气冲""左胁冲气便喘，背上一线寒冷，直贯两足"等症辨为"肝逆夹支饮所致"，用旋覆花汤加炒半夏，化饮通络。某案处方系由《金匮要略》所载《外台》茯苓饮变通而成，旨在搜剔络中痰饮以治胁痛，这是叶氏络病治法的另一手法。

吴瑭《温病条辨·下焦篇》第41条自注将香附旋覆花汤主治证胁痛归结为"积留支饮，悬于胁下"，认为此为水在肝之十枣汤证，并认为香附旋覆花汤属"苦辛淡合芳香开络法"，即属于络病治法。这与叶桂从络病考虑，用旋覆花汤加半夏通络化饮，治疗肝逆夹支饮所引起的左胁冲气上逆证的理论和手法十分相似。另外，吴瑭香附旋覆花汤中用了广皮、半夏、茯苓等化饮利水药，又与叶氏上述某案搜剔络中痰饮以治胁痛的手法相近。由此可以认为：香附旋覆花汤是吴瑭参照叶桂应用旋覆花汤加味以通络化饮，以及用变通《外台》茯苓饮搜剔络中痰饮以治胁痛的手法而拟定的。

香附旋覆花汤源于叶氏变通旋覆花汤的看法，在吴瑭医案中也能找到佐证。如以下两案。

珠氏，三十岁……本受燥金寒气，又加肝郁胁痛，治在肝络。新绛纱三钱、香附三钱、苏子霜三钱、旋覆花三钱、姜半夏五钱、青皮二钱、川椒炭三钱、归横须二钱、降香末三钱、橘皮三钱。(《吴鞠通医案·痰饮》)

赵，四十四岁……二十三日，左胁痛胀，卧不着席，胸也闷胀，气短，肝脉络胸之故。旋覆花三钱、归横须三钱、半夏五钱、广郁金三钱、广皮三钱、新绛纱三钱、苏子霜三钱、香附四钱、小枳实四钱、青皮三钱、川椒炭四钱、降香末三钱。(《吴鞠通医案·痹》)

以上两案既有香附旋覆花的基本药物，又有新绛、归须等。旋覆花汤加归须是叶氏辛润通络的基本手法；旋覆花汤加半夏是叶氏化饮通络法的基本组方。由此更可以认为：香附旋覆花汤是吴瑭减去叶氏旋覆花汤加味治疗络病处方中的新绛、归须等化瘀通络药，并在叶氏旋覆花汤加半夏的基础上，再加入陈皮、茯苓、薏仁等蠲饮利湿药而组成的。

## （二）方证特点及其在杂病中应用的机制

香附旋覆花汤关键是香附与旋覆花配伍，吴瑭认为此二药“善通肝络而逐胁下之饮”，另用苏子降肺气而化饮，所谓“建金以平木”，三药配用，理肝气、通肝络而调肝。半夏、陈皮和胃化痰，茯苓、薏仁健脾利湿，四药配合，化痰饮利湿浊以调胃脾。全方药分两组，一组调肝，一组调脾胃，从而两调肝脾，用于肝气郁结，肝络瘀滞，脾胃浊湿、水饮聚结胁胸之证，是一首寓意深刻疗效卓著的方剂。

香附旋覆花汤的证：吴瑭自注云：“按伏暑、湿温，积留支饮，悬于胁下，而成胁痛之证甚多，即《金匮》水在肝而用十枣之证。”十枣汤证“因里水久积，非峻攻不可”；“此因时令之邪，与里水新搏，其根不固，不必用十枣之太峻”；只宜用香附旋覆花汤轻剂通肝络而逐胁下之饮。可见，吴氏用香附旋覆花汤治十枣汤证之轻浅者。关于十枣汤证，《金匮要略》云：“病悬饮者，十枣汤主之。”何谓悬饮证?《金匮要略》载：“饮后水流在胁下，咳唾引痛，谓之悬

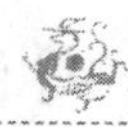

饮”；“脉沉而弦，悬饮内痛”。何谓水在肝？《金匮要略》载“水在肝，胁下支满，嚏而痛”。从《金匮要略》原文分析，吴瑭所说的水在肝之十枣汤证是指：胁下痛，胁下支满，咳唾引痛，或嚏而痛，脉沉而弦等。总之“胁痛”是该方的主证，兼见证有“或咳，或不咳，无寒，但潮热，或竟寒热如疟状”等。另外，从吴瑭医案所治病证来看，该方除被用于悬饮十枣汤证之初期证、轻浅证或高龄者外，并被用于胸痹、单腹胀、血淋等病证。

方证的特征性证：胸胁痛，苔腻或滑者。名医江尔逊先生经过反复临床观察与验证，提出此方证的特征性证为：悬饮，胸胁牵掣性痛（非胀痛、刺痛、隐痛），随咳嗽或体位变化则疼痛加重。

江尔逊先生进而论述了本方证与小柴胡汤证的鉴别：柴胡汤证有两大主症，一为寒热往来，一为胸胁苦满。香附旋覆花汤证也有寒热往来，其寒热特征两方证尚无鉴别意义。唯柴胡汤证的胸胁部症状为“苦满”，香附旋覆花汤证则为“苦痛”。此为鉴别要点，凡胸胁苦痛者，便“不可误认柴胡证”。本方证与杂病胁痛的鉴别：杂病胁痛有胀痛、刺痛、隐痛等，香附旋覆花汤证之胁痛，为牵掣作疼，不移动体位则疼轻，或不疼。一旦移动体位（如转侧、咳嗽、深呼吸）则痛如刀割。另外，香附旋覆花汤证之重者，即十枣汤证，其中“发作有时”“心下痞硬满，引胁下痛，干呕”等，颇似柴胡汤证，实则为水饮停聚胸胁疼痛之悬饮证。与柴胡汤证的鉴别，关键之处，还是在“苦满”与“苦痛”上见分晓。［江长康，江文瑜．经方大师传教录——伤寒临床家江尔逊“杏林六十年”．北京：中国中医药出版社，2010：55］

由于香附旋覆花汤具有两调肝胆、脾胃，并通肝络、散结滞、逐胁下水饮等特殊的作用，故可用于杂病肝络瘀滞，痰饮水湿居于胸胁所致的病证。

## （三）用治杂病举例与体会

先师孟澍江先生对香附旋覆花汤有深刻的研究，他认为：在内科杂病中疏利肝胆气机的常用方一般人主张用四逆散，而《温病条辨》香附旋覆花汤在疏利肝胆方面有其独特的长处。四逆散偏于升发，香附旋覆花汤则疏中有降；四逆散仅可理无形之气，香附旋覆花汤则兼祛肝胆痰湿。因而对肝胆之气升发太过而夹痰湿者，用香附旋覆花汤为佳。在临床上具体应用时，他擅长于随证加减：如胸胁疼痛较著者加郁金、炒延胡索等；肝气上逆犯肺而咳者可加杏仁、瓜蒌皮、枇杷叶、海蛤壳等；肝气横逆犯胃而致胃痛胀满者加木香、沉香、川朴等。我曾与师兄杨进教授整理孟老用香附旋覆花汤治疗肋间神经痛验案一则，现介绍如下。

陈某某，男，34岁。患胸胁疼痛2个月余，不能转侧，咳时尤剧，伴胸闷脘痞，嗳气，口淡不渴，脉细弦，苔薄白而滑。证属肝胆气机失调，夹痰湿阻于经络，治当疏理肝胆气机，兼以祛痰化湿。处方：旋覆花8g（包），制香附8g，全瓜蒌10g，苏子8g，陈皮6g，法半夏9g，茯苓10g，苡仁15g，炒延胡索8g，白芥子8g，姜汁少许。5剂。服2剂疼痛大减，5剂后疼痛消失，后未再发作。[杨进，张文选．孟澍江治疗内科杂病的经验．中医杂志，1987，(5)：21]

方证解释：本例曾用疏肝理气、清化湿热、通络化瘀等法而取效不著。孟老诊后认为，该例确属肝胆气机失调，非郁滞而是升发太过，故用四逆、逍遥之类不能奏效；其兼夹有形之邪，但非瘀血而是痰湿，故用血府逐瘀汤罔效；因未见有化热之象，故用清化之法不能对证。治疗主以香附旋覆花汤，疏利肝胆而抑其过度升发，并祛湿化痰，加白芥子为增强化痰通络之功，加姜汁以宣通气机。

名医江尔逊继承其师先生陈鼎三先生用香附旋覆花汤治疗悬饮的经验，发挥应用此方，将之作为十枣汤的轻剂，用于治疗悬饮，深得其要。此介绍江先生的有关体会如下。

“我自幼体弱多病，年甫弱冠，便患悬饮，反复发作，久治不愈。”“我20岁时，仲秋月，偶感寒，咳嗽，胁痛（牵掣痛，如翻身、转侧、深呼吸便牵引作痛），寒热往来，每日几十度发，每次几分钟或10余分钟不等。寒时，背心如冷水泼洒；热时，又如烈火燎灼。自书小柴胡汤加减不效。先师笑曰：“此非柴胡证，乃香附旋覆花汤证也。毫厘千里，慎之慎之！”即书原方：生香附、旋覆花（布包）、苏子、广皮、茯苓各9g，法夏、苡仁各15g。余颇恶药味之苦涩难咽（旋覆花之故），咽下便呕。半日许，断续呕出黏涎碗许，不意寒热、胁痛竟完全消失。我暗喜本方之妙，乃请教先师。师出示《温病条辨·下焦篇》第41条：‘伏暑、湿温胁痛，或咳，或不咳，无寒，但潮热，或竟寒热如疟状，不可误认柴胡证，香附旋覆花汤主之。’我顿开茅塞：原来是误认了柴胡证！何因会误认？乃因寒热、胁痛颇似柴胡证。但既非柴胡证，其胁痛伴寒热当作何解？吴鞠通自注：‘因时令之邪，与里水新搏……’真是一语道破！光阴荏苒，阅历渐多，复取仲景柴胡证，与鞠通香附旋覆花汤证合勘，益知二证之寒热虽相似，胸胁证候却大异之。柴胡证为胸胁苦满，或兼痛，但绝非牵掣痛，乃无形邪气郁于少阳，偏于半表；香附旋覆花汤证为胸胁牵掣作痛，而非苦满，乃

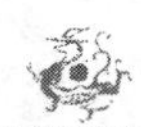

有形水饮停聚胸胁，偏于半里。毫厘之辨，在于斯乎？我数十年来治悬饮轻证，均用香附旋覆花汤化裁，历用不爽。”

“值得思考者，鞠通既言悬饮胁痛之病因为‘时令之邪，与里水新搏’，是否必有外证呢？不一定。如1974年，我已年届六旬，患面神经炎初愈，亦在仲秋，偶着凉，外证不显，惟胸胁痛，未介意。至夜，胁痛剧增，不敢翻身和深呼吸，家人扶坐，亦难支持，急送医院，注射止痛针，胁痛分毫未减。次晨，西医诊断为小叶性肺炎，欲用抗生素。我自知为悬饮复发，即书香附旋覆花汤加降香、白芥子、瓜蒌仁，服1剂，至傍晚，胁痛大减，又服1剂痛止。又一次，我返家乘车受风，并无外证，胁痛亦发，卧床不起，亦如法治之而愈。我曾用此方治过不少胸膜炎、胸腔积液病人，大多无外证，一般服2~4剂便可止住胸胁掣痛。”［江长康，江文瑜．经方大师传教录——伤寒临床家江尔逊“杏林六十年”．北京：中国中医药出版社，2010：105］

我常用香附旋覆花汤治疗胸胁疼痛，此介绍治验案一则如下。

龚某某，男，57岁。教授。2005年4月2日初诊。患者两胁及胁下疼痛3月余，以两胁肋骨下沿疼痛最为明显，坐在办公桌前写作时，身体向前倾则剧痛。胃脘不舒，一吹凉风则胃痉挛。曾服西药并请中医治疗无效。大便干燥难解，心烦急躁，时有失眠。诊脉弦长而滑，舌尖红赤，苔黄白相间，舌面水分多。辨为香附旋覆花汤证与大柴胡汤证，处方：香附12g，旋覆花12g（包煎），苏子10g，青皮8g，清半夏15g，茯苓15g，柴胡18g，黄芩10g，生姜8g，枳壳10g，酒大黄6g，白芍15g。6剂。2005年4月23日二诊：服药后胸胁、肋骨下缘痛止，初服大便见稀，服第2剂大便自行正常，心烦急躁、失眠诸症顿失，遂自行停药。最近因备课教学紧张，左胁又微痛不舒，但比上次为轻为缓。舌偏红，苔白偏腻水滑，脉弦滑。仍用香附旋覆花汤法，处方：香附12g，旋覆花12g（包煎），苏子10g，青皮8g，清半夏15g，茯苓15g，生苡仁15g，柴胡15g，黄芩6g，生牡蛎15g。7剂。胁痛痊愈。

期刊报道用香附旋覆花汤治疗杂病的医案有结核性胸膜炎胸水、外伤性气血胸、胸腔积液、慢性胆囊炎等。

## （四）有关问题的讨论

**1. 关于香附旋覆花汤中有无杏仁的问题**　吴瑭于《温病条辨·下焦篇》第41条后自按说：“香附旋覆花汤以香附、旋覆，善通肝络而逐胁下之饮，苏子、杏仁，降肺气而化饮，所谓建金以平木；广皮、半夏消痰饮之正，茯苓、薏仁，开太阳而合阳明，所谓治水者必实土，中流涨者开支河之法也。”从这句话来看，香附旋覆花汤中当有杏仁。但是，吴氏的香附旋覆花汤组成中却没有杏仁。吴瑭的自按显然有误，难于自圆其说。从《吴鞠通医案》考证可知，其基本方中并没有杏仁，只是在个别医案中使用杏仁，如下述《吴鞠通医案·痰饮》“福，三十二岁，痰饮胸痹，兼有胁下悬饮”案。据此可见，吴瑭的自按有误，香附旋覆花中应该没有杏仁。但是，吴氏的按语提示，香附旋覆花汤有加杏仁之法，加杏仁有助于宣肺逐饮。

**2. 香附旋覆花汤证与小柴胡汤证**　吴瑭在论述香附旋覆花汤证时强调："伏暑、湿温胁痛，或咳，或不咳，无寒，但潮热，或竟寒热如疟状，不可误认柴胡证”。这就说明香附旋覆花汤证有与柴胡汤证相似的症状。这点颇能启发人之心思：小柴胡汤用柴胡、黄芩清泄肝胆郁热，并升发疏利肝胆之气，总调肝胆。用半夏、生姜和胃逐饮止呕；人参、大枣、甘草补胃气扶脾生津，共调胃脾。组方以两调肝胆、脾胃为宗旨。香附旋覆花汤组方与小柴胡汤雷同，用香附、旋覆花“通肝络而逐胁下之饮”，苏子降肺化饮、“建金以平木”，共理肝胆。用半夏、陈皮和胃化痰，茯苓、薏仁健脾利湿，合调胃脾。全方亦以两调肝胆脾胃为总则。由此可以推论，本方在调和肝胆、脾胃方面与小柴胡汤类似而有广泛的临床意义。这也是本书将香附旋覆花汤作为和解湿热法的代表方的用意之所在。

四川乐山已故名医陈鼎三治疗学生江尔逊，素体尪羸，十岁时，患感冒，咳嗽，胁部牵制疼痛，如翻身、转侧、深呼吸则牵引作痛，寒热往来，一日几度发，每次数分钟或十几分钟不等，发时背心如冷水泼之，顷刻又如火燎之。曾服小柴胡汤加减无效，卧床不起，饮食不进。陈鼎三诊后，用香附旋覆花汤，服后则呕吐，吐出黏涎碗许，越半日，寒热、胁痛即除（《名老中医之路·下篇·陈鼎三》）。此案说明，香附旋覆花汤的确具有和解少阳的作用，可治疗类似于小柴胡汤证的痰饮水湿郁阻少阳证。

江尔逊发挥其师陈鼎三先生的经验，进而认为：香附旋覆花汤是十枣汤的变方，小柴胡汤证与香附旋覆花汤证病位均在少阳三焦，所不同的是，小柴胡汤证为偏于半表的无形邪气郁结，香附旋覆花汤证为偏于半里的有形水饮停聚。[江长康，江文瑜．经方大师传教录——伤寒临床家江尔逊“杏林六十年”．北京：中国中医药出版社，2010：24] 江尔逊先生的见解颇能给人以启示，从而为香附旋覆花汤的拓展运用提供了思路。

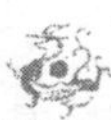

## （五）吴瑭用香附旋覆花汤法论治杂病的经验

### 1. 用于治疗悬饮

乙酉正月初十日，陈，七十六岁，悬饮脉弦，左胁不快，为水在肝，法当用十枣汤，近八旬之老人，难任药力，与两和肝胃可也。旋覆花三钱（包煎）、半夏五钱、香附五钱、广皮三钱、小枳实三钱、淡吴萸二钱、青皮三钱。煮三杯，分三次服。二十三日，前方已服十余帖，复诊脉结，加杏仁泥六钱，再服三帖。(《吴鞠通医案·痰饮》)

己丑正月初七日，舒氏，四十一岁，痰饮喘咳夜甚，胁痛，少腹亦痛，溺浊，水在肝也，经谓之悬饮。悬饮者，十枣汤主之。恐其太峻，宗其法而不用其方。姜半夏五钱、生薏仁六钱、旋覆花三钱（包煎)、香附三钱、云苓皮六钱、小枳实三钱、降香末二钱、广皮三钱、苏子霜三钱。煮三杯，分三次服。(《吴鞠通医案·痰饮》)

某，悬饮者，水在肝也，非下不可。但初次诊视，且用轻法。半夏一两、旋覆花四钱（包煎)、生香附五钱、降香末三钱、青皮三钱、广皮三钱、苏子霜三钱。煮三杯，分三次服。(《吴鞠通医案·痰饮》)

方证解释：以上均为悬饮水在肝之十枣汤证，但陈案为八旬老人；舒氏案根据病情与体质，恐十枣汤太峻；某案为初次诊视。因此，均不用十枣汤而代之以香附旋覆花汤通络化饮。

### 2. 用于治疗由郁而导致的单腹胀

郭氏，六十二岁，先是郭氏丧夫于二百里外其祖墓之侧，郭氏携子奔丧，饥不欲食，寒不欲衣，悲痛太过，葬后庐墓百日，席地而卧，哭泣不休，食少衣薄，回家后致成单腹胀。六脉弦，无胃气，气喘不能食，唇口刮白，面色淡黄，身体羸瘦。余思无情草木，不能治有形之病，必得开其愚蒙，使情志畅遂，方可冀见效于万一……于是为之立开郁方，十数剂而收全功。旋覆花三钱（新绛纱包)、香附三钱、广郁金三钱、姜半夏四钱、青皮二钱、苏子霜三钱、降香末三钱、广皮三钱、归横须二钱、川厚朴三钱。煮三杯，分三次服。(《吴鞠通医案·肿胀》)

方证解释：从方用新绛纱包旋覆花与归横须来看，患者当有络脉凝瘀证。即不仅气、痰阻滞肝络，而且瘀滞络脉，因此，用香附旋覆花汤化痰通络，加新绛纱、归横须辛润通络。

**3. 用于治疗肿胀**

乙酉十月十七日，单氏，四十二岁，肿胀六年之久，时发时止，由于肝郁，应照厥阴䐜胀例治。云茯苓六钱、厚朴三钱、归横须三钱、旋覆花（包）三钱、香附三钱、大腹皮三钱、姜半夏四钱、青皮二钱、广郁金二钱、降香末三钱、木通二钱。煮三杯，分三次服。不能宽怀消怒，不必服药。二十六日，服前方八帖，肿胀稍退，惟阳微弱，加川椒三钱；大便不通，加两头尖三钱，去陈菀。（《吴鞠通医案·肿胀》）

方证解释：肿胀六年之久，肝络瘀滞，水气不利显然。吴氏用香附旋覆花汤加归横须、广郁金、降香末化瘀行气通络，加厚朴、大腹皮、青皮、茯苓、木通利湿行水消胀。

**4. 用于治疗血淋**

王，四十五岁，小便狂血，脉弦数，病因怒转。细生地五钱、香附三钱、降香末三钱、新绛纱三钱、归须三钱、桃仁泥三钱、青皮二钱、旋覆花（包）三钱、丹皮炭五钱。煮三杯，分三次服。服四帖而血止，止后两月，又因动怒而发，仍与前方七帖而愈。（《吴鞠通医案·淋浊》）

方证解释：用通肝络法治疗血淋是吴瑭的一大发明。这种血淋与怒郁有关，除尿血，脉弦数外，当有胁痛等肝络水瘀互结证。

**5. 用于治疗痰饮胸痹**

乙丑二月初三日，福，三十二岁，痰饮胸痹，兼有胁下悬饮。旋覆花三钱（包煎）、桂枝三钱、厚朴一钱、薤白二钱、小枳实三钱、杏仁泥三钱、半夏五钱、栝蒌二钱、广皮一钱五分、生香附三钱。水八碗，煮取三碗，分三次服。三帖。初七日，胸痹悬饮已愈，惟肠痹食不甘味。议和肝胃，兼开肠痹。生薏仁五钱、半夏三钱、广皮二钱、白通草二钱、小枳实二钱、杏仁八钱、姜汁三匙。（《吴鞠通医案·痰饮》）

方证解释：本案为胸痹兼胁下悬饮，吴氏巧妙使用香附旋覆花汤合胸痹专方瓜蒌薤白半夏汤、枳实薤白桂枝汤加减处方，为胸痹的辨治开辟了新的思路。

除以上医案，在前述“方证理论源流”中介绍的“珠氏”案、“赵”案，用香附旋覆花汤治疗痰饮胁痛、痹证胁痛胸闷，方中加川椒炭、降香末，也颇多启发。

综上所述，香附旋覆花汤以两调肝胆、脾胃为总法；以通肝络、化痰饮为特点；主治十枣汤证的轻浅证，其证以胁痛、胸痛为主，或“咳唾引痛者”，或咳嗽胸胁牵痛，或胁连胃脘痛等。

# 第三章
# 开达膜原法及其代表方证

吴有性根据温疫病的临床特征，创造性地提出了邪伏膜原的理论，并创制达原饮主治温疫，认为该方能“直达其巢穴，使邪气溃败，速离膜原，是以为达原也”。遵吴有性之法，叶桂、薛雪、俞根初、吴瑭、雷丰等人制定了一系列加减达原饮法，用以治疗湿热邪留膜原证，从而发展了“开达膜原”法，使之成了一种独具特色的温病治法。由于“少阳”不等于“膜原”，达原饮法与“和解”法也截然不同，因此，本书将达原饮法从温病和解法中分离出来，作为一个独立的治法，命名为“开达膜原法”。所谓“开达膜原法”是指用草果、厚朴、槟榔等药为主组方，具有开透宣达膜原湿热功效的一种治法，用以治疗湿热邪伏膜原证。其代表方有达原饮、俞氏柴胡达原饮、薛氏加减达原饮、雷氏宣透膜原法、何氏新定达原饮、草果知母汤、厚朴草果汤。这一类方证可称为达原饮类方证。

## 达原饮方证

**达原饮**　出自吴有性《温疫论·温疫初起》，组成用法为：槟榔二钱、厚朴一钱、草果仁五分、知母一钱、芍药一钱、黄芩一钱、甘草五分。用水二盅，煎八分，午后温服。凡疫邪游溢诸经，当随经引用，以助升泄，如胁痛、耳聋、寒热、呕而口苦，此邪热溢于少阳经也，本方加柴胡一钱；如腰背项痛，此邪热溢于太阳经也，本方加羌活一钱；如目痛、眉棱骨痛、眼眶痛、鼻干不眠，此邪热溢于阳明经也，本方加干葛一钱。《温疫论》原文谓：“温疫初起，先憎寒而后发热，日后但热而无憎寒也。初得之二三日，其脉不浮不沉而数，昼夜发热，日晡益甚，头疼身痛。其时邪在夹脊之前，肠胃之后，虽有头疼身痛，此邪热浮越于经，不可以为伤寒表证，辄用麻黄桂枝之类强发其汗，此邪不在经，汗之徒伤表气，热亦不减。又不可下，此邪不在里，下之徒伤胃气，其渴愈甚，宜达原饮。”

## （一）方证理论源流

达原饮方证系吴有性独创。吴氏首先提出了杂气病因之说，认为温疫的病因不是既往人们所说的六淫，而是一类特殊的病原：“温疫之为病，非风、非寒、非暑、非湿，乃天地间别有一种异气所感。”而且疫病种类不同，病因异气各异，“知其气各异，故谓之杂气”。他认识到杂气致病有特异性：“杂气为病，一气自成一病。”根据温疫病初起多无太阳表证的特点，在“凡人口鼻之气，通乎天气”的认识基础上，提出了杂气“从口鼻而入”的观点。

吴有性根据温疫初起，既没有普通外感病的表证表现，又没有单纯的里证特征，天才性地提出了邪在膜原的理论：“邪从口鼻而入，则其所客，内不在脏腑，外不在经络，舍于夹脊之内，去表不远，附近于胃，乃表里之分界，是为半表半里，即针经所谓横连膜原是也。”基于这一认识，他希望找到能直达病所、直捣病巢的有效方药，从而创制了达原饮，用于治疗温疫初起的邪伏膜原证。

吴有性的达原饮及其膜原学说对后世有重要影响，薛雪、俞根初、雷丰、何廉臣等人在吴有性达原饮的基础上化裁出了一系列加减达原饮，它们分别是：

**薛氏加减达原饮**：出自《湿热病篇》第 8 条：“湿热证，寒热如疟，湿热阻遏膜原，宜柴胡、厚朴、槟榔、草果、藿香、苍术、半夏、干菖蒲、六一散等味。”薛雪自注说：“疟由暑热内伏，秋凉外束而成……而寒热有定期，如疟证发作者，以膜原为阳明之半表半里，热湿阻遏，则营卫气争，证虽如疟，不得与疟同治，故仿又可达原饮之例，盖一由外凉束，一由内湿阻也。”（《温热经纬·湿热病篇》）

**俞氏柴胡达原饮**：出自俞根初《通俗伤寒论·六经方药》和解剂，组成为：柴胡钱半、生枳壳钱半、川朴钱半、青皮钱半、炙草七分、黄芩钱半、苦桔梗一钱、草果六分、槟榔二钱、荷叶梗五寸。俞氏以此方治疗伤寒兼疟中的痰疟，即痰疟之邪在膜原证，其表现为“痰阻膜原者，初起胸膈痞满，心烦懊侬，头眩口腻，咯痰不爽，间日发疟，舌苔粗如积粉，扪之糙涩”；“脉弦而

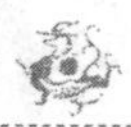

滑”等。(《通俗伤寒论·伤寒兼证·伤寒兼疟》)

**雷氏宣透膜原法**：出自雷丰《时病论》，组成为：厚朴一钱（姜制）、槟榔一钱五分、草果仁八分（煨）、黄芩一钱（酒炒）、粉甘草五分、藿香叶一钱、半夏一钱五分（姜制）、加生姜三片为引。雷氏以此方“治湿疟寒甚热微，身痛有汗，肢重脘满”之证。并自注说：“此师又可达原饮之法也。方中去知母之苦寒及白芍之酸敛，仍用朴、槟、草果，达其膜原，祛其盘踞之邪，黄芩清燥热之余，甘草为和中之用，拟加藿、夏畅气调脾，生姜破阴化湿，湿秽乘入膜原而作疟者，此法必奏效耳。”（《时病论·夏伤于暑秋必疟大意·拟用诸法》）

**何氏新定达原饮**：出自何廉臣《重订广温热论·验方》，组成为：真川朴八分，花槟榔钱半，草果仁五分，枳壳钱半，焦山栀三钱，淡豆豉三钱，青子芩二钱，桔梗钱半，鲜荷叶包六一散三钱，知母三钱，先用活水芦根二两，北细辛三分，煎汤代水。治疗“湿火之证”中的伏暑，其证为暑气与湿气蕴伏膜原，舌苔白腻而厚，或中虽黄黑，而边仍白滑，膜原湿遏热伏者。用新定达原饮加藿香、青蒿，达膜原而解外邪。(《重订广温热论·湿火之症治》)

## （二）方证特点及其在杂病中应用的机制

关于达原饮的特点，吴有性自按说：“槟榔能消能磨，除伏邪，为疏利之药，又除岭南瘴气；厚朴破戾气所结；草果辛烈气雄，除伏邪盘踞；三味协力，直达其巢穴，使邪气溃败，速离膜原，是以为达原也。热伤津液，加知母以滋阴；热伤营气，加白芍以和血；黄芩清燥热之余；甘草为和中之用；以后四味，不过调和之剂，如渴与饮，非拔病之药也。”虽然吴有性对达原饮的方义有独特的解释，但是，后世温病学派的医家多以方测证，从湿热角度理解本方：认为方中草果、厚朴、槟榔辛温燥湿、疏利气机；黄芩、知母苦寒清热；白芍、甘草酸甘养阴缓急。全方重在燥湿清热，可用于治疗湿热阻滞膜原，症见寒热如疟，舌苔白厚腻如积粉，舌质红或绛等证。

达原饮的证：吴有性最为重视的是舌苔的变化，“感之重者，舌上苔如积粉，满布无隙”（达原饮证）；“服汤后不从汗解，而从内陷者，舌根先黄，渐至中央，邪渐入胃，此三消饮证”；“温疫发热一二日，舌上白苔如积粉，早服达原饮一剂，午前舌变黄色，随现胸膈满痛，大渴烦躁，此伏邪即溃，邪毒传胃也，前方加大黄下之”。这是达原饮与三消饮的舌象鉴别。除舌象外，其脉证特征为：先憎寒而后发热，日后但热而无憎寒。初得之二三日，其脉不浮不沉而数，昼夜发热，日晡益甚，头疼身痛等。

方证的特征性证：舌苔白厚如积粉，或白厚腻而满布舌面。但见此苔，即可用此方。

我在临床中体会到，本方草果、厚朴、槟榔辛香温燥化湿与知母、黄芩、白芍苦酸泄热药配合，有开达膜原以及泄厥阴、开太阴的作用，是一首类似于治疗伤寒厥阴病寒热错杂证的名方。对于内伤杂病表现为恶寒发热，或病变发作有时等难治性病证，但见舌苔白厚如积粉一证，即可用之，有不可思议的疗效。

薛氏加减达原饮系吴有性达原饮减黄芩、知母、芍药、甘草，加柴胡、藿香、苍术、半夏、干菖蒲、六一散组成。此方用藿香芳香透散上焦之湿；厚朴、草果、槟榔、苍术、半夏、干菖蒲辛燥中焦之湿；六一散清利下焦之湿；另用柴胡辛凉透达少阳。全方以治湿为主，治热为辅，且燥湿理气畅中作用大大增强，可用以治疗湿热郁阻中焦且湿重热微之证。

俞氏柴胡达原饮系吴有性达原饮减知母、芍药，加柴胡、枳壳、桔梗、青皮、荷叶梗组成。何秀山按云："《内经》言邪气内薄五脏，横连膜原。膜者横膈之膜，原者空隙之处，外通肌腠，内近胃腑，即三焦之关键，为内外交界之地，实一身之半表半里也。凡外邪每由膜原入内，内邪每由膜原达外。此吴又可治疫邪初犯膜原，所以有达原饮之作也。今俞氏以柴、芩为君者，以柴胡疏达膜原之气机，黄芩苦泄膜原之郁火也。臣以枳、桔开上，朴、果疏中，青、槟达下，以开达三焦之气机。使膜原伏邪，从三焦而外达肌腠也。佐以荷梗透之，使以甘草和之。虽云达原，实为和解三焦之良方。较之吴氏原方，奏功尤捷。然必湿重于热，阻滞膜原，始为适宜。若湿已开，热已透，相火炽盛，再投此剂，反助相火愈炽，适劫胆汁而烁肝阴，酿成火旺生风，痉厥兼臻之变矣。用此方者其审慎之"。(《通俗伤寒论·六经方药·和解剂》)

雷氏宣透膜原法系吴有性达原饮减知母、白芍，加藿香、半夏、生姜组成，燥湿开结作用增强而清热作用相对减弱，主要用于湿热膜原证偏于湿重，脘痞呕恶明显者。

何氏新定达原饮系又可达原饮减白芍、甘草，合栀子豉汤、六一散，加枳壳、桔梗、鲜荷叶、芦根、细辛组成。与达原饮相比，清泄郁热、畅达气机、宣利湿热的作用大大增强，可用于热重于湿，湿遏热伏，气机阻滞显著之证。其中用细辛疏透少阴阴寒之湿，可谓本方的配伍特点。

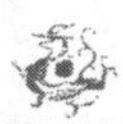

## （三）用治杂病举例与体会

先师孟澍江先生善用达原饮治疗内科杂病低热，认为杂病低热并不一定都属于气虚、血虚、阴虚的虚热，其中不少则由于病邪内存所致。如下案：施某，女，43岁。1981年9月10日初诊。主诉：低热3个月余，每至下午辄作，至后半夜减退，晨起稍安，基本上发作有时。形体消瘦，体力不足。曾就医于多处医院，做过多种检查，但均未得出明确诊断。也曾采用多种治法，低热依然如故。诊查：日晡辄作低热，测体温在38～38.5℃，或伴有微寒，有时泛恶呕吐，面容清癯，疑似阴虚之象，但细察其舌苔色黄白厚腻，舌边色红，脉细濡而数。辨证：微寒作热，其邪不在卫表。寒微而热著，发有定时，又非寒热往来，其邪不属少阳可知。从其寒热晡作，病程较久，舌红而苔腻，可推断其邪伏膜原，泛恶亦为湿浊内阻、气机失畅之佐证。治法：属湿浊在膜原，遏阻气机，但素体羸瘦，治疗不可偏凉、偏燥，当用疏理透达法，方取雷氏宣透膜原法。处方：藿香6g，佩兰8g，川朴3g，槟榔3g，半夏6g，黄芩6g，甘草2g。3剂。处方时当考虑体质脆弱，不可过于克伐，故原方中的草果未加入，俟药后再议。二诊：服药后，患者并无不适，自觉胸中宽松，热势虽每日仍发，但已有下降趋势，持续时间亦见缩短，舌苔较前有松化之象。经权衡后，决定方中加入草果4g，以增其透化湿浊之力。3剂。三诊：服前方后，寒热基本控制，精神亦转振，舌苔渐化。但胃纳尚不见旺，此因湿邪尚未尽化，且胃气未复。再投用和中健胃之品以善其后。处方：藿梗6g，佩兰8g，川朴花4g，生苡仁15g，谷、麦芽各15g。连用7剂后，邪去正安，病乃得愈。（《中医临床家孟澍江》）

先师刘渡舟先生根据《医宗金鉴·杂病心法要诀》疟疾治法中所载“因食而病疟者，则痞闷、噫气、恶食，宜小柴胡合平胃散加草果清之”的方法，取达原饮意再加槟榔，组成加味草果柴平汤（草果、槟榔、厚朴、陈皮、苍术、柴胡、黄芩、半夏、人参、生姜、甘草），主治两方面病证：一是内伤发热辨属湿热邪伏膜原证者；二是胆囊炎、胆石症、肝炎等表现为肝胆湿热，症见胁下痛，口苦，舌苔白厚腻者。另外，根据《医宗金鉴·杂病心法要诀》疟疾治法中所载“凡疟疾有里不清，便硬者，宜大柴胡汤加芒硝、厚朴、草果、槟榔下之”之法，组成草果大柴平胃汤（草果、槟榔、厚朴、陈皮、苍术、柴胡、黄芩、半夏、生姜、白芍、枳实、大黄、大枣）治疗胆囊炎、胆石症等病表现为肝胆湿热，症见胁下痛，大便燥结，口苦，苔黄厚腻等证者。现整理我跟随刘老临床学习时记录的三则医案如下。

许某某，男，46 岁。1999 年 4 月 22 日初诊。患者发热近 1 年，体温 38.5℃左右，多于下午发热，在北京几家大医院反复检查，发热原因不明。口苦，大便不干，有汗，面色苍，体质弱，舌淡红，苔厚腻黄白相兼。口苦、发热为小柴胡汤证；间歇性发热，面苍，苔厚腻为达原饮、平胃散证，用三法合而为方：草果 4g，槟榔 10g，厚朴 10g，陈皮 10g，苍术 10g，柴胡 16g，黄芩 10g，半夏 10g，红人参 3g，生姜 3g，炙甘草 3g。7 剂。1999 年 5 月 1 日二诊：服上方 7 剂，体温下降到 37.5℃左右，口苦减轻，自觉精神渐复。继续用上方 7 剂，体温恢复正常，腻苔退净。改用小柴胡汤善后以巩固疗效。（作者新撰刘渡舟医案）

张某某，女，45 岁，1999 年 5 月 6 日初诊。患者有慢性胆囊炎史，右胁下疼痛，胃脘痞胀不适，口苦，大便黏滞不爽，腹胀，排气多，有时大便后腹部不适，舌红，苔白厚腻，脉弦滑。胁痛、口苦为小柴胡汤证；苔白厚腻、胃脘痞胀、大便黏滞不爽为达原饮、平胃散证，用三方合而处方：草果 4g，槟榔 10g，厚朴 10g，陈皮 10g，苍术 10g，柴胡 16g，黄芩 6g，半夏 10g，生姜 3g，枳实 10g。7 剂。诸症消失而愈。（作者新撰刘渡舟医案）

宋某某，男，53 岁。1999 年 6 月 10 日初诊。素有胆结石、胆囊炎，近来胸胁剧痛，甚则倒在地上打滚，口苦，恶心，大便燥结，一周未解。舌红赤，苔厚腻黄白相兼。此湿热阻塞肝胆，三焦气机不通而疼。用草果大柴平胃汤法，处方：草果 4g，槟榔 10g，厚朴 10g，陈皮 12g，青皮 12g，苍术 10g，柴胡 16g，黄芩 10g，半夏 12g，生姜 3g，白芍 15g，枳实 10g，大黄 6g，片姜黄 12g，橘叶 10g。7 剂。服药后泻大便二次，疼痛大减。用上方减大黄量为 3g，继续服 7 剂而愈。（作者新撰刘渡舟医案）

朱进忠先生用吴氏达原饮治疗肾衰、慢性肾炎、泌尿系感染、结核性胸膜炎等病证，此介绍四案如下。

张某某，男，2 岁。高热（39.9℃）不退，尿少尿频，恶心呕吐 1 个月。医诊左肾发育不全，右肾囊肿，肾盂肾炎、急性肾功能衰竭。予西药治疗 20 天后，又配合中药补气养血、活血利尿、清热解毒治疗 10 天，不但不效，反而加重。细审其证，除发热，尿少尿频，恶心呕吐外，并见其腹满胀痛，按之更甚，舌质淡黯，舌苔黄白，面色青黑，脉弦紧滑数。综合脉证，思之：腹满胀痛，按之尤甚者，有积也；面色青黑者，肝肾湿热也；脉弦者，少阳或膜原之有邪

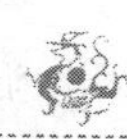

也；紧脉者，寒也，积也……综合脉证，正合吴又可达原饮证也。乃拟宣透膜原法。处方：厚朴3g，草果3g，槟榔3g，黄芩3g，知母3g，苏叶3g，神曲3g，柴胡6g，菖蒲4g。服药2剂，发热、恶心呕吐等症稍减；继服4剂，体温正常，恶心呕吐消失；再服10剂，尿素氮、二氧化碳结合力，肌酐均恢复正常。［朱进忠．中医临证经验与方法．北京：人民卫生出版社，2003：307］

黎某某，女，40岁。泌尿系感染3个多月。医先用西药治疗1个多月不效，后用西药配合中药利水通淋、清热解毒亦效果不著。细审其证，除尿频尿热尿痛外，并见脘腹胀满，小腹坠痛，里急后重，欲便不能，欲罢不止，心烦不安，头晕乏力，纳呆食减，脉弦紧稍滑。因思脉弦者，肝胆三焦也；紧者，寒也，结也；滑者，积热也。合之于症论之，乃三焦郁热，肝脾不和也。治宜调肝脾，理三焦，散郁热。处方：厚朴10g，草果10g，槟榔10g，黄芩10g，知母10g，菖蒲10g，甘草6g，柴胡10g，紫苏6g，白芷10g。服药4剂，诸症俱减。继服3剂，小腹坠胀，尿频尿痛消失，尿常规、尿培养均恢复正常。又服15剂，诸证消失，愈。［朱进忠．中医临证经验与方法．北京：人民卫生出版社，2003：319］

高某某，男，22岁，持续高热，汗出，胸满，气短50多天。医诊结核性胸膜炎。先以西药治疗30天不效，后又配合中药清热解毒、攻逐水饮等治疗20多天亦不效。细审其证，寒热往来，体温39.9℃，胸满气短，恶心欲吐，舌苔白，脉弦数。因思寒热往来者，少阳之证也，宜予和解少阳。处方：柴胡28g，厚朴10g，草果10g，槟榔10g，黄芩10g，知母10g，菖蒲10g，苏叶10g，甘草6g。服药4剂，诸症大减，体温37.5℃，继服4剂，体温正常，饮食增加，胸水明显减少。审其脉弦紧小数。处方：柴胡10g，赤芍10g，白芥子6g，桔梗10g，枳实10g，陈皮10g，半夏10g，黄芩10g，甘草6g。服药30剂，诸症消失，愈。［朱进忠．中医临证经验与方法．北京：人民卫生出版社，2003：230］

于某某，男，21岁，持续高热胸痛40多天。医始终未确诊，与抗生素等治疗20多天，体温一直持续在39℃左右。又于某院住院检查治疗，发现大量胸水，诊为结核性胸膜炎。继续应用西药，并配合中药大剂清热解毒之药治之，20多天后，体温仍然不见下降。细审其证，除胸痛胸满，咳嗽气短之外，并见寒热往来，头身疼痛，口苦咽干，恶心欲吐，脘腹胀满而痛，按之更甚，大便不畅，小便微黄，舌苔黄白，脉弦紧而数。综合脉证，乃太阳、少阳、阳明俱见之证。急予达原饮加减，外散风寒，中调肝胆，里攻实滞。处方：厚朴10g，草果10g，槟榔10g，黄芩10g，知母10g，菖蒲10g，柴胡10g，桂枝10g，白芷10g，大黄3g。服药4剂，头痛身痛，寒热往来，胸满胸痛、脘腹胀痛等症俱减，体温降至37.8℃，饮食稍进，精神好转……继服16剂，诸症消失。停药1个月后，又因感冒而复发，经胸透又出现少量胸水。细审其证，除胸水胸痛而外，并见寒热往来，咳嗽少痰，气急，胸胁刺痛。予柴枳半夏汤加减。处方：柴胡15g，黄芩10g，瓜蒌15g，半夏10g，枳壳10g，桔梗10g，赤芍10g，白芥子6g，桑皮10g。服药4剂，其效不著。再审其脉弦紧，胃脘有压痛。因思证见阳明腑实。改予达原饮加减为方：厚朴10g，草果10g，槟榔10g，黄芩10g，知母10g，菖蒲10g，大黄4g，枳实10g，桂枝10g，柴胡10g，白芷10g。服药2剂，诸症果减，继服16剂，愈。［朱进忠. 中医临证经验与方法. 北京：人民卫生出版社，2003：231］

我在临床上最喜欢用达原饮治疗湿热蕴阻，膜原枢机不利之证。不论什么病，不论病证多么错综复杂，只要见有达原饮证的特征性舌苔，就率先投用达原饮。达原饮证的舌苔以黄白相兼、厚腻、满布舌面，或如积粉，或兼水滑为特征，舌质多红赤或赤绛。湿热蕴阻膜原见此等舌者，其证多兼有小柴胡汤证，或者半夏泻心汤证。因此，临床更多的是用柴胡达原饮复法，或半夏泻心达原饮复法。此介绍有关体会如下。

第一，用治内伤发热长期不退：胡某某，女，62岁。2004年12月31日初诊。患者从2004年9月开始周身不适，随后发烧，体温38～39.5℃，已历时近4个月。在当地某医院检查，怀疑肾上腺占位病变，因此，从江苏某县专程来北京诊治，在某大医院住院治疗20多天，做CT等各种检查，排除肾上腺肿瘤，但发热原因不明，未明确诊断。因住院费昂贵，20多天已支付1万5千多元人民币，故出院找中医试治。发热特点为每天下午3点左右开始发冷，然后发热，次日黎明热退身凉，发热时腹胀满，口干不欲饮水，大便3～4日一次，状如羊屎，干燥。舌红赤，苔黄白相兼、满布舌面、特别厚腻，脉沉细滑数，似弦非弦。从舌象断为达原饮证，从发热特点辨为小柴胡汤证，处方：厚朴14g，槟榔10g，草果3g，清半夏12g，黄芩10g，生大黄1g，杏仁10g，藿香6g，白蔻仁10g，滑石12g，通草6g，柴胡20g。嘱先服1剂。2005年1月1日复诊：服药1剂，昨日至今未发热，腹胀减，大便仍不通，有汗，不思饮食，每日只能进粥半碗。脉舌同前。守法增大黄量为10g，加葛根10g，羌活3g，即合入三消饮。5剂。2005年1月6日三诊：服药3剂，未发热，大便通畅，患者已于1月5日返回江苏老家准备过春节，其儿子仍在北京打工，来诊代诉：回家后继续服药2剂，体温正常，胃口已开，唯腹时胀。遂于二诊方减大黄、通草，继续服药12剂，腹胀消失，体温正常，病告痊愈。

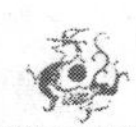

蔡某，女，36 岁。2005 年 3 月 26 日初诊。患者发热 5 个月，体温 37.5～37.8℃。在北京协和医院住院检查，发热原因不明，患者主动要求出院。曾在某中医院诊治，发热如故。诊时体温 37.8℃，每天下午 3～5 点发热。时恶风，饮食二便尚可，素有痛经。舌淡红，苔白厚腻、满布舌面，脉弦滑略数。辨为薛氏达原饮证，处方：厚朴 12g，草果 4g，槟榔 10g，柴胡 15g，黄芩 10g，清半夏 15g，生姜 3g，藿香 6g，苍术 6g，石菖蒲 10g，滑石 30g。6 剂。2005 年 4 月 5 日二诊：服药后不再怕风，体温 37～37.3℃，脉沉细滑、略数，舌淡红，苔黄白相兼而厚腻。上方减生姜，加白蔻仁 6g。6 剂。2005 年 4 月 12 日三诊：体温 37.1℃，脉沉细、略滑略数，舌淡红，苔白略厚腻。仍用薛氏达原饮合小柴胡汤化裁，一诊方去藿香，加红人参 6g，炙甘草 6g。6 剂。2005 年 4 月 19 日四诊：体温 36.5℃，大便 2～3 天一次，不干但黏，胸闷不适。脉沉细滑数，舌质淡，苔白已不厚腻。用三诊方加薤白 10g，全瓜蒌 10g。6 剂。2005 年 4 月 26 日五诊：体温正常，胸闷消失，大便通畅。适逢月经前，小腹痛，脉沉细、略弦滑，舌淡红，厚腻苔退净，为薄白苔，舌质暗有瘀点。用达原饮合小柴胡汤与桂枝茯苓丸法化裁。处方：柴胡 15g，黄芩 10g，清半夏 15g，生姜 10g，厚朴 10g，草果 6g，炒槟榔 10g，生白芍 15g，炙甘草 6g，桂枝 10g，茯苓 30g，桃仁 12g。6 剂。服药后腹痛除，体温正常。停药观察，至 2005 年 7 月 14 日。体温一直正常，面色逐渐好转，月经调，再未服药。

第二，治疗斯蒂尔病（AOSD）：朱某某，女，24 岁。2006 年 5 月 30 日初诊。患者从 2005 年 10 月开始发热，当时体温 38～39℃，在哈尔滨医科大学某附属医院诊治，曾做骨穿等详细检查，怀疑布鲁氏菌病（Brucellosis），用大量抗生素治疗，所用抗生素的种类患者用 A4 纸记录了 3 页，结果越治疗体温越高。医院重新考虑诊断，怀疑斯蒂尔病，改用激素治疗，但发热仍然不退，特来北京协和医院诊治。经检查确诊为斯蒂尔病。在东北也曾请中医诊治，所用处方甚多，未效。诊时见患者面红赤，颈项发红，问知每天上午 8：30～10：30 发热，发热前微恶寒，发热时困乏欲睡，无汗，热退时汗出，口干不欲饮，或喜冰水，当即（上午 10 点）量体温 38.5℃，上下肢皮肤红斑隐约可见，膝、踝、腕、肘关节痛，伴肌肉痛。脉浮大滑数而疾，舌偏红，舌尖赤，苔白略腻。从舌赤、发斑、脉滑大辨为犀角地黄合白虎汤（今名清热地黄合白虎汤）证，定时发热为小柴胡汤证，发热前恶风为麻黄证，处方：水牛角 20g，生地 15g，赤芍 15g，丹皮 10g，生石膏 40g，知母 12g，柴胡 24g，黄芩 10g，党参 6g，清半夏 12g，生姜 10g，炙麻黄 5g。4 剂。2006 年 6 月 3 日二诊：发热如故，脉如前，舌红，苔白中心略腻。改用达原饮、小柴胡汤、犀角地黄汤（今名清热地黄汤）三法化裁。处方：草果3g，厚朴15g，炒槟榔10g，黄芩10g，知母10g，生白芍10g，青蒿15g，柴胡15g，清半夏15g，红人参3g，生姜8g，炙甘草3g，水牛角20g，赤芍10g，丹皮10g。3剂。2006年6月6日三诊：从6月3日开始变为每天晚上发热，体温稍降低，6月5日白天未发热，晚上体温37.5℃，关节肌肉痛减轻，红斑减少。舌边尖红，苔黄白相兼略厚腻，脉浮弦滑数，左沉细数。二诊方加赤芍10g。4剂。2006年6月10日四诊：未再发热，体温36.8℃，咽略干，三诊方草果用4g，红人参用4g。3剂。2006年6月13日五诊：仅6月11日晚21：30体温37.3℃，其余时间体温均正常，关节时微痛，脉浮大滑数，舌嫩红，苔黄白相兼略腻，口不渴。三诊方草果用5g，红人参用5g。4剂。2006年6月17日六诊：体温正常，关节未痛，继续用五诊方，3剂。2006年6月20日七诊：体温正常，未再发热。患者决定回哈尔滨，遂处两方，一为二诊方减水牛角、丹皮、赤芍，一为清营汤原方，嘱每方3剂，交替使用2周以巩固疗效。后随访再未发热。

第三，用治类风湿性关节炎关节肿痛：王某某，女，55岁。2005年8月9日初诊。患者经北京空军总医院诊断为类风湿性关节炎，全身关节、肌肉疼痛，膝关节积液，曾多次抽膝关节内积液。肩、肘、腕、指关节疼痛剧烈，活动受限，诊脉时上肢不能上抬至桌面，按脉时桡动脉局部疼痛不忍重按。汗极多，喜饮冰水。时发冷，打哆嗦，发冷时盖三床被子，再加热水袋，仍不觉得暖和，冷后出汗，有时呕吐。脉沉细滑数，舌红赤，苔白厚腻。从疼痛辨为桂枝芍药知母汤证，从寒热交替辨为小柴胡汤证，从口渴、汗多辨为白虎汤证，用三方合法处方：生麻黄10g，桂枝10g，知母10g，炮附子8g，生白术10g，苍术10g，防风10g，炙甘草6g，生姜10g，柴胡15g，黄芩10g，清半夏12g，生石膏45g（先煎）。6剂。2005年8月16日二诊：下肢关节疼痛有所减轻，但指、腕、肘、肩等关节肌肉仍疼痛不堪忍受，有时痛得放声大哭。每天下午2~5点仍然发冷，仍需盖三床被子，再加热水袋才觉舒服，冷后汗出，口干渴欲饮冷水，呕吐，呕吐物仅有胃液。舌淡红，苔腻白腐。舍关节疼痛症，先从定时恶寒考虑，抓住苔腻白腐一症，改用达原饮、小柴胡汤、白虎加人参汤合法。处方：厚朴15g，草果6g，炒槟榔10g，黄芩10g，炙甘草6g，知母10g，生白芍10g，柴胡18g，清半夏12g，红人参3g，生姜6g，大枣7枚、生石膏50g（先煎）。7剂。2005年8月23日三诊：此方服后有奇效：不仅呕吐、口渴止，恶寒明显减轻，本周内仅轻微发冷一次，而且关节疼痛大为减轻，肢体可灵活运

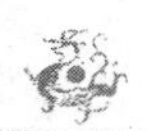



动，初诊时需要两人架扶方能走进诊室，本次竟然自己可以灵便地上二楼。脉沉滞，舌淡红，白腐腻苔稍减。继续用二诊方加片姜黄10g，生苡仁30g。7剂。2005年8月30日四诊：恶寒口渴诸症消失，以前小便频数，药后也已正常。关节几乎不痛。唯咽喉有清痰，遂改用《金匮要略》治疗溢饮的大青龙汤法继续调治。其后用达原饮、五积散、桂枝芍药知母汤、加减木防己汤等方调治，关节疼痛得到控制。

第四，用治口臭口腔异味：徐某某，女，50岁。2005年1月18日初诊。患者为某公司老板，精力、体力尚好，唯舌苔厚腻难受，每日须刮去舌苔，始觉舒服，口苦，口臭，口腔有无法形容的异味，四肢沉重，头脑昏沉，周身不适，大便正常。舌深红，苔被刮去，从舌根遗留舌苔看，黄白相兼而厚腻、水滑，脉右弦不数。仅从舌苔考虑，辨为达原饮证，因有口苦，故用柴胡达原饮法：柴胡15g，黄芩10g，清半夏12g，生姜6g，草果5g，厚朴10g，槟榔10g，佩兰10g，石菖蒲10g，滑石30g，荆芥6g。6剂。2005年1月25日复诊：服药后，四肢沉重大为减轻，上楼梯腿脚轻快有力，头脑不再昏沉，厚腻舌苔退去，已不需再刮舌苔，口中清爽，患者十分高兴，根本没有想到中药有这样好的疗效，希望再服中药。视舌苔已基本正常，左半侧微微厚腻，舌质偏红，脉弦滑略大略数。继续用上方加苍术3g。6剂，口臭消失，舌苔正常而诸症痊愈。

第五，用治疲劳综合征胃肠失调：成某某，男，38岁。2005年2月19日初诊。患者为某公司总经理，一年来因工作紧张，应酬频多，逐渐感到身体失调，终日疲乏无力，昏昏沉沉，晨起心慌，胸闷不舒，腹胀，脐周胀甚，胃脘痞满，不知饥饿，也无食欲，大便稀，有黏液，每日1~2次，烦躁不安，不能自控。西医检查无异常所见。曾请几位名中医诊治，所有处方以补脾肾为主，越治越重，周身憋闷，如用绳子捆绑。诊时见面色苍暗，舌赤绛，黄厚腻苔满布舌面，脉沉缓、模糊涩滞。从舌苔特征辨为达原饮证，脘痞便溏又为叶氏变通半夏泻心汤证，用此两法合方：草果4g，生槟榔10g，厚朴15g，清半夏15g，干姜6g，黄连8g，黄芩10g，枳实10g，杏仁10g，滑石30g，红人参5g。6剂。2005年2月26日复诊：厚腻舌苔退去大半，心慌减轻，大便成形，每日1次，胃脘痞满、腹胀、胸闷、心烦等症消失。惟觉有一种发麻的感觉从两胁上升到两臂内侧。脉沉细弦不数，舌红赤，苔黄略腻。半夏泻心汤证已不典型，出现了小柴胡汤证与达原饮证，改用此两法化裁，处方：厚朴15g，草果4g，槟榔10g，知母10g，半夏12g，柴胡20g，黄芩10g，藿香6g，石菖蒲10g，佩兰10g，杏仁10g。6剂。诸症消失而愈。

期刊报道用达原饮法治疗杂病的医案有顽固性背热、难治性畏寒、右视网膜中央静脉阻塞等。

## （四）有关问题的讨论

**1. 吴有性杂气论与达原饮立方的本意** 学术界比较一致地认为达原饮的功效是开达膜原湿热。由于该方中有草果、厚朴、槟榔等燥湿药，其证有舌苔白腻如积粉等湿浊阻滞的表现，因此，将达原饮作为治疗湿热阻滞膜原证的主方，已经是温病学界无可非议的事实。然而，这种认识并不是吴有性的本意，而是站在四时温病的立场，以方测证的对达原饮的解释。这种解释虽然有利于拓宽达原饮的临床应用，但却违背了《温疫论》杂气学说的理论原则。为了说明这一问题，我们有必要对吴有性的温疫学说作扼要的介绍。

其一，论病因不主张辨“六淫”，而强调寻找温疫的特异性病原杂气。吴有性在《温疫论》开宗明义地指出“夫温疫之为病，非风、非寒、非暑、非湿，乃天地间别有一种异气所感”；由于异气有种种不同，“知其气各异，故谓之杂气”；杂气致病不仅有特异性，“为病种种，是知气之不一也”；而且侵犯人体有特异性定位，“当其时，适有某气，专入某脏腑经络，专发为某病”。他力批“六淫”致病之说，极力主张辨识杂气的特异性以认识不同温疫的致病主因。

其二，论辨疫强调辨杂气所伏的特异的脏腑部位。吴有性辨疫既不辨六淫，也不辨后世所倡导的卫气营血或三焦，极力主张辨杂气侵犯人体的特异性的脏腑部位。膜原是吴氏对当时所遇温疫病早期邪伏部位的一种假说，伏于膜原的杂气，可以溃散传胃，也可以表里分传。辨疫的重点正是在于辨识疫邪溃传的脏腑部位。

其三，论治疫不主张用针对六淫的化湿、清暑、疏风，以及根据病机的疏表、清气、凉营等法，而力主寻找能直达病所，直捣病邪巢穴的打击性方药。基于对温疫主因杂气的认识，提出了“客邪贵乎早逐”，以及“急证急攻”“因证数攻”“逐邪勿拘结粪”等说，主张早用祛邪攻下，以期“早拔去病根”。其制达原饮的目的绝不是后世解释的燥湿清热，而是用“槟榔能消能磨，除伏邪，为疏利之药，又除岭南瘴气；厚朴破戾气所结；草果辛烈气雄，除伏邪盘踞；三味协力，直达其巢穴，使邪气溃败，速离膜原，是以为达原也”。

以上是吴有性温疫学的主要论点，后世除温疫学派以外的温病学家，多数

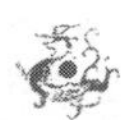

没有遵从吴有性的原意，而是用叶、薛、吴、王四时温病学说，以方测证的理解和应用达原饮，认为吴有性所遇之疫为湿热疫，达原饮是治疗湿热阻滞膜原之方。这种给杂气和温疫赋予气候属性“湿热”的做法，使吴有性苦苦从六淫圈子跳出来的杂气病因论，又重新戴上了六淫的紧箍，完全违背了吴有性的温疫学说。

鉴于将达原饮作为治疗湿热邪伏膜原的主方已经广为后世所认同，如前述薛雪、俞根初、雷丰、何廉臣等人均是从暑湿、湿热邪伏膜原立论，解释加减达原饮的功用。因此，本节也“入乡随俗”的将开达膜原法的概念陈述为“具有开透宣达膜原湿热的一种治法，用于治疗湿热邪伏膜原证”等。但是，必须说清楚，这不是吴有性的本意，是总结后世发展应用达原饮的经验而提出来的概念。

**2. 开达膜原法与和解法不同**　小柴胡汤能够治疗少阳病，后世据此提出了小柴胡汤“和解少阳”的理论，并把小柴胡汤列为“和解少阳法”的代表方。温病学进一步扩展这一理论，以少阳不仅有足少阳（胆），而且有手少阳（三焦）为立论的基点，提出了和解少阳、分消走泄，以治疗湿热邪留三焦的治法，代表方用小柴胡汤的变通方蒿芩清胆汤以及温胆汤等。

由于吴有性《温疫论》提出了膜原“为半表半里”的认识，因此，后世多错误的把吴有性所说的“半表半里”与“少阳”半表半里的概念混同在一起，认为达原饮也能和解少阳半表半表里，将之归属于“和解法”中。现行温病学教科书也都在温病的和解法中列出开达膜原法，把达原饮开达膜原法与小柴胡汤和解少阳法、蒿芩清胆汤和解少阳湿热法、温胆汤分消走泄法统归于“和解法”中进行论述。这是对吴有性膜原“为半表半里”的一种极其错误的理解。

众所周知，吴有性所说的膜原是对温疫病杂气所伏部位的一种假说，虽说“为半表半里”，但并不是伤寒学所说的少阳病的半表半里。他所强调的是温疫初起邪既不在表，不能用伤寒发汗解表法治疗；又不在胃，不得用伤寒苦寒泻下法攻泻胃腑，而要用开达膜原法逐邪溃散。关于达原饮的方义，《温疫论》强调本方能“直达其巢穴，使邪气溃败，速离膜原”。并指出：“凡疫邪游溢诸经，当随经引用，以助升泄，如胁痛、耳聋、寒热、呕而口苦，此邪热溢于少阳经也，本方加柴胡一钱；如腰背项痛，此邪热溢于太阳经也，本方加羌活一钱；如目痛、眉棱骨痛、眼眶痛、鼻干不眠，此邪热溢于阳明经也，本方加干葛一钱”。在这段原文中，吴有性清楚地阐明了达原饮的功效，根本就不是“和解”，而是一种特殊的“攻邪”之法。膜原之半表半里也根本不是少阳，当疫邪游溢诸经，兼见肋痛、耳聋、寒热、呕而口苦者，才属于邪热溢于少阳经，“当随经引用”，加柴胡“以助升泄”，加柴胡仅仅是为了随经引用，治疗游溢少阳经的邪热。如果膜原之“半表半里”能等同于少阳半表半里的话，就不存在邪热再游溢于少阳经的问题。

因此，开达膜原法与和解少阳法截然不同，是温疫学派所创立的一种独立的温病治法，将之从“和解法”中独立出来，不仅合情合理，符合吴有性的本意，而且也有利于深入研究温疫学派的特殊治法。

至于俞根初订立柴胡达原饮，将之置于《通俗伤寒论·六经方药》和解剂中，以及何秀山认为此方“实为和解三焦之良方”，均是后世对达原饮的发展应用与个人的认识，不能代表吴有性《温疫论》的本来理论。

### （五）达原饮类方

**三消饮** 出自《温疫论·表里分传》，组成为：槟榔、草果、厚朴、芍药、甘草、知母、黄芩、大黄、葛根、羌活、柴胡，姜、枣煎服。吴有性指出：“温疫舌上白苔者，邪在膜原也。舌根渐黄至中央，乃邪渐入胃。设有三阳现证，用达原饮三阳加法。因有里证，复加大黄，名三消饮。”可见，本方是达原饮加三阳经引经药羌活、柴胡、葛根以及治疗邪渐入胃的大黄而成。用于治疗达原饮证并见三阳经证：如胁痛、耳聋、寒热、呕而口苦的少阳经证；腰背项痛之太阳经证；目痛、眉棱骨痛、眼眶痛、鼻干不眠之阳明经证；以及化热入胃的里热大黄证：如舌根渐黄至中央，或舌变黄色，胸膈满痛，大渴烦躁等。吴有性认为：“此治疫之全剂，以毒邪表里分传，膜原尚有余结者宜之。”

除此，达原饮类方还包括本节“方证理论源流”中介绍的达原饮加减方，此不重复。

## 草果知母汤方证

**草果知母汤** 出自《温病条辨·中焦篇》湿温第76条，组成为：草果一钱五分、知母二钱、半夏三钱、厚朴二钱、黄芩一钱、乌梅一钱五分、花粉一钱五分、姜汁五匙（冲）。水五杯，煮取二杯，分二次温服。吴瑭称此方为“苦辛寒兼酸法”，其原条文谓：“背寒，胸中痞结，疟来日晏，邪渐入阴，草果知

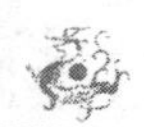

母汤主之”。

## （一）方证理论源流

本方是吴瑭根据《临证指南医案·疟》吴案整理而得。叶案如下。

吴，背寒，疟来渐晏，邪有入阴之意，此伏邪不肯解散，都因久积烦劳，未病先虚也。饮水少腹如坠，脘中痞结不舒，中焦屡受邪迫，阳气先已馁弱。议两和太阴、阳明法。草果、知母、半夏、厚朴、姜汁、乌梅、黄芩、花粉。（《临证指南医案·疟》）

本案“饮水少腹如坠，脘中痞结不舒”，为湿阻中焦，清气不升的表现；“背寒”，为疟邪湿浊阻遏阳气所致；从“疟来渐晏”（疟疾发作时间日渐推迟）分析，除背寒外，还应该有发热。方用草果、厚朴、半夏、姜汁燥太阴之湿，开中焦之痞结；用知母、黄芩、花粉清泄阳明之热，知、芩合乌梅又酸苦泄热。

吴瑭整理此案，拟定出了草果知母汤方证。吴氏自注云：“此方即吴又可之达原饮去槟榔，加半夏、乌梅、姜汁。治中焦热结阳陷之证，最为合拍。”吴瑭此说不准确，本方实际上是由达原饮去槟、芍、草，加半夏、乌梅、姜汁、花粉而成。

## （二）方证特点及其在杂病中应用的机制

草果知母汤是叶桂变通达原饮法之一，是达原饮与乌梅丸的合法。取乌梅丸中的乌梅代替达原饮中的白芍，用半夏、姜汁代替槟榔、甘草，加天花粉，构成了此方。

本方以草果性温辛烈香燥以燥太阴之湿，厚朴、半夏、姜汁助草果祛湿散结除痞；用知母、花粉、黄芩清泄阳明之热。二组药配合，湿、热并治，也即叶桂所谓“两和太阴、阳明法”。另外，脾胃受病，木易侮土，因此，用乌梅合黄芩酸苦清泄厥阴。本方既湿与热并治，又肝胆与脾胃两调，可用于中焦湿热阻滞、肝胆与脾胃失调所致的杂病，特别是以“发作有时”为特点的内伤杂病。

吴瑭方论云：“以草果温太阴独胜之寒，知母泻阳明独胜之热，厚朴佐草果泻中焦之湿蕴，合姜、半而开痞结，花粉佐知母而生津退热；脾胃兼病，最畏木克，乌梅、黄芩清热而和肝；疟来日晏，邪欲入阴，其所以升之使出者，全

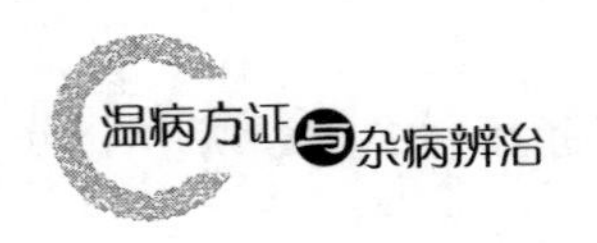


赖草果”。

草果知母汤的证：吴瑭原治证：背寒，胸中痞结，疟来日晏，邪渐入阴者。叶氏原案所述证是“脘中痞结不舒”，而不是“胸中痞结”，还有“饮水少腹如坠”，背寒，疟来渐晏等。总之，草果知母汤证包括背寒，或寒起四末，定时发热，脘中痞结不舒，或胸中痞结，饮水少腹如坠，口渴不喜饮，心烦，舌苔白厚腻，舌边赤等。

方证的特征性证：舌苔厚腻，遍布舌面，脘中痞结不舒。

杂病湿热，湿重于热，而见草果知母汤证者，可用本方治疗。

## （三）用治杂病举例与体会

我在临床上遵照叶桂的经验，常用草果知母汤治疗湿热蕴结太阴阳明，厥阴郁热乘犯脾胃所引起的胃脘痞满，腹胀，烦热等病证，并用此方治疗定时发作的一些怪病。此介绍有关体会如下。

肝气窜：李某某，女，67 岁。2005 年 1 月 18 日初诊。患者原为某中学教务主任，退休后因突然没有了工作，难以适应，遂心身失调。自觉气在周身走窜：气窜头部，则头胀头痛；气窜胸部，则胸闷难忍；气窜腹部，则打嗝、矢气，但矢气不畅，胀气又难以排出，气堵腹中憋胀不堪；气窜在咽喉，则咽喉堵塞不利。窜气多从胸腹开始，向上向下游窜。开始窜气则不停地打嗝。平时恶心，烦躁易怒。其丈夫每日相伴左右，把一块磁铁用布包裹后，随时在窜气处按摩。磁铁按摩能临时减轻症状，服无数中药，无一有效。诊脉弦滑大数，舌黯、尖红赤，苔白厚异常、满布舌面、半腻半干而粗糙，口气臭浊。从舌苔特征辨为草果知母汤证，气走窜有似柴胡桂枝汤证，处方：草果 5g，知母 10g，厚朴 15g，法半夏 15g，天花粉 10g，黄芩 10g，乌梅 6g，生姜 6g，柴胡 15g，桂枝 10g，白芍 10g，炙甘草 3g。6 剂。2005 年 1 月 25 日复诊：窜气大减，恶心减轻，呃逆次数减少，腹不胀，矢气通畅。白厚舌苔退去大半，脉弦滑大略数。继续用上方加生石膏 30g，6 剂，诸症痊愈。其后因生气肝气窜复发，继续用上法调治也愈。

腹胀脘痞不食：张某某，男，53 岁。2004 年 11 月 20 日初诊。最近曾在北京某医院眼科住院，行白内障手术后痊愈出院。出院后眼睛恢复良好，但每天腹胀，胃脘痞满，一天只能喝半碗稀粥，无丝毫食欲，口干欲饮，动则出汗，大便溏稀，便物发黑臭秽。视舌苔白厚而腻，舌质红赤，脉弦大硬、滑数。从

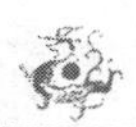

舌象特征辨为草果知母汤证，从胃脘痞满、腹胀便溏辨为变通半夏泻心汤证，从口干欲饮、动则出汗辨为白虎汤证，用三法合而化裁，处方：草果6g，知母10g，厚朴10g，法半夏15g，天花粉10g，黄芩6g，乌梅6g，干姜8g，黄连8g，枳实12g，生石膏20g。3剂。2004年11月25日二诊：腹胀、胃脘痞胀大为减轻，大便成形，口干、汗多消失，厚腻之苔退净。继续用上方3剂善后。

口臭：韩某某，男，42岁。2005年2月8日初诊。患者长期口臭，十分苦恼，甚至与人交往也失去自信，唯恐对方讨厌之。腹胀，自觉腹中有水鸣音，大便稀溏，每日晨起2次。手心蜕皮，干燥。诊见舌苔黄白相间而异常厚腻，满布舌面，脉沉弦。从舌象辨为草果知母汤证，从大便溏、腹满辨为半夏泻心汤证，处方：草果5g，知母10g，厚朴15g，清半夏15g，天花粉10g，黄芩8g，乌梅6g，干姜10g，苍术10g，黄连8g，石菖蒲10g。7剂。2005年2月15日复诊：此方服2剂后，大便正常，腹满消失，厚腻舌苔退净。7剂服完，口臭消除。守原方再进6剂以巩固疗效。

咽痛胃中灼热：李某某，男，44岁。2005年4月19日初诊。患者上有咽痛，下有胃中灼热，自觉从胃至咽喉灼热火辣。历时3个半月，二便正常。从表面看，似属郁火伤津证，但视舌黯红，苔白极厚极腻、满布舌面，脉弦滑而数。据舌辨为草果知母汤证，处方：草果5g，知母10g，厚朴15g，法半夏10g，生姜5g，黄芩10g，天花粉10g，乌梅10g，苍术10g，石菖蒲10g，滑石30g。7剂。厚腻舌苔退净，咽痛、胃中灼热诸症消失而愈。

北京中医药大学王洪图教授用草果知母汤治疗癫痫，他经过多年临床验证，发现该方对多种类型的癫痫均有明显的疗效。方用草果仁12g，知母10g，黄芩12g，厚朴8g，清半夏8g，炙甘草6g。经与抗癫痫药对比，其作用无显著性差异。王洪图老师认为，脾胃位居中焦，一则脾胃运化功能失常，导致痰浊内停，是神志性疾病最为常见的原因；二则脾胃对全身气机，尤其是五脏气机的升降运动，起着重要的中轴转枢作用，这种转枢功能失常，就会导致五脏气机运行失常，从而影响五脏所藏之神，而发生相应的病变。因此，倡导从脾胃入手治疗神志疾病。认为草果知母汤能恢复脾胃气机转枢功能，是调畅脾胃气机的代表方，故可以治疗癫痫。［王洪图．草果知母汤抗癫痫模型的药效学实验研究．北京中医药大学学报，1997，(2)：37］

## （四）有关问题的讨论

**1. 叶氏草果知母汤法的组方特点**　草果知母汤是达原饮的加减方，其中乌

梅与知母、黄芩之苦寒以及半夏、生姜之辛温相配伍，又为乌梅丸法。草果、厚朴温燥太阴脾湿，知母、天花粉清泄阳明之热；半夏、生姜汁辛开胃脘痞结；乌梅配黄芩苦酸泄厥阴郁热。全方既两和太阴、阳明，又两调厥阴、太阴，其组方颇有深意，故可治疗太阴寒湿与厥阴郁热并见，或湿浊痹阻胃阳而厥阴郁热冲逆所致的病证，以及达原饮证与乌梅丸证并见的复杂病证，如寒热错杂，或定时寒热，或定时发作的难治病证。

**2. 燥湿辛开之中加乌梅酸味药的意义**　常法认为，对于湿浊郁结之证，必须用苦辛燥湿开透，不得用酸药收敛，酸敛有碍于化湿，但草果知母汤中却有乌梅。对此，朱武曹评注说："俗以乌梅、五味等酸敛，是知其一，莫知其他也。酸味秉厥阴之气，居五味之首，与辛味合用，开发阳气最速，观小青龙汤自知；今晋人感寒用蒜醋发汗，即此义。"朱氏从另一个角度，阐发了辛开燥湿方中加酸味药的机制，颇有创新之意，值得重视。我曾遇一胆结石胆囊炎患者，右胁下胆区胀痛，以胀为甚，胃脘痞满，不思饮食，苔腻口淡，周身不爽，疲乏无力，恶风无热。始用小柴胡汤加利胆药不效。后从湿阻中焦，肝胆郁热乘犯阳明太阴考虑，改用草果知母汤，加青皮、白蔻仁、川楝子、柴胡、白芍，辛温燥太阴脾湿，酸苦泄厥阴肝热，疏胆和胃，仅3剂，则腻苔退，胁胀脘痞消失而愈。

# 第四章 苦辛开泄法及其代表方证

叶桂《温热论》论述湿热病机证治指出："再人之体，脘在腹上，其地位处于中，按之痛，或自痛，或痞胀，当用苦泄，以其入腹近也。必验之于舌，或黄或浊，可与小陷胸汤或泻心汤，随证治之。"在这里，叶氏提出了治疗湿热痞的"苦泄"之法。在《临证指南医案》中，叶氏进一步阐发了"苦泄"法及其代表方加减半夏泻心汤、加减小陷胸汤治疗暑湿、湿热的理论，并将此法更具体的称为"苦辛开泄法"。根据叶氏的理论，本书将"苦辛开泄"湿热法作为一种独立的治法，特别列出。所谓"苦辛开泄湿热"法，是指用黄连、黄芩等苦寒药与半夏、生姜或干姜、厚朴等辛温药配伍组成的一种治法，此法具有苦辛开泄的作用，用以治疗湿热痞证，代表方有变通半夏泻心汤、变通小陷胸汤、黄连苏叶汤等。

## 半夏泻心汤去人参干姜大枣甘草加枳实生姜方方证

**半夏泻心汤去人参干姜大枣甘草加枳实生姜方**　出自《温病条辨·中焦篇》湿温第64条，组成为：半夏六钱、黄连二钱、黄芩三钱、枳实三钱、生姜三钱。水八杯，煮取三杯，分三次服。虚者复纳人参、大枣。其原条文谓："阳明湿温，呕而不渴者，小半夏加茯苓汤主之；呕甚而痞者，半夏泻心汤去人参、干姜、大枣、甘草加枳实、生姜主之"。

## （一）方证理论源流

半夏泻心汤出自《伤寒论》第149条，用于治疗伤寒柴胡证误下所出现的心下“但满而不痛者，此为痞”证。《金匮要略·呕吐哕下利病》第10条补充出“呕而肠鸣，心下痞者，半夏泻心汤主之”一证。叶桂《温热论》根据温病湿热郁结中焦的病机，创立“苦泄”一法，推半夏泻心汤为代表方，治疗温病湿热。在《临证指南医案》中，叶氏频繁地使用半夏泻心汤，治疗暑湿、湿热、疟疾、痢疾等温病。吴瑭整理叶氏医案，于《温病条辨》拟定出了8个加减半夏泻心汤方证。半夏泻心汤去人参干姜大枣甘草加枳实生姜方为其中之一方。

本方证是吴瑭根据《临证指南医案·呕吐》何案、某案整理而得。叶案如下。

某，舌赤，浊呕，不寐不饥，阳邪上扰。治以苦辛，进泻心法。淡黄芩、川连、炒半夏、枳实、姜汁。（《临证指南医案·呕吐》）

何，寒热呕吐，胸中格拒，喜暖饮怕凉。平昔胃阳最虚，热邪内结，体虚邪实，最防痞厥。人参、黄芩、炒半夏、姜汁、川连、枳实。（《临证指南医案·呕吐》）

某案浊呕、不饥，为胃气不通降之证；舌赤、不寐为肝热上扰之证。方用泻心法以芩、连苦泄厥阴，姜、夏辛通阳明，加枳实开痞结。何案呕吐、喜暖饮怕凉，为“胃阳最虚”之证；“寒热”提示尚有外感，且已“热邪内结”，外来之热与胃阳虚之寒并存为病。从“最防痞厥”来看，热邪已入厥阴，“痞”为胃阳不足，阴浊结聚，病位在胃；“厥”为厥阴本证，病位在肝。方用半夏泻心汤法，以芩、连苦泄邪热，亦泄厥阴；姜、夏、人参通补胃阳；加枳实开痞结。从吴瑭自注“呕而兼痞，热邪内陷”一句，以及方后注“虚者复纳人参”来分析，其中焦篇64条主要是仿叶氏何案而得，因何案中有“热邪内结”一句，处方中也有人参。另从吴瑭拟定的方剂来看，又与叶氏某案处方完全相同。据此可以认为，《温病条辨》半夏泻心汤去人参干姜大枣甘草加枳实生姜方方证是根据叶氏以上两案将生姜汁改为生姜而拟定的。

## （二）方证特点及其在杂病中应用的机制

吴瑭《温病条辨》有10个加减半夏泻心汤，其均来自叶桂变通应用仲景半

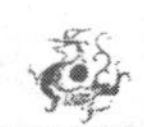

夏泻心汤的医案。半夏泻心汤组成用法为：半夏（洗）半升，黄芩、干姜、人参、甘草（炙）各三两，黄连一两，大枣（擘）十二枚。右七味，以水一斗，煮取六升，去滓，再煮，取三升，温服一升，日三服。此方由三组药物组成：第一组用半夏、干姜辛温通阳开痞；第二组用黄连、黄芩苦寒降泄邪热；第三组用人参、甘草、大枣甘温补胃扶中。三组药共同构成了辛开苦泄作用，治疗心下“但满而不痛”的痞证，或者“呕而肠鸣，心下痞者”。叶桂根据此方的组方特点，变通出了一系列加减半夏泻心汤法。《温病条辨》所载的10个加减半夏泻心汤法初步反映了叶氏变通应用半夏泻心汤的心得与手法。现以半夏泻心汤去人参干姜大枣甘草加枳实生姜汤为主，结合其类方中介绍的另外9个加减半夏泻心汤比较分析如下。

半夏泻心汤去人参干姜大枣甘草加枳实生姜方　本方反映了叶氏变通半夏泻心汤的最基本的手法：湿浊痞结较甚者，去半夏泻心汤中第三组甘温药人参大枣甘草；不下利，或热甚者，去干姜，呕吐甚者，加生姜；另外，必加枳实以开痞结；热轻者，减黄芩；下利甚，不呕，或中阳虚甚者，去半夏，仅用干姜。本方的证：阳明湿温，呕甚而痞者。吴瑭自注说：“呕而兼痞，热邪内陷，与饮相搏，有固结不通之患，故以半夏泻心，去参、姜、甘、枣之补中，加枳实、生姜之宣胃也”。其“枳实生姜宣胃”之论，为吴氏的经验之谈。

半夏泻心汤去人参干姜大枣甘草加枳实杏仁方　本方与半夏泻心汤去人参干姜大枣甘草加枳实生姜方仅一味药之差，因不呕，故不用生姜；因湿浊凝聚较甚，不饥不食不便，故用杏仁宣降上焦肺气，以求气机旋转而胃气得降。吴瑭自注说：“以半夏、枳实开气分之湿结；黄连、黄芩开气分之热结；杏仁开肺与大肠之气痹；暑中热甚，故去干姜；非伤寒误下之虚痞，故去人参、甘草、大枣，且畏其助湿作满也。”本方的证：浊痰凝聚，心下痞，不饥、不食、不便，味变酸浊者。

黄连白芍汤（半夏泻心汤去人参甘草大枣干姜加枳实姜汁白芍方）　本方由半夏泻心汤去人参干姜大枣甘草加枳实生姜方再加白芍而成，用芩、连苦寒泄热；姜汁、半夏通胃降逆；枳实开痞结；白芍敛肝阴，并合芩连酸苦泄厥阴。吴瑭认为此证“热聚心胸而多呕”者，为“中土病而肝木来乘”“故方以两和肝胃为主”。并认为加芍药者，“以芍药收脾阴也”。这些认识，均属吴氏的独特见解。本方以泄热、泄肝为主，通胃开湿为辅。本方的证：太阴湿疟，寒起四末，不渴多呕，热聚心胸，烦热者。

人参泻心汤（半夏泻心汤去甘草大枣半夏加枳实白芍方）　本方去半夏泻

心汤甘草大枣之甘壅，不呕，故不用半夏；阳虚邪陷，故留用干姜温阳、人参补中；另加枳实开痞结，白芍滋阴敛肝，合芩连酸苦泻热，并防痉厥。吴瑭自注说："里虚故用人参以护里阳，白芍以护真阴；湿陷于里，故用干姜、枳实之辛通；湿中兼热，故用黄芩、黄连之苦降。此邪已内陷，其势不能还表，法用通降，从里治也。"本方的证：胃阳虚夹湿，邪热内陷，神识如蒙，舌滑脉缓，或下利者。本案所说的"内陷"是指湿热因胃阳虚而由上焦陷入中焦；"神识如蒙"是指湿热浊邪蒙闭心包，与热邪深入营分，内陷心包络所致的神昏谵语不同。本方用于治疗内伤湿热互结，或胃阳虚弱，湿浊痰饮结聚，厥阴肝热与之相搏而引起的脘痞、精神神志异常证，如癫痫、抑郁性神经症、强迫症、失眠等病证。

加减人参泻心汤（半夏泻心汤去甘草大枣半夏黄芩加枳实生姜牡蛎方） 本方去人参泻心汤之黄芩，仅留黄连苦寒泄热；去白芍，加牡蛎平肝制木；加生姜辛通，合干姜、人参通补胃阳。吴瑭自注云：本方"救阳立胃基之药四，存阴泻邪热之药二，喻氏所谓变胃而不受胃变之法也"。所谓"救阳立胃基之药"是指人参、干姜、生姜、枳实四味药；所谓"存阴泻邪热之药"是指川连、牡蛎二味。说明本方以通补胃阳、补益胃气为主，泄厥阴、平肝护阴为辅。本方的证：胃阳受伤，肝气犯胃，不饥不饱，不食不便，渴不嗜饮，味变酸浊者。

半夏泻心汤去甘草大枣加枳实姜汁方（泻心汤） 本方去半夏泻心汤之甘草大枣，留用人参，加枳实、姜汁，以半夏、姜汁、干姜辛开湿结，合人参通补胃阳；川连、黄芩苦寒泄热；枳实开痞结。此方辛开、苦泄并举，偏重于辛开，且能甘温补中。本方的证：湿热内蕴，自利不爽，神识昏乱者。

半夏泻心汤去甘草大枣加枳实方（泻心汤） 本方去半夏泻心汤之甘草大枣，加枳实，以川连、黄芩苦寒泄热；半夏、干姜辛开湿结，合人参通补胃阳；枳实开痞结。本方的证：湿热痞结心下，胃脘触手而痛，自利，舌白，口渴，烦躁者。

加减泻心汤（半夏泻心汤去人参甘草大枣半夏加银花楂炭白芍木香方） 本方去半夏泻心汤之人参甘草大枣半夏，加金银花、楂炭、白芍、木香，用黄芩、黄连苦寒泄热；干姜辛热开结；加白芍、木香合芩、连为芍药汤法，止腹痛，治痢疾；另加金银花败毒，楂炭活血，以治热痢。本方的证：噤口痢，干呕不能纳谷，腹痛，里急后重，积下不爽者。

杏仁滑石汤 本方去半夏泻心汤之人参甘草大枣干姜，加杏仁、橘红、厚

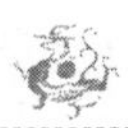

朴、郁金、滑石、通草，用芩、连合夏、橘苦辛开泄湿热，另加杏仁开宣肺气以化湿；橘红、厚朴、郁金开畅脾胃气机以燥湿；滑石、通草渗利湿热。从而在半夏泻心汤法苦辛开泄的基础上，合分消上中下三焦湿热法以祛湿热。本方的证：暑湿三焦均受，舌灰白，胸痞闷，潮热呕恶，烦渴自利，汗出尿短者。

*半苓汤*　本方去半夏泻心汤之人参甘草大枣干姜黄芩，加厚朴、通草、茯苓，用半夏配黄连，为变通半夏泻心汤法的最精简的药组，以苦辛开泄湿热，另加厚朴畅中燥湿，茯苓、通草淡渗利湿。其中半夏量最重至五钱，合茯苓，为变通大半夏汤法，意在“培阳土以吸阴土之湿”，是本方的配伍特点。本方的证：足太阴之湿，痞结胸满，不饥不食者。

从以上十方可以看出，叶氏变通应用半夏泻心汤的基本手法是：最基本的用药为4味：半夏、生姜、黄连、枳实。最精简的用药为2味：半夏、黄连。湿甚阳弱，或下利者，用干姜代生姜，或干姜、生姜并用，旨在辛开。热甚者，加黄芩、芩连并用以苦泄邪热或肝热。胃阳虚者，加人参，合姜、夏，旨在甘辛通补胃阳。肝气冲逆者，加白芍合芩、连酸苦泻厥阴，或加牡蛎平肝。湿甚者，加杏仁开宣上焦肺气，或合分消三焦湿热法，加杏仁、厚朴、滑石、通草宣上、畅中、渗下。呕痞甚者，重用半夏至一两。下利不呕者，去半夏，用干姜。噤口痢，加金银花、白芍、木香。十方中有七方用了枳实；十方均有黄连，八方芩、连并用，二方无黄芩；十方中有七方用半夏，三方半夏生姜并用，二方半夏干姜并用。十方中有五方用干姜，二方干姜、生姜并用。

### （三）用治杂病举例与体会

我曾对叶桂变通应用半夏泻心汤的医案做过系统的整理与研究，临证遵照叶氏的手法，用此方广泛地治疗胃痛、腹泻、呃逆、呕吐、口腔溃疡、失眠、精神性疾病以及妇科疾病，现介绍有关体会如下。

第一，用于治疗胃痛胃脘痞胀：魏某某，女，31岁，职员。1998年5月10日初诊。二年前因工作压力过大，长期情绪不稳定，引起胃痛，其痛多于饥饿时或情绪不好时发作。近来每天胃痛，时痉挛性疼痛，胃脘堵塞不适，无食欲，晨起恶心。心烦，口苦，胸胁闷胀不适，睡眠差。舌红，苔薄黄，脉弦略数。曾请中医诊治，所用处方多为理气活血止痛剂，胃痛如故。据胃脘堵塞不适、无食欲、恶心等辨为变通半夏泻心汤证，处方：清半夏12g，干姜10g，黄连6g，黄芩10g，枳实10g，柴胡10g，白芍12g，炙甘草6g。6剂。1998年5月

17日二诊：1剂胃痛即止，5剂后诸症消失，胃口大开，食欲增进。继用上方加香附10g，栀子10g。6剂，以善后。

马某某，女，17岁，学生。2004年11月17日初诊。素有胃痛，近1周来因学习紧张，剧烈胃痛，曾去医院急诊治疗一次。诊时仍胃痛难忍，进食则堵在胃脘不能下行，自觉胃脘灼热，气窜而胀，泛酸，大便黏滞不爽。脉细滑，左关大，舌偏红，苔白腻。胃痛脘痞为变通半夏泻心汤证；胃脘灼热嘈杂为栀子豉汤证；泛酸为左金丸证。用三法合而为方：法半夏15g，干姜10g，枳实10g，黄连6g，黄芩10g，栀子10g，淡豆豉6g，吴茱萸3g，陈皮6g。6剂。1剂胃痛止，6剂诸症消失，大便也转正常。

王某某，女，51岁。教师。2006年8月10日初诊。胃痛多日，时轻时重，轻则隐隐作痛，重则痉挛性痛，饥饿则痛甚，稍进食则胃脘痞胀，常呃逆，心烦闷，易急躁，自觉心情郁闷不舒。脉沉细软弱，寸部尤弱，舌边尖红，苔薄白。辨为变通半夏泻心汤证，因脉弱，故用人参泻心汤法；胀甚为正气天香散证，用此两法合方：红人参6g，法半夏15g，干姜10g，黄连8g，黄芩10g，枳实12g，香附10g，陈皮10g，苏叶10g，台乌药6g。3剂。服1剂，胃痛止，3服后诸症痊愈。

吴某，女，25岁。2004年12月11日初诊。胃脘痞胀不舒，时痛，自觉胃不运动，进食后食物堵在胃中难以下行，胸满，腹胀，大便偏干，每日1次。脉细涩滞，舌红苔偏厚、水滑。胃脘痞胀为变通半夏泻心汤证，胸满腹胀，舌苔水滑为《金匮要略》论治支饮的厚朴大黄汤证，用此两法合方：清半夏15g，干姜10g，黄连6g，黄芩10g，生大黄6g，枳实10g，厚朴15g，茯苓15g，陈皮10g。6剂。1剂胃脘痞痛止，胸满腹胀消，6剂痊愈。

张某，男，27岁。教师。2005年3月15日初诊。胃胀，略进食则胃胀难忍，但不痛，眼周发暗，舌红赤，有瘀点，脉弦滑数。胃脘胀满为变通半夏泻心汤证，胃胀见舌有瘀点为丹参饮证，用两方合法：清半夏12g，干姜6g，黄连8g，黄芩10g，枳实12g，丹参30g，砂仁2g，檀香3g，乌药6g。6剂。胃胀愈。

第二，用于治疗腹泻：田某某，男，35岁，经理。2004年9月22日初诊。患者腹泻1年余，西医确诊为结肠炎，日泻3、4次，每晨必泻，泻物为水样，每因工作压力增大，或情绪紧张而腹泻加重，饮啤酒或冷饮，则即刻腹泻如水下注。泻前腹痛，伴有腹胀，胃脘痞满，疲乏无力。心烦、口干渴，舌红赤，苔黄略腻，脉沉弦略数。曾用过理中汤、葛根芩连汤、补中益气汤等方，腹泻

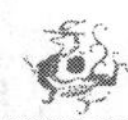

有增无减。此木郁乘土，肝热胃寒，为半夏泻心汤证与五苓散证，用此两方化裁，处方：半夏12g，干姜8g，生姜10g，黄连8g，黄芩6g，猪苓10g，苍术10g，茯苓30g，桂枝10g。5剂。2004年9月29日复诊：大便每日1次，偏软，腹痛、痞满诸症消失。红舌，苔腻略黄，脉弦略数。仍用上方化裁，处方：半夏12g，干姜10g，黄连8g，黄芩6g，苍术10g，茯苓30g，桂枝10g。7剂。患者自行取药连续服14剂，大便正常。2个月后，因饮大量啤酒后腹泻发作，每日3、4次，水样便。再用一诊方7剂泻止而愈。

王某某，女，49岁。2005年3月8日初诊。大便溏稀，每日3～4次，进食后即有便意，腹胀，腹中鸣响，右下腹痛，胃脘至两胁下窜痛，不欲食，呃逆，阵阵出汗，脉左滑弦，舌红赤，苔白腻略厚。腹鸣便溏为变通半夏泻心汤证，两胁下窜痛为柴胡桂枝干姜汤证，用此两方加减，处方：清半夏12g，干姜10g，黄芩10g，黄连8g，生牡蛎30g，茯苓30g，桂枝10g，柴胡15g，天花粉10g，炙甘草6g。6剂。2005年3月15日复诊：服药后大便成形，每日1次，腹鸣、腹痛、呃逆等症消失。胸骨部痛，脉左沉滞，右弦滑，舌偏红而干，苔黄白相间。改用柴胡桂枝干姜汤调理，处方：柴胡15g，黄芩6g，清半夏10g，干姜6g，生牡蛎30g，天花粉10g，桂枝10g，茯苓30g，炙甘草6g。6剂。胸痛痊愈。

吴某某，男，44岁。2005年3月12日初诊。患者近10年来大便溏，甚则便稀如水，每日2～3次，肛门潮湿。胃镜检查为糜烂性胃窦炎，胃脘痞胀不舒，失眠。脉弦滑，舌红赤，苔白厚腻。脘痞为变通半夏泻心汤证，肛门潮湿为平胃散证，处方：清半夏12g，干姜10g，黄芩10g，黄连6g，枳实10g，茯苓30g，苍术10g，厚朴10g，陈皮10g，草果5g。7剂。2005年3月19日复诊：大便成形，每日1次，肛门潮湿大为减轻，厚腻舌苔退净，失眠有所改善。进食后胃脘略不适。舌红赤，苔薄白，脉弦滑而数。用上方合栀子豉汤法，加生栀子10g，豆豉10g。7剂。诸症痊愈。

第三，用于治疗呃逆：沈某某，女，19岁。学生。2005年1月22日初诊。两周前学校期终考试，学习十分紧张，遂不由自主地呃逆，胃脘堵，自觉胃中有气往上冲逆。脉弦细缓，左弦滑而大，舌尖红赤，苔薄、黄白相兼。从郁火犯胃，胃气上逆考虑，辨为变通半夏泻心汤证，处方：清半夏15g，生姜6g，黄连8g，黄芩10g，枳实12g，苏叶6g，陈皮8g，竹茹30g。7剂。呃逆、胃堵痊愈。

王某某，女，50岁。2005年4月29日初诊。1周前突然呃逆，日益增频，渐至频频呃逆，不由自主，胃脘痞胀。舌正红，苔黄白相兼略腻，脉沉细略滑。辨为变通半夏泻心汤证，处方：法半夏15g，生姜10g，黄连8g，枳实10g，橘皮6g。3剂。仅服1剂，呃逆止而脘痞除。

第四，用于治疗呕吐：杨某，男，18岁。2005年1月25日初诊。最近常感恶心，昨晨起胃中嘈杂，胃胀甚，早餐后剧烈呕吐，急去某西医院急诊诊治，用西药未效。诊脉时仍然想吐，自觉胃中翻腾。脉细数，舌绛，苔白薄。呕吐胃中嘈杂为变通半夏泻心汤证，舌绛为犀角地黄汤（今名清热地黄汤）证，用两法合方加减，处方：清半夏15g，生姜8g，干姜3g，黄连8g，黄芩10g，枳实10g，丹皮10g，赤芍10g，生地黄10g。3剂。呕吐嘈杂痊愈。

张某，男，39岁。2004年12月18日初诊。呕吐3天，进食则吐，昨天吐出物为胃液，胃脘痛，自述与一次喝大量啤酒有关。平时大便溏，每日2次。唇红，脉弦细长，舌边红，苔薄白。辨为变通半夏泻心汤证与小半夏加茯苓汤证，处方：清半夏15g，干姜10g，生姜8g，茯苓30g，黄连6g，枳实10g，白芍20g。6剂。1剂呕吐止，6剂胃痛、便溏愈。

第五，用于治疗口腔溃疡：冯某某，女，55岁。2005年1月12日初诊。口腔溃疡反复发作，最近口唇内侧、舌体多处溃疡，疼痛难以进食，服中药20多付无效。大便溏，每日1~2次，肛周潮湿不适。舌淡红，苔薄白，脉沉弦。辨为变通半夏泻心汤证，处方：清半夏12g，干姜10g，黄芩6g，黄连6g，红人参3g，茯苓20g，炙甘草10g，苍术5g，生石膏30g（先煎）。7剂。口腔溃疡、腹泻均愈。

蔡某某，男，46岁。2005年4月30日初诊。口腔多处溃疡，月余不愈。口渴，口干，目干，眼圈发黑，大便正常，小便黄，脉弦滑略数，舌胖大、嫩红，苔黄白相兼而厚腻。从舌苔辨为半夏泻心汤证，从舌胖口渴辨为苓桂术甘汤证，处方：清半夏12g，干姜8g，黄连8g，黄芩10g，炙甘草10g，红人参3g，茯苓30g，桂枝10g，苍术10g，生石膏50g（先煎）。6剂。2005年5月7日：口腔溃疡痊愈。汗多，口渴。脉弦滑略数、关大，舌偏红，苔薄黄。改用半夏泻心汤合白虎加人参汤法，处方：清半夏12g，干姜6g，黄连8g，黄芩10g，炙甘草8g，红人参3g，生石膏50g（先煎），知母10g，大枣7枚。6剂。多汗、口渴等症痊愈。

第六，用于治疗口唇糜烂：王某，女，20岁，学生。2005年2月19日初诊。患者口唇肿胀、糜烂，用寒凉泻火药则腹泻，平时大便易溏，睡眠差，甚至彻夜失眠。时周身发冷，甚至浑身哆嗦，手足冰凉。舌红赤，苔黄腻，脉沉细滑。唇糜便溏为半夏泻心汤证，时发冷为小柴胡汤证，用此两方化裁。处方：清半夏12g，干姜8g，黄连8g，黄芩6g，红人参3g，茯苓30g，苍术6g，乌梅6g，柴胡18g，炙甘草6g。6剂。口唇肿胀糜烂、身冷、失眠痊愈。

第七，用于治疗慢性咽炎：王某某，女，45岁，演员。2006年3月7日初诊。患慢性咽炎，咽喉疼痛不利，近来因演出过多而咽痛加重，不能大声说话，吞咽困难，自觉咽中如有物黏着。曾屡请中医诊治，服清利咽喉药则胃胀，服清胃泻火方则腹泻，而咽痛如故。心烦急躁，脉弦滑略数，舌边尖红，苔黄白相兼而厚腻。辨为变通半夏泻心汤证与半夏厚朴汤证，处方：清半夏12g，生姜8g，黄芩10g，黄连6g，枳实10g，沙参10g，厚朴12g，茯苓15g，苏叶6g。6剂。2006年3月14日二诊：咽痛愈，上方加桔梗10g善后。

第八，用于治疗失眠：董某某，男，40岁。2004年11月6日初诊。失眠，每晚睡觉不足3~4个小时，烦躁，心情压抑。大便不成形，每日1次。舌胖大，苔黄白相兼而腻，脉弦、两寸不足。据便溏、苔腻辨为半夏泻心汤证，处方：清半夏15g，高粱米20g，黄连6g，黄芩10g，党参10g，炙甘草10g，枳实12g，干姜8g，白芍10g。7剂。2004年11月13日二诊：失眠大为好转，每晚可睡6个小时。继续用上方加竹茹20g，再服7剂失眠告愈。

宋某某，男，49岁。2005年3月8日初诊。长期失眠，每晚只能睡3、4个小时，甚至彻夜不眠，烦躁不安，精神抑郁，大便溏，每日3~4次。舌红赤，苔黄白相兼略厚腻，脉弦滑大数。从便溏、舌质舌苔辨为半夏泻心汤证，处方：清半夏15g，干姜8g，黄连6g，黄芩10g，枳实10g，陈皮10g，茯苓30g，竹茹30g，炙甘草6g。7剂。2005年3月15日二诊：每晚能睡5~6个小时。继续用此方加高粱米20g，服14剂，每晚能睡7个小时，情绪稳定而愈。

第九，用于治疗月经不调或闭经：刘某某，女，46岁。2006年7月11日初诊。患口腔扁平苔癣2年，曾连续服用以黄芩、黄连、大黄、龙胆草、水牛角等为主要成分的中药，导致闭经5个月，特来诊治。诊时腹胀如鼓，进食尤甚，胃脘胀满不适，牙龈红赤如朱，心烦急躁易怒。舌红尖赤，苔白厚腻、满布舌面、水滑，脉沉滑略大，因月经5个月未来，心情烦闷。辨为过寒损伤胃阳，湿浊由生，肝胆郁火横逆，阳明冲脉失调的变通半夏泻心汤证，处方：干姜10g，法半夏12g，黄芩10g，黄连8g，党参6g，炙甘草6g，苍术15g，陈皮10g，草果3g，茯苓30g。7剂。2006年8月15日二诊：服上方1剂，腹胀减轻，胃脘痞满消失，服至6剂，月经来潮，经色经量尚可，心烦急躁随之消失。自行停药观察。昨天复来月经，小腹略胀，经量可，经色黯，脉沉细软滞，右

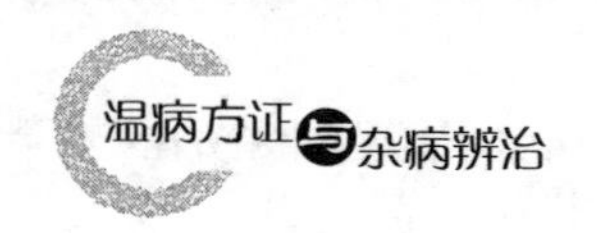


滑，舌正红，苔白厚腻，仍用上方，加广木香6g，7剂调治。

章某某，女，17岁。2005年3月26日初诊。患者3个月未来月经，心烦急躁，大便2~3天1次，干燥。因学习负担沉重，心情紧张，遂胃脘连及两胁疼痛，呃逆频频。舌胖偏红，舌边有瘀点，苔薄、黄白相兼，脉弦略数。从脘痞呃逆辨为变通半夏泻心汤证，处方：清半夏12g，干姜10g，黄连6g，黄芩10g，枳实12g，炙甘草6g，桂枝10g，茯苓30g，大黄8g，桃仁12g。6剂。自述服此方心情豁然舒畅，大便畅通，胃脘两胁下胀痛消失，呃逆止，服至第3剂，月经来潮，经色经量均可，自己停服中药，此后，月经正常，未再闭经。

姜某，女，22岁。2005年4月23日初诊。患者月经3个月未行，心烦易怒，生气则胃脘不舒，欲吐。胃镜确诊为慢性浅表性胃炎、胆汁反流性胃炎。平时胃脘不适，但不太痛，进食后胃中嘈杂。脉沉滑细数，舌偏红，苔白厚略干。从胃脘不舒、呕恶辨为变通半夏泻心汤证，处方：法半夏12g，干姜6g，生姜6g，枳实10g，黄连6g，黄芩10g，柴胡20g，白蔻仁6g，苏叶8g，茯苓30g。7剂。2005年4月30日复诊：服第3剂药时月经来潮，经量偏少，色正常，伴有腹痛，月经尚未完。胃脘不适减轻，恶心欲吐消失，厚腻舌苔消退。脉滑略数，舌淡红，苔薄白略滑。血压偏低，头眩，有时眼前发黑。胃脘不适为半夏泻心汤证，头眩、苔白滑为苓桂术甘汤证，用此两方化裁，处方：清半夏12g，生姜6g，干姜6g，黄连6g，黄芩10g，枳实15g，红人参5g，茯苓30g，桂枝10g，炙甘草6g，白术10g。7剂。诸症痊愈。

## （四）有关问题的讨论

**1. 叶氏“苦泄”湿热法与半夏泻心汤**　《温热论》载：“再人之体，脘在腹上，其地位处于中，按之痛，或自痛，或痞胀，当用苦泄，以其入腹近也。必验之于舌：或黄或浊，可与小陷胸汤或泻心汤，随证治之；或白不燥，或黄白相兼，或灰白不渴，慎不可乱投苦泄。”在此，叶氏提出了湿热病的一个重要的治法，即“苦泄”湿热法。

苦泄法的代表方是半夏泻心汤或小陷胸汤。苦泄法的证以胃脘按之痛，或自痛，或痞胀，必舌黄或浊为特点。这一组证也可称为湿热痞证，从叶氏《温热论》前后原文分析，其病机为：湿热邪留三焦阶段，经分消上下之势法治疗，湿热未能从三焦外解，郁结中焦，从而形成了湿热痞证。

湿热痞的病机与伤寒小柴胡汤证传变为半夏泻心汤证的病机颇相类似。陈

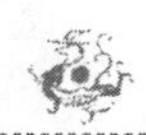

修园《伤寒医诀串解》少阳篇认为，少阳病也有经证、腑证之别，小柴胡汤证为少阳经证，半夏泻心汤证为少阳腑证。小柴胡汤证有寒热往来于外，半夏泻心汤证则寒热错杂于中。腑证系经证入腑而成，半夏泻心汤则是由小柴胡汤去柴胡加黄连，以干姜易生姜而成。小柴胡汤用柴胡疏利少阳而解外热，半夏泻心汤证无外热，故去柴胡，热陷于里，故改用黄连苦寒清泄里热。小柴胡汤用生姜合半夏止呕吐，并辛温透邪外出；半夏泻心汤证寒邪入里，凝结胃肠，故用干姜合半夏辛热散结通阳。叶桂认为，湿热邪留三焦类似于伤寒少阳病，伤寒少阳病必须和解表里之半；湿热邪留三焦则须分消上下之势，分消上下之势法与和解表里之半法同属于和法。少阳病经证入腑，可变为半夏泻心汤证；湿热邪留三焦不得外解，则致里结，可转变为湿热痞证。伤寒少阳腑证主方用半夏泻心汤，湿热痞证则用变通半夏泻心汤或变通小陷胸汤。

叶桂变通半夏泻心汤用半夏、生姜（或干姜）辛热通胃阳以治湿结，用黄连、黄芩苦寒泄火以治热郁，每多再合枳实以开结消痞，从而形成了独具特色的“苦泄”之法，用以治疗湿热邪留三焦不得外解，里结中焦所形成的湿热痞证。

**2. 半夏泻心汤与乌梅丸同属一类而为厥阴病治方**　吴瑭在加减人参泻心汤方后注中，有一段精辟地论述：“按大辛大温，与大苦大寒合方，乃厥阴经之定例。盖别脏之与腑，皆分而为二，或上下，或左右，不过经络贯通，臆膜相连耳；惟肝之与胆，合而为一，胆即居于肝之内，肝动则胆亦动，胆动而肝即随。肝宜温，胆宜凉，仲景乌梅丸、泻心汤，立万世法程矣；于小柴胡，先露其端。”可见，吴氏将半夏泻心汤与乌梅丸归属为同一类方，认为两方配伍方法相同，均符合厥阴病治方配伍的基本规律。甚至认为，“于小柴胡，先露其端”，小柴胡汤也是寒凉与辛温配伍，虽为少阳病主方，但肝与胆合二为一，小柴胡汤既能治胆，也能治肝。少阳病小柴胡汤的配伍，就预示了厥阴病的治方要以“大辛大温，与大苦大寒合方”为原则。从更深一层来理解，吴瑭认为小柴胡汤、半夏泻心汤、乌梅丸均是大辛大温与大苦大寒合方，均属于厥阴病治方。这一认识有重要的学术价值：《伤寒论》厥阴病病证复杂，但治疗厥阴病的方证却少之又少，如果遵循吴瑭的思路，把小柴胡汤、柴胡桂枝干姜汤、半夏泻心汤、生姜泻心汤、甘草泻心汤等大辛大热与大苦大寒合法配伍的方剂均作为厥阴病治方的话，厥阴病缺少方证的问题就会迎刃而解，关于厥阴篇的诸多问题也可能由此而得到解决。

如果说半夏泻心汤是厥阴病治方，那么，如何理解半夏泻心汤证中的痞满、呕吐等症？对此，吴瑭进一步作了说明："此证疟邪扰胃，致令胃气上逆，而亦用此辛温寒苦合法者何？盖胃之为腑，体阳而用阴，本系下降，无上升之理；其呕吐哕痞，有时上逆，升者胃气，所以使胃气上升者，非胃气也，肝与胆也，故古人以呕为肝病，今人则以为胃病已耳。"可见，他认为"呕吐哕痞"等胃失通降证，究其根本原因是肝气冲逆犯胃所致，故须半夏泻心汤泄厥阴、通阳明，两调肝胃而治疗之。

伤寒学术界普遍认为，半夏泻心汤是调节胃肠寒热错杂病的主方，吴瑭将之列为厥阴病治方之一，不仅创新了伤寒学界的传统认识，而且也为厥阴病的临床辨治提供了新的思路。华岫云在《临证指南医案》木乘土门自注说："余另分此一门者，因呕吐、不食、胁胀、脘痞等恙，恐医者但认为脾胃之病，不知实由肝邪所致，故特为揭出，一醒后人之耳目。"正因为叶桂从调肝出发论治胃病的医案很多，特别是用半夏泻心汤泄厥阴、通阳明的理法对华氏有重要的启示，因此，他才专门分出"木乘土"一门，并作了这样的注明。吴瑭则在叶案的启发下，提出了半夏泻心汤法为厥阴定例的重要理论。

**3. 半夏泻心汤是泄肝通胃治疗厥阴木火冲犯阳明证的主方** 叶桂将半夏泻心汤称苦辛开泄法，"苦泄"主要用于泄肝，如他在《临证指南医案·木乘土》王五五案指出："泄厥阴以舒其用，和阳明以利其腑，药取苦味之降，辛气宣通矣。"张五七案说："前方泄厥阴，通阳明，为冲气、吐涎、脘痞不纳谷而设。"在《临证指南医案·呕吐》某案云："肝风犯胃，呕逆眩晕。苦降酸泄和阳，佐微辛以通胃。"华岫云对叶氏用泻心汤泄肝法有精辟的诠释，他在《临证指南医案·呕吐》加按说："今观先生之治法，以泄肝安胃为纲领，用药以苦辛为主，以酸佐之。如肝犯胃而胃阳不衰有火者，泄肝则用芩、连、楝之苦寒；如胃阳衰者，稍减苦寒，用苦辛酸热，此其大旨也……若胃阳虚，浊阴上逆者，用辛热通之，微佐苦降。"除木乘土、呕吐外，对于噎膈反胃、吐蛔、疟、郁、眩晕、胃痛、胀满等病，叶氏也常用半夏泻心汤泄木安胃法治疗。

泄肝之药，排在第一位的是黄连，肝热甚加黄芩；肝火，加川楝子；郁火偏于在上在胸者，加栀子；肝热肝阳亢逆者，加白芍，或乌梅，或芍、梅并用柔肝，且合芩、连酸苦泄热；阳亢化风，加牡蛎潜阳息风。

痞满、呕吐、胃痛、噎膈反胃等病证多由厥阴肝木犯胃，胃阳损伤，阴浊凝结所致，故在泄肝的同时，必须通胃。如叶氏在《临证指南医案·呕吐》某案说："苦降酸泄和阳，佐微辛以通胃。"江案说："汤水不下膈，呕吐涎沫，此阳结，饮邪阻气。议以辛热通阳，反佐苦寒利膈，用泻心法。"张五七案说：

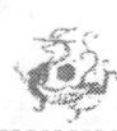

“泄厥阴，通阳明。”另如《临证指南医案·木乘土》唐案提出“议通胃平肝法”；王五五案指出“泄厥阴以舒其用”“药取苦味之降”“和阳明以利其腑”“辛气宣通矣”。

通胃之药，排在第一位的是半夏、生姜，多用姜汁；阳伤阴结甚，加干姜；甚至加附子。呕吐哕逆兼吴茱萸汤证者，加吴茱萸。胃虚，合大半夏汤法加人参、茯苓，如《临证指南医案·木乘土》徐案自注云：“胃虚益气而用人参，非半夏之辛、茯苓之淡，非通剂矣”。另如在木乘土王氏案说“人参辅胃开痞，扶胃有益，幸无忽致疲可也”。在《临证指南医案·木乘土》朱氏案说：“胃腑以通为补，故主之以大半夏汤，热拥于上，故少佐姜、连以泻心，肝为刚脏，参入白芍、乌梅以柔之也。”总之，叶氏特别强调“通”，如《临证指南医案·胃脘痛》陈案说：“在夫痛则不通，通字须究气血阴阳，便是看诊要旨矣。”

由此可见，苦寒泄厥阴，辛热通阳明，是叶桂用半夏泻心汤的心法。他对于《伤寒论》半夏泻心汤证的“寒”与“热”的来源有了创新性的阐明：即“热”，来源于肝；“寒”，来源于胃。

在叶氏的启发下，我们追溯伤寒学派有关医家的研究，发现柯琴曾提出“泻心实以泻胆”“并泻肝法”。从临床实际来看，肝病在先，进而乘胃，或胃虚胃病在先，进而土被木侮，由此而引起的肝热胃寒并见证非常多见。相对而言，伤寒学界所谓的胃气不降而生热，脾气不升而生寒的胃热脾寒证却较少见得到，其证的辨识也难以把握。因此，叶氏的理论不仅一改伤寒学界以方测证的传统旧说，而且把半夏泻心汤移用于肝热胃寒、厥阴阳明同病的治疗，其意义是深远的。

## （五）半夏泻心汤去人参干姜大枣甘草加枳实生姜方类方

**1. 半夏泻心汤去人参干姜大枣甘草加枳实杏仁方**　出自《温病条辨·中焦篇》暑温伏暑第39条。组成为：半夏一两、黄连二钱、黄芩三钱、枳实二钱、杏仁三钱。水八杯，煮取三杯，分三次服。虚者复纳人参二钱，大枣三枚。吴瑭称此方为“苦辛寒法”，其原条文谓：“阳明暑温，脉滑数，不食不饥不便，浊痰凝聚，心下痞者，半夏泻心汤去人参、干姜、大枣、甘草加枳实、杏仁主之。”吴瑭根据叶案，将此方方名拟定为“半夏泻心汤去干姜甘草加枳实杏仁方”，与条文中的“半夏泻心汤去人参、干姜、大枣、甘草加枳实、杏仁主之”不相一致，为了避免混乱，本书将此方方名改称为“半夏泻心汤去人参干姜大枣甘草加枳实杏仁方”。

本方证是吴瑭根据《临证指南医案·暑》胡案整理而成。叶案如下。

胡，不饥、不食、不便，此属胃病，乃暑热伤气所致。味变酸浊，热痰聚脘。苦辛自能降泄，非无据也。半夏泻心汤去甘草、干姜，加杏仁、枳实。(《临证指南医案·暑》)

本案“不饥、不食、不便”，为胃气不能通降之证；“味变酸浊”，为厥阴肝热，木火犯胃之证。方用半夏泻心汤去甘草之壅滞，干姜之辛热；加杏仁宣达上焦肺气，枳实开中焦痞结。吴瑭采集此案，于证中增入“阳明暑温，脉滑数”与“心下痞者”；将方中人参、大枣移入加减法中，制定出半夏泻心汤去人参干姜大枣甘草加枳实杏仁方方证。

**2. 黄连白芍汤（半夏泻心汤去人参甘草大枣干姜加枳实姜汁白芍方）** 出自《温病条辨·中焦篇》湿温第79条，组成为：黄连二钱、黄芩二钱、半夏三钱、枳实一钱五分、白芍三钱、姜汁五匙（冲）。水八杯，煮取三杯，分三次服，温服。吴瑭称此方为“苦辛寒法”，其原条文谓：“太阴脾疟，寒起四末，不渴多呕，热聚心胸，黄连白芍汤主之；烦躁甚者，可另服牛黄丸一丸。”

本方证是吴瑭根据《临证指南医案·疟》柳案整理而成。叶案如下：

柳，暑湿都伤气分，不渴多呕，寒起四肢，热聚心胸，乃太阴疟也，仍宜苦辛，或佐宣解里热之郁。川连、黄芩、炒半夏、枳实、白芍、姜汁。烦躁甚，另用牛黄丸一丸。(《临证指南医案·疟》)

本案“多呕”为胃气不降之证；“不渴”为湿聚之象；“寒起四肢”是太阴疟的特征性表现。从“热聚心胸”看，应该有厥阴邪热上扰心胸的心中烦热等证。病机为厥阴郁热冲犯阳明，方用半夏泻心汤法，苦寒泄厥阴、清暑热，辛温通阳明、开湿郁。因烦躁甚，为暑热内闭心包，故另用牛黄丸清心开窍。另外，本案“暑湿都伤气分”之“都”字，很可能为“郁”字之误，有待考证。吴瑭采集此案，拟定出了黄连白芍汤方证。

**3. 人参泻心汤（半夏泻心汤去甘草大枣半夏加枳实白芍方）** 出自《温病条辨·中焦篇》湿温第54条，组成为：人参二钱、干姜二钱、黄连一钱五分、黄芩一钱五分、枳实一钱、生白芍二钱。水五杯，煮取二杯，分二次服，渣再煮一杯服。吴瑭称此方为“苦辛寒兼甘法”，其原条文谓：“湿热上焦未清，里虚内陷，神识如蒙，舌滑脉缓，人参泻心汤加白芍主之。”吴瑭将此方命名为“人参泻心汤”，其中已含有生白芍，但其条文谓：“人参泻心汤加白芍主之”，方名称谓有自相矛盾之嫌。

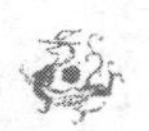

本方证是吴瑭根据《临证指南医案·湿》蔡案整理而成。叶案如下。

蔡，阳虚夹湿，邪热内陷，所以神识如蒙。议用泻心法。人参、生干姜、黄芩、川连、枳实、白芍。(《临证指南医案·湿》)

本案胃阳大虚，湿热内陷，阻结中焦，蒙扰心神，故“神识如蒙”。用半夏泻心汤法通补胃阳，开泄湿热，不专开窍，但求治本。吴瑭采集此案，于证中加“湿热上焦未清”“舌滑脉缓”等，拟定出了人参泻心汤方证。

**4. 加减人参泻心汤（半夏泻心汤去甘草大枣半夏黄芩加枳实生姜牡蛎方）** 出自《温病条辨·中焦篇》湿温第77条，组成为：人参二钱、黄连一钱五分、枳实一钱、干姜一钱五分、生姜二钱、牡蛎二钱。水五杯，煮取二杯，分二次服。吴瑭称此为“苦辛温复咸寒法”，其原条文谓：“疟伤胃阳，气逆不降，热劫胃液，不饥不饱，不食不便，渴不欲饮，味变酸浊，加减人参泻心汤主之。”

本方证是吴瑭根据《临证指南医案·疟》杨案整理而得。叶案如下：

杨，高年疟，热劫胃汁，遂不饥不饱，不食不便，渴不嗜饮，味变酸浊。药能变胃方苏。人参、川连、枳实、牡蛎、淡干姜、生姜。(《临证指南医案·疟》)

本案“热劫胃汁”，加之高年胃阳已虚，故胃气不得通降而“不饥不饱，不食不便”；厥阴肝热，冲逆犯胃则“味变酸浊”；肝热则“渴”，胃阳不足，阴浊内聚则“不嗜饮”。方用变通生姜泻心汤法，以干姜、生姜通补胃阳，人参扶胃气，黄连苦寒泄厥阴，加牡蛎平肝敛阴散结；枳实开湿痞。吴瑭采集此案，于证中补入“疟伤胃阳，气逆不降”一句，整理出加减人参泻心汤方证。

**5. 半夏泻心汤去甘草大枣加枳实姜汁方（泻心汤）** 出自《温病条辨·中焦篇》湿温第90条：“滞下湿热内蕴，中焦痞结，神识昏乱，泻心汤主之。”此条有证无方，吴氏仅写到“泻心汤（方法并见前）”，但是，究竟见前哪一个方？吴氏没有确切地说明。今查找叶案，找到了吴瑭订立此条所根据的叶氏医案。为了弥补吴瑭的疏漏，此根据叶案处方，将本方命名为“半夏泻心汤去甘草大枣加枳实姜汁方”，并确定其组成为：半夏、人参、枳实、川连、干姜、黄芩、姜汁。

本方证是吴瑭根据《临证指南医案·痢》陆案整理而成。叶案如下。

陆，湿热内蕴，中焦痞结，阳气素虚体质。湿注自利不爽，神识昏乱，将变柔痉。炒半夏、人参、枳实、川连、干姜、黄芩、姜汁。(《临证指南医案·痢》)

本案下见“湿注自利不爽”，上见“神识昏乱”，并有“将变柔痉”之虑。但病机为湿热内蕴，中焦痞结，故用半夏泻心汤法开中焦湿热痞结为治。吴瑭采集此案，拟定了中焦篇第90条。但缺具体方剂，今根据叶案已补入。

**6. 半夏泻心汤去甘草大枣加枳实方（泻心汤）** 出自《温病条辨·中焦篇》湿温第74条：“湿甚为热，疟邪痞结心下，舌白口渴，烦躁自利，初身痛，继则心下亦痛，泻心汤主之。”本条亦有证无方，吴氏只写到“泻心汤（方法并见前）”，今查找叶氏原医案，根据叶案处方将之命名为“半夏泻心汤去甘草大枣加枳实方”，其组成为：川连、淡黄芩、干姜、半夏、人参、枳实。

本方证是吴瑭根据《临证指南医案·疟》曹案三诊方整理而成。叶案如下。

曹，身痛，舌白，口渴，自利。此湿温客气为疟，不可乱投柴、葛，仲景有湿家忌汗之律。飞滑石、杏仁、郁金、淡黄芩、白蔻仁、防己。又，湿甚为热，心痛，舌白，便溏。治在气分。竹叶心、麦冬、郁金、菖蒲、飞滑石、橘红。化服牛黄丸。又，心下触手而痛，自利，舌白，烦躁，都是湿热阻气分。议开内闭，用泻心汤。川连、淡黄芩、干姜、半夏、人参、枳实。又，神气稍清，痛处渐下至脐。湿伤在气，热结在血。吐咯带血，犹是上行为逆。热病瘀留，必从下出为顺。川连、黄芩、干姜、半夏、人参、枳实、白芍、炒楂肉。（《临证指南医案·疟》）

本案三诊根据“心下触手而痛，自利，舌白，烦躁”等证，用半夏泻心汤去草枣加枳实方。四诊“吐咯带血”，为热结在血入络，故用三诊方加白芍合芩连酸苦泄热，加炒楂肉通络化瘀。吴瑭取本案三诊证，参照初诊脉证，取二诊“湿甚为热”一句，整理出中焦篇第74条。但有证无方，今根据叶案三诊方已补入。

**7. 加减泻心汤（半夏泻心汤去人参甘草大枣半夏加银花楂炭白芍木香方）** 出自《温病条辨·下焦篇》湿温第75条。组成为：川连、黄芩、干姜、金银花、楂炭、白芍、木香汁。吴瑭称此方为“苦辛寒法”，其原条文谓：“噤口痢，左脉细数，右手脉弦，干呕腹痛，里急后重，积下不爽，加减泻心汤主之。”

本方证是吴瑭根据《临证指南医案·痢》包案整理而成。叶案如下。

包……脉左细数、右弦，干呕不能纳谷，腹痛里急后重，痢积不爽，此暑湿深入著腑，势属噤口痢疾，证非轻渺。议用苦寒清热解毒。必痛缓胃开，方免昏厥之变。川连、黄芩、金银花、干姜、白芍、木香汁。（《临证指南医案·

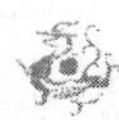



痢》)

本案为噤口痢重证，用黄连、黄芩、金银花清热解毒，干姜温通胃阳，并合芩连苦辛开泄暑湿；腹痛，加白芍；里急后重，加木香汁。吴瑭根据此案处方，加楂炭，拟定出了加减泻心汤方证。

**8. 杏仁滑石汤**　出自《温病条辨·中焦篇》暑温伏暑第42条，组成为：杏仁三钱、滑石三钱、黄芩二钱、橘红一钱五分、黄连一钱、郁金二钱、通草一钱、厚朴二钱、半夏三钱。水八杯，煮取三杯，分三次服。吴瑭称此方为“苦辛寒法”，其原条文谓：“暑温伏暑，三焦均受，舌灰白，胸痞闷，潮热呕恶，烦渴自利，汗出溺短者，杏仁滑石汤主之。”

本方证是吴瑭根据《临证指南医案·暑》张案整理而成，叶案如下。

张，舌白罩灰黑，胸脘痞闷，潮热呕恶，烦渴，汗出，自利。伏暑内发，三焦均受，然清理上中为要。杏仁、滑石、黄芩、半夏、厚朴、橘红、黄连、郁金、通草。(《临证指南医案·暑》)

吴瑭整理此案，加“溺短”，制定出了杏仁滑石汤方证。

本方用杏仁开宣上焦肺气；半夏、厚朴、橘红、郁金苦燥芳香开达中焦；滑石、通草淡渗清利下焦。三焦分消，以治湿浊。另用黄芩、黄连，苦寒泄热，以治湿中之热。其中黄芩、黄连与半夏、厚朴配伍，是叶氏变通半夏泻心汤的核心药组。在分消三焦湿热法中合入苦辛开泄的半夏泻心汤法，是本方的突出特点。正是因为这一配伍，本方证中就有“胸脘痞闷”“呕恶”“自利”等典型的湿热痞证。

吴瑭在整理此方证时，把叶氏原医案中的“胸脘痞闷”，改成“胸痞闷”。这一改动实有画蛇添足之嫌，因胸痞不能代替胸痞与脘痞。本案方中的芩、连配夏、朴，正是针对脘痞而设；其杏仁、橘红、郁金配伍，是叶氏治疗湿热胸痞的惯用手法，为胸痞而设。

**9. 半苓汤**　出自《温病条辨·中焦篇》寒湿第44条，组成为：半夏五钱、茯苓块五钱、川连一钱、厚朴三钱、通草八钱（煎汤煮前药）。水十二杯，煮通草成八杯，再入余药煮成三杯，分三次服。吴瑭称此方为“苦辛淡渗法”，其原条文谓：“足太阴寒湿，痞结胸满，不饥不食，半苓汤主之。”

本方证是吴瑭根据《临证指南医案·暑》张案整理而成，叶案如下。

张，六一，此湿蕴气中，足太阴之气不为鼓动运行。试以痞结胸满，仲景列于太阴篇中，概可推求其理矣。半夏醋炒、茯苓、川连、厚朴，通草汤煎。(《临证指南医案·湿》)

本案湿热蕴结中焦，脾胃升降失司，故痞结胸满。方用半夏泻心汤法，以半夏合黄连苦辛开泄痞结，以厚朴合半夏苦温燥湿畅中，茯苓、通草淡渗利湿通下。

吴瑭整理此案，加“不饥不食”一症，制订出半苓汤方证。

**10. 昌阳泻心汤**　出自王士雄《随息居重订霍乱论》，组成为：石菖蒲、黄芩酒炒、制半夏各一钱，川连（姜汁炒）五、六分，苏叶三四分，制厚朴八分，鲜竹茹、枇杷叶（刷）各三钱，芦根一两。天雨水急火煎，徐徐温服。小便秘涩者，加紫菀。治霍乱后，胸前痞塞，汤水碍下，或渴或呃。

关于本方的立意，王士雄指出：“按此泻心汤证也，何必另立方治？以暑热秽浊之邪与伤寒不同，故五泻心皆有圆枘方凿之格，漫为引用，岂徒无益已哉。兹以菖蒲为君，辛香不燥。一名昌阳者，谓能扫涤浊邪，而昌发清阳之气也。合诸药以为剂，共奏蠲痰泄热，展气通津之绩，已历试不爽矣。”（《随息居重订霍乱论·卷下·方剂》）

**11. 连朴饮**　出自王士雄《随息居重订霍乱论》，组成为：制厚朴二钱，川连（姜汁炒）、石菖蒲、制半夏各一钱，香豉（炒）、山栀各三钱，芦根二两。水煎温服。治湿热蕴伏而成霍乱，兼能行食涤痰。（《随息居重订霍乱·卷下·方剂》）

以上昌阳泻心汤、连朴饮为王士雄方，虽然是治疗霍乱的专方，但是，均含有半夏泻心汤意，寓有辛开苦泄之法，均能治疗湿热痞。其中昌阳泻心汤还含有薛雪黄连苏叶汤法，故长于治疗湿热呕吐。连朴饮含有栀子豉汤，长于治疗心中懊憹、胃脘嘈杂等证。

## 小陷胸加枳实汤方证

**小陷胸加枳实汤**　出自《温病条辨·中焦篇》暑温伏暑第38条，组成为：黄连二钱、瓜蒌三钱、枳实二钱、半夏五钱。吴瑭称此方为“苦辛寒法”，其原条文谓：“脉洪滑，面赤身热头晕，不恶寒，但恶热，舌上黄滑苔，渴欲凉饮，饮不解渴，得水则呕，按之胸下痛，小便短，大便闭者，阳明暑温，水结在胸也，小陷胸加枳实汤主之。”

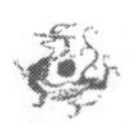

## （一）方证理论源流

《伤寒论》第138条载：“小结胸病，正在心下，按之则痛，脉浮滑者，小陷胸汤主之。”小陷胸汤组成为：黄连一两、半夏半升、栝蒌实大者一枚。

叶桂《温热论》独出心裁地将小陷胸汤作为“苦泄”法的代表方，治疗湿热病以胃脘按之痛，或自痛，或痞胀，必舌黄或浊为特点的湿热痞。《临证指南医案》《叶氏医案存真》进一步扩大了小陷胸汤的应用范围，将之转用于肝火犯胃，胃失和降所致的肝厥胃痛、嗳气秽浊、噎嗝等杂病。

小陷胸加枳实汤是吴瑭根据《叶氏医案存真》变通应用小陷胸汤的医案制定的。叶氏原医案如下。

热邪入里，脘痞，按之痛，脉浮滑者，此邪结阳分，拟仲景小陷胸汤。川黄连、栝蒌实、半夏、杏仁、枳实。(《叶氏医案存真·卷二》)

本案是叶氏变通应用仲景小陷胸汤的典型案例。此案脉证比《伤寒论》原方证仅多“脘痞”，叶氏对“脘痞”每从湿热郁结中焦立论，因此，此案“热邪入里”，应该理解为湿热邪入于里，或者由热邪入里，与中焦内湿互结而成湿热。所谓“邪结阳分”，是指湿热尚在气分，病机偏于中上两焦，尚有从上焦宣达之机。方以小陷胸汤辛开苦泄中焦湿热，加杏仁开达上焦，宣展肺气以求气化湿亦化；加枳实开畅中焦痞结，以求从中达下。在小陷胸汤中加杏仁、枳实，或于半夏泻心汤去参姜枣草加杏仁、枳实是叶桂苦辛开泄湿热痞结的经验之法。

吴瑭根据叶桂应用变通小陷胸汤治疗湿热“脘痞、按之痛”的经验，将之移用于治疗暑温、伏暑，并且减去叶案处方中的杏仁，制定出了小陷胸加枳实汤方证。

## （二）方证特点及其在杂病中应用的机制

小陷胸汤以黄连苦寒泄热，半夏辛温燥湿，仅此二味药，就具备辛开苦泄法最基本的配伍，这正是叶桂将小陷胸汤列为湿热脘痞证代表方的原因之所在。瓜蒌清热涤痰，宽胸利肠，既助黄连以泄热，又扶半夏以开结，一药两用，加强夏、连辛开苦泄的作用。更用枳实苦泄辛散，破气消痞，吴瑭自注认为：“加枳实者，取其苦辛通降，开幽门而引水下行也”。所谓枳实“开幽门”三字，实在是吴瑭的经验有得之见，一语点破了在小陷胸汤中加枳实的玄机。从而也道明了小陷胸加枳实汤与《伤寒论》原方相比，不仅可以治脘“痞”，更可以治脘“痛”的机制。另外，吴氏特别强调：“半夏除水痰而强胃”，半夏“强胃”一说，是吴瑭别具一格的见解，亦属点睛之笔。正因为小陷胸加枳实汤具有开泄湿热之痞、破气止痛、强胃、开幽门等特殊的方理作用，所以，将之移用于杂病胃痛、脘痞、胁痛、胸痛等胃病、肝胆病，亦为对的之方。

至于为什么不用叶案中的杏仁，吴瑭在中焦篇第38条自注中说“脉洪面赤，不恶寒，病已不在上焦矣”，这是他舍弃杏仁的理由。叶桂于小陷胸汤加枳实、杏仁，吴瑭又简化叶方，减去杏仁，一加一减，据证而化裁，其巧妙变通经方的功底，由此可见一斑。

加味小陷胸汤的证：《伤寒论》小陷胸汤证的特点是“正在心下，按之则痛，脉浮滑”；叶桂上案比《伤寒论》增加“脘痞”一证；其《温热论》另载：脘“按之痛，或自痛，或痞胀，当用苦泄”“必验之于舌，或黄或浊，可与小陷胸汤或泻心汤，随证治之”，即又增加了脘“自痛”、舌苔“或黄或浊”二证。综合叶桂的原文可见，加味小陷胸汤证的特点是：脘痞，心下按之痛，或自痛，苔黄或浊，脉浮滑等，这是对《伤寒论》小陷胸汤证的发展；另外，叶桂把小陷胸汤证与泻心汤证归属为同一类证比较而论之，这则是对《伤寒论》方证分类的创新之处。

吴瑭《温病条辨》在阐述小陷胸加枳实汤证的病机时使用了“水结在胸”一词，这句话曾引起叶霖等人的严厉抨击，因为“水结在胸”在《伤寒论》属于大结胸证。《伤寒论》第136条载：“伤寒十余日，热结在里，复往来寒热者，与大柴胡汤；但结胸，无大热者，此为水结在胸胁也。但头微汗出者，大陷胸汤主之。”从本条原文看，“水结在胸胁”的确是大结胸的病机，对应方是大陷胸汤，这是叶霖等人批评吴瑭的根据。然而，从吴瑭所述的具体脉证来看，其中心证有：脉洪滑，舌上黄滑苔，渴欲凉饮，饮不解渴，得水则呕，按之胸下痛，小便短，大便闭者等，该组证属于小陷胸加枳实汤证则无可厚非。其中的“大便闭”，吴瑭解释说“胃气不降，则大便闭”“加枳实者，取其苦辛通降”，说明他说的大便闭并不是大黄证的大便燥结，而是由湿热阻滞中焦，气机不得通降所致的大便不畅等。关于“渴欲凉饮，饮不解渴，得水则呕”的机制，吴瑭在自注中也作了说明：“暑兼湿热，热甚则渴，引水求救；湿郁中焦，水不下行，反来上逆，则呕。”“按之胸下痛”，吴瑭未做解释，其既可以是胸痛，也可以是胸下胃脘按之疼痛，由湿热或痰热阻滞气机所致。综合起来看，

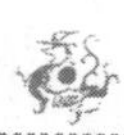

暑（热）与湿互结中焦，胃气不得通降是小陷胸加枳实汤证的病机重心。因此，公正的说，吴瑭所论述的小陷胸加枳实汤方证是他从临床实践中总结出来的，不仅具有重要的临床价值，而且在叶氏的基础上，将该方证进一步扩展到"渴欲凉饮，饮不解渴，得水则呕""小便短，大便闭""按之胸下痛"等，这则是对小陷胸汤证的重要发展。

综合《伤寒论》、叶桂、吴瑭的论述，小陷胸加枳实汤的证为：脘痞，心下按之痛，或自痛，苔黄或浊，脉浮滑；以及舌上黄滑苔，脉洪滑，渴欲凉饮，饮不解渴，得水则呕，按之胸下痛，小便短，大便闭等。

方证的特征性证：胃脘或痞或痛，苔黄白相间而腻滑者。

胃肠病、肝胆病等杂病，每多出现小陷胸加枳实汤证，可用此方化裁治疗。

## （三）用治杂病举例与体会

先师孟澍江先生十分推崇此方，认为其配伍严谨，有诸泻心汤辛开苦降之意，却无诸泻心汤用参、草、枣壅塞之弊，将之列为治疗中焦湿热、痰热蕴阻之病的首选方，临床广泛用于治疗胃、肝、胆、心、肺等疾患而见小陷胸加枳实汤证者。孟老用此方随证加减的主要手法为：如中焦气机郁滞较甚者，常佐以川朴、苏梗、藿香、柴胡、木香、姜汁等；中焦湿浊较甚者，每配以白豆蔻、通草、六一散等；疼痛较甚者，加川楝子、炒延胡索，痛处势如锥刺者，加失笑散、丹参等；胸脘痰浊痹阻疼痛涉及后背者，加薤白头、川桂枝等；痰热较甚，大便秘结或不爽者，加玄明粉；伴有呕吐，加姜竹茹、淡吴萸等。现介绍孟老治疗急性胃炎胃痛、呕吐案一则如下。

杨某某，男，31 岁。胃脘疼痛胀满，呕吐频频，口苦而干，欲饮水而得水即吐。脉弦滑，苔薄黄腻。证属痰热阻于中焦，胆火上逆，胃失和降，治以清化痰热，清胆和胃，降逆止呕。以小陷胸加枳实汤加味处方：全瓜蒌 12g，姜半夏 9g，川连 3g，枳实 8g，苏叶 5g，陈皮 5g，淡吴萸 2g，姜竹茹 10g，姜汁少许。上方服用 1 剂，即胃痛除、吐止而告愈。[杨进，张文选．孟澍江治疗内科杂病的经验．中医杂志，1987，(5)：21]

方证解释：胃脘胀痛，得水则吐，苔薄黄腻，为典型的小陷胸加枳实汤证，故以该方为基础组方；其呕吐之势频剧，口苦，脉弦，为胆火上逆之象，故加姜竹茹、陈皮、姜汁，与连、夏、蒌、枳相合，有黄连温胆汤之意；川连与吴萸并用，为左金丸意，与苏叶相佐，为薛雪黄连苏叶汤法。全方以小陷胸加枳实汤为主，取多方复而合用之，配伍严谨，方与证合，故投之奏效甚捷。孟老尝谓：此方对凡属热性之呕吐均可适用，并认为吴瑭所述小陷胸加枳实汤治“渴欲凉饮，饮不解渴，得水则呕”与“按之胸下痛”是从临床体验中得出的，不能轻易否定。

名医朱进忠先生常用小陷胸加枳实汤治疗慢性胃炎胃脘痛，此介绍一案如下。

索某某，男，45 岁，胃脘胀痛 7～8 个月。医诊慢性肥厚性胃炎。先用西药治疗 4 个多月未见明显效果，继又配合中药健脾和胃、温中健脾、疏肝健脾等亦无明显改变。细审其证，疼痛以剑突以下的上腹部为主，按之则痛甚，舌苔白，脉浮滑。因思脉浮者上焦病也，滑者痰实凝结也。合之于证，乃痰热之邪结于胃脘也……乃拟清热涤痰散结。处方：瓜蒌 40g，半夏 10g，黄连 6g，枳实 10g。服药 1 剂，诸证大减；继服 4 剂，诸症消失，愈。

朱进忠自注云：小陷胸汤加枳实方本为鞠通《温病条辨》方……余根据其黄连、瓜蒌清在里之热痰，半夏除水痰而养胃，加枳实者，取其苦辛通降，开幽门而引水下行也，故加枳实，实践证明其效确实优于单纯的小陷胸汤。[朱进忠．中医临证经验与方法．北京：人民卫生出版社，2003：281]

我曾系统地研究过叶桂变通应用小陷胸汤的经验，遵循叶氏的手法，在临床上常用小陷胸加枳实汤治疗肝胃失调或胆胃失调，兼湿热阻结中焦所致的胃痛、脘痞、呕吐、呃逆等证。对于既有小陷胸加枳实汤证，又有口苦、胸胁苦满等小柴胡汤证者，则用小柴胡汤合小陷胸加枳实汤。此介绍有关体会如下。

第一，用于治疗胃痛：李某某，女，26 岁。学生。2004 年 12 月 11 日初诊。素有胃痛，近 1 周胃痛加剧，晨起痛甚，胃脘痞胀，恶心。脉滑细，舌尖红、苔黄白相兼而厚腻。颜面痤疮散在。痛经，月经夹有血块。从心下胃脘疼痛、恶心，脉滑，苔黄白相兼厚腻辨为小陷胸加枳实汤证，处方：清半夏 15g，黄连 8g，瓜蒌 12g，枳实 10g，生姜 10g，桃仁 12g，茯苓 15g。7 剂。胃痛、脘痞、恶心痊愈，面部痤疮也有所减轻。

刘某某，女，29 岁。2004 年 11 月 27 日初诊。胃痛多日，连及左侧胁下胀痛不舒，稍多进食则立刻胃痛。曾请中医诊治，所用方均为辛香理气止痛剂，无一有效。舌红赤，苔腻偏黄，脉寸关滑、细数。胃痛、苔黄腻、脉寸关滑数是典型的小陷胸加枳实汤证，左胁下胀痛为小柴胡汤证，用两法化裁，处方：半夏 15g，黄连 6g，瓜蒌 10g，枳实 10g，生姜 6g，柴胡 15g，黄芩 10g，川楝子 10g。6 剂而愈。

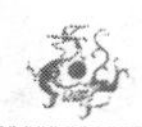

唐某，男，27 岁。2005 年 2 月 19 日初诊。几年前因嗜酒引起胃病，最近胃痛复发，饥饿时痛甚，偶尔泛酸，饮酒或食冷物则剧烈胃痛。脉沉滑，舌偏红，苔黄白相间而厚腻。胃痛苔腻脉滑为小陷胸加枳实汤证，吐酸为苓桂术甘汤证，用两方合法，处方：清半夏 15g，黄连 6g，瓜蒌 10g，枳实 10g，茯苓 30g，桂枝 10g，白术 10g，炙甘草 3g。6 剂。诸症痊愈。

周某，女，40 岁，澳洲籍华人。2002 年 12 月 20 日初诊。患慢性胃炎多年，经检查胃幽门螺杆菌阳性。胃痛，胃脘痞满，自觉胃内有气上冲于口，口干不欲饮，大便正常，小便频数量多。舌胖大质淡，苔薄黄腻，脉弦滑。辨为湿热互结中焦，胃失和降的小陷胸加枳实汤证，处方：半夏 12g，黄连 6g，瓜蒌 15g，枳实 10g，生姜 6g，干姜 6g，旋覆花 10g（包煎）。7 剂。2002 年 12 月 27 日复诊：胃痛、脘痞、胃内逆气上冲等症消失。口微苦，舌胖大质淡，苔薄黄，脉沉弦。胃痞已开，胃气和降，胆热之象现露，改用小柴胡汤加味清胆热，利枢机为治。（此为王建红治验案）

第二，用于治疗呃逆：孙某某，女，32 岁，职员。1998 年 7 月 25 日初诊。患者因家庭矛盾，经常生气，有一次与丈夫吵架极度生气后，出现呃逆，时作时止，时轻时重，重时则连声呃逆，难以控制，渐至每日呃逆，胃脘痞满如有物堵塞，时胃痛，无食欲，心烦，晨起口苦恶心。曾经某医院诊断为浅表性胃炎、胃神经官能症，所服中药多为辛香疏肝理气、和胃降逆方，如柴胡疏肝散、苏子降气汤、半夏厚朴汤、四磨饮、丁香柿蒂汤等，历时 3 个月未能治愈。诊脉弦滑略浮，舌红、舌苔黄白相兼而滑腻。辨为小陷胸加枳实汤证与小柴胡汤证，处方：瓜蒌 10g，半夏 15g，黄连 6g，枳实 10g，柴胡 12g，黄芩 10g，生姜 10g。7 剂。服 3 剂，患者自觉胃脘痞结顿开，呃逆减少，服 7 剂，呃逆完全消失，余症也愈。

第三，用于治疗胸痛：于某，女，33 岁。2005 年 1 月 4 日初诊。胸骨部位疼痛，自觉咽喉至剑突痛不可耐，胸骨对应背部也疼痛不舒。咽喉不利，胸闷，胃脘痞闷。月经量少，3 天即完。脉沉细弦，舌尖偏红，苔白略腻。脘痞为小陷胸加枳实汤证，胸痛为枳实薤白桂枝汤证，处方：半夏 15g，黄连 6g，瓜蒌 15g，枳实 10g，薤白 10g，桂枝 8g，生姜 8g。6 剂。胸痛等症愈。

第四，合温胆汤治疗胸闷惊悸失眠：钱某某，男，35 岁。2005 年 1 月 25 日初诊。失眠，胸中憋闷，心悸，心慌，心慌则腿软，有时突然紧张如惊吓状，胃脘痞闷，腰酸胀。脉弦细滑数，舌偏红，苔黄白相兼略腻。胸闷、胃痞、苔腻为小陷胸加枳实汤证；夜寐不安、心慌惊悸为温胆汤证，处方：清半夏 15g，黄连8g，瓜蒌10g，枳实10g，陈皮10g，茯苓30g，竹茹3g，生姜8g，桂枝10g，炙甘草6g。7剂。胸闷、心悸等症消失，失眠减轻。二诊加红人参3g。7剂。失眠惊悸等症痊愈。

## （四）小陷胸汤类方

**俞氏柴胡陷胸汤** 出自《通俗伤寒论·六经方药·和解剂》，组成为：柴胡一钱、姜半夏三钱、小川连八分、苦桔梗一钱、黄芩钱半、瓜蒌仁（杵）五钱、小枳实钱半、生姜汁四滴分冲。作为和解兼开降法代表方，在《通俗伤寒论》中，俞氏有五处应用此方。第一，邪由表转入少阳……唯寒已而热，热已而汗者，则为少阳之寒热往来，证多目眩耳聋，口苦善呕，膈满胁痛，必须上焦得通，津液得下，胃气因和，津津汗出而解，谓之和解，轻者柴胡枳桔汤，重者柴胡陷胸汤。（《通俗伤寒论·表里寒热·表寒证》）第二，大伤寒，邪传少阳之腑，症见寒轻热重，口苦膈闷，吐酸苦水，或呕黄涎而黏，甚则干呕呃逆，胸胁胀疼，舌红苔白，间现杂色，或根黄中带黑。脉右弦滑，左弦数。此相火上逆，少阳腑病偏于半里证也。法当用和解兼清，蒿芩清胆汤主之。如服一剂或二剂后，呕吐虽止，而寒热未除，胸胁尚痛，膈满而闷，已成小结胸者，治以和解兼开降法，柴胡陷胸汤主之。（《通俗伤寒论·伤寒本证·大伤寒》）第三，湿疟，"先与柴平汤燥其湿，湿去而热多寒少，胸膈满痛者，则以柴胡陷胸汤宽其胸"。（《通俗伤寒论·伤寒兼证·伤寒兼疟》）第四，夹痞伤寒，初起头痛身热，恶寒无汗，胸膈痞满，满而不痛，气从上逆，甚则发厥，不语，或胸满而兼痛，或胁满痛，或腹胀疼，舌苔白滑而厚，或前半无苔，中后白腻而厚。先用理气发汗之法表散外邪，畅其气以宽痞，"若胸膈不宽，寒热似疟者，轻则柴胡枳桔汤，重则柴胡陷胸汤"。（《通俗伤寒论·伤寒夹证·夹痞伤寒》）第五，夹痛伤寒，表邪去而痛不止者，必有凝痰伏饮，或有宿食瘀血，当明辨病根，细审部位以施治。胸引两胁串疼者，属痰气互结，初用柴胡陷胸汤加乳香、没药，和解郁结以止痛，继用大柴胡汤送下控涎丹，缓下痰饮以除根。（《通俗伤寒论·伤寒夹证·夹痛伤寒》）

何秀山、何廉臣对于本方的组方特点作了精辟的解释。何秀山按语指出："陶节庵曰：少阳证具，胸膈痞满，按之痛，若用柴胡枳桔汤未效，用小柴胡合小陷胸汤。一剂即瘳。妙在苦与辛合，能通能降，且瓜蒌之膜囊瓤，似人胸中之膜膈，善涤胸中之垢腻，具开膈达膜之专功，故为少阳结胸之良方。"何廉臣

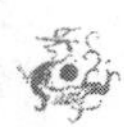

勘校说："小陷胸汤加枳、桔，善能疏气解结，本为宽胸开膈之良剂。俞氏酌用小柴胡汤主药三味，以其尚有寒热也，减去参、草、枣之腻补，生姜用汁，辛润流利，亦其善于化裁处。(《通俗伤寒论·六经方药·和解剂》)

从本方的组成来看，其用小柴胡汤去人参、甘草、大枣之甘补，以柴胡、黄芩、姜半夏、生姜汁疏泄肝胆、和降胃气；用黄连、枳实、瓜蒌仁为小陷胸汤泄热除湿开痞；另加桔梗，合枳实开畅气机，是一首治疗肝胆郁热犯胃，胃失和降，湿热或痰热结聚成痞的良方。本方治疗胃痛有卓越的疗效，我用其治疗胃脘痞胀疼痛，连及两胁，胸骨食管灼热不舒的验案不胜枚举，此不具体介绍。

小陷胸加枳实汤类方还有承气合小陷胸汤，将在"苦寒辛淡轻下湿热法类方"中做详细介绍，此从略。

综上所述，小陷胸加枳实汤比小陷胸汤虽仅多枳实一味药，却大大加强了开结、消痞、逐水的作用。基于此，该方可广泛应用于杂病胃痛、脘痞、呕吐、呃逆、胸痛等病证，是一首经方变通方中的良方。关于小陷胸汤的临床研究，最有心得者当首推王士雄，《王孟英医案》用小陷胸汤化裁治疗大病重证者不胜枚举，特别是用此方合温胆汤、加旋覆花、薤白等手法，颇能开发人之心思，值得进一步研究。

## 薛氏黄连苏叶汤方证

**黄连苏叶汤**　出自薛雪《湿热病篇》第 17 条，组成为：川黄连三、四分、苏叶二、三分。薛氏原条文谓："湿热证，呕恶不止，昼夜不差，欲死者，肺胃不和，胃热移肺，肺不受邪也。宜用川连三、四分，苏叶二、三分，两味煎汤，呷下即止。"

### （一）方证理论源流

用少许黄连与苏叶配伍治疗呕吐是薛雪的一大发明，后世把此方命名为黄连苏叶汤，作为治疗急性湿热性呕吐的专方在临床上广泛应用，其疗效已得到充分的肯定。

## （二）方证特点及其在杂病中应用的机制

黄连苏叶汤药仅二味，用黄连苦寒，苦燥湿热并清降胃火，苏叶辛温气香，开宣肺气兼芳香化湿和胃。黄连与苏叶配伍，辛宣苦降，寓黄连配半夏辛开苦泄之意，又有轻宣之长。药味少，分量轻，偏走上焦，轻以去实，有四两拨千斤之效。

王士雄加按从三个方面阐发了本方治疗呕吐的机制：其一，关于方义，认为黄连不但治湿热，乃苦以降胃火之上冲；苏叶味甘辛而气芳香，通降顺气，独擅其长。然性温散，故虽与黄连并驾，尚减用分许而节制之，可谓方成知约矣。其二，关于轻可去实，认为此方药止二味，分不及钱，不但治上焦宜小剂，而轻药竟可以愈重病，所谓轻可去实也。盖气贵流通，而邪气扰之，则周行窒滞，失其清虚灵动之机，反觉实矣。惟剂以轻清，则正气宣布，邪气潜消，而窒滞者自通。其三，关于热呕治疗，指出世人不知"诸逆冲上皆属于火"之理，治呕辄以姜、萸、丁、桂从事者，皆粗工也。言下之意要重视本方治疗热呕的作用。(《温热经纬·湿热病篇》)

黄连苏叶汤的证：薛氏原治证：呕恶不止，昼夜不差，欲死者。从临床实际考察，舌红苔黄偏腻，脉数也是其辨证的要点之一。

方证的特征性证：呕吐，苔黄腻者。

关于本证的病机，薛氏认为是"肺胃不和，胃热移肺，肺不受邪。"这是对呕吐病机的一种创新性认识，也是拟定此方以黄连泻胃火，苏叶宣降肺气的机制之所在，值得重视。

## （三）用治杂病举例与体会

本方用于治疗呕吐有卓越的疗效，并且可以治疗顽固性呃逆。不仅对于内伤湿热引起的呕吐、恶心、呃逆有效，而且对于肝火冲逆犯胃，胃气不降所致的呕吐、恶心、呃逆均有良好的疗效。因为黄连善于清泄肝火，苏叶善于降胃和中。我在临床上常用本方治疗肝火犯胃的呕吐、恶心、呃逆证，兼有心下痞者，用此方合小半夏汤；兼有小柴胡汤证者，以此方合小柴胡汤；兼有栀子生姜豉汤证者，用此方合栀子生姜豉汤，屡试屡验，已成了我治疗呕吐、恶心、呃逆证的惯用方。现介绍治验案两则如下。

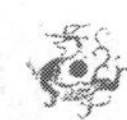

王某某，女，49 岁。2005 年 11 月 1 日初诊。患者因慢性肾炎、尿毒症，已经接受透析治疗，同时用西药常规治疗，病情尚稳定。但近 1 个月以来频繁呕吐，饮食难进，食入则吐，因此，希望中医解决呕吐问题。但就诊中医多从脾肾两虚考虑，用补脾肾、利尿、和胃等法，呕吐依然。经人介绍，患者来国医堂就诊，诊时见其烦躁不安，两目怒气冲冲。舌红赤，苔薄黄偏腻，脉弦大滑数而劲。胃脘痞满，无食欲，恶心欲吐。脉舌症一派实象，毫无虚证，肝火冲逆犯胃显然，用黄连苏叶汤合小半夏汤为法，处方：苏叶 8g，黄连 8g，清半夏 10g，生姜 6g。6 剂。1 剂呕吐减，6 剂呕吐止，能够进食。但食欲不佳，上方加枳实 10g，竹茹 15g，泄肝安胃以善后。

马某某，女，22 岁，学生。2005 年 5 月 10 日初诊。素有胃脘痞满不舒，无食欲，晨起恶心，刷牙时恶心欲吐。最近在校外小餐馆吃饭后，频频呕吐，不能进食。急诊去西医医院治疗，呕吐缓解，但仍然呕吐恶心，不想吃饭，进食则吐。诊脉弦滑略数，舌红苔黄略腻。辨为肝郁化火，夹胃中湿热冲逆之黄连苏叶汤证。处方：黄连 8g，苏叶 10g，灶心土 60g（煎汤代水）。少量频频服入。3 剂。1 剂吐止，3 剂后再未呕吐。

本方对于胃癌、食道癌、十二指肠癌呕吐难以进食的患者有较好的止吐作用。我在临床中体会到，对于这类患者，用此方必须掌握四个要点：第一，要有黄连苏叶汤证，即舌红或赤或绛、苔黄或黄白相间而腻，脉弦数，呕吐不止。第二，只用黄连、苏叶，不要随便加药。第三，遵循薛雪原法，用量一定要轻，黄连用 2g、3g，最多不超过 6g；苏叶用 1g、2g、3g，最多不超过 4g。第四，服药要用汤匙、勺子一滴一滴频频多次滴入口中，即薛雪所谓之“呷下”而不是喝下。因为这类患者进水、进食则吐，难以接受中药汤药。我用这种方法治疗过不少胃癌、食道癌、十二指肠癌、胆囊癌呕吐属于黄连苏叶汤证者，均收到缓解呕吐或者止吐的理想疗效。此仅介绍一案如下。

王某某，女，69 岁。北京人。2015 年 8 月 19 日初诊。经北京协和医院诊断为食管癌，已经多部位转移，失去了手术机会。因同时患有肺心病心衰，也难以接受化疗。呕吐，进水、进食则吐，打嗝，吃东西下不去，大便或两三天一次，或一日两三次，喜欢吃凉冷食物，平时嗜白酒（北京二锅头），从早晨起来到晚上睡前，会不定时的喝一点。已有胸水，下肢浮肿。体瘦弱，气喘，呼吸困难。已不能走路，需要坐轮椅来行动。舌瘦赤，苔黄白相间、厚腻，脉弦硬滑数。从脉舌特征辨为黄连苏叶汤证。处方：黄连 4g，紫苏叶 2g。7 剂。水煎两次，用勺子频频滴服。2015 年 9 月 9 日二诊。服药后呕吐减轻，3 剂后

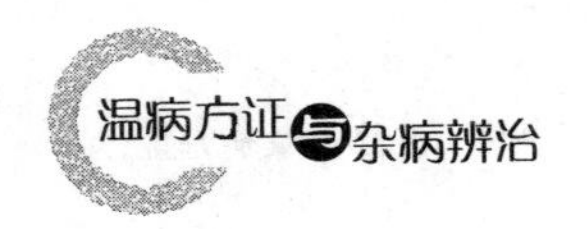


呕吐止。昨天吃较油腻食物后又发呕吐，喝水也吐。脉弦滑疾数，舌红、苔黄白相间而极厚腻。处方：黄连 4g，紫苏叶 2g，芦根 5g。7 剂。煎服法同一诊，服药呕吐再止。其后患者入住某医院治疗，再未联系。

名医李克绍先生善用该方治疗呕吐，他曾治邻居王某，男，50 岁，农民。偶尔似觉感冒，但没有明显的寒热症状，却频频作呕，又呕不出什么，从早至午，几无休止，非常苦恼，求治于先生。经诊察后，既不是寒吐，也不是单纯的热吐，舌苔微黄薄腻，即断为湿热呕吐，用黄连 1.5g，苏叶 1g，水煎服。病人第 2 天来诉，此药服下后，胸中觉得十分拘紧，像有人用手大力抓住一般，想有意地试作呕吐，也不能了。自后再未服用他药，呕吐也未再发作。李克绍先生尤善用二陈汤合黄连苏叶汤治疗呕吐，认为二陈汤内包括了小半夏汤，可以治疗痰多呕吐，但对于湿热呕吐，则不太适合，如合入黄连、苏叶，黄连能清热，又能燥湿，苏叶能降气，又能止呕，所以治疗湿热呕吐疗效更好。(《中医临床家李克绍》)

王士雄认为本方“用以治胎前恶阻甚妙”，实为经验之谈。有待进一步研究。

# 第五章
# 苦辛淡宣清导浊法及其代表方证

叶桂对于湿热蕴结下焦，致下窍闭塞，“少腹硬满，大便不下”，或上窍也闭，“神昏窍阻”者，独出心裁地用刘完素桂苓甘露饮变通治疗。吴瑭总结叶氏医案，拟定出“苦辛淡”“宣清导浊”一法。该法用晚蚕砂、皂荚子开结利窍导浊，合猪、茯苓淡渗利湿，寒水石泄火为主组方，代表方如宣清导浊汤。

## 宣清导浊汤方证

**宣清导浊汤**　出自《温病条辨·下焦篇》湿温第55条，组成为：猪苓五钱、茯苓五钱、寒水石六钱、晚蚕砂四钱、皂荚子（去皮）三钱。吴瑭称此方为“苦辛淡法”，其原条文谓：“湿温久羁，三焦弥漫，神昏窍阻，少腹硬满，大便不下，宣清导浊汤主之”。

### （一）方证理论源流

本方是吴瑭根据《临证指南医案·湿》蔡案整理而成，叶案如下。

蔡，仲景云：小便不利者，为无血也；小便利者，血证谛也。此证是暑湿气蒸，三焦弥漫，以致神昏，乃诸窍阻塞之兆。至小腹硬满，大便不下，全是湿郁气结。彼夯医犹然以滋味呆钝滞药，与气分结邪相反极矣。议用甘露饮法。猪苓、浙茯苓、寒水石、晚蚕砂、皂荚子去皮。（《临证指南医案·湿》）

本案下见小便不利，小腹硬满，大便不下；上见窍阻神昏。叶氏认为是由“暑湿气蒸，三焦弥漫”“诸窍阻塞”所致。治疗用变通刘完素甘露饮法清热渗

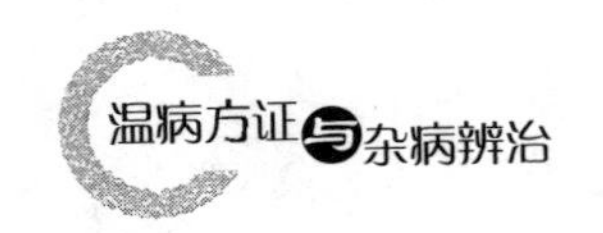


湿、利窍导浊。刘完素桂苓甘露饮与叶氏的变通用法，已在三石汤方证中做了论述，此不重复。

## （二）方证特点及其在杂病中应用的机制

本方取刘完素桂苓甘露饮法，以猪苓、茯苓淡渗利湿，寒水石辛咸大寒，清热泻火。寒水石与猪苓、茯苓配合，重在清热利湿。另用晚蚕砂祛湿化浊，皂荚子祛痰通窍，这两药合用，可逐湿化浊，开窍通闭。本方的特点是在二苓、寒水石清利湿热之中，用皂荚、晚蚕砂化浊利窍，从而可治湿热浊秽阻闭下焦，二便不通之证。

吴瑭自注说："此湿久郁结下焦气分，闭塞不通之象，故用能升、能降、苦泄滞、淡渗湿之猪苓，合甘少淡多之茯苓，以渗湿利气；寒水石色白性寒，由肺直达肛门，宣湿清热，盖膀胱主气化，肺开气化之源，肺藏魄，肛门曰魄门，肺与大肠相表里之义也；晚蚕砂化浊中清气……既能下走少腹之浊部，又能化湿浊而使之归清……皂荚子辛咸性燥，入肺与大肠，金能退暑，燥能除湿，辛能通上下关窍，子更直达下焦，通大便之虚闭，合之前药，俾郁结之湿邪，由大便而一齐解散矣。二苓、寒石，化无形之气；蚕砂、皂子，逐有形之湿也。"

宣清导浊汤的证：吴瑭原治证：湿温久羁，三焦弥漫，神昏窍阻，少腹硬满，大便不下。

叶桂所述证：有小便不利，小腹硬满，大便不下，神昏等。

方证的特征性证：二便不通、舌苔滑腻。

杂病湿热见有宣清导浊汤证者，可用本方治疗。

## （三）用治杂病举例与体会

先师刘渡舟先生常用宣清导浊汤治疗湿热阻结下焦证，现根据我跟随刘老门诊时的记录，整理其治验二则如下。

孙某某，女，45岁。1998年4月15日初诊。素有高血压病，体型肥胖，浮肿20余年，以下肢浮肿为重，大便秘结，腹胀。舌暗红，脉沉滑。从火郁水气不行论治，用大黄黄连泻心汤、黄连解毒汤合宣肺利水法处方：黄连10g，黄芩10g，栀子10g，黄柏10g，大黄5g，车前子16g，白术12g，紫菀10g，枳壳10g，杏仁10g。7剂。1998年4月22日二诊：服药后，浮肿有所减轻，但仍

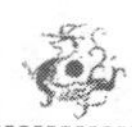

然周身浮肿，大便仍干结不通，汗出较多，口渴心烦，舌胖大黯红，苔厚腻，脉沉滑。从湿热郁阻下焦，窍闭不通考虑，改用宣清导浊汤加减，处方：茯苓30g，猪苓20g，泽泻20g，白术12g，滑石16g，寒水石10g，蚕砂10g（包煎），大黄6g，生石膏12g，炒皂角子10g。7剂。1998年4月29日三诊：服药后浮肿大减，小便通利，大便通畅，每2日1次。腑气已通，改用桂苓甘露饮化裁善后，处方：猪苓20g，茯苓30g，泽泻20g，桂枝10g，白术10g，寒水石10g，滑石16g，生石膏18g。14剂。（作者新撰刘渡舟医案）

方证解释：从本案可以看出，刘老不仅熟悉宣清导浊汤，而且清楚地知道宣清导浊汤是叶桂变通应用刘完素桂苓甘露饮的手法之一。因此，当发现一诊用他善用的治疗火证的方法效果不明显时，旋即改为宣清导浊汤法治疗。7剂药小便通利，大便通畅，浮肿大减，说明下焦二窍已经疏通，不必再用蚕沙、皂角子通浊窍，遂又用桂苓甘露饮原方泻热利水，继续治疗水肿。

张某某，女，28岁。1997年9月3日初诊。患者大便秘结，历时7～8年之久，腹胀。舌红，苔白腻，脉沉弦。曾遍服各类通便泻下方，如大、小承气汤、滋阴通便方等，未见有效。根据舌脉，从湿热阻闭三焦，下窍不通考虑，以宣清导浊汤加减，处方：炒皂角子10g，蚕砂10g（包煎），茯苓20g，泽泻20g，杏仁10g，苡米15g，白蔻仁10g，滑石16g，寒水石10g，石膏10g，枳壳10g，桔梗10g，苍术10g。7剂。1997年9月10日二诊：服药后大便通畅，每日1次，白腻之苔变薄。用上方减苍术。7剂。腹胀、大便秘结告愈。（作者新撰刘渡舟医案）

原北京中医药大学教授、全国名医印会河先生曾用宣清导浊汤治疗重症湿温，其案颇能开发人之心思，特介绍如下：高某某，男，41岁，湿温20天，热减能食，但大便仍溏滞不爽，头胀如蒙。续因不善口腹，误食荤腥，致大便由不爽而不行，二、三日来，神昏转甚，妄行独语，不饥不食，脘腹胀满，按之脐旁有痛处，腹濡软，舌质淡，苔黄腻，脉濡。当诊断为下焦湿热，湿滞大肠，投以宣清导浊汤。方用：晚蚕砂30g（包煎），酥炙皂角子12g（打碎包煎），茯苓、猪苓各15g，苡仁30g，泽泻9g，佩兰30g，青蒿15g。服3剂，大便通畅，腹胀神昏均退，大便亦逐渐恢复正常。（《中医内科新论》）

综上所述，宣清导浊汤系吴瑭根据叶氏应用刘完素桂苓甘露饮的经验整理而成。该方以宣化清利湿热，开通下焦浊窍之闭为长，用于治疗湿热郁结三焦，下焦阻闭不通的大便秘结、小便不利，或上窍也闭，神昏者。

# 第六章
# 苦寒辛淡轻下湿热法及其代表方证

叶桂《温热论》有两条原文阐述了湿热病用下法的原则和方法，一是第10条："再论三焦不得从外解，必致成里结。里结于何？在阳明胃与肠也。亦须用下法。不可以气血之分，就不可下也。但伤寒邪热在里，劫烁津液，下之宜猛；此多湿邪内搏，下之宜轻。伤寒大便溏为邪已尽，不可再下；湿温病大便溏为邪未尽，必大便硬，慎不可再攻也，以粪燥为无湿也。"在这段原文中叶氏精辟地阐明了伤寒下法与湿热下法的区别，指出了湿热下证形成的病机、"轻下"的概念以及湿热下法的效应等问题。二是第12条："再前云舌黄或浊，须要有地之黄，若光滑者，乃无形湿热中有虚象，大忌前法。其脐以上为大腹，或满或胀或痛，此必邪已入里矣……亦要验之于舌，或黄甚，或如沉香色，或如灰黄色，或老黄色，或中有断纹，皆当下之，如小承气汤，用槟榔、青皮、枳实、元明粉、生首乌等。若未见此等舌，不宜用此等法，恐其中有湿聚太阴为满，或寒湿错杂为痛，或气壅为胀，又当以别法治之。"在这段原文中，叶氏阐述了湿热里结阳明的辨舌要点，选方用药的基本原则等问题。

后世根据叶氏《温热论》提出的湿热下法的原则，推举李杲枳实导滞丸或俞根初枳实导滞汤治疗湿热里结阳明证。吴瑭《温病条辨》载有承气合小陷胸汤，何廉臣《重订广温热论》用此方治疗湿热里结证。

根据以上医家的经验，本书把通下湿热里结的治法称为"苦寒辛淡轻下湿热法"。该法用大黄苦寒通下，合槟榔、枳实导滞，黄芩、黄连泄热，茯苓、泽泻等利湿为主组方，用以治疗湿热里结、大便不通证，代表方有东垣枳实导滞丸、俞氏枳实导滞汤、承气合小陷胸汤等。这一类方证可称为枳实导滞丸类方证。

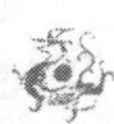

# 枳实导滞丸方证

**枳实导滞丸**　出自李杲《内外伤辨惑论·辨内伤饮食用药所宜所禁》，组成为：大黄一两，枳实（麸炒，去穰）、神曲（炒）各五钱，茯苓（去皮）、黄芩（去腐）、黄连（拣净）、白术各三钱，泽泻二钱。上为细末，汤浸蒸饼为丸，如梧桐子大，每服五十丸至七十丸，温水送下，食远，量虚实加减服之。李杲原文谓："枳实导滞丸：治伤湿热之物，不得施化，而作痞满，闷烦不安。"

## （一）方证理论源流

《内外伤辨惑论》枳实导滞丸方后接着载有枳实栀子大黄汤"治大病瘥后，伤食劳复"。枳实栀子大黄汤由枳实、栀子、豆豉组成，方后云："若有宿食，内大黄如薄碁子五六枚。"与《伤寒论》原文比较可知，李杲所说的枳实栀子大黄汤就是《伤寒论》的枳实栀子豉汤。在《东垣先生试效方》论酒客病中也载有枳实导滞丸，与《内外伤辨惑论》之方组成相同，但方后云："若有宿食而烦者，仲景以栀子大黄汤主之。"（《东垣先生试效方·饮食劳倦·论酒客病》）栀子大黄汤出自《金匮要略·黄疸病脉证并治》第15条："酒黄疸，心中懊憹或热痛，栀子大黄汤主之。"组成为：栀子十四枚、大黄一两、枳实五枚、豉一升。从李杲先论枳实导滞丸，继后论枳实栀子豉汤、栀子大黄汤的思路来看，他制定的枳实导滞丸与仲景此两方有一定的联系。另外，枳实导滞丸中有大黄、枳实，此两味是小承气汤的核心药，因此，枳实导滞丸与小承气汤有关。除此，枳实导滞丸中大黄、黄芩、黄连三黄并用，这是《金匮要略》泻心汤法。从以上三方面分析可见，东垣枳实导滞丸是在仲景枳实栀子豉汤、栀子大黄汤、小承气汤、三黄泻心汤的基础上加减而成的。

俞根初《通俗伤寒论》应用东垣枳实导滞丸治疗伏暑，如俞氏所说："伏暑传脾而湿重暑轻者，先用大橘皮汤（广陈皮、赤苓、飞滑石、槟榔汁、杜苍术、猪苓、泽泻、官桂）加茵陈、木通温化清渗，使湿热从小便而泄。然脾与胃以膜相连，湿在胃肠之外，热郁在胃肠之中，其湿热黏腻之伏邪，亦多与肠中糟粕相搏，蒸作极黏腻臭秽之溏酱矢，前方更加枳实导滞丸、更衣丸等缓下之。”（《通俗伤寒论·伏暑伤寒》）“冬温伏暑，湿热结滞，兼食积便闭者，于芳香淡渗、温化清宣湿热方中加枳实导滞丸缓下之。”（《通俗伤寒论·冬温伤寒》）除此，俞根初还根据东垣枳实导滞丸变化出了枳实导滞汤，用以治疗暑湿、湿热。

何廉臣《重订广温热论》对于湿火之证，湿热结于胃肠，“舌苔黄厚而滑，脉息沉数，中脘按之微痛不硬，大便不解，此黏腻湿热与有形渣滓相搏，按之不硬，多败酱色溏粪”者，用东垣枳实导滞丸“缓化而行”。（《重订广温热论·湿火之症治》）何氏所用枳实导滞丸的组成剂量与东垣原方相同。

## （二）方证特点及其在杂病中应用的机制

枳实导滞丸方由两组药组成：大黄、枳实、黄芩、黄连为一组，泻火通便；白术、茯苓、泽泻、神曲为一组，除湿导滞。第一组药仿小承气汤法，用大黄、枳实泻热通便；其中大黄合黄芩、黄连为三黄泻心汤，可泻火解毒；枳实、大黄、黄芩、黄连有栀子大黄汤意，能通泻郁火，消痞开结。第二组药白术、茯苓、泽泻有四苓汤意，能除湿利浊，另用神曲消导积滞。两组药配合后，三黄、枳实合术、苓、泽、曲善于通下湿热胶着黏滞之结，其中枳实、白术为枳术汤，善于开水湿之结聚。因此，本方不仅能够治疗湿热里结阳明之证，而且能够治疗内伤杂病酒食积滞产生湿热，湿热与积滞蕴结胃肠所引起的心下痞满，嗳气呃逆，大便黏滞不爽，或秘结不通，小便短赤等证。

枳实导滞丸的证：李杲原治证：治伤湿热之物，不得施化，而作痞满，闷烦不安。

何廉臣将其适应证增加为“舌苔黄厚而滑，脉息沉数，中脘按之微痛不硬，大便不解”，或黏腻湿热与有形渣滓相搏，大便“多败酱色溏粪”等。

方证的特征性证：大便溏如败酱色，黏滞不爽，或闭结不通，脘腹痞满，烦闷不安。

由于枳实导滞丸内含有小承气汤、三黄泻心汤、栀子大黄汤、枳术汤、四苓汤五法之意，因此，本方能够泻热导滞、清利湿热，善于治疗杂病中内伤积滞湿热所致的上见心烦急躁，舌赤苔腻，口臭口苦，口舌生疮，或头面火疖；中见心下痞满，腹胀；下见大便黏滞不爽，或秘结不通，小便短赤不利等。这一组证可称为临床扩展的枳实导滞丸证。

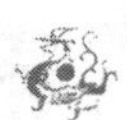

## （三）用治杂病举例与体会

我在杂病临床上，凡遇到枳实导滞丸证，不论什么病，辄用枳实导滞丸，率先通导湿热积滞，病人服药后，往往有全身突然疏通、轻松爽快的感觉。此介绍治验三则如下。

刘某，男，27岁。2005年6月11日初诊。近几个月脱发严重，平时容易上火，颜面头部火疖此起彼伏，经常感冒，心烦急躁，大便黏滞不爽，小便黄。脉弦滑略数，舌红赤，苔黄白相兼而厚腻。曾服六味地黄丸、金匮肾气丸、归脾丸等治疗，脱发越治越重。从脉舌辨为枳实导滞丸证，处方：酒大黄10g，黄芩10g，黄连6g，枳实12g，苍术10g，神曲10g，厚朴10g，茯苓15g，泽泻15g，生栀子10g。6剂。2005年6月18日二诊：服药后痛快的泻大便2次，泻出臭秽粪便甚多。从此大便通畅，心烦急躁除，颜面头部疖子消失，脱发减轻。继续用上方加羌活6g。7剂。脱发再减。患者遂自行取二诊方7剂。脱发告愈。

李某，男，39岁。2005年3月15日初诊。患者从事管理工作，因工作繁忙，应酬频多，每日饮酒，逐渐疲劳不堪，嗜睡，懒以言语，眼睛涩痛，烦躁易怒，胃脘痞满，无食欲，腹胀，大便溏，黏滞不爽。舌红赤黯有瘀点，苔黄白相兼厚腻，脉弦滑略数、关盛大。从脉舌、大便特点辨为枳实导滞丸证，处方：酒大黄8g，黄连8g，黄芩10g，生栀子10g，苍术10g，神曲10g，茯苓15g，泽泻15g，厚朴10g，枳实12g。7剂。2005年3月22日二诊：大便通畅，脘痞腹胀消失，全身霍然轻松，有了气力，眼睛不再涩痛，疲劳嗜睡减轻，烦躁止。舌转正红有瘀点，苔黄白相兼略微腻，脉弦滑数、寸不足。上方加红人参3g，丹参30g。7剂。诸症痊愈。

王某某，女，57岁。2005年1月11日初诊。患者大便黏滞不畅，每日1～2次，左下腹痛，腹痛则须即刻上厕所。小便黄，口黏腻，有时口苦。曾用过痛泻要方、芍药汤等方，无效。脉弦滑，右关大，舌红赤，苔黄白相兼而腻。据舌辨为枳实导滞汤证，处方：酒大黄8g，黄连6g，黄芩10g，枳实10g，苍术10g，茯苓15g，泽泻15g，陈皮10g，木香6g，炒槟榔10g，生白芍15g，炙甘草6g。7剂。大便正常而愈。

名医印会河先生善用东垣枳实导滞丸加减治疗慢性溃疡性结肠炎湿热积滞证，其症主要表现为腹部胀痛拒按，便下肠垢不爽，泻下次数多，有后重感，反复发作，苔黄腻，脉弦略数等。此介绍印老治验一则如下。

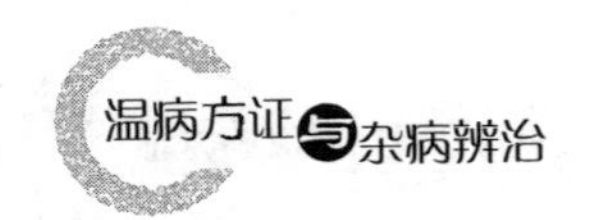


赵某某，女，46岁。10余年前病痢以后，便中经常带有大量黏垢，寒温不节或食物油腻过多，即出现脓血便及腹痛，按之痛甚，经医院检查确诊为结肠溃疡，服中西药颇多，但效果殊不明显。当根据其便脓血、腹痛及里急后重等，确定其为湿滞肠道，气血凝结为患，投以通因通用法，以通肠去垢。方用：槟榔9g，木香6g，枳壳9g，大黄9g，黄芩12g，黄连6g，神曲9g，茯苓9g，生苡仁30g，泽泻9g。初服两剂时，觉腹中痛感增加，但便已觉爽。药服5剂毕，即痛泻皆轻。服20剂后，便中黏液基本消失，便通畅，改用木香槟榔丸，每次10g，每日2次，约半年许，便垢腹痛均未复见，遂停药。1年后因其他疾病复来门诊，得知疗效巩固，病未复作。(《中医内科新论》)

## （四）枳实导滞丸类方

**1. 枳实导滞汤** 出自俞根初《通俗伤寒论·六经方药》攻下剂，组成为：小枳实二钱、生锦文钱半酒洗、净楂肉三钱、尖槟榔钱半、薄川朴钱半、小川连六分、六和曲三钱、青连翘钱半、老紫草三钱、细木通八分、生甘草五分。俞根初称此方为“下滞通便法”。

俞氏将此方主要用于四方面病证：第一，伤寒兼湿，若夹食滞便闭者，枳实导滞汤下滞通便以消导之。(《通俗伤寒论·伤寒兼证·伤寒兼湿》)第二，伏暑伤寒，邪传二肠，伏邪依附糟粕者，用枳实导滞汤，苦辛通降，从大便而解。(《通俗伤寒论·伤寒兼证·春温伤寒》)第三，夹食伤寒，在肠宜下者。(《通俗伤寒论·伤寒夹证·夹食伤寒》)第四，漏底伤寒，夹食自利，先与枳实导滞汤，消积下滞以清廓胃肠；继用芩连二陈汤，苦降辛通以肃清余热。(《通俗伤寒论·伤寒兼证·漏底伤寒》)

何秀山对本方证做了精辟的解释，如他在按中指出：“凡治温病热证，往往急于清火，而忽于里滞。不知胃主肌肉，胃不宣化，肌肉无自而松，即极力凉解，反成冰伏。此方用小承气合连、槟为君，苦降辛通，善导里滞。臣以楂、曲疏中，翘、紫宣上，木通导下。佐以甘草和药。开者开，降者降，不透发而自透发。每见大便下后，而疹斑齐发者以此。此为消积下滞，三焦并治之良方。”(《通俗伤寒论·六经方药·攻下剂》)

本方用大黄、枳实、厚朴即小承气汤通泻积热；槟榔、山楂、六和曲消导食滞；木通渗利湿热；黄连、连翘、紫草清泄气分血分郁热；生甘草调和诸药。全方具有通下湿热积滞，兼以凉血透发斑疹的作用。

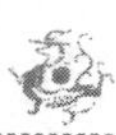

枳实导滞汤是由枳实导滞丸减黄芩、茯苓、白术、泽泻，加厚朴、连翘、紫草、楂肉、槟榔、木通而成。汤方与丸方比较：丸方通腑药仅有大黄、枳实；汤方用了小承气汤原方（大黄、枳实、厚朴），通腑除满作用较强。清热药丸方黄连、黄芩并用；汤方不用黄芩，而用黄连、连翘、紫草，既能清气分之热，又能清营泄热，善于治疗湿热蕴郁所致的发疹发斑。利湿药组丸方用苓、术、泽淡渗利湿；汤方改用木通，偏于清利；导滞药丸方只有神曲；汤方又加入了楂肉、槟榔，消导积滞的作用大为增强。两方各有其长，临床可随证选用。

我常用枳实导滞汤治疗湿热郁结大肠，阳明血热所致的痤疮、过敏性皮肤发疹等，有很好的疗效。

**2. 清胃理脾汤**　出自《医宗金鉴·杂病心法要诀》内伤门，由平胃散加黄连、黄芩、大黄组成。主治伤食证。《医宗金鉴》指出：“伤食，谓伤食病证，如痞胀、哕呕、不食、吞酸、恶心、噫气之类。更兼大便黏臭，小便赤涩，饮食爱冷，口舌生疮，皆伤醇酒厚味，湿热为病之证也。”其有歌诀曰：“清胃理脾治湿热，伤食平胃酌三黄，大便黏秽小便赤，饮食爱冷口舌疮。”

本方用大黄、黄连、黄芩通下热结，清泄郁火；用平胃散（苍术、厚朴、陈皮、甘草）苦温燥湿，理脾消食。全方通腑泻热，燥湿消积，所谓“清胃理脾”，故可用于《医宗金鉴》所谓的伤食病证。

本方在临床上应用的机会很多，先师刘渡舟先生善用本方治疗胃热脾湿郁结证。我遵照刘老的经验，用此方治疗《医宗金鉴》所谓的伤食病证，见“大便黏秽小便赤，饮食爱冷口舌疮”者，治验案不胜枚举，在此仅介绍一则如下。

万某某，男，42 岁。2005 年 1 月 18 日初诊。素喜饮用枸杞、人参等泡制的白酒，近来眼球胀痛，视物模糊，头胀，心烦急躁，睡眠不实，疲倦不堪，心慌，胃脘痞满，腹胀，大便黏滞不爽，口气浊臭。脉沉弦略数，舌边尖红赤，苔黄厚腻滑。辨为酒湿生热所致的清胃理脾汤证，处方：生大黄 10g，黄连 6g，黄芩 10g，枳实 12g，生栀子 10g，苍术 12g，陈皮 10g，厚朴 10g，茯苓 15g。7 剂。2005 年 1 月 25 日二诊：服药后大便通畅，眼球胀痛止，微干涩，睡眠改善，心烦闷、脘痞、腹胀、疲劳等症大减。脉沉弦略数，舌偏红，苔黄白相兼略腻。用上方加薄荷 10g。6 剂。诸症痊愈。

**3. 陆氏润字丸**　载于何廉臣《重订广温热论·验方》，组成为：酒炒锦纹一两，制半夏、前胡、山楂肉、天花粉、广陈皮、白术、枳实、槟榔各一钱二分五厘。每药须略炒或晒干为末，姜汁打神曲为丸，如梧子大，每服二三钱。何廉臣按语云：“此丸善治湿热食积，胸满不食，腹痛便闭及夏秋赤白痢等，最稳最灵，方载陆养愚三世医验中。”何氏用此方治疗枳实导滞丸证而更重者，如《重订广温热论》载：湿火之证，胃肠邪实，浊气壅闭，“舌苔黄厚而滑，脉息沉数，中脘按之微痛不硬，大便不解，此黏腻湿热与有形渣滓相搏，按之不硬，多败酱色溏粪”者，宜用枳实导滞丸等，“缓化而行”；重者合神芎导水丸或陆氏润字丸等，“磨荡而行”。(《重订广温热论·湿火之症治》)

本方用大黄、枳实，取小承气汤意通下湿热之结；槟榔、神曲、山楂肉消食导滞；半夏、陈皮、姜汁、白术、前胡化痰除湿；天花粉清热。全方结构与东垣枳实导滞丸大同小异，因无黄芩、黄连，故泄热作用不及枳实导滞丸。但方中槟榔、神曲、山楂肉、半夏、陈皮、姜汁、白术、前胡并用，化痰消积、除湿开痞作用优于枳实导滞丸。因此，本方主要用于枳实导滞丸证热轻而湿食积滞偏重之证。

**4. 神芎导水丸**　载于何廉臣《重订广温热论·验方》，组成为：生锦纹、青子芩各二两，炒黑丑、飞滑石各四两，小川连、苏薄荷、川芎各五钱。上为细末，滴水为丸如小豆大，温水下十丸至十五丸，每服加十丸，日三服，冷水下亦得。何氏在此方后加按说：“此丸泻湿热，消酒食，清头目，利咽喉，能令胃肠结滞宣通，气和而愈，屡用辄效。”如上所述，该方也被用于湿热阻滞胃肠，出现枳实导滞丸证而更重者，属于与陆氏润字丸同类的“磨荡而行”之法。

本方用大黄通下热结，合黄芩、黄连为三黄泻心汤善泻火解毒，炒黑丑、滑石逐水利湿，薄荷宣利肺气，川芎活血散瘀。全方通腑泻火作用同枳实导滞丸，但有炒黑丑与滑石并用，峻逐水湿作用大为增强，加之有理气活血的川芎，因此，本方主要用于热与水湿、积滞、瘀血互结之证。

综上所述，东垣枳实导滞丸是治疗湿热阻滞胃肠“痞满，闷烦不安”的良方。俞根初根据李杲此方制定的枳实导滞汤因其中增加了紫草、连翘、山楂、槟榔、厚朴、木通等药，善于治疗湿热阻滞胃肠，热滞较甚，兼营分郁热者。两方用于治疗杂病内伤积滞湿热证均有良好的疗效。

## 承气合小陷胸汤方证

**承气合小陷胸汤**　出自《温病条辨·中焦篇》温热第10条，组成为：生大黄一钱、厚朴二钱、枳实二钱、半夏三钱、瓜蒌三钱、黄连二钱。水八杯，煮取三杯，服一杯，不下，再服一杯，得快利，止后服，不便再服。吴瑭称此方

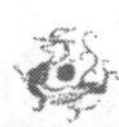

为“苦辛寒法”。其原条文谓：“温病三焦俱急，大热大渴，舌燥，脉不浮而躁甚，舌色金黄，痰涎壅甚，不可单行承气者，承气合小陷胸汤主之。”

## （一）方证理论源流

小陷胸汤出自《伤寒论》第138条，组成为：黄连一两、半夏半升（洗）、瓜蒌实大者一枚。

小承气汤出自《伤寒论》第208、209、213、214、250、251条。组成为：大黄四两、厚朴二两（炙，去皮）、枳实三枚（大者，炙）。

仲景用小陷胸汤治疗小结胸病，心下按之则痛，脉浮滑者。关于小承气汤，从《伤寒论》第208条“可与小承气汤，微和胃气，勿令大泄下”；第209条“以小承气汤和之”；第251条“与小承气汤，和之愈”；第251条“以小承气汤，少少与微和之”等分析，其具有轻下、缓下、调和胃气的作用。吴瑭根据小承气汤的这一特点，将之与小陷胸汤复而为方，用于治疗温病湿热里结三焦胃肠之证。

## （二）方证特点及其在杂病中应用的机制

吴瑭虽然将本方证归属于中焦篇风温温热病，但从所述证的特点来看，将之作为湿热、暑湿类温病湿热里结阳明的治方更为合拍。其理由有二：第一，本方证中的“三焦俱急”“舌色金黄”“痰涎壅甚”等是湿热弥散三焦，里结阳明的证据。第二，《温病条辨·中焦篇》暑温伏暑第38条载有小陷胸加枳实汤，用以治疗暑湿痞。承气合小陷胸汤与小陷胸加枳实汤有相似的功效，可以轻下湿热，治疗湿热痞里结阳明证。

叶桂将小陷胸汤作为苦辛开泄湿热法的代表方治疗湿热痞证。从这一角度分析，承气合小陷胸汤方中用半夏、厚朴、枳实辛开湿痞，瓜蒌、黄连、大黄苦寒降泄热结，共同构成了苦辛开泄湿热而兼有通下里结的特殊作用，尤能治疗湿热里结阳明，表现为胃脘痞胀，腹满便秘，或大便溏而黏滞不爽等证。另外，方中厚朴、大黄、枳实因用量不同而有小承气汤、厚朴大黄汤、厚朴三物汤之别。其中厚朴大黄汤用厚朴一尺、大黄六两、枳实四枚，治疗“支饮胸满者”；厚朴三物汤用厚朴八两、大黄四两、枳实五枚，治疗“腹满寒疝宿食病”“痛而闭者”。由此看来，本方可以进而变通为三法：一是承气合小陷胸汤法，治疗小陷胸汤证与小承气汤证并见之证；二是厚朴大黄合小陷胸汤法，治疗小陷胸汤证与厚朴大黄汤证并见之证；三是厚朴三物合小陷胸汤法，治疗小陷胸汤证与厚朴三物汤证并见之证。小陷胸汤主湿与热互结，胸膈心下胃脘结痛等；小承气汤主胃中燥，大便硬等；厚朴大黄汤主支饮胸满等；厚朴三物汤主腹满寒疝宿食病，痛而闭等。四方的三种组合，大大扩展了临床应用的范围。

承气合小陷胸汤的证：吴瑭原治证：温病三焦俱急，大热大渴，舌燥，脉不浮而躁甚，舌色金黄，痰涎壅甚，不可单行承气者。

方中所寓法的对应证：从方的结构分析，本方证以胸膈心下胃脘痞满或疼痛的小陷胸汤证与腹满腹痛便秘的小承气汤证，或胸满之厚朴大黄汤证，或腹满寒疝宿食病痛而闭之厚朴三物汤证并见为特点。

方证的特征性证：舌苔黄厚腻，大便秘结不通，或者溏而黏滞不爽，臭秽如败酱。

## （三）用治杂病举例与体会

我在临床上凡遇承气合小陷胸汤证，或小陷胸汤合厚朴大黄汤证者，辄用此两方治疗，经临床验证有很好的疗效。此介绍治验二例如下。

朱某某，男，13 岁。2005 年 4 月 5 日初诊。胃脘及两胁下疼痛，按之痛甚，大便干，晨起恶心，环口一周皮肤黑褐，平素挤眼皱眉，多动。舌红赤，苔黄白相兼而腻，脉沉滑。从湿热痰饮聚结胸脘考虑，辨为承气合小陷胸汤证，处方：清半夏 10g，黄连 6g，全瓜蒌 10g，枳实 10g，酒大黄 8g，厚朴 10g，白芍 15g，炙甘草 6g。3 剂。2005 年 4 月 8 日二诊：脘腹胀痛、恶心诸症痊愈。用上方减大黄量为 2g，加钩藤 10g，僵蚕 10g，调治多动症。

刘某某，男，36 岁。2006 年 6 月 6 日初诊。近 1 个月来胸骨处疼痛，胸部满闷不适，经某西医心电图、胸 X 片检查未见异常。一中医曾用瓜蒌薤白汤加理气活血药 15 剂，未效。心烦益甚，胸闷如有一块石头压着，欲捶胸大喊，胸骨灼热疼痛，深呼吸则痛剧，睡眠欠佳，胃脘痞胀，不思饮食，二便尚可。舌红赤，苔黄白相兼而腻、水滑，脉沉弦滑，据脉舌辨为厚朴大黄合小陷胸汤证，处方：厚朴 18g，生大黄 6g，枳实 12g，清半夏 15g，黄连 6g，全瓜蒌 30g。6 剂。2006 年 6 月 13 日，患者带其妻子来治头痛，云：上方服 1 剂，大便泻稀便 2 次，便物臭秽发黑，胸骨痛、胸满闷顿时减轻。服第 2 剂大便自行恢复正常，3 剂后胸痛胸满痊愈。

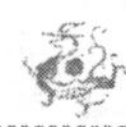

用厚朴大黄汤治疗支饮胸满，是刘渡舟先生传授给我的经验，先师曾对我说，《金匮要略》注家多认为“支饮胸满”应该是“腹满”，他在编写《金匮要略诠解》时，对本方治疗胸满尚没有经验，因此折中“胸满”“腹满”两家之言，诠解曰：本方主治胸腹满。后来率直用此方治疗胸满，取显效，方觉仲景之言不谬。他在临床上常用厚朴大黄汤三味药为方治疗难治性胸痛胸满，每获良效，我也从此学到了刘老用此方治疗胸满的经验。

### （四）承气合小陷胸汤类方

**1. 何氏承气陷胸汤**　出自何廉臣《重订广温热论·验方》，组成为：小枳实钱半、真川朴八分、生锦纹三钱、川连一钱、瓜蒌仁六钱、仙露夏三钱，先用活水芦根、鲜冬瓜子各二两煎汤代水。阴虚者加鲜生地一两，元参五钱。

何氏用此方治疗“湿火之证”，其“邪传心经，神昏谵语，亦须辨舌苔。如舌苔黄腻，仍属气分湿热内蒙包络清窍，宜用小陷胸汤，合半夏泻心汤，去干姜、大枣、参、草，加竹沥、姜汁”；“又有神昏谵烦，舌苔黄燥黑燥而有质地，此胃肠实邪，浊气壅闭，清气因之亦闭，宜小承气汤合小陷胸汤急下其邪，以决壅闭”。

**2. 小陷胸汤合朴黄丸**　出自《重订广温热论·验方》，组成为：瓜蒌仁六钱、仙露夏三钱、朴黄丸三钱、川连八分。上药煎成，用丝绢滤清服。方中朴黄丸为：真川朴、陈皮各十二两，制锦纹一斤四两，木香四两，上用荷叶水泛为丸，如绿豆大，每服三钱，开水下，小儿二钱。

何氏用此方治疗湿火见承气陷胸汤证而湿热结滞深重者，“如舌苔黄厚而滑，脉息沉数，中脘按之微痛不硬，大便不解，此黏腻湿热与有形渣滓相搏，按之不硬，多败酱色溏粪，宜用小陷胸合朴黄丸”。

**3. 俞氏陷胸承气汤**　出自俞根初《通俗伤寒论·六经方药》攻下剂，组成为：瓜蒌仁六钱杵、小枳实钱半、生川军二钱、仙半夏三钱、小川连八分、风化硝钱半。俞氏称此方为“肺与大肠并治法”。

何秀山按云：“肺伏痰火，则胸膈痞满而痛，甚则神昏谵语。肺气失降，则大肠之气亦痹，肠痹则腹满便闭。故君以蒌仁、半夏辛滑开降，善能宽胸启膈。臣以枳实、川连，苦辛通降，善能消痞泄满。然下既不通，必壅乎上，又必佐以硝、黄，咸苦达下，使痰火一起通解。此为开肺通肠，痰火结闭之良方。”（《通俗伤寒论·六经方药·攻下剂》）

# 第七章
# 苦辛淡祛湿治利法及其代表方证

叶桂《临证指南医案》每用变通藿香正气散、变通黄芩汤法治疗湿热蕴结中焦，脾胃升降失司所导致的便溏、腹泻。吴瑭整理叶氏医案，在《温病条辨》制定出五个加减正气散以及滑石藿香汤、四苓合芩芍汤等方证。这一类方所形成的治法可称为“苦辛淡祛湿治利法”，此法以藿香梗、厚朴、陈皮、茯苓为基本用药，或者合白蔻、滑石、猪苓、通草，或者合黄芩、白芍等药组方，具有芳化渗湿、升清降浊、开畅中焦气机的作用，用于治疗湿热阻滞中焦所引起的便溏、下利等病证。这一类方证可称为加减正气散类方证。

## 一加减正气散方证

**一加减正气散**　出自《温病条辨·中焦篇》湿温第58条，组成为：藿香梗二钱、厚朴二钱、杏仁二钱、茯苓皮二钱、广皮一钱、神曲一钱五分、麦芽一钱五分、绵茵陈二钱、大腹皮一钱。水五杯，煮二杯，再服。吴瑭称此方为“苦辛微寒法”，其原条文谓：“三焦湿郁，升降失司，脘连腹胀，大便不爽，一加减正气散主之。”

《温病条辨·中焦篇》湿温第59、60、61、62条还分别载有二、三、四、五加减正气散，拟将在一加减正气散类方中介绍。

### （一）方证理论源流

藿香正气散出自《太平惠民和剂局方》，组成为：大腹皮、白芷、紫苏、

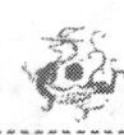


茯苓（去皮）各一两，半夏曲、白术、陈皮（去白）、厚朴（去粗皮、姜汁炙）、苦桔梗各二两，藿香（去土）三两，甘草（炙）二两半。上为细末，每服二钱，水一盏，姜三片，枣一枚，同煎至七分，热服；如欲出汗，盖衣被，再煎并服。治伤寒头疼，憎寒壮热，上喘咳嗽，五劳七伤，八般风痰，五般膈气，心腹冷痛，反胃呕恶，气泻霍乱，脏腑虚鸣，山岚瘴疟，遍身虚肿；妇人产前、产后，血气刺痛；小儿疳伤。并宜治之。（《太平惠民和剂局方·治伤寒》）

叶桂取藿香正气散中藿香、厚朴、陈皮、茯苓 4 药为基础方，巧妙加味，形成了一系列变通正气散法，用以治疗湿、暑湿、泄泻、痢疾等病证。

一加减正气散方证是吴瑭根据《临证指南医案·湿》某五十案整理而成。叶案如下。

某，五十，秽湿邪吸受，由募原分布三焦，升降失司，脘腹胀闷，大便不爽。当用正气散法。藿香梗、厚朴、杏仁、广皮白、茯苓皮、神曲、麦芽、绵茵陈。(《临证指南医案·湿》)

本案症见“脘腹胀闷、大便不爽”，由秽湿阻滞中焦，脾胃升降失司所致。方用藿香正气散法，以藿、朴、陈、苓，芳化、苦燥、淡渗三法并用，分消湿浊。加杏仁宣上，神曲、麦芽畅中，茵陈渗下，三焦分治而重在中焦。

吴瑭采集此案，于叶氏处方中加大腹皮，拟定出了一加减正气散方证。

## (二) 方证特点及其在杂病中应用的机制

一加减正气散用藿香、陈皮、厚朴、茯苓四味药为基础方，以藿香梗芳香化湿，陈皮、厚朴苦温燥湿，茯苓淡渗利湿，虽然仅仅 4 味药，却具备了分消三焦之湿的重要作用。且藿、朴、陈兼能理气消胀，故可治疗秽湿阻滞中焦，气机升降失常所致的脘闷、便溏不爽等证。其脘连腹胀，大便不爽，系湿浊积滞阻遏中焦气机，上、下焦也不得宣降之证，故加杏仁、大腹皮宣通肺与大肠之气机；加神曲、麦芽导滞以助脾胃升降；加茵陈清芳助生发之气，并清利湿中之热。本方治湿之中稍有清热之用，所主证以湿重而微兼郁热为特点。吴瑭方论指出：“正气散本苦辛温兼甘法，今加减之，乃苦辛微寒法也。去原方之紫苏、白芷，无须发表也。去甘桔，此证以中焦为扼要，不必提上焦也。只以藿香化浊，厚朴、广皮、茯苓、大腹泻湿满，加杏仁利肺与大肠之气，神曲、麦芽升降脾胃之气，茵陈宣湿郁而动生发之气，藿香但用梗，取其走中不走外也。

茯苓但用皮，以诸皮皆凉，泻湿热独胜也。”

一加减正气散的证：吴瑭原治证：三焦湿郁，升降失司，脘连腹胀，大便不爽。

方证的特征性证：脘腹胀闷，大便不爽，舌苔白腻。

## （三）用治杂病举例与体会

先师王正宇先生擅用吴氏加减正气散治疗杂病湿阻中焦所致的泄泻。此介绍先生验案一则如下。

张某某，男，41岁。1974年7月19日初诊。小腹胀满疼痛，胃脘痞闷不舒，大便溏而不爽，舌红苔白略腻，脉濡略数。辨为三焦湿郁，脾胃升降失司所致的一加减正气散证。治拟理气化湿，调和脾胃法。处方：藿香6g，杏仁9g，陈皮5g，茯苓皮9g，神曲9g，麦芽9g，茵陈9g，木香6g，枳壳9g，青皮3g，莱菔子9g。3剂。二诊：大便不爽消失，脘腹胀满减轻。用上方加厚朴9g，继进3剂，诸症告愈。（《王正宇医疗经验存真》）

我在临床上常用加减正气散法治疗肠激惹综合征，此介绍治验二则如下。

刘某某，男，25岁。2005年4月26日初诊。左下腹疼痛，多为痉挛性痛，腹痛则泻，泻后痛减。大便稀，不成形，每日2次。胃脘、脐周胀满，肠中咕噜噜作响，大便时排气很多，气与粪便相并而出，有大便排不尽感。工作紧张则便溏、腹痛加重。西医诊断未见异常，怀疑肠激惹综合征。用痛泻要方、葛根芩连汤等方无效。舌红赤，苔厚腻、黄白相兼，脉弦滑略数。根据大便特征辨为一加减正气散证，处方：藿香梗10g，厚朴15g，陈皮10g，茯苓30g，大腹皮10g，神曲10g，麦芽10g，茵陈10g，苍术8g，猪苓10g，泽泻10g，防风6g。7剂。2005年5月3日复诊：服药后腹痛、腹鸣、排气大为减少，大便每日1次，已成形，脘腹胀满消失。舌苔仍然偏腻，舌红，脉弦滑略数。继续用上方加草果3g。7剂。诸症痊愈。

徐某某，男，37岁。2005年4月5日初诊。大便稀溏，黏滞不爽，每日2～3次，肛门下坠，腹隐隐作痛。胃堵纳差，心情烦闷。舌红赤，苔黄白相兼而腻，脉弦细滑略数。据舌苔、大便特点辨为一加减正气散证，处方：藿香梗10g，厚朴15g，陈皮10g，茯苓20g，神曲10g，麦芽10g，茵陈10g，柴胡12g，白芍12g，枳实12g，炙甘草12g。7剂。2005年4月12日复诊：服药后大便成形，心情舒畅。上方加防风6g。7剂。便溏、腹痛痊愈。

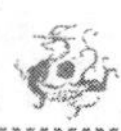

另外，我常用此方治疗饮食不洁或水土不服引起的腹泻。特别是夏暑季节天气酷热，人们懒于做饭，在卫生条件较差的小餐馆吃饭，或买熟食进餐，多有胃肠不适，如腹泻、腹痛等，对此，用加减正气散法有很好的疗效。

名医蒲辅周先生用加减正气散治疗中焦湿阻有丰富的经验，此介绍蒲老验案二则如下。

中焦湿滞兼风：赵某某，女，62 岁，1965 年 5 月 19 日初诊。前日受凉，昨日又因饮食不适，今日腹微痛，时欲大便，大便呈不消化食物，解大便后总觉未尽，肛门微感下坠，不吐，唇干，小便尚可。脉右寸沉关尺滑，左正常，舌正苔薄白微腻。属中焦湿滞兼风，治宜调和肠胃，除湿祛风。处方：苍术（米泔水炒）一钱、川厚朴（姜汁炒）八分、陈皮一钱、炙甘草五分、藿香一钱、砂仁（打）八分、木香五分、粉葛根一钱、防风八分、炒神曲一钱、生姜五分。2 剂，头煎以水 500ml，慢火煎取 100ml，二煎用水 300ml，煎取 80ml，两煎合并，分两次温服，4 小时服 1 次。5 月 21 日复诊：药后腹部舒适，前日大便 4 次，大便带褐色，昨日大便转正常。前额后颈、两腮部位不适，鼻微塞，口甚干。脉右缓有力，左沉细。舌正苔减退。拟治其本：熟川附子三钱、白术八钱、桂枝（去皮）三钱、化龙骨三钱、苡仁五钱。共研为细末，分装胶囊，日 2 次，中午及晚饭后服，首次服三分，以后每次五分。服后若无不适反应，继续常服。功能为加强消化，消下肢浮肿。若有不适等反应，再做调整。（《蒲辅周医疗经验》）

方证解释：本案腹微痛，时欲大便，大便呈不消化食物，解大便后总觉未尽，肛门微感下坠，苔薄白微腻等，属于湿阻中焦，气机不利的加减藿香正气散证。因湿偏重，故加苍术合入了平胃散，也是五加减正气散法；因有受凉史，故加粉葛根、防风疏风，并胜湿升阳治利；有腹痛，故加木香。复诊大便转为正常，舌正苔减退，湿浊已化，而阳虚本象显露，故用桂枝附子汤、甘草附子汤温阳化湿以治本。

脾湿腹泻：张某某，男，52 岁，1963 年 6 月 18 日初诊。半个月来，大便稀，每日四五次，无腹痛，饮食不佳，睡眠一般，阴雨天关节痛。脉缓有力，舌淡苔白腻。属饮食不适，兼过度疲劳，以致脾湿不化。治宜调和脾胃，通阳利湿。处方：炒苍术一钱半、厚朴一钱、陈皮一钱半、炙甘草五分、藿香梗二钱、大腹皮一钱半、白豆蔻一钱、茵陈二钱、扁豆皮二钱、炒麦芽二钱、神曲二钱。3 剂，每剂两煎，共取 200ml，早晚温服。7 月 8 日复诊：服药后大便已正常，但久坐则少腹胀较著，矢气后减轻。脉沉细微弦，舌正无苔。由中虚湿滞，治宜益气和中，疏利湿热。处方：生白术钱半、云茯苓三钱、泽泻钱半、厚朴钱半、大腹皮钱半、木香七分、陈皮钱半、白通草一钱、藿香梗钱半、茵陈二钱。4 剂，隔日 1 剂，煎服法同前。药后症状消失。(《蒲辅周医疗经验》)

方证解释：本案大便稀，每日四五次，无腹痛，脉缓有力，舌淡苔白腻，属于中焦湿重热微的一加减正气散证，故用一加减正气散合五加减正气散化裁。二诊见久坐则少腹胀，为中气不足之象，故加入白术健脾。

《沈绍九医话》载有用加减正气散法治疗腹痛的医案，此介绍如下：饮食不节，伤及肠胃，腹痛脘闷，不欲饮食，六腑以通为用，议与导滞和中。南藿香三钱、苍术三钱、厚朴二钱、陈皮一钱五分、木香一钱、大腹皮二钱、炒枳壳二钱、谷芽（炒）三钱。(《沈绍九医话》)

## （四）加减正气散类方

**1. 二加减正气散** 出自《温病条辨·中焦篇》湿温第 59 条，组成为：藿香梗三钱、广皮二钱、厚朴二钱、茯苓皮三钱、木防己三钱、大豆黄卷二钱、川通草一钱五分、薏苡仁三钱。水八杯，煮三杯，三次服。吴瑭称此方为“苦辛淡法”，其原条文谓：“湿郁三焦，脘闷，便溏，身痛，舌白，脉象模糊，二加减正气散主之。”

本方证是吴瑭根据《临证指南医案·湿》某十四案整理而成。叶案如下。

某，十四，脘闷，便溏，身痛，脉象模糊，此属湿蕴三焦。厚朴、广皮、藿香梗、茯苓皮、大豆黄卷、木防己、川通草、苡仁。(《临证指南医案·湿》)

吴瑭采集此案，加“舌白”一症，拟定出二加减正气散方证。

吴氏自注云：“此条脘痞便溏，中焦证也，身痛舌白，脉象模糊，则经络证矣，故加防己急走经络中湿郁；以便溏不比大便不爽，故加通草、薏仁，利小便所以实大便也；大豆黄卷从湿热蒸变而成，能化蕴酿之湿热，而蒸变脾胃之气也。”叶氏善用变通木防己汤法，每以木防己配通草、苡仁等宣通经络湿热，治疗湿热痹证，本案证见“身痛”，故从湿热痹阻经络考虑，加用了这一组药。本方可用于湿热痹兼有脘闷、便溏者，或脘闷、便溏等胃肠湿阻证兼见身体疼痛者。

**2. 三加减正气散** 出自《温病条辨·中焦篇》湿温第 60 条，组成为：藿香（连梗叶）三钱、茯苓皮三钱、厚朴二钱、广皮一钱五分、杏仁三钱、滑石五钱。水五杯，煮二杯，再服。吴瑭称此方为“苦辛寒法”，其原条文谓：“秽

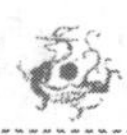

湿着里，舌黄脘闷，气机不宣，久则酿热，三加减正气散主之。”

本方证是吴瑭根据《临证指南医案·湿》汪三三案整理而成。叶案如下。

汪，三三，舌黄脘闷，秽湿内著，气机不宣，如久酿蒸，必化热气，即有身热之累。杏仁、藿香、茯苓皮、滑石、厚朴、广皮白。（《临证指南医案·湿》）

吴瑭采集此案，整理出了三加减正气散方证。

吴氏自注云：“此以舌黄之故，预知其内已伏热，久必化热，而身亦热矣，故加杏仁利肺气，气化则湿热俱化，滑石辛淡而凉，清湿中之热，合藿香所以宣气机之不宣也。”可见，本方以祛湿为主，兼以清热，治疗湿郁中焦，已经化热之证。其证以脘闷、舌苔黄腻为特点。本方可用于胃肠功能不调所致的脘痞、呕恶、腹泻等病证。

**3. 四加减正气散**　出自《温病条辨·中焦篇》湿温第61条，组成为：藿香梗三钱、厚朴二钱、茯苓皮三钱、广皮一钱五分、草果一钱、楂肉（炒）五钱、神曲二钱。水五杯，煮二杯，渣再煮一杯，三次服。吴瑭称此方为“苦辛温法”，其原条文谓：“秽湿着里，邪阻气分，舌白滑，脉右缓，四加减正气散主之。”

本方证是吴瑭根据《临证指南医案·湿》张案整理而成。叶案如下。

张，脉右缓，湿著阻气。厚朴、广皮、煨草果、炒楂肉、藿香梗、炒神曲。（《临证指南医案·湿》）

吴瑭采集此案，增入“舌白滑”一症，于方中加茯苓皮，拟定出四加减正气散方证。

吴氏自注说：“以右脉见缓之故，知气分之湿阻，故加草果、楂肉、神曲，急运坤阳，使足太阴之地气不上蒸手太阴之天气也。”本方厚朴、草果、陈皮、藿香相配，与达原饮法相类似，具有苦温香燥，开达太阴脾湿的作用，因此，可以用于寒湿阻滞中焦，脾阳受困，失于运化所致的脘腑胀满，腹泻，不食等病证。

**4. 五加减正气散**　出自《温病条辨·中焦篇》湿温第62条，组成为：藿香梗二钱、广皮一钱五分、茯苓三钱、厚朴二钱、大腹皮一钱五分、谷芽一钱、苍术二钱。水五杯，煮二杯，日再服。吴瑭称此方为“苦辛温法”，其原条文谓：“秽湿着里，脘闷便泄，五加减正气散主之。”

本方证是吴瑭根据《临证指南医案·湿》某二二案整理而成。叶案如下。

某，二二，不耐烦劳是本虚，脘闷便泄属湿邪。先治湿，后治本。藿香梗、

广皮、茯苓、大腹皮、厚朴、谷芽。(《临证指南医案·湿》)

吴瑭采集此案，于方中加苍术，拟定出五加减正气散方证。

吴氏自注说："秽湿而致脘闷，故用正气散之香开；便泄而致脾胃俱伤，故加大腹运脾气，谷芽升胃气也。"本方藿、朴、陈、苓、大腹皮、苍术均属苦温辛燥淡渗之品，亦以治寒湿为长，可用于寒湿中阻之腹泻、脘闷、腹胀等病证。

五个加减正气散均以藿香、陈皮、厚朴、茯苓四味药为基础，以藿香梗芳香化湿；陈皮、厚朴苦温燥湿，茯苓淡渗利湿，从而分消三焦之湿。其中一加减正气散症见脘连腹胀，大便不爽，以湿阻气机为重，故加杏仁、大腹皮宣通肺与大肠之气机；神曲、麦芽导滞；茵陈利湿清热。二加减正气散证兼见身痛，为湿滞经络所致，故加防已、苡仁、通草、豆卷以宣利经络湿热，这是叶氏加减木防已法治疗湿热痹的常用组药。三加减正气散证以舌苔黄为特点，湿已化热，故加杏仁宣展肺气以化湿，加滑石清利湿中之热。四加减正气散证见舌白滑，脉右缓，以寒湿阻滞中焦为特点，故加辛香温燥，以胜太阴之湿见长的草果，开达脾湿；加炒楂肉、炒神曲开胃导滞。五加减正气散证见脘闷便溏，也为寒湿阻遏，中阳不转，故加苍术，即合入平胃散以燥湿运脾，加谷芽以升发胃气。

一、二、三加减正气散证以湿重热微为特点，故治湿之中稍有清热之用，如一加减正气散之茵陈；二加减正气散之通草、豆卷、苡仁；三加减正气散之滑石。四、五加减正气散证完全是寒湿，故以温燥脾湿为主，如四加减正气散之草果，五加减正气散之苍术。

加减正气散五方从不同角度反映了叶氏变通应用藿香正气散治疗湿病的手法，正如吴瑭自注所云"历观前五法，均用正气散，而加法各有不同，亦可知用药非丝丝入扣，不能中病"；"以同为加减正气散法，欲观者知化裁古方之妙"。

除五个加减正气散外，吴瑭还根据叶氏应用藿香正气散的二则医案，分别制定出了滑石藿香汤与四苓合芩芍汤方证。也就是说，《温病条辨》实际上有七个加减正气散方。

## (五) 叶桂用藿香正气散法论治暑湿的经验

五个加减正气散、滑石藿香汤、四苓合芩芍汤均是吴瑭根据叶桂变通应用藿香正气散的医案整理而成，除这七个医案外，叶氏还有一些应用藿香正气散

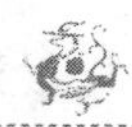

的医案，此介绍如下。

**1. 用于治疗暑湿弥漫三焦证**

某，二六，暑热郁遏，头胀，脘痛，口渴，溺短，当清三焦。丝瓜叶、飞滑石、淡竹叶、茯苓皮、厚朴、藿香、广皮、通草。(《临证指南医案·暑》)

方证解释：本案证见“头胀，脘痛，口渴，溺短”，暑热较盛，弥漫三焦，故用藿、朴、陈、苓祛湿，加滑石、淡竹叶、通草、丝瓜叶清暑利湿。

**2. 用于治疗暑湿泄泻**

某，秋暑秽浊，气从吸入。寒热如疟，上咳痰，下洞泄，三焦蔓延，小水短赤。议芳香辟秽，分利渗湿。藿香、厚朴、广皮、茯苓块、甘草、猪苓、泽泻、木瓜、滑石、檀香汁。(《临证指南医案·泄泻》)

某，阴疟久伤成损。俯不能卧，脊强，脉垂，足跗浮肿，乃督脉不用，渐至伛偻废疾。近日暑湿内侵泄泻，先宜分利和中。厚朴、藿香、广皮、茯苓、泽泻、木瓜、炒扁豆、炒楂肉、炒砂仁。(《临证指南医案·泄泻》)

某，三二，秽暑吸入，内结募原，脘闷腹痛，便泄不爽。法宜芳香逐秽，以疏中焦为主。藿香梗、杏仁、厚朴、茯苓皮、半夏曲、广皮、香附、麦芽。(《临证指南医案·暑》)

方证解释：前两案大同小异，均为暑湿泄泻，共用藿、朴、陈、苓祛湿，加泽泻、木瓜分利湿浊。第一案证见“小水短赤”，故合六一散加猪苓清利暑湿；又兼暑秽，故加檀香汁芳香理气辟秽。第二案以湿郁中焦为重，故加炒扁豆、炒砂仁、炒楂肉化湿导滞和中。某三二案症见“脘闷腹痛，便泄不爽”，为暑湿秽浊阻滞中焦所致，故用藿、朴、陈、苓祛湿浊，加杏仁宣上；半夏、麦芽辛开畅中和胃；香附理气止腹痛。

**3. 用于治疗暑湿痢疾**

某，脐上青筋突痛，太阴脾受伤，此前证也。近日腹痛白积，两旬不已，是新受夏秋暑湿，与病异歧。先理新病，导气分消主之。藿香、厚朴、广皮、茯苓皮、川连、木香、木瓜、扁豆。(《临证指南医案·痢》)

方证解释：此案暑湿痢下痢两旬不已，伴见“腹痛”，故合香连丸法加川连、木香、木瓜苦泄热毒、理气止痛。

分析以上叶案可以看出，叶氏主要用加减藿香正气散法治疗暑湿、湿热阻滞中焦所致的腹泻或痢疾，其最基本的四味药是藿香、厚朴、广皮、茯苓皮(或茯苓)。湿重者，合四苓散法，加猪苓、泽泻；暑热较重者，合六一散法，加滑石、通草；兼寒湿者，加草果；湿热在经络，身体疼痛者，合加减木防己汤法，加大豆黄卷、木防己、川通草、苡仁；湿热痢疾，滞下重坠者，合黄芩汤法，加黄芩、白芍，或合入香连丸法，加黄连、木香等；兼上焦湿者，加白蔻仁、杏仁；暑湿腹泻者，多加木瓜。从而形成了独具一格的加减手法，为藿香正气散的临床应用开拓了思路。

## 滑石藿香汤方证

**滑石藿香汤**　出自《温病条辨·中焦篇》湿温第91条，组成为：飞滑石三钱、白通草一钱、猪苓二钱、茯苓皮三钱、藿香梗二钱、厚朴二钱、白蔻仁一钱、广皮一钱。水五杯，煮取二杯，分二次服。吴瑭称此方为“辛淡合芳香法”，其原条文谓：“滞下红白，舌色灰黄，渴不多饮，小溲不利，滑石藿香汤主之。”

### （一）方证理论源流

本方是吴瑭根据叶桂《临证指南医案·痢》某女案整理而成。叶案如下。

某女，舌色灰黄，渴不多饮，不饥恶心，下利红白积滞，小溲不利，此暑湿内伏，三焦气机不主宣达。宜用分理气血，不必见积而攻涤下药。飞滑石、川通草、猪苓、茯苓皮、藿香梗、厚朴、白蔻仁、新会皮。（《临证指南医案·痢》）

本案“舌色灰黄，渴不多饮，不饥恶心”为湿热阻滞中上焦之象，“下利红白积滞，小溲不利”为湿热阻滞下焦，湿热损伤血分肠络，发为痢疾之证。叶氏强调“不必见积而攻涤下药”，而要宣达三焦气机以分消暑湿。方用白蔻仁芳香化上焦之湿；藿香梗、厚朴、新会皮苦辛温燥中焦之湿；飞滑石、川通草、猪苓、茯苓皮清利下焦之湿。方中第一味药用飞滑石，合川通草，实际上是变通六一散法；方中藿香梗、厚朴、新会皮、茯苓皮是叶氏变通应用藿香正气散的基础药组。因此，本方是加减正气散与六一散的合方。

吴瑭采集此案，制定出了滑石藿香汤方证。

### （二）方证特点及其在杂病中应用的机制

本方是藿香正气散的变通方，以藿香梗、厚朴、新会皮、茯苓皮4味基础

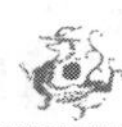

药祛湿辟秽化浊，理气畅中；加白蔻仁芳香开化上焦；取六一散、四苓汤之意，加滑石、川通草、猪苓清暑利湿渗下。从而三焦分消暑湿，不专治痢而能治暑湿痢疾之本。犹如吴瑭自注云："此暑湿内伏，三焦气机阻滞，故不肯见积治积，乃以辛淡渗湿宣气，芳香利窍，治所以致积之因，庶积滞不期愈而自愈矣。"

滑石藿香汤的证：吴瑭原治证：滞下红白，舌色灰黄，渴不多饮，小溲不利。

叶桂原医案证：暑湿内伏，下利红白积滞，小溲不利，渴不多饮，不饥恶心，舌色灰黄等。

方证的特征性证：脘腹胀满，下利红白，苔腻。

### （三）用治杂病举例与体会

我在临床上常用本方治疗内伤湿热，阻滞三焦，重在中焦的腹泻、腹胀等，也用此方治疗饮食不洁或不节所引起的腹泻、呕吐证，此介绍治验一则如下。

陈某，女，26 岁。2005 年 11 月 29 日初诊。患者两天前在一小餐馆进餐后，当天腹中不适，随后腹泻，每日 4 ~ 5 次，恶心，呕吐 1 次。自服诺氟沙星，腹泻次数减少，但仍溏稀，腹中隐隐作痛，恶心欲吐，口黏，无食欲。脉滑略数，舌偏红，苔白腻。此由不洁食物内生湿热，阻滞中焦，胃脾升降功能失司，为滑石藿香汤证，处方：滑石 30g，藿香 12g，白蔻仁 6g，厚朴 10g，陈皮 10g，茯苓 30g，猪苓 15g，通草 6g，清半夏 15g，生姜 10g，黄连 6g。4 剂。大便成形，恶心止，胃口渐开而愈。

## 四苓合芩芍汤方证

**四苓合芩芍汤**　出自《温病条辨·中焦篇》湿温 87 条，组成为：苍术二钱、猪苓二钱、茯苓二钱、泽泻二钱、白芍二钱、黄芩二钱、广皮一钱半、厚朴二钱、木香一钱。吴瑭称此方为"苦辛寒法"，其原条文谓："自利不爽，欲作滞下，腹中拘急，小便短者，四苓合芩芍汤主之。"

### （一）方证理论源流

四苓合芩芍汤是吴瑭根据《临证指南医案·泄泻》陈案整理而成。叶案如下。

陈，脉缓大，腹痛泄泻，小溲不利。此水谷内因之湿，郁蒸肠胃，致清浊不分，若不清理分消，延为积聚黏腻滞下。议用芩芍汤。淡黄芩、生白芍、广皮、厚朴、藿香、茯苓、猪苓、泽泻。(《临证指南医案·泄泻》)

本案症见“脉缓大，腹痛泄泻，小溲不利”，从“若不清理分消，延为积聚黏腻滞下”看，其泄泻当以黏滞不爽为特征。病机为湿热郁蒸肠胃，致清浊不分。所谓“芩芍汤”，是指《伤寒论》黄芩汤法，或后世根据黄芩汤制定的芍药汤法。不过，从处方分析，藿香、厚朴、广皮、茯苓为藿香正气散法；茯苓、猪苓、泽泻为四苓汤法；用藿香正气散合四苓汤法治湿阻中焦，清浊不分的泄泻不爽、小溲不利；取芍药汤法用芩、芍主治腹痛，并防“延为积聚黏腻滞下”。

吴瑭整理此案，以苍术易藿香，加木香，拟定出四苓合芩芍汤方证。

## （二）方证特点及其在杂病中应用的机制

叶氏处方经吴瑭修改（将藿香换为苍术并加木香）后，方义发生了较大的变化：苍术、厚朴、陈皮为平胃散法，燥湿畅中，理气行滞；四苓散淡渗利湿，利小便以实大便；黄芩清热燥湿，白芍养血柔肝、缓急止腹痛，木香理气滞。吴瑭自注云：“以四苓散分阑门，通膀胱，开支河，使邪不直注大肠；合芩芍法以宣气分，清积滞，预夺其滞下之路也。”本方的特点既有胃苓汤意可以治泄，又有芩、芍、木香即芍药汤意可以治痢。因此，能够治疗类似于痢疾滞下的腹泻。

四苓合芩芍汤的证：吴瑭原治证：自利不爽，欲作滞下，腹中拘急，小便短者。

叶氏原医案证：“脉缓大，腹痛泄泻，小溲不利”，恐“延为积聚黏腻滞下”等。

方证的特征性证：腹泻似痢，腹痛，下利黏滞不爽，肛坠胀。

## （三）用治杂病举例与体会

先师王正宇先生善用四苓合芩芍汤治疗难治性腹泻，我在跟随王老临床学习时，曾遇到一位腹泻患者，先生用此方见显效，此介绍如下。

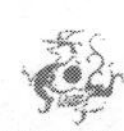

李某某，男，28岁。学生。1974年9月10日初诊。患者便溏不爽，带有白色泡沫，里急后重，腹痛不舒，体倦懒言，不思饮食，舌红苔白，根部微腻，脉象濡数。辨为湿热内蕴，阻滞气机所致的四苓合芩芍汤证，治拟清利湿热，宣畅气机法，处方：茯苓12g，猪苓9g，白术9g，泽泻9g，黄芩9g，白芍12g，槟榔9g，焦山楂9g，白头翁9g，苦参6g，干姜6g，木香6g。上方连服3剂，腹痛便溏痊愈，精神全复而照常上课。(《王正宇医疗经验存真》)

我在临床上体会到，此方治疗似痢非痢的腹泻有理想的疗效，现介绍治验一例如下。

孙某某，女，25岁。2006年4月22日初诊。患者长期大便溏稀，每日2次，大便中带有黏液，大便时下腹痛、肛门下坠，平时肚脐右侧与右下腹痛，胀气多。曾先后找两位名中医诊治，所用处方有葛根芩连汤、生姜泻心汤、吴茱萸汤、理中汤、白头翁汤等，无一有效。自觉口中黏腻不爽，口干不渴。舌正红，有瘀点，苔黄白相兼厚腻，脉沉滑。辨为湿热阻滞中焦的四苓合芩芍汤证。处方：苍术10g，猪苓10g，茯苓15g，泽泻10g，生白芍15g，黄芩10g，黄连6g，陈皮6g，厚朴12g，藿香10g，木香6g。6剂。2006年4月29日二诊：便溏明显改善，每日1次，下坠、腹痛、肛坠等症消失。仍口中黏腻，自觉舌苔厚腻不爽。诊舌正红，苔黄白相兼略厚腻，脉沉滑。上方加佩兰叶10g。6剂。诸症痊愈。

综上所述，四苓合芩芍汤是藿香正气散合四苓汤，再合芍药汤法，主治腹泻而泻下黏腻不爽，欲作滞下，腹痛，似痢非痢之证。

# 第八章
# 苦辛寒淡宣利湿热治疸法及其代表方证

叶桂《临证指南医案》用宣化清利三焦湿热法治疗湿热黄疸，吴瑭总结叶氏论治湿热黄疸的医案，在《温病条辨》中制定出了杏仁石膏汤、二金汤、连翘赤豆汤等方证，为后世辨治湿热黄疸开辟了新的思路。此法可谓“苦辛寒淡宣利湿热治疸法”，主要用于湿热蕴郁三焦，熏蒸肝胆，胆失疏泄所致的黄疸。

## 杏仁石膏汤方证

**杏仁石膏汤**　出自《温病条辨·中焦篇》湿温第72条，组成为：杏仁五钱、石膏八钱、半夏五钱、山栀三钱、黄柏三钱、枳实汁每次三茶匙（冲）（今用枳实10g代替）、姜汁每次三茶匙（冲）。吴瑭称此方为“苦辛寒法”，其原条文谓：“黄疸脉沉，中痞恶心，便结尿赤，病属三焦里证，杏仁石膏汤主之。”

### （一）方证理论源流

杏仁石膏汤方证是吴瑭根据《临证指南医案·疸》张案整理而成，叶案如下。

张，脉沉，湿热在里，郁蒸发黄，中痞恶心，便结溺赤，三焦病也，苦辛寒主之。杏仁、石膏、半夏、姜汁、山栀、黄柏、枳实汁。（《临证指南医案·疸》）

本案是叶桂根据《伤寒论》第261条主治“伤寒，身黄，发热”的栀子柏皮汤（栀子十五个、炙甘草一两、黄柏二两）变化而来。去炙甘草之甘壅，加

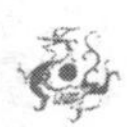

杏仁、石膏、半夏、姜汁、枳实汁之宣清开泄，用以治疗湿热郁蒸发黄，中痞恶心，便结尿赤等症。

吴瑭采集此案，制定出杏仁石膏汤方证。

## （二）方证特点及其在杂病中应用的机制

杏仁石膏汤方以杏仁开宣上焦肺气，半夏、生姜汁开畅中焦，枳实由中驱下，合而宣通三焦气机以化湿；另用石膏清上、黄柏清下、栀子清泄三焦，合而清热泻火以治热。本方看似平淡无奇，仅是一首三焦并治而偏重上焦，化湿清热而偏重于清热的常方。但方中以下三组配伍寓意深刻，构成了本方的特点：其一，石膏配姜汁，辛寒宣泄郁热，可治疗口渴、汗出、心烦等石膏证；石膏、生姜汁、杏仁配伍，有麻杏石甘汤意，能够治疗汗出、喘咳、烦热等麻杏石甘汤证。其二，栀子、黄柏、生姜汁配伍，清泄郁火，寓栀子豉汤法，可治疗心烦懊侬等栀子豉汤证。其三，半夏、姜汁与栀子、枳实相配，寓辛开苦泄半夏泻心汤意，是叶桂、王士雄变通应用半夏泻心汤的常法，能治疗脘痞、恶心等变通半夏泻心汤证。因此，凡杂病过程，湿热蕴结，见石膏证或麻杏石甘汤证如口渴、汗出、心烦、咳喘、咽喉疼痛；栀子豉汤证如心烦懊侬；半夏泻心证如脘痞呕恶者，即为杏仁石膏汤证，可用本方治之。

杏仁石膏汤的证：吴瑭原治证：黄疸脉沉，中痞恶心，便结尿赤者。从叶案看，本方的主证是发黄，兼证有“脉沉，中痞恶心，便结溺赤”等。脉沉说明病机重心在里而无表郁证；中痞恶心，为湿热郁结中焦，气机升降失常所致，是方中使用半夏、姜汁、栀子、枳实的依据；便结尿赤，系湿热郁结上下两焦，气机阻痹不通所为，是方中选用杏仁、枳实、黄柏、栀子的指征。当然，这里所说的便结并不是阳明腑实的大便干燥秘结，而是指湿热阻滞三焦气机所形成的大便结滞或黏滞不畅；尿赤是黄疸热重于湿的特殊表现。

方证的特征性证：口渴汗出、喘咳咽痛、心烦懊侬、中痞恶心、便结尿赤、舌红苔黄腻。具体而言，上焦有热，出现石膏证、麻杏石甘汤证、栀子豉汤证，中焦湿热，出现变通半夏泻心汤证，四方证并见且热重于湿者，就是杏仁石膏汤证。

先师刘渡舟教授在为下列“张某某，女，47 岁”案患者诊脉察舌时曾对我讲：上焦有热，出现口渴、心烦、失眠、头胀等症时，辨证要以舌为依据，苔黄腻为热中夹湿，用杏仁石膏汤；舌红苔不腻为热伤津，当另用别法（可用竹叶石膏汤)。刘老点出了他辨此方证的心得：即不论什么病，只要上焦郁热（口渴、心烦、失眠、头胀）而见舌苔黄腻、脘痞者，可率先用杏仁石膏汤宣达清泄湿热以治之。

该方证可见于黄疸病，也可见于黄疸以外的其他杂病。

## （三）用治杂病举例与体会

先师刘渡舟先生擅用杏仁石膏汤，他既遵从叶桂、吴瑭原意，以此方化裁治疗肝病黄疸，又扩展临床范围，以之治疗无黄疸性慢性肝病以及其他杂病。此介绍刘老论治黄疸案一则如下。

刘君之子，年12岁，缘于暑天浴水捕鱼，上蒸下褥，即感寒热，继而身黄目黄溲黄俱现，黄而鲜明，如橘子色，胸腹热满，按之灼手，神烦口渴，渴不欲饮，恶心脘痞，便秘，舌边尖红欠津，苔黄腻，脉沉弦而数。经查：黄疸指数52单位，转氨酶350单位，辨证为阳黄。因上蒸下褥，热结于里，病发于阳明胃肠，气分邪热，郁遏灼津，尚未郁结血分，立苦辛寒法以清利湿热，重在清热，仿《温病条辨》杏仁石膏汤加味：茵陈蒿30g，杏仁12g，生石膏30g，炒栀子12g，黄柏10g，半夏5g，生姜汁10毫升（另兑），连翘12g，赤小豆15g。药服10剂后，黄疸明显消退，寒热诸症均罢，后佐以和胃之品，共服30余剂，诸症悉愈，肝功能亦恢复正常。(《刘渡舟医学全集》)

方证解释：本案是典型的杏仁石膏汤证：口渴、舌红欠津为石膏证，神烦为栀子豉汤证，恶心脘痞为半夏泻心汤证，苔黄腻、胸腹热满、便秘、渴不欲饮为湿热郁结三焦，热重于湿的特征性表现。因此，刘老以杏仁石膏汤为基础，阳黄明显，取茵陈蒿汤意加茵陈蒿利湿退黄；郁热较重，从麻黄连轺赤小豆汤法加连翘、赤小豆以加强清热。便秘与渴不欲饮、恶心脘痞并见，知非热结阳明的里实大黄证，而是由湿热郁结三焦，气机不得宣展所致，故不用茵陈蒿汤。

我在跟随刘老临床抄方学习时，见刘老常用杏仁石膏汤论治无黄疸性慢性肝炎以及湿热内郁，热重于湿的其他杂病，此根据当时的临证记录，整理刘老治验案二则如下。

张某某，女，29岁。1999年8月26日初诊。患慢性乙型肝炎5年，转氨酶持续增高，近期又被诊断为甲状腺功能亢进，心烦，口渴，易出汗，自觉手足心发热，胃脘痞满，舌红苔黄腻。辨为湿热郁结上中两焦，热重于湿的杏仁石膏汤证，处方：杏仁10g，生石膏15g，山栀10g，黄柏10g，枳壳10g，半夏

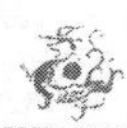

10g，生姜10g，射干10g。服药14剂，心烦、口渴、易出汗、手足心热、胃脘痞满诸症消失。遂改用柴胡解毒汤法调治肝病。(作者新撰刘渡舟医案)

张某某，女，47岁。1999年4月22日初诊。患者自觉头痛脑胀，心跳，失眠，烦闷，口渴，下肢倦怠无力，舌红苔黄白相兼而腻。辨为杏仁石膏汤证，处方：杏仁10g，生石膏30g，栀子10g，黄柏6g，半夏10g，生姜10g，枳壳10g，茵陈15g，射干10g。7剂。1999年5月20日二诊：服药有显效，口渴、心烦、头痛脑胀、失眠诸症消失，下肢有力，患者未再求诊服药。近几天自觉眼球内疼痛，右侧腹痛，大便后仍欲大便。舌红，苔黄白相兼而厚、略干。改用柴平汤合大黄黄连泻心汤调治而愈。(作者新撰刘渡舟医案)

方证解释：刘渡舟老师常于此方中加茵陈、射干，这是仿甘露消毒丹用茵陈、射干之法，以加强清宣上焦郁热热毒、清利下焦湿热的作用。

我遵从刘老经验，常用杏仁石膏汤治疗杂病上中焦湿热郁结证，此介绍治验二则如下。

陈某某，女，45岁。2004年8月12日初诊。患咳嗽日久，经中西医治疗月余不效，伴有头胀，心烦，口渴欲饮，失眠，阵发性出汗，晨起口中发涩，胃脘痞胀，舌红，苔黄腻滑，脉弦数寸大。辨为杏仁石膏汤证，处方：杏仁10g，生石膏30g，半夏10g，生姜10g，枳实10g，生栀子10g，黄柏10g，茵陈12g，射干6g，桔梗6g。6剂。2004年8月19日二诊：服药后头胀、心烦、口渴、出汗、脘痞等症消失，咳嗽大减，上方加浙贝母10g。6剂。咳嗽痊愈。

刘某某，男，59岁。2005年5月14日初诊。2年来总觉得全身发热，但体温正常，汗多，吃饭时汗出如洗，甚则大汗淋漓。心烦，两目燥热如冒火，时失眠，面红，颜面、耳垂毛细血管扩张。素有高血压病，服降压药。饮食二便正常。脉沉软略数，舌红赤，苔白略腻。辨为湿热郁结上焦的杏仁石膏汤证，处方：杏仁12g，生石膏50g（先煎）、生栀子10g，清半夏12g，枳实10g，黄柏10g，生姜6g，知母12g，白蔻仁6g，茵陈10g，滑石30g。7剂。2005年5月21日二诊：全身燥热明显减轻，汗出明显减少。脉沉滑，右关大，左沉细，舌偏红，舌边尖赤，苔白略干。湿邪减退，热露阴伤，用杏仁石膏汤合增液汤法，处方：杏仁12g，生石膏30g（先煎），知母10g，生栀子10g，清半夏12g，枳实10g，黄柏10g，生地黄15g，玄参15g，麦冬15g。7剂。诸症痊愈。

另外，我遵照刘渡舟老师用竹皮大丸治疗绝经前后综合征的经验，以杏仁石膏汤合《金匮》竹皮大丸治疗妇人绝经前后综合征。竹皮大丸由生竹茹二分，石膏二分，桂枝一分，甘草七分，白薇一分组成。主治“妇人乳中虚，烦

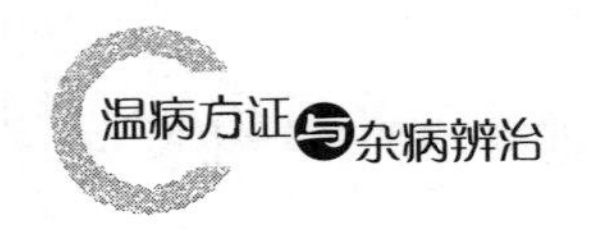


乱呕逆”。此介绍治验一则如下。

余某某，女，47 岁。2006 年 8 月 1 日初诊。患更年期综合征，心烦急躁，有时欲哭欲喊，情绪不能自控，潮热，一阵阵汗出，心慌心悸，口渴，恶心，胃脘痞胀，胸闷，面部雀斑隐隐，额头、下颌见痤疮样皮损，曾请某妇科专家诊治，用补肝肾法，服药后烦躁更甚，汗出更多。因其女儿患支气管哮喘，经我治疗获效，在陪女儿诊病时，遂顺便请我治疗。诊见舌红赤，苔黄白相兼、略腻，脉浮滑略数。辨为杏仁石膏汤证与竹皮大丸证，处方：杏仁 15g，石膏 30g，法半夏 15g，生山栀 10g，黄柏 10g，枳实 12g，生竹茹 30g，桂枝 10g，生甘草 15g，白薇 10g，大枣 7 枚。7 剂。2006 年 8 月 8 日二诊：服药后心烦、汗出、潮热、心悸诸症减轻。舌红偏赤，苔黄白相兼，脉滑略数。上方加柏子仁 10g。7 剂。诸症再减，后以此方加丹皮、赤芍等，服 10 余剂，诸症愈。

## （四）有关问题的讨论

**1. 叶桂对仲景栀子柏皮汤的发挥** 叶桂根据《伤寒论》第 261 条栀子柏皮汤方证变化出杏仁石膏汤法。《伤寒论》论治黄疸主要有 3 个方证：一为麻黄连轺赤小豆汤，主治“瘀热在里，身必黄”，兼有脉浮、发热、恶寒、无汗等表证者；二为茵陈蒿汤，主治“身黄如橘子色，小便不利，腹微满”或发黄，“但头汗出，身无汗，剂颈而还，小便不利，渴引水浆”属阳明里实证者；三为栀子柏皮汤，主治既无表证，又无阳明里实证，仅见“身黄，发热者”。关于栀子柏皮汤治疗黄疸的机制，五版《伤寒论讲义》认为其属于“清泄湿热之剂”，通过“清泄湿热以退黄”。但是，从栀子柏皮汤方的组成及证的特点来看，该方只能清热而不能祛湿，属于泄热退黄法，主治热郁身黄之证。叶桂在仲景治黄三法的基础上，抓住了栀子柏皮汤的制方特点，去方中甘温壅滞的炙甘草，加入开泄三焦湿郁的杏仁、石膏、半夏、姜汁、枳实汁，用以治疗不仅热郁，而且湿浊内郁，湿热互结，蕴蒸三焦的发黄。其“苦辛寒”法的建立，不仅发展了仲景的栀子柏皮汤，而且丰富了《伤寒论》辨治黄疸的理论。

**2. 叶桂应用杏仁石膏汤法辛凉微苦廓清气分上焦湿热的经验** 叶桂的杏仁石膏汤法涉及一个重要的理论，就是用石膏、杏仁、半夏、姜汁、栀子、豆豉、郁金等药配伍，组成“辛凉微苦法”开宣气分上焦湿热。为了说明这一治法理论，此再介绍二则叶案如下。

范，伏暑阻其气分，烦渴，咳呕喘急，二便不爽，宜治上焦。杏仁、石膏、

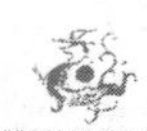

炒半夏、黑栀皮、厚朴、竹茹。又，痰多咳呕，是暑郁在上，医家乱投沉降，所以无效。石膏、杏仁、炒半夏、郁金、香豉、黑山栀。（《临证指南医案·暑》）

龚，六十，暑必夹湿，二者皆伤气分，从鼻吸而受，必先犯肺，乃上焦病，治法以辛凉微苦，气分上焦廓清则愈。惜乎专以陶书六经看病，仍是与风寒先表后里之药，致邪之在上，蔓延结锢，四十余日不解，非初受入经，不须再辨其谬。《经》云：病自上受者治其上。援引《经》义以论治病，非邪僻也。宗河间法。杏仁、栝蒌皮、半夏、姜汁、白蔻仁、石膏、知母、竹沥。秋露水煎。（《临证指南医案·暑》）

以上范案处方与杏仁石膏汤大同小异，基本用药是杏仁、石膏、半夏、郁金、山栀，其证有“伏暑阻其气分，烦渴，咳呕喘急，二便不爽”等，叶氏强调“宜治上焦”。龚案处方与杏仁石膏汤组方基本一致，有杏仁、石膏、半夏、姜汁、知母。叶氏强调，此为暑湿邪在气分上焦，“治法以辛凉微苦，气分上焦廓清则愈”。指明此方的治疗要点是“廓清气分上焦”湿热。三方比较，杏仁石膏汤法张案用杏、膏、夏、姜，合入栀子柏皮汤法，加栀子、黄柏、枳实汁清热燥湿、开结退黄；龚案用杏、膏、夏、姜，合入白虎汤法加知母，另加瓜蒌皮、白蔻仁、竹沥开畅上焦气分湿痰；范案用杏、膏、夏、郁，合入栀子豉汤加黑山栀、香豉开宣郁热。分析三方可见，暑湿、湿热郁结气分上焦，肺气宣降受阻，上焦气机不行，则下脘中焦不通，可表现为“烦渴，咳呕喘急，二便不爽”；“中痞恶心，便结溺赤”等。治疗宜用辛凉微苦法，清宣上焦气分，开达肺气，兼以开泄中焦，使气机旋转，气化则湿也化。这是叶氏论治湿热蕴郁上焦，气分受阻证的一种特殊治法，可谓“辛凉微苦廓清气分上焦湿热法”，此特别提出，以期推广应用。

## 二金汤方证

**二金汤**　出自《温病条辨·中焦篇》湿温第70条，组成为：鸡内金五钱、海金沙五钱、厚朴三钱、大腹皮三钱、猪苓三钱、白通草二钱。水八杯，煮取三杯，分三次温服。吴瑭称此方为“苦辛淡法”。其原条文谓：“夏秋疸病，湿热气蒸，外干时令，内蕴水谷，必以宣通气分为要，失治则为肿胀，由黄疸而肿胀者，苦辛淡法，二金汤主之。”

## （一）方证理论源流

本方证是吴瑭根据《临证指南医案·疸》蒋案整理而成。叶案如下。

蒋，由黄疸变为肿胀，湿热何疑？法亦不为谬，据述些少小丸，谅非河间、子和方法，温下仅攻冷积，不能驱除湿热。仍议苦辛渗利，每三日兼进濬川丸六、七十粒。

鸡肫皮、海金沙、厚朴、大腹皮、猪苓、通草。（《临证指南医案·疸》）

濬川丸由黑牵牛、大黄、甘遂、芒硝、郁李仁、木香组成，为峻泻利水之剂。此案由湿热而致黄疸，由黄疸发展为肿胀，其证类似于现代医学之肝病腹水、肿胀等。方用海金沙、猪苓、通草清热利湿退黄，鸡内金、厚朴、大腹皮导滞理气宽胀。另用濬川丸每三日服六、七十粒以缓缓逐水消胀。

吴瑭采集此案，以汤剂处方与原案证为根据，制定出二金汤方证。

## （二）方证特点及其在杂病中应用的机制

二金汤以鸡内金消积运脾，厚朴、大腹皮理气化湿，宽中消胀，以海金沙、猪苓、通草清利湿热、利胆退黄。全方重在利胆渗湿、理气化湿消胀，偏于宣利中下焦湿热。其中鸡内金、海金沙并用为本方的特点。鸡内金有治疗胆结石的特殊作用，长于利胆；海金沙有利水通淋的特殊作用，能够治疗石淋。两药配伍，尤能利胆退黄。

二金汤的证：吴瑭原治证：夏秋疸病，失治则为肿胀，由黄疸而肿胀者。

方证的特征性证：湿热黄疸，腹胀，甚或肿胀者。

## （三）用治杂病举例与体会

先师刘渡舟先生是治疗肝病的专家，他用二金汤加射干、茵陈、柴胡，命名为加减二金汤，治疗湿热黄疸湿重于热证。其证见黄疸，色鲜明而带黯滞，一身面目悉黄，肿胀，身重，头如裹，纳差，便溏，腹胀，舌红苔黄白相兼而腻，脉濡不数等。刘老解释加减二金汤方曰：用厚朴、大腹皮、鸡内金宣气化湿以消肿胀；海金沙、猪苓、通草淡渗利湿以宣通气化；加柴胡疏肝，射干开痹解毒，茵陈清肝胆以疗黄疸，使湿热之邪从小便分消。他体会到：急慢性肝

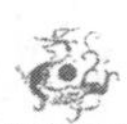

炎属于湿热发黄、湿重于热，用大量清热解毒法而黄疸不退，症见腹胀便溏，纳差等证者，此方疗效颇好。现介绍刘老治验案一例如下。

郭某某，女，45岁。体质肥胖，酷嗜肥甘，夏月乘凉，又喝冰镇啤酒，未几而睡，及至天明，则觉周身酸疼，发热，恶心欲吐，服羚翘解毒丸，病不愈，而心中懊侬殊甚，小便黄赤而短，脘腹痞满，闻食味即欲吐，乃延余诊治。即其脉弦而略滑，舌苔白腻而厚，视其目之白睛已有黄色。余对其家人曰："仲景云：'阳明病，无汗，小便不利，心中懊侬者，身必发黄。'今病者，心中懊侬为甚，而眼中黄色已见，恐即将发为黄疸。"然湿邪太重，治当有别。遂处：茵陈蒿30g，泽泻10g，茯苓12g，猪苓10g，通草10g，滑石12g，海金沙12g，鸡内金10g，冬瓜皮10g，藿香6g，厚朴6g，佩兰6g。药未购回，而患者黄疸已现。共赞余之先见，乃亟前药与服，凡5剂而黄疸病愈。(《刘渡舟医学全集·肝病证治概要》)

名医江尔逊先生对二金汤运用有深刻的体验，以之治疗慢性肝炎腹胀、肝硬化腹水。在取得经验的基础上，用二金汤加味，自拟一经验方，名"利疸消臌汤"，其组成为：鸡内金10g，海金沙20g（包煎），厚朴10～20g，大腹皮20～30g，猪苓10～15g，白通草10g，茵陈30g，金钱草30g，柴胡10g，黄芩6g。主治：臌胀初起，湿热内蕴，气机失宣，黄疸，腹水迅速加重，病程较短，体质偏实者（急性黄疸型重症肝炎）；肝硬化腹水伴重度黄疸者。加减用法：腹水量多，小便不利，加茯苓、泽泻、桑白皮各15g，脾虚便溏，加党参、白术各15g，呕吐加半夏、生姜（热重者易竹茹）各10g，腹胀气明显加广木香、陈皮各10g。江先生解释说：此方系《温病条辨》二金汤加味而成。吴瑭原条文将湿热黄疸分为两个病机阶段：一是湿热内蕴气分者，必以宣通气分为要；二是失治发为肿胀者，则要用二金汤治疗。进而强调：湿热内蕴，气机失宣，黄疸恶化而成肿胀（即臌胀）者，有形之积昭然，拘守宣气化湿之法，何异刻舟求剑，故制二金汤方，方中鸡内金以脏治脏，运脾健胃，磨积消胀；海金沙利水通淋，清化胆热，此二味为主。辅以厚朴、大腹皮破气降逆除满；猪苓、白通草利水导浊消肿。凡黄疸失治，恶化而成肿胀者，只要病程较短，体质偏实，皆可用本方加减治疗。江先生自按云："本方临床应用40余年，疗效满意。"

江老介绍治验案一则如下。

苏某，男，41岁。1985年1月22日会诊。1年前体检发现肝功异常，胸部出现蜘蛛痣2颗，可疑肝掌。半月前因情怀不畅，劳累过度，病情加重。皮肤、巩膜黄染，肝功严重损害。西医诊断：慢性重症肝炎。经中药西药救治7天

（中药主要以大剂茵陈蒿汤加味）乏效。黄疸进行性加重，腹胀纳呆，便溏，小便不利。体检证实腹部膨胀，腹水形成。舌质红，苔黄厚腻，脉弦滑数。投以利疸消臌汤，服10剂，诸症明显减轻。此方随证加减，坚持服2月余，腹水、黄疸全消，自觉症状基本消失，肝功化验正常。迄今未复发。[江长康，江文瑜．经方大师传教录——伤寒临床家江尔逊“杏林六十年”．北京：中国中医药出版社，2010：136]

江先生另有用二金汤加减治疗慢性肝炎腹胀、胆石症术后黄疸不退等病症的报道，此介绍其中三案如下。

治慢性肝炎腹胀：柴某，男，56岁。专科门诊1834号，1986年5月15日初诊。患迁延性肝炎7年，曾反复两次，常腹胀，近半月来腹胀甚，在其他医院诊治未效而来诊。现症：腹胀甚，频矢气，目睛、皮肤发黄，小便黄，舌红苔黄腻，脉弦滑略数。予二金汤化裁：海金沙15g（冲服），鸡内金10g（轧细冲服），厚朴30g，大腹皮15g，通草10g，茯苓15g，茵陈30g，金钱草30g，郁金10g，藿梗15g，佩兰15g，丹参15g。服3剂，腹胀稍缓，腻苔略退，即以上方进退，共服27剂，腹胀除，黄疸退，改予柴芍六君子汤合二金汤化裁，以巩固疗效。

江尔逊先生用此方治慢性肝炎的思路与手法为：主用于慢性肝炎脾虚不显著，湿阻气滞，木郁土壅者。加减手法为：气滞腹胀甚者，重用厚朴，加枳壳、木香、郁金、香附、槟榔等；脾虚寒甚者，加干姜、附子、肉桂等；湿浊甚者，加砂仁、白蔻、藿梗、佩兰、茯苓、薏苡仁、车前子等；黄疸明显者，加茵陈、金钱草、虎杖等。

治肝硬化腹水：周某，男，37岁。住院号1172。患者5年前曾患黄疸性肝炎，经治疗症状消失，肝功正常。近因夜读劳苦而复作，出现腹胀，黄疸，疲乏，心烦，失眠等症而住院。……诊断：慢活肝合并脾功能亢进、门脉性肝硬化腹水。予以保肝、利尿、退黄疸之西药，效不显，遂请两老会诊。症见：疲倦乏力，心烦失眠，口干苦不欲饮，牙龈出血，鼻燥，皮肤、巩膜黄染，腹部膨隆，胀气，叩之有移动性浊音，小便黄少，大便先干后溏，舌质红、苔薄黄，脉濡。证属肝郁脾虚，气机阻滞，湿热蕴结。予二金汤合小柴胡汤、茵陈四苓汤化裁：海金沙20g，厚朴30g，通草10g，猪苓10g，柴胡10g，花粉10g，黄芩10g，南沙参15g，甘草3g，茵陈30g，泽泻10g，茯苓15g，白术6g，广三七粉6g（冲服）。3剂后，腹胀减轻，腹围缩小3cm，尿量增加，精神好转，纳增，牙龈出血已止，黄疸稍退，惟口干苦、失眠尚较明显。舌红苔薄，脉濡。

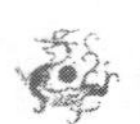

方已中的，气机渐畅，但湿浊未尽而阴津不足之象已露端倪。守方去白术，加石斛20g、枣仁15g、知母15g以护阴。服7剂。腹胀基本消失，黄疸明显消退，小便清长，尿量1500ml/d左右，精神佳，纳食可，仍用上方为主，逐渐撤去利水之药，加入养阴退热之品，服用两个月余，肝功正常而出院。

治胆石症术后黄疸不退：李某，男，31岁。专科门诊078号。1985年5月23日诊。患者右上腹反复疼痛、黄疸10余年，经多家医院检查均诊断为“胆结石”，治疗时断时续。今年3月因形寒发烧，右上腹剧痛，当地医院以“原发性胆总管、左右肝管结石，胆汁性肝硬化”收治，并行胆总管切开取石术，取泥沙样结石甚多。术后黄疸至今不见消退。现症：右上腹及背部胀痛，术后放置引流管，每日须放胆汁4～5次，流出胆汁后，疼痛可暂缓。心烦气恼，口腻，面目深黄而晦暗，小便黄如菜油。舌边尖红，苔根腻。辨证为湿热瘀阻，肝胆失于疏泄。方用二金汤合四逆散加减：海金沙30g，鸡内金10g，厚朴15g，通草10g，大腹皮15g，柴胡12g，白芍12g，枳壳12g，金钱草30g，茵陈20g，郁金10g，丹参15g，紫草12g，青黛6g（包煎）。服药4剂，腹痛即减，每日只需排放胆汁1～2次，巩膜、皮肤黄染减退。续服10剂，胀痛大减，引流管中已无胆汁流出，大便转黄色，一月内体重增加2.5kg，守方共服30余剂，诸症均除。[江长康，江文瑜．经方大师传教录——伤寒临床家江尔逊“杏林六十年”．北京：中国中医药出版社，2010：244]

名医邓铁涛先生用二金汤治疗“瘀黄”，认为此法与一般的黄疸（传染性肝炎）治以清热渗利不同。“二金”为君，为疏利肝胆之瘀积而设，此种黄疸可名之曰“瘀黄”，相当于现代医学肝、胆结石一类疾病，瘀黄之本在于湿热积滞瘀阻气血，肝胆疏泄不利，而渗利之品徒走于下，犹隔靴搔痒。邓老取二金之义，加用失笑散、四逆散、郁金等，组成疏肝活血消积退黄之法，根据症情配伍清热、健脾、养肝等法，灵活运用于胆囊炎胆结石、肝内胆管结石、自身免疫性肝炎肝硬化等疾病中，常能取得较好的退黄之效。[杨利．邓铁涛教授对各家学说的实践与发挥．上海中医药大学学报，2001，15（3）：7－10]

我在临床上常用二金汤合蒿芩清胆汤治疗“乙肝”，发现在改善症状、降低转氨酶等方面有较为理想的疗效。此介绍治验案一例如下。

罗某某，男，37岁。2005年4月10日初诊。患“乙肝”多年，HBsAg（+）、抗-HBs（－）、HBeAg（+）、抗－HBe（－）、HBcAb（+），乙肝病毒核酸（HBV－DNA）$5\times10^5$copies/nl，转氨酶持续增高，长期腹胀，无食欲，厌油腻食物，大便偏溏，小便气味浓浊臊臭，心烦急躁。脉软滑略数，舌偏红，

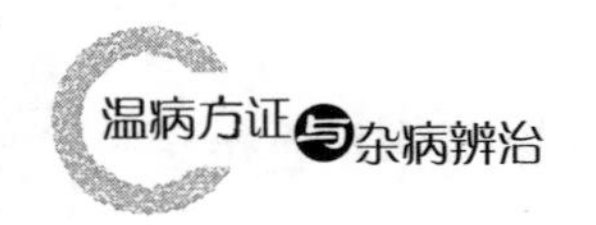


苔黄白相兼略腻。辨为湿热蕴郁三焦，肝胆郁热，脾胃升降失常证，用二金汤合蒿芩清胆汤加减，处方：鸡内金15g，海金沙15g，厚朴10g，大腹皮10g，猪苓10g，通草6g，青蒿12g，黄芩10g，枳实10g，竹茹10g，陈皮6g，茯苓15g。7剂。2005年4月17日二诊：服药后腹胀减轻、小便气味变淡，饮食增进，继续用此方化裁，据证加桑白皮、枇杷叶、升麻、栀子、连翘、山楂等，每周服5剂药，坚持治疗，至2006年11月4日，转氨酶正常，HBsAg（+）、抗-HBs（+）、HBeAg（-）、抗-HBe（+）、HBcAb（+），乙肝病毒核酸（HBV-DNA）500copies/nl，腹胀诸症消失，病情稳定，嘱停药观察。

## （四）叶桂论治湿热黄疸的经验

叶氏治疗湿热黄疸有独特的经验，其中最关键的手法是，不以茵陈蒿或茵陈蒿汤等茵陈剂为主打药治疗黄疸，而是倡导分消三焦湿热法以清利湿热。吴瑭深得叶氏之旨，将黄疸附于《温病条辨》湿温之后，并采集叶氏治疗黄疸的代表性医案，拟定出具体的方证，如二金汤方证、杏仁石膏汤方证。此外，还有二个方证有必要介绍。

**1. 连翘赤豆汤**　出自《温病条辨·中焦篇》湿温第73条，组成为：连翘二钱、山栀一钱、通草一钱、赤豆二钱、花粉一钱、香豉一钱。吴瑭称此方为“苦辛微寒法”，其原条文谓：“素积劳倦，再感湿温，误用发表，身面俱黄，不饥溺赤，连翘赤豆饮煎送保和丸”。

此方证是吴瑭根据《临证指南医案·疸》黄案整理而来，叶案如下。

黄，一身面目发黄，不饥溺赤。积素劳倦，再感湿温之气，误以风寒发散消导，湿甚生热，所以致黄。连翘、山栀、通草、赤小豆、花粉、香豉。煎送保和丸三钱。（《临证指南医案·疸》）本方系由栀子豉汤与麻黄连轺赤小豆汤变通而出，治疗湿热发黄而郁热较甚者。

**2. 加减三石汤**　出自《未刻本叶天士医案》，由滑石、寒水石、石膏、厚朴、猪苓、连皮苓、草果、杏仁、桑皮、白豆蔻、茵陈、泽泻组成，此方已经在三石汤方证“用治杂病举例与体会”中做了介绍，此不重复。

分析杏仁石膏汤、二金汤、连翘赤豆汤、加减三石汤四方可知，叶氏治疗黄疸有两个鲜明的特点：一是善用分消三焦湿热法；二是善用栀子豉汤法。这与传统治疗黄疸的方法截然不同，了解此法可以开阔临床辨治黄疸与肝病的视野，有重要的学术价值。

# 第九章
# 苦辛温淡宣利湿热通痹法及其代表方证

叶桂善用《金匮》木防己汤变通化裁治疗湿热痹证，吴瑭根据叶氏治疗湿热痹的医案，在《温病条辨》制定出了加减木防己汤、中焦宣痹汤等方证，彻底改变了前人依据《素问·痹论》“风寒湿三气杂至”为痹，治痹通用辛热温燥祛风胜湿的传统认识，开辟了清化湿热，宣通经络湿热治痹的新思路。这些方剂所形成的治法可谓“苦辛温淡宣利湿热通痹法”，此法用防己、苡仁、通草、桂枝、石膏、滑石等药组方，具有清利湿热、宣通经络、通痹止痛的作用，可治疗湿热之邪，蕴结中焦，弥漫上下，流注经络、筋肉、关节所形成湿热痹证，代表方有加减木防己汤、中焦宣痹汤等。这一类方证可称为加减木防己汤类方证。

## 加减木防己汤方证

**加减木防己汤**　出自《温病条辨·中焦篇》湿温第68条，组成为：防己六钱、桂枝三钱、石膏六钱、杏仁四钱、滑石四钱、白通草二钱、薏仁三钱。水八杯，煮取三杯，分温三服。见小效不即退者，加重服，日三夜一。风胜则引，引者加桂枝、桑叶；湿胜则肿，肿者加滑石、萆薢、苍术；寒胜则痛，痛者加防己，桂枝、姜黄、海桐皮；面赤口涎自出者，重加石膏、知母；绝无汗者，加羌活，苍术；汗多者，加黄芪、炙甘草；兼痰饮者，加半夏、厚朴、广皮。吴瑭称此方为“辛温辛凉复法”，其原条文谓：“暑湿痹者，加减木防己汤主之”。

## （一）方证理论源流

《金匮要略·痰饮咳嗽病》第24条载："膈间支饮，其人喘满，心下痞坚，面色黧黑，其脉沉紧，得之数十日，医吐下之不愈，木防己汤主之。虚者即愈，实者三日复发，复发不愈者，宜木防己汤去石膏加茯苓芒硝汤主之"。**木防己汤**组成为：木防己三两、石膏十二枚鸡子大、桂枝二两、人参四两。木防己去石膏加茯苓芒硝汤组成为：木防己二两、桂枝二两、人参四两、芒硝三合、茯苓四两。

叶桂匠心独具，将《金匮要略》治疗膈间支饮的木防己汤加减变通，转用于湿热痹，为痹病的辨治创立了新的方法。叶氏应用变通木防己法治疗湿热痹的典型医案如下。

毛氏，风湿相搏，一身肿痛，周行之气血为邪阻蔽。仿仲景木防己汤法。木防己、石膏、杏仁、川桂枝、威灵仙、羌活。(《临证指南医案·痹》)

汪，冬月温暖，真气未得潜藏，邪从内虚而伏。因惊蛰，春阳内动，伏气乃发。初受风寒，已从热化，兼以夜坐不眠，身体中阳气亦为泄越。医者但执风、寒、湿三邪合而为痹，不晓病随时变之理。羌、防、葛根，再泄气阳，必致增剧矣，焉望痛缓。议用仲景木防己汤法。木防己、石膏、桂枝、片姜黄、杏仁、桑枝。(《临证指南医案·痹》)

吴氏，风湿化热，蒸于经络，周身痹痛，舌干咽燥，津液不得升降，营卫不肯宣通，怕延中痿。生石膏、杏仁、川桂枝、苡仁、木防己。(《临证指南医案·痹》)

杜，二三，温暖开泄，骤冷外加，风寒湿三气交伤为痹，游走上下为楚。邪入经隧，虽汗不解，贵于宣通。桂枝、杏仁、滑石、石膏、川萆薢、汉防己、苡仁、通草。(《临证指南医案·痹》)

以上毛氏案一身肿痛，由风与湿饮相搏，故用木防己法加杏仁、威灵仙、羌活散风祛湿、发越水气。这是仿越婢汤或大青龙汤法，用威灵仙、羌活代替麻黄发越水气，治疗肿胀。汪案系风寒引动伏气导致的热痹，方用加减木防己汤法清热除痹。吴氏案周身痹痛，舌干咽燥，显然为热痹伤津，故用木防己汤法，首选生石膏泻热。杜二三案"虽汗不解"，说明湿邪较重，故用木防己汤法加杏仁、滑石、苡仁、通草、川萆薢宣通湿热。

吴瑭参照上述吴氏案、杜案处方，并在吴氏案处方中加滑石、白通草，制

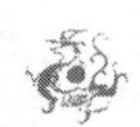

定出加减木防己汤方证。

## （二）方证特点及其在杂病中应用的机制

加减木防己汤由三组药配合组成：一为防己配苡仁。防己苦辛寒，善于逐饮利水，《本草求真》载："防己，辛苦大寒，性险而健，善走下行，长于除湿、通窍、利道，能泻下焦血分湿热。"《医林纂要》认为防己"功专行水决渎，以达于下"。薏苡仁味甘微寒，《神农本草经》谓："主筋急拘挛，久风湿痹。"两药合用能宣通经络关节之湿热、水饮，治疗关节肿胀。二为石膏配桂枝，桂枝辛甘温，可通阳化饮，石膏辛甘寒，可清泄经络关节之郁热，是仲景治疗停饮郁热的重要手法，用以治疗关节红肿热痛。三为杏仁、滑石、通草合用，可分消上下，宣利湿热，用以治疗暑湿、湿热蕴郁三焦证。全方清热利湿，宣通经脉，是一首治疗湿热痹的首选方。吴瑭推崇此为"治痹之祖方"。

加减木防己汤的证：吴瑭仅提到"暑湿痹"，没有详细论述。叶氏原医案证：有"一身肿痛"；"周身痹痛，舌干咽燥"等。

从临床实际来看，该方的适应证为：关节肿胀疼痛，活动不利，晨起僵硬，或者肌肉疼痛，伴有口干渴、小便黄，舌质红、苔黄或黄腻，脉滑数等。

方证的特征性证：肢体关节疼痛、肿胀，舌红，苔黄腻。

吴瑭用此方治疗"暑湿痹"。"暑湿痹"与"湿热痹"同属一类，因此，本方可用于治疗湿热痹阻关节肌肉，或者风寒湿痹日久不愈，郁而化热所形成的湿热痹。

## （三）用治杂病举例与体会

先师刘渡舟先生十分推崇吴瑭的加减木防己汤，认为本方是治疗湿热痹的要方，具有独特的疗效。此介绍刘老用此方治疗湿热痹的经验如下。

王某，男，15 岁。患右踝右膝关节红肿疼痛已半年之久，严重影响活动。伴右脚底抽掣，右肩关节疼痛。大便素来干结，小便黄赤，口干喜饮。舌质红，苔黄腻，脉滑数。血沉 50mm/h。处方：木防己 15g，桂枝 10g，杏仁 10g，滑石 15g，通草 10g，苍术 10g，蚕砂 10g，生石膏 30g，苡米 30g，海桐皮 12g。上方加减服 30 余剂后，关节疼痛明显减轻，血沉测定：25mm/h。上方又加赤小豆、金银花各 12g，再服 60 余剂，疼痛消失，活动自如，血沉测定 3mm/h，从此病愈。

索某某，男，50岁。患两膝关节红肿热痛已多年，屡用驱寒散风等方治疗无效。其人小便黄赤，大便不爽，舌红苔腻，脉滑数。处方：木防己18g，生石膏30g，苡仁12g，滑石12g，杏仁10g，通草10g，桂枝10g，片姜黄10g，海桐皮10g。服2剂则效，4剂肿消，6剂后疼痛消失。(《经方临证指南》)

曹某某，男，55岁。患坐骨神经痛，右臀下至大腿后与委中穴处剧痛拘急，不能步履，注射杜冷丁及普鲁卡因穴位封闭法皆不得效。舌绛苔腻，脉弦大。视其白睛带黄，询知小便黄短。辨为湿热痹。先服芍药甘草汤缓解筋脉拘急，后用：木防己12g，海桐皮12g，生石膏30g，苡米30g，桂枝10g，杏仁10g，滑石18g，木瓜10g，通草10g，片姜黄10g，龙胆草10g。服6剂痛减其半，改用苍术、黄柏、木瓜、龙胆草、木通、柴胡、黄芩、知母、槟榔、当归、白芍、防己、车前子、泽泻各10g，6剂而痛止。(《经方临证指南》)

方证解释：刘渡舟先生曾强调说：本方石膏必须重用，热甚者，取白虎加桂枝汤意加知母，或者再加金银花等，首先要清热。关节疼痛甚者，遵吴瑭加减法，加片姜黄、海桐皮宣通经络。如热伤营血，见皮下瘀斑者，加紫草、丹皮、生地等凉血清营。湿热下注，以下肢疼痛为主者，取加味苍柏散意，加苍术、黄柏、木瓜、木通、龙胆草等。久痛属于血络瘀滞者，加桃仁、红花、当归、乳香、没药等活血化瘀通络。如肌肉经脉疼痛拘急、挛急者，用芍药甘草汤重用芍药缓解筋脉拘急。这些均是刘老用加减木防己汤治疗湿热痹的心法。

我在临床上常用加减木防己汤治疗风湿性疾病湿热痹，现介绍治验二则如下。

林某某，女，52岁。2005年8月9日初诊。患者经北京某医院诊断为类风湿性关节炎，全身关节肌肉疼痛，肩、肘、腕、指关节痛甚，活动严重受限，汗多，怕风，口干欲饮，有时潮热，阵发性突然出汗，心烦易怒，小便频数，口气浊热。舌红赤，苔腻白腐，脉沉弦细滑数。辨为湿热痹加减木防己汤证，处方：粉防己18g，桂枝15g，生石膏45g（先煎），杏仁10g，飞滑石30g，通草6g，生薏仁30g，片姜黄10g，海桐皮10g，知母10g，乌梢蛇10g，青风藤20g。7剂。2005年8月16日二诊：恶寒罢，关节疼痛大为减轻，肢体可灵活运动。脉左沉滞，右沉弦滑数，舌红赤，苔中部黄腻而腐。用上方加草果5g。7剂。2005年8月23日三诊：潮热、尿频明显减轻，关节肌肉无明显痛，能够自己洗澡，可以做家务，有时疲劳，全身沉。昨天劳动后肩、膝关节微痛，守法用一诊方减乌梢蛇、青风藤，加红人参4g。7剂。2005年8月30日四诊：关

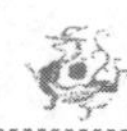

节未明显疼痛，继续用上方7剂。其后，患者每周来诊一次，用加减木防己汤法与当归拈痛汤交替使用至2005年12月初，病情稳定，嘱停药观察。

王某某，女，53岁。2005年11月15日初诊。素有类风湿关节炎，最近关节痛加重，双肩、上臂、手指关节疼痛难忍，右腿膝关节疼痛不能下蹲。脉浮滑略数，舌偏红赤，苔少。辨为湿热痹加减木防己汤证。处方：粉防己18g，桂枝10g，生石膏50g（先煎），杏仁10g，滑石30g，生苡仁30g，通草6g，海桐皮10g，片姜黄10g，晚蚕砂10g，知母12g，青风藤15g。7剂。2005年11月30日二诊：服药后疼痛明显减轻，患者照原方自行取7剂药，共服14剂，疼痛得到控制。但自觉心烦，口苦，口干，口中有异味，脉弦滑数甚，舌偏红，苔薄白相兼偏干。继续用上方加柴胡20g，黄芩12g。7剂。2005年12月6日三诊：关节痛止，最近因孩子接受中耳炎后鼓膜修补术，担心，紧张，体重下降10斤，纳差，无食欲，口苦，口干。脉弦滑浮数，舌偏红，苔少略白。改用加减木防己汤合小柴胡汤化裁，处方：柴胡24g，黄芩10g，清半夏10g，生姜6g，炙甘草6g，党参3g，粉防己18g，桂枝10g，生石膏40g（先煎），杏仁、滑石各30g，通草6g，生苡仁30g。7剂。2005年12月13日四诊：此方服1剂，胃口顿开，饭量增多，关节未痛，心微烦，脉浮滑数，左略小，舌偏赤，苔薄白略黄。用三诊方加生栀子10g，片姜黄10g，海桐皮10g。10剂，以巩固疗效。

名医叶桔泉先生用木防己汤治疗肾炎、肾病综合征、心瓣膜病、心功能不全、心脏性喘息、动脉硬化症、脚气、浮肿、小便不利、心下坚满、咳喘动悸等病症。此介绍其治验一则如下：张某，女，36岁。体格肥胖，患风湿性关节炎、心肌炎、心脏瓣膜病。1972年6月5日初诊，主诉：游走性关节痛，每次感冒发热必发关节痛、咽喉痛，心悸气促，不能走急路步，尤其不能上高坡，胸闷，足肿，动辄气急。最近血液检查，抗“O”628单位，血沉30mm/h，脉沉细不整，舌苔白腻。予朱震亨上中下痛风方加减，服药5剂后，关节疼痛减轻十分之四，心悸气促，行动更甚，脉数促歇止，再与原方合木防己加茯苓汤（防己、茯苓、桂枝、石膏、秦艽、羌独活、龙胆草、威灵仙、茅术），嘱服4剂。药后大效，诸症悉减，嗣以此方出入，连服20余剂而愈。（《中医临床家叶桔泉》）

## （四）有关问题的讨论

**1. 叶氏为什么用木防己汤治痹**　木防己汤治疗水饮有卓越的疗效，其证以

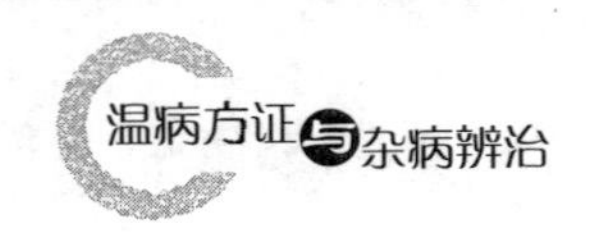


喘满、心下痞坚、面色黧黑、烦渴、脉沉紧为要点。陈修园《金匮方歌括》用“喘满痞坚面色黧”一句话高度概括了木防己汤的证。临床上凡遇此证，不论是什么病，投木防己汤先治水饮往往可获意想不到的疗效。木防己汤能够治疗水饮已是历代医家验证无疑的事实。那么，叶桂为什么会想到用木防己汤加减治疗痹证？其可能有两点：其一，叶氏每遵《金匮要略》用大、小青龙汤治疗溢饮，具体应用多变通原方，不用麻黄，仅用桂枝合石膏宣泄水饮郁热，所谓“议开太阳，以使饮浊下趋”“开太阳以导饮逆”。（《临证指南医案·痰饮》沈妪案、某案）木防己汤亦桂枝与石膏相配伍，与叶氏变通青龙法雷同。溢饮的特征为“身体疼痛”。因此，用木防己汤开太阳、逐水饮，就能治疗肢体肿胀疼痛。如《吴鞠通医案·痹》赵案用加减木防己汤合大青龙汤委石膏以重任，治疗痰饮兼痹顽证时指出：“内而脏腑，外而肌肉，无不痹者。且与开太阳之痹，脉洪大，与大青龙合木防己汤法。”吴瑭的这种用法与叶氏的手法颇能吻合，也是将青龙法与木防己汤作为同一类方使用的。其二，木防己汤主治“膈间支饮”，而痹证患者夹有水饮内停者居多，如上述叶案“毛氏，风湿相搏，一身肿痛”，肿痛即是水饮。因此，用木防己汤逐水饮即可治痹。痹证的表现有关节肿胀、疼痛，关节腔渗出等，中医自古就有痰饮流注经络导致痹痛的认识。由此可见，从发越水气、通络逐饮的角度理解加减木防己汤治疗痹证的机制，不仅能够更加深刻的发掘此方的功用，开阔其临床应用的视野，而且对于阐发痹证的病机也不无裨益。这也正是叶氏引用《金匮》木防己汤治疗热痹的原因之所在。

**2. 加减木防己汤是大青龙汤与木防己汤的合方，寓有轻剂大青龙汤法之意**

《金匮要略·痰饮咳嗽病脉证并治》第23条用大青龙汤治疗溢饮，第24条用木防己汤治疗膈间支饮。由于两方主治病证有一定的关联，因此，叶氏就把木防己与大青龙汤合法，用以治疗痹痛。考察叶氏用变通木防己汤法治疗湿热痹的医案不难看出，他在木防己汤法中最多加用的药就是杏仁。加减木防己汤桂枝、石膏、杏仁并用实际上就是简化了的大青龙汤法，可谓大青龙的轻剂、里剂。明确这一问题对于临床应用加减木防己汤具有重要的意义。我常在加减木防己汤中再加麻黄，治疗湿热痹肌肉关节疼痛显著者。麻黄与方中桂枝、杏仁、石膏配伍，目的不在发汗而在发越水气、通痹止痛。具体用法须根据汗出情况调整各药的剂量，如无汗，口不渴者，重用麻黄，减轻石膏剂量；如汗出、口渴者，加大石膏用量，减少麻黄用量。只要掌握了麻黄与石膏的配伍要领，即使湿热痹或热痹重用麻黄也安全可靠，而且疗效显著。

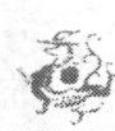

**3. 关于舒经汤**　吴瑭在加减木防己汤加减法中，有痛者加姜黄、海桐皮的用法。在中焦宣痹汤加减法中，吴氏更明确的指出："痛甚加片子姜黄二钱，海桐皮三钱。"叶氏治疗痹证疼痛善用此二药，吴氏遵循叶氏经验也用此二药止痹痛。然而，叶氏用姜黄、海桐皮止痹痛的思路是从舒经汤受到的启发，其依据见以下叶案。

徐，迩日天令骤冷，诊左脉忽见芤涩，痛时筋挛，绕掣耳后。此营虚脉络失养，风动筋急。前法清络，凉剂不应，营虚不受风寒。仿东垣舒筋汤意。当归、生黄芪、片姜黄、桂枝、防风、生于术。煎药化活络丹一丸。(《临证指南医案·肩臂背痛》)

俞妪，高年阴阳气乏，肩胛疼难屈伸。法当理营卫通补。黄芪、桂枝、归身、片姜黄、海桐皮、夏枯草。(《临证指南医案·肩臂背痛》)

根据《临证指南医案》附录集方所载，舒筋汤的组成为：赤芍、海桐皮、当归、白术各钱半，片姜黄二钱，羌活、炙甘草各一钱。水姜煎，去渣，磨入沉香汁少许。食前服。(《临证指南医案·集方》)

但是，我在李杲医籍中没有找到舒筋汤。该方见于王肯堂《证治准绳·杂病证治类方》，名舒经汤。其书载："舒经汤，治臂痛不能举。有人常苦左臂痛，或以为风为湿，诸药悉投，继以针灸，俱不得效，用此方而愈。盖是气血凝滞经络不行所致，非风非湿。腰以下食前服，腰以上食后服。片姜黄二钱，如无，则以嫩莪术代之，赤芍药、当归、海桐皮去粗皮、白术以上各一钱半，羌活、甘草炙各—钱。上作一服，水二盅，生姜二片，煎至一盅，去滓，磨沉香汁少许，食前服。"叶氏"仿东垣舒筋汤意"的说法可能有误，有待进一步考证。

## (五) 吴瑭用加减木防己汤法论治湿热痹的经验

《吴鞠通医案》应用加减木防己汤治疗痹证的案例颇有特色，读之对于深入理解加减木防己汤的组方含义，以及治疗湿热痹的机制均不无裨益。现介绍其有关经验如下。

**1. 用于行痹热重之证**

吴，十一岁，行痹。生石膏五钱、桂枝三钱、海桐皮一钱五分、杏仁泥三钱、生薏仁三钱、防己二钱、茯苓皮二钱、片姜黄一钱五分、炙甘草一钱、牛膝一钱五分。煮三杯，分三次服。(《吴鞠通医案·痹》)

方证解释：石膏用量五钱，居全方诸药量之首，属于风湿热痹无疑。方用海桐皮、片姜黄，当疼痛明显。

**2. 用于外感风湿夹停饮郁热为痹**

五月初十日，昆氏，二十六岁，风湿相搏，一身尽痛，既以误汗伤表，又以误下伤里，渴思凉饮，面赤舌绛，得饮反停，胁胀胸痛，皆不知病因而妄治之累也。议木防己汤两开表里之痹。生石膏一两、桂枝六钱、木防己四钱、杏仁四钱、生香附三钱、炙甘草三钱、苍术五钱。煮三杯，渣再煮一杯，分四次服。十二日，胁胀止而胸痛未愈，于前方内加薤白、广皮以通补胸上之阳。薤白三钱、广皮三钱。十四日，痹证愈后，胃不和，土恶湿也……（《吴鞠通医案·痹》）

方证解释：本案与前述叶桂医案毛氏案几乎相同，方中均有生石膏、桂枝、木防己、杏仁。所不同者，叶氏用威灵仙、羌活偏于祛风；吴瑭用生香附、苍术偏于理气祛湿化饮。

本案一身尽痛，面赤舌绛，显然郁热较重，有石膏证；“渴思凉饮，得饮反停”，为停饮证；胁胀胸痛，有饮停胸胁之象。此属于典型的《金匮要略》木防己汤证，故用加减木防己汤。兼胁胀胸痛，故加生香附；得饮反停，故加苍术。饮聚化热为重，外感湿热阻滞经络为轻，故不用滑石、通草、薏仁。本案可给人以重要启示，即停饮化热，郁结关节经络可发为痹证一身尽痛，木防己汤加味内逐停饮、清泄郁热，外开风湿，具有“两开表里之痹”的功能。

**3. 用于风寒太阳痹化热的热痹**

己丑十一月初九日，鲁氏，三十八岁。太阳痹，腰腿痛甚，脉弦迟。与温通经络。云苓皮五钱、桂枝五钱、片姜黄三钱、生薏仁五钱、海桐皮三钱、羌活一钱、木防己三钱、公丁香一钱、乳香一钱。煮三杯，分三次服。服一帖去羌活，再服一帖。十二日，太阳痹，腰腿痛甚，因风寒而起，脉弦迟，与温通经络。兹风已化热，右脉洪大，痛未止。议用经热则痹例。生石膏二两、桂枝六钱、小茴香炒三钱、云苓皮六钱、杏仁泥五钱、生薏仁六钱、防己六钱、片姜黄三钱。煮三杯，分三次服。十七日，太阳痹，与经热则痹例已效，仍宗前法，加利小便，使邪有出路。生石膏二两、桂枝六钱、生薏仁六钱、飞滑石四钱、晚蚕砂三钱、云苓皮六钱、防己六钱、杏仁泥五钱、小茴香炒三钱、川萆薢三钱。煮四杯，分日三、夜一四次服。《吴鞠通医案·痹》）

方证解释：本案一诊时风寒化热尚未显露，故用了温通经络法。二诊时右脉洪大，热痹证已显然，故径投加减木防己汤。

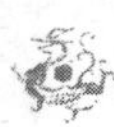

**4. 合化癥回生丹治疗痹证兼妇人瘀血月经不调**

乙酉正月初七日，杨氏，二十六岁。前曾崩带，后得痿痹。病者自疑虚损，询病情，寒时轻，热时重，正所谓经热则痹，络热则痿者也。再行经有紫有黑，经来时不惟腰腿大痛，小腹亦痛，经亦不调，或多或寡，日数亦然。此中不但湿热，且有瘀血，治湿热用汤药，治瘀血用丸药，汤药用诸痹独取太阴法，丸药用化癥回生丹。生石膏二两、桂枝四钱、海桐皮三钱、杏仁五钱、生薏仁五钱、防己四钱、晚蚕砂三钱、云苓皮五钱、白通草一钱。煮三杯，分三次服。(《吴鞠通医案·痹》)

方证解释：本案汤药方重用石膏，量至桂枝的四倍。又“治湿热用汤药，治瘀血用丸药”，汤药用加减木防己汤，丸药用化癥回生丹。用思巧妙，值得借鉴。

**5. 合大青龙汤委石膏以重任治疗痰饮兼痹顽证**

乙酉正月十五日，赵，四十四岁……二十日，痰饮兼痹，肾水上凌心，惊悸短气，腰脊背痛，皆太阳所过之地。小便短而腹胀，肚脐突出，是内而脏腑，外而肌肉，无不痹者。且与开太阳之痹，脉洪大，与大青龙合木防己汤法。生石膏四两、杏仁四钱、厚朴三钱、云苓皮六钱、防己四钱、滑石六钱、桂枝五钱、半夏五钱、生薏仁五钱、广皮三钱、小枳实五钱、白通草一钱五分。煮四杯，分四次服……二十九日，痹证夹痰饮，六脉洪数，湿已化热，屡利小便不应，非重用石膏宣肺热不可，诸痹独取太阴法。生石膏四两、桂枝五钱、生薏仁五钱、防己五钱、晚蚕砂三钱、飞滑石二两、杏仁五钱、云苓皮五钱、黄柏四钱、白通草一钱五分、羌活一钱。煮四杯，分四次服。四帖。二月初四日，痹证十年，误补三年，以致层层固结，开之非易。石膏用之二斤有余，脉象方小其半。现在少腹胀甚，而小便不畅，腰痛胸痛，邪无出路，必得小便畅行，方有转机。生石膏四两、桂枝六钱、杏仁泥六钱、老厚朴五钱、飞滑石四两、防己五钱、小茴香炒炭三钱、小枳实五钱、云苓皮一两、木通六钱。煮四杯，分四次服。以后脉大而小便不利用此，小便利者去滑石。初五日，大用石膏，六脉已小……三月二十四日，痹证夹痰饮，脉本洪数，前用辛凉，脉减，兼用通络散瘕丸散亦效；现六脉中部仍洪，但不数耳。议暂用宣肺。生石膏四两、桂枝八钱、半夏八钱、杏仁八钱、云苓块一两、飞滑石二两、防己六钱、全归三钱、广皮三钱、小枳实四钱、海桐皮三钱。煮四杯，分四次服……（《吴鞠通医案·痹》）

方证解释：大青龙汤与木防己汤在《金匮要略》同出自于“痰饮咳嗽病”

篇，前者用于治疗溢饮，后者用于治疗膈间支饮。吴瑭巧妙地用“大青龙合木防己汤法”并重用石膏治疗痰饮兼痹之顽证。本案痹证兼痰饮，病情错综复杂，先后共三十三诊，方转平稳。此案吴氏用方有两点值得推崇：一是用大青龙汤合木防己汤，方以加减木防己汤为基础，取大青龙意，重用石膏，合入杏仁、桂枝，宣透郁热，发越水气。虽然不用麻黄，但组方立意颇有特点。二是委石膏以重任，量至四两。如吴氏案中所云，“痹证夹痰饮，六脉洪数，湿已化热，屡利小便不应，非重用石膏宣肺热不可”；“石膏用之二斤有余，脉象方小其半”；后再“大用石膏，六脉已小”等等。这是对痰饮兼痹，郁热深重之证重用石膏的可贵经验。

通过以上医案分析，有一个问题值得重视，即热痹用木防己汤必须重用石膏：从上述赵四十四岁案可以看出，吴氏对于痰饮兼痹，郁热深重之证，在使用加减木防己汤时主张重用石膏。刘渡舟老师临床使用该方时也强调“石膏必须重用”。追溯《金匮要略》木防己汤，主药木防己用量四两，而石膏用量竟然重至“十二枚鸡子大”（有注鸡子大二枚者）。为什么治疗水饮郁热与湿热痹要重用石膏？叶桂《临证指南医案》中的一段话颇有启示：“从来痹证，每以风寒湿三气杂感主治，召恙之不同，由乎暑暍外加之湿热，水谷内蕴之湿热，外来之邪着于经络，内受之邪着于腑络，故辛解汗出，热痛不减。余以急清阳明而致小愈。病中复反者，口鼻复吸暑热也。是病后宜薄味，使阳明气爽，斯清阳流行不息，肢节脉络舒通，而痹痿之根尽拔”。（《临证指南医案·痹》）也就是说，热痹要注重清泄阳明，使阳明气爽，清阳流行不息，肢节脉络才能舒通。不仅用方必须清泄阳明，而且饮食调养也要薄味清淡。这是从实践中得来的经验之谈。叶氏甚至有在加减木防己汤法中，并用石膏、寒水石、滑石以清泄阳明者，如下案：吴，舌白干涸。脘不知饥，两足膝跗筋掣牵痛，虽有宿病，近日痛发，必夹时序温热湿蒸之气，阻其流行之隧。理进宣通，莫以风药。飞滑石、石膏、寒水石、杏仁、防己、苡仁、威灵仙。（《临证指南医案·腰腿足痛》）热痹重用石膏辛寒清泄阳明的重要性由此案可见一斑。

综上所述，加减木防己汤组方的关键是在用防己逐饮利水、除湿通络的同时，重用石膏配桂枝以宣泄经络关节之郁热，主治风湿性疾病的湿热痹证或水饮郁热阻滞关节经络肌肉所致的热痹之证。

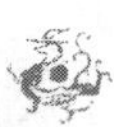

# 中焦宣痹汤方证

**中焦宣痹汤**　出自《温病条辨·中焦篇》湿温第65条，组成为：防己五钱、杏仁五钱、滑石五钱、连翘三钱、山栀三钱、薏苡五钱、半夏（醋炒）三钱、晚蚕砂三钱、赤小豆皮三钱。水八杯，煮取三杯，分温三服。痛甚加片子姜黄二钱，海桐皮三钱。吴瑭称此方为“苦辛通法”，其原条文谓：“湿聚热蒸，蕴于经络，寒战热炽，骨骱烦疼，舌色灰滞，面目痿黄，病名湿痹，宣痹汤主之”。

由于《温病条辨·上焦篇》还有一首方名相同的宣痹汤，但方证不同，为了避免混淆，拟将此方称为“中焦宣痹汤”。

## （一）方证理论源流

叶桂善用《金匮要略》木防己汤化裁治疗湿热痹与肿胀，其加减手法主要用三法：一法遵仲景原意，仅去人参，保留桂枝配石膏法，如加减木防己汤；一法则去人参，更减桂枝，仅用石膏；一法只用防己。三法均另加杏仁、滑石、苡仁等宣利湿热。如下列医案。

汪，肿自下起，胀及心胸，遍身肌肤赤瘰，溺无便溏。湿热蓄水，横渍经隧，气机闭塞，呻吟喘急……又，湿邪留饮，发红瘰，胸聚浊痰，消渴未已，用木防己汤。木防己一钱、石膏三钱、杏仁三钱、苡仁二钱、飞滑石一钱半、寒水石一钱半。通草煎汤代水。(《临证指南医案·肿胀》)

王，身半以上属阳，风湿雨露从上而受，流入经络，与气血交混，遂为痹痛。经月来，外邪已变混，攻散诸法，不能取效，急宜宣通清解，毋使布及流注。防己、姜黄、蚕砂、杏仁、石膏、滑石。(《临证指南医案·痹》)

金，风湿热走痛，二便不通，此痹证也。杏仁、木防己、寒水石、郁金、生石膏、木通。(《临证指南医案·痹》)

吴，舌白干涸，脘不知饥，两足膝跗筋掣牵痛，虽有宿病，近日痛发，必夹时序温热湿蒸之气，阻其流行之隧。理进宣通，莫以风药。飞滑石、石膏、寒水石、杏仁、防己、苡仁、威灵仙。(《临证指南医案·腰腿足痛》)

某，久痹酿成历节，舌黄痰多，由湿邪阻著经脉。汉防己、嫩滑石、晚蚕

砂、寒水石、杏仁、苡仁、茯苓。(《临证指南医案·痹》)

徐，温疟初愈，骤进浊腻食物，湿聚热蒸，蕴于经络。寒战热炽，骨骱烦疼，舌起灰滞之形，面目痿黄色，显然湿热为痹。仲景谓湿家忌投发汗者，恐阳伤变病。盖湿邪重着，汗之不却，是苦味辛通为要耳。防己、杏仁、滑石、醋炒半夏、连翘、山栀、苡仁、野赤豆皮。(《临证指南医案·湿》)

以上汪案处方虽然没有桂枝，但叶氏仍注明是木防己汤法。由此来看，王案、金案、吴案、某案、徐案处方也是从木防己汤变通而出。其中王案为湿热痹，上半身疼痛为主，故加姜黄止痛。金案痹伴二便不通；吴案痹见舌白干涸；某案痹见舌黄痰多，均有明显的热证，故木防己汤不用桂枝，主用防己、石膏，或寒水石清泄阳明、宣通经络湿热。

徐案比较特殊，温疟初愈，食复而出现“寒战热炽，骨骱烦疼”。从“舌起灰滞之形，面目痿黄色”看，以湿热郁结三焦为病机重心，故合入麻黄连轺赤小豆汤与栀子豉汤，用“苦味辛通”，苦辛开泄，宣达分消三焦湿热。这是本方不用石膏，而用山栀配半夏的原因之所在。吴瑭抓住该方证与别的变通木防己汤法有所不同的这一特征，取叶案处方，加晚蚕砂，拟定出了中焦宣痹汤方证。

### （二）方证特点及其在杂病中应用的机制

中焦宣痹汤与加减木防己汤相比，同样以防己为君，但没有桂枝配石膏这一药对，而有半夏配山栀。这是叶氏辛开苦泄中焦湿热的经典性手法。处方思路变成了用半夏配山栀苦辛开泄中焦湿热，杏仁开宣上焦，滑石、苡仁渗利下焦，即分消三焦以治湿；另外用连翘、赤小豆皮配合山栀清热解毒以泄热，所谓湿热并治。但与一般清化湿热法有所不同：本方从木防己汤变化而得，君药为防己，在宣利三焦湿热之中，寓有宣通经络之湿热，治疗关节经络肿胀痹痛的作用。本方的另一特点是配有赤小豆皮，该药可以入血分而凉血解毒利湿，合连翘、杏仁为麻黄连轺赤小豆汤法。麻黄连轺赤小豆汤主“伤寒，瘀热在里，身必发黄”。叶氏徐案症见“面目痿黄色”，证有麻黄连轺赤小豆汤的类似证，故合入了此方。全方组成有三个特点：一是开泄中焦，分消三焦湿热，可治疗湿热蕴结三焦如“寒战热炽”等证；二是防己配薏苡仁等宣通经络之湿以治关节肌肉痹痛；三是赤小豆皮合连翘、杏仁宣泄血分瘀热，凉血以治疗皮肤黏膜红斑等。正因为这三个特点，本方可广泛应用于早期以发热、关节肌肉疼痛、皮肤红斑等为特征的风湿性疾病，如结节性红斑、系统性红斑狼疮等。

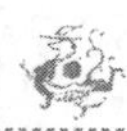

吴瑭对中焦宣痹汤做了如下解释："舌灰目黄，知其为湿中生热；寒战热炽，知其在经络；骨骱疼痛，知其为痹证。若泛用治湿之药，而不知循经入络，则罔效矣。故以防已急走经络之湿，杏仁开肺气之先，连翘清气分之湿热，赤豆清血分之湿热，滑石利窍而清热中之湿，山栀肃肺而泻湿中之热，薏苡淡渗而主挛痹，半夏辛平而主寒热，蚕砂化浊道中清气，痛甚加片子姜黄、海桐皮者，所以宣络而止痛也"。

中焦宣痹汤的证：吴瑭原治证：湿聚热蒸，蕴于经络，寒战热炽，骨骱烦疼，舌色灰滞，面目痿黄，病名湿痹者。

从临床实际考察，咽喉肿痛，胸脘痞满，肌肤红斑也为多见证。其舌苔除灰滞外，还有舌质红赤、苔黄腻等。

方证的特征性证：湿热痹，关节肿痛，心烦，舌红赤、苔黄腻。

## （三）用治杂病举例与体会

先师刘渡舟先生常用中焦宣痹汤治疗风湿性疾病关节疼痛，此整理我跟随刘老临床时所遇的一则医案如下。

朱某某，男，31岁。1999年5月6日初诊。患结节性红斑，起初两手指端红肿，与两脚趾红肿交替出现。继后膝周围出现红斑，肿胀疼痛。伴有关节疼痛，时发低热，服芬必得不能止痛，小便黄，口渴，舌红苔白，脉弦滑数。从湿热痹考虑，用中焦宣痹汤加减，处方：防己15g，生石膏30g，杏仁10g，生薏苡30g，晚蚕砂10g，滑石16g，通草10g，忍冬藤20g，连翘20g，蒲公英10g，紫花地丁10g，丹皮10g，石见穿10g。7剂。1999年5月15日二诊：服药后关节疼痛明显减轻，低热消退。业已见效，继续用上方加紫草10g。7剂。随后守上方加减，坚持治疗2个多月，红斑消失，关节肿痛得到控制。（作者新撰刘渡舟医案）

方证解释：本案口渴为石膏证，故用石膏配防己法，清泄阳明，宣通经络；红斑为病入血分，故用凉血散瘀作用更强的丹皮、紫草代替赤小豆皮清散血分瘀热；局部红肿热痛，为热毒之象，故用连翘配忍冬藤、蒲公英、紫花地丁清热解毒。

名医朱进忠用中焦宣痹汤治疗风湿热，此介绍其一案如下。

吴某某，女，29岁，发热汗出，关节肿痛半年多。医诊风湿热。先予西药治疗4个多月不效，后又配合中药清热解毒、滋阴清热、清热凉血等药2个多月仍不效。细审其证，发热汗出，体温38.9℃，疲乏无力，膝、踝、肘、腕、肩关节红肿热痛，行动不便，面色萎黄，舌苔灰，脉滑数。综合脉证，思之：关节肿痛者，湿热也；脉滑数者，痰热也。综合脉证，乃风湿热痹之痰热较盛证也。治宜清热通络，化痰除湿。处方：防己15g，杏仁15g，滑石15g，连翘10g，栀子10g，生薏米15g，半夏10g，晚蚕砂10g，赤小豆10g，片姜黄6g，海桐皮6g。服药2剂，发热汗出好转，体温38℃，继服10剂，体温正常，发热汗出消失，关节肿痛亦明显消退，又服10剂，诸症全失，查血沉亦恢复正常，后果愈。[朱进忠．中医临证经验与方法．北京：人民卫生出版社，2003：248]

我在临床上常用中焦宣痹汤法治疗湿热痹，现介绍治验一则如下。

陈某，女，26岁。2005年8月6日初诊。患者经北京某医院诊断为“强直性脊柱炎”，髋关节僵硬疼痛，手指发麻，腰与下肢发凉，每晚睡觉时必须用毛巾被裹住腰髋方适，肩背疼痛，难以转侧。舌淡红，苔白偏腻，脉沉滑略数。辨为葛根汤合桂枝芍药知母汤证，处方：葛根20g，炙麻黄8g，桂枝10g，白芍15g，炙甘草6g，生姜10g，知母12g，炮附子8g，生白术15g，防风10g，生石膏45g（先煎）。7剂。2005年8月13日二诊：服后疼痛减轻，但汗出较多，时胃脘痞胀。素有痔疮，大便干则疼痛。脉沉细滑数，舌红，苔白偏腻。辨为湿热痹中焦宣痹汤证，处方：粉防己18g，杏仁12g，飞滑石30g，连翘15g，生栀子10g，半夏10g，生薏仁30g，晚蚕砂10g，丹参30g，片姜黄10g，海桐皮10g，生石膏40g（先煎），酒大黄5g。7剂。2005年8月20日三诊：汗出减少，肩背腰髋疼痛得到控制，关节无明显疼痛，每天早晨可以跑步运动，大便通畅，痔疮未痛。脉沉细滑数，舌边尖红，苔黄白相兼略腻。继续用二诊方去大黄，加赤小豆30g。7剂。2005年8月27日四诊：腰髋背肩关节无明显疼痛，自觉消化欠佳，有时腹胀。脉沉细滑略数，舌红，苔黄白相兼略腻。三诊方减石膏，加苍术10g。7剂。2005年9月10日五诊：腹胀消失，关节未痛，继续用四诊方7剂。此后用中焦宣痹汤与《金鉴》加味苍柏散交替使用，调治至2005年11月26日，病情稳定，再未出现明显疼痛，嘱停药观察。

临床报道用中焦宣痹汤治疗的病证有系统性红斑狼疮、结节性红斑、痛风、多发性神经炎等。

吴瑭用中焦宣痹汤法治疗痹证的医案颇多，此介绍二案如下。

成，五十四岁，腰间酸软，两腿无力，不能跪拜，间有腰痛，六脉洪大而滑，前医无非补阴，故日重一日，此湿热痿也。与诸痿独取阳明法。生石膏四两、杏仁四钱、晚蚕砂三钱、防己四钱、海桐皮二钱、飞滑石一两、萆薢五钱、

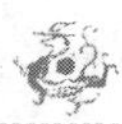

生薏仁八钱、桑枝五钱、云苓皮五钱、白通草二钱。煮三碗，分三次服。共服九十余贴。病重时自加石膏一倍，后用二妙散收功。(《吴鞠通医案·痹》)

方证解释：本案所说的湿热痿实质上是湿热痹，只是“六脉洪大而滑”，需要重用石膏清泄阳明，仿“诸痿独取阳明法”。患者“腰间酸软，两腿无力，不能跪拜，间有腰痛”，颇似阴虚痿弱证，故前医误用补阴法。吴瑭从脉舍证，抓住了根本，委石膏以重任，用中焦宣痹汤加减，取得了理想的疗效。本案湿热郁结三焦征象不明显，故没有用半夏配山栀开泄之法，阳明热甚，故改用石膏配防己、晚蚕砂、海桐皮、萆薢、生薏仁、桑枝等清泄阳明，宣通经络湿热为治。

何，六十二岁，手足拘挛，误服桂、附、人参、熟地等补阳，以致面赤，脉洪数，小便闭，身重不能转侧，手不能上至鬓，足蜷曲，丝毫不能转侧移动。细问病情，因大饮食肉而然，所谓湿热不攘，大筋软短，小筋弛长，软短为拘，弛长为痿者也。与极苦通小肠，淡渗利膀胱。生石膏八两、防己五钱、胡黄连三钱、茯苓皮六钱、晚蚕砂四钱、飞滑石一两、杏仁六钱、龙胆草四钱、穿山甲三钱、白通草二钱、洋芦荟三钱、桑枝五钱、地龙三钱。煮三碗，分三次服。前方服至七日后，小便红黑而浊臭不可当，半月后，手渐动足渐伸，一月后下床扶椅桌能行，四十日后走至檐前，不能下阶，又半月始下阶，三月后能行四十步，后因痰饮，用理脾肺收功。此证始于三月二十三日，至八月二十三日停药。(《吴鞠通医案·痹》)

方证解释：本案是重用石膏配防己的成功案例。其“面赤，脉洪数，小便闭”，显然是石膏证。因小便闭，须用“极苦通小肠”，故增入了胡黄连、龙胆草、洋芦荟。因病久肢体“丝毫不能转侧移动”，为经络阻滞不通，故加穿山甲、地龙虫类逐络。服药7日后，出现“小便红黑而浊臭不可当”，这是湿热秽浊从下而趋的表现。本案治疗历时5个月，收到了可观的疗效。案中提到的两个致病因素值得重视，一是“大饮食肉”；二是“误服桂、附、人参、熟地等补阳”药。这是风湿性疾病最忌讳的两点。许多病人在治疗过程中恣意贪吃肉食，并自认为体虚而喜用滋补药品，结果愈来愈重。因此，吴氏的认识是来源于临床实际的经验之谈。

中焦宣痹汤与加减木防己汤同出一辙而略有不同：后者的关键是石膏配桂枝，再加防己，逐水饮，通经络，可治疗饮热郁结经络之关节肿胀疼痛。前者没有桂枝，有山栀配半夏苦辛开泄湿热；并有赤小豆、连翘，能入血分而清热解毒。主要用于湿热郁结气、血分之间，关节肌肉疼痛而脘痞、发热、皮肤斑疹等全身症状较显著者。

# 杏仁薏苡汤方证

**杏仁薏苡汤** 出自《温病条辨·中焦篇》湿温第67条，组成为：杏仁三钱、薏苡三钱、桂枝五分、生姜七分、厚朴一钱、半夏一钱五分、防己一钱五分、白蒺藜二钱。水五杯，煮三杯，渣再煮一杯，分温三服。吴瑭称此方为“苦辛温法”，其原条文谓：“风暑寒湿，杂感混淆，气不主宣，咳嗽头胀，不饥舌白，肢体若废，杏仁薏苡汤主之”。

## （一）方证理论源流

叶桂不仅用《金匮要略》木防己汤化裁治疗湿热痹，而且变通此方，以之治疗风暑湿杂感所致之复杂的痹证，如下案。

某，四七，风暑湿浑杂，气不主宣，咳嗽头胀，不饥，右肢若废，法当通阳驱邪。杏仁三钱、苡仁三钱、桂枝五分、生姜七分、厚朴一钱、半夏一钱半、汉防己一钱半、白蒺藜二钱。(《临证指南医案·湿》)

本案“咳嗽、头胀、不饥”，为风、湿合邪，郁于上、中两焦，肺与脾胃气机不司宣降所致。“右肢若废”，提示右肢（可能为右上肢）疼痛不能举动，为风湿郁阻经络而成。“风暑湿浑杂”，说明病在夏暑，暑湿与风三气杂感为病。吴瑭采集此案，变“风暑湿浑杂”为“风暑寒湿，杂感混淆”；改“右肢若废”，为“肢体若废”；另加“舌白”，拟定出杏仁薏苡汤方证。

## （二）方证特点及其在杂病中应用的机制

本方由木防己汤去人参、石膏，加杏仁、薏苡仁、厚朴、半夏、生姜组成。方用防己合薏苡仁，宣利经络湿热（暑湿）以通痹，治肢体疼痛若废；用杏仁、厚朴、半夏合薏苡仁，宣上、畅中、利下，分消三焦之湿浊，以治咳嗽、头胀、胃不知饥；另用极轻剂量的桂枝、生姜，辛温疏散风寒；用白蒺藜疏风止痛。

与加减木防己汤、中焦宣痹汤相比，本方既无石膏、滑石，也无栀子、滑石，即没有清泻之药，与之相反，而有辛温发散风寒的桂枝、生姜。从而提示，本方证的病因病机比较复杂，既有湿（用杏、朴、夏、苡），又有暑湿（用己、苡），更有风寒（用桂、姜），由风寒、暑、湿三气混杂致病，犹如吴瑭自注所云：此证“杂感混淆，病非一端”。

杏仁薏苡汤的证：吴瑭原治证：肢体若废，咳嗽、头胀、不饥，舌苔白。

方中所寓法的对应证：从方的结构分析，本方寓三法，其证主要有三个方面：一是杏仁、厚朴、半夏开宣化湿法对应的湿郁中上焦证，如咳嗽、头胀、脘闷不饥等。二是防己、薏苡仁、桂枝宣通经络湿痹法对应的痹痛证，如肢体疼痛若废。三是桂枝、生姜发散风寒法对应的风寒证，如恶风寒、少汗等。

方证的特征性证：肢体关节疼痛，脘痞不饥，舌苔白腻。

## （三）用治杂病举例与体会

名医朱进忠先生用杏仁薏苡汤治疗多发性神经炎与侧索硬化症等病症，积累了丰富的经验，此介绍其医案4则如下。

用治多发性神经炎：张某某，男，19岁。四肢瘫痪2个多月。医诊多发性神经炎。先以西药治疗1个多月，不但无效，反见加重，后又配用中药补气养阴之剂，不但症状不减，反见食欲更差。细审其证，除四肢瘫痪，不能活动，不能翻身，又见躯干、大腿、前后臂肌肉明显萎缩，并见四肢厥冷，舌苔薄白，脉沉细缓。综合脉证，思之：脉沉缓者，寒湿郁滞也。合之于证，乃风暑寒湿杂感，气不主宣也，正如吴鞠通《温病条辨》云：“风暑寒湿，杂感混淆，气不主宣，咳嗽头胀，不饥舌白，肢体若废，杏仁薏苡汤主之。”处方：杏仁9g，薏米9g，桂枝1.5g，生姜3片，厚朴3g，半夏4.5g，防己5g，白蒺藜6g。服药10剂，患者不但能自由的翻身，而且可以走路100米左右，四肢、躯干肌肉亦较前丰满。继服100剂，诸症竟消失，而愈。［朱进忠．中医临证经验与方法．北京：人民卫生出版社，2003：367］

用治原发性侧索硬化症：张某某，男，24岁。七、八年来，腰腿发冷、困、僵，走路困难，近年来日渐加重。曾在太原、包头、呼和浩特等地医院诊断为原发性侧索硬化症。反复住院治疗无效，不得已求治于中医。审其面色萎黄，神疲纳呆，咳嗽头胀，腰腿冷、僵而困，走路困难，必须在他人搀扶下才能走路，肌肉正常，腱反射亢进，巴宾斯基征阳性，脑脊液正常，舌苔薄白，脉沉弦细缓。综合脉证，诊为寒湿客于经络，久病及肾之候，拟先予宣肺除湿通阳，杏仁薏苡汤（杏仁9g，薏米9g，桂枝1.5g，生姜3片，厚朴3g，半夏4.5g，防己5g，白蒺藜6g），服药8剂，诸症好转。加木瓜9g、淫羊藿3g以补肝肾，服药28剂后，走路大见改善，嘱其采用正步走的姿势行走亦能行动自如。前后服药36剂后，体重增加4千克多，面色萎黄消失，微有红润之色，舌苔白，脉弦细尺稍大，食欲睡眠正常。然其病程已久，宜补肾命以善后，地黄饮子加减两月后，诸症消失。[朱进忠．中医临证经验与方法．北京：人民卫生出版社，2003：43]

孙某某，男，40岁。2年多以前的夏天在地中劳动时，突然感到两下肢发僵，步行困难，但并没有引起注意，其后日渐感到走路不稳，走路时足尖着地，跌跤，且四肢亦感发僵。乃至某院检查治疗，诊为侧索硬化。先以西药治疗近一年不效，后又配合养阴补肾之剂近7个月亦无明显效果。特别是近4个月来，不但四肢僵硬，活动困难，而且日渐感到吞咽不利，言语不清，经常出现强哭强笑的情绪变化。察其两下肢不能走路迈步，但能屈伸，两足瘫软。两上肢能上抬10度，两手十指均不能活动，言语不清，强哭强笑，纳呆食减，舌苔薄白，脉濡缓。因思病起暑湿之季，且脉见濡缓，必为湿热伤筋所致。乃予宣气通阳除湿。处方：半夏15g，杏仁10g，薏米15g，桂枝10g，厚朴10g，通草10g，五加皮10g。……服药20剂后，精神、食欲明显好转，两臂、两腿活动较前有力，且偶而在他人的搀扶下能走10步左右，言语也较前稍清楚。舌苔白，脉濡缓。处方：半夏10g，厚朴10g，桂枝10g，通草6g，白蒺藜6g，薏米15g，晚蚕砂10g。……其后，服药近一年，果愈。[朱进忠．中医临证经验与方法．北京：人民卫生出版社，2003：374]

贺某某，男，24岁。腰腿困僵而冷，站立、行走均感困难7～8年。医诊侧索硬化症。先用西药治疗数年，不但效果不显，反见日益加重，后又配合中药补肾之剂、针灸按摩治疗2年多，诸症亦不见改善。细审其证，除腰腿困重冷僵，走路、站立困难，在别人搀扶下才能走路100米左右外，并见面色萎黄，神疲纳呆，头晕头胀，咳嗽，舌苔白，脉沉弦细缓。思之：脉弦细缓者，寒湿郁阻经络，筋脉失养也。治宜宣肺除湿通阳。处方：杏仁10g，薏米10g，桂枝1.5g，生姜3片，厚朴3g，半夏4.5g，防己5g，白蒺藜6g，木瓜9g，淫羊藿3g。服药8剂后，神疲纳呆、头晕头胀、腰腿困僵好转。继服28剂，两腿走路较前明显有力，在别人的搀扶下可走路200米左右，自己走路亦可走50多米，体重增加4千克。再审其脉弦细而尺大。因思两尺脉者，肾与命门也，尺脉大者，肾与命门虚衰也。治宜补肾益肝，强筋壮骨。处方：生地15g，山萸肉10g，石斛10g，麦冬10g，五味子10g，菖蒲10g，远志10g，茯苓10g，肉苁蓉12g，附子6g，肉桂6g，巴戟天10g，薄荷3g。……服药50剂，走路较前明显稳健，言语近于正常。再服30剂，诸症消失，愈。[朱进忠．中医临证经验与

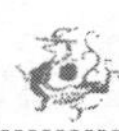

方法．北京：人民卫生出版社，2003：375］

吴瑭用杏仁薏苡汤治疗寒湿痹证，如下案：

王，四十六岁，寒湿为痹，背痛不能转侧，昼夜不寐二十余日，两腿拘挛，手不能握，口眼㖞斜，烦躁不宁，畏风自汗，脉弦，舌苔白滑，面色昏暗且黄，睛黄，大便闭。先以桂枝、杏仁、薏仁、羌活、广皮、半夏、茯苓、防己、川椒、滑石令得寐；继以前方去川椒、羌活，加白通草、蚕沙、萆薢，得大便一连七八日，均如黑弹子。服至二十余剂，身半以上稍松，足背痛甚，于前方去半夏，加附子、片子姜黄、地龙、海桐皮，又服十数帖，痛渐止。又去附子、地龙，又服十数帖，足渐伸。后用二妙丸加云苓、薏仁、萆薢、白术等药收功(《吴鞠通医案·痹》)

## （四）有关问题的讨论

**杏仁薏苡汤究竟治寒湿还是治湿热**　吴瑭自注指出："既兼雨湿中寒邪，自当变辛凉为辛温。"又说："此条应入寒湿类中，列于此者，以其为上条之对待也。"从吴瑭所论来看，杏仁薏苡汤的主治证应该是寒湿。上面介绍的《吴鞠通医案·痹》治"王，四十六岁"案也明确写有"寒湿为痹，背痛不能转侧"等，可见杏仁薏苡汤证是寒湿而非湿热。

但是，此方与传统治疗寒湿痹痛方截然不同，既不用羌活、独活，也不用附子、细辛，而是用辛温的桂枝、生姜，配偏于寒凉的防己、薏苡仁，宣利经络中风寒湿邪。方中另一组药则是杏仁、厚朴、半夏、薏苡仁，分消上下，开宣气机，化湿、燥湿、利湿，构成以"宣化"为主旨的功效。因此吴瑭强调：此条"乃以气不主宣四字为扼要，故以宣气之药为君。"方中另一组药也比较特别，即用少量桂枝、生姜、刺蒺藜，疏散风寒之邪。从全方结构来看，此方是一首非常特殊的治寒湿痹痛方，即以分消三焦浊湿，宣化体内之湿为主，同时宣利经络之湿，兼以疏散风寒。全方药性既不寒凉，也不温热，是一首宣化气分为主的治风寒湿痹方。叶桂原医案指出此方的治法是："法当通阳驱邪"，可谓点睛之笔。

综上所述，杏仁薏苡汤是一首治疗暑湿郁于气分（咳嗽、头胀、脘闷、不饥）为主，兼见风寒湿闭阻经络（肢体疼痛若废）所致的痹证的有效名方。此方虽然也从木防己汤化裁而出，但却与治疗暑湿、湿热痹的加减木防己汤、中焦宣痹汤不同，临证当鉴别用之。

# 第十章
# 宣通经络湿热瘀滞法及其代表方证

薛雪《湿热病篇》有两个颇具特点的方剂：一是用鲜地龙、秦艽、威灵仙、滑石、苍耳子、丝瓜藤、海风藤、酒炒黄连等味治疗“湿热侵入经络脉隧中”所引起的口噤，四肢牵引拘急，甚则角弓反张；二是用仿吴有性三甲散，以醉地鳖虫、醋炒鳖甲、土炒穿山甲、生僵蚕、柴胡、桃仁泥等味治疗湿热“深入厥阴，络脉凝瘀”所引起的默默不语，神识昏迷等症。其证前者病在经，后者病在络。所用方前者重在宣通经脉，后者重在破滞通络。这两方所代表的治法可称为“宣通经络湿热瘀滞法”。

## 薛氏地龙二藤汤方证

**薛氏地龙二藤汤**　出自薛雪《湿热病篇》第4条，组成为：地龙10g，秦艽10g，威灵仙10g，滑石15g，苍耳子6g，丝瓜藤15g，海风藤10g，黄连6g。薛氏原条文谓：“湿热证，三四日即口噤，四肢牵引拘急，甚则角弓反张，此湿热侵入经络脉隧中，宜鲜地龙、秦艽、威灵仙、滑石、苍耳子、丝瓜藤、海风藤、酒炒黄连等味。”薛氏未拟方名，此根据本方的组成特点，拟定方名、剂量如上。

### （一）方证理论源流

地龙二藤汤系薛氏首创，后世对本方的研究较少。

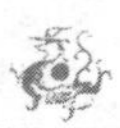

## （二）方证特点及其在杂病中应用的机制

本方用地龙领秦艽、威灵仙、苍耳子祛风止痉，兼以胜湿；丝瓜藤、海风藤舒筋通络；黄连燥湿泻火，滑石清利湿热。全方湿热并治，重在祛风通络止痉，是治疗风湿热邪侵入经脉的有效方剂。本方的特点一是用虫类药地龙为君，清热息风，通利经脉，利水消肿；二是用藤类药丝瓜藤、海风藤通经活络，通痹止痛。这两类药合以黄连、滑石清热利湿，秦艽、威灵仙、苍耳子祛风胜湿，故可治疗湿热痹证，或湿热痉证。

薛雪自注云："此条乃湿热夹风之证。风为木之气，风动则木张，乘入阳明之络则口噤，走窜太阴之络则拘挛，故药不独胜湿，重用息风，一则风药能胜湿，一则风药能疏肝也。选用地龙、诸藤者，欲其通脉络耳。"在此，薛氏点出了本方用"地龙、诸藤"的特点与目的，并阐发了本方证的病机。

地龙二藤汤的证：薛氏原治证：湿热证，口噤，四肢牵引拘急，甚则角弓反张。从临床实际考察，本方证还可见肌肉痉挛性疼痛，或关节痹痛等。

方证的特征性证：风湿热痹阻经络，肢体、肌肉痉挛或疼痛，舌红苔黄白相间而腻者。

## （三）用治杂病举例与体会

刘渡舟先生用此方加减治疗湿热在经，肝风内动证。我在跟随刘老临床学习时，见刘老常用本法治疗湿热阻滞经络，引动肝风，经络肌肉痉挛、疼痛的病证，此介绍刘老用此方的医案三则如下。

用于湿热阻滞经络的动风证：于某某，男，32 岁。时值盛夏，水田作业，突感口噤不能开，继则四肢牵引拘急，汗出粘衣，胸闷脘痞，纳差泛恶。延医竟用芳香辟秽诸法，旬日未见少减。余诊见舌苔黄腻，脉濡，诊为湿热侵犯经络脉隧，肝风内动，投薛氏胜湿息风方加减：鲜地龙 15g，苡仁 30g，秦艽 12g，威灵仙 10g，滑石 18g，苍耳子 3g，丝瓜络 15g，海风藤 10g，酒炒黄连 9g，晚蚕砂 12g。药服 3 剂，四肢拘急减轻，守方续服 6 剂，苔腻渐化，口噤诸症悉除，转手调理脾胃以巩固。（《刘渡舟医学全集》）

用于治疗痛风：罗某某，男，66 岁。1999 年 5 月 20 日来诊。患痛风半年，右手大拇指与腕关节结合处红肿疼痛，大便不爽，每日 1 次，小便黄，舌红偏绛，脉沉细。辨证属湿热夹风阻滞阳明经。用薛氏地龙二藤汤加减，处方：秦艽10g，地龙10g，鸡血藤15g，桑枝10g，海风藤10g，钩藤15g，防己10g，大黄1.5g，黄芩4g，黄连4g，生地10g，当归10g，藏红花1g。7剂。1999年5月27日二诊：服药后红肿疼痛明显减轻，继用上方7剂。此后，以上方与《金匮要略》治疗溢饮的大青龙汤交替使用，坚持治疗月余，肿痛消失。（作者新撰刘渡舟医案）

用于治疗三叉神经痛：芦某，女，42岁。1999年7月8日来诊。患者右侧鼻根与上唇交界处阵发性刺痛，疼时向右耳部放射，以至牵扯右半侧面部疼痛，吞咽唾沫则引发疼痛，且颈部不舒，大便干燥，每2日1次，舌红苔黄。用薛氏地龙二藤汤加减，处方：秦艽10g，海风藤10g，丝瓜络10g，地龙10g，忍冬藤16g，黄连6g，大黄4g，黄芩10g，栀子10g，丹皮10g，当归15g，白芍20g，炙甘草4g，羚羊角粉1.8g（分冲），柴胡12g，葛根15g，白芷5g，生石膏30g，龙胆草10g，钩藤15g，羌活3g。7剂。服药后疼痛缓解，再加漏芦10g，继服7剂，疼痛得到控制。（作者新撰刘渡舟医案）

名医朱进忠用此法治疗嗜酸性肉芽肿一例，虽然不是薛雪原方，但立法相同，故介绍如下。

唐某某，女，38岁。两下肢结节、出血、关节肌肉疼痛7个多月。医诊嗜酸性肉芽肿。先用西药治疗5个多月，发热虽然好转，但弥漫性紫红色结节、出血点不见减少，且激素的用量稍有减少即发热亦复如初。后又配合中药祛风除湿清热之剂治疗2个多月，不但诸症不减，且见发热身痛、结节、出血点更加增多。细审其证，双下肢出血点满布，尤以两膝以下更加严重，并问有很多的紫红色结节，关节肌肉酸痛，发热，午后加重，体温38.5℃，舌苔薄白，舌尖红，脉弦滑。综合脉证，思之：脉滑者，痰热也；关节肌肉均痛者，痰热化风也；结节、出血点者，斑疹也，痰热入于血络也。治宜化痰清热，散结通络。处方：钩藤15g，枳壳10g，地龙10g，连翘10g，香橼10g，佛手10g，桑枝30g，丝瓜络10g。服药10剂，关节肌肉酸痛，发热均减，体温37.5℃，结节、出血点减少。继服上药50剂，诸症消失，愈。［朱进忠．中医临证经验与方法．人民卫生出版社，2003：331］

我在临床上常用此方治疗类风湿性关节炎、强直性脊柱炎等风湿性疾病，此介绍治验一则如下。

李某某，男，36岁。2005年5月10日初诊。患者经北京某医院确诊为类风湿性关节炎，双手指关节肿胀疼痛，腕、肘、肩、膝、踝关节游走性痛，晨

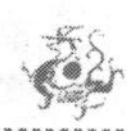

僵，曾用附子乌头剂、麻黄剂、祛风胜湿蠲痹方不能止疼。心烦急躁，大便溏，口气浊。舌绛赤，苔黄白相兼而厚腻，脉弦劲略数。因僵硬明显，湿热蕴郁深重，故用薛氏地龙二藤汤化裁，处方：地龙 15g，秦艽 10g，威灵仙 10g，桑枝 30g，苍耳子 6g，丝瓜络 15g，海风藤 10g，黄连 8g，忍冬藤 15g，当归 15g，藏红花 1g，石见穿 10g，青风藤 15g。7 剂。2005 年 5 月 17 日二诊：关节疼痛减轻，晨僵也减。舌赤，苔黄白相兼略腻，脉弦略数。上方加乌梢蛇 10g、络石藤 15g。7 剂。2005 年 5 月 24 日三诊：关节疼痛、晨僵再减。一诊方去藏红花、苍耳子、青风藤，加木瓜 10g、徐长卿 10g。7 剂。后用三诊方与当归拈痛汤交替使用，治疗 2 个月，关节痛、晨僵得到控制。

综上所述，薛氏地龙二藤汤重在治疗湿热侵入经络脉隧所引起的痉挛、拘急、疼痛等病证，是一首通经络、除痉挛、止痹痛的良方。

## 薛氏加减三甲散方证

**薛氏加减三甲散**　出自薛雪《湿热病篇》第 34 条，组成为：地鳖虫 6g，鳖甲 15g，穿山甲 10g，僵蚕 10g，柴胡 10g，桃仁 10g。薛氏原条文谓："湿热证，七八日，口不渴，声不出，与饮食也不却，默默不语，神识昏迷，进辛香凉泄，芳香逐秽，俱不效，此邪入厥阴，主客浑受，宜仿吴又可三甲散，醉地鳖虫、醋炒鳖甲、土炒穿山甲、生僵蚕、柴胡、桃仁泥等味"。薛氏将此方称为"仿吴又可三甲散"，为了便于与三甲散区别，此改称为"薛氏加减三甲散"，并拟定剂量如上。

### （一）方证理论源流

三甲散出自《温疫论·主客交》，是吴有性治疗"主客交"病的专方。吴氏所谓的"主客交"病是指素有虚损性疾病，久未治愈，正气耗伤，或内伤瘀血、出血等人，感受温疫，疫邪乘虚陷于脉络，与营血相结，主客交混，交结不解，发为顽固的慢性疾病，如肢体时痛，脉数身热不去，胁下刺痛久久不愈等。

吴有性三甲散各药炮制方法很讲究，其组成用法为：鳖甲、龟甲均用酥炙黄，研粉各一钱，如无酥，用醋炙代替；穿山甲土炒黄研粉五分；蝉蜕洗净炙干五分；僵蚕用白硬者，切断生用五分；牡蛎煅为粉五分，喉干燥者斟酌用；

䗪虫三个，干者切碎，鲜者捣烂，加酒少许滤液和入汤药一起服，渣加入诸药同煎；白芍药酒炒七分；当归五分；甘草三分。水二杯，煎到十分之八，滤去渣温服。如既往久患疟疾或瘴疟者，加牛膝一钱、何首乌（肠胃虚弱容易腹泻者，应九蒸九晒）一钱；如既往有郁痰者，加贝母一钱；有硬痰难咳出者，加瓜蒌霜五分（容易呕者，勿用）；如咽喉干燥发痒者，加花粉、知母各五分；如既往有燥咳者，加杏仁捣烂一钱五分；如既往有内伤瘀血者，䗪虫加倍量，如无䗪虫，用干漆在锅内把烟炒尽为度，研末五分以及桃仁捣烂一钱代替，服药后病减轻一半即停服，改用调理方法直至病痊愈。

薛雪采集吴有性三甲散，去其中龟甲、当归、白芍、甘草、蝉蜕、牡蛎，加桃仁、柴胡，组成了“仿又可三甲散”方。

## （二）方证特点及其在杂病中应用的机制

吴有性三甲散以扶正不恋邪，达邪不伤正的鳖甲、龟甲、穿山甲三甲为主，合蝉蜕、僵蚕、䗪虫，以6味虫类药入阴血分，养阴助正，活血通络，软坚散结，搜剔血中伏邪；另用当归、白芍养肝和血，牡蛎平肝，甘草和中缓急。全方立意新颖，用药独特，方后加减法更切临床实用。

由于薛氏所治系湿热之邪，深入厥阴，主客浑受之证，因此，去又可方中龟甲、当归、白芍、甘草等滋补恋邪之品，并减蝉蜕、牡蛎，加桃仁以加强活血，加柴胡以疏肝透邪。经薛氏加减后的“仿又可三甲散”用鳖甲、山甲、䗪虫、僵蚕、桃仁活血通络，搜剔络脉瘀滞；妙在用柴胡疏发少阳生气，透邪从厥阴外出。关于本方立意，薛氏言简意赅地指出：“破滞通瘀，斯络脉通而邪得解矣。”

薛氏加减三甲散的证：薛氏原治证：口不渴，声不出，与饮食也不却，默默不语，神识昏迷，进辛香凉泄，芳香逐秽，俱不效者。

从临床实际考察，脑病半身不遂，肢体强直，活动不灵、神识障碍；或风湿热阻痹经络关节，肢体强痛者，也属本方的证。

方证的特征性证：肢体强硬疼痛，神识障碍，舌黯或有瘀点。

关于本证的病机，薛雪自注作了精辟的阐明：“暑湿先伤阳分，然病久不解，必及于阴。阴阳两困，气钝血滞，而暑湿不得外泄，遂深入厥阴，络脉凝瘀，使一阳不能萌动，生气有降无升，心主阻遏，灵气不通，所以神不清而昏迷默默也”。薛氏说的“阳分”是指“气分”；“阴分”是指“血分”。暑湿深

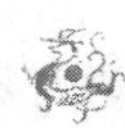

入厥阴血分络脉，络脉凝瘀，气钝血滞是本证病机的关键，而“破滞通瘀”则是本方立法的要点。

### （三）用治杂病举例与体会

先师刘渡舟教授临证专攻的疾病之一是肝病，他曾创制了柴胡解毒汤、柴胡活络汤、柴胡鳖甲汤等方论治肝病，并广泛采集肝病治法，在临床中实践，薛雪加减三甲散正是其论治“乙肝”、早期肝硬化的常法之一，如下案。

程某某，女，30 岁。1999 年 4 月 29 日。患乙肝，早期肝硬化，肝、脾肿大，剑突下、胁下时痛不舒，背酸痛，睡觉不好，右腿抽筋。舌红、苔黄，脉弦。用柴胡桂枝汤合加减三甲散。处方：柴胡 15g，黄芩 10g，半夏 15g，生姜 10g，党参 10g，白芍 30g，桂枝 10g，炙甘草 15g，大枣 7 枚，鳖甲 10g（先煎），龟甲 10g（先煎），牡蛎 30g（先煎），穿山甲 8g（先煎），地鳖虫 10g，蝉蜕 5g，僵蚕 10g，皂角刺 10g，茜草 10g。7 剂。1999 年 5 月 6 日。服上方胁下痛减轻，全身很轻松、很舒服，后背已不痛，腿疼止，也不抽筋。胃口不好，月经前乳房胀疼，易发火。舌偏红、苔白，脉弦。用丹栀逍遥散加川芎 6g、香附 10g。7 剂。1999 年 5 月 13 日。服上方感觉很好，身体较舒服，剑突下不舒。舌偏红、苔白薄，脉弦。用柴胡桂枝汤加鳖甲 10g（先煎）、龟甲 10g（先煎）、牡蛎 30g（先煎）、穿山甲 8g（先煎）、地鳖虫 10g、蝉蜕 5g、僵蚕 10g、皂角刺 10g、茜草 10g。7 剂。

此案患者长期请刘老师诊治，每 1 周或 2 周来诊一次。刘老师则据证用方，随证变法，如胃脘胀者，用香砂六君子汤；面部起红疖，大便干，烦躁者，用调胃承气汤；皮肤痒者，用荆防败毒散等。加减三甲散为其中之一法，多在胁下胀痛，肝、脾肿大而无其他特殊表现时用之。经刘老调治，患者病情得到控制，饮食、二便如常，可照常上班。(作者新撰刘渡舟医案)

本方对久病入络，络脉凝瘀，虚实夹杂的病证，如中风、脑梗死后遗症、脑外伤后遗症等病证，表现为神志呆钝、四肢强直、瘫痪等有较好的疗效。我在临床上常用此方合桂枝芍药知母汤或合葛根汤治疗强直性脊柱炎、类风湿性关节炎等病，此介绍治验案一则如下。

赵某某，女，35 岁。2005 年 11 月 15 日初诊。患者经北京协和医院确诊为强直性脊柱炎，双侧髋关节疼痛，从髋关节向上至腰部强硬疼痛，背部、颈肩强痛不灵活，腰部活动受限，久坐则起身困难。舌质偏红，苔白薄，脉弦滑。

辨为葛根汤与桂枝芍药知母汤证，处方：葛根 20g，炙麻黄 8g，桂枝 10g，生白芍 10g，知母 12g，生姜 8g，生白术 15g，防风 10g，炮附子 8g，炙甘草 6g。6剂。2005 年 11 月 22 日二诊：疼痛稍减，晨起腰背强硬。舌黯红，苔薄白，脉弦滑。用薛氏加减三甲散化裁，处方：地鳖虫 8g，鳖甲 10g（先煎），炮穿山甲 10g（先煎），僵蚕 10g，柴胡 15g，桃仁 12g，当归 15g，皂角刺 10g，乌梢蛇 10g，海桐皮 10g，片姜黄 10g，忍冬藤 20g，青风藤 15g。6 剂。2005 年 11 月 29 日三诊：腰、髋、背、颈疼痛明显减轻，口略干，舌偏红略黯，苔薄白，脉弦滑。上方加生苡仁 30g，生白芍 15g，炙甘草 6g。7 剂。2005 年 12 月 6 日四诊：腰髋背颈痛止，活动较前灵活。改用当归拈痛汤继续调治。

我曾用薛氏加减三甲散法治疗乙肝胁痛，此介绍治验一则如下。

袁某某，男，31 岁。2005 年 11 月 19 日初诊。患“乙肝”多年，西医诊断有肝硬化趋势，肝区隐隐作痛。舌红赤、边有瘀点，苔白略腻，脉弦细沉。曾一直服用中药，但肝区痛不能解除。拟通络化肝法，用薛氏加减三甲散化裁，处方：地鳖虫 6g，鳖甲 10g（先煎），炮穿山甲 5g（先煎），僵蚕 10g，柴胡 18g，桃仁 12g，生牡蛎 30g（先煎），当归 15g，生白芍 12g，海螵蛸 15g（先煎），茜草 10g，旋覆花 10g（包煎）。7 剂。2005 年 12 月 10 日二诊：服药后胁痛减轻，患者又自行取 7 剂，服后肝区疼痛消失。最近大便偏溏，腹中作响。舌红，苔薄白滑，脉沉细弦。辨为柴胡桂枝干姜汤证，处方：柴胡 20g，黄芩 6g，桂枝 10g，干姜 10g，生牡蛎 30g（先煎），天花粉 10g，炙甘草 6g，土元 6g，郁金 10g，茯苓 30g。7 剂。便溏、腹中鸣响痊愈，改用养肝活络法继续治疗“乙肝”。

另外，我也常用此方治疗中风后遗症，火证明显者，合入黄连解毒汤或三黄泻心汤；血分瘀热者，合入犀角地黄汤（今名清热地黄汤）或清宫汤；气虚明显者，合入补阳还五汤；肾阳不足者，合入地黄饮子或与其交替使用。治验较多，此不具体介绍。

综上所述，薛氏加减三甲散具有“破滞通瘀”的作用，主治湿热邪入厥阴络脉，络脉凝瘀所致的默默不语，神识昏迷，久痹疼痛，肢体不遂，肿块硬痛等病证。

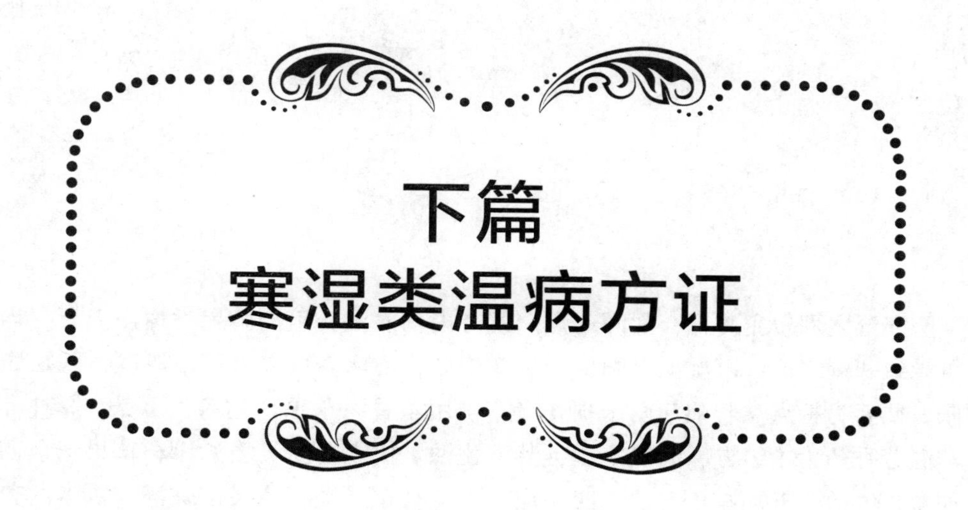

# 下篇
# 寒湿类温病方证

# 第一章
# 辛香温燥寒湿法及其代表方证

寒湿之邪侵犯脾胃，弥漫三焦，或者内伤寒湿，阻滞脾胃，弥漫上下，均可导致寒湿之证。寒湿证以脾胃为病变中心，临床表现以舌苔白厚腻，脘痞腹胀，便溏为特点。若阳气尚未损伤者，当用藿香、草果、苍术、半夏、厚朴等辛温芳香药为主组方，温燥寒湿，芳香化浊。代表方如吴瑭的厚朴草果汤、四加减正气散、五加减正气散、四苓加木瓜厚朴草果汤、草果茵陈汤，雷丰的芳香化浊法，薛雪的湿滞辛开汤。这一类方所代表的治法可谓“辛香温燥寒湿法”。这一类方证可称为厚朴草果汤类方证。

## 厚朴草果汤方证

**厚朴草果汤**　出自《温病条辨·中焦篇》湿温第85条，组成为：厚朴一钱五分、杏仁一钱五分、草果一钱、半夏二钱、茯苓块三钱、广皮一钱。水五杯，煮取二杯，分二次，温服。吴瑭称此方为“苦辛温法”。其原条文谓：“舌白脘闷，寒起四末，渴喜热饮，湿蕴之故，名曰湿疟，厚朴草果汤主之。”

### （一）方证理论源流

本方证是吴瑭根据《临证指南医案·疟》某案整理而成。叶案如下。

某，舌白，脘闷，寒起四末，渴喜热饮，此湿邪内蕴，脾阳不主宣达，而成湿疟。厚朴一钱半、杏仁一钱半、草果仁一钱、半夏一钱半、茯苓三钱、广皮白一钱半。（《临证指南医案·疟》）

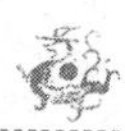

本案“寒起四末”由湿郁太阴，脾阳被寒湿所遏不能伸展所致；湿郁液不升而口渴，寒湿阻遏中阳故喜热饮；苔白，脘闷，也为寒湿之象。方用温燥寒湿，上下分消法。

## （二）方证特点及其在杂病中应用的机制

厚朴草果汤以草果、厚朴、半夏、陈皮苦温辛烈燥太阴寒湿以通脾阳；用杏仁宣畅肺气，以求气化而湿亦化；用茯苓渗利膀胱，使湿从下而泄。此方的特点是以辛燥中焦寒湿为主而三焦分治，上下分消。从全方的构成看，此方属于达原饮类方，所不同的是，去掉了达原饮中芩、知之苦寒，芍、甘之补敛，槟榔之理下，加入了杏、夏、陈、苓，以宣化分消湿浊，主治寒湿阴霾阻结中焦，弥漫上下之证。吴瑭自注说：“此热少湿多之证。舌白脘闷，皆湿为之也；寒起四末，湿郁脾阳，脾主四肢，故寒起于此；渴，热也，当喜凉饮，而反喜热饮者，湿为阴邪，弥漫于中，喜热以开之也。故方以苦辛通降，纯用温开，而不必苦寒也。”

厚朴草果汤的证：吴瑭原治证：舌白脘闷，寒起四末，渴喜热饮，湿蕴之故，名曰湿疟者。从临床实际考察，应有舌苔白厚腻如积粉，满布舌面等。

方证的特征性证：舌苔白厚腻如积粉，满布舌面，胸脘痞满。

## （三）用治杂病举例与体会

厚朴草果汤以开达膜原法与分消三焦法并举为特点，我在临床上常用本方治疗内伤杂病寒湿阻遏膜原、三焦所致的病证，此介绍治验三则如下。

王某某，男，48 岁。2005 年 4 月 12 日初诊。患者从春节后至今无食欲，终日不知饥饿，胃脘痞胀不舒，腹胀满，自觉腹部发硬，以左腹为甚，矢气则快，喝牛奶则大便溏，稍一受凉则胃中痞胀加重，平时大便不成形，晨起口干，但不欲饮。脉弦缓滑，舌淡红，苔白厚腻、满布舌面、水滑。从湿痞考虑，用加减半夏泻心汤法 6 剂，未效。2005 年 4 月 19 日复诊：症状如前，面色苍白。舌苔白厚而腻、遍布舌面、水滑，舌体胖大。从寒湿考虑，以舌为依据，辨为厚朴草果汤证，处方：厚朴 15g，杏仁 10g，草果 5g，清半夏 15g，茯苓 30g，陈皮 10g，苍术 10g，藿香梗 10g，大腹皮 10g，干姜 10g。6 剂。2005 年 4 月 26 日三诊：大便成形，每日 1 次，脘痞腹胀减轻，腹已变软，食欲增加，白厚腻舌苔减退。上方加炮附子6g。6剂。诸症痊愈。

洪某，男，25岁。2005年12月13日初诊。素嗜饮酒，11月中旬某夜与朋友聚会时喝酒甚多，回家睡后突然心慌、浑身发抖，当即去某医院急诊，检查心电图正常，给对症治疗。从医院回家途中因临车窗受风，而背部发冷，随即胃脘冷痛，次日去某医院做胃镜检查，诊断为“浅表性胃炎”，未做特殊治疗。至今心慌，浑身发抖，背凉，自觉浑身往外冒冷风，脑后尤甚，胃脘冷痛，无食欲。脉软滑，舌淡红胖，苔白厚腻，满布舌面。此为酒湿伤中，化为寒湿。中焦寒湿可用厚朴草果汤温燥寒湿；脑后、背部冒冷风属于太阳经寒湿阻滞，须用葛根汤发越寒湿，处方：厚朴12g，杏仁10g，草果4g，清半夏12g，茯苓15g，陈皮12g，藿香10g，生姜8g，炙麻黄12g，葛根15g，桂枝10g，生白芍10g，炙甘草6g。6剂。2005年12月20日二诊：胃脘冷痛、背冷、发抖、浑身与脑后冒冷风等症顿消，现仅腹部微微发凉，足心凉，手心出汗，口中无味，饭后呃逆。舌尖转红，苔转黄略厚，脉右关滑大，左软弱。寒湿渐去，伏热外透。上方去炙麻黄、葛根、桂枝、生白芍、生姜、炙甘草，加生石膏30g，黄连6g。4剂。诸症痊愈。

张某某，男，53岁。2004年11月20日初诊。因暴食火锅暴饮啤酒而发病，自觉胃脘痞胀，腹胀满，纳呆不欲食，仅能勉强进粥，大便溏、发黑、臭秽，每日3~4次，口干燥。舌正红，苔白极厚极腻、满布舌面，脉弦大滑。从舌苔辨为厚朴草果汤证，处方：厚朴15g，草果6g，槟榔10g，清半夏15g，陈皮10g，茯苓30g，杏仁10g，白蔻仁6g，枳实12g，干姜8g。4剂而愈。

## （四）有关问题的讨论

**1. 关于寒湿**　寒湿是温病学中十分重要的组成部分，叶桂、薛雪、吴瑭、雷丰均十分重视寒湿的辨治。然而，现今温病学界却只重视湿热而很少有人研究寒湿，从而导致蕴含于温病学中的寒湿理法未能得以发扬。从临床实际来看，寒湿病与湿热病一样常见而复杂难治，温病学已经形成的寒湿理论及其论治寒湿的治法方剂具有重要的价值。

清代关于寒湿的研究，贡献较大者当属吴瑭。《温病条辨》中不仅将湿温、寒湿相提并论，甚至在中焦篇、下焦篇把寒湿独立为专篇，先论寒湿，次论湿温，足证寒湿的重要性。吴氏在《温病条辨》中，从以下五个方面阐发了寒湿之论：第一，提出了寒湿的概念：“寒湿者，湿与寒水之气相搏也……最损人之

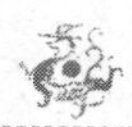

阳气”。(中焦篇第43条自注)第二，阐发了寒湿的病机：“湿之入中焦，有寒湿，有热湿，有自表传来，有水谷内蕴，有内外相合。其中伤也，有伤脾阳，有伤脾阴，有伤胃阳，有伤胃阴，有两伤脾胃，伤脾胃之阳者十常八九，伤脾胃之阴者十居一二。彼此混淆，治不中窾，遗患无穷，临证细推，不可泛论。”(中焦篇第43条)“其在人身也，上焦与肺合，中焦与脾合，其流于下焦也，与少阴癸水合。”(下焦篇第42条)第三，概括了寒湿的主要病证与特征：“其间错综变化，不可枚举。其在上焦也，如伤寒；其在下焦也，如内伤；其在中焦也，或如外感，或如内伤。至人之受病也，亦有外感，亦有内伤，使学者心摇目眩，无从捉摸。其变证也，则有湿痹、水气、咳嗽、痰饮、黄汗、黄疸、肿胀、疟疾、痢疾、淋证、带证、便血、疝气、痔疮、痈脓等证，较之风火燥寒四门之中，倍而又倍，苟非条分析，体贴入微，未有不张冠李戴者。”(下焦篇第42条自注)第四，论述了寒湿的治疗原则：如中焦寒湿“开沟渠，运中阳，崇刚土，作堤防之治”；下焦寒湿“泄膀胱之积水，从下治，亦可以安肾中真阳也”；“脾为肾之上游，升脾阳，从上治，亦所以使水不没肾中真阳也”。第五，总结叶氏医案，参以个人心得，制定了一系列治疗寒湿的方证。探讨吴瑭的寒湿理论，加强温病寒湿辨治的研究，具有重要的现实意义。

**2. 关于寒湿发热** 寒湿可以发热，这是厚朴草果汤证给我们的启示。从叶氏原医案，上述《临证指南医案·疟》某案来看，患者为湿疟，症见“寒起四末，渴喜热饮”，当伴有发热。第二章苓姜术桂汤方证“方证理论源流”中介绍的《临证指南医案》莫五十案，症见“寒热不饥”，就是寒湿发热。薛雪《湿热病篇》第10条载：“湿热证，初起发热汗出，胸痞口渴舌白，湿伏中焦，宜藿梗、蔻仁、杏仁、枳壳、桔梗、郁金、苍术、厚朴、草果、半夏、干菖蒲、佩兰叶、六一散等味。”此证中有“发热汗出”，但方用一派辛热燥湿之品，仅滑石寒凉，因此，适用于寒湿或者寒湿蕴热之发热。另有《湿热病篇》第12条薛氏辛开湿滞汤证，其中有口渴，或有发热，也用辛开寒湿法治疗。《金匮要略·痉湿病》载：“病者一身尽疼，发热，日晡所剧者，名风湿。此病伤于汗出当风，或久伤取冷所致也。可与麻黄杏仁薏苡甘草汤。”《金匮要略》另有麻黄加术汤证，均讲的是寒湿发热。可见，寒湿发热古人已有明确的认识，但是，现今学术界很少有人研究寒湿发热的问题。对于内伤发热，今人多从气虚发热、血虚发热、阴虚发热、热邪稽留少阳、湿热留恋三焦立论，几乎没有人从辛热温燥寒湿法立论辨治内伤发热。从这一点来看，叶桂用厚朴草果汤法治疗寒湿发热的思路具有重要的现实意义。我在临床上发现，部分内伤发热病人就是寒湿发热，特别是变态反应病发热者。曾治疗一例斯蒂尔病（AOSD）患者，女，25岁，发热5个多月，体温38～39℃，西药用激素治疗，中药遍用清解之法，高热不退，诊舌胖大而淡，苔白厚腻滑，脉浮大滑而虚软无力，用厚朴草果汤加苍术、藿香、红人参，体温下降而渐愈。有些寒湿发热病人，用寒湿常法不效时，可以用厚朴草果汤合入麻杏苡甘汤、麻黄加术汤，甚至麻黄附子细辛汤，多可收捷效。本书术附汤方证“有关问题的讨论”中介绍的祝味菊、徐小圃治疗湿温伤阳证的经验，更能佐证寒湿发热的问题，可以互参。

**3. 关于寒湿发黄**　厚朴草果汤虽然不治黄疸，但其类方四苓加木瓜厚朴草果汤、草果茵陈汤却是治疗寒湿黄疸的专方。现今人们治疗肝病多遵从湿热说而不重视寒湿，考察临床，肝病属于寒湿者并不少见，滥用清热解毒治疗肝炎导致寒湿蕴结，腹胀、便溏者尤多，有鉴于此，现扼要介绍吴瑭论治寒湿黄疸方二首四法如下。

（1）**四苓加木瓜厚朴草果汤**：出自《温病条辨·中焦篇》寒湿第46条，组成为：生于白术三钱、猪苓一钱半、泽泻一钱半、赤苓块五钱、木瓜一钱、厚朴一钱、草果八分、半夏三钱。水八杯，煮取八分三杯，分三次服。阳素虚者，加附子二钱。吴瑭称此方为“苦热兼酸淡法”，其原条文谓：“足太阴寒湿，四肢乍冷，自利，目黄，舌白滑，甚则灰，神倦不语，邪阻脾窍，舌蹇语重，四苓加木瓜草果厚朴汤主之。”吴氏“阳素虚者，加附子二钱”之方，可命名为**四苓加木瓜厚朴草果附子汤**，以期推广应用。

本方证是吴瑭根据《临证指南医案·湿》范案整理而成。叶案如下。

范，四肢乍冷，自利未已，目黄稍退，而神倦不语。湿邪内伏，足太阴之气不运。经言脾窍在舌，邪滞窍必少灵，以致语言欲謇。必当分利，佐辛香以默运坤阳，是太阴里证之法。生于术三钱、厚朴五分、茯苓三钱、草果仁七分、木瓜五分、泽泻五分……（《临证指南医案·湿》）

吴瑭于叶案方中加入猪苓、半夏，即合入四苓散、平胃散法，制定出四苓加木瓜厚朴草果汤方证。本方以草果、厚朴、半夏配伍，类似于达原饮法，辛燥开达膜原三焦寒湿，四苓渗利湿浊，木瓜平肝敛肝，是一首治疗寒湿黄疸的良方。四苓加木瓜厚朴草果附子汤，更加附子温阳逐湿，可治疗寒湿发黄而脾肾之阳已伤者。

四苓加木瓜厚朴草果汤的证：叶氏原医案证：四肢乍冷，自冷未已，目黄，神倦不语，语言欲謇。吴瑭补入自利，舌白滑，甚则灰等。四苓加木瓜厚朴草果附子汤的证：四苓加木瓜厚朴草果汤证兼见附子证者。

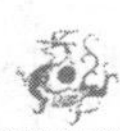

（2）**草果茵陈汤**：出自《温病条辨·中焦篇》寒湿第47条，组成为：草果一钱、茵陈三钱、茯苓皮三钱、厚朴二钱、广皮一钱五分、猪苓二钱、大腹皮二钱、泽泻一钱五分。水五杯，煮取二杯，分二次服。吴瑭称此方为“苦辛温法”。其原条文谓：“足太阴寒湿，舌灰滑，中焦滞痞，草果茵陈汤主之；面目俱黄，四肢常厥者，茵陈四逆汤主之。”

**茵陈四逆汤**组成为：附子三钱（炮）、干姜五钱、炙甘草二钱、茵陈六钱。水五杯，煮取二杯。温服一杯，厥回止后服；仍厥，再服；尽剂，厥不回，再作服。吴瑭称此方为“苦辛甘热复微寒法”。

草果茵陈汤是吴瑭根据《临证指南医案·湿》陆案整理而成。叶案如下。

陆，湿滞如痞。山茵陈、草果仁、茯苓皮、大腹皮绒、厚朴、广皮、猪苓、泽泻。(《临证指南医案·湿》)

吴瑭采集此案，拟定出草果茵陈汤方证。并根据《临证指南医案·疸》蒋式玉按语，补入了茵陈四逆汤方证。蒋式玉按语谓：“阴黄之作，湿从寒水，脾阳不能化热，胆液为湿所阻，渍于脾，浸淫肌肉溢于皮肤，色如熏黄。阴主晦，治在脾……纯阴之病，疗以辛热无疑矣……今考诸家之说……惟谦甫罗氏，具有卓识，力辨阴阳，遵伤寒寒湿之指，出茵陈四逆汤之治。继往开来，活人有术，医虽小道，功亦茂焉。”(《临证指南医案·疸》)

草果茵陈汤用草果、厚朴、广皮、大腹皮温燥寒湿，理气除满，用茯苓皮、猪苓、泽泻为四苓散法渗利湿浊，用茵陈利湿退黄。茵陈四逆汤用附子、干姜温脾肾之阳而散寒湿，用茵陈利湿退黄，炙甘草调和诸药。

草果茵陈汤的证：舌灰滑，脘腹痞满，黄疸。茵陈四逆汤的证：草果茵陈汤证兼见面目俱黄，四肢常厥者。

以上二方四法应与中篇“苦辛寒淡宣利湿热治疸法”方证互参，治疗黄疸、肝炎等肝病。

## （五）厚朴草果汤类方

**薛氏辛开湿滞汤**　出自《湿热病篇》第12条，组成为：厚朴15g，草果5g，半夏12g，干菖蒲10g。其原条文谓：“湿热证，舌遍体白，口渴，湿滞阳明，宜用辛开，如厚朴、草果、半夏、干菖蒲等味。”薛氏原无方名、剂量，今增补如上。

本方是吴有性达原饮的简化方。达原饮主药用厚朴、草果、槟榔，薛氏用半夏易槟榔，加菖蒲，组成了此方。全方四味药温燥气香，力专效宏，善于燥湿辟秽化浊，尤其适宜于湿浊阻滞中焦证。薛氏对此方证自注云，“此湿邪极盛之候。口渴乃液不上升，非有热也”；“此时湿邪尚未蕴热，故重用辛开，使上焦得通，津液得下也。”

薛氏辛开湿滞汤的证：薛雪原治证：湿热证，湿滞阳明，舌遍体白，口渴。其以舌苔白厚腻，满布舌面，舌质不红，口黏腻不爽为辨方证的要点。

本方可用于治疗杂病中出现的寒湿阻滞中焦证，如胃脘痞痛，腹胀满，口气秽浊等而舌苔白厚腻，满布舌面者。

# 雷氏芳香化浊法方证

**雷氏芳香化浊法** 出自雷丰《时病论·夏伤于暑大意·霉湿》，组成为：藿香叶一钱、佩兰叶一钱、陈广皮一钱五分、制半夏一钱五分、大腹皮一钱（酒洗）、厚朴八分（姜汁炒），加鲜荷叶三钱为引。雷氏以此方“治五月霉湿，并治秽浊之气”。

## （一）方证理论源流

关于霉湿，雷氏指出：“霉湿之为病，在乎五月也。芒种之后，逢丙入霉，霉与梅通，其时梅熟黄落，乍雨乍晴，天之日下逼，地之湿上蒸，万物感其气则霉，人感其气则病。以其气从口鼻而入，即犯上中二焦，以致胸痞腹闷，身热有汗，时欲恶心，右脉极钝之象，舌苔白滑。以上皆霉湿之浊气，壅遏上焦气分之证，非香燥之剂，不能破也。拟以芳香化浊法，俾其气开畅，则上中之邪，不散而自解也。”（《时病论·夏伤于暑大意·霉湿》）在此，雷氏精辟地论述了霉湿病的概念、季节环境特点、病因病机、主要临床表现等问题，阐明了芳香化浊法的制方原理。

雷丰也用芳香化浊法治疗“秽浊”，如其云：“秽浊者，即俗称为龌龊也。是证多发于夏秋之间，良由天暑下逼，地湿上腾，暑湿交蒸，更兼秽浊之气，交混于内，人受之，由口鼻而入，直犯膜原。初起头痛而胀，胸脘痞闷，肤热有汗，频欲恶心，右脉滞钝者是也。然有暑湿之分，不可以不察也。如偏于暑者，舌苔黄色，口渴心烦，为暑秽也。偏于湿者，苔白而腻，口不作渴，为湿

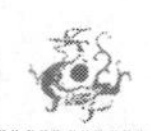

秽也。均宜芳香化浊法治之，暑秽加滑石、甘草，湿秽加神曲、茅、苍。”（《时病论·夏伤于暑大意·秽浊》）

从芳香化浊法中含藿香、陈皮、半夏、厚朴、大腹皮来看，可以肯定地说，此法是从藿香正气散变化而来的。

然而，叶桂善于用变通藿香正气散法治疗暑湿、湿浊、泄泻等，其变化手法每以藿、朴、陈、苓四味药为基本方，再加一二味药组成新方。吴瑭整理叶桂变通应用藿香正气散的医案，在《温病条辨》制订出一、二、三、四、五加减正气散与滑石藿香汤、四苓合芩芍汤共7个方证。

雷丰此法也来源于叶桂以变通藿香正气散法论治暑秽的医案，叶案如下。

某，三二，秽暑吸入，内结募原，脘闷腹痛，便泄不爽。法宜芳香逐秽，以疏中焦为主。藿香梗、杏仁、厚朴、茯苓皮、半夏曲、广皮、香附、麦芽。（《临证指南医案·暑》）

某，秋暑秽浊，气从吸入。寒热如疟，上咳痰，下洞泄，三焦蔓延，小水短赤。议芳香辟秽，分利渗湿。藿香、厚朴、广皮、茯苓块、甘草、猪苓、泽泻、木瓜、滑石、檀香汁。（《临证指南医案·泄泻》）

雷氏采集此二案，将“芳香逐秽”“芳香辟秽”改为“芳香化浊”，拟定出此法之名。另外，因霉湿、秽浊主犯中、上两焦，故采集第一案处方，去渗利下焦的茯苓，加佩兰、鲜荷叶芳化上焦之湿；再去杏仁、香附、麦芽，仿第二案处方，加大腹皮开畅中焦气机，从而制订出此方。

## （二）方证特点及其在杂病中应用的机制

雷氏芳香化浊法方用藿香叶、佩兰叶、鲜荷叶“三叶”清轻芳香宣化上焦湿浊；陈广皮、制半夏、大腹皮、姜汁炒厚朴苦温燥中焦浊湿，兼以疏畅气机，宽中消胀。本方中无清热药，故只适用于治疗寒湿、湿浊；方中没有淡渗利湿药，故适用中上焦寒湿郁闭之证；方中有大腹皮、姜汁炒厚朴，故消胀除满作用较强。关于本方的特点，雷氏自注云：“此法因秽浊霉湿而立也。君藿、兰之芳香，以化其浊；臣陈、夏之温燥，以化其湿；佐腹皮宽其胸腹，厚朴畅其脾胃，上中气机，一得宽畅，则湿浊不克凝留；使荷叶之升清，清升则浊自降。”

雷氏芳香化浊法的证：雷氏原治证：五月霉湿，胸痞腹闷，身热有汗，时欲恶心，右脉极钝之象，舌苔白滑等。据临床观察，霉湿病多有食欲减退，口淡无味等脾胃被湿浊所困的表现。

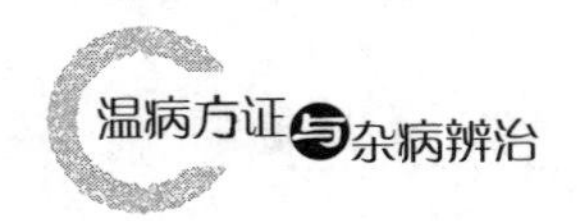


方证的特征性证：胸痞，脘腹胀满，不思饮食，口淡无味，或口中发黏发甜，舌苔白而黏腻。

## （三）用治杂病举例与体会

我在临床上常用本方治疗杂病过程出现的寒湿、湿浊困阻脾胃证，或者霉湿证，凡是见到舌苔白厚腻，脘腹胀满，但又不属于厚朴草果汤证者，辄用此方化裁治疗。并常在此方中加入白蔻仁、茯苓等，以增强芳香化湿、渗利湿浊的作用。此介绍治验一则如下。

张某某，男，35岁。2004年8月12日初诊。患者嗜酒，素有脾湿，每年夏天天气炎热、地气潮湿时就难以忍耐，不思饮食，口淡，勉强进食，但不知食味。胸闷，腹胀，头胀闷，心烦，四肢沉重无力，大便溏黏不爽，情绪淡默。舌正苔白厚腻，脉软沉滞。辨为雷氏芳香化浊法证，处方：藿香6g，佩兰叶10g，荷叶10g，陈皮10g，清半夏10g，大腹皮10g，厚朴15g，石菖蒲10g，白蔻仁6g。6剂。2004年8月19日二诊：厚腻舌苔见退，胸腹闷满、头胀减轻，始觉有食欲。脉软不数。用上方加杏仁12g，草果2g。6剂。诸症痊愈。

广东名医黄仕沛先生用雷氏芳香化浊法治疗白塞氏综合征，此介绍一例如下。

丁某，女，44岁，教师，苏州人，初诊：2015年8月18日。晨早刚下火车，身背行李前来，声音嘶哑。自诉反复口腔溃疡20余年，此愈彼起，迁延不愈，疼痛甚，重则影响发音，偶伴有下阴溃疡，既往结膜反复炎症，各地求医，诸药不能治。十七年前开始激素治疗，一天一片泼尼松，但用用停停，停了则发，发了再用。再后来大概3年前开始减激素，到去年减为三天服一片，保持了大概9个月，没有发作口腔溃疡。今年7月因工作关系，常忘记按时服用，今年8月初遂开始完全停用激素。因口腔溃疡疼痛，声音嘶哑，不能讲课，无奈2000年已转到学校图书馆工作。三年前开始，每于冬天面部发红有热感，烦热不堪，不易入眠，不能盖被，盖被则一阵阵热气熏其面上，皮肤喜凉恶热，只能和衣半靠床上至天明。潮热至次年5月方退。无心悸、无口干。月经不调，五年前开始痛经，两年后闭经，大约半年一行，末次月经是8月5日来潮，经量略少，无瘀块，距上次月经五个多月。从2013年开始，每年寒暑二假都往湖北十堰市某医处治疗。2015年7月28日又往十堰，8月10日该医用甘草泻心汤加减，1剂后口腔溃疡加剧。遂于8月18日自十堰径直前来就诊。胃纳尚佳，

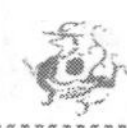

大便畅，舌红苔白厚腐腻。见口腔近咽喉处溃疡数点如米粒大小，唇内、舌边舌尖溃疡点数点，大如黄豆，小如米粒。方拟甘草泻心汤加赤小豆，升麻。不料3剂后，8月21日口腔溃疡疼痛更甚。惴是病重药轻，乌梅丸乃甘草泻心汤之加强版，遂改用乌梅丸汤。22日晚患者来电称昨晚疼痛彻夜不寐。思患者舌红苔白厚腐腻，是湿浊陈腐，蕴积化热，《内经》所谓“脾瘅”。遂改方三黄泻心汤合《内经》兰草汤，以除陈气，泄湿热。处方：大黄10g，黄连10g，黄芩15g，佩兰60g，藿香15g，玫瑰花30g，甘草30g。以水五碗煎成大半碗，复渣再煎大半碗。两次温服。另处含漱方：苦参、山豆根、甘草各30g。煎水含漱。次日患者告知舌苔白厚腻已退，并谓：“这是我20年来第一次没服用激素的情况下，只用中药而好转的。”8月25日，面诊。症如前。按上方7剂。取药回苏州。9月20日，回苏州后，守方进退，病情稳定，无反复。已停激素足两月，自诉是多年来，最舒服的一段时间，发来照片，厚腻苔基本干净，只余舌边右侧一小点溃疡，不痛……用雷少逸芳香化浊法进退。处方：佩兰60g，藿香15g，苍术10g，法半夏15g，厚朴15g，连翘30g，甘草30g。至11月18日，患者发来微信，诉说自从初诊至今整整3个月，折磨20年之久的口腔溃疡终于“败下阵来”，没有“抬头”的机会。心情舒畅，饭量增加，体重增加了两斤。往年入冬后面部烘热，烦热不眠的现象，今年虽曾有几次冷空气，但暂时未有出现。

黄先生原按云：雷少逸《时病论》之芳香化浊法是一首化浊除陈气很好的时方。加甘草能修复黏膜组织，还有调节免疫功能作用。（此案系黄仕沛先生在微信“经方亦步亦趋”群中发表的医案，意在与跟诊学生交流与讨论。）

## （四）有关问题的讨论

**雷丰论寒湿**　《时病论》在秋伤于湿中专列“寒湿”一章，论述了寒湿的概念、病机、治法等问题。关于论治寒湿的方证，除芳香化浊法外，还有“治冒湿证，首如裹，遍体不舒，四肢懈怠”的宣疏表湿法（苍术、防风、秦艽、藿香、陈皮、砂壳、生甘草），“治寒湿之病，头有汗而身无汗，遍身拘急而痛”的辛热燥湿法（苍术、防风、甘草、羌活、独活、白芷、草豆蔻、干姜），“治牝疟寒甚热微，或独寒无热”的宣阳透伏法（淡干姜、淡附片、厚朴、苍术、草果仁、蜀漆、白豆蔻）等，均是治疗寒湿的有效名方，值得深入研究。

# 第二章
# 通阳利湿法及其代表方证

寒湿蕴郁不解，可以损伤清阳，阻遏气机，形成寒湿水气阻遏阳气证。其病机以寒湿水气阻遏脾胃中阳为重心，但寒湿水气上可凌心，下可累肾，从而导致上焦清阳或下焦真阳被遏证。寒湿遏阳的主要临床表现为舌胖大，苔白腻、水滑，胃脘痞胀支满，心悸，小便不利，大便溏，肿胀等。叶桂善用变通苓桂术甘汤法治疗寒湿遏阳证，吴瑭总结叶案，在《温病条辨》制定出苓姜术桂汤方证。除此，叶氏的变通方尚有苓桂术甘加苡仁生姜汤、苓桂薤甘汤、苓桂蒌薤生姜汤、苓桂夏薤干姜汤、苓桂参甘汤、苓桂姜夏薤白汤、苓桂姜夏枳实汤、苓桂桃归汤、苓桂术鹿姜枣汤、苓桂术朴汤、苓桂苡甘姜汁汤、苓桂苡甘姜杏汤、苓桂苡甘小半夏汤、苓桂味甘汤等。这类方所代表的治法可谓“通阳利湿法”。这一类方证可称为苓姜术桂汤类方证。

## 苓姜术桂汤方证

**苓姜术桂汤**　出自《温病条辨·中焦篇》寒湿第50条，组成为：茯苓块五钱、生姜三钱、炒白术三钱、桂枝三钱。水五杯，煮取八分二杯，分温再服。吴瑭称此方为“苦辛温法”。其原条文谓：“寒湿伤脾胃两阳，寒热，不饥，吞酸，形寒，或脘中痞闷，或酒客湿聚，苓姜术桂汤主之。”本方即苓桂术甘汤去甘草加生姜，故可称为苓桂术姜汤。

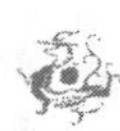

## （一）方证理论源流

苓姜术桂汤是吴瑭根据《临证指南医案·湿》莫案、林案、严案整理而得。叶案如下。

莫，五十，今年夏四月，寒热不饥，是时令潮气蒸，内应脾胃。夫湿属阴晦，必伤阳气，吞酸形寒，乏阳运行。议鼓运转旋脾胃一法。苓姜术桂汤。（《临证指南医案·湿》）

林，五二，中年清阳日薄，忽然脘中痞闷，乃清阳不自转旋，酒肉湿浊之气得以凝聚矣。过饮溏泻，湿伤脾胃，胃阳微。仲景法，以轻剂宣通其阳。若投破气开降，最伤阳气，有格拒之害。苓桂术甘汤。（《临证指南医案·湿》）

严，三一，胸满不饥，是阳不运行。嗜酒必夹湿凝阻其气，久则三焦皆闭。用半硫丸二便已通，议治上焦之阳。苓桂术甘汤。（《临证指南医案·湿》）

莫案夏四月感受时令湿邪，发为“寒热不饥”，阴湿渐损脾胃之阳，中阳不运，出现“吞酸形寒”。治疗用苓桂术甘汤去甘草，加生姜温阳除湿，散寒水之气，以“鼓运转旋脾胃”。

吴瑭采集此案方证，并根据林案“忽然脘中痞闷”，加入“或脘中痞闷”一证；根据林案“酒肉湿浊之气得以凝聚”与严案“嗜酒必夹湿凝阻其气”的论述，增入“或酒客湿聚”一句，从而拟定出苓姜术桂汤方证。

《临证指南医案·湿》还有一则医案曰：“某，十六，地中湿气，自足先肿。湿属阴邪，阳不易复。畏寒，筋骨犹牵强无力。以《金匮》苓姜术桂汤。”（《临证指南医案·湿》）查《金匮要略》并无苓姜术桂汤，而只有苓桂术甘汤。叶氏善用苓桂术甘汤去甘草加生姜，名苓姜术桂汤，以代替苓桂术甘汤。苓姜术桂汤是苓桂术甘汤的变通方，变通方并没有脱离仲景苓桂术甘汤原法，因此，叶氏将此变通法习惯性地说成了“《金匮》苓姜术桂汤”。

仲景论述苓桂术甘汤的原文主要有3条，《伤寒论》第67条：“伤寒，若吐、若下后，心下逆满，气上冲胸，起则头眩，脉沉紧，发汗则动经，身为振振摇者，茯苓桂枝白术甘草汤主之。”《金匮要略·痰饮咳嗽病》第16条：“心下有痰饮，胸胁支满，目眩，苓桂术甘汤主之。”第17条：“夫短气有微饮，当从小便去之，苓桂术甘汤主之。肾气丸亦主之。”

叶桂对苓桂术甘汤有深入的研究和独特的见解，苓姜术桂汤是叶氏变通应用苓桂术甘汤的代表方之一。

## （二）方证特点及其在杂病中应用的机制

仲景苓桂术甘汤以桂枝甘草汤温心阳、散寒气、平冲逆，加茯苓、白术利湿逐水，用于治疗水饮内停或水气上冲的眩晕、心悸、短气、小便不利、心下逆满或胸胁支满等证。

苓姜术桂汤是叶桂巧用苓桂术甘汤的手法之一，所谓巧，主要有三点：一是引用仲景治疗水饮内停之方，转而论治寒湿伤阳之证；二是以桂枝温上焦心阳而间接运转中阳，所谓“鼓运转旋脾胃一法”；三是根据寒湿内阻的特征，去甘草之甘壅温补，加生姜辛温发散寒湿之气。变通后之方，用桂枝温心阳、助气化，合茯苓利水渗湿为主要配伍，另用生姜助桂枝温阳散寒，白术助茯苓健脾除湿。桂姜一组，上温心阳、中暖脾阳，下助膀胱气化而兼散寒；苓术一组，健脾驱湿，宁心利水。二组药配伍，共成温通心阳，暖中祛湿利水之法。故可以治疗心阳不足，不能下暖脾土，中焦寒湿聚积或水湿泛滥所致的吞酸、便溏、脘痞、足肿等水湿之证。

苓姜术桂汤的证：吴瑭原治证：寒湿伤脾胃两阳，寒热，不饥，吞酸，形寒，或脘中痞闷，或酒客湿聚者。

除此，还应包括仲景原苓桂术甘汤证：如心下逆满，气上冲胸，起则头眩，脉沉紧，发汗则动经，身为振振摇；胸胁支满，目眩；短气；小便不利等。

方证的特征性证：舌胖大，苔白水滑欲滴，胸闷，脘痞，眩晕，心悸。

刘渡舟教授认为，辨识苓桂术甘汤类方方证的要点在于舌，凡舌淡、胖大，苔白水滑欲滴者，即可辨为苓桂剂证。

## （三）用治杂病举例与体会

先师刘渡舟先生对苓桂术甘汤的临床应用有独特的见解，曾撰写《水证论》一文，重点讨论了“水气上冲”的病机与苓桂术甘汤方证的有关理论问题。他把水气上冲的辨证要点归纳为四个方面：一是水色：面部黧黑，甚者可见额、颊、鼻梁、唇周、下额等处出现类似“色素沉着”的黑斑，也叫“水斑”。二是水舌：舌淡嫩、舌苔水滑欲滴。三是水脉：脉沉紧，或沉弦，或脉结，或沉伏无力。四是水证：气上冲胸、胸满、心悸、短气等。认为该方虽药仅四味，却大有千军万马之声势，堪称“水剂”之魁，能与“火剂”三黄泻心

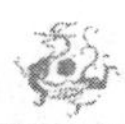

汤遥相呼应。此介绍刘老应用苓桂术甘汤的有关经验如下。

用治鼻塞：徐水县农民，李某某，女，56岁。患鼻塞，尤以夜晚为甚。只能以口代鼻呼吸，因此口腔异常干涸，屡治而不愈。来门诊请治心脏病，辨为苓桂术甘汤证。投苓桂术甘汤5剂。服后鼻塞随之痊愈。(《刘渡舟医学全集》)

用治视网膜炎：昌黎县中学，李某，男，年已不惑，患“视网膜炎”，视物时在目右上方出现黑色物体遮盖不散。曾服杞菊地黄汤与东垣益气聪明汤，皆无效可言。诊见其面色黧黑，舌苔水滑欲滴，脉来弦，心悸，头晕，断为苓桂术甘汤证，从阴邪蒙蔽清阳为患考虑，为疏苓桂术甘汤加泽泻，服至30余剂，面色转明，目明而右上方黑花消失。(《刘渡舟医学全集》)

用治梅核气：曾带学生在京西实习，某学生治一白姓妇，患梅核气，乃用《金匮要略》半夏厚朴汤，药三投而丝毫无效。切其脉弦，视其舌水滑，断为苓桂术甘汤证，此咽喉受水寒之邪所阻为病，非痰气相搏之证。乃用桂枝12g，茯苓30g，白术10g，炙甘草6g，服5剂，咽喉清爽而愈。(《刘渡舟医学全集》)

用治颈旁血管胀痛跳动：吴某，女，65岁。患有冠心病，近来颈旁血管胀痛为甚，而且时时跳动，令其不安。切其脉弦，视其舌水滑。辨为血脉不利之苓桂术甘汤证。为疏：茯苓30g，桂枝12g，白术10g，炙甘草10g。连服7剂，颈脉疼痛、跳动痊愈。由此证明苓桂术甘汤不独治水亦有疏通血脉，消除痛胀之功。(《刘渡舟医学全集》)

用治冠心病胸痛气冲：陆某某，男，42岁。患“冠心病”，住院治疗两月有余，未见功效。心悸气短，胸中作痛，自觉有气上冲咽喉则气息窒塞，心悸发作更频，憋得周身出冷汗，自觉死神降临。余切其脉弦而时止，舌色淡苔白。脉证相参，辨为“水心病”，心阳受阻，血脉不利之证，为处：茯苓30g，桂枝15g，白术10g，炙甘草10g，龙骨30g，牡蛎30g。服至3剂，则气不上冲，恐悸得平，心悸与疼痛大有起色。但脉仍有结象，兼有畏恶风寒，四肢发冷等阳虚见证。乃于上方减龙、牡，另加附子、生姜、芍药，以成真武汤合方之法，加强扶阳祛水之力。3剂后，手足转温，而不恶寒，然心悸、气短犹未痊愈。于上方，再加人参、五味子各10g，以补心肺之虚，连服6剂而安。(《刘渡舟医学全集》)

用治胸痹：山西大同王君，面黑如煤，自诉胸满短气，有时憋闷欲绝，不敢登楼爬高坡，心悸时兼见“早搏”，西医诊断为“冠心病”。切其脉沉弦而结，视其舌水滑欲滴。夫面色黧黑为水色，脉沉而弦为水脉，舌苔水滑欲滴为气寒津凝之候。今色脉之诊无一不是水象，则胸满、气短等证为“水心病”无

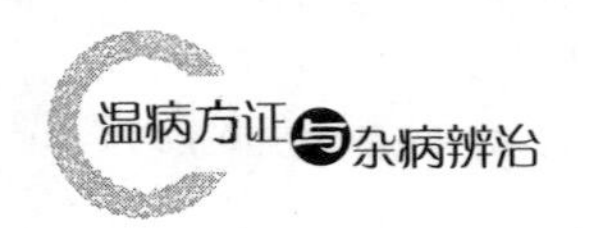


疑。用苓桂术甘汤予服。服至5剂，则胸满转舒，气息变长，揽镜自照，面黑变淡。患者服药见效，信心倍增，连服此方50余剂，如此严重的“水心病”霍然而愈。(《刘渡舟医学全集》)

用治胸满憋气背凉麻：张某某，男，62岁。每晚胸满憋气，后背既凉且麻。切其脉弦，视其舌水滑。辨为“水心病”阳气不足证。处方用桂枝15g，炙甘草10g，白术10g，茯苓30g，嘱服7剂，病已近愈。为疏：附子20g，白术20g，茯苓40g，白芍15g，生姜20g，桂枝20g，用蜜制成小丸，补心肾之阳以巩固疗效。(《刘渡舟医学全集》)

用治内耳性眩晕：徐某某，女，38岁。自觉心下有气上冲于胸，胸满心悸，头目眩晕，不敢移动。西医诊断为“梅尼埃病”，然治疗无效。切其脉弦而沉，视其舌苔水滑，辨为水气上冲的苓桂术甘汤证。头为诸阳之会，水寒阻闭清阳，所以发生眩晕、胸满、心悸等证。方用苓桂术甘汤加泽泻20g，服10数剂而愈。(《刘渡舟医学全集》)

另外，刘老摸索出了一系列苓桂术甘汤的加减方，其中具有代表性者如以下几方。

**苓桂杏甘汤**：苓桂术甘汤减白术，加杏仁为苓桂杏甘汤，用治水气上冲，迫使肺之宣降不利，不能通调水道、疏利三焦，而出现咳喘，面目浮肿，小便不利等证。例如：1990年，曾带研究生在门诊实习，一老媪患心脏病多年，继又出现咳喘，面目浮肿，小便不利，服药虽多，面目浮肿则一直未消。切其脉弦，视其舌胖苔水滑。辨为心阳虚于上，水寒凌心则悸，乘肺则咳，三焦通调不畅，则小便不利，面目浮肿。治用温心阳，利肺气，俾三焦通畅，小便一利，则面肿可消。方用茯苓30g，桂枝12g，杏仁10g，炙甘草6g。患者见药只有四味，面露不信。然服至5剂，小便畅通，又服5剂，面已不肿。《金匮要略·胸痹心痛短气病》载有“茯苓杏仁甘草汤”：茯苓三两，杏仁五十个，甘草一两。治疗胸痹，胸中气塞，短气，面足而肿者神验。可与苓桂术甘汤互相参用。苓桂杏甘汤即苓桂术甘汤与茯苓杏仁甘草汤合法而成。(《刘渡舟医学全集》)

**苓桂杏苡汤**：苓桂术甘汤减白术、甘草，加杏仁、苡仁，名苓桂杏苡汤。用治水心病兼夹湿浊证，水与湿虽不同性，但往往相因而生。其证多以心悸气短，咳嗽多痰，头重如裹，胸满似塞，周身酸楚，不欲饮食，小便不利等为特点。例如：曾治李某，为八旬老翁，身体犹健，不需儿女照顾，生活尚能自理。入冬以来，时发胸满，气逆作咳，咳吐白色痰涎，周身酸楚，不欲活动。切其脉弦缓无力，视其舌苔白腻而厚。此阴霾用事，兼夹湿浊之邪为患。湿性黏腻，

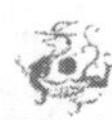

阻塞气机，是以胸满；湿能生痰，上阻于肺则咳嗽多痰。治法：通阳化饮，兼利湿浊。方用：茯苓30g，桂枝12g，杏仁10g，苡仁12g。此方服至6剂，痰少嗽减，胸次开朗，症状大减，照方又服6剂，爽然而愈。(《刘渡舟医学全集》)

**苓桂茜红汤**：苓桂术甘汤减白术、甘草，加茜草、红花，名苓桂茜红汤。用治苓桂术甘汤证血脉瘀滞，胸痛牵扯后背等。例如：曾治山西曹某，年届不惑，患“水心病”，心胸时发针刺状疼痛。若单纯用苓桂术甘汤，虽通阳下气有余，而通脉活络似有不足。乃于方中减去白术、甘草之壅滞，加茜草10g，红花10g，活血通络止痛。此方服至5剂，胸中刺痛快然而愈。(《刘渡舟医学全集》)

除此之外，刘老尚用苓桂术甘汤合二陈汤，名苓桂二陈汤，治疗水气上冲证兼有痰浊，表现为咳、呕者。加附子，名曰苓桂术甘附汤，治疗苓桂术甘汤证兼后背恶寒、酸楚为甚者。加人参名春泽煎，用治苓桂术甘汤证心悸而颤，自觉胸内发空，气不够用者等。(《刘渡舟医学全集》)

先师王正宇先生善于在苓桂术甘汤中加吴茱萸、木香治疗胃病泛酸，有屡用屡效之验，此介绍王老治验一则如下。

于某某，男，50岁，于1975年秋患痰饮，口吐清水，带有腐浊酸味，头眩心悸，精神困倦，自觉咽喉至食管刺痒不舒，自己怀疑有食管癌，思想负担颇重，舌淡白润，脉沉迟而弱。辨为寒饮内留，肝气冲逆证。方用：茯苓12g，桂枝6g，白术9g，炙甘草6g，牡蛎12g，吴茱萸6g。2剂。二诊：此药后诸症大减，食欲增进，情绪转佳，唯觉疲倦，上方加党参12g，服3剂而告愈。(《王正宇医疗经验存真》)

胡希恕先生用苓桂术甘汤治疗耳鸣耳聋，此介绍验案一则如下。

刘某，女性，19岁，1977年10月3日初诊。两月来耳鸣耳聋，鸣甚则头眩，苔白，脉沉细。此属水饮上犯之证，予苓桂术甘汤：桂枝10g，茯苓18g，苍术10g，炙甘草6g。结果：上药连服8剂，耳聋好转，头已不晕，耳鸣亦大减。原方增桂枝为12g，茯苓24g，又服6剂痊愈。(《经方传真》)

我自从跟随刘渡舟先生临床学习以后，对于先生应用苓桂术甘汤论治水气证的理论与经验方有了深刻的认识。在此基础上，我深入细致的研究了叶桂变通应用苓桂术甘汤治疗寒湿的经验，临证遵照叶氏之法，或用仲景原方，或用苓姜术桂汤治疗寒湿水饮证，治验案不胜枚举。鉴于先辈们用苓桂术甘汤原方的医案较多，此仅介绍用苓姜术桂汤的有关体会如下。

第一，用苓姜术桂汤温散寒湿治疗寒湿胃痛脘痞或吐酸：杨某某，女，32

岁。2004年10月30日初诊。胃痛半年，饥饿易发，食凉饮冷则即刻胃痛，自觉心下痞满，堵塞不通，晨起恶心。因工作压力较大而情绪不稳定。舌淡红，苔白略腻，脉沉弦。根据既往治疗胃痛的经验，为处加减半夏泻心汤5剂。2004年11月6日复诊：未效。仔细诊查，舌质偏胖，苔白略腻有水滑之象，脉沉弦。结合心下痞满，清晨恶心等，突然联想到苓姜术桂汤证，随即处此方：茯苓30g，桂枝10g，白术10g，生姜10g。6剂。2004年11月13日三诊：1剂胃痛止，6剂诸症消失而愈。

第二，用苓姜术桂汤苍术易白术治疗寒湿下注腹胀睾丸潮湿疼痛苔腻不退：我在临床上体会到，不少舌苔白厚腻的患者，当屡用藿香、厚朴、草果、佩兰、白蔻等芳化燥湿法无效时，改用苓姜术桂汤以苍术易白术，通阳助气化可获捷效。何某某，男，34岁，教师。2006年4月4日初诊。经北京某医院诊断为右附睾炎，右侧睾丸隐痛、坠胀，右侧下腹部胀痛，腹股沟不适，阴囊潮湿，小便黄赤、不利。舌正红苔白厚腻，满布舌面，脉弦长。用龙胆泻肝汤加减，6剂。不仅无效，反增腹胀，舌苔更厚更腻，尿仍黄赤。用导气汤合平胃散加草果、藿香、白蔻，6剂，其症如故，其舌苔厚腻如初。至2006年4月18日三诊：细细审察，尿虽黄赤，但舌淡偏胖，苔白厚腻而水滑，脉弦不数。从舌辨为苓姜术桂汤证，处方：茯苓30g，桂枝15g，苍术15g，生姜10g，红人参2g。6剂。2006年4月25日四诊：此方1剂腹胀消失，6剂后厚腻舌苔退净，睾丸痛止，阴囊已不潮湿，唯右侧小腹微胀，上方加炮附子6g。6剂，尿反清利，小腹胀消而愈。

第三，苓姜术桂汤有强壮振奋性功能作用：我在用苓桂术姜汤治疗寒湿病水气病时，意外发现此方有增强性功能的功效。王某，女，36岁。2005年7月23日初诊。经理，平时工作繁忙，最近极易疲劳，整日倦怠无力，头眩晕，怕空调冷气，胸闷憋气，时心悸心慌。脉弦滑略缓，舌淡红，苔白薄略腻而水滑。从舌脉辨为苓姜术桂汤证，处方：桂枝12g，茯苓15g，白术10g，生姜6g，红人参3g。6剂。2005年10月1日因感冒再次来诊：自述服上方4剂，不仅头晕、胸闷、心悸、疲劳、怕冷气等症痊愈，而且性欲增强，性功能亢进，甚至有躁动感，至今性功能旺盛，所剩2剂药仍放在家里未再服。我从此案得到启发，对于男性性功能减退者，如见有苓姜术桂汤证，率先用此方加红参治疗，不少患者服药后有效。如下案。

王某某，男，29岁。2004年11月6日初诊。患者素有窦性心动过速，发作时头晕，咽喉堵，气短，胸闷不舒。脉弦数疾，舌正红，苔白。从头眩、胸

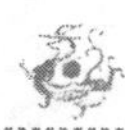

闷辨为苓姜术桂汤证，处方：桂枝10g，生姜10g，茯苓30g，生白术15g，生龙骨30g，生牡蛎30g。7剂。2004年11月13日二诊：此方服后出现了四种情况：一是头眩晕、气短胸闷消失；二是特别想睡觉；三是素有的性欲冷淡，性功能低下大有改观，性冲动频起，性功能增强；四是大便溏、无食欲痊愈。现仅右侧头时痛，脉弦细数，寸不足，舌正红，苔白偏厚腻。上方加苍术6g。7剂腻苔消退，头痛止。

第四，用苓姜术桂汤合《金匮要略》甘草干姜茯苓白术汤治疗带下如注、月经不调：凡女性白带甚多，小腹凉，腰坠痛，月经迟后等，见有苓姜术桂汤证者，用此方以干姜易生姜，合入《金匮要略》甘草干姜茯苓白术汤，有良好的疗效。此介绍治验一则如下：王某，女，37岁。2006年4月4日初诊。患者曾患胸闷、心悸等症，用苓桂术甘汤加人参法治愈。近来自觉疲劳异常，下午尤甚，胸闷，下肢沉重，白带多如水注，小腹坠胀，月经量偏多。舌淡红，苔白，脉沉软。从胸闷辨为苓桂术甘汤证，从白带如注、小腹坠胀辨为甘草干姜茯苓白术汤证，用两法合方：茯苓30g，桂枝15g，生白术15g，炙甘草8g，干姜10g。6剂。2006年4月11日二诊：胸闷消失，白带明显减少，小腹不再坠胀，疲劳改善。舌正红，苔白，脉沉软。用上方加红人参3g。7剂。诸症告愈。

## （四）苓姜术桂汤类方

叶氏不仅遵照仲景原意，用苓桂术甘汤原方治疗寒湿伤阳证，而且善于变通此方，制定出了一系列苓桂术甘汤变通方，用于治疗寒湿伤阳所引起的多种复杂的病证。现根据叶案，将其部分加减方拟定方名，确定出18首叶氏变通苓桂术甘汤如下。

**1. 叶氏苓桂术干汤**　由苓桂术甘汤去甘草，加干姜组成，即苓桂术甘合甘姜苓术汤法。主治便溏，遗精，腰髀足膝坠痛麻木，或饱食则哕，两足骨骱皆痛，阳明胃脉不司束筋骨者。见于《临证指南医案·腰腿足痛》王三五案，陆二四案。

**2. 叶氏苓桂术甘加苡仁生姜汤**　苓桂术甘汤加苡仁、生姜，主治苓桂术甘汤证兼有疮疡、痹痛，或食少嗳噫难化者。见于《临证指南医案·湿》胡二十案。

**3. 叶氏苓桂薤甘汤**　由苓桂术甘汤去白术，加薤白组成，主要用于冲气至脘则痛，散漫高突，气聚如瘕者。见于《临证指南医案·胸痹》谢案。

**4. 叶氏苓桂蒌薤生姜汤**　由苓桂术甘汤去甘草、白术，加薤白、瓜蒌皮、生姜组成，主治胸痹，阳伤清气不运者。见于《临证指南医案·胸痹》华四六案。

**5. 叶氏苓桂夏薤干姜汤**　由苓桂术甘汤去甘草、白术，加薤白、半夏、干姜组成，主治中阳困顿，浊阴凝泣，胃痛彻背，午后为甚，不嗜饮食者。见于《临证指南医案·胸痹》浦案。

**6. 叶氏苓桂参甘汤**　由苓桂术甘汤去白术，加人参，或再加生姜、大枣组成，主治胸脘痛发，得食自缓，久泄不止，营络亦伤，纳食不甘，嗳噫欲呕者。见于《临证指南医案·胃脘痛》费二九案。

**7. 叶氏苓桂姜夏枳实汤**　由苓桂术甘汤去白术、甘草，加半夏、枳实、干姜组成，主治阳气窒痹，浊饮凝泣，汤饮下咽，吐出酸水，胃脘痛痹者。见于《临证指南医案·胃脘痛》高五十案。

**8. 叶氏苓桂桃归汤**　由苓桂术甘汤去白术、甘草，加桃仁、归须组成。主治胃痛喜得暖食，肠中泄气则安，属于数年痛必入络者。见于《临证指南医案·胃脘痛》盛三六案。

**9. 叶氏苓桂术姜去桂枝加肉桂汤**　由苓桂术甘汤去甘草、桂枝，加生姜、肉桂组成，主治当脐微痛，手按则止者。见于《临证指南医案·腹痛》吴五三案。

**10. 叶氏苓桂艾附青茴汤**　由苓桂术甘汤去甘草、白术，加蕲艾、香附、青皮、小茴组成，主治妇人腰痛、腹痛，得冷愈甚者。见于《临证指南医案·腹痛》某四十案。

**11. 叶氏苓桂术鹿姜枣汤**　由苓桂术甘汤去甘草，加鹿角、生姜、大枣组成，主治奇经损伤，背部牵掣入胁，晨泻者。见于《临证指南医案·泄泻》某案。

**12. 叶氏苓桂术朴汤**　由苓桂术甘汤去甘草，加厚朴组成，主治胸腹胀满者。见于《临证指南医案·肿胀》赵五四案。

**13. 叶氏苓桂术附干姜汤**　由苓桂术甘汤去甘草，加附子、干姜组成，主治食下䐜胀，便溏不爽，肢体不仁，脾阳困顿者。见于《临证指南医案·肿胀》吴四三案。

**14. 叶氏苓桂苡甘姜汁汤**　由苓桂术甘汤去白术，加薏苡仁、生姜汁组成，主治劳伤阳气，内起痰饮，咳嗽，汗泄者。见于《临证指南医案·痰饮》李三八案。

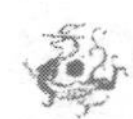

**15. 叶氏苓桂苡甘姜杏汤**　由苓桂术甘汤去白术，加薏苡仁、生姜、杏仁组成，主治高年久嗽，脉象弦大，寤不成寐，乃阳气微漓，浊饮上犯者。见于《临证指南医案·痰饮》某七一案。

**16. 叶氏苓桂苡甘姜夏汤**　由苓桂术甘汤去白术，加薏苡仁、生姜、半夏组成。主治背寒喘咳，饮浊上犯，缘体中阳气少振，不耐风露者。见于《临证指南医案·痰饮》某二一案、王案。

**17. 叶氏苓桂术姜苡泽汤**　由苓桂术甘汤去甘草，加生姜、薏苡仁、泽泻组成。主治酒客谷少中虚，胸中痞塞，眩晕者。见于《临证指南医案·痰饮》张二七案。

**18. 苓桂味甘汤**　即《金匮要略·痰饮咳嗽病》桂苓五味甘草汤。由苓桂术甘汤去白术，加五味子组成。主治痰饮咳嗽。见于《临证指南医案·痰饮》程五七案、程六十案、孙案。

综上所述，苓桂术甘汤在仲景主治心阳不足，水气冲逆证，叶氏变通此方，用生姜易甘草，组成苓姜术桂汤，暖脾扶胃，发散寒湿，主治中上之阳俱伤，寒湿内留之证，并且，以此方为基础制定出了一系列变通方，大大发展了仲景苓桂之法，开启了后学应用苓桂剂的思路。

# 第三章
# 温阳逐湿法及其代表方证

叶桂《温热论》指出："湿邪害人最广，如面色白者，须要顾其阳气，湿盛则阳微也。"精辟地阐明了湿邪易损伤阳气的特点。寒湿之邪不仅易于损伤脾胃中阳，而且可以下损肾阳，上损心阳，导致寒湿内留，脾胃心肾之阳损伤证。寒湿伤阳的临床表现以舌质淡、苔白厚腻，畏寒，脘痞，便溏为特点。治疗须一面温燥寒湿，一面温补脾肾之阳。代表方如术附汤、加减附子理中汤、术附姜苓汤、桂枝姜附汤、加减附子粳米汤、椒附白通汤、薛氏扶阳逐湿汤。这一类方所代表的治法可谓"温阳逐湿法"。

## 术附汤方证

**术附汤**　出自《温病条辨·下焦篇》湿温第57条，组成为：生茅术五钱、人参二钱、厚朴三钱、生附子三钱、炮姜三钱、广皮三钱。水五杯，煮成两杯，先服一杯；约三时，再服一杯，以肛痛愈为度。吴瑭称此方为"苦辛温法"。其原条文谓："浊湿久留，下注于肛，气闭肛门坠痛，胃不喜食，舌苔腐白，术附汤主之。"

此方也见于《温病条辨·中焦篇》寒湿第49条，但不叫术附汤，而名附子理中汤去甘草加厚朴广皮汤，其中各药用量比术附汤轻，由生茅术三钱、人参一钱五分、炮干姜一钱五分、厚朴二钱、广皮一钱五分、生附子炮黑一钱五分组成。水五杯，煮取八分二杯，分二次服。吴氏称此方为"辛甘兼苦法"。其原条文谓："阳明寒湿，舌白腐，肛坠痛，便不爽，不喜食，附子理中汤去甘草加广皮厚朴汤主之。"

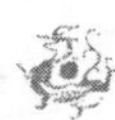

## （一）方证理论源流

理中汤出自《伤寒论》，仲景关于本方证的论述主要有 3 条，《伤寒论》第 386 条："霍乱，头痛，发热，身疼痛，热多欲饮水者，五苓散主之；寒多不用水者，理中丸主之。"第 396 条："大病差后，喜唾，久不了了，胸上有寒，当以丸药温之，宜理中丸。"《金匮要略·胸痹心痛短气病》第 5 条："胸痹心中痞，留气结在胸，胸满，胁下逆抢心，枳实薤白桂枝汤主之，人参汤亦主之。"此人参汤即理中汤。

《伤寒论》第 386 条理中汤方后加减法有"腹满者，去术，加附子一枚"。后世在理中汤中直接加附子，名为附子理中汤。

叶氏善用理中汤与附子理中汤治疗寒湿伤阳证，吴瑭根据《临证指南医案·湿》王六二案整理出术附汤方证。叶案如下。

王，六二，病人述病中厚味无忌，肠胃滞虽下，而留湿未解，湿重浊，令气下坠于肛，肛坠痛不已。胃不喜食，阳明失阖。舌上有白腐形色。议劫肠胃之湿。生茅术、人参、厚朴、广皮、炮姜炭、生炒黑附子。（《临证指南医案·湿》）

患者始为下痢，随后见舌苔白腐、胃不喜食、肛坠痛不已等，此由寒湿阻滞气机，损伤胃脾之阳所致，故用附子理中汤为基础方，取平胃散意，以善于温燥太阴寒湿之苍术易甘壅之白术，再去甘草，加厚朴、陈皮，燥湿理气，温补中阳。

吴瑭采集此案，整理出术附汤与附子理中汤去甘草加厚朴广皮汤方证。

## （二）方证特点及其在杂病中应用的机制

术附汤系附子理中汤去甘壅之甘草、白术，合入平胃散法，加苍术、厚朴、陈皮而成。这一加减，在附子理中汤原有功效中增加了苦辛温燥寒湿、理气醒脾化浊的重要作用，故能治疗寒湿困阻中下焦，阻碍气机，损伤脾肾元阳之证。

理中汤的证：胃虚寒，呕逆，吐涎沫，小便数等甘草干姜汤证兼下利，心下痞者。附子理中汤证：理中汤证见有腹满，胃腹疼痛，吐利更甚者。

术附汤的证：吴瑭原治证：浊湿久留，下注于肛，气闭肛门坠痛，胃不喜食，舌苔腐白；或阳明寒湿，舌白腐，肛坠痛，便不爽，不喜食者。

方证的特征性证：舌淡、苔白腻或白腐，便溏，腹胀，脉沉细弱。

吴瑭在《温病条辨·中焦篇》第49条自注云："九窍不和，皆属胃病。胃受寒湿所伤，故肛门坠痛而便不爽；阳明失阖，故不喜食。"在下焦篇第57条自注中又说："此浊湿久留肠胃，致肾阳亦困，而肛门坠痛也。肛门之脉曰尻，肾虚则痛，气结亦痛。但气结之痛有二：寒湿、热湿也。热湿气实之坠痛，如滞下门中用黄连、槟榔之证是也。此则气虚而为寒湿所闭，故用参、附峻补肾中元阳之气，姜、术补脾中健运之气，朴、橘行浊湿之滞气，俾虚者充，闭者通，浊者行，而坠痛自止，胃开进食矣。"吴瑭的自注精辟地阐释了本方证的病机与方义，对于本方的临床应用颇有指导意义。

## （三）用治杂病举例与体会

我在临床上用术附汤治疗类似于吴瑭原条文所说的"气闭肛门坠痛"，或"肛坠痛，便不爽"之证，发现有理想的疗效，此介绍治验2则如下。

张某某，女，65岁。2005年月5月31日初诊。经直肠镜检确诊为结肠炎，直肠肛管有慢性炎症。现肛门下坠厉害，总想把肛门托住，大便不稀，但不成形，总想拉大便，便出物黏浊，有时跟鼻涕一样，从马桶冲不下去。拉大便时肛门下坠难受，有时要坐在马桶上坐1个多小时，还拉不出大便，大便时常发脱肛，伴有腹痛。从臀部至膝关节发凉，甚则如刮冷风或冰镇一样，舌淡红、苔白中心尤腻，脉沉细、两尺无力。辨为寒湿伤阳术附汤证，用术附汤。处方：制附子10g、干姜10g、红人参3g、苍术10g、白术10g、厚朴10g、陈皮10g、茯苓30g、木香6g，炒槟榔10g。6剂。2005年6月7日二诊。服药臀以下如冷风吹一样感觉减轻，以前拉绿便，现在变成了黄便，有一点成形了，如鼻涕一样黏浊物消失，拉大便时难受，拉完就好一些，下坠，大便时肛肠仍容易脱出。舌淡红、苔白略腻，脉沉软、尺无力。用术附汤合大黄附子汤。处方：制附子15g、干姜10g、红人参5g、白术15g、陈皮10g、厚朴10g、木香6g、细辛3g、熟大黄10g。6剂。2005年6月14日三诊。大便日1次，或2次，已成形，大便时已不太难受，下坠感减轻，臀以下如吹冷风一样感觉明显好转，已无腹痛。拉大便时自觉肛门有不管用一样不往下走之感。舌正红、苔白不厚，脉沉细、尺弱。用术附汤合参茸汤。处方：制附子15g、干姜10g、红人参3g、白术15g、陈皮10g、厚朴10g、茯苓15g、鹿角霜10g、当归5g、小茴香5g、菟丝子10g、杜仲10g。6付。2005年6月21日四诊。大便每日1次，成形，下坠减轻，大

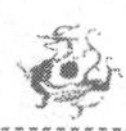

便时已不需要蹲太长时间，但仍然不舒服。舌淡红，苔白，脉沉。继续用二诊方（术附汤合大黄附子汤），6 剂。其后再用三诊方（术附汤合参茸汤），6 剂，大便时下坠、脱肛等症得到控制。

张某某，女，24 岁。2005 年 4 月 5 日初诊。患者慢性结肠炎 8 年，大便 2 天 1 次，便物不干不稀，大便前左侧下腹部疼痛，痛向肛门放射，牵拉肛门也痛，抽掣难受，同时，左下腹先有硬块鼓起疼痛，继而痛向下向后走。曾用半夏泻心汤、葛根芩连汤、芍药汤、乌梅丸等方无效。舌淡红、苔薄白腻，脉沉细滑。据肛门牵掣痛与脉舌辨为术附汤证，用术附汤。处方：制附子 10g、干姜 10g、党参 10g、白术 12g、茯苓 15g、陈皮 10g、厚朴 10g、炙甘草 6g、白芍 30g、桂枝 10g。7 剂。2005 年 4 月 12 日二诊。此方有显效，腹痛、肛门痛明显减轻，有时因大便时腹痛、鼓硬块而大便不容易出。舌正红、苔白略腻，脉沉。用术附汤合大黄附子汤。处方：制附子 15g、干姜 10g、红人参 3g、苍术 12g、茯苓 15g、陈皮 10g、厚朴 10g、细辛 3g、酒大黄 6g。7 剂。2005 年 4 月 19 日三诊。大便时腹痛止，也未再鼓硬块，舌正红、苔白，脉沉。守法用二诊方以巩固疗效。

我在临床上也常用术附汤治疗寒湿伤阳所致的腹泻、便血、腹胀、胃痛等病证，用之对证，有立竿见影之效。现介绍有关体会如下。

寒湿泄泻：伊藤某某，男，55 岁，日本某公司经理。2003 年 6 月 25 日初诊。患者腹泻 1 年余，日 4～5 次，为水样便。晨起泄泻，食寒饮冷则即刻腹泻，以至不能饮矿泉水，腹不痛，口渴，心烦。舌红，苔黄，脉沉缓，左关弦大。辨为半夏泻心汤证，处方：半夏 3g，干姜 5g，黄连 3g，黄芩 2g，党参 3g，炙甘草 2g，茯苓 6g，桂枝 3g。7 剂。2003 年 7 月 9 日复诊：心烦消失，腹泻依然，昨因饮啤酒腹泻加重，并增呃逆。脉沉缓尺部弱，舌红，苔白。辨为术附汤证，处方：干姜 5g，党参 3g，苍术 3g，炮附子 2g，茯苓 8g，桂枝 3g，陈皮 3g。7 剂。服药后大便成形，每日 1 次，呃逆止。为巩固疗效，原方再服 7 剂，半年后随访，腹泻未再发作。

性生活后泄泻：于某某，男，49 岁。2005 年 2 月 26 日初诊。曾患咳喘，经我用射干麻黄汤原方 4 剂治愈。最近出现一特殊病证：一有性生活，次日必然腹泻，并持续腹泻数日。一遇冷风也会腹泻。脉沉细，舌正红，苔白、根部腻。此真阳不足，寒湿稽留，为术附汤证。处方：炮附子 8g，干姜 8g，茯苓 30g，苍术 15g，红人参 3g，炙甘草 6g，荆芥穗 6g，防风 6g。6 剂。腹泻止而愈。

晨泻：孙某某，男，37岁。2005年2月5日初诊。患者从2004年11月开始晨起腹泻，泻后腹部不适，背部有空虚感，随之不想吃早餐，恶心欲吐。脉沉缓，寸尺无力，舌淡，苔白腻。此寒湿伤阳，肾与督脉不足，为术附汤证，处方：炮附子8g，干姜8g，茯苓30g，苍术15g，红人参3g，炙甘草6g。6剂。2005年2月19日二诊：服3剂腹泻止，恶心欲吐除，6剂后，诸症痊愈。近因春节期间吃饭不节，加之疲劳等原因又发晨泻，矢气多，但饮食正常，脉沉缓无力，舌淡，苔白腻。继续用上法：炮附子10g，干姜10g，茯苓30g，苍术15g，红人参3g，炙甘草6g。3剂。腹泻止。

前列腺炎（尿黄赤臊臭、腹胀）：郝某某，34岁，职员。2006年6月3日初诊。患者素有慢性前列腺炎，近来小便黄赤如浓茶，臊臭异常，小便时尿道灼热不舒，右胁下连右腹撑胀难忍，夜间可以胀醒，胀甚则恶心欲吐，时食后呕吐。曾请中医治疗近一年，所用方有清热解毒者，有清利湿热者，有理气消胀者，有填补肾精者，有补脾益气者，无一有效。诊脉沉细软，舌淡胖苔白厚腻。其脉舌与腹胀呕吐等症，颇似寒湿伤阳的术附汤证，但小便特征又不支持。先用小剂龙胆泻肝汤原方6剂试探虚实。2006年6月10日二诊：右胁下与腹撑胀益甚，小便更黄赤、更腥臭，脉舌同前，遂改用术附汤法，处方：干姜10g，红人参2g，苍术10g，白术10g，厚朴15g，陈皮10g，茯苓30g，炮附子8g。6剂。2006年6月17日三诊：腹胀全消，恶心呕吐除，小便随转清，不再臊臭。守原方6剂巩固疗效，后随访小便正常，未再腹胀。

方证解释：本案小便黄赤如浓茶、臊臭、尿道灼热不舒，从表面看，颇似肝胆湿热下注，或小肠、膀胱火热，但用清利药有增无减。二诊舍小便证，抓住脉舌特征，结合腹胀、呕吐等辨为术附汤证，结果取显效。本案有二点重要启示：其一，小便黄赤灼热不一定都是热证，寒湿蕴结，肾阳虚损，下焦虚火内生可致小便黄赤臊臭。其二，术附汤温阳燥湿既可以治疗小便频多清长，也可以治疗小便黄赤短涩臊臭。

盆腔炎少腹疼痛：孙某某，女，24岁。2006年4月25日初诊。患者2005年8月去海边度假时适逢来月经，仍每日下海游泳，因海水甚凉遂出现小腹、少腹疼痛，继后白带增多，大便溏，曾在北京某医院妇科诊治，诊断为盆腔炎，但用药未效。转中医治疗，曾用生姜泻心汤、吴茱萸汤、痛泻要方、当归四逆汤等方，也未见效。诊时腹部肚脐两侧下方疼痛，右侧为甚，小腹也胀痛不舒，月经前腹痛加重，月经量少，色暗。大便每日一次，溏稀不成形，自觉口中黏腻不爽，四肢凉。舌淡，苔白厚腻水滑，脉沉细软。从脉舌辨为寒湿伤阳所致

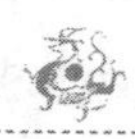

的术附汤证，处方：红人参3g，干姜8g，苍术10g，炙甘草3g，炮附子6g，草果3g，茯苓20g。4剂。2006年4月29日二诊：腹痛止，大便成形，口中和，舌淡，苔白，厚腻苔转薄，脉沉细软。上方去草果。3剂。2006年5月2日三诊：无特殊不适，希望巩固疗效，视舌仍淡，边尖有瘀点，苔白，略厚微腻，脉沉细。一诊方去草果，加桂枝10g，红花10g。4剂。2006年5月6日四诊：适逢月经，腹未痛，月经量增多，色正常。嘱继续服三诊方3剂善后。

我还用术附汤法治疗寒湿伤阳所致的胃痛、胃脘痞胀等，治验案甚多，此不赘述。

## （四）有关问题的讨论

**祝味菊、徐小圃治疗湿温伤阳证的经验**　祝味菊（1884～1951），浙江绍兴人。后迁居上海行医。祝氏以善用附子而闻名医坛。徐小圃（1887～1961），上海人，儿科专家。起初多用清凉法治疗小儿病，因其一位哲嗣在婴幼儿期某夏患"伤寒病"，徐老亲自为之诊治，但病情日进，恶候频见，几濒于危，阖家焦急，徐老亦感棘手。无奈之中，请祝味菊先生诊治，祝老诊毕处方，第一味主药就是附子，服药后孩子转危为安。徐老遂取下自己"儿科专家"的行医招牌，跟随祝味菊先生学医。从此以后，徐小圃即由清凉派转为温阳派而名著当时。（《名老中医之路·徐小圃先生治学二三事》）江西名医杨志一（1905～1966），20世纪30年代初，其家兄扶华患湿温病，发热不退，经治十余日未解，杨踌躇莫决，乃商诊于上海名医徐小圃先生，徐氏诊为阳虚湿温，经治而愈。总结徐小圃先生治疗阳虚湿温的大法：用附子、桂枝、葛根扶正达邪，助阳温解；半夏、厚朴、藿梗、陈皮等燥湿化浊；磁石、黑锡丹镇潜浮阳；党参、茯苓、淫羊藿、巴戟天培补脾肾。杨志一先生从此得到启发，四十年代遵循徐小圃温解法治疗湿温，屡起重症，名噪一时。(《名老中医之路·杨志一》)

此介绍祝味菊治湿温医案一则如下：单先生，男，1941年9月13日初诊。症状：肌热已近二周，胸闷，苔腻，肢酸头痛，脉息弦细。病理：湿蕴于中，凉风干表，中阳不足，营卫失调。诊断：湿温。治法：当予辛温淡化。处方：灵磁石30g（先煎），枣仁18g，川桂枝9g，附片15g（先煎），姜半夏18g，水炙麻黄4.5g，茯神12g，生茅术15g，大腹皮12g，黄郁金9g，生姜12g。二诊（9月15日）：汗出肌热已减，项强背痛，脉仍弦细，上方去麻黄、郁金，加羌、独活各9g，杏仁12g，炒苡仁18g。三诊（9月17日）：肌热平，项背强已痓，下肢酸麻，舌苔白腻，脉转细缓，表和湿邪尚盛，中阳不足。灵磁石 45g（先煎），桂枝 9g，巴戟天 24g（酒炒），附片 18g（先煎），独活 9g，茅术 18g，酸枣仁 18g，炒苡仁 18g，姜半夏 15g，桑枝 15g，淫羊藿 12g，宣木瓜 12g，生姜 12g。（《祝味菊医案经验集》）

祝味菊用附子法的验案包括感冒、肠伤寒、湿温等外感病以及各类杂病，其具体手法是：重用附子，合灵磁石或再加生龙齿，或再加黑锡丹，温阳之中兼以镇潜（温潜）；合酸枣仁，温阳之中兼以酸敛（温敛、温缓）；合半夏、茅术，或再加藿梗、厚朴、大腹皮、黄郁金，温阳之中兼以化湿畅阳（温化）。由此组成基本方。如兼水湿内停者，加茯苓或茯神，温阳之中兼以渗湿（温渗）；如兼肌热、无汗、恶寒等表郁证者，加水炙麻黄、桂枝，温阳之中兼以辛散（温散）；寒湿伤中阳为甚者，加干姜温通；寒湿伤心阳或兼饮者，加桂枝温化；寒湿伤肾阳为甚者，酌加仙灵脾、胡芦巴、巴戟天、破故纸、生鹿角等温补；如兼脾胃虚者，加黄芪、党参、白术、当归等脾肾双补。此法别开生面，可法可师。我十分推崇祝氏之法，如法试用，发现有可靠的疗效，故特别提出，以期发扬光大。

### （五）术附汤类方

**加减附子理中汤（术附姜苓加厚朴汤）**　出自《温病条辨·中焦篇》湿温第 94 条，组成为：白术三钱、附子二钱、干姜二钱、茯苓三钱、厚朴二钱。水五杯，煮取二杯，分二次温服。吴氏称此方为“苦辛温法”。其原条文谓：“自利腹满，小便清长，脉濡而小，病在太阴，法当温脏，勿事通腑，加减附子理中汤主之。”

本方是吴瑭根据《临证指南医案·痢》陆案整理而成，叶案如下。

陆，二六，腹满自利，脉来濡小，病在太阴，况小便清长，非腑病湿热之比。法当温之。生于术、附子、茯苓、厚朴、干姜。（《临证指南医案·痢》）

吴瑭采集此案，制定出加减附子理中汤方证。本方即附子理中汤去人参、甘草之甘守，加厚朴、茯苓利湿除满。也即术附姜苓汤加厚朴，可称为术附姜苓加厚朴汤。其中附子、干姜、白术、茯苓配伍，既善于治腹泻，又善于止痹痛，从而构成了本方的特点。本方的证以腹满、下利为主，也可治疗肢体肌肉痹痛证。

综上所述，术附汤及其类方均以白术、附子、干姜、茯苓为中心组方，具

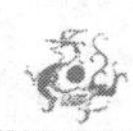

有温阳逐湿的作用，主治寒湿伤阳所致的病证。其中术附汤主治舌苔腐白，肛门坠痛，胃不喜食者；术附姜苓汤主治肢体痿弱、麻痹或痔血便血者；加减附子理中汤（术附姜苓加厚朴汤）主治下利、腹满者；桂枝姜附汤（术附姜桂汤）主治形寒，肢体拘束疼痛者。又是其同中之异，临证可据方证选用之。

# 术附姜苓汤方证

**术附姜苓汤**　出自《温病条辨·下焦篇》寒湿第45条，组成为：生白术五钱、附子三钱、干姜三钱、茯苓五钱。水五杯，煮取二杯，日再服。吴氏称此方为“辛温苦淡法”。其原条文谓：“湿久伤阳，痿弱不振，肢体麻痹，痔疮下血，术附姜苓汤主之。”

## （一）方证理论源流

叶桂善用变通附子理中汤治疗寒湿下注所致的大便出血与痔血，如下案。

张，四五，阳伤痿弱，有湿麻痹，痔血。生白术、附子、干姜、茯苓。（《临证指南医案·湿》）

本案寒湿伤阳，阳虚湿阻经脉则肢体痿弱、麻痹；阳虚湿浊下注则痔疮出血。方用附子理中汤去人参、甘草，加茯苓，温阳以逐寒湿。吴瑭采集此案，制订出术附姜苓汤方证。

## （二）方证特点及其在杂病中应用的机制

术附姜苓汤由附子理中汤去人参、甘草，加茯苓组成。因寒湿尚盛，故不用参、草甘守，而加茯苓通阳，再合白术以健脾逐湿。

全方用附子、干姜温阳；用白术、茯苓逐湿，两组药配伍，构成了温阳逐湿之法。其中白术、附子、茯苓三药配伍，善于逐寒湿之痹，用于寒湿伤阳所引起的肢体痿弱、麻痹、疼痛等证有特殊的疗效。附子、干姜、白术三药配伍，善于温阳摄血，叶桂常用此法治疗寒湿下注，伤阳损络所致的痔疮出血或便血。

术附姜苓汤的证：吴瑭原治证：痿弱不振，肢体麻痹，痔疮下血。从叶桂原医案来看，叶氏描述的是“阳伤痿弱”，而不是“痿弱不振”。此“痿弱”既可能是指肢体痿弱无力，也可能是指病人形体痿弱不振，吴瑭选择了后者。

从方的组成结构来看，本方含附子、干姜、白术，是附子理中汤的变化方，其证应包括理中汤与附子理中汤证，如腹满、便溏等。本方另有白术、茯苓，善于逐湿，其对应证有舌苔白腻、水滑等。

方证的特征性证：痔疮出血或便血，肢体或麻，或痛，腹满、便溏，舌淡胖，苔白腻，脉沉缓。

## （三）用治杂病举例与体会

刘渡舟先生擅长用附子理中汤治疗寒湿伤阳证，也常仿吴瑭术附姜苓汤法化裁此方，此介绍我跟师出诊时抄录的医案几则如下。

用治肝硬化腹胀：李某，男，65 岁。1999 年 8 月 5 日。肝硬化，腹胀，大便每天二三次，偏稀。舌嫩红、苔白滑，脉沉。处方：炮附子 10g、干姜 12g、白术 10g、红人参 10g、茯苓 15g。7 剂。1999 年 8 月 12 日。腹胀减轻，大便不溏，日一二次。舌红、苔白滑，脉沉。上方附子用 12g，白术用 12g，7 剂，继续调治。（作者新撰刘渡舟医案）

用治糖尿病腹满：李某，男，54 岁。1997 年 4 月 16 日。糖尿病，全身疼痛，口渴，腹胀，尿少。舌淡红、苔白腻，脉沉。处方：附子 10g、干姜 12g、白术 16g、茯苓 20g、红参 10g。7 剂。1997 年 4 月 23 日。服药腹胀减轻，尿量增加，小便通利，身痛明显减轻，口仍渴，腰痛。舌淡红、苔白，脉沉。上方加天花粉 10g，杜仲 10g，7 剂，继续调治。（作者新撰刘渡舟医案）

我遵照叶桂与吴瑭用术附姜苓汤法治疗痔疮出血、便血以及妇人月经出血，发现有奇效，此介绍几则医案如下。

大便出血：山田某某，女，34 岁，日本某电视台职员。2003 年 6 月 25 日初诊。患者大便出血 1 年左右，经某医科大学附属医院诊断为溃疡性结肠炎，腹微痛，大便干燥，三日一行，不腹泻，每次大便均有出血，出血多则紧张不安。已婚，未孕。脉细弦滑，舌红，苔薄。从大肠积热，血络瘀滞考虑，用凉血清热法，处方：白头翁 3g，生地榆 3g，生槐花 3g，大黄 1g，白芍 5g，甘草 2g，荆芥 2g，防风 2g。7 剂。服药后出血量略减，便秘减轻，腹痛消失，但便血依然。脉弦细，舌红，苔微黄。用大黄黄连泻心汤与连梅汤化裁处方：大黄 3g，黄芩 3g，黄连 3g，枳实 3g，生地 6g，玄参 5g，麦冬 6g，乌梅 2g。7 剂。服此方 2 剂，开始腹泻，一日数次，大便时出血量增多。患者自己停服此药 1

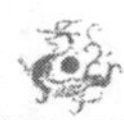

天，腹泻缓解，后又自行继续服此方。服药后腹泻、便血加重，服药至第 7 剂时，因腹泻次数过多，不能坚持工作，请假休息，并再次来诊，患者表现出不满情绪。诊脉沉缓无力，舌不红，苔白。改用术附姜苓汤法。处方：炮附子 3g，干姜 3g，红人参 2g，白术 5g，茯苓 5g，炙甘草 2g。3 剂。服药 1 剂，腹泻减，气力增加，3 剂后，腹泻止。奇怪的是便血也随之而止，患者继续服用该方 5 剂，大便正常，每日 1 次，未见便血。患者十分高兴，要求调方。遂让其服用津村制药公司出品的理中汤颗粒剂，照说明书服用 5 日。此后，停药观察。至 2004 年 1 月随访，大便正常，未再便血。2005 年春节患者来信告知，以前痛经，月经量少，婚后 6 年未孕，自从便血愈后，月经正常，怀孕顺产一男婴，特此向我致谢。

月经量多而淋漓不断：王某某，女，34 岁。2005 年 12 月 20 日初诊。每次月经量多，且淋漓不容易干净，而且两次月经之间还会出血，出血量也多，有似白带非白带样物流出，量多。容易疲劳，用脑过多则特别累，而且脸色不好。舌淡红、苔白略腻，右脉软、尺无力，左脉沉细。有两位名医曾为其诊治，一用归脾汤加味，一用补中益气汤加味，均无效。从白带样物多以及脉舌特征辨为寒湿伤阳术附姜苓汤证。处方：制附子 10g、干姜 10g、红人参 3g、白术 10g、茯苓 15g、艾叶炭 10g。7 剂。2006 年 1 月 21 日二诊。服上方有奇效，月经滴漏止。现月经刚完 2 天，两次月经中间再未出血，白带样分泌物也止。口不干，大便一日一次，微软不溏。舌淡红、苔薄白，脉极沉软略。继续用上方巩固疗效。处方：制附子 10g、干姜 10g、红人参 3g、白术 10g、茯苓 15g、艾叶炭 10g。7 付。

大便溏而痔血：张某某，男，45 岁。2005 年 5 月 7 日初诊。肠胃不好近 10 年，便溏不成形，大便频，日三四次，从冰箱拿出来的饮食物一吃马上就拉肚子。素有痔疮，大便有时出血。曾请一位王姓医生诊治，用补中益气汤合凉血止血药，服药后腹胀、放屁多而无效。舌淡红、苔白腻而滑，脉沉细。从痔血与脉舌特征辨为寒湿伤阳术附姜苓汤证。处方：制附子 8g、干姜 10g、白术 10g、苍术 10g、茯苓 30g、红人参 3g、桂枝 10。7 剂。2005 年 5 月 17 日。此方有特效，服至第 2 剂大便就已正常，也未见大便时出血。因为多年每天多次上厕所的习惯，还是一天想几次去厕所，但入厕也不大便，这两天已经完全正常。腹不胀，大便一日一次，不稀不溏。守用上方以巩固疗效。处方：制附子 8g、干姜 10g、白术 10g、苍术 5g、茯苓 30g、红人参 3g、桂枝 10g。7 剂。

## （四）有关问题的讨论

**1. 叶桂用变通理中汤与附子理中汤温阳逐湿治疗痔血的经验** 关于痔疮出血，医家多从湿热下注考虑，用寒凉药地榆、槐花之类凉血止血。即使徐大椿这样的大家，在评注《临证指南医案·便血》“某，凡有痔疾，最多下血……人参、附子、炮姜、茅术、厚朴、地榆、升麻醋炒、柴胡醋炒”案中评云：“全然不懂此道者，既知痔血，岂宜用此等药。”在评“程十七，脉沉，粪后下血……生茅术、人参、茯苓、新会皮、厚朴、炮附子、炮姜炭、地榆炭”案中说：“此乃痔血。不特此老不知，天下名医无一知者，我见以百计，可为一噱。”从而说明，用寒凉药统治痔疮出血的认识是根深蒂固的。叶氏则不同，对于辨证属于中下焦阳虚，寒湿下注的痔血，辄用附子理中汤或附子理中汤合平胃散组成的“劫胃水法”论治，从而开辟了姜附术苓类温热药治疗痔血的思路。

吴瑭继承叶氏的经验，在《温病条辨·下焦篇》寒湿第45条术附姜苓汤方证自注中指出：“痔疮有寒湿、热湿之分，下血亦有寒湿、热湿之分，本论不及备载，但载寒湿痔疮下血者，以世医但知有热湿痔疮下血，悉以槐花、地榆从事，并不知有寒湿之因，畏姜、附如虎，故因下焦寒湿而类及之，方则两补脾肾之阳也。”从而发扬了叶氏用附子理中汤变通方治疗寒湿伤阳所致痔血的经验。

叶桂治疗痔血的医案除前述《临证指南医案·湿》“张四五”案外，还有下案：

陈黎里四十四岁，形色脉象，确是阳虚。酒食聚湿，湿注肠痔下血，湿为阴浊，先伤脾阳，阳微气衰。麻木起于夜半，亥子，乃一日气血交代，良由阳微少续，有中年中痱之疾。人参、生于术、炮姜、炙草、炒黑附子。（《叶天士先生方案真本》）

这两案痔血均由寒湿伤阳所致，均用温阳逐湿摄血法治疗，可法可师，值得深入研究。

**2. 叶桂阐发“劫胃水法”理论用理中汤与附子理中汤治疗便血的经验** 叶桂在变通应用理中汤与附子理中汤中提出了“劫胃水法”的理论。如以下几案：

张官宰街三十一岁，酒客多湿，肠胃中如淖泥，阳气陷，血下注，昔王损

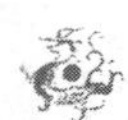

庵以刚药劫胃水湿。理中汤加木瓜。(《叶天士先生方案真本》)

产后，宗王损庵劫胃水法，用理中汤。人参、焦术、炒姜、炙草。劫胃水已应，议升阴中之阳，互入摄固。人参、炒当归、五味子、茯神、麋茸。(《眉寿堂方案选存·女科》)

俞，阳虚，肠红洞泻，议劫胃水。理中换生茅术、生厚朴、附子炭、炮姜。(《临证指南医案·便血》)

王六二，病人述病中厚味无忌，肠胃滞虽下，而留湿未解，湿重浊，令气下坠于肛，肛坠痛不已。胃不喜食，阳明失阖。舌上有白腐形色。议劫肠胃之湿。生茅术、人参、厚朴、广皮、炮姜炭、生炒黑附子。(《临证指南医案·湿》)

席，脉右歇，舌白渴饮，脘中痞热，多呕逆稠痰，曾吐蛔虫。此伏暑湿，皆伤气分，邪自里发，神欲昏冒，湿邪不运，自利黏痰。议进泻心法。半夏泻心汤……又，食入欲呕，心中温温液液，痰沫味咸，脊背上下引痛。肾虚水液上泛为涎，督脉不司约束，议用真武撤其水寒之逆。二服后接服。人参、半夏、茯苓、桂枝、煨姜、南枣。又，别后寒热三次，较之前发减半，但身动言语，气冲，涌痰吐逆，四肢常冷，寒热，汗出时四肢反热。此阳衰胃虚，阴浊上乘，以致清气无以转舒。议以胃中虚，客气上逆为噫气呕吐者，可与旋覆代赭汤，仍佐通阳以制饮逆，加白芍、附子。又，镇逆方虽小效，究是强制之法。凡痰饮都是浊阴所化，阳气不振，势必再炽。仲景谓，饮邪当以温药和之。前方劫胃水以苏阳，亦是此意。议用理中汤，减甘草之守，仍加姜、附以通阳，并入草果以醒脾，二服后接用。人参、干姜、半夏、生白术、附子、生白芍。(《临证指南医案·吐蛔》)

脉沉而迟，向有寒疝瘕泄，继而肠血不已，渐渐跗臁麻木无力，此因膏粱酒醴，酿湿内著。中年肾阳日衰，肝风肆横，阳明胃络空主乏，无以束筋，流利机关，日加委顿，乃阳虚也。仿古劫胃水法。生茅术、人参、厚朴、生炮附子、陈皮。(《叶氏医案存真·卷一》)

某，凡有痔疾，最多下血，今因嗔怒，先腹满，随泻血，向来粪前，近日便后。是风木郁于土中，气滞为膨，气走为泻。议理中阳，泄木佐之。人参、附子、炮姜、茅术、厚朴、地榆、升麻（醋炒）、柴胡（醋炒）。(《临证指南医案·便血》)

顾盘门，向饥时垢血通爽，饱时便出不爽，此太阴失运矣。首方理湿热，继用固肠滑，皆不效，议辛甘运阳。理中汤去参，加桂元肉。(《叶天士先生方

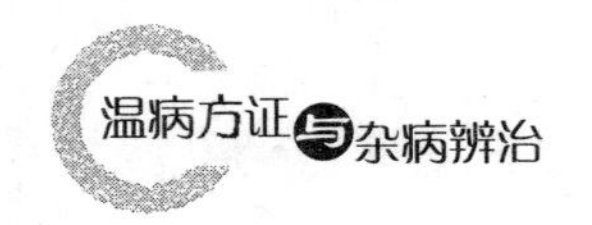


案真本》)

程十七，脉沉，粪后下血。少年淳朴得此，乃食物不和，肠络空隙所渗。与升降法。茅术、厚朴、广皮、炮姜、炙草、升麻、柴胡、地榆。又，脉缓濡弱，阳气不足，过饮湿胜，大便溏滑，似乎不禁，便后血红紫，兼有成块而下。论理是少阴肾脏失司固摄，而阳明胃脉，但开无合矣。从来治腑以通为补，与脏补法迥异。先拟暖胃阳一法。生茅术、人参、茯苓、新会皮、厚朴、炮附子、炮姜炭、地榆炭。(《临证指南医案·便血》)

以上9案，叶氏均用变通理中汤或附子理中汤治疗。在上述《临证指南医案·便血》俞案，《临证指南医案·湿》王二六案，《临证指南医案·呕吐》某氏案，《临证指南医案·吐蛔》席案，《叶氏医案存真·卷一》“脉沉而迟”案中，叶氏分别点明了案中处方为“议劫胃水”“议劫肠胃之湿”“暖胃阳以劫水湿”“劫胃水以苏阳”“仿古劫胃水法”。此法可统称为“劫胃水法”。

此分析这些医案，对“劫胃水法”的有关问题略作讨论如下。

关于“劫胃水法”的方药组成：此法以理中汤为基础，如《叶天士先生方案真本》“张官宰街三十一岁”案用理中汤加木瓜；《眉寿堂方案选存·女科》“产后”案用理中汤原方。或者用附子理中汤化裁，如《临证指南医案·湿》王六二案用附子理中汤去甘草，以苍术易白术，加厚朴、广皮；《临证指南医案·呕吐》某氏案用附子理中汤原方；《叶氏医案存真·卷一》“脉沉而迟”案用附子理中汤去草、姜，以苍术易白术，加厚朴、陈皮；《临证指南医案·便血》俞案用附子理中汤去参、草，以苍术易白术，加生厚朴。总之，“劫胃水法”的基本方：可据证用理中汤或附子理中汤，其最常用的手法是在理中汤或附子理中汤中合入平胃散。由于此法的基本功效在于温阳逐湿，因此，多不用甘守碍湿的白术、甘草、人参，而用苍术代替白术，更加厚朴、陈皮温燥寒湿。

关于“劫胃水法”的适应证：主症是便血，如酒湿伤阳，阳气下陷的“血下注”“向有寒疝癥泄，继而肠血不已”；中阳虚损，“肠红洞泻”；妇人产后出血。其次是寒湿重浊下注，“肛坠痛不已”；产后胃阳大虚，奇脉不固，“带下脊髀酸软”等。

关于“劫胃水法”治疗便血的机制：从叶氏“仿古劫胃水法”“议劫胃水”“议劫肠胃之湿”“暖胃阳以劫水湿”“昔王损庵以刚药劫胃水湿”“劫胃水以苏阳”等句分析，此法所针对的证以中阳或中下之阳亏虚，寒湿久羁，致湿郁阳虚，湿浊下流，阳气下陷，固摄失职为基本病机；或者寒湿内聚在先，寒湿伤阳，中阳、真阳虚损，寒湿与阳虚下陷互为因果为基本病机。中阳下陷，不

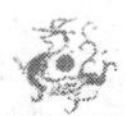

能摄血，故便血、肠红，产后出血；阳虚湿聚，奇经不固，故带下脊髀酸软，或肛坠痛不已。对此，必须用理中汤、附子理中汤温通中阳，驱逐阴浊，或再合平胃散法，温燥寒湿、祛逐水浊。从叶氏《临证指南医案·吐蛔》席案“仲景谓，饮邪当以温药和之。前方劫胃水以苏阳，亦是此意。议用理中汤，减甘草之守，仍加姜、附以通阳，并入草果以醒脾”分析，“劫胃水法”与仲景治痰饮用苓桂术甘汤“当以温药和之”的治法相类似，其关键是用辛热药干姜、附子温阳通阳，用苍术、厚朴、陈皮燥湿醒脾。脾胃中阳得以温通，水湿浊邪得祛，阳气温煦、固摄功能恢复，则下血自止，带下自缓，肛坠自除。

关于“劫胃水法”的来源：从叶案“昔王损庵以刚药劫胃水湿”“宗王损庵劫胃水法”来看，这一治法似出自王损庵。王损庵即王肯堂，字宇泰，号损庵，自号西念居士。明代金坛人。编著《证治准绳》44卷。但是，在上述《临证指南医案·便血》程十七案、“某，凡有痔疾，最多下血”案中，叶氏所用处方又与罗谦甫（罗天益，字谦甫，元代真定人）《卫生宝鉴》平胃地榆汤有关，其根据源于以下三案：

某，阳虚体质，食入不化，饮酒厚味即泻，而肠血未止。盖阳微健运失职，酒食气蒸湿聚。脾阳清阳日陷矣。当从谦甫先生法。人参二钱半、干姜二钱半煨、附子三钱、茅术五钱、升麻三钱、白术二钱半、厚朴二钱半、茯神二钱半、广皮二钱半、炙草二钱半、归身一钱半、白芍一钱半、葛根二钱半、益智一钱半、地榆三钱半、神曲一钱半。右药各制，姜、枣汤丸。（《临证指南医案·便血》）

沈五五，酒湿污血，皆脾肾柔腻主病，当与刚药，黑地黄丸（黑地黄丸：苍术、熟地、五味、干姜）。凡脾肾为柔脏，可受刚药，心肝为刚脏，可受柔药，不可不知，谦甫治此症，立法以平胃散作主，加桂附榆姜归芍，重加炒地榆以收下湿，用之神效，即此意也。（《临证指南医案·便血》）

肠血腹胀便溏，当脐微痛，脾胃阳气已弱，能食气不运，湿郁肠胃，血注不已。考古人如罗谦甫、王损庵辈，用劫胃水法可效。真茅术、紫厚朴、升麻炭、炙甘草、附子炭、炮姜炭、炒当归、炒白芍、煨葛根、新会皮。以黄土法丸。（《叶氏医案存真·卷一》）

其中“某，阳虚体质……而肠血未止”案所用处方是罗天益平胃地榆汤原方。此方出自《卫生宝鉴》卷十六“结阴便血治验”，是治“真定总管史侯男十哥”案方，方名为“平胃地榆汤”，组成用法为：苍术一钱，升麻一钱，黑附子（炮）一钱，地榆七分，陈皮、厚朴、白术、干姜、白茯苓、葛根各半

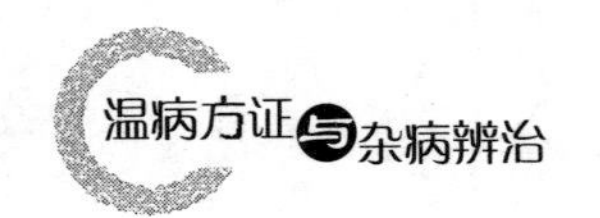


钱，甘草（炙）、益智仁、人参、当归、曲（炒）、白芍药各三分。右十六味，作一服，水二盏，生姜三片，枣子二个，煎至一盏，去滓温服。叶案处方与平胃地榆汤除茯神与白茯苓之别外，其余药完全相同，所不同的是，罗天益用的是汤剂，叶氏用的是丸剂。

在《临证指南医案·便血》“沈五五，酒湿污血”案中，叶氏对罗天益此方作了简明扼要的解释：“谦甫治此症，立法以平胃散作主，加桂附榆姜归芍，重加炒地榆以收下湿，用之神效。”

在《叶氏医案存真·卷一》“肠血腹胀便溏……血注不已”案中叶氏指出：“考古人如罗谦甫、王损庵辈，用劫胃水法可效。”用方也从平胃地榆汤变化而出。

从以上分析可见，叶氏此法与方来源于罗天益与王肯堂，但是，查阅罗天益《卫生宝鉴》，尚未见到“劫胃水法”的提法，此说是否出自王肯堂《证治准绳》，或者出自其他医书，或者出自叶氏本人，有待考证。

**3. 叶桂用术附姜苓汤法治疗其他出血的经验** 叶桂也用变通理中汤与附子理中汤治疗上下出血与妇人崩漏，如以下医案。

龚无锡六十三岁，老年嗜蟹介，咸寒伤血，上下皆溢，当理其中。理中汤。（《叶天士先生方案真本》）

程，暴冷阳微后崩。附子理中汤。（《临证指南医案·崩漏》）

长斋有年，脾胃久虚。疟由四末，必犯中焦；血海隶乎阳明，苦味辛散，皆伤胃系。虽天癸久绝，病邪、药味扰动血络，是为暴崩欲脱。阅医童便、阿胶，味咸滑润，大便溏泻，岂宜润下？即熟地、五味，补敛阴液，咽汤停脘，顷欲吐尽。滋腻酸浊之物，下焦未得其益，脘中先以受其戕。议以仲景理中汤，血脱有益气之治。坤土阳和旋转，希图中流砥柱，倘得知味纳谷，是为转机。重证之尤，勿得忽视！人参、炒焦于术、炮姜炭、茯苓、炙黑甘草。（《眉寿堂方案选存·女科》）

经漏腹胀，脏阴为病，浊攻脾胃为呕逆。人参、淡附子、茯苓、蒸术、淡干姜。（《眉寿堂方案选存·女科》）

综上所述，术附姜苓汤是附子理中汤的变化方，通过温阳逐湿的功效，既可治疗寒湿下注，阳虚不能摄血所致的痔血、便血以及妇人崩漏等出血，又可治疗寒湿阻痹经络所致的肢体麻痹、疼痛，肌肉痿弱等病症。

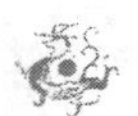

# 桂枝姜附汤方证

**桂枝姜附汤**　出自《温病条辨·上焦篇》湿温寒湿第49条，组成为：桂枝六钱、干姜三钱、白术（生）三钱、熟附子二钱。水五杯，煮取二杯，渣再煮一杯服。吴氏称此方为“苦辛热法”。其原条文谓：“寒湿伤阳，形寒脉缓，舌淡，或白滑不渴，经络拘束，桂枝姜附汤主之。”

## （一）方证理论源流

《金匮要略·痉湿暍病》第23条载：“伤寒八九日，风湿相搏，身体疼痛，不能自转侧，不呕不渴，脉浮虚而涩者，桂枝附子汤主之；若大便坚，小便自利者，去桂加白术汤主之。”桂枝附子汤组成：桂枝、生姜、附子、甘草、大枣；白术附子汤组成：白术、附子、甘草、生姜、大枣。叶桂善于变通桂枝附子汤或白术附子汤治疗寒湿伤阳证，如下案。

王，二五，冷湿损阳，经络拘束，形寒。酒客少谷，劳力所致。桂枝、淡干姜、熟附子、生白术。(《临证指南医案·湿》)

本案由冷湿伤阳而致形寒、经络拘束。方取桂枝附子汤法，用桂枝合附子温散经络之湿；又仿白术附子汤法，用白术合附子温燥脾肾寒湿。另取理中汤、四逆汤法，以干姜合附子温补脾肾真阳。吴瑭采集此案，去“酒客少谷，劳力所致”；改“冷湿损阳”为“寒湿伤阳”；增加“不渴”“舌淡，或白滑，脉缓”，拟定出桂枝姜附汤方证。

## （二）方证特点及其在杂病中应用的机制

桂枝姜附汤用桂枝配附子，温通经络寒湿，以治肢体关节疼痛或肌肉经络拘束不利。用白术配附子，温阳逐湿，以治脾胃内湿停聚而少谷。用干姜配附子，辛甘热温阳助命门而散寒，治湿损真阳之形寒。全方虽仅四味药，却具有桂枝附子汤、白术附子汤以及理中汤、四逆汤四方之效。

桂枝姜附汤的证：吴瑭原治证：寒湿伤阳，形寒，不渴，经络拘束，舌淡、苔白滑，脉缓。

方中所寓法的对应证：从方的结构来看，本方附子、干姜为一组，重在温阳；白术为一组，重在逐湿。这两组药配合，已构成温阳逐湿之效，主治寒湿损阳之证。其特别之处是用了第三组药桂枝，桂枝配合附、姜、白术，一可温通经络寒湿，治经络关节肢体寒湿凝滞的疼痛；二可发散风寒，治内见阳虚寒湿而外兼风寒郁表之证，如恶寒、发热等。

方证的特征性证：形寒，不渴，舌淡苔白腻、白滑，脉沉缓。或肌肉肢体拘束、肢体关节疼痛，或外感风寒，恶风寒，汗出而不解者。

## （三）用治杂病举例与体会

先师刘渡舟教授常用桂枝姜附汤治疗寒湿，此整理我跟师出诊时抄录的医案几则如下。

用治半身不遂肢体疼痛：许某某，女，65岁。1999年5月6日。中风半身不遂，右侧肢体活动不利，右腿痛甚，连及腰疼，背痛，周身沉重，大便少而不易解。舌红苔白腻滑。用桂枝姜附汤合羌活胜湿汤。处方：炮附子3g、干姜4g、桂枝6g、白术30g、羌活3g、独活3g、防风5g、藁本3g、川芎6g、蔓荆子4g、炙甘草10g。7剂。1999年5月13日。服药背疼已愈，腿痛减轻，大便已解，腰仍疼。舌嫩红，苔白腻，用肾着汤。处方：茯苓30g、白术20g、炙甘草6g、干姜14g、杜仲10g、川续断10g。7剂。（作者新撰刘渡舟医案）

方证解释：一诊处方各药分量很轻，唯白术量独重，用30g，这是因为患者大便少而不易解，方仿仲景白术附子汤法（“……若大便坚，小便自利者，去桂加白术汤主之”），重用白术逐湿以通大便。其余药分量取轻，也是刘老师的经验用法，因方中风药较多，轻可疏通气机，宣畅内外，有利于通阳胜湿。

用治风湿头颈肩痛：王某某，女，33岁。1999年6月3日。手麻，心烦，头项拘紧疼痛，肩痛，出汗好受。舌淡水滑、苔薄白，脉沉弦。用小续命汤加味。处方：麻黄4g、党参8g、桂枝10g、杏仁10g、白芍10g、炙甘草6g、当归12g、防风6g、防己10g、川芎8g、生姜10g、生石膏30g、知母6g。7剂。1999年7月1日。服药汗出，头颈紧疼与肩痛好多了，皮如虫行，大便干，小便少，每天1次，白带多。舌正红，苔薄白腻。用桂枝姜附汤。处方：桂枝15g、白术12g、炮附子12g、干姜10g、大枣12枚。7剂。1999年7月8日。服药后头颈、肩疼痛止，白带正常，皮如虫行减轻。用桂枝加黄芪汤7剂而愈。（作者新撰刘渡舟医案）

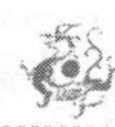

刘某某，女，40岁。1998年5月6日初诊。手指关节及腰膝关节疼痛，背疼，胸堵，身无汗，月经量少。舌胖苔白滑。用柴胡桂枝汤。处方：桂枝15g、白芍15g、柴胡16g、黄芩10g、生姜6g、大枣12枚、半夏12g、党参6g、片姜黄10g、藏红花1g。7剂。1998年5月27日。服药后胸堵除，关节疼痛减轻，劳累则不舒，指关节疼明显，大便1日2～3次，偏溏。舌胖、苔白腻，脉沉滑。用桂枝姜附汤。处方：桂枝15g、炮附子6g、白术12g、干姜10g、炙甘草10g。7剂。1998年6月3日。大便转为1日1次，已不溏，指关节与腰膝关节疼痛明显减轻。舌胖大、苔白腻水滑，脉沉。用桂枝加附子汤，处方：桂枝15g、白芍15g、生姜10g、大枣12枚、炙甘草8g、附子12g。7剂。（作者新撰刘渡舟医案）

用治产后感受风寒而身痛：徐某某，女，28岁。1999年7月14日初诊。产后感受风寒，浑身痛，腰腿凉疼，夜间痛甚，恶寒，上身有汗，下身无汗，受凉即欲大便，足心热，腿不肿。舌淡红、苔白略腻，脉沉弦。用桂枝姜附汤。处方：桂枝15g、干姜12g、白术10g、附子10g、炙甘草8g、大枣12枚。7剂。1999年7月21日。服上方恶寒解，身痛明显减轻，右半身出汗，左半身无汗，腰膝痛。舌淡红、苔白，脉沉。用肾着汤加味。处方：茯苓30g、白术20g、干姜14g、炙甘草10g、桂枝10g、续断10g、杜仲10g。7剂。（作者新撰刘渡舟医案）

我在临床上遵照刘渡舟先生的手法，主要用桂枝姜附汤治疗两方面病症：一是内见寒湿伤阳，外见肢体关节疼痛者；二是内有阳虚寒湿，外有风寒郁表者。此仅介绍1则治验如下。

用治寒湿伤阳而肢体关节疼痛：潘某某，女，35岁。新加坡人，香港某银行职员。香港某诊所门诊号：C0601757。2010年2月2日初诊。患者1996年被诊断为系统性红斑狼疮，用激素治疗。后继发股骨头坏死，2005年、2008年分别作右、左髋关节手术。激素曾用量60mg/日，现在用2.5mg/日。面部无明显红斑，肾脏无损害，红细胞、血小板偏低。现以两髋关节与膝关节疼痛为主，手指端发青，有雷诺氏综合征现象，易疲累，月经不调，时闭经，时淋漓不断。舌嫩红、苔薄白略腻，脉沉细略滑。用桂枝芍药知母汤，处方：桂枝10g、白芍20g、知母12g、炙麻黄8g、白术15g、防风10g、制附子10g、茯苓30g、当归30g、炙甘草10g、生姜10g。5剂。2012年2月9日二诊，服上方骨头仍痛，大便不是每天都有，但不干，口微干，舌偏红，苔薄白，脉沉细滑。用当归拈痛汤。此后，还曾用柴胡桂枝汤、当归四逆汤、仙方活命饮、芍药甘草汤、加味苍柏散、当归芍药散、桂枝茯苓丸、当归补血汤、温经汤、黄芪桂枝五物汤、小柴胡汤、犀角地黄汤等方，调治髋、膝关节痛与月经不调。至2011年4月12日，雷诺氏综合征明显，两手指端青紫、触之冰冷，两中指指端指腹因血液循环不好坏死化脓，髋关节、膝关节时痛。舌正红、苔白略腻，脉沉细。抓指端特征一症，辨为寒湿伤阳桂枝姜附汤证与血虚当归补血汤证。处方：制附子15g、干姜10g、白术15g、苍术15g、桂枝15g、当归15g、生黄芪20g。10剂。每周服5剂。2011年4月26日，髋关节与膝关节疼痛减轻、手指端青紫改善，指腹溃疡开始收敛。随固定此方，逐渐增加附子用量，最大量用至30g，黄芪与当归量也逐渐增加为30g。另外，或合黄芪桂枝五物汤（去阴寒的白芍），或合当归四逆汤（去白芍）。每周服5剂药，两周看诊一次。至2011年12月，手指颜色恢复正常，雷诺氏综合征消失，关节疼痛得到控制。患者因银行工作压力很重，每天都感到累，觉得中药对她有很大的帮助，因此仍两周来诊一次，我也仍以2011年4月12日方为基础，据证稍作加减，每周用3剂药，直至2013年5月，因已无明显症状，遂嘱停服中药。

## （四）有关问题的讨论

**桂枝姜附汤与麻黄附子细辛汤** 麻黄附子细辛汤出自《伤寒论》第301条："少阴病，始得之，反发热，脉沉者，麻黄附子细辛汤主之。"本方治内见少阴阳虚，寒饮内伏的附子、细辛证，外见表郁不解，发热、恶寒、无汗之麻黄证。桂枝姜附汤治内见寒湿伤阳，阳虚阴盛的附子、干姜证与寒湿内聚的白术证，外见表郁不解发热、恶风、汗出之桂枝证。两方均可治阳虚而表不解证，但所不同的是，前者有麻黄，功在发汗解表，治无汗之表证。后者有桂枝，功在发散表寒，治有汗之表证。临床可据证而运用两方。

**桂枝姜附汤与白虎加桂枝汤** 白虎加桂枝汤出自《金匮要略·疟病》第4条："温疟者，其脉如平，身无寒但热，骨节疼烦，时呕，白虎加桂枝汤主之。"本方治内见虎汤证而发热，外见桂枝证而骨节疼烦。桂枝姜附汤治内见寒湿伤阳之姜、附、术证而脉缓、舌淡苔白滑，外见桂枝证而经络拘束或肢体疼痛。两方均有桂枝，均能治肢体关节疼痛，但内证却截然不同：前者以阳明炽热伤津见白虎汤证为特征，后者则以寒湿伤阳见干姜附子白术证为特点，临床应据证辨用两方。

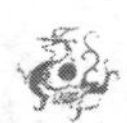

# 薛氏扶阳逐湿汤方证

**薛氏扶阳逐湿汤**　出自《湿热病篇》第25条，组成为：人参6g，白术10g，附子6g，茯苓15g，益智仁10g。薛氏原条文谓：“湿热证，身冷脉细，汗泄胸痞，口渴舌白，湿中少阴之阳，宜人参、白术、附子、茯苓、益智仁等味”。薛氏未拟方名，此根据其自注中“扶阳逐湿”一句，命方名为扶阳逐湿汤，并制定剂量如上。

## （一）方证理论源流

薛氏扶阳逐湿汤组方结构类似于《伤寒论》真武汤，据此可以认为，本方是从真武汤变化而出。

## （二）方证特点及其在杂病中应用的机制

本方是由真武汤去生姜、白芍，加人参、益智仁而成。其中白术、附子、茯苓配伍是温阳逐湿的核心药组，加益智仁温燥寒湿，人参补益胃阳。其立意，薛雪用“扶阳逐湿”四字做了精辟的概括。本方益智仁的用法比较特殊，此药为姜科植物益智的成熟种子，与砂仁、白豆蔻、草豆蔻、草果等同属于姜科植物的成熟种子，具有与此四药相同的温燥寒湿的功效。因此，叶桂医案也每用益智仁辛香温燥寒湿。

薛氏扶阳逐湿汤的证：薛氏原治证：湿热证，身冷脉细，汗泄胸痞，口渴舌白，湿中少阴之阳者。薛氏自注说：“此条湿邪伤阳，理合扶阳逐湿，口渴为少阴证，乌得妄用寒凉耶。”实为点睛之笔，揭示了该方证的病机要点。王士雄认为：“此为湿热证之类证，乃寒湿也，故伤人之阳气。或湿热证，治不如法，但与清热，失于化湿，亦有此变。”关于本方证中的“口渴”，章虚谷指出：“渴者，湿遏阳气，不化津液以上升，非热也。”这是对于寒湿伤阳口渴病机的准确解释。

方证的特征性证：身冷，汗出，胸闷脘痞，便溏，苔白腻滑，脉沉细缓。

## （三）用治杂病举例与体会

我在临床上常用本方治疗寒湿伤阳所致的腹泻、腹痛、腹胀等病证，此介绍治验案二则如下。

腹泻：林某某，男，31岁。2005年12月13日初诊。患者异常消瘦，面色苍黄，长期腹泻，日2～3次，时有腹痛，肠鸣甚，下腹部发凉，极易疲劳，下肢酸软，遗精。舌质淡，苔白略厚而腻，脉沉软。此寒湿伤阳，用薛氏扶阳逐湿汤化裁，处方：红人参5g，干姜10g，白术15g，茯苓30g，炮附子10g，益智仁10g。6剂。2005年12月20日二诊：大便成形，每日1次，腹痛、肠鸣止，疲劳减轻，下肢不再酸软，1周来未遗精，唯头微晕。脉弦细，舌正红，苔变薄白。上方加菟丝子15g。6剂善后。

单腹胀：张某某，男，35岁。2006年5月2日初诊。腹胀满，腹中气充如囊，敲之如鼓，食后胀甚，大便偏溏，曾多处请中医诊治，观所用方均以理气消胀为主，腹胀不减。脉沉细软滞，舌淡红润，苔黄白相兼而厚腻。此寒湿伤阳为胀，辨为薛氏扶阳逐湿汤证。处方：炮附子8g，红人参3g，生白术15g，茯苓30g，益智仁10g。6剂，腹胀愈。

叶桂也有与薛氏扶阳逐湿汤法相同的方案，如以下二案。

某，脾肾虚寒多泻。由秋冬不愈，春木已动。势必克土。腹满，小便不利，乃肿病之根。若不益火生土。日吃疲药。焉能却病。人参、白术、附子、生益智、菟丝子、茯苓。（《临证指南医案·肿胀》）本方可称为“叶氏术附苓加人参益智菟丝汤”。

陈，五十，积劳，脾阳伤。食下胀，足肿。生白术、茯苓、熟附子、草果仁、厚朴、广皮。（《临证指南医案·肿胀》）本方可称为“叶氏术附苓加草果厚朴广皮汤”。

## （四）薛氏扶阳逐湿汤类方

**冷香饮子** 冷香饮子载于薛雪《湿热病篇》第46条，组成为：炮附子一钱、陈皮一钱、草果一钱、炙甘草一钱半、生姜五片。水一盅，煎滚即滤，井水顿冷服。原条文谓：“肠痛下利，胸痞烦躁口渴，脉数大，按之豁然空者，宜冷香饮子。”薛氏自注说：“此不特湿邪伤脾，抑且寒邪伤肾。烦躁而渴，极似

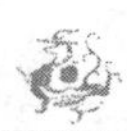

阳邪为病。惟数大之脉按之豁然而空，知其躁渴等证，为虚阳外越，而非热邪内扰，故以此方冷服，俾下咽之后，冷气既消，热性乃发，庶药气与病气，无扞格之虞也。”本方可用于治疗寒湿伤阳所致的腹痛、呕吐、泄泻等病证。

# 加减附子粳米汤方证

**加减附子粳米汤**　出自《温病条辨·中焦篇》湿温第95条，组成为：人参三钱、附子二钱、炙甘草二钱、粳米一合、干姜二钱。水五杯，煮取二杯，渣再煮一杯，分三次温服。吴氏称此方为“苦辛热法”。其原条文谓：“自利不渴者属太阴，甚则哕（俗名呃忒），冲气逆，急救土败，附子粳米汤主之。”本方吴瑭原名附子粳米汤，与仲景原方同名，但组成不同，系从仲景附子粳米汤加减变化而来，为了避免混乱，此将其称为加减附子粳米汤。也可称其为附子粳米去半夏大枣加干姜人参汤。

## （一）方证理论源流

附子粳米汤出自《金匮要略·腹满寒疝宿食病》第10条，组成为：附子一枚（炮）、半夏半升、甘草一两、大枣十枚、粳米半升。上五味，以水八升，煮米熟，去滓，温服一升，日三服。仲景原文谓：“腹中寒气，雷鸣切痛，胸胁逆满，呕吐，附子粳米汤主之。”

叶桂善用变通附子粳米汤或合大半夏汤法温胃阳，制肝逆，治疗呕噫吞酸、噎嗝反胃、噫气不爽、胃脘痛、下痢等病证。

加减附子粳米汤是吴瑭根据《临证指南医案·痢》某案整理而得，叶案如下。

某，自利不渴者属太阴。呃忒之来，由乎胃少纳谷，冲气上逆。有土败之象，势已险笃。议《金匮》附子粳米汤。人参、附子、干姜、炙草、粳米。（《临证指南医案·痢》）

《伤寒论》第277条载：“自利不渴者，属太阴，以其脏有寒故也。当温之，宜四逆辈。”叶氏遵此条意，分析本案自利不渴，为太阴阳虚有寒；呃忒、胃少纳谷，冲气上逆，为土败之象。治疗用附子粳米汤合四逆汤化裁，急救土败之危。

吴瑭采集此案，拟定出加减附子粳米汤方证。

## （二）方证特点及其在杂病中应用的机制

附子粳米汤用附子温中散寒止痛，半夏化饮通胃止呕，粳米、大枣、甘草安中缓急。加减附子粳米汤以仲景原方为基础，取理中汤、四逆汤之意，用干姜、人参代替半夏、大枣，扶阳明、补太阴、温少阴，急救土败之危。两方比较，仲景附子粳米汤是以附子与半夏配伍，散寒止痛，驱饮止呕，主治雷鸣切痛、胸胁逆满、呕吐之证；叶氏加减附子粳米汤是附子与干姜、人参配伍，温补太阴少阴之阳，扶胃益气，主治自利不渴、胃少纳谷、呃忒等。

加减附子粳米汤的证：吴瑭主治证：自利不渴，甚则哕（俗名呃忒）者。

叶氏原医案证：自利不渴，呃忒，胃少纳谷，冲气上逆，有土败之象，势已险笃者。仲景附子粳米汤证：腹中寒气，雷鸣切痛，胸胁逆满，呕吐者。

方证的特征性证：自利、呃逆、胃少纳谷；或腹中雷鸣切痛，胸胁逆满，呕吐者。

加减附子粳米汤可用于治疗杂病寒湿损伤胃阳或脾肾之阳所致的胃腹疼痛，呕吐，呃逆，腹泻等病证。

## （三）用治杂病举例与体会

加减附子粳米汤是叶氏变通附子粳米汤法之一法，下述附子粳米去草枣加参苓木瓜汤是其变通附子粳米汤法之又一法，我在临床上常用叶氏此两法治疗剧烈胃痛、呕吐、腹痛、泄泻等病证，每获捷效。此介绍有关体会如下。

叶某，女，35岁。1998年9月29日初诊。胃痛半年，近几天频繁发作，尤其在夜间会突发剧烈胃痛，服用阿托品等药不能缓解，必须到医院急诊注射止痛药方能止痛，时有呕吐。曾先后请二位名中医诊治，所服处方有加味平胃散、金铃子散、辛香理气止痛方等，无一有效。诊时见患者以两手按着脘部，不能直腰，面色苍白无色，因呕吐胃痛，每天仅能勉强喝少量稀粥。舌极淡、有齿痕，苔白而厚腻，脉沉缓。此寒湿伤阳，是典型的附子粳米去草枣加参苓木瓜汤证，处方：炮附子5g，清半夏10g，粳米30g，大枣7枚，草蔻仁6g，茯苓20g，红参5g。3剂。1剂胃痛即止，3剂而愈。

梁某某，女，56岁。2004年12月11日初诊。胃痛月余，自觉食物堵在胃

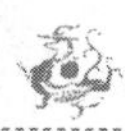

脘不能下行，脘胁胀满，呃逆，大便溏，口腔溃疡长期不愈合。舌淡红，苔薄白，脉沉弱。辨为半夏泻心汤证，处方：清半夏15g，干姜8g，黄芩5g，黄连6g，枳实12g，香附子12g，茯苓15g，苏叶6g，厚朴10g。5剂。2004年12月18日复诊：胃痛略减，但仍隐隐作痛，大便成形，但昨天吃西瓜后，又出现腹泻。舌淡、苔白，脉沉细弱、两尺无力。细问平素畏寒。此中下之阳不足，寒湿内留，已发展为附子粳米汤证，故用苦辛方不能起效。改用附子粳米去草枣加参苓木瓜汤法，处方：炮附子6g，清半夏15g，干姜10g，茯苓15g，木瓜6g，炙甘草6g，白术10g。5剂。2005年4月9日再次来诊：自述2004年12月18日方有特效，服药1剂胃痛、腹泻即止，5剂后，几个月以来胃肠没有发生问题。最近出差到南戴河工作，因过食海鲜，腹泻3天，泄泻如水注，胃痛发作，周身倦怠无力。脉沉细，舌淡红，苔白薄偏腻。再用上法，处方：炮附子8g，清半夏15g，干姜10g，红人参3g，白术10g，茯苓30g，桂枝10g，炙甘草6g，粳米20g。6剂。腹泻胃痛痊愈。

黄某，男，28岁。2005年4月12日初诊。去年因与妻子吵架后喝大量啤酒引起胃病，起初进凉饮冷则胃痛，渐至终日胃痛难忍，甚则恶心欲吐，大便正常。脉沉弦细不数，舌淡红，苔薄白略腻。用叶氏附子粳米去草枣加参苓木瓜汤法，处方：清半夏15g，炮附子8g，粳米20g，生姜10g，茯苓15g，木瓜6g，炙甘草6g。5剂。1剂胃痛止，5剂后再未胃痛。

杨某，男，40岁。2004年12月18日初诊。从胃脘至脐下胀满难忍，月余不愈，大便溏，每日1次，胃不痛。脉沉缓，寸尺无力，舌淡红，苔白滑。曾请中医诊治，用理气消胀药无效。此阳虚寒湿作胀，属附子粳米汤证，处方：红人参3g，清半夏15g，炮附子5g，干姜10g，茯苓30g，枳实10g，粳米20g。5剂。1剂胀减，5剂告愈。

宋某，女，31岁。2005年4月23日初诊。痉挛性胃痛，饥饿或进冷食即刻发作，疼痛剧烈，平时自觉胃中有气往上顶，呃逆，恶心欲吐，大便溏，每日1次，失眠，历时半年，曾请多位中医诊治无效。脉弦细滑软不数，舌淡红，苔薄白略腻。辨为加减附子粳米汤证，处方：炮附子8g，法半夏15g，干姜8g，枳实10g，茯苓30g，红人参3g，粳米30g。6剂。1剂胃痛止，6剂诸症愈。

唐某，男，27岁。2005年2月26日初诊。胃脘疼痛，饥饿时尤甚，背部肩胛疼痛不舒服，腹痛，脐下为甚，腹痛则泻，泻后痛减。脉沉缓，舌嫩红，苔薄白滑腻。辨为附子粳米去草枣加参苓木瓜汤证，处方：清半夏12g，红人参3g，白术10g，茯苓30g，干姜8g，炮附子8g，粳米30g，木瓜10g。6剂，

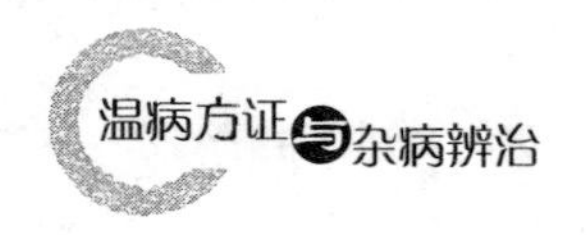


诸症痊愈。

## （四）加减附子粳米汤类方

**叶氏附子粳米去草枣加参苓木瓜汤** 加减附子粳米汤是叶氏变通附子粳米汤法中之一法，附子粳米去草枣加参苓木瓜汤是其变通附子粳米汤法中之又一法。我在临床上尤其推崇叶氏附子粳米去草枣加参苓木瓜汤法，该法见于《临证指南医案·木乘土》徐氏案，叶案如下。

徐氏，经候适来，肢骸若撤，环口肉瞤蠕动，两踝、臂、肘常冷。夫冲脉血下，跷、维脉怯不用，冲隶阳明，厥阴对峙。因惊肝病，木乘土位，以致胃衰，初则气升至咽，久则懒食脘痞。昔人有治肝不应，当取阳明。阳明不阖，空洞若谷，厥气上加，势必呕胀吞酸。然阳明胃腑，通补为宜，则药畏其劫阴，少济以柔药，法当如是。人参二钱、半夏姜汁炒三钱、茯苓三钱、淡附子七分、白粳米五钱、木瓜二钱。胃虚益气而用人参，非半夏之辛、茯苓之淡，非通剂矣。少少用附子以理胃阳，粳米以理胃阴，得通补两和阴阳之义，木瓜之酸，救胃汁以制肝，兼和半夏、附子之刚愎，此大半夏与附子粳米汤合方。（《临证指南医案·木乘土》）

叶氏本案有叙有议，精辟地阐发了病症产生的机制以及组方的原理，是一首不可多得的医案。特别是关于“胃虚益气而用人参，非半夏之辛、茯苓之淡，非通剂矣”的论述，由此提出了“腑以通为补”，以及“通补胃阳”的理论，具有重要的学术价值与临床意义。我将此案处方命名为叶氏附子粳米去草枣加参苓木瓜汤，在临床上广泛应用，屡用屡效，如上述梁某某案、黄案、唐某案等。此特别提出，以期推广应用。

综上所述，加减附子粳米汤是附子粳米汤与理中汤、四逆汤合法变通而成，附子粳米去草枣加参苓木瓜汤则是附子粳米汤合大半夏汤加减而成。这两法是叶氏变通附子粳米汤法中最具代表性的两种手法，前者有干姜，偏于治疗自利、呃逆；后者有半夏，偏于治疗呕吐、胃痛。叶氏不仅用此两法治疗寒湿伤阳证，而且用变通附子粳米汤法广泛地治疗胃阳虚所致的呕吐、闻谷干呕、呕噫吞酸、噫嗳、呃忒、噎嗝反胃、痞、胃脘痛、自利、下痢，以及木乘土所致的诸多病证，颇有助于开启人们变通应用仲景经方的思路，有待深入研究。

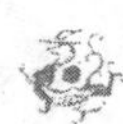

# 椒附白通汤方证

**椒附白通汤**　出自《温病条辨·中焦篇》寒湿第48条，组成为：生附子（炒黑）三钱、川椒（炒黑）二钱、淡干姜二钱、葱白三茎、猪胆汁半烧酒杯（去渣后调入）。吴瑭称此方为“苦辛热法”，其原条文谓：“足太阴寒湿，舌白滑，甚则灰，脉迟，不食，不寐，大便窒塞，浊阴凝聚，阳伤腹痛，痛甚则肢逆，椒附白通汤主之。”

## （一）方证理论源流

《伤寒论》第314条载：“少阴病，下利，白通汤主之。”第315条载：“少阴病，下利，脉微者，与白通汤；利不止，厥逆无脉，干呕，烦者，白通加猪胆汁汤主之。”白通汤组成为：葱白四茎，干姜一两，附子一枚，生，去皮，破八片。白通加猪胆汁汤由白通汤加人尿五合，猪胆汁一合组成。

叶桂善用白通汤或白通加猪胆汁汤治疗寒湿伤阳之证，如下案。

方，四四，形质颓然，脉迟小涩，不食不寐，腹痛，大便窒痹。平昔嗜酒，少谷中虚，湿结阳伤，寒湿浊阴鸠聚为痛。炒黑生附子、炒黑川椒、生淡干姜、葱白。调入猪胆汁一枚。（《临证指南医案·湿》）

本案症见腹痛，大便窒痹，不食不寐，脉迟小涩等，根据平昔嗜酒，少谷中虚等，叶氏断为“湿结阳伤，寒湿浊阴鸠聚为痛”之证。方用白通加猪胆汁汤合许学士椒附汤为方，温阳逐湿以治之。

吴瑭采集此案原方，于证中加入“足太阴寒湿，舌白滑，甚则灰”“阳伤腹痛，痛甚则肢逆”等句，拟定出椒附白通汤方证。

## （二）方证特点及其在杂病中应用的机制

本方配伍有两点值得重视，一是附子配花椒。这是叶氏根据许学士椒附汤的立意所制定的配伍手法。花椒，《神农本草经》谓：“主邪气咳逆，温中，逐骨节皮肤死肌，寒湿痹痛，下气。”《本草纲目》谓花椒：“散寒除湿，解郁结，消宿食，通三焦，温脾胃，补右肾命门，杀蛔虫，止泄泻。”附子、干姜与花椒配伍具有散寒除湿止痛的特殊作用。《外台秘要》主治心痛引背的蜀椒丸（蜀椒、附子、半夏）就是附子与蜀椒配伍。二是附子、干姜配葱白。伤寒学界只强调葱白的通阳作用，忽视了其辛温发汗解表散寒的作用，这一配伍具有与麻黄附子细辛汤相类似的功效，在温阳除湿的基础上可以发散寒湿。基于以上两种配伍，本方在附子、干姜温阳之中，配花椒散寒除内湿，葱白辛温发散表湿，从而具有了温补真阳，散寒除湿，通彻表里内外的特殊作用。

吴瑭方论指出："此苦辛热法复方也。苦与辛合，能降能通，非热不足以胜重寒而回阳。附子益太阳之标阳，补命门之真火，助少阳之火热。盖人之命火，与太阳之阳少阳之阳旺，行水自速。三焦通利，湿不得停，焉能聚而为痛，故用附子以为君，火旺则土强。干姜温中逐湿痹，太阴经之本药，川椒燥湿除胀消食，治心腹冷痛，故以二物为臣。葱白由内而达外，中空通阳最速，亦主腹痛，故以为之使。浊阴凝聚不散，有格阳之势，故反佐以猪胆汁……此用仲景白通汤，与许学士椒附汤，合而裁制者也。"根据吴瑭的分析，本方用附子温补命门真火以散寒，干姜温补中阳散寒逐湿，川椒燥湿除胀消食止心腹冷痛，葱白通阳发散寒湿，猪胆汁苦寒反佐诸辛热药燥热之性。

椒附白通汤的证：吴瑭原治证：足太阴寒湿，舌白滑，甚则灰，脉迟，不食，不寐，大便窒塞，浊阴凝聚，阳伤腹痛，痛甚则肢逆者。

叶氏原医案主治证与《金匮要略》白通汤、白通加猪胆汁汤主治证有所不同：《金匮要略》原方主治"少阴病，下利"，或再见脉微、厥逆无脉、干呕而烦者；叶氏椒附白通汤则主要用于腹痛，大便窒塞，不食不寐，脉迟小涩者。

方证的特征性证：腹痛，或胃脘痛，大便窒塞，舌苔白滑甚则灰滑。

本方可用于杂病寒湿伤阳所致的脘腹冷痛、大便窒塞等病证。

### （三）用治杂病举例与体会

我在临床上常用椒附白通汤治疗寒湿聚结所致的胃脘痞痛，腹中冷痛，大便秘涩不通，以及冲气上逆的病证。此介绍治验案二则如下。

郭某某，男，68岁。2004年10月30日初诊。长期大便艰难，每周1次，大便不甚燥而难以排出，平时腹胀，腹痛，自觉腹部发凉，前医曾用大承气汤、增液承气汤、补中益气汤等方，不仅大便更难排出，且腹胀益增，胃痞满不欲食。诊脉沉细尺弱，舌淡红，苔白厚腻。此寒湿伤阳凝聚而大便滞涩不通，为椒附白通汤证，处方：炮附子6g，干姜8g，炒蜀椒5g，葱白3寸，苍术15g，

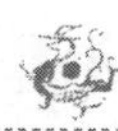

草果3g，酒大黄1g。6剂。2004年11月6日二诊：大便通畅，脉沉细，舌淡红，苔白略厚腻。上方去大黄。7剂。胃腹胀满愈而大便从此正常。

刘某某，男，30岁。2004年11月20日初诊。左侧胁下、季肋处疼痛1个月，疼痛向前后牵连，向前连及剑突下，向后连及左侧腰部，大便不畅。脉沉软寸弱，右弦，舌红苔白滑。用椒附白通汤合大黄附子汤法，处方：炮附子6g，干姜8g，炒蜀椒5g，葱白3寸，细辛3g，大黄6g。6剂。2004年12月4日二诊：左胁等处痛止，大便通畅，周身爽快，唯胃脘稍不适。脉沉细关滑，左弦细，舌偏红苔白。上方去大黄，加黄连3g。6剂而愈。

## （四）有关问题的讨论

**1. 许学士椒附散与叶桂论治肾厥、肾气攻背的经验**　椒附白通汤法是叶桂应用白通汤合许叔微椒附散的经验方，由于该方涉及叶氏应用许叔微的椒附散的问题，因此，关于许叔微的椒附散以及叶氏“仿许学士椒附意”法治疗肾厥、肾气攻背的有关问题，有必要在此作简单的介绍。

叶氏在《临证指南医案·痉厥》提出了肾厥的概念，其原医案如下。

某，二九，肾厥，由背脊而升。发时手足逆冷，口吐涎沫，喉如刀刺。盖足少阴经脉上循喉咙，夹舌本，阴浊自下上犯，必循经而至。仿许学士椒附意，通阳以泄浊阴耳。炮附子、淡干姜、川椒、胡芦巴、半夏、茯苓。姜汁泛丸。（《临证指南医案·痉厥》）

在这则医案中，叶氏确立了肾厥的病名，阐明了肾厥的发病特点，形成病机，治疗原则，以及具体的处方。从古到今，论述肾厥的医家很少，因此，临床上人们对于冲气上逆，由背而升的病证无法可循，无方可以参照。叶氏独树一帜地提出了肾厥的概念，为临床冲气上逆性疾病的辨治作出了重要的贡献。此把叶氏本案处方命名为**“叶氏肾厥汤”**，以期发扬光大，推广应用。

另外，在《临证指南医案·肩臂背痛》门，叶氏记述了另一则类似于肾厥的医案。

孙，二四，肾气攻背，项强，尿频且多。督脉不摄，腰重头疼，难以转侧。先与通阳，宗许学士法。川椒炒出汗三分、川桂枝一钱、川附子一钱、茯苓一钱半、生白术一钱、生远志一钱。凡冲气攻痛，从背而上者，系督脉主病，治在少阴。从腹而上者，治在厥阴。系冲任主病，或填补阳明，此治病之宗旨也。（《临证指南医案·肩臂背痛》）

本案症见“肾气攻背，项强，尿频且多。督脉不摄，腰重头疼，难以转侧”等，治疗也“宗许学士法”，用椒附意，合入苓桂术甘汤为方。此方可称为“**叶氏椒附苓桂术远汤**”。椒附苓桂术远汤与肾厥汤大同小异：均以川椒、附子为基础，肾厥汤因“发时手足逆冷，口吐涎沫，喉如刀刺”，故加胡芦巴温肾气，淡干姜、半夏、姜汁、茯苓温中化痰除饮；椒附苓桂术远汤因见“肾气攻背，项强，溺频，且督脉不摄，腰重头疼，难以转侧”等，兼太阳经气不利证，故加桂枝、生白术、茯苓、生远志平冲通阳化饮、疏利太阳经气。此两方均是治疗肾气上冲的有效良方，故特别提出，以引起学术界的重视。

在孙二四案中，叶氏精辟地阐发了冲逆之病有两种类型：其一，“凡冲气攻痛，从背而上者，系督脉主病，治在少阴”。其二，凡冲气攻痛，“从腹而上者，治在厥阴。系冲任主病，或填补阳明”。叶氏强调这是“治病之宗旨”。由于临床上以气上冲为特征的病证颇多，叶氏之论为临床辨治这类疾病提供了新的思路，具有重要的临床价值。

这里有两个问题尚需作进一步讨论。

其一，关于叶氏所谓的“仿许学士椒附意”：椒附意是指许叔微的椒附散法，该方载于《普济本事方》，原书谓：“治肾气上攻，项背不能转侧，椒附散：大附子（一枚，六钱以上者，炮去皮脐末之）。右每末二大钱，好川椒二十粒，用白面填满，水一盏，生姜七片，同煎至七分，去椒入盐，通口空心服。”（《普济本事方·肺肾经病·椒附散》）方后附有医案一则并注解说：“一亲患项筋痛，连及背胛不可转，服诸风药皆不效，予尚忆千金髓有肾气攻背项强一证，予处此方与之，两服顿差。自尔与人皆有验。盖肾气自腰夹脊上至曹谿穴（曹谿穴，即风府穴）然后入泥丸宫。曹谿一穴，非精于般运者（指道家的一种养生法）不能透，今逆行至此不得通，用椒以引归经则安也。”许氏特别强调：“椒下达。”（《普济本事方·肺肾经病·椒附散》）叶桂遵照许叔微椒附散法，制定了椒附苓桂术远汤与肾厥汤，用于治疗肾厥与肾气攻背证。

其二，关于凡冲气攻痛，“从腹而上者，治在厥阴”“或填补阳明”的理论：对于“肾厥”与“冲气攻背”的治疗叶氏拟定了肾厥汤与椒附苓桂术远汤，但是，对于冲气攻痛，“从腹而上”的论治，叶氏仅仅提出了“系冲任主病”“治在厥阴”“或填补阳明”的治疗原则，但却没有具体的方药。深入研究这一问题，发现《临证指南医案·疟》金案有“冲气由脐下而升”的特点，现介绍如下。

金，寒自背起，冲气由脐下而升，清涎上涌呕吐，遂饥不能食，此疟邪深藏厥阴，邪动必犯阳明。舌白形寒，寒胜，都主胃阳之虚。然徒补钝守无益。人参、半夏、广皮白、姜汁、川椒、乌梅、附子、生干姜。（《临证指南医案·疟》）

本案症见“冲气由脐下而升，清涎上涌呕吐，遂饥不能食”等，方中川椒、附子配伍，系仿许学士椒附法“治肾气上攻”的冲逆证；人参、半夏、广皮白、姜汁、生干姜配伍，为大半夏汤法通补阳明，即叶氏所谓“或填补阳明”；乌梅、川椒、人参、生干姜、附子配伍，为乌梅丸法，治疗厥阴，即叶氏所谓“治在厥阴”。

由于奇经冲脉与肝肾密切相关，又隶属于阳明，因此，对于冲气从腹而上的冲脉主病就要既温摄少阴，调治厥阴，又通补阳明，以降冲脉之气。

本案处方颇具代表性，是叶氏“从腹而上者，治在厥阴”“或填补阳明”理论的具体方案。故特别提出，将之命名为**“叶氏椒附乌梅大半夏汤”**，以期在临床上推广应用。

**2. 叶氏肾厥汤、椒附苓桂术远汤、椒附乌梅大半夏汤治疗冲气上逆病证的意义**　先师王正宇先生曾给我讲过一个故事：他的一位学生在西安某中医院实习，遇一从山西来的患者，患一种怪病，自觉有一股凉气从脊背上升，遂眩晕，周身不适，气冲至头部则恶心呕吐，头痛难耐，甚则四肢厥冷，晕厥欲倒，每日发作数次。曾四处求医治疗而无效，故来西安诊治。该学生的带教老师是一位资深老中医，为其诊治 3 次，先后处三方未效。该学生回宿舍后开始琢磨：干呕吐涎沫头痛者，为吴茱萸汤证；呕吐，为小半夏加茯苓汤证；眩晕甚，为苓桂术甘汤证；四肢厥冷为四逆汤证。遂用四方合法，预备一方：炮附子、干姜、党参、吴茱萸、半夏、生姜、茯苓、桂枝、白术、炙甘草。次日，患者再次来诊，学生主动为患者诊脉写病例，并附此方让老师审查，老师未加思索，签字将处方转给患者。结果，服此方 3 剂，患者欣喜来告，冲逆之病痊愈。学生回学校后请教先师：这种病是中医的什么病？先师查阅中医书籍，未能找见确切的病名。一日读《清代名医医案精华》，发现了叶桂治疗某二九肾厥由脊背而升的医案，遂拍案而起，兴奋不已，萦绕于头脑的学生的问题终于找到了答案：此为叶氏所谓的肾厥病，学生所用处方与叶氏肾厥汤大同小异，故尔获捷效。

自从王老师讲此故事以后，我对冲气上逆病证的辨治产生了浓厚的兴趣，再读叶案，发现了另外两则论治冲气上逆证的医案，遂自拟方名，制定出叶氏椒附苓桂术远汤、叶氏椒附乌梅大半夏汤，与叶氏肾厥汤共成三方，我称其为

“椒附三方”，临床上广用此三法治疗冲气上逆的怪病，每能获效。此介绍治验二则如下。

王某，男，56岁。2005年5月7日初诊。患者自觉有冷气从腰骶上升，气至咽喉则有痰上涌，自感两腮有曲长管道，痰从其管道流动至额头，再下流至鼻腔、至咽喉，则需不停的吐痰。头眩，面部褐斑颇多。曾到处求医治疗，无一有效，所用方有温胆汤、半夏白术天麻汤等，均属见痰治痰之方。舌正红，苔薄白略腻，脉弦尺弱。辨为真武汤证，用真武汤原方6剂，有小效。2005年5月14日二诊：改用叶氏肾厥汤，处方：炮附子10g，炒花椒8g，干姜8g，清半夏15g，茯苓30g，胡芦巴10g，白术15g，生姜6g。6剂。此方3剂见效，服6剂，冲逆痰涌之证痊愈。再守原方6剂以巩固疗效。

施某某，女，45岁。2005年1月4日初诊。患者常觉脐下跳动，悸动则腹中气向上冲逆，至胸则胸闷，至咽喉则咽堵，至头则眩晕，恶心欲吐，频频呃逆，平时心烦急躁，胃脘痞胀，四肢发凉。曾请中医治疗，有从更年期综合征治疗，有从奔豚气治疗，所用方有逍遥散、桂枝加桂汤、奔豚汤等，未效。舌淡红，苔白略腻，脉沉弦。辨为叶氏椒附乌梅大半夏汤证，处方：炮附子8g，炒花椒6g，干姜8g，红人参3g，清半夏15g，陈皮10g，生姜6g，乌梅10g，枳实10g，茯苓30g。7剂。2005年1月11日二诊：服药后悸动止，胃脘痞胀消失，未再发气冲。仍用上方3剂以善后。

关于治疗冲气上逆性病证的方剂，众所熟知的有苓桂术甘汤、苏子降气汤、旋覆代赭汤等，但这些方剂的疗效远远不如叶氏的“椒附三方”，临证如能遵循叶氏的手法，对于这类病证的治疗，自会得心应手。

# 第四章
# 温阳通补奇经法及其代表方证

叶桂在《临证指南医案》提出了通补奇经的理论，认为奇经与肝肾、阳明、太阴有关，肝肾损伤，下元不足，能够进一步累及奇经，发为奇经病证。

寒湿最易损伤脾肾之阳，累及奇经，导致奇经八脉之虚。叶氏在阐发络病与奇经病病机时，精辟地提出了寒湿损伤脾肾，进而累及奇经的理论与治法。在《临证指南医案》湿门、痢门等医案中，具体论述了寒湿损伤奇经的证治。吴瑭整理叶案，在《温病条辨》中拟定出双补汤、安肾汤、鹿附汤、参茸汤、加减参茸汤等方证，阐扬了叶氏的论治寒湿损伤奇经的经验。这一组方所代表的治法可称为“温阳通补奇经法”。

## 双补汤方证

**双补汤**　出自《温病条辨·下焦篇》湿温第64条，组成为：人参、山药、茯苓、莲子、芡实、补骨脂、苁蓉、山萸肉、五味子、巴戟天、菟丝子、覆盆子。其原条文谓：“老年久痢，脾阳受伤，食滑便溏，肾阳亦衰，双补汤主之”。

### （一）方证理论源流

本方是吴瑭根据《临证指南医案·痢》蒋案整理而得，叶案如下。

蒋，五一，久痢用辛甘温而效，是脾阳久伤，治由东垣法极是。述食血腥滑必便溏，四肢忽有肉疹。营卫内应脾胃，气血未得充复。五旬外，下亦怯，用脾肾双补。人参、山药、茯苓、湖莲、芡实、补骨脂、苁蓉、萸肉、五味、

巴戟、菟丝、覆盆子。(《临证指南医案·痢》)

久痢用东垣法辛甘温补脾升阳已效，说明患者脾气虚无疑。脾气虽已得补，但食血腥滑腻必便溏，提示不仅脾虚，肾气肾阳也已虚弱，单纯补脾则难奏效，必须脾肾双补，兼以收摄固涩。关于“四肢忽有肉疹”一症，叶氏认为“营卫内应脾胃，气血未得充复”，营卫失和而为发疹。处方用平补脾肾法，以缪仲淳脾肾双补丸减车前子、肉豆蔻、橘红、砂仁，加茯苓、芡实、覆盆子为方。

缪仲淳脾肾双补丸出自于缪希雍《先醒斋医学广笔记》泄泻门，主治肾泄。原方为：人参（去芦）一斤，莲肉（去心，每粒分作八小块，炒黄）一斤，菟丝子（如法另末）一斤半，五味子（蜜蒸烘干）一斤半，山茱萸肉（拣鲜红肉厚者，去核，烘干）一斤，真怀山药（炒黄）一斤，车前子（米泔淘净，炒）十二两，肉豆蔻十两，橘红六两，砂仁六两（炒，最后入），巴戟肉十二两（甘草汁煮，去骨），补骨脂（圆而黑色者佳，盐水拌炒，研末）一斤。为细末，炼蜜和丸如绿豆大。每五钱，空心饥时各一服。如虚而有火者，火盛肺热者，去人参、肉豆蔻、巴戟、补骨脂。忌羊肉、羊血。(《先醒斋医学广笔记·泄泻》)。

缪希雍，字仲淳，号慕台。江苏常熟人。约生于明嘉靖三十五年（1546），卒于天启七年（1627）。缪氏童年丧父，体弱多病，遂拜无锡名医司马铭鞠为师学医，尽得其传。后以医名世，声振江淮。《先醒斋医学广笔记》是其代表作。缪氏对《神农本草经》十分推崇，前后用三十余年对之加以参订注疏，撰成《神农本草经疏》三十卷；另外对本草学，特别是中药炮制颇多研究，著有《本草单方》十九卷。

叶桂对缪氏的临床经验方颇多研究，常取缪氏方变通应用。脾肾双补丸是其中之一方。

吴瑭采集上列叶氏应用缪仲淳脾肾双补丸案，制定出双补汤方证。

## （二）方证特点及其在杂病中应用的机制

双补汤用人参、山药、茯苓、莲子、芡实补脾健运；用补骨脂、肉苁蓉、巴戟天、菟丝子、覆盆子、山萸肉、五味子平补肾气，即所谓“双补”。其特点是在补脾益气的基础上，平补肾气而顾肾阴肾阳，且用芡实、莲子、山萸肉、五味等药酸温收涩固摄。另外，其中补骨脂、肉苁蓉、巴戟天、菟丝子、山萸肉、人参、茯苓是叶桂通补奇经的常用手法，因此，本方可用于杂病脾肾不足，

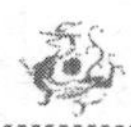

累及奇经所致的遗精、阳痿以及妇科崩漏、带下、不孕等病证。吴瑭自注说："老年下虚久痢，伤脾而及肾，食滑便溏，亦系脾肾两伤。无腹痛、肛坠、气胀等证，邪少虚多矣。故以人参、山药、茯苓、莲子、芡实甘温而淡者补脾渗湿；再莲子、芡实水中之谷，补土而不克水者也；以补骨脂、苁蓉、巴戟、菟丝、覆盆、萸肉、五味酸甘微辛者，升补肾脏阴中之阳，而兼能益精气安五脏者也"。

双补汤的证：吴瑭原治证：老年久痢，脾阳受伤，食滑便溏。叶氏原医案证：久痢，食血腥滑必便溏，四肢忽有肉疹。

从临床实际考察，本方证还包括脾肾气虚所致的遗精、阳痿、崩漏、带下、不孕等病证。

方证的特征性证：便溏，遗精，阳痿，崩漏，带下，不孕而奇经不足者。

### （三）用治杂病举例与体会

先师孟澍江先生擅用双补汤。他认为脾肾两伤为临床常见的虚证，多属久病、重病。《温病条辨》双补汤是治疗脾肾两伤证的最稳当最有效的方剂。该方原治脾肾阳虚所致的久痢便溏，用药看似平淡无奇，但其中配伍得宜，药性温和，很少有偏颇之弊。其健脾而性不燥，温阳而不伤阴，临床上可广泛用于脾肾两伤的胃痛、腹痛、久痢、久泻、遗泄、阳痿、不育、腰痛、眩晕、水肿、二便失禁、妇人白带、不孕等多种病证。孟老在临证运用本方时，随病情而灵活加减：如用于治疗胃腹痛时，加木香、延胡索等；用于治胃气上逆时，加姜半夏、吴萸；用于治下利、遗泄、二便不禁时，加金樱子、肉豆蔻、煅龙牡等；用于治腰痛时，加杜仲、桑寄生、怀牛膝等；用于治眩晕时，加潼白蒺藜、菊花、枸杞等；用于治水肿时加猪苓、泽泻、车前等。现介绍孟老用该方治疗精少不育案一则如下。

陈某，男，31岁。1985年7月28日初诊。结婚4年未育，妻子身体健康，检查无异常发现。本人做精液常规检查，精液量少清稀，精子含量低，活动力差。伴有四肢欠温，入冬下肢彻夜不暖，头晕，腰酸膝软，食后腹胀，便溏，舌质淡，脉沉细。证属脾肾阳衰，脾虚则不运，肾虚则不能生精，治当温补脾肾，先后天得充则无精少之虞。处方：潞党参10g，怀山药10g，茯苓10g，补骨脂8g，山茱萸肉8g，巴戟天8g，菟丝子10g，肉苁蓉10g，五味子5g（杵）。服上方10剂后，四肢不再清冷，便溏、腹胀均除。以后每月服20剂，继用5个月后，爱人已怀孕。复查精子含量正常，活动良好。遂嘱停药。

方证解释：本例曾经长期多方治疗，究其用药多属滋填之品。孟老从其肢冷、便溏、舌淡、脉沉细等见症出发，诊为脾肾阳衰，转从温补入手，但用药温而不燥，且又佐以益阴之品，故收到了较好的疗效。[杨进，张文选．孟澍江治疗内科杂病的经验．中医杂志，1987，(5)：21]

我遵照孟老师的经验，在临床上常用双补汤加减，平补脾肾，治疗脾肾两虚，奇经不足所致的腹泻，阳痿，遗精，不育，月经不调，不孕等病证。此介绍治验案一则如下。

潘某某，男，39岁。2006年1月3日初诊。素有早泄，每次性生活双方均得不到满足感。虽非阳痿，但性功能低下。大便溏，不成形，日2次。患胆囊息肉，右胁下时隐隐作痛。曾屡用补肾药，未能见效。舌边偏红，苔白薄，脉沉细缓，略弦。辨为双补汤证，拟平补脾肾、通调奇经、兼疏理肝胆法，处方：红人参3g，生山药10g，茯苓20g，莲子10g，芡实10g，补骨脂10g，肉苁蓉10g，山萸肉10g，五味子10g，巴戟天10g，菟丝子10g，覆盆子10g，柴胡20g，白芍10g，枳实10g，炙甘草6g。6剂。2006年1月10日二诊：患者自述本方有特效，服药后早泄明显改善，便溏愈，胁下痛止。以前性生活后疲劳异常，困顿不堪，服此方后，精神振作，性后不再疲劳。脉沉软滑，左脉滑甚，舌偏红，苔薄白。上方加黄芩12g。6剂。2006年1月17日三诊：早泄未再发生，希望继续服药。脉沉软兼滑，舌红苔白。用一诊方加鹿角片、鹿角霜各15g，合补骨脂、肉苁蓉、巴戟天、菟丝子、生晒参、茯苓以通补奇经。7剂。早泄痊愈，性功能恢复正常。

## （四）有关问题的讨论

**关于缪希雍的脾肾双补丸**　脾肾双补丸是缪氏治疗肾泄方之一。《先醒斋医学广笔记》对肾泄论述说："肾泄者，《难经》所谓大瘕泄也。好色而加之饮食不节者多能致此。其泄多于五更或天明，上午溏而弗甚，累年弗瘳，服补脾胃药多不应，此其候也。夫脾胃受纳水谷，必借肾间真阳之气熏蒸鼓动，然后能腐熟而消化之。肾阳一虚，阳火不应。"则导致肾泄。并在脾肾双补丸下列举治验案一则如下。

梁溪一女人，茹素，患内热，每食肠鸣，清晨大瘕泄。脾肾双补丸内去肉豆蔻，以白芍药代之，外加白扁豆十二两，立愈。（《先醒斋医学广笔记·泄泻》）

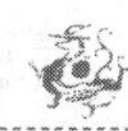

叶桂不仅用缪仲淳脾肾双补丸治疗“食血腥滑必便溏”，而且用该方治疗瘕泄兼痿等，如下案。

沈，四四，眩晕怔忡，行走足肢无力，肌肉麻木，骨骱色变，早晨腹鸣瘕泄，此积劳久伤阳气，肝风内功，势欲痿厥。法当脾肾双补，中运下摄，固体治病。脾肾双补丸，山药粉丸。缪仲淳方。(《临证指南医案·痿》)

本案腹鸣瘕泄是脾肾双补丸的本证，故宗缪仲淳法治疗。

综上所述，双补汤是由缪仲淳脾肾双补丸加减而成，可用于治疗脾肾不足，累及奇经所致的久痢、久泻、遗泄、阳痿、不育、腰痛、眩晕、水肿、二便失禁、妇人白带、不孕等病证。

# 安肾汤方证

**安肾汤**　出自《温病条辨·下焦篇》寒湿第44条，组成为：鹿茸三钱、胡芦巴三钱、补骨脂三钱、韭子一钱、大茴香二钱、附子二钱、苍术二钱、茯苓三钱、菟丝子三钱。水八杯，煮取三杯，分三次服。大便溏者，加赤石脂。久病恶汤剂者，可用二十分作丸。吴氏称此方为“辛甘温法”。其原条文谓：“湿久，脾阳消乏，肾阳亦惫者，安肾汤主之。”

## （一）方证理论源流

本方是吴瑭根据《临证指南医案·湿》庞案整理而得。叶案如下。

庞，四四，湿久脾阳消乏，中年未育子，肾真也惫。仿安肾丸法。鹿茸、胡芦巴、附子、韭子、赤石脂、补骨脂、真茅术、茯苓、菟丝子、大茴香。(《临证指南医案·湿》)

本案证为“中年未育子”，据叶氏分析，由湿久脾阳消乏，肾真也惫所致。故仿安肾丸法补肾阳、散寒、祛湿。

吴瑭删去叶案“中年未育子”；将方中赤石脂移于方后加减曰：“大便溏者，加赤石脂”，从而整理出安肾汤方证。吴氏删去“中年未育子”的用意，可能是怕人们局限于“中年未育子”，而忽视了该方用治寒湿伤阳的更加广泛的作用。

从《临证指南医案》附录集方看，叶氏所说的安肾丸是指石刻安肾丸。上案仿安肾丸法是叶氏对石刻安肾丸的变通用法之一。**石刻安肾丸**原方出自危亦林《世医得效方》卷八，组成为：苍术四两（分四份，一份用茴香一两炒，一份用青盐一两炒，一份用茱萸一两炒，一份用猪苓一两炒，各炒令黄色，取术用），川乌（炮，去皮，脐）、附子（炮，去皮，脐）、川楝子（酒浸，去核）、巴戟天（去心，炒）、白术（炒）、陈皮（炒）、茯苓（炒）、肉豆蔻（煨）、木香、陈皮（焙）、熟地黄（酒浸蒸十次，火焙）、菟丝子（酒浸，炒）、茴香、黑牵牛（半生，半炒）、山药（炒）、晚蚕蛾（去头、足、翅，炒）、胡芦巴（酒浸，炒）、肉桂、石斛（炒）、川牛膝（酒浸，炒）各一两，肉苁蓉（酒炙）、破故纸（炒）、杜仲（炒去丝）各二两。为末，酒煮面糊为丸，梧桐子大，每服四十丸，空腹盐汤送下。功能壮阳益肾，强筋壮骨，生血驻颜，扶老资寿。治真气虚惫，脚膝缓弱，目暗耳鸣，举动疲乏，夜梦遗精，小便频数，及一切虚损之证。

危亦林（1277～1347），字达斋，南丰（今江西南丰）人，元代著名医学家。世代以医为业。对内、妇、儿、眼、正骨、口齿咽喉等科均有所研究，尤擅长于骨科。编著《世医得效方》十九卷。该书于1345年（至正五年）刊行，是其代表之作。[《中医大辞典》288页，601页]

## （二）方证特点及其在杂病中应用的机制

安肾汤以鹿茸领胡芦巴、补骨脂、韭子、菟丝子温润通补奇经督脉，附子、大茴香温阳散寒，苍术、茯苓燥湿利水以通脾阳。全方以温补肾督之阳为主，燥湿通脾阳为辅。吴瑭将这种重补肾阳，以求脾阳得复，寒湿得散的治法称为“釜底增薪法”，如其自注说：“凡肾阳惫者，必补督脉，故以鹿茸为君，附子、韭子等补肾中真阳，但以苓、术二味，渗湿而补脾阳。釜底增薪法也。”

安肾汤的证：吴瑭未论述其证，仅有“湿久，脾阳消乏，肾阳亦惫者”。叶氏原医案证：湿久脾阳消乏，中年未育子肾阳也惫者。从临床实际考察：本方的证主要为奇经督脉不足，寒湿稽留中下焦所致的男子阳痿，精少不育；女子带下、宫冷不孕、月经不调，以及便溏，腰痛，下肢痿软等。

方证的特征性证：腰痛，下肢痿软，男、女不孕、不育等生殖类病证。

## （三）用治杂病举例与体会

《医宗金鉴·杂病心法要诀》腰痛门载另一安肾丸方，与叶氏仿石刻安肾丸同法。由胡芦巴、补骨脂、川楝肉、川续断、桃仁、杏仁、小茴香、茯苓、山药、盐汤为引组成。主治肾虚腰痛。先师刘渡舟先生对《金鉴》安肾丸有深刻的体验。临床上凡遇到腰痛，辨属肾虚者，辄用此安肾丸治之。他根据《金鉴》安肾丸歌括“腰痛悠悠虚不举，寄生青娥安肾丸”一句，每用安肾丸合青娥丸，加桑寄生为方，治疗肾虚腰痛，每获良效。现整理我跟随刘老临证时笔录的医案一则如下。

王某，女，37 岁。1999 年 6 月 24 日初诊。腰痛年余，膝酸困，小腹凉，尤以月经前为甚，有时经前腹泻，遇经前泄泻则小腹更凉，睡眠不佳，畏冷风，舌淡红，苔薄白。曾服中药，未效。辨为安肾丸证，处方：桑寄生 10g，胡芦巴 10g，补骨脂 10g，川续断 10g，桃仁 10g，杏仁 10g，小茴香 6g，乌药 6g，川楝子 10g，茯苓 10g，山药 15g，杜仲 10g，桂枝 10g，白芍 10g，炙甘草 6g。7 剂。1999 年 7 月 8 日复诊：腰痛大为减轻，恶冷风消失，睡眠转佳。仅腰部左侧微痛，牵连左腿不舒，腹中不适如欲腹泻样，但未腹泻。血压偏低，头眩，心悸。舌淡红苔白，脉虚弦。此为肾着汤证与苓桂术甘汤证，改用此两方合安肾丸化裁，处方：茯苓 12g，白术 10g，干姜 12g，桂枝 10g，炙甘草 6g，红参 10g，杜仲 10g，川续断 10g，补骨脂 10g，小茴香 6g。7 剂。腰痛止，腹凉、头眩、心悸诸症亦消。(作者新撰刘渡舟医案)

我在临床上，常以吴瑭安肾汤为基础，并遵照叶氏奇经论治手法，每以鹿角片或鹿角霜或鹿角胶代替鹿茸，用小茴香代替大茴香；气虚者加红参，血虚者加当归等，治疗寒湿伤阳所致的男子阳痿、早泄、精少不育，女子带下、不孕、月经不调等病证，以及强直性脊柱炎、类风湿性关节炎见髋、腰、背疼痛者，此介绍治验一例如下。

钱某，男，35 岁。2005 年 1 月 25 日初诊。患者腰痛半年，以腰骶部两侧为甚，腰部酸胀，伴有胸闷，心慌，心慌则腿软，两手发麻，睡眠差，性功能减弱，阳具能勉强勃起而不能持久，脉左弦大，右沉细，舌正红，苔薄白。辨为安肾丸证，处方：鹿角片 15g（先煎），鹿角霜 15g（先煎），胡芦巴 10g，补骨脂 10g，小茴香 3g，炮附子 6g，苍术 6g，茯苓 20g，菟丝子 15g，杜仲 10g，桑寄生 10g，川楝子 10g。7 剂。2005 年 2 月 1 日二诊：服药后腰痛明显减轻，心慌、胸闷、失眠明显好转，性功能增强。脉左弦略大，右沉细。上方加柴胡 24g，黄芩 10g。7 剂。腰痛等症痊愈。

《医宗金鉴·外科心法要诀》牙宣门载三因安肾丸，组成与杂病心法腰痛门所载安肾丸相同，治疗牙宣，牙龈宣肿，龈肉日渐腐颓，久则削缩，以致齿牙宣露。如其载："外有牙龈腐臭，齿根动摇者，属胃中虚火，而兼肾虚，齿乃肾之余，宜服三因安肾丸。"遵照《金鉴》用法，我在临床上常用此方治疗肾虚牙痛，以及牙龈炎、牙龈出血、牙周炎等齿龈病属于肾虚者，若兼有龙雷之火升腾，表现为面颊肿，牙龈肿胀，头痛者，加熟地黄、炮附子、肉桂等引火归原，有良好的疗效。

## （四）有关问题的讨论

**关于安肾丸** 安肾丸出于宋·陈言《三因极一病证方论·腰痛治法》，治肾虚腰痛，阳事不举，膝骨痛，耳鸣，口干，面色黧黑，耳轮焦枯。组成为：补骨脂、胡芦巴（炒）、茴香（炒）、川楝（炒）、续断（炒）各三钱、桃仁（麸炒去皮尖别研）、杏仁（如上法）、山药（炒切）、茯苓各二两，上为末，蜜丸如梧子大，盐汤五十丸，空心服。《医宗金鉴》治疗腰痛与牙宣的安肾丸即此安肾丸。

石刻安肾丸首见于危亦林《世医得效方》。有人认为石刻安肾丸为张介宾所制。介宾为明代人，而危亦林是元代人，《世医得效方》刊行于元至正五年（1345）。因此，认为该方为介宾方之说有误。石刻安肾丸共28味药，治疗范围较广，可用于肾阳虚为主的"一切虚损之证"。

叶氏仿安肾丸法由鹿茸、胡芦巴、附子、韭子、赤石脂、补骨脂、真茅术、茯苓、菟丝子、大茴香10味药组成，其中增入了通补督脉的鹿茸、韭子等药，长于治疗寒湿损伤脾肾真阳，累及奇经所致的男子中年不育证。

吴瑭安肾汤去叶氏仿安肾汤法方中的赤石脂，为9味药。治疗范围与叶氏相同，但他提出"大便溏者，加赤石脂"。说明本方也可用于寒湿伤阳的久泻。四个安肾丸虽如出一辙，但各有偏重，临证时应据证而灵活选用。

# 鹿附汤方证

**鹿附汤** 出自《温病条辨·下焦篇》寒湿第43条，组成为：鹿茸五钱、附子三钱、草果一钱、菟丝子三钱、茯苓五钱组成。水五杯，煮去二杯，日再服，渣再煮一杯服。吴氏称此方为"苦辛咸法"。其原条文谓："湿久不治，伏足少阴，舌白身痛，足跗浮肿，鹿附汤主之。"

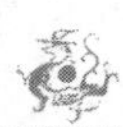

## （一）方证理论源流

鹿附汤是吴瑭根据《临证指南医案·湿》某案整理而成，叶案如下。

某，三八，舌白身痛，足跗浮肿，从太溪穴水流如注。此湿邪伏于足少阴，当用温蒸阳气为主。鹿茸、淡附子、草果、菟丝子、茯苓。（《临证指南医案·湿》）

本案舌白为寒湿之象。寒湿阻滞经络则身痛；寒湿损伤肾阳，阳虚水泛，水湿下注则足跗浮肿，甚至太溪穴水流如注。方用温阳燥湿利水法。

吴瑭采集此案，删去“从太溪穴水流如注”，制订出鹿附汤方证。

## （二）方证特点及其在杂病中应用的机制

鹿附汤方用鹿茸温补奇经督脉，菟丝子助鹿茸温补肾督；附子补肾阳、通经散寒；草果辛香温燥太阴寒湿；茯苓淡渗利水逐湿。其中附子与茯苓配伍，有逐湿止身痛的特殊作用。全方不仅温补肾阳，而且通补督脉；不仅温阳散寒，而且燥湿利水。是治疗寒湿久留不解，肾阳督脉虚损的重要方剂。

吴瑭自注说：“湿伏少阴，故以鹿茸补督脉之阳。督脉根于少阴，所谓八脉丽于肝肾也；督脉总督诸阳，此阳气一升，则诸阳听令。附子补肾中真阳，通行十二经，佐之以菟丝，凭空行气而升发少阴，则身痛可休。独以一味草果，温太阴独胜之寒以醒脾阳，则地气上蒸天气之白苔可除……以茯苓淡渗，佐附子开膀胱，小便得利，而跗肿可愈矣。”吴氏的解释比较精辟，可谓深得叶氏之旨。

鹿附汤的证：吴瑭原治证：湿久不治，伏足少阴，舌白身痛，足跗浮肿者。叶氏原医案证：苔白腻，身痛，下肢浮肿，从太溪穴水流如注者。从临床实际考察，本方证还包括寒湿所致的湿疹，流水浸淫的难治性皮肤病。

方证的特征性证：舌苔白厚腻，身痛浮肿，湿疹糜烂流水者。

## （三）用治杂病举例与体会

由于鹿附汤具有通补督脉、温阳逐湿的特殊功效，因此，该方不仅可以治疗内伤寒湿所致的身痛、下肢浮肿等病证，而且可以治疗阳虚寒湿凝结所致的

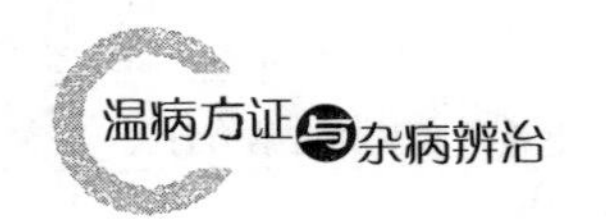


疮疡痈疽，湿疹、皮炎渗出浸淫，久治难愈的阴寒性疮疡与皮肤病。

我从叶氏原案用该方治疗“足跗浮肿，从太溪穴水流如注”得到启示，以鹿角片或鹿角霜代替鹿茸，再加苍术，治疗两方面病证：一是湿疹、牛皮癣等皮肤病，皮损渗出较多，属于寒湿者。二是妇人白带如注，量多湿冷，属于寒湿下注者。此介绍治验二则如下。

慢性湿疹：王某某，男，32岁，医生。1977年12月26日初诊。患有严重的湿疹，泛发周身，以下肢为重，两下肢前侧、内侧皮损密集，底部发红，上层结痂，结痂下渗出尤多，会阴部阴囊周围皮损更为严重，奇痒难忍。经北京某医院皮肤科治疗无效，转请中医皮肤科专家诊治，病症如故，患者已失去了治疗的信心。因偶然的一次机会，我看到患者下肢的皮损，详细询问，得知2年前因长期住潮湿的简易房而患此病。由此受到启发，详细诊察，发现患者虽然体格健壮，但舌不红而淡，苔不黄而白腻，脉沉缓而两尺无力。遂从寒湿久稽，肾阳、督脉虚损考虑，用通补督脉，温补肾阳，散寒祛风除湿法，以鹿附汤加味处方：鹿角片15g，炮附子6g，菟丝子30g，淫羊藿10g，草果8g，苍术12g，土茯苓30g，薏苡仁30g，乌梢蛇10g，白鲜皮10g，蛇床子10g。3剂。上方3剂，痒大减，渗出减少，皮损开始收敛。患者的夫人也是医生，发现此方疗效明显，遂在自己所在医院照方取药，每日1剂，连续服用1个月，如此严重的皮肤病竟然完全治愈。其后患者告诉我，自己的皮肤病已经痊愈，我半信半疑，察看时，皮肤湿疹完全消失，仅有愈后色素沉着的痕迹，才知本方疗效非凡。

带下如注：周某某，女，38岁。2006年4月11日初诊。患者长期腰痛，白带颇多，有时如水下注，自觉流出白带湿冷，小腹下坠、发凉，四肢也凉，月经量少，痛经。曾多次经西医妇科检查治疗，未效，服中药完带汤、补中益气汤也不效。舌淡胖，苔白厚腻，脉沉软。辨为寒湿损伤奇经的鹿附汤证，处方：鹿角片15g，鹿角霜15g，炮附子8g，菟丝子15g，草果3g，茯苓30g，炒白术30g，干姜10g，炙甘草6g。7剂。2006年4月18日二诊：白带大为减少，腰痛减轻。脉沉软，舌淡苔白、略腻。上方加小茴香6g。7剂。带下、腰痛、小腹坠凉诸症痊愈。

综上所述，鹿附汤不是一般的温补肾阳方，其鹿茸、菟丝子、附子与辛香之草果、淡渗之茯苓配伍，具有通补奇经督脉的特殊作用，而又善于除寒湿，因此能够治疗督脉与肾阳不足，寒湿内盛，阴湿下注所致的诸多病证。

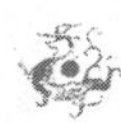

# 参茸汤与加减参茸汤方证

**参茸汤**　出自《温病条辨·下焦篇》湿温第71条，组成为：人参、鹿茸、附子、当归（炒）、茴香（炒）、菟丝子、杜仲。吴氏称此为“辛甘温法”。其原条文谓：“痢久阴阳两伤，少腹肛坠，腰胯脊髀酸痛，由脏腑伤及奇经，参茸汤主之。”吴氏自注指出：“若其人但坠而不腰脊痛，偏于阴伤多者，可于本方去附子，加补骨脂，又一法也。”吴氏所谓“又一法”，是从《临证指南医案·痢》陈案整理而得，与参茸汤的原始叶案某案不同，因此，此将吴氏所谓“又一法”的叶氏原医案陈案处方命名为**加减参茸汤**，拟与参茸汤比较而论之。加减参茸汤组成为：人参、鹿茸、菟丝子、茯苓、舶茴香、制补骨脂、砂仁，主治泻痢久则伤肾，多见下焦沉坠，先伤在阴，刚药不效者。

## （一）方证理论源流

参茸汤是吴瑭根据《临证指南医案·痢》某案整理而成，叶案如下。

某，痢久阴阳两伤。少腹肛坠，连两腰胯，脊髀酸痛，由脏腑络伤，已及奇经。前议轻剂升阳颇投，仍从下治。人参、鹿茸、附子、炒当归、茴香、菟丝子、杜仲。（《临证指南医案·痢》）

此案乃叶氏通补奇经法的典经案例。症见少腹肛坠，连两腰胯，脊髀酸痛，系脏腑络伤，已损及奇经的表现，方用鹿茸、附子、人参、炒当归、小茴香、菟丝子、杜仲通补奇经。

吴瑭采集此案，制定出参茸汤方证。

加减参茸汤是吴瑭根据《临证指南医案·痢》陈案整理而得，叶案如下。

陈，三七，泻痢久则伤肾，多见下焦沉坠。先伤在阴，刚药不效。人参、鹿茸、菟丝子、茯苓、舶茴香、制补骨脂、砂仁。（《临证指南医案·痢》）

本案仅见下焦沉坠，由久痢损伤奇经督脉所致。所谓“先伤在阴”，指气津损伤在先，故不用附子刚药，主用通补督脉法升阳为治。

吴瑭根据此案，整理出参茸汤方后自注：“虽曰阴阳两补，而偏于阳。若其人但坠而不腰脊痛，偏于阴伤多者，可于本方（参茸汤）去附子加补骨脂。又一法也。”此法虽然与参茸汤雷同，但有其自身的特点，故将之命名为“加减参茸汤”，以期与参茸汤比较应用。

## （二）方证特点及其在杂病中应用的机制

参茸汤是叶氏温补奇经的代表方之一，鹿茸系血肉有情之品，是叶氏温养督脉的首选药，菟丝子、杜仲配合鹿茸补奇经督脉；“冲脉隶于阳明”，八脉与阳明关系密切，故用人参补阳明而益奇经。在“脏腑络伤，已入奇经”的情况下，叶氏多在鹿茸补奇经中，参以通络，如叶氏所云：“古人每以通络，兼入奇经。”当归、小茴香，除吴氏所谓“补冲脉”外，更为重要的是辛味通络，而且重在通肝络，如叶氏所云“当归、小茴香拌炒焦黑，以通肝脏脉络之阳，又辛散益肾也”；附子除升少阴之阳外，亦为通络而设，因为督脉与足太阳相通，本案腰脊疼痛，与太阳络脉有关，故用附子辛通太阳之络。全方以温补奇经之督脉、冲脉，兼通厥阴、少阴、太阳之络为法，因而能够治疗久利损伤脾胃肝肾内络之阳，进而累及奇经，发为“少腹肛坠，连两腰胯，脊髀酸痛”之证。吴瑭自注云：“参补阳明；鹿补督脉；归、茴补冲脉；菟丝、附子升少阴；杜仲主腰痛；俾八脉有权，肝肾有养，而痛可止，坠可升提也。”这里，吴氏精辟地阐发了叶氏奇经用药的思路，点出了本方的组方特点。

参茸汤的证：吴瑭原治证：痢久阴阳两伤，少腹肛坠，腰胯脊髀酸痛，由脏腑伤及奇经者。叶氏原医案证：少腹肛坠，连两腰胯，脊髀酸痛。吴氏自注云：“少腹坠，冲脉虚也；肛坠，下焦之阴虚也；腰，肾之府也，胯，胆之穴也（谓环跳）；脊，太阳夹督脉之部也；髀，阳明部也；俱酸痛者，由阴络而伤及奇经也。”

方证的特征性证：少腹肛坠，连两腰胯，脊髀酸痛。

加减参茸汤是叶氏温养奇经法的另一代表方，用鹿茸领菟丝子、补骨脂温补督脉，人参补阳明而益八脉；另用小茴香、砂仁、茯苓辛香、淡渗，通络除湿，两组药共同组成通补奇经之法。与参茸汤比较，本方没有当归之辛润、附子之辛热刚燥，其通络止痛作用大为减弱，因此，不用于“腰胯脊髀酸痛”之证，转用于治疗久利损伤脾肾之阴，进而累及奇经督脉，表现为“下焦沉坠”之证。

加减参茸汤的证：吴瑭原治证：参茸汤证“若其人但坠而不腰脊痛，偏于阴伤多者”。

叶氏原医案证：泻痢久则伤肾，多见下焦沉坠。先伤在阴，刚药不效者。

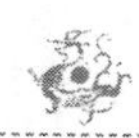

方证的特征性证：下利日久，小腹、肛门沉坠。

曹炳章在《增补评注温病条辨》参茸汤方后指出："此温补奇经八脉之法，妇人有寒湿而体虚羸，天癸不应期者，方法宜宗此。"曹氏所云，可谓经验有得之见。

## （三）用治杂病举例与体会

参茸汤与加减参茸汤是叶桂通补奇经法的代表方，我用本方主要治疗三方面病证：一是各种原因引起的虚损性腰、脊、胯、髀酸痛；二是慢性疲劳表现为参茸汤或加减参茸汤证者；三是妇科病表现为奇经不足者。此介绍有关体会如下。

疲劳兼月经量少：袁某，女，40岁。2004年12月18日初诊。患者以疲劳为主诉来诊，终日疲乏，少气无力，面色苍黄无华，多黄褐色小斑，血常规提示白细胞偏低，月经量少。舌淡红，苔白，脉沉细弱，两寸更弱。曾用补中益气汤、归脾汤等方，效果不明显。此阳明、肝肾不足，累及奇经，必须从奇经论治，用加减参茸汤化裁，处方：红人参5g，鹿角胶10g（烊化），鹿角霜10g，补骨脂10g，菟丝子10g，当归10g，小茴香3g，茯苓15g。6剂。2004年12月25日二诊：自觉精神好转，疲劳大减，气力增加，舌淡红，苔薄白，脉沉弱。上方加巴戟天10g。6剂。诸症再减，后以此方为基础，或加肉苁蓉，或加淫羊藿、杜仲等，继续服药3周，疲劳感消失，月经量增多而愈。

不孕症：杨某某，女，29岁，2004年9月7日初诊。结婚5年，一直与丈夫同居，但未孕。曾经在妇科做详细检查，子宫发育与宫腔形态正常，双侧输卵管通畅。病检提示："子宫内膜腺体分泌不良。"其丈夫精液检查正常。用西药治疗并服中药健脾、补肾方未效。平时小腹发凉、下坠，白带较多，月经周期正常，月经量少，腰酸沉。舌红苔薄白，脉沉弱。从小腹下坠，月经量少，腰酸沉等辨为奇经不足的加减参茸汤证，处方：鹿角片10g（先煎），鹿角霜15g（先煎），当归10g，小茴香3g，菟丝子15g，杜仲15g，补骨脂10g，红人参3g，茯苓15g，生黄芪20g。7剂。患者家在陕西，带此方回家坚持服药1个月后，电话告知月经40余天未至，经查怀孕，后足月顺产一女婴。杨某患者的一位亲戚赵某也患不孕症，得知杨某怀孕生小孩后也来电话索方，遂将上方转给赵姓患者，其坚持服药月余，也怀孕，后足月生产一男婴。

膜样痛经：徐某某，女41岁。2004年11月4日再诊。膜样痛经，每次月

经第2天，小腹剧烈疼痛，排出大块状血块，血块排出后，疼痛逐渐缓解。用《千金》朴硝荡胞汤加减治疗有效，可以明显缓解疼痛，但2004年7月30日月经来潮，排出20余块血块后，至2004年11月4日，一直未来月经，用活血通经、养血益气等法治疗，月经仍然不通。除小腹隐痛外，别无特别不适。舌淡，苔薄白，脉沉缓。从破血祛瘀，排出大量血块，冲任奇经空乏，络虚经闭考虑，用加减参茸汤法通补奇经。处方：红人参3g，生黄芪25g，鹿角霜10g，巴戟天10g，杜仲10g，当归10g，小茴香6g，桃仁10g，红花10g，柴胡12g，枳实12g，白芍30g，黄柏8g。5剂。2004年11月11日来诊：服药后，于2004年11月9日月经来潮，腹微痛，经血黯，有血块，量较少。舌淡红，苔薄白，脉弦滑稍弱。继续以上方加肉苁蓉、干姜温补奇经，温通阳明。至2004年11月26日来诊：患者自觉小腹部发凉，阴道有吹凉风样感，大便成形，每2日1次。舌淡红，苔薄白，脉细滑。仍用通补奇经之法，处方：鹿角霜10g，菟丝子10g，杜仲15g，巴戟天10g，炮附子6g，紫石英15g，小茴香6g，炮姜6g，肉桂2g，当归10g，白芍10g，川芎10g。7剂。2004年12月2日来诊：小腹凉与阴道吹风样感消失，症情平稳，继续服11月26日方化裁。2004年12月9日：适逢月经来潮2天，量多色正红，夹杂血块，排出不畅，腹微痛，改用朴硝荡胞汤法与通补奇经法化裁继续调治。(此为王建红治验案)

月经淋漓不断：邹某某，女，24岁。2006年5月9日初诊：患系统性红斑狼疮，用激素治疗，近来双膝关节、左侧髋关节、腹股沟处疼痛，右下肢阳陵泉穴处痛甚。月经量特别多，两次月经中间仍有经血，量不多而淋漓不断。脉沉弱，舌淡胖，苔白略厚，面色淡，唇淡毫无血色，现仍然用激素治疗。根据脉舌，辨为参茸汤证，处方：红人参3g，鹿角片15g（先煎），鹿角霜15g，炮附子6g，小茴香3g，菟丝子15g，炒杜仲15g，补骨脂10g，当归10g，生黄芪15g。7剂。2006年5月16日二诊：服药后髋关节疼痛减轻，经血净。舌苔偏厚。上方加苍术12g，黄柏10g。7剂。2006年5月23日三诊：未再见出血，关节疼痛再减。舌淡红，苔白，脉沉略滑。二诊方减苍术，加巴戟天10g。7剂。2006年6月6日四诊：服药时月经来潮，6天后月经干净，未再淋漓，关节疼痛继续减轻。以一诊方加川断10g，黄柏10g，继续调治。后月经正常，改用凉血疏透法与通补奇经法交替使用，治疗系统性红斑狼疮。

另外，我曾用参茸汤治疗强直性脊柱炎髋、腰、腿疼痛；用加减参茸汤治疗慢性溃疡性结肠炎肛门坠痛、腰髋疼痛等病证，此不具体介绍。

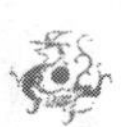

## （四）有关问题的讨论

### 1. 叶桂用参茸汤法通补奇经的经验

（1）叶氏通补奇经的应用范围：叶桂以参茸汤法通补奇经，广泛治疗各科杂病，总结《临证指南医案》，其主治范围有外感温病、内科杂病、妇科疾病等。其中内科疾病有腰背、腰膝痛，遗泄，阳痿，痿证，痢疾，泄泻，便血，疝证，虚劳诸症如行步欹斜、健忘若愦、足痿、脊椎骨形凸出、五更盗汗、有梦情欲则遗等。妇科疾病有带下，月经不调如经闭寒热、月经愆期、经水数月一至、崩漏，不孕，胎前病，产后病如经水不来、带下频频颇多，便溏气坠、知饥不食，头垂脊痛、椎尻气坠、心痛冷汗，跗肿腹膨、形寒面黄，耳响鸣、头眩、手冷脚肿，腹满膨痛，右脚浮肿、已成痈疡，畏寒、潮热、腰膝坠胀、带下汗出，经水后期不爽、带下脉脉不断、脊膂腰髀痿坠酸痛，寒热、心痛、食物日减等。

（2）叶氏通补奇经法的组方手法：第一，通补奇经而偏于补督（阳）脉法。该法的代表方主要由6组药构成：其一，首用鹿茸类药。主用鹿茸，或鹿角片、鹿角霜、鹿角胶，或麋茸。酌选一二味，甚至三味。叶氏认为“鹿性阳，入督脉”；“鹿茸壮督脉之阳，鹿霜通督脉之气，鹿胶补肾脉之血”。《绛雪园古方选注》认为“升举督脉之阳，以保护诸阳之气，故鹿茸为必须之药”；（菟丝子丸注）“用鹿茸为君，从命门督脉升阳于颠顶”。（参归鹿茸汤注）其二，臣以温补奇经类药。主要有菟丝子、杜仲、沙苑子、补骨脂、肉苁蓉、巴戟天等，酌选一二味。其三，配用辛润之当归。取当归之辛润，补养肝肾之中善通络脉。如叶氏云“古人每以通络，兼入奇经”；“温养下元，须通络脉”；“都属肝肾为病，然益下必佐宣通络脉，乃正治之法”；“当归血中气药，辛温上升，用（归）须力薄，其气不升”。（《临证指南医案·木乘土》芮案）其四，佐用茯苓引领诸药归就奇经。叶氏云：“重用茯苓淡渗，本草以阳明本药，能引诸药，入于至阴之界耳”。王子接在斑龙丸注中指出：“使以茯苓，性上行而功下降，用以接引诸药，归就少阴、太阳达于督脉，上潮髓海，而成搬运之功。”其五，配用茴香芳香通络开窍除湿。主要用小茴香，有时也用大茴香。《绛雪园古方选注》认为小茴香“芳香走窜，诸药虽具补泻之功，借其芳香乃能内入也”。（炼真丸注）“升举督脉之阳……鹿茸为必须之药。然必佐芳香入阴之品，乃能抵下焦而升阳，如韭子、茴香、补骨脂、杜仲之类”。（菟丝子丸注）并认为小茴香“散肾中之寒湿”；（麋茸丸注）“辟膀胱冷气，除下焦气分之湿”。（天真丹注）认为“大茴香开上下之精气，内接丹田，二药芳香走窜，诸药虽具补泻之功，借其芳香乃能内入也”。（炼真丸注）其六，配人参合茯苓通补阳明。叶氏认为：“夫奇经，肝肾主司为多，而冲脉隶于阳明。”因此，在阳明空虚的情况下，每配人参补阳明以治奇经。《绛雪园古方选注》认为：“人参升举五脏之阳，鹿茸督率奇经之阳，二者宣发真阳以迎合精气神也。”（炼真丸注）人参甘补，合茯苓则可通补。

除以上6组基本用药外，最常配入的药物有以下几种：其一，紫石英。叶氏认为“石英收镇冲脉，兼以包固大气之散越”。紫石英既可以升固，又能镇固，因此，在通补奇经方中配用的频率较高。其二，柏子仁。叶氏认为“柏子芳香滑润，养血理燥”；“柏子凉心以益肾”。王子接斑龙丸注：“熟地、柏仁补肾中之精也。柏仁属木性润，骨脂属火性燥，非但有木火相生之妙，而柏仁通心，骨脂通肾，并有水火相济之功。”其芳香，也有助当归通络，助茴香通窍的作用。其三，龟甲。其四，阿胶。其五，熟地。叶氏认为：“熟地味厚以填肾。”《绛雪园古方选注》认为熟地“补肾中之精”；（斑龙丸注）“固肾中之元气”。（大补阴丸注）如奇经病兼肝肾阴虚时用之。其六，枸杞子。《绛雪园古方选注》认为：“当归、枸杞子益血添精。”（大造丸注）其七，紫河车。《绛雪园古方选注》认为：“河车得父母精中之气而成……为补养先天之妙品。”（大造丸注）其八，羊肾。《绛雪园古方选注》认为：“羊肾壮肾中之阳。”（麋茸丸注）其九，牡蛎。叶氏认为：“牡蛎去湿消肿，咸固下。仲景云：病人腰以下肿者，牡蛎泽泻汤。”奇经不足，表现为湿肿时，仿牡蛎泽泻汤法，加入牡蛎。其十，锁阳。叶氏认为：“锁阳固下焦之阳气。”其十一，韭子。叶氏认为：“韭子、菟丝就少阴以升气固精。”其十二，桂枝。辛甘，温经通阳。其十三，肉桂。《绛雪园古方选注》认为：“肉桂从少阳纳气归肝。”（肾气丸注）

第二，通补奇经而偏于补任（阴）脉法。该法的代表方主要由以下药物构成：其一，首用龟甲补任脉。叶氏认为：“龟体阴，走任脉。”是治疗任脉之虚的首选药。《绛雪园古方选注》认为“龟板潜通奇经，伏藏冲任之气，使水不妄动。”（大补阴丸注）其二，配阿胶咸补真阴。叶氏认为“阿胶得济水沉伏，味咸色黑，息肝风，养肾水”；《绛雪园古方选注》认为“阿胶色黑，入通于肾，补坎中之精”。（黄连阿胶汤注）其三，配鹿角霜通督脉之气。其四，佐用：柏子仁芳香滑润，养血理燥；牡蛎去湿消肿，咸收固下；锁阳固下焦之阳气。其五，配用人参补气生津。关于本法，《临证指南医案·崩漏》某案处方具有代表

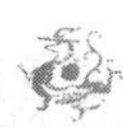

性，其处方用法为：龟甲心秋石水浸、鹿角霜、真阿胶、柏子霜、生牡蛎、锁阳。另煎清人参汤，入清药，煎取五十沸。叶氏称此方“乃治八脉之大意。”

**2. 叶氏参茸汤通补奇经法的理论渊源**

（1）基于许叔微《普济本事方》麋茸丸、香茸丸及其相关理论：许叔微《普济本事方》指出：“脾恶湿，肾恶燥，如硫黄、附子、钟乳炼丹之类，皆刚剂，用之人以助阳补接真气则可，若云补肾，则正肾所恶者。古人制方益肾，皆滋润之药，故仲景八味丸，以地黄为主，又如肾沥汤之类，皆正补肾经也。近世盛行香茸丸可补肾经，亦有数方具于后。”（《普济本事方・肺肾经病》）在这里，许氏提出了“肾恶燥”，补肾不得用“刚剂”，而要用“柔剂”的论点。他所说的“柔剂”“益肾”的方剂主要有以下几方。

第一，**麋茸丸**：《普济本事方》载：“治肾经虚，腰不能转侧，麋茸丸：麋茸一两（酥炙燎去毛，无即以鹿茸代），舶上茴香半两（炒香），菟丝子一两（酒浸曝干，用纸条子同碾取末）。右为末，以羊肾二对，法酒煮烂去膜，研如泥，和丸如梧子大，阴干，如肾膏少，入酒糊佐之，每服三五十丸，温酒盐汤下。”（《普济本事方・肺肾经病》）

许氏还记述了自己用麋茸丸的体验：戊戌年八月，淮南大水，城下浸灌者连月，予忽脏腑不调。腹中如水吼数日，调治得愈，自此腰痛不可屈折，虽颊面亦相妨，服遍药不效，如是凡三月，予后思之，此必水气阴盛，肾经感此而得，乃灸肾俞三壮，服此药差。（《普济本事方・肺肾经病》）

第二，**香茸丸**：《普济本事方》载：“蔡太师所服香茸丸：鹿茸（酥炙燎去毛）、干地黄（酒洒九蒸九曝，焙干称）各二两，苁蓉（酒浸水洗焙干）、破故纸（炒香）、附子（炮去皮脐）、当归（洗去芦，薄切焙干）各一两，麝香一钱，沉香半两。上为末，入麝研匀，炼蜜杵丸如梧子大，每服三、五十丸，空心用盐汤下”。（《普济本事方・肺肾经病》）

第三，香茸丸又方：鹿茸二两（酥炙黄燎去毛），沉香、白芍药、人参（去芦）、熟干地黄（酒洒九蒸九曝干）、苁蓉（酒浸水洗焙干）、牛膝（酒浸水洗，焙干）、泽泻、大附子（炮，去皮脐）、当归（洗去芦，薄切焙干）各一两，生地黄一两，麝香一钱。右为细末，酒糊丸如梧子大，每服五十丸，盐酒盐汤下。（《普济本事方・肺肾经病》）

叶桂从许叔微治疗肾经虚损用柔剂益肾，反对用刚剂补阳的理论与制方中受到启发，根据肾经与奇经密切相关的理论，提出了用柔剂通补奇经的理论与治法。叶氏的参茸汤法［人参、鹿茸、附子、当归（炒）、茴香（炒）、菟丝子、杜仲]、加减参茸汤法（人参、鹿茸、菟丝子、茯苓、舶茴香、制补骨脂、砂仁）正是根据许叔微以上三方的制方原则而拟定的。

另外，叶氏也有直接用香茸丸法的医案，如下案：某，症如历节，但汗出，筋纵而痛，冬月为甚，腰脊伛偻形俯。据述未病前，梦遗已久。是精血内损，无以营养筋骨。难与攻破，议香茸丸，温通太阳、督脉。鹿茸三两，生当归二两，麝香一钱，生川乌五钱，雄羊肾三对，酒煮烂，捣丸。(《临证指南医案·痿》)

(2) 来源于王子接《绛雪园古方选注》斑龙丸、固精丸及其补奇经的有关理论：《绛雪园古方选注》中记载了斑龙丸、固精丸、《本事方》麋茸丸等方，王氏在对这些古方的注释中，独树一帜的提出了“血肉有情”“补奇经”“奇经督脉方”等概念，为叶氏通补奇经理论的建立开创了先声。王氏的有关论述如下。

第一，关于**斑龙丸**。组成用法为：鹿角霜八两、鹿角胶八两、菟丝子八两、补骨脂四两、柏子仁八两、熟地八两、白茯苓四两。上将胶溶化，入无灰酒，打糊为丸，每服六七十丸，淡盐汤下。

王子接自注云：“《乾宁记》云：鹿与游龙相戏，必生异角，故得称龙。鹿有文故称斑。用其角为方，故名斑龙。鹿卧则口朝尾闾，故为奇经督脉之方。凡入房竭精，耗散其真，形神俱去，虽温之以气，补之以味，不能复也。故以有情之品，专走督脉，复以少阴、太阳之药治其合，乃能搬运精髓，填于骨空，大会于督脉囟会，而髓海充盈。鹿角霜通督脉之气，鹿角胶温督脉之血也。菟丝、骨脂温肾中之气也。熟地、柏仁补肾中之精也。柏仁属木性润，骨脂属火性燥，非但有木火相生之妙，而柏仁通心，骨脂通肾，并有水火相济之功。使以茯苓，性上行而功下降，用以接引诸药，归就少阴、太阳达于督脉，上潮髓海，而成搬运之功……《澹寮方》用鹿茸为君者，余药也不同，此茸珠丹非斑龙丸也。今从《青囊》之方。”(《绛雪园古方选注·内科丸方》)

在这段注中，王氏提出了“以有情之品，专走督脉”“奇经督脉之方”的概念，这对叶氏建立血肉有情之品通补奇经的理论具有重要的影响。王氏关于斑龙丸诸药的解释也为叶氏奇经用药的理论奠定了基础。如《临证指南医案·便血》陈三七案，叶氏精辟地论述了青囊斑龙丸制法与方义：“鹿茸壮督脉之阳，鹿霜通督脉之气，鹿胶补肾脉之血，骨脂独入命门，以收散越阳气，柏子凉心以益肾，熟地味厚以填肾，韭子、菟丝，就少阴以升气固精，重用茯苓淡渗，本草以阳明本药，能引诸药，入于至阴之界耳。不用萸、味之酸，以酸能柔阴，且不能入脉耳。”叶氏的这段论述，正是来源于王子接关于斑龙丸的注释

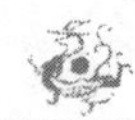

并有所发挥。

第二，关于固精丸。组成用法为：鹿茸一具，鹿角霜分量同茸，阳起石五钱，韭菜子一两，淡肉苁蓉一两，五味子五钱，茯苓五钱，熟附子五钱，巴戟肉五钱，青花龙骨五钱（煅），赤石脂五钱（煅）。上为末，酒煮糊为丸，每服七十丸，空心盐汤送下。

王氏自注云："固精丸，治无梦滑精。夫房劳过度，则精竭阳虚，阳虚则无气以制其精，故寐则阳陷而精道不禁，随触随泄，不必梦而遗也，与走阳不甚相远。治之必须提阳固气，乃克有济，独用补涩无益也。鹿茸通督脉之气舍，鹿角霜通督脉之精室。阳起石提陷下之真阳，韭菜子去淫欲之邪火。肉苁蓉暖肾中真阳，五味子摄肾中真阴。巴戟入阴，附子走阳，引领真阳运行阳道，不使虚火陷入于阴。白茯苓淡渗经气，使诸药归就肾经，用石脂、龙骨拦截精窍之气而成封固之功。"（《绛雪园古方选注·内科丸方》）

在这段注释中，王氏提出了"鹿茸通督脉之气舍，鹿角霜通督脉之精室"等关于奇经督脉用药的理论，这些认识对于叶氏奇经用药具有重要的影响。

第三，关于《本事方》麋茸丸。《绛雪园古方选注》载有《本事方》麋茸丸，在注释麋茸丸方义时王氏指出："少阴寒湿腰痛，不用姜、桂、术、附，而用麋茸、羊肾，足证许学士之深心，善于护阳者也。盖肾为水脏，湿为阴邪，寒湿踞于水脏，真阳陷没，而生气内绝。《难经》云：腰者肾之府，转摇不能，肾将惫也。是则亡阳之机已露，岂可治不经心，辄用刚燥壮火之剂，摧锋陷阵。殊不思《阴阳应象论》所谓壮火食气，少火生气之说乎？故必以血肉有情、冲和纯粹之品，恋住真阳，潜驱寒湿。麋茸通脉之阴，羊肾壮肾中之阳，生菟丝子生发肾中之阳气，舶茴香散肾中之寒湿，治湿不用燥剂，则不伤肾阴，俾真阳旺而邪自退，斯为正治之良图。"（《绛雪园古方选注·内科丸方》）

在这段注释中，王氏提出了"必以血肉有情、冲和纯粹之品，恋住真阳，潜驱寒湿"的认识；并且对寒湿伤及少阴之阳的治疗，反对用"刚燥壮火之剂"。这些理论，为叶氏建立柔剂通补奇经理论开创了先河。

综上所述，参茸汤与加减参茸汤是叶桂通补奇经的代表方，临床上，不仅痢疾损伤奇经可以应用本方，各种原因引起的络病，由络伤累及奇经之虚，或者肝肾、阳明虚损，进一步损及奇经者，均可以遵照叶氏温养通补奇经的手法，用此两方加减化裁治疗。若能抓住参茸汤、加减参茸汤的制方要点，对于进一步探讨叶氏的奇经用药手法将不无裨益。

# 第五章
# 苦热芳香止痛法及其代表方证

吴瑭根据喻昌的燥气论与叶桂论治秋燥的医案，在《温病条辨》制订桑杏汤、翘荷汤、清燥救肺汤、沙参麦冬汤等方证，详论秋燥“燥之复气”（温燥）证治。书成之后约十年，他发现了有别于前者的另一类的秋燥病，遂在上焦篇秋燥后增写《补秋燥胜气论》，阐发了秋燥“燥病胜气”（凉燥）的病机证治。凉燥之气类似于寒邪，“谓之次寒”。其病虽与感寒同类而大相径庭：一是凉燥之邪每多兼湿，所谓“燥湿兼至”，多发为寒湿。二是其证以“吐泻、腹痛”为特点，病变尤多形成寒湿疝、癥瘕。关于凉燥的论治，吴瑭确定出“苦热芳香”之法，制订了霹雳散、椒桂汤、桂枝柴胡各半汤加吴萸楝子茴香木香汤、橘半桂苓枳姜汤、大黄附子汤、天台乌药散、化癥回生丹、复亨丹等方证，在《温病条辨》构成了一类独具特色的方证群。我们将这一类方所代表的法称为“苦温芳香止痛法”，这一类方也可称为“霹雳散类方”。现今临床上类似于凉燥，特别是类似于寒湿疝的病症非常多见，如男科慢性前列腺炎，前列腺肥大，睾丸、附睾炎；妇科附件炎、盆腔炎；杂病慢性结肠炎等病，多有寒湿疝瘕的病机。对于这类病，医者多肆用寒凉清热解毒方药治疗，往往再损阳气，导致寒湿盘踞，阴盛阳衰的难治之证。对此，用吴瑭论治中燥寒湿的“苦热芳香”类方，却有很好的疗效。

## 霹雳散

**霹雳散**　出自《温病条辨・上焦篇・补秋燥胜气论》，此方组成为：桂枝六两、公丁香四两、草果二两、川椒（炒）五两、小茴香（炒）四两、薤白四

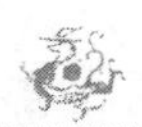

两、良姜三两、吴茱萸四两、五灵脂二两、降香五两、乌药三两、干姜三两、石菖蒲二两、防己三两、槟榔二两、荜澄茄五两、附子三两、细辛二两、青木香四两、薏仁五两、雄黄五钱。上药共为细末，开水和服。大人每服三钱，病重者五钱；小人减半。再病重者，连服数次，以痛止厥回，或泻止筋不转为度。其原条文谓：霹雳散方，“主治中燥吐泻腹痛，甚则四肢厥逆，转筋，腿痛，肢麻，起卧不安，烦躁不宁，甚则六脉全无，阴毒发斑，疝瘕等证，并一切凝寒固冷积聚。寒轻者，不可多服；寒重者，不可少服，以愈为度。非实在纯受湿、燥、寒三气阴邪者，不可服。”

吴瑭《吴鞠通医案·中燥》也载此方，其中药物、剂量与《温病条辨》所载者稍异：川椒（炒）四两，为川椒炭四两；雄黄五钱，为雄黄五两；缺小茴香、良姜。用法用量相同。方后“方论”与《温病条辨》基本相同。所不同者主要为：“阴病反见阳证”之前有“诸斑疹者，阴邪凝聚于血络，同于阳火熏灼也”一句。“大抵皆扶阳抑阴，所谓离照当空，群阴退避也”，为“大抵皆扶阳抑阴，取义以雷霆奋迅，所谓离照当空，群阴退避也。”在“再此证自唐宋以后”之前有“后注”二字。“瑭目击神伤，故再三致意云”，为“瑭目击神伤，故再三致意，而后补于原书云。”

## （一）方证理论源流

《太平圣惠方·卷九·治伤寒二日候诸方》载霹雳散，“治伤寒二日，头痛，腰脊强硬，憎寒壮热，遍身疼痛，宜服霹雳散方。”组成用法为：大黑附子一枚，入急火内烧，唯存心少多，在临出火时便用瓷器合盖，不令去却烟焰。右捣，细罗为散。每服一钱，不计时候，以热酒调下，汗出立愈。

宋·朱肱《南阳活人书》卷第十六也载霹雳散，“治阴盛格阳，烦躁，不饮水。”组成用法为：附子一枚，及半两者，炮熟，用冷灰培之，去皮脐，研细，入真腊茶1大钱。上同和，分作二服，每服用水一盏，煎六分，临熟入蜜半匙，放温冷服之。须臾躁止得睡，汗出即瘥。金元·王好古《阴证略例》所载霹雳散的主治、组成用法与《南阳活人书》基本相同。所不同者，将“用冷灰培之”的“培“写作“焙”。有待考证。

明·陶节庵《伤寒全生集》卷四载：霹雳散，“本方自有加减法。”“治阴极发烦躁，如物极则反，乃阴极似阳，身热面赤，烦躁不能饮水，脉沉细或伏绝。”组成用法为：熟附子，加人参、甘草、白术、干姜、细茶一撮。煎，入蜜

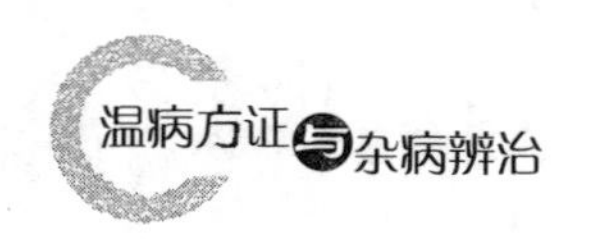


二匙，麝香少许调。顿冷服下，须臾汗出，得睡躁止，乃愈。这实际上是用霹雳散合理中汤的一种用法。

吴瑭抓住霹雳散主用附子的特点，取其方名，以附子为基础，根据中燥寒湿疫的发病特征，创制出了一首全新的论治寒湿疫的专方霹雳散。

晚于吴瑭的王士雄，在《随息居重订霍乱论》用新制的霹雳散治疗寒霍乱，阴寒内盛之证。如其云：霹雳散，“治阳虚中寒，腹痛吐泻，转筋肢冷，汗淋，苔白，不渴，脉微欲绝者。”此组成为：附子（浓甘草汤煎去毒）、吴茱萸（泡去第一次汁，盐水微炒）各三两，丝瓜络（烧酒洗）五两，陈伏龙肝二两（烧酒一小杯收干），木瓜（络石藤七钱，煎汁炒干）一两五钱，丁香（蒸晒）一两。六味，共为极细末，分作十九服，外以醋半酒杯，盐一钱五分，藕肉一两五钱，煎滚，瓦上炙存性研，每服加三厘，每病止须用半服，参汤下。（《随息居重订霍乱论·方剂》）这是一首论治寒霍乱的专方。

## （二）方证特点及其在杂病中应用的机制

霹雳散为吴瑭论治寒湿疫的主方。此方用附子、干姜、桂枝温阳助火；用吴茱萸、良姜、炒川椒、荜澄茄、细辛温中散寒；用草果温燥寒湿；用乌药、木香、炒小茴香、公丁香、槟榔、薤白、五灵脂、降香辛香行气止痛；用石菖蒲开窍，雄黄逐秽解毒；用防己、薏苡仁逐经络之湿以治转筋。全方温阳、散寒、燥湿、行气、止痛、开窍、逐秽，专治湿燥寒与秽浊异气相参所致的寒湿疫。犹如吴瑭方论云：“立方会萃温三阴经刚燥苦热之品，急温脏真，保住阳气。又重用芳香，急驱秽浊。一面由脏真而别络大络，外出筋经经络以达皮毛；一面由脏络腑络以通六腑，外达九窍。俾秽浊阴邪，一齐立解。大抵皆扶阳抑阴，所谓离照当空，群阴退避也。”

霹雳散的证：吴瑭原治证：中燥吐泻腹痛，甚则四肢厥逆，转筋，腿痛，肢麻，起卧不安，烦躁不宁，甚则六脉全无，阴毒发斑，疝瘕等证，并一切凝寒固冷积聚。吴瑭方论描述的证为：“多有肢麻转筋，手足厥逆，吐泻腹痛，胁肋疼痛，甚至反恶热而大渴思凉者”“头面赤者”。

吴瑭自注本方证的病机为：“此证乃燥金寒湿之气，直犯筋经，由大络、别络，内伤三阴脏真，所以转筋，入腹即死也。”

方中所寓法的对应证：从方的结构分析，本方集大队温阳散寒燥湿与辛香行气止痛药为一炉，尤能治疗外感或内伤，寒湿凝滞，阻塞气机，损伤真阳的

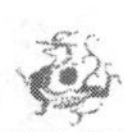

病证。其中温肝寒、行肝气药与温中散寒止痛药最多，故能治疗肝与脾胃寒湿凝结的胸胁、脘腹、小腹、少腹疼痛、胀满之证。

方证的特征性证：腹痛、疝瘕痛、腹泻、呕吐，舌淡、苔白腻滑，脉沉紧者。

## （三）用治杂病举例与体会

吴瑭不仅用霹雳散救治寒湿疫，也用此方治疗寒湿内盛，阻滞气机所致的胸胁痛、脘腹痛等证。如以下二案。

杨室女，五十岁，胁痛心痛懊侬，拘急肢冷，脉弦细而紧，欲坐不得坐，欲立不得立，欲卧不得卧，随坐即欲立，刚立又欲坐，坐又不安，一刻较一刻，脉渐小，立刻要脱，与霹雳散不住灌之，约计二时服散约计四两而稍定，后与两和肝胃而痊愈。(《吴鞠通医案·中燥》)

戊子十月二十日，某，燥金克木，由厥阴外犯太阳，季胁偏右攻腰痛，不发于春夏，而发于冬令，不发于巳前，而发于午后，六脉弦数，其为阴邪留滞络中沉着不移可知，以故久而不愈，此症当于络中求之。霹雳散四两，每服二钱，每日早、中、晚三次，开水和服，以清络中之邪。又：《金匮》谓凡病至其年月日时复发者，当下之。此症病发时不得大便，乃肝主疏泄，肝受病则不得疏泄，但不可寒下耳。天台乌药散一钱，加巴豆霜六厘，以泄络中沉着之伏邪，庶可拔其根也。(《吴鞠通医案·中燥》)

## （四）有关问题的讨论

**1. 寒湿疫辨治理论**　关于立论依据：纪晓岚《阅微草堂笔记》记载："乾隆癸丑春夏间，京中多疫，以张景岳法治之，十死八九，以吴又可法治之，亦不甚验。"癸丑年（公元1793年），吴瑭在北京"检校《四库全书》"，他亲身经历了这场温疫大流行，如《温病条辨·问心堂温病条辨自序》云："癸丑岁，都下温役大行，诸友强起瑭治之，大抵已成坏病，幸存活数十人，其死于世俗之手者，不可胜数。"这是吴瑭救治温疫的第一次实践，他感慨道："生民何辜，不死于病而死于医，是有医不若无医也，学医不精，不若不学医也。"正是由于这次治疫的实践，他才立志撰写《温病条辨》。

道光元年（辛巳年，公元1821年），秋燥当令，京师又一次发生温疫大流

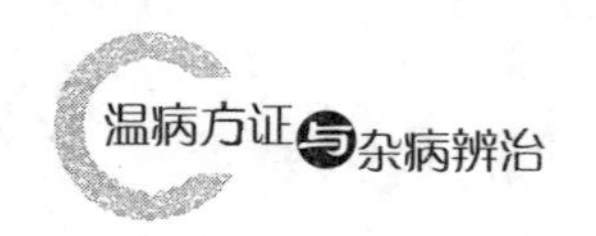


行，感染者多吐利腹痛而死。这种温疫用前人寒凉治疫方或用《温病条辨》既定的治温病方均不能取效，吴瑭经认真仔细的研究，发现这种温疫为感受凉燥寒湿为患，是寒湿疫，而非温热、湿热疫，据此特制霹雳散，苦温芳香、扶阳逐秽以治之，结果大获奇效。当年顺天（北京）乡试，主考官购其所制霹雳散百余剂，令考生服用，果然场中无患疫而死者。［李刘坤主编．吴鞠通医学全书·吴鞠通医学学术思想研究．北京：中国中医药出版社，1999］

关于寒湿疫的概念：吴瑭在霹雳散方后指出："按《内经》有五疫之称，五行偏胜之极，皆可致疫。虽疠气之至，多见火证；而燥金寒湿之疫，亦复时有。"进而提出："盖风火暑三者为阳邪，与秽浊异气相参，则为温疠；湿燥寒三者为阴邪，与秽浊异气相参，则为寒疠。"由此提出了寒湿疫的概念，并与暑热、火热之疫作出了鉴别。

关于寒湿疫的主证：吴瑭总结为："现在见证，多有肢麻转筋，手足厥逆，吐泻腹痛，胁肋疼痛，甚至反恶热而大渴思凉者。"

关于寒湿疫的病机：吴瑭指出："《经》谓雾伤于上，湿伤于下。此证乃燥金寒湿之气，直犯筋经，由大络、别络，内伤三阴脏真，所以转筋，入腹即死也。既吐且泻者，阴阳逆乱也。诸痛者，燥金湿土之气所搏也。其渴思凉饮者，少阴篇谓自利而渴者，属少阴虚，故饮水求救也。其头面赤者，阴邪上逼，阳不能降，所谓戴阳也。其周身恶热喜凉者，阴邪盘踞于内，阳气无附欲散也。阴病反见阳证，所谓水极似火，其受阴邪尤重也。诸阳证毕现，然必当脐痛甚拒按者，方为阳中见纯阴，乃为真阴之证，此处断不可误。"

关于寒湿疫的主方：吴瑭特制霹雳散，以之为主论治寒湿疫。

关于寒湿疫之论的意义：在温疫学派中，人们熟知的有明代吴有性的《温疫论》，其以达原饮、三消饮为主方治疫。继后，清代杨璿著《伤寒瘟疫条辨》，以升降散为主，制清热解毒15方治疫；余师愚著《疫诊一得》，创订清瘟败毒饮，以之为主方，论治温疫50余证。

而以上三家所治之疫均属热疫，所制治疫主方，均以寒凉清解药为主。唯独吴瑭所论之疫为寒湿疫，所订治疫主方霹雳散以纯辛热温燥药为主组方。从温疫学说发展的历史来看，吴瑭寒湿疫之论，可谓填补了温疫学说的空白，创新了温疫学说，具有重要的学术价值与临床意义。

**2. "秋燥胜气论"与凉燥学说**　《素问·阴阳应象大论》本无"秋伤于燥"之论，自喻昌"始补燥气论，其方用甘润微寒；叶氏亦有燥气化火之论，其方用辛凉甘润。"（《温病条辨·上焦篇·补秋燥胜气论》）吴瑭根据喻昌、叶

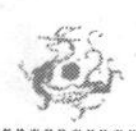

桂的论述，引用喻氏清燥救肺汤，并根据叶氏医案，在《温病条辨》制订出桑杏汤、沙参麦冬汤、翘荷汤等方，从而创建了辨治秋燥的一系列方证。

但《温病条辨》成书后（嘉庆十八年，癸酉年，公元 1813 年）约 10 年，即道光元年（辛巳年，公元 1821 年），秋燥当令之时，京师温疫流行，其临床特点“多吐利腹痛而死”。吴瑭用前人方与《温病条辨》方均不能取效，他仔细审查这次温疫的临床特征，特制苦温芳香、扶阳逐秽剂霹雳散，竟大获奇效。通过这次治疫的实践，他发现了秋燥的另一类型。因此，他在《温病条辨·卷四·杂说》补“燥气论”一篇，论述这种燥气。继而，在《温病条辨·上焦篇·秋燥》后撰《补秋燥胜气论》，引沈目南《燥病论》，详细论述了这类秋燥的有关问题。其主要内容如下。

关于两类燥病：

第一，温燥（燥之复气、标气）：《补秋燥胜气论》指出：“按前所序之秋燥方论，乃燥之复气也，标气也……故现燥热干燥之证。”也就是说，他在《温病条辨·上焦篇》秋燥门所论述的桑杏汤、桑菊饮、沙参麦冬汤、清燥救肺汤等方证，均为论治“燥热干燥证”（温燥）而设。不仅上焦篇秋燥证治，而且中焦篇与下焦篇论治秋燥的方证均属于温燥，如《温病条辨·杂说·燥气论》说：“前三焦篇所序之燥气，皆言化热伤津之证，治以辛甘微凉。”

第二，凉燥（燥之胜气、本气）。《补秋燥胜气论》论述另一类秋燥之气，即燥之胜气、本气，如他说：“瑭袭前人之旧，故但叙燥证复气如前。书已告成，窃思与《素问》燥淫所胜不合，故杂说篇中，特著燥论一条，详言正化、对化、胜气、复气以补之。其于燥病胜气之现于三焦者，究未出方论，乃不全之书，心终不安……特补燥证胜气治法如左。”也就是说，他在《温病条辨·杂说》虽然已经补写“燥气论”，论述了凉燥问题，但由于没有建立辨治凉燥的方证，自感未全而不安，因此，在上焦篇又补“秋燥胜气论”并拟订了杏苏散、桂枝汤、桂枝柴胡各半汤加吴萸楝子茴香木香汤、霹雳散等方证。

关于凉燥的性质、病机与发病特点：

凉燥的性质：沈目南《燥病论》说：“殊不知燥病属凉，谓之次寒，病与感寒同类。《经》以寒淫所胜，治以甘热；此但燥淫所胜，平以苦温。”就是说，凉燥类似于感寒，属于寒证。吴瑭《温病条辨·杂说·燥气论》指出：“前三焦篇所序之燥气……未及寒化。盖燥气寒化，乃燥气之正……”进一步说明，凉燥的性质属寒。

凉燥多兼湿而为寒湿：《温病条辨·补秋燥胜气论》第 1 条载：“秋燥之

气，轻则为燥，重则为寒，化气为湿，复气为火。”吴瑭自注说：“化气为湿者，土生金，湿土其母气也……按阳明之上，燥气治之，中见太阴。故本论初未著燥金本气方论，而于疟、疝等证，附见于寒湿条下。叶氏医案谓伏暑内发，新凉外加，多见于伏暑类中。”在《温病条辨·杂说·燥气论》中吴瑭也强调：“盖燥气寒化，乃燥气之正。《素问》谓‘阳明所至为清劲’是也。《素问》又谓‘燥极而泽’，本论多类及于寒湿、伏暑门中，如腹痛呕吐之类……治以苦温，《内经》治燥之正法也。”

凉燥的临床特征：吴瑭在《温病条辨·杂说·燥气论》指出：“如腹痛呕吐之类，《经》谓‘燥淫所胜，民病善呕，心胁痛不能转侧’者是也。”《温病条辨·补秋燥胜气论》第5条载：“燥淫传入中焦，脉短而涩，无表证，无下证，胸痛，腹胁胀痛，或呕，或泄，苦温甘辛以和之。”可见，凉燥的核心证为腹痛、呕、泻，或胸痛，胁腹胀痛等。

凉燥与感寒不同：凉燥性质属寒，谓之次寒，但病变与伤寒截然不同。主要有两点：第一，凉燥病变多兼湿而为寒湿，如吴瑭《温病条辨·杂说·燥气论》指出：“再前三篇原为温病而设，而类及于暑温、湿温，其于伏暑、湿温门中，尤以三致意者，盖以秋日暑湿踞于内，新凉燥气加于外，燥湿兼至，最难界限清楚，稍不确当，其败坏不可胜言。《经》谓粗工治病，湿证未已，燥证复起，盖谓此也。”第二，病变过程多寒湿郁结肝经，发为寒湿疝。如《温病条辨·补秋燥胜气论》第8条吴瑭自注说：“按燥金遗病，如疟、疝之类，多见下焦篇寒湿、湿温门中。”

凉燥的论治：《温病条辨·杂说·燥气论》指出：秋燥之气，“治以苦温，《内经》治燥之正法也。”在《吴鞠通医案》中燥门，吴瑭把凉燥的治法确定为“苦热芳香”（《吴鞠通医案·中燥》“多，十六岁”案）具体而言，此法的组成为：以“温三阴经刚燥苦热之品”“且重用芳香，急驱秽浊”。（《吴鞠通医案·中燥》霹雳散方论）

凉燥的方证：《温病条辨》制定出一系列论治凉燥的方证，具体为：杏苏散、桂枝汤、桂枝柴胡各半汤加吴萸楝子茴香木香汤、霹雳散、椒桂汤、橘半桂苓枳姜汤、大黄附子汤、天台乌药散、化癥回生丹、复亨丹等。

综上所述，随着霹雳散方证的建立，吴瑭创立了寒湿疫之论与凉燥学说，创建了“苦温芳香，扶阳避秽”的特殊治法，为温病学的发展做出了重要贡献。

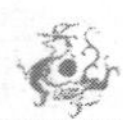

# 椒桂汤方证

**椒桂汤**　出自《温病条辨·下焦篇》寒湿第52条，组成为：川椒（炒黑）六钱、桂枝六钱、良姜三钱、柴胡六钱、小茴香四钱、广皮三钱、吴茱萸（泡淡）四钱、青皮三钱。急流水八碗，煮成三碗，温服一碗，覆被令微汗佳；不汗，服第二碗，接饮生姜汤促之；得汗，次早服第三碗，不必覆被再令汗。吴瑭称此方为“苦辛通法”。其原条文谓“暴感寒湿成疝，寒热往来，脉弦反数，舌白滑，或无苔不渴，当脐痛，或胁下痛，椒桂汤主之。”

## （一）方证理论源流

《金匮要略·腹满寒疝宿食病》载大建中汤（蜀椒、干姜、人参、胶饴），其原条文谓：“心胸中大寒痛，呕不能饮食，腹中寒，上冲皮起，出见有头足，上下痛而不可触近，大建中汤主之。”

叶桂善于变通此方，以之治疗胁痛、急心痛、呕逆心痛、胃腹痛、呕吐、上吐下泻等病症。如以下四案。

脉弦，胁痛绕脘，得饮食则缓，营气困耳，治以辛甘。桂枝、川椒、白蜜、煨姜。(《未刻本叶天士医案》)

朱，重按痛势稍衰。乃一派苦辛燥，劫伤营络，是急心痛症。若上引泥丸，则大危矣，议用《金匮》法。人参、桂枝尖、川椒、炙草、白蜜。(《临证指南医案·心痛》)

悲惊不乐，神志伤也，心火之衰，阴气乘之则多惨戚。拟大建中汤。桂枝、人参、蜀椒、附子、饴糖。(《叶氏医案存真·卷二》)

味过于酸，肝木乘胃，呕逆心痛，用大建中法。人参、淡干姜、茯苓、桂木、炒黑川椒、生白蜜。(《叶氏医案存真·卷一》)

以上四案均以桂枝、川椒为基础组方。旨在温肝散寒，以治肝寒凝滞之证。吴瑭参照叶氏变通大建中汤用法，在《温病条辨》创制出椒桂汤方证。

吴瑭在《温病条辨·中焦篇》第53条救中汤（蜀椒、干姜、厚朴、槟榔、广皮）方论中说：“以大建中之蜀椒，急驱阴浊下行；干姜温中；去人参、胶饴者，畏其满而守也；加厚朴以泻湿中浊气；槟榔以散结气，直达下焦；广皮通行十二经之气，改名救中汤，急驱浊阴，所以救中焦之真阳也。”救中汤与椒桂汤为同类方，据此也可说明，椒桂汤是大建中汤的变化方。

## （二）方证特点及其在杂病中应用的机制

本方用炒川椒、桂枝、吴茱萸、高良姜，辛苦热温肝散寒，止寒疝痛，兼以温中；用小茴香芳香化浊，兼以行气；用青皮、陈皮疏肝理气，也止疝痛。妙在用柴胡，入厥阴而透邪外出阳分，又合桂枝，以解表郁寒热。全方旨在组成“苦辛热兼芳香”之法，以温化宣散寒湿秽浊之郁结。方中诸药辛热刚燥，重在温肝散寒，故可治寒湿凝结成疝或腹痛、胁痛等病证。

吴瑭对本方有特殊的解释，如其云：“方以川椒、吴萸、小茴香直入肝脏之里，又芳香化浊流气；以柴胡从少阳领邪出表，病在肝治胆也；又以桂枝协济柴胡者，病在少阴，治在太阳也，《经》所谓病在脏治其腑之义也，况又有寒热之表证乎！佐以青皮、广皮，从中达外，峻伐肝邪也；使以良姜，温下焦之里也。水用急流，驱浊阴使无留滞也。”

关于本方证的病机，吴瑭自注云：“此小邪中里证也。疝，气结如山也。此肝脏本虚，或素有肝郁，或因暴怒，又猝感寒湿，秋月多得之。既有寒热之表证，又有脐痛之里证，表里俱急，不得不用两解。”这里所说的“小邪”是指寒邪，吴瑭认为秋燥胜气为“次寒”“小寒”，如他引沈目南之论说：“殊不知燥病属凉，谓之次寒，病与感寒同类。”（《温病条辨·上焦篇·补秋燥胜气论》）

椒桂汤的证：吴瑭原治证：暴感寒湿成疝，寒热往来，脉弦反数，舌白滑，或无苔不渴，当脐痛，或胁下痛者。

方中所寓法的对应证：从方的结构分析，其炒川椒、桂枝配伍，为大建中汤法，合高良姜，善于温中，可治中寒脘腹冷痛之证；吴茱萸、小茴香配伍，为导气汤法，可温肝散寒止痛，以治寒疝痛；青皮、陈皮、柴胡配伍，类化肝煎法，尤可治疗气滞胁痛胀满证。

方证的特征性证：腹痛，舌淡、苔白腻，脉弦紧。

本方可扩展用于杂病寒疝痛、胁痛、胃脘痛、腹痛、少腹痛等属于肝胃寒凝气滞者。

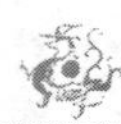

## （三）用治杂病举例与体会

名医朱进忠先生有一医案颇能给人以启发，其处方组成正是椒桂汤法，此介绍如下。

李某某，男，15 岁。吃冰糕后，突然发现腹部剧痛不止，时而包块起伏。急至某院诊治。医云：肠梗阻。先予复方大承气汤 1 剂，不效，继又予萝卜芒硝汤 1 剂仍不效。不得已而欲手术治疗，但家属拒绝手术，而再恳服中药。察其除上述诸症外，并见其腹痛得温而稍减，脉弦紧。综合脉证。思之：《素问·举痛论》云："寒气客于脉外，则脉寒，脉寒则缩蜷，缩蜷则脉绌急，则外引小络，故卒然而痛，得炅则痛立止。"此病发于吃冷食之后，必寒邪直中之证也。急予温中散寒。处方：丁香 10g，小茴香 10g，川椒 10g，肉桂 10g，木香 10g，良姜 10g。药刚入腹约 10 分钟，腹痛即减，半小时后痛减六七，2 小时后疼痛全失，愈。［朱进忠．中医临证经验与方法．北京：人民卫生出版社，2003：610］

我在临床上常用此方治疗寒湿凝结下焦所致的腹痛，此介绍治验三则如下。

腹痛便溏：王某，男，30 岁。2015 年 9 月 11 日初诊。腹痛月余，西医检查未见异常。腹痛部位在肚脐周围，肚脐下痛较甚，腹痛原因不明，疼痛时间不定。大便稀溏，每日 4 次。舌淡红，苔白腻，脉沉弦。据腹痛、苔白腻辨为寒湿凝结下焦之椒桂汤证，便溏、腹痛为理中汤证，用两方合法。处方：炒川椒 8g，桂枝 10g，青皮 10g，陈皮 10g，小茴香 8g，广木香 10g，吴茱萸 8g，柴胡 15g，干姜 10g，苍术 10g，红人参 3g，炙甘草 6g，制附子 8g（先煎）。6 剂。2015 年 9 月 18 日二诊。腹痛止，大便成形，每日 1 至 2 次，偏软偏黏。舌正红，苔薄白略腻，脉沉。用理中汤善后。处方：干姜 10g，白术 10g，苍术 10g，红人参 3g，炙甘草 6g，茯苓 15g。5 剂。

脐周与小腹痛：胡某某，女，70 岁。2015 年 8 月 21 日初诊。肚脐周围与小腹疼痛 2 周，为阵发性，疼痛时间无规律。细问腹痛原因，得知与入秋天气突然转凉有关。大便正常，每日一次，胃口尚可，口中和。舌正红，苔薄白水滑略腻，脉沉弦。从秋燥寒湿聚结下焦考虑，据腹痛、苔白滑腻，辨为椒桂汤证。处方：炒川椒 6g，桂枝 10g，青皮 10g，陈皮 10g，小茴香 8g，广木香 10g，吴茱萸 6g，柴胡 15g，高良姜 10g，苍术 10g。6 剂。2015 年 8 月 28 日二诊。腹痛止，仅小腹偶尔不适。舌正红，苔白略腻，脉沉弦。继续用上方 3 剂以巩固疗效。

腹痛白带如注：宋某某，女，40岁。2015年9月4日初诊。腹两侧少腹部疼痛，小腹坠胀疼痛，已数月，腰坠胀，带下如注，带色白，有轻微臭味，自觉带下局部发凉，阴部痒。西医妇科诊断为阴道炎、附件炎，用内服药与外用药效果不明显。二便正常，口中和。舌淡红，苔白厚腻，脉弦缓。据腹痛、苔白腻辨为寒湿椒桂汤证；遵照刘渡舟先生用《金匮》甘草干姜茯苓白术汤治疗带下的经验，据白带如注，辨为甘干苓术汤证，用两法合方。处方：炒川椒10g，桂枝10g，青皮10g，陈皮10g，小茴香10g，广木香10g，吴茱萸10g，柴胡15g，干姜10g，白术15g，苍术15g，炙甘草8g，制附子10g（先煎），茯苓30g。7剂。2015年9月11日二诊。腹痛减轻，白带减少，小腹仍坠胀，时痛。舌淡红，苔白腻，脉沉弦。上方加乌药10g。7剂。2015年9月18日三诊。腹痛止，白带减少而仍有，阴部凉，偶尔痒。舌正红，苔白腻，脉沉弦。改用附子理中汤合甘草干姜茯苓白术汤，继续调治。处方：干姜10g，党参10g，白术15g，苍术15g，炙甘草10g，茯苓30g，当归10g，浙贝母10g，苦参10g，制附子10g。7剂。

椒桂汤所含之法是苦辛热芳香法，吴瑭用此法主治感秋燥寒湿所致的腹痛、呕吐、泄泻等病证。《吴鞠通医案》中燥、寒湿、疝瘕等门中分载有应用此法的医案。此介绍几则如下。

1. 用治腹痛泄泻呕吐：乙酉四月十九日，傅，五十七岁。感受燥金之气，腹痛泄泻呕吐。现在泄泻虽止，而呕不能食，腹痛仍然，舌苔白滑，肉色刮白。宜急温之，兼与行太阴之湿。茯苓块五钱、吴萸二钱、川椒炭三钱、姜半夏五钱、良姜二钱、益智仁二钱、生苡仁五钱、广皮三钱、公丁香一钱。煮三杯，分三次服。二十二日，背仍痛，于原方加良姜一钱、吴萸二钱、桂枝五钱。二十七日，已效，阴气未退，再服三帖，分四日服完。五月初三日，痛减，呕与泄泻俱止，减川椒、吴萸、良姜之半，再服六帖。十三日，阴未化，阳自不复，且心下坚大如盘，脉如故，再服。(《吴鞠通医案·中燥》)

方证解释："感受燥金之气"，即感受秋燥寒湿之邪。证为腹痛、泄泻、呕吐，舌苔白滑，肉色刮白。此寒湿阻滞，脾胃升降逆乱。二诊方用川椒炭、桂枝、吴茱萸、高良姜、广皮，正是椒桂汤法，所谓"苦热"温散寒湿。其公丁香代替小茴香，所谓"芳香"流通，辟秽化浊。另用姜半夏止呕；益智仁、茯苓、生苡仁止泻。

2. 用治呕痛不能食：乙酉四月二十一日，谢，四十八岁。燥金感后，所伤

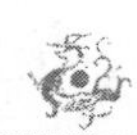

者阳气，何得以大剂熟地补阴？久久补之，胃气困顿，无怪乎不能食而呕矣。六脉弦紧，岂不知脉双弦者寒乎？半夏五钱、云苓块五钱、广皮三钱、苡仁五钱、川椒炭三钱、生姜三钱、干姜二钱、公丁香八分。煮三杯，分三次服。五月初二日，于前方加桂枝三钱、增干姜一钱，减川椒之半。十一日，呕痛皆止，饮食已加，惟肢软无力，阳气太虚，加甘草，合前辛药，为辛甘补阳方法。二十一日，复感燥气，呕而欲泻，于前方内去甘药，加分量自愈。六脉弦细如丝，阳微之极。桂枝五钱、淡吴萸三钱、半夏五钱、云苓五钱、川椒炭三钱、广皮三钱、干姜三钱、公丁香一钱五分、生姜五钱。煮三杯，分三次服。二十七日，诸症悉减，脉稍有神，于原方中去吴萸、丁香之刚燥，加苡仁之平淡，阳明从中治也。（《吴鞠通医案·中燥》）

方证解释：本案为中燥感寒湿而发，症见不能食而呕，呕痛（呕吐、腹痛），呕而欲泻，六脉弦紧。此寒湿凝聚中焦。二诊方中用川椒炭、桂枝、干姜（代良姜）、广皮、公丁香（代小茴香）（二十日方还有吴茱萸），即椒桂汤法，苦辛热温散寒湿，兼用芳香“化浊流气”。另用半夏、生姜止呕；用茯苓、苡仁和阳明，兼止泻。

3. 用治腹痛呕吐：乙酉七月二十四日，赵，三十八岁。感受燥金之气，腹痛甚，大呕不止，中有蓄水，误食水果。半夏一两、川椒炭六钱、乌梅三钱、云苓五钱、公丁香三钱、广皮五钱、吴萸四钱、小枳实三钱、生姜一两、良姜四钱。以五碗水，煮成二碗，渣再煮三碗。另以生姜一两，煮汤一碗。候药汤凉，先服姜汤一口，接服汤药一口，少停半刻，俟不吐再服第二口，如上法，以呕止腹不痛为度。二十五日，燥气，腹痛虽止，当脐仍坚，按之微痛，舌苔微黄而滑，周身筋骨痛，脉缓，阳明之上，中见太阴，当与阳明从中治例。桂枝六钱、焦白芍三钱、苡仁五钱、云苓六钱、川椒炭二钱、防己三钱、半夏五钱、公丁香一钱、生姜三钱。煮三杯，分三次服。服此身痛止……（《吴鞠通医案·中燥》）

方证解释：本案感受燥金寒湿之邪，症见腹痛甚，大呕不止。方用川椒炭、吴萸、良姜、广皮、公丁香，为椒桂汤法，苦辛热兼芳香温散寒湿；用半夏、生姜、云苓、枳实和胃止呕吐；用乌梅柔肝。二诊腹痛止，当脐仍坚，按之微痛，周身筋骨痛，舌苔微黄而滑，脉缓。继续用椒桂汤法，以川椒炭、桂枝、公丁香，苦辛热兼芳香温散寒湿；用半夏、生姜、云苓和胃止呕；周身筋骨痛，用苡仁、防己，合桂枝，止痹痛；另用焦白芍柔肝。

4. 用治胸痹头痛：乙酉五月十六日，谭，四十七岁。感受金凉，胸痹头痛，脉弦细而紧。桂枝三钱、姜半夏三钱、广皮三钱、薤白三钱、生苡仁五钱、生姜五片、厚朴二钱、川椒炭三钱、大枣去核二枚、良姜二钱。煮三杯，分三次服。十八日，燥气虽化，六脉俱弦，舌苔白滑，与阳明从中治法，与苦辛淡法，最忌酸甘。姜半夏四钱、广皮三钱、生苡仁五钱、云苓块四钱、香附三钱、益智仁二钱、川椒炭二钱、干姜一钱五分、白蔻仁一钱五分。煮三杯，分三次服。二十一日，脉仍弦紧，热药难退；咳嗽减，效不更方。右胁微痛，于前方内增香附三钱。二十三日，右胁微痛，脉弦紧如故，于前方内加旋覆花三钱、降香三钱、苏子霜三钱。二十六日，胁痛咳嗽皆止，痰尚多，脉弦未和，于前方去香附、苏子霜、旋覆花、降香，加桂枝四钱、干姜一钱五分，以充其阳气，行痰饮，和弦脉。(《吴鞠通医案·中燥》)

方证解释：本案症见胸痹头痛，舌苔白滑，脉弦细而紧，由感受秋燥寒湿所致。一诊方用川椒炭、桂枝、良姜、广皮，即椒桂汤法，苦辛温热，温散寒湿。另用薤白、半夏、厚朴开胸痹，用生苡仁和阳明。姜、枣调和诸药。

5. 用治胸胁痛腹胀泄泻：丁亥九月十三日，华，二十三岁。感受燥金之气，阳明之上，中见太阴，胸痛胁痛，腹胀泄泻，饮咳，皆太阴病也，误服寒凉，势已重大，勉与开太阳合阳明法。云苓皮五钱、猪苓三钱、厚朴二钱、姜半夏五钱、泽泻三钱、干姜二钱、桂枝三钱、川椒炭三钱、广皮四钱、广木香一钱五分。煮三杯，分三次服。十四日，仍服一帖。十五日，燥症误用凉药，泄泻不止，右脉如无，左脉弦细而紧，不寐，痰饮咳嗽仍旧，惟胸胁痛止。云苓皮六钱、猪苓四钱、大腹皮三钱、姜半夏八钱、泽泻四钱、广木香三钱、南苍术（炒）二钱，桂枝四钱、广陈皮三钱。煮四杯，分四次服。十六日，再服一帖。十七日，诸症皆退，惟余咳嗽口渴，与辛能润法……（《吴鞠通医案·中燥》)

方证解释：本案症见胸痛胁痛，腹胀泄泻，咳嗽，由感受燥金寒湿之气所致。方用川椒炭、桂枝、干姜、广皮、厚朴、广木香，为椒桂汤法，苦热辛香，温燥寒湿；用云苓皮、猪苓、泽泻，合桂枝为五苓散法，以通阳利湿；姜半夏、厚朴燥湿止咳。

6. 用治饮食减少得食易呕：丁亥九月二十八日，李氏，四十岁。六脉阳微之极，弦细而紧，内有饮聚，外而瘰痛，兼之内苛，饮食减少，得食易呕。乃内伤生冷，外感燥金之气而然，以急救三焦之阳与阳明之阳为要。桂枝三钱、姜半夏六钱、干姜三钱、降香三钱、云苓块（连皮）五钱、苡仁五钱、吴萸一钱五分、川椒炭三钱、广皮三钱、薤白三钱、公丁香一钱、生姜五大片。煮四

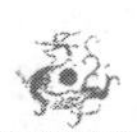

杯，日三夜一，分四次服。二帖。三十日，阳虚已久，急难猝复，余有原案。姜半夏一两、云苓皮五钱、厚朴三钱、小枳实三钱、薤白三钱、川椒炭三钱、广皮五钱、干姜三钱、生姜五大片、公丁香二钱。煮三杯，分三次服。三帖。十月初三日，如此刚药，脉仍弦紧，受病太深之故，于前方内去薤白，加川椒炭五钱，再服三帖。初六日，阳气稍复，痰饮上冲，咳声重浊，昼夜不寐，暂与《灵枢》半夏汤和胃，令得寐。姜半夏二两、广皮五钱、秫米一合、云苓块五钱。甘澜水十杯，煮成四杯，日三夜一，分四次服。二帖。初八日，阳微饮聚不寐，与半夏汤已得寐，但六脉无神，阳难猝复，病久而又误用阴柔苦寒之故，一以复阳为要。姜半夏八钱、桂枝五钱、川椒炭三钱、云苓块六钱、干姜三钱、小枳实二钱、杏仁泥三钱、广皮三钱、炙甘草二钱。甘澜水八杯，煮三杯，分三次服。二帖。初十日，脉之紧者已和，诸症见减，但脉仍太细，阳未全复。姜半夏五钱、桂枝三钱、焦白芍三钱、云苓块五钱、干姜二钱、川椒炭二钱、小枳实一钱五分、炙甘草二钱、广皮炭三钱。煮三小杯，分三次服。四帖……（《吴鞠通医案·中燥》）

方证解释：本案内见饮食减少，得食易呕，外见瘰疬疼痛。六脉阳微之极，弦细而紧。方用川椒炭、桂枝、吴萸、干姜、广皮、薤白、降香、公丁香，为椒桂汤法，苦辛热兼芳香，温燥寒湿；用姜半夏、生姜，和胃止呕；用茯苓、苡仁利湿和阳明。

7. 用治腹痛痹痛：壬辰七月二十七日，毓氏，二十六岁。风寒湿三气合而为痹，脉弦，又感燥金凉气，腹痛，峻温犹恐不及，尚可吃生冷猪肉介属等阴物乎？熟附子三钱、桂枝五钱、吴茱萸二钱、茯苓（连皮）六钱、生薏仁五钱、杏仁三钱、高良姜二钱、片姜黄二钱、川椒炭二钱、橘皮三钱。煮四杯，分四次服。二帖。二十九日，表里俱痹，肢痛板痛。前用峻温，现在板痛少减，仍游走作痛，兼有痰饮不寐，先与和里。姜半夏八钱、桂枝五钱、吴茱萸三钱、小枳实三钱、茯苓块（连皮）六钱、防已三钱、高良姜二钱、川椒炭三钱、橘皮三钱。煮三杯，分三次服。二帖。八月初二，诸症已愈八九，惟痹痛尚有斯须，自觉胸中气阻，饱食反不阻矣，宗气之虚可知。议通补中焦。茯苓块六钱、桂枝四钱、姜半夏三钱、焦于术三钱、高丽参二钱、杏仁三钱、片姜黄二钱、炙甘草二钱、橘皮三钱。煮三杯，分三次服。四帖。（《吴鞠通医案·寒湿》）

方证解释：本案既有痹证，肢体痛、腰背板痛，又感秋金寒湿之气，发为腹痛。脉弦。方用椒桂汤法，以川椒炭、桂枝、吴茱萸、高良姜、橘皮，苦辛热温散寒湿；用熟附子、生薏仁三钱、杏仁、茯苓、片姜黄散寒逐湿通痹。二

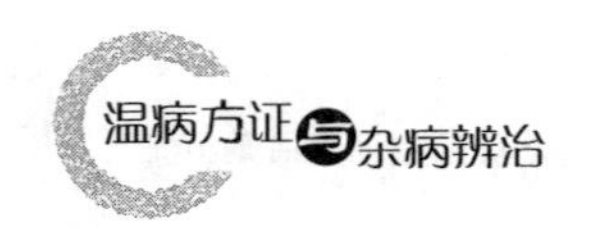


诊腰背板痛少减，仍游走作痛，兼有痰饮不寐。先与和里，方用椒桂汤法，以川椒炭、桂枝、吴茱萸、高良姜、橘皮，苦辛热温散寒湿；用姜半夏、枳实、茯苓，为半夏秫米汤法以和胃安寐；另用防己，合薏苡仁除湿通痹。

8. 用治肿胀：乙酉年五月十五日，陈，二十六岁。脉弦细而紧，不知饥，内胀外肿，小便不利，与腰以下肿当利小便法，阳欲灭绝，重加温热以通阳，况今年燥金，太乙天符，《经》谓必先岁气，毋伐天和。桂枝六钱、茯苓皮六钱、川椒炭五钱、猪苓五钱、生茅术三钱、广皮三钱、泽泻五钱、公丁香二钱、杉皮一两、厚朴四钱。煮四杯，分四次服。二十五日，诸症皆效，知饥，肿胀消其大半。惟少腹有疝，竟如有一根筋吊痛。于原方内减丁香一钱，加小茴香三钱。(《吴鞠通医案·肿胀》)

方证解释：本案症见不知饥，胀满，肢体肿，小便不利，脉弦细而紧。此感燥金寒湿之气。方用椒桂汤法，以川椒炭、桂枝、广皮、公丁香，苦热辛香，温散寒湿；用厚朴，合苍术、陈皮，为平胃散法以燥湿除胀满；用生苍术、茯苓皮、猪苓、泽泻，合桂枝，为五苓散，再加杉皮以利水消肿。二诊肿消其半，而少腹疝如有一根筋吊痛，一诊方减丁香量，加小茴香行气止痛，辛香温散寒疝。

9. 用治寒湿疝瘕：乙丑六月十二日，郭，三十二岁。太阴中湿，病势沉闷，最难速功，非极刚以变脾胃两伤不可。姜半夏六钱、桂枝五钱、生茅术四钱、茯苓皮五钱、椒目三钱、小枳实三钱、广皮三钱、生薏仁五钱、生草果三钱、生姜一两、老厚朴四钱。煮成三碗，分三次服。十九日，寒湿为病，误用硝黄，致浊阴蟠踞，坚凝如石，苟非重刚，何以直透重围。川椒（炒黑）四钱、安边桂二钱、生薏仁五钱、熟附子五钱、猪苓三钱、老厚朴四钱、茯苓皮五钱、泽泻三钱、干姜四钱、小茴香三钱、生草果二钱、白通草二钱、广皮三钱。煮四碗，分四次服。共服十三帖而后脉转。(《吴鞠通医案·寒湿》)

方证解释：本案为寒湿，从“误用硝黄，致浊阴蟠踞，坚凝如石”分析，其证可能为疝瘕，有腹硬痛、胀满，或肿胀等。二诊方用椒桂汤法，以炒黑川椒、肉桂、熟附子、干姜、广皮、小茴香，苦辛热兼芳香，温散寒湿，破阴通阳；用厚朴、草果，苦温芳香以燥湿；用茯苓皮、猪苓、泽泻，合肉桂，为五苓散法，再加通草、生薏仁以利水渗湿。

乙酉八月三十日　王室女　二十岁　肝郁结成癥瘕，左脉沉浮如无，右脉浮弦，下焦血分闭塞极矣！此干血痨之先声也。急宜调情志，切戒怒脑，时刻能以恕字待人，则病可愈矣。治法以宣络为要。新绛纱三钱、桃仁泥三钱、广

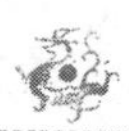

郁金三钱、苏子霜三钱、旋覆花（包）三钱、归横须三钱、降香末三钱、公丁香一钱五分。煮三杯，分三次服。九月初四日，服前药四帖，六脉沉伏如故，丝毫不起。病重则药轻，于前方内加川椒炭三钱，良姜二钱。再用化癥回生丹早晚各服一丸，服至癥瘕化尽为度，三、四百丸均未可定，断不改弦易辙也。十月十七日　癥瘕瘀滞，服宣络温经药二十二剂，化癥回生丹四十余丸，业已见效不浅，脉变生动，经亦畅行。药当减其制，化癥回生丹每早空心服一丸，效则不必加，切戒生冷猪肉介属，可收全功。(《吴鞠通医案·疝瘕》)

方证解释：本案一诊方用变通《金匮》旋覆花汤化裁，二诊于前方加入川椒炭、高良姜，即合入了椒桂汤意在加强辛香温通的作用。

## （四）有关问题的讨论

**1. 吴瑭应用椒桂汤的基本手法与思路**　从以上吴瑭应用椒桂汤的医案来看，其最基本的组方手法为两组药：一是用川椒炭、桂枝、吴茱萸、高良姜、广橘皮，“苦热”温燥寒湿，兼通补胃阳；二是用公丁香，或小茴香“芳香化浊流气”，兼以行气止痛。其“芳香”流通药，最常用的是公丁香，腹痛或寒疝痛者，用小茴香，也有“两香”并用者；有时加降香，有时加广木香。以此组成基本方。呕吐，加半夏、生姜；胃不和而不寐者，加半夏、秫米、茯苓。寒甚或腹泻者，以干姜代替高良姜。寒湿伤阳甚者，加附子。泄泻者，加益智仁、茯苓、生苡仁。腹泻甚或肿胀者，合五苓散法加茯苓、猪苓、泽泻。太阴湿重者，合平胃散法，加苍术、厚朴，或加草果。胸痹者，加薤白、枳实、半夏。另外，吴瑭在此法中常加薏苡仁，在上述《吴鞠通医案·中燥》“谢，四十八岁”案中，吴瑭指出：“加苡仁之平淡，阳明从中治也。”可见薏苡仁是吴瑭治疗中燥的关键药之一。在《温病条辨·中焦篇》第52条五苓散加防己桂枝薏仁方中自注说：“薏仁主湿痹脚气，扶土抑木，治筋急拘挛。”

本方主治感受秋燥寒湿之气，发为疝瘕之证，其证以腹痛，呕吐，泄泻为主。吴瑭在《温病条辨》下焦篇椒桂汤、大黄附子汤、天台乌药散三方证后按云：“疝瘕之证尚多，以其因于寒湿，故因下焦寒湿而类及三条，略示门径，直接中焦篇腹满腹痛等证。”从而说明，椒桂汤三方，为下焦寒湿疝瘕而设，是治疗寒湿疝瘕的专方。

吴瑭《温病条辨·上焦篇·补秋燥胜气论》第5条载：“燥淫传入中焦，脉短而涩，无表证，无下证，胸痛，腹胁胀痛，或呕，或泄，苦温甘辛以和之。”吴瑭自注云：“胸痛者，肝脉络胸也。腹痛者，金气克木，木病克土也。胁痛者，肝木之本位也。呕者，亦金克木病也。泄者，阳明之上，燥气治之，中见太阴也。或者，不定之辞，有痛而兼呕与泄者，有不呕而但泄者，有不泄而但呕者，有不兼呕与泄而但痛者。”

**2. 椒桂汤组方特点与所寓之法** 椒桂汤所寓之法非常特别，既然与中燥感受秋凉寒湿有关，但基本用药不用燥湿力量较强的苍术、草果、白蔻仁等为主组方；既然寒湿伤阳，却不用附子、干姜、白术配伍以温阳逐湿。从主药用炒川椒（或川椒炭）、桂枝、高良姜（或干姜）、吴茱萸、橘皮、公丁香、小茴香来看，寒湿侵犯部位主要在肝与小肠，寒湿所伤之阳主要是肝阳与小肠之阳。由此推论，该方证的病机以寒湿凝结，损伤肝与小肠之阳为主。这一点从吴瑭对天台乌药散的方论可以找到佐证。如其云：“此寒湿客于肝肾小肠而为病，故方用温通足厥阴、手太阳之药也。乌药祛膀胱冷气，能消肿止痛；木香透络定痛；青皮行气伐肝；良姜温脏劫寒；茴香温关元，暖腰肾，又能透络定痛……”

由于中医理论尚缺少通补肝阳与小肠之阳的理论与方剂，因此，椒桂汤所代表的治法在临床上具有重要意义。

当归四逆加吴茱萸生姜汤与椒桂汤比较，两方均可治疗寒凝厥阴的腹痛，但前者长于补肝血、温肝散寒止痛，而无芳香化湿之力；后者则长于温通肝与小肠之阳，且芳化逐秽，善治寒湿。临床需比较而活用之。

## （五）椒桂汤类方

**1. 救中汤** 出自《温病条辨·中焦篇·寒湿》第53条，组成为：蜀椒（炒出汗）三钱、淡干姜四钱、厚朴三钱、槟榔二钱、广皮二钱。水五杯，煮取二杯，分二次服。兼转筋者，加桂枝三钱，防己五钱，薏仁三钱。厥者加附子二钱。吴氏称此方为“苦辛通法”，其原条文谓：“卒中寒湿，内挟秽浊，眩冒欲绝，腹中绞痛，脉沉紧而迟，甚则伏，欲吐不得吐，欲利不得利，甚则转筋，四肢欲厥，俗名发痧，又名干霍乱，转筋者，俗名转筋火，故方书不载，蜀椒救中汤主之，九痛丸亦可服；语乱者，先服至宝丹，再与汤药。”

吴瑭自注云：“中阳本虚，内停寒湿，又为蒸腾秽浊之气所干，由口鼻而直行中道，以致腹中阳气受逼，所以相争而为绞痛；胃阳不转，虽欲吐而不得；脾阳困闭，虽欲利而不能；其或经络亦受寒湿，则筋如转索，而后者向前矣；中阳虚而肝木来乘，则厥。”在这里，吴瑭论述了救中汤方证的病机，可供临床

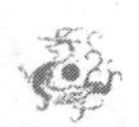

参考。

**2. 橘半桂苓枳姜汤**　出自《温病条辨·下焦篇·寒湿》第51条，组成为：半夏二两、小枳实一两、橘皮六钱、桂枝一两、茯苓块六钱、生姜六钱。甘澜水十碗，煮成四碗，分四次，日三夜一服，以愈为度。愈后以温中补脾，使饮不聚为要，其下焦虚寒者，温下焦。肥人用温燥法，瘦人用温平法。吴瑭称此方为“苦辛淡法”。其原条文谓：“饮家阴吹，脉弦而迟，不得固执《金匮》法，当反用之，橘半桂苓枳姜汤主之。”

吴瑭自注说：“《金匮》谓阴吹正喧，猪膏发煎主之。盖以胃中津液不足，大肠津液枯槁，气不后行，逼走前阴，故重用润法，俾津液充足流行，浊气仍归旧路矣。若饮家之阴吹，则大不然，盖痰饮蟠踞中焦，必有不寐、不食、不饥、不便、恶水等证，脉不数而迟弦，其为非津液之枯槁，乃津液之积聚胃口可知。故用九窍不和，皆属胃病例，峻通胃液下行，使大肠得胃中津液滋润则病如失矣。此证系余治验，故附录于此，以开一条门径。”

可见，橘半桂苓枳姜汤是吴瑭治疗阴吹的经验方，值得进一步研究。

# 桂枝柴胡各半汤加吴萸楝子茴香木香汤方证

**桂枝柴胡各半汤加吴萸楝子茴香木香汤**　出自《温病条辨·上焦篇·补秋燥胜气论》第4条，组成为：桂枝、吴茱萸、黄芩、柴胡、人参、广木香、生姜、白芍、大枣（去核）、川楝子、小茴香、半夏、炙甘草。吴瑭称此方为“治以苦温，佐以甘辛法”，其原条文谓：“燥金司令，头痛，身寒热，胸胁痛，甚则疝瘕痛者，桂枝柴胡各半汤加吴萸楝子茴香木香汤主之。”

## （一）方证理论源流

吴瑭所说的桂枝柴胡各半汤即柴胡桂枝汤。柴胡桂枝汤方证出自《伤寒论》第146条：“伤寒六七日，发热，微恶寒，支节烦疼，心下支结，外证未去者，柴胡桂枝汤主之。”另外，《金匮要略·腹满寒疝宿食病》附方（二）载：《外台》柴胡桂枝汤：“治心腹卒中痛者。”《伤寒论》此方组成为：桂枝（去皮）、黄芩一两半，人参一两半，甘草一两（炙），半夏二合半（洗），芍药一两半，大枣六枚（擘），生姜一两半（切），柴胡四两。上九味，以水七升，煮取三升，去滓，温服一升。

吴瑭《温病条辨·补秋燥胜气论》第1条自注云：“……按阳明之上，燥气治之，中见太阴。故本论初未著燥金本气方论，而于疟、疝等证，附见于寒湿条下。叶氏医案谓伏暑内发，新凉外加，多见于伏暑类中；仲景《金匮》，多见于腹痛、疟、疝门中。”可见，吴瑭认为仲景也有论治感受燥之胜气（凉燥）的治方，其包含于《金匮要略》腹痛、疟、疝病中。因此，他找到了《金匮要略·腹满寒疝宿食病》“治心腹卒中痛”的柴胡桂枝汤，遂选辑而来，用于治疗中燥所致的“胸胁痛，甚则疝瘕痛”之寒湿疝。

吴瑭在柴胡桂枝汤中所加的四味药实际上就是导气汤。《医方集解·祛寒之剂》载导气汤，组成为：川楝子四钱，木香三钱，茴香二钱，吴茱萸（汤泡）一钱。长流水煎服。主治寒疝疼痛。吴瑭尤其推崇天台乌药散，以之治疗中燥腹痛、疝瘕，而导气汤是天台乌药散的加减方，比天台乌药散更为精简，因此，吴瑭采辑此方，将之与柴胡桂枝汤合方，制订出桂枝柴胡各半汤加吴萸楝子茴香木香汤方证。

## （二）方证特点及其在杂病中应用的机制

柴胡桂枝汤是小柴胡汤与桂枝汤各用一半量的合方。小柴胡汤主疏利少阳枢机，本可治疗“邪高痛下”之腹痛，当加入桂枝、白芍后，其芍药、甘草配伍，为芍药甘草汤，善于解痉挛、止腹痛；桂枝配生姜，辛温通阳，善于温阳散寒、通络止痛，从而构成了主治“心下支结”“心腹卒中痛”的特殊功效。

柴胡桂枝汤原方柴胡为君药，用量独重，用四两。柴胡寒凉，与寒疝病机不太切合，因此，吴瑭把方名改为桂枝柴胡各半汤，突出桂枝汤辛温通阳散寒的作用，而且，删除方中各药剂量，提示临床需根据寒疝的病机与证的偏向调整方中各药的用量。

关于导气汤，汪昂方论说：“此厥阴肝经、少阴药也。川楝苦寒，能入肝舒筋，使无挛急之苦，又能导小肠、膀胱之热，从小水下行，为治疝之主药；木香升降诸气通利三焦，疏肝而和脾；茴香能入肾与膀胱，暖丹田而祛冷气；吴茱萸入肝肾气分，燥湿而除寒。三药皆辛温之品，用以宣通其气，使小便小利，则寒去而湿除也。”汪昂推举云：“此方乃治疝之通剂，以疝病多由寒湿所致也。女子阴菌也同此类。”从汪昂所论可见，导气汤主治之疝为寒湿疝，本方是治疗寒湿疝的“通剂”。

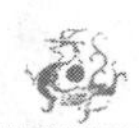

进而，汪昂引用张子和之论说："张子和曰：凡遗尿癃闭，阴痿胞痹，精滑白淫，皆男子之疝也；血涸不月，足躄咽干癃秘，小腹有块，前阴突出，后阴痔核，皆女子之疝也。但女子不名疝而名瘕。"由此可见，导气汤除治疗诸疝外，还可治疗男科遗尿、癃闭、阳痿、滑精，以及妇科血涸经闭、足躄、癃闭、小腹痞块、阴挺、痔疮等病证。

吴瑭在桂枝柴胡各半汤加吴萸楝子茴香木香汤条文下自注说："此金胜克木也。木病与金病并见，表里齐病，故以柴胡达少阳之气，即所以达肝木之气，合桂枝而外出太阳，加芳香定痛，苦温通降也。湿、燥、寒同为阴邪，故仍从足经例。"吴瑭这里所说的"柴胡"是指小柴胡汤，所说的"桂枝"是指桂枝汤。此证"木病与金病并见"，用小柴胡汤治"木病"，用桂枝汤治"金病"。因寒湿聚结，发为疝瘕，故合用导气汤，以"芳香定痛，苦温通降"。这是吴瑭选用三方制订此方的心法与思路。

所谓"湿燥寒同为阴邪，故仍从足经例"，是说燥气为次寒，又多兼湿，与湿、寒同为阴邪，所伤脏腑重在太阴、厥阴、少阴（脾、肝、肾），本方三方合一，可治阴邪伤及三阴经而见本条所述的病症。

柴胡桂枝汤是经方，导气汤是时方，吴瑭巧妙地将这两方合为一方，主治中燥所致的寒湿疝瘕，可谓独具心思。

桂枝柴胡各半汤加吴萸楝子茴香木香汤的证：吴瑭原治证：头痛，身寒热，胸胁痛，甚则疝瘕痛者。

从方的结构与王昂的论述来看，本方证为：心下支结，心腹卒中痛；男子遗尿、癃闭，阴痿、胞痹，精滑、白淫；女子血涸经闭，足躄、咽干、癃秘，小腹有块，前阴突出，后阴痔核等。

从临床实际考察，本方可治寒湿阻滞肝脉所致的下腹、少腹坠胀疼痛，睾丸湿冷结硬、肿胀疼痛等；也可治睾丸炎、睾丸鞘膜积液、前列腺炎，盆腔炎、附件炎等病证。

方证的特征性证：少腹或下腹胀痛，或下腹连及阴囊、会阴胀痛，脉弦，舌苔白腻者。

## （三）用治杂病举例与体会

先师王正宇教授在辛亥之后，曾得到西安市书院门陕西省立第一师范学校校医焦培堂（陕西泾阳县人）老中医传授的一首验方。此方由导气汤加槟榔、木瓜组成，主治阴囊水肿。焦老方用量为：川楝子四钱、木香三钱、小茴香三钱、吴茱萸三钱、槟榔三钱、木瓜四钱。焦老先生当时叮咛，临床应用此方时千万不要变更方中各药的用量，并说此方治疗阴囊水肿有神效。由于此方是《医方集解》导气汤加两味药而成，因此王老师称之为“加味导气汤”。

王正宇老师得到这首验方后，先遵焦老先生之说，以原方原量不作增损治疗阴囊水肿和寒疝，发现用之辄效。继后，王老师据证或据患者的体质稍减吴茱萸、木香之量，发现并不影响疗效。用之渐久，则随证加味或合方化裁此方，推广治疗睾丸肿胀，少腹下坠，小腹重坠，跌伤腹痛、二便不通，呃逆、呕吐，胃脘痛，水肿，石淋，阳痿，痛经等病症，均收到不可思议的疗效。

其化裁运用的手法，如少腹坠胀与胸中大气下陷有关者，合张锡纯升陷汤，益气升阳举陷；腹痛、小便不利者，合五苓散，通阳利水等。其中一法颇为重要，这就是，用加味导气汤合小柴胡汤或柴胡桂枝汤，治疗加味导气汤证并见小柴胡汤证或柴胡桂枝汤证者。此介绍王老师的两则治验如下。

呃逆呕吐：雷某某，女，42 岁，河南洛阳人。1975 年 3 月 12 日初诊。舌淡白润，脉虚弦缓。经常呃逆，呕吐痰涎或食物，遇生气辄犯，时轻时重，曾服香砂养胃丸可见轻快，但未除根。辨为肝气犯胃，气逆不降证。用小柴胡汤合加味导气汤加减。处方：柴胡 9g，黄芩 9g，半夏 9g，党参 9g，生赭石 12g，柿蒂 9g，槟榔 9g，吴茱萸 4. 5g，木瓜 9g，木香 4. 5g，川楝子 9g，小茴香 7. 5g，生姜 3 片。上方连服 3 剂诸症大减，食量增加。二诊以上方加香附、郁金，3 剂而愈。

胃脘痛：杨某某之母，女，73 岁，陕西岐山县人。1973 年 10 月 19 日初诊。长期胃痛，久治不愈，剧则坐卧不宁，引及脐周膨胀，平素纳差腹满，纳食后，自觉食物堵在胃脘不下，时有作酸。舌淡白润，脉虚弦缓。辨为寒湿中阻，气机壅塞，土虚木乘，肝胃不和证。拟温中理气行湿，两调肝胃之法，用柴胡桂枝汤合加味导气汤化裁。处方：柴胡 7. 5g，黄芩 7. 5g，清半夏 9g，党参 9g，白芍 9g，桂枝 6g，槟榔 9g，川楝子 7. 5g，吴茱萸 4. 5g，木瓜 9g，小茴香 7. 5g，木香 4. 5g，炙甘草 4. 5g，生姜 7. 5g。上方仅服 3 剂，胃痛腹胀全消而告痊愈。以后偶尔犯病，再服上方即止。现饮食增加，消化良好，一直未见复发。

以上两案是我跟随王正宇先生学习临床时整理的医案，当时发现王老师使用加味导气汤得心应手，凡遇到下腹、少腹胀满、疼痛，睾丸、阴部肿胀疼痛者，率先用此方化裁，每可收到不可思议的疗效。因此，从 1980 年开始，我着手整理其有关治验案，撰写出“加味导气汤及其临床应用”一文。此文后来收

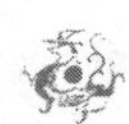



载于我和先生之子王焕生医生一起编著的《王正宇医疗经验存真》（世界图书出版西安公司，2000 年 1 月出版）之中。为撰写此文在查阅资料中，我找到了吴瑭《温病条辨》桂枝柴胡各半汤加吴萸楝子茴香木香汤方证，由于亲眼看到王正宇老师用柴胡桂枝汤合加味导气汤的疗效，因此我深信吴瑭此方是来源于临床实践而验之有效的。自此以后，我在临床上凡遇柴胡桂枝汤合导气汤之证者，就直然使用此方，的确有屡试屡验之效。此介绍我用柴胡桂枝合导气汤的医案几则如下。

左下腹胀痛：何某某，女，32 岁，北京人。2004 年 10 月 16 日初诊。患者左侧下腹部胀痛一月余，痛胀向会阴部走窜，每于两次月经中间一周胀痛加重，月经正常，饮食尚可，大便偏干。舌淡红，苔薄白，脉沉弦。从疼痛部位辨为柴胡桂枝合导气汤证。处方：柴胡 15g，黄芩 10g，清半夏 10g，生姜 6g，炙甘草 6g，桂枝 10g，白芍 15g，吴茱萸 5g，川楝子 10g，小茴香 6g，广木香 6g，槟榔 10g，木瓜 10g，大黄 3g，6 剂。2004 年 10 月 23 日二诊：服药后左下腹胀痛消失。上方去大黄，3 剂。诸症痊愈。

睾丸肿痛：赵某某，男，21 岁，北京人。2004 年 9 月 18 日初诊。患左侧睾丸疼痛 2 周余，左侧睾丸肿胀、疼痛，牵扯左侧下腹部也胀痛不舒，用抗生素睾丸肿痛未见减轻。脉弦长不数，舌胖大有齿痕，苔白厚腻。辨为柴胡桂枝合导气汤证。处方：柴胡 12g，黄芩 10g，清半夏 15g，生姜 6g，炙甘草 6g，桂枝 10g，白芍 15g，吴茱萸 5g，川楝子 10g，小茴香 6g，广木香 8g，槟榔 10g，木瓜 10g，苍术 8g。5 剂。2004 年 9 月 25 日复诊：服药后，睾丸肿痛消失，仅仅小腹微有下坠之感。舌淡红，苔白略腻，脉弦缓。用上方去苍术，仿张锡纯升陷汤意，加黄芪 15g、升麻 6g、桔梗 6g。5 剂。诸症痊愈。

睾丸痛连下腹：郝某某，男，33 岁。2005 年 9 月 10 日初诊。患者左侧睾丸上方疼痛，牵引左侧下腹部疼痛不舒，有时右侧胁下胀满。他医曾用过龙胆泻肝汤、小柴胡汤等方，疼痛不减。脉沉关弦，舌淡红，苔白略厚略腻。辨为寒湿下注肝经的柴胡桂枝合导气汤证。处方：柴胡 18g，黄芩 10g，清半夏 10g，生姜 8g，红人参 3g，炙甘草 6g，桂枝 10g，白芍 10g，大枣 3 枚，吴茱萸 6g，川楝子 10g，小茴香 5g，广木香 6g，木瓜 10g，炒槟榔 10g，荔子核 10g。7 付。2005 年 9 月 17 日二诊：睾丸疼痛明显减轻，胁胀愈。脉沉弦，舌淡红，苔白略腻。上方加橘核 10g。7 付。诸症痊愈。

痛经：蔡某某，女，36 岁。2005 年 4 月 16 日。平时体温正常，月经期间体温 36.8℃～37.5℃，两周前住北京医院住院检查，体温原因不明，建议到传染病医院检查，排除乙肝病毒复制活动期。这次住院检查结果：右侧卵巢囊性、实性占位，36mm×26mm；子宫底前壁低密度病变，怀疑子宫肌瘤；最近月经来后一个星期又来月经，血多色红，有血块。左侧下腹部痉挛性疼痛，至今天未缓解，大便偏干，心烦急躁，乳房胀痛。脉弦长浮滑，舌淡红，边尖有瘀点。辨为柴胡桂枝汤合导气汤证。处方：柴胡18g，黄芩10g，清半夏10g，生姜8g，红人参3g，炙甘草6g，桂枝10g，白芍10g，大枣3枚，吴茱萸6g，川楝子10g，小茴香5g，广木香6g，木瓜10g，炒槟榔10g，川芎6g，当归10g，苍术6g。6剂。2005年5月7日。服用后，腹痛止，心烦缓解，乳房已不胀痛，体温正常。月经止后又来，3天又止。舌淡红、有瘀点，苔黄白相兼，脉沉弦。改用温经汤调月经。处方：当归10g，白芍10g，肉桂3g，吴茱萸6g，川芎10g，阿胶10g，清半夏10g，红人参3g，炙甘草3g，生姜6g，丹皮10g，麦冬10g，茯苓15g，桃仁10g。6剂。2005年5月14日。服上药平稳，月经快来了，少腹微痛，左侧明显，手凉。舌淡红、苔薄白略腻，脉滑弦劲。用一诊方，6剂。2005年5月21日。适逢月经，量比以前少，月经来前肚子仅有一点不适，未痛，来后也未腹痛。舌淡红，苔薄白不厚不腻，舌尖有瘀点，脉弦细沉滑。继续用一诊方去苍术，合桂枝茯苓丸法加茯苓20g、桃仁10g、丹皮10g。6剂。

赵某某，女，30岁。2015年9月4日初诊。痛经，每次月经前与月经期必发腹痛，疼痛部位以少腹、小腹为主。多为隐痛，时绞痛。平时左半身发胀，左腿胀痛。昨天适逢月经来潮，小腹持续作痛，胸胁胀，经色黯。二便正常。舌淡红，苔薄白略腻，脉弦沉。用桂枝柴胡各半合导气汤。处方：柴胡15g，黄芩10g，清半夏10g，生姜8g，红人参3g，炙甘草6g，桂枝10g，白芍15g，大枣3枚，吴茱萸6g，川楝子10g，小茴香5g，广木香6g，当归15g。6剂。2015年9月11日二诊。服药1剂则腹痛减轻，胸胀除。服至第3剂，腹痛止。现月经已净，腹不痛，半身发胀、左腿痛已不明显。舌正红、苔薄白，脉弦细。用当归芍药散调治。处方：当归15g，白芍15g，川芎10g，茯苓15g，白术10g。7剂。

少腹疼痛：佟某某，女，52岁。2015年9月18日初诊。小腹两侧疼痛近一个月，胀痛不适。月经已经不正常，或3个月一次，或4个月一次，量少色黯。大便晨起两次，偏软。舌正红、苔白略腻略滑，脉沉缓弦。据少腹痛、苔白腻辨为寒湿聚结肝经的桂枝柴胡各半汤合导气汤证。处方：柴胡15g，黄芩6g，清半夏10g，生姜10g，党参10g，炙甘草6g，桂枝10g，白芍10g，大枣3枚，吴茱萸6g，川楝子10g，小茴香5g，广木香6g，乌药10g。7剂。2015年9

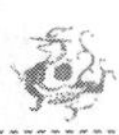

月25日二诊，服药后腹痛止，大便转每日一次，成形。舌正红、苔薄白略腻略滑，脉弦沉。上方加茯苓20g，7剂，以巩固疗效。

吴瑭曾用桂枝柴胡各半汤加吴萸楝子茴香木香汤治疗中燥寒湿之证，如下案。

戊子八月十八日，瑞，二十岁。感受燥金之气，表里兼受，与各半汤加苦温甘热法。桂枝五钱、姜半夏四钱、广皮三钱、柴胡三钱、川椒炭三钱、生姜三钱、吴萸三钱、炙甘草一钱、大枣去核二枚、黄芩三钱。煮三杯，分三次服。二十三日，十九至二十日，误服他人苦寒药，今议阳明从中治，燥中见湿，故宗其法。桂枝木五钱、猪苓三钱、淡吴萸三钱、姜半夏四钱、川椒炭（存性）三钱、泽泻三钱、云苓皮六钱、干姜三钱、炒真山连二钱、苍术炭三钱。煮三杯，分三次服。二十四日，六脉俱弦，怯寒泄泻，表里三阳皆虚，仍从阳明从中治法。桂枝五钱、姜半夏五钱、吴萸三钱、猪苓三钱、云苓块（连皮）六钱、干姜三钱、泽泻三钱、川椒炭三钱、广皮二钱、苍术三钱。煮三杯，分三次服。燥症本属阴邪，误用大苦大寒，致伤胃阳，昼夜无眠，与胃不和则卧不安例之半夏汤。姜半夏二两、秫米二合。急流水八杯，煮取三杯，三次服，二帖。二十七日，燥症误服凉药，胃阳受伤，以致不食不饥，不便不寐，峻用半夏汤和胃，稍有转机，仍以和胃为要。云苓（半块半皮）五钱、姜半夏一两、秫米一合、广皮三钱、小枳实二钱、姜汁每杯冲三茶匙。煮三杯，分三次服。二帖。二十九日，胃不和，两用半夏汤和胃，已得眠食，腹中癥瘕未消，微痛，脉弦，夜间身微热，七日不大便，小便短赤，与辛通苦降淡渗法……九月初五日，疝瘕寒热，俱未尽除。姜半夏八钱、吴萸三钱、炒小茴香三钱、云苓块五钱、厚朴二钱、青蒿二钱、川椒炭三钱、桂枝尖三钱、槟榔剪一钱、公丁香五钱、广皮三钱。煮三杯，分三次服。服此方二帖方见大效。初七日，前天大用刚热，下焦方知药力，其中寒甚可知，犹宜温热，兼之透络。桂枝三钱、炒小茴香三钱、厚朴二钱、半夏五钱、川椒炭三钱、槟榔剪一钱、青蒿八分、吴萸三钱、公丁香一钱五分、广皮三钱、良姜二钱。煮三杯、分三次服。（《吴鞠通医案·中燥》）

方证解释：本案证为腹中癥瘕疼痛，夜间身微热，先泄泻，后不食不饥，不便不寐，甚至7日不大便，脉弦。此外中燥邪寒湿，内伤脾胃之阳。一诊用桂枝柴胡各半汤合导气汤法。其桂枝柴胡各半汤，仅用了桂枝、柴胡、黄芩、姜半夏、生姜、炙甘草、大枣，而且桂枝量独重，用至五钱，且不用阴敛的白芍；柴胡仅用三钱，体现了吴瑭用此方突出桂枝汤的手法。其导气汤，仅用了吴茱萸。所谓“加苦温甘热法”，是指加入川椒炭、吴茱萸、广皮，合桂枝，为椒桂汤法，以温散寒湿。最后一诊的处方，也是桂枝柴胡各半汤合导气汤再合椒桂汤法。

## 大黄附子汤方证

**大黄附子汤** 出自《温病条辨·下焦篇·寒湿》第53条，组成为：大黄五钱、熟附子五钱、细辛三钱。水五杯，煮取两杯，分温二服。吴氏称此方为“苦辛温下法”，其原条文谓：“寒疝脉弦紧，胁下偏痛，发热，大黄附子汤主之。”

### （一）方证理论源流

大黄附子汤原出于《金匮要略·腹满寒疝宿食病》第15条：“胁下偏痛，发热，其脉紧弦，此寒也，以温药下之，宜大黄附子汤。”《金匮要略》原方为：大黄三两、附子三枚（炮）、细辛二两。上三味，以水五升，分温三服；若强人煮取二升半，分温三服。服后如人行四、五里，进一服。

吴瑭采辑此条，与椒桂汤方证（下焦篇第52条）、天台乌药散方证（下焦篇第54条），共成“三法”，以治寒湿疝，所谓：“疝瘕之证尚多，以其因于寒湿，故因下焦寒湿而类及三条，略示门径，直接中焦篇腹满腹痛等证。”

### （二）方证特点及其在杂病中应用的机制

尤怡《金匮要略心典》指出：“胁下偏痛而脉紧弦，阴寒成聚，偏着一处，虽有发热，亦是阳气被郁所致，是以非温不能已其寒，非下不能去其结，故曰宜以温药下之。程氏曰‘大黄苦寒，走而不守，得附子、细辛之热，则寒性散而走泄之性存’是也”。伤寒学界多遵从尤氏的解释，认为本方用附子、细辛散寒止痛，大黄去其结聚，故能治疗寒结阳郁之胁下偏痛，发热之证。

吴瑭转用此方治疗寒湿疝，其自注中说：“此邪居厥阴，表里俱急，故用温下法以两解之也。脉弦为肝郁，紧，里寒也；胁下偏痛，肝胆经络为寒湿所搏，郁于血分而为痛也；发热者，胆因肝而郁也。故用附子温里通阳，细辛暖水脏

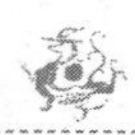

而散寒湿之邪；肝胆无出路，故用大黄，借胃腑以为出路也；大黄之苦，合附子、细辛之辛，苦与辛合，能降能通，通则不痛也。”

吴瑭的解释颇具新意。他认为，肝胆经络为寒湿所搏，郁于血分而为胁下偏痛；胆因肝郁而发热。“邪居厥阴，表里俱急”，其“表”指胆，其“里”指肝。寒湿搏结肝胆经络胁下偏痛，故用“附子温里通阳，细辛暖水脏而散寒湿之邪”；肝胆郁而发热，故用大黄通降泄热，所谓肝胆并治，寒湿与郁热并祛，温、下以两解之。其“苦与辛合，能降能通，通则不痛”，是对此方止痛机制的深刻阐发。用本方治疗寒湿，可谓吴瑭对仲景大黄附子汤方证的一种创新，具有十分重要的临床意义。

大黄附子汤证：仲景原方证：胁下偏痛，发热，其脉紧弦。

吴瑭原治证：寒疝脉弦紧，胁下偏痛，发热。

方证的特征性证：胸、腹、肢、体偏痛，舌淡苔白，脉沉紧。

## （三）用治杂病举例与体会

胡希恕先生认为：本方不仅治胁下偏痛，无论那一体部，凡偏于一侧痛者，大多属于久寒结聚所致，用之均验。寒疝腹痛，有宜下者，本方亦有效。（《经方传真》）陈慎吾先生的见解与胡希恕先生如出一辙，认为此方“主偏痛，不拘左右，凡胸胁至腹痛者宜之。”（《陈慎吾金匮要略讲义》）

叶橘泉先生也主张用大黄附子汤治疗不限于胁下一处的偏痛，认为此方证的辨证要点是：胸胁腰脚，或左或右偏侧疼痛，大便不通而脉弦紧者。拘挛甚者，加芍药、甘草更佳。[马永华等．中医临床家叶橘泉．北京：中国中医药出版社，2004. 160]

唐步奇先生则用此方治疗阳虚寒湿咳嗽。（《咳嗽之辨证论治》）

根据吴瑭用此方治疗寒湿的理论，临床上我们参照胡希恕、陈慎吾、叶橘泉、唐步奇等先辈的经验，用大黄附子汤治疗寒湿凝结所致的各种偏于一侧疼痛与咳喘，发现确有奇效，此介绍治验几则如下。

用于治左胁下痛及左腰：刘某某，男，30 岁。2004 年 11 月 20 日初诊。近一个月来，左侧胁下、季肋处疼痛，向前痛连剑突下，向后连及左侧腰痛，大便不干，但不痛快。舌红、苔白薄，脉沉软寸弱、右弦。用大黄附子汤。处方：大黄 6g，炮附子 6g，细辛 3g，黄连 8g。6 付。2004 年 12 月 4 日二诊：此方显效，左胁下与剑突下疼痛消失，左侧腰痛也愈，大便通畅，自觉周身很舒服，体重下降3斤（患者形体偏胖，常欲减肥而不效）。二诊时仅胃脘不太舒服。舌偏红，苔白，脉沉细关滑、左弦细。胃脘属“心下”，为小陷胸汤证，脉左弦，为小柴胡汤证，用小柴胡汤与小陷胸汤。处方：柴胡15g、黄芩10g，清半夏15g，黄连6g，全瓜蒌10g，干姜8g，枳实10g，川楝子10g，香附12g，白芍12g，炙甘草6g。6付。胃脘不舒愈。（此为王建红治验案）

用于治左足痛并左腿腓肠肌不舒：永某某，男，33岁。2005年3月15日初诊。左侧足心痛，足一着地走路则痛剧，左小腿腓肠肌也不舒服。夜尿偏多。舌偏红，苔薄黄，脉弦滑而数，左尺不足。用大黄附子汤合芍药甘草汤。处方：酒大黄8g，炮附子8g，细辛3g，白芍30g，炙甘草6g。6付。左侧足心痛及小腿腓肠肌不舒痊愈。（此为王建红治验案）

用于治左腹剧痛及右肩背疼痛：唐某某，男，53岁。2005年5月31日初诊。患者从事古生物研究工作，最近去新疆一大峡谷考古，因山谷内气候寒冷，感受寒湿发病。回北京后右肩背沉重疼痛难忍，强硬不能活动。左侧胁下腹部剧痛，按之腹胀膨满紧张，晚上不能睡觉，只能在客厅来回走动。大便5天未解，口气秽浊。舌胖、边有齿痕，苔薄白、略腻，脉沉弦。辨为寒湿凝结的大黄附子汤证。处方：炮附子5g，酒大黄5g，细辛3g。2付。2005年6月2日二诊：服药1剂，痛快的大便一次，腹痛、腹膨减轻十之八九。服完3剂药，胁下、腹部疼痛痊愈，右肩背疼痛也明显减轻。二诊守原方加藏红花3g，2剂。右肩背强痛痊愈。（此为王建红治验案）

用于治带状疱疹：香港某男，65岁。2011年7月12日初诊。患带状疱疹3天，病变部位在右腿外侧。诊时见右腿从大腿外侧、小腿外侧至足外踝关节疱疹密布，为典型的带状疱疹皮损，疼痛难忍，夜间不能睡觉，已经去西医医院诊治，服止痛药也不能止痛。大便偏硬。舌正红，苔白，脉沉弦有力。辨为寒湿聚结之大黄附子汤证。处方：生大黄6g，制附子10g，细辛3g。6剂。2011年7月19日二诊。此方有显效，疼痛明显减轻，仅偶尔有轻微痛，疱疹已收敛、结痂。舌正红，苔白。脉弦。改用仙方活命饮调治。处方：当归10g，赤芍10g，皂角刺10g，乳香5g，没药5g，天花粉10g，浙贝母10g，防风10g，白芷10g，陈皮10g，金银花10g，炙甘草6g。黄酒与水各半煎服。6剂。病愈。

用治阳虚寒湿咳喘：史某某，女，65岁。2010年3月13日。患者素有慢性支气管炎，曾多次住院治疗，也曾请中医诊治，所用方以寒凉清肺化痰为主。未效。其症为：咳嗽，咳甚则胸闷，气喘，咳则大口大口地吐痰，痰白带有泡沫，黏滞不易咯出，腹胀满有尤甚，大便干燥，常一个星期多才能解一次大便，

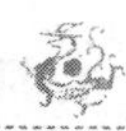

大便先干后黏，黏滞不易解出。出汗多，心烦，容易感冒。舌胖大满口，淡暗，苔白厚腻滑，脉沉滑缓。起初用六君子汤与附子理中汤交替处方，服后咳嗽有所减轻，腹胀略减，但效果不理想。因此，再次读唐步奇《咳嗽之辨证论治》伤湿咳嗽用大黄附子汤一节，遂试用大黄附子汤。处方：附子 15g，细辛 6g，大黄 10g。7 剂。2010 年 3 月 20 日。患者自述，此方服 1 剂，吐出大量白黏痰，痛快大便一次，咳嗽顿时减轻。服完 7 剂药，偶尔咳嗽，痰很少，大便一天一次，稍黏，出汗、烦躁亦减。舌脉同前。考虑到大便已经接近正常，遂改用桂枝去芍药加麻黄附子细辛汤治疗水饮寒湿。处方：桂枝 15g，炙麻黄 5g，制附子 6g，细辛 3g，枳实 10g，炙甘草 6g，生姜 10g，大枣 12g。7 剂。2010 年 3 月 27 日：患者自述，此方不如上方三味药好。仍轻微咳嗽，有少量黏痰。舌胖大，苔白腻，脉沉滑缓。改用大黄附子汤。处方：附子 15g，细辛 6g，大黄 10g，桂枝 12g，炙甘草 10g，干姜 10g，莱菔子 30g。7 剂。咳嗽愈，大便正常。此后患者常自已取此方 2 剂、3 剂，自取自用。至 2002 年 1 月 16 日告知，身体很好，几乎未再发病。(此为王建红治验案)

赵守真《治验回忆录》载一医案，颇能给人以启发，此介绍如下：赵守真治疗钟大满，腹痛有年，理中四逆辈皆已服之，间或可止。但痛发不常，或一月数发，或二月一发，每痛多为饮食寒冷之所诱致。自常以胡椒末用姜汤冲服，痛得暂解。一日，彼晤余戚家，谈其痼疾之异，乞为诊之。脉沉而弦紧，舌白润无苔，按其腹有微痛，痛时牵及腰胁，大便间日 1 次，少而不畅，小便如常。吾曰："君病属阴寒积聚，非温不能已其寒，非下不能荡其积，是宜温下并行，而前服理中辈无功者，仅祛寒而不逐积耳。依吾法两剂可愈。"彼曰："吾固知先生善治异疾，倘得愈，感且不忘。"即书予大黄附子汤：大黄四钱，乌附三钱，细辛一钱五分。并曰："此为《金匮》成方，屡用有效，不可为外言所惑也。"后半年相晤，据云："果两剂而瘥"(《治验回忆录》)。

## (四) 大黄附子汤类方

**天台乌药散**　出自《温病条辨·下焦篇·寒湿》第53条，组成为：乌药五钱、木香五钱、小茴香（炒黑）五钱、良姜（炒）三钱、青皮五钱川楝子十枚、巴豆七十二粒、槟榔五钱。先以巴豆微打破，加麸数合，炒川楝子，以巴豆黑透为度，去巴豆、麸子不用，但以川楝同前药为极细末，黄酒和服一钱。不能饮者，姜汤代之。重者日再服，痛不可忍者，日三服。吴氏称此方为"苦辛热急通法”，其原条文谓：“寒疝，少腹或脐旁，下引睾丸，或掣胁，下掣腰，痛不可忍者，天台乌药散主之。”

本方原出于北宋末年官修《圣济总录》卷九十四，名乌药散。金元李杲《医学发明》卷五转载此方，但将之更名为天台乌药散。《圣济总录》乌药散主治疝气控睾痛引少腹；《医学发明》天台乌药散主治证增加妇人癥瘕、痛经等。

吴瑭认为此方“本之《金匮》病至其年月日时复发得当下之例，而方则从大黄附子汤悟入。”并将之作为“苦热芳香法”的代表方，用治寒湿疝或中燥寒湿腹痛证。

关于本方的配伍意义，吴瑭自注云：“此寒湿客于肝肾小肠而为病，故方用温通足厥阴、手太阳之药也。乌药祛膀胱冷气，能消肿止痛；木香透络定痛；青皮行气伐肝；良姜温脏劫寒；茴香温关元，暖腰肾，又能透络定痛；槟榔至坚，直达肛门散结气，使坚者溃，聚者散，引诸药逐浊气，由肛门而出；川楝子导小肠湿热，由小便下行，炒以斩关夺门之巴豆，用气味而不用形质，使巴豆帅气药散无形之寒，随槟榔下出肛门；川楝得巴豆迅烈之气，逐有形之湿，从小便而去，俾有形无形之结邪，一齐解散而病根拔矣。”

吴瑭对此方有独到的见解和运用经验。他在《温病条辨·上焦篇·补秋燥胜气论》第6条载：“阳明燥证，里实而坚，未从热化，下之以苦温；已从热化，下之以苦寒。”吴氏自注说：“苦温下法，如《金匮》大黄附子细辛汤，新方天台乌药散（见下焦篇寒湿门）加巴豆霜之类。”

其后附治验一例：丙辰年，瑭治一山阴幕友车姓，年五十五岁，须发已白大半。脐左坚大如盘，隐隐微痛，不大便数十日。先延外科治之，外科以大承气下之三、四次，终不通。延余诊视。按之坚冷如石，面色青黄，脉短涩而迟。先尚能食，屡下之后，糜粥不进，不大便已四十九日。余曰：此癥也，金气之所结也。以肝本抑郁，又感秋金燥气，小邪中里，久而结成，愈久愈坚，非下不可，然寒下非其治也。以天台乌药散二钱，加巴豆霜一分，姜汤和服。设三伏以待之，如不通，第二次加巴豆霜分半，再不通，第三次加巴豆霜一分，姜汤和服。服至三次后，始下黑亮球四十九枚，坚莫能破。继以苦温甘辛之法调理，渐次能食。又十五日不大便，余如前法，下至第二次而通，下黑亮球十五枚，虽亦坚结，然破之能碎，但燥极耳。外以香油熬川椒，熨其坚处，内服苦温芳香透络，月余化尽。于此证，方知燥金之气伤人如此，而温下寒下之法，断不容紊也。（《温病条辨·上焦篇·补秋燥胜气论》）

乙丑年，治通廷尉，久疝不愈。时年六十八岁。先是通廷尉外任时，每发

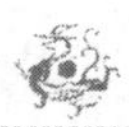

疝，医者必用人参，故留邪在络，久不得愈。至乙丑季夏，受凉复发，坚结肛门，坐卧不得，胀痛不可忍，汗如雨下，七日不大便。余曰：疝本寒邪，凡坚结牢固，皆属金象，况现在势甚危急，非温下不可。亦用天台乌药散一钱，巴豆霜分许，下至三次始通，通后痛渐定。调以倭硫黄丸，兼用《金匮》蜘蛛散，渐次化净。(《温病条辨·上焦篇·补秋燥胜气论》)

《吴鞠通医案》记载用天台乌药散的医案较多，此介绍2则如下。

马氏，二十四岁。癥瘕十数年不愈，三日一发，或五日、十日一发，或半年一发，发时痛不能食，无一月不发者。与天台乌药散，发时服二钱，痛轻服一钱，不痛时服三五分。一年以外，其瘕化尽，永不再发。(《吴鞠通医案·疝瘕》)

吴，31岁。脐右结癥，径广五寸，睾丸如鹅卵大，以受重凉，又加暴怒而得。痛不可忍，不能立、坐、卧。服辛香流气饮，三日服五帖，重加附子、肉桂至五七钱之多，丝毫无效。因服天台乌药散，初服二钱，满腹热如火烧，明知药至脐右患处，如搏物者然，痛加十倍，少时腹中起蓓蕾无数，凡一蓓蕾下浊气一次，如是者二三十次，腹中痛楚松快。少时痛又大作，服药如前，腹中热痛，起蓓蕾、下浊气亦如前，但少轻一耳。自巳初服药起，至亥正，共服五次，每次轻一等。次早腹微痛，再服乌药散，则腹中不知热矣。以后每日服二三次，七日后肿痛全消，后以习射助阳而体健。(《吴鞠通医案·积聚》)

# 附录一
## 引用书目

高辉远，等．蒲辅周医案．北京：人民卫生出版社，1972

中医研究院．蒲辅周医疗经验．北京：人民卫生出版社，1976

金寿山．金寿山医论选集．北京：人民卫生出版社，1983

李经纬，等主编．中医大辞典．北京：人民卫生出版社，1995

何时希．中国历代医家传录．北京：人民卫生出版社，1991

陈明，等．刘渡舟伤寒临证指要．北京：学苑出版社，1998

陈明，等．刘渡舟临证验案精选．北京：学苑出版社，1996

刘渡舟．经方临证指南．天津：天津科学技术出版社，1993

刘渡舟．刘渡舟医学全集．台湾台北：启业书局，1998

赵绍琴．赵绍琴临床经验辑要．北京：中国医药科技出版社，2001

彭建中，杨连柱．赵绍琴临证验案精选．北京：学苑出版社，1996

赵绍琴．赵绍琴内科学．北京：北京科学技术出版社，2002

李克绍．伤寒解惑论．济南：山东科学技术出版社，1978

李心机．《伤寒论》疑难解读．北京：人民卫生出版社，1999

俞长荣．伤寒论汇要分析．福州：福建人民出版社，1964

李惠治主编．经方传真．北京：中国中医药出版社，1994

郭谦亨．温病述评．西安：陕西科学技术出版社，1987

印会河．中医内科新论．太原：山西人民出版社，1983

姜建国，等主编．中国百年百名中医临床家丛书·中医临床家李克绍．北京：中国中医药出版社，2001

蒲志兰整理．中国百年百名中医临床家丛书·中医临床家蒲辅周．北京：中国中医药出版社，2004

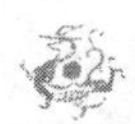

杨进，等编写．中国百年百名中医临床家丛书·中医临床家孟澍江．北京：中国中医药出版社，2001

马永华，等编写．中国百年百名中医临床家丛书·中医临床家叶桔泉．北京：中国中医药出版社，2004

唐伯渊，杨莹洁整理．沈绍九医话．北京：人民卫生出版社，1975

朱良春主编．章次公医术经验集．长沙：湖南科学技术出版社，2002

王焕生，张文选．王正宇医疗经验存真．西安：世界图书出版西安公司，2000

陈熠，陈明华，陈建平主编．张伯臾医案．上海：上海科学技术出版社，1979

招萼华主编．祝味菊医案经验集．上海：上海科学技术出版社，2007

朱进忠．中医临证经验与方法．北京：人民卫生出版社，2003

江长康，江文瑜．经方大师传教录——伤寒临床家江尔逊“杏林六十年”．北京：中国中医药出版社，2010

# 附录二
# 方剂索引

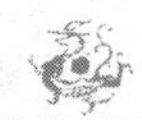



五画

六画



七画

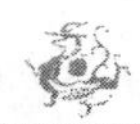

## 八画



## 九画



## 十画



## 十一画

## 十二画



## 十三画



## 十五画

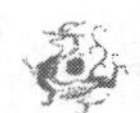

## 十六画



## 十七画以上